全国高等学校中药资源与开发、中草药栽培与鉴定、中药制药等专业
国家卫生健康委员会"十三五"规划教材

"十三五"江苏省高等学校重点教材(编号:2018-2-203)

U0725981

中药鉴定学

主　编　吴啟南　张丽娟
副主编　吴修红　张秀桥　张　慧　吕光华

编　者(以姓氏笔画为序)

王利丽(河南中医药大学)　　　　汪晓辉(四川农业大学)

王悦云(贵州中医药大学)　　　　张　慧(辽宁中医药大学)

付小梅(江西中医药大学)　　　　张红梅(上海中医药大学)

乐　巍(南京中医药大学)　　　　张丽娟(天津中医药大学)

包桂花(内蒙古民族大学)　　　　张秀桥(湖北中医药大学)

曲中原(哈尔滨商业大学)　　　　侯芳洁(河北中医学院)

吕光华(成都中医药大学)　　　　姚　丽(哈尔滨医科大学)

李　佳(首都医科大学)　　　　　黄泽豪(福建中医药大学)

李　钟(广东药科大学)　　　　　谢冬梅(安徽中医药大学)

李　硕(甘肃中医药大学)　　　　蔡广知(长春中医药大学)

杨竹雅(云南中医药大学)　　　　裴香萍(山西中医药大学)

杨冰月(陕西中医药大学)　　　　樊兰兰(广西中医药大学)

吴修红(黑龙江中医药大学)　　　潘英妮(沈阳药科大学)

吴啟南(南京中医药大学)

人民卫生出版社
·北　京·

图书在版编目(CIP)数据

中药鉴定学/吴啟南,张丽娟主编. —北京:人
民卫生出版社,2021.7

ISBN 978-7-117-31204-2

Ⅰ.①中… Ⅱ.①吴…②张… Ⅲ.①中药鉴定学-
高等学校-教材 Ⅳ.①R282.5

中国版本图书馆 CIP 数据核字(2021)第 032673 号

人卫智网	www.ipmph.com	医学教育、学术、考试、健康,
		购书智慧智能综合服务平台
人卫官网	www.pmph.com	人卫官方资讯发布平台

中药鉴定学

Zhongyao Jiandingxue

主 编:吴啟南 张丽娟
出版发行:人民卫生出版社(中继线 010-59780011)
地 址:北京市朝阳区潘家园南里 19 号
邮 编:100021
E - mail:pmph @ pmph.com
购书热线:010-59787592 010-59787584 010-65264830
印 刷:廊坊一二〇六印刷厂
经 销:新华书店
开 本:889×1194 1/16 印张:28
字 数:680 千字
版 次:2021 年 7 月第 1 版
印 次:2021 年 8 月第 1 次印刷
标准书号:ISBN 978-7-117-31204-2
定 价:125.00 元

打击盗版举报电话:010-59787491 E-mail:WQ @ pmph.com
质量问题联系电话:010-59787234 E-mail:zhiliang @ pmph.com

出版说明

高等教育发展水平是一个国家发展水平和发展潜力的重要标志。办好高等教育,事关国家发展,事关民族未来。党的十九大报告明确提出,要"加快一流大学和一流学科建设,实现高等教育内涵式发展",这是党和国家在中国特色社会主义进入新时代的关键时期对高等教育提出的新要求。近年来,《关于加快建设高水平本科教育全面提高人才培养能力的意见》《普通高等学校本科专业类教学质量国家标准》《关于高等学校加快"双一流"建设的指导意见》等一系列重要指导性文件相继出台,明确了我国高等教育应深入坚持"以本为本",推进"四个回归",建设中国特色、世界水平的一流本科教育的发展方向。中医药高等教育在党和政府的高度重视和正确指导下,已经完成了从传统教育方式向现代教育方式的转变,中药学类专业从当初的一个专业分化为中药学专业、中药资源与开发专业、中草药栽培与鉴定专业、中药制药专业等多个专业,这些专业共同成为我国高等教育体系的重要组成部分。

随着经济全球化发展,国际医药市场竞争日趋激烈,中医药产业发展迅速,社会对中药学类专业人才的需求与日俱增。《中华人民共和国中医药法》的颁布,"健康中国 2030"战略中"坚持中西医并重,传承发展中医药事业"的布局,以及《中医药发展战略规划纲要(2016—2030 年)》《中医药健康服务发展规划(2015—2020 年)》《中药材保护和发展规划(2015—2020 年)》等系列文件的出台,都系统地筹划并推进了中医药的发展。

为全面贯彻国家教育方针,跟上行业发展的步伐,实施人才强国战略,引导学生求真学问、练真本领,培养高质量、高素质、创新型人才,将现代高等教育发展理念融入教材建设全过程,人民卫生出版社组建了全国高等学校中药资源与开发、中草药栽培与鉴定、中药制药专业规划教材建设指导委员会。在指导委员会的直接指导下,经过广泛调研论证,我们全面启动了全国高等学校中药资源与开发、中草药栽培与鉴定、中药制药等专业国家卫生健康委员会"十三五"规划教材的编写出版工作。本套规划教材是"十三五"时期人民卫生出版社的重点教材建设项目,教材编写将秉承"夯实基础理论、强化专业知识、深化中医药思维、锻炼实践能力、坚定文化自信、树立创新意识"的教学理念,结合国内中药学类专业教育教学的发展趋势,紧跟行业发展的方向与需求,并充分融合新媒体技术,重点突出如下特点:

1. 适应发展需求,体现专业特色　本套教材定位于中药资源与开发专业、中草药栽培与鉴定专业、中药制药专业,教材的顶层设计在坚持中医药理论、保持和发挥中医药特色优势的前提下,重视现代科学技术、方法论的融入,以促进中医药理论和实践的整体发展,满足培养特色中医药人才的需求。同时,我们充分考虑中医药人才的成长规律,在教材定位、体系建设、内容设计上,注重理论学习、生产实践及学术研究之间的平衡。

2. 深化中医药思维,坚定文化自信 中医药学根植于中国博大精深的传统文化,其学科具有文化和科学双重属性,这就决定了中药学类专业知识的学习,要在对中医药学深厚的人文内涵的发掘中去理解、去还原,而非简单套用照搬今天其他学科的概念内涵。本套教材在编写的相关内容中注重中医药思维的培养,尽量使学生具备用传统中医药理论和方法进行学习和研究的能力。

3. 理论联系实际,提升实践技能 本套教材遵循"三基、五性、三特定"教材建设的总体要求,做到理论知识深入浅出,难度适宜,确保学生掌握基本理论、基本知识和基本技能,满足教学的要求,同时注重理论与实践的结合,使学生在获取知识的过程中能与未来的职业实践相结合,帮助学生培养创新能力,引导学生独立思考,理清理论知识与实际工作之间的关系,并帮助学生逐渐建立分析问题、解决问题的能力,提高实践技能。

4. 优化编写形式,拓宽学生视野 本套教材在内容设计上,突出中药学类相关专业的特色,在保证学生对学习脉络系统把握的同时,针对学有余力的学生设置"学术前沿""产业聚焦"等体现专业特色的栏目,重点提示学生的科研思路,引导学生思考学科关键问题,拓宽学生的知识面,了解所学知识与行业、产业之间的关系。书后列出供查阅的主要参考书籍,兼顾学生课外拓展需求。

5. 推进纸数融合,提升学习兴趣 为了适应新教学模式的需要,本套教材同步建设了以纸质教材内容为核心的多样化的数字教学资源,从广度、深度上拓展了纸质教材的内容。通过在纸质教材中增加二维码的方式"无缝隙"地链接视频、动画、图片、PPT、音频、文档等富媒体资源,丰富纸质教材的表现形式,补充拓展性的知识内容,为多元化的人才培养提供更多的信息知识支撑,提升学生的学习兴趣。

本套教材在编写过程中,众多学术水平一流和教学经验丰富的专家教授以高度负责、严谨认真的态度为教材的编写付出了诸多心血,各参编院校对编写工作的顺利开展给予了大力支持,在此对相关单位和各位专家表示诚挚的感谢!教材出版后,各位教师、学生在使用过程中,如发现问题请反馈给我们(renweiyaoxue@163.com),以便及时更正和修订完善。

人民卫生出版社

2019 年 2 月

教材书目

序号	教材名称	主编	单位
1	无机化学	闫　静 张师愚	黑龙江中医药大学 天津中医药大学
2	物理化学	孙　波 魏泽英	长春中医药大学 云南中医药大学
3	有机化学	刘　华 杨武德	江西中医药大学 贵州中医药大学
4	生物化学与分子生物学	李　荷	广东药科大学
5	分析化学	池玉梅 范卓文	南京中医药大学 黑龙江中医药大学
6	中药拉丁语	刘　勇	北京中医药大学
7	中医学基础	战丽彬	南京中医药大学
8	中药学	崔　瑛 张一昕	河南中医药大学 河北中医学院
9	中药资源学概论	黄璐琦 段金廒	中国中医科学院中药资源中心 南京中医药大学
10	药用植物学	董诚明 马　琳	河南中医药大学 天津中医药大学
11	药用菌物学	王淑敏 郭顺星	长春中医药大学 中国医学科学院药用植物研究所
12	药用动物学	张　辉 李　峰	长春中医药大学 辽宁中医药大学
13	中药生物技术	贾景明 余伯阳	沈阳药科大学 中国药科大学
14	中药药理学	陆　茵 戴　敏	南京中医药大学 安徽中医药大学
15	中药分析学	李　萍 张振秋	中国药科大学 辽宁中医药大学
16	中药化学	孔令义 冯卫生	中国药科大学 河南中医药大学
17	波谱解析	邱　峰 冯　锋	天津中医药大学 中国药科大学

序号	教材名称	主编	单位
18	制药设备与工艺设计	周长征 王宝华	山东中医药大学 北京中医药大学
19	中药制药工艺学	杜守颖 唐志书	北京中医药大学 陕西中医药大学
20	中药新产品开发概论	甄汉深 孟宪生	广西中医药大学 辽宁中医药大学
21	现代中药创制关键技术与方法	李范珠	浙江中医药大学
22	中药资源化学	唐于平 宿树兰	陕西中医药大学 南京中医药大学
23	中药制剂分析	刘　斌 刘丽芳	北京中医药大学 中国药科大学
24	土壤与肥料学	王光志	成都中医药大学
25	中药资源生态学	郭兰萍 谷　巍	中国中医科学院中药资源中心 南京中医药大学
26	中药材加工与养护	陈随清 李向日	河南中医药大学 北京中医药大学
27	药用植物保护学	孙海峰	黑龙江中医药大学
28	药用植物栽培学	巢建国 张永清	南京中医药大学 山东中医药大学
29	药用植物遗传育种学	俞年军 魏建和	安徽中医药大学 中国医学科学院药用植物研究所
30	中药鉴定学	吴啟南 张丽娟	南京中医药大学 天津中医药大学
31	中药药剂学	傅超美 刘　文	成都中医药大学 贵州中医药大学
32	中药材商品学	周小江 郑玉光	湖南中医药大学 河北中医学院
33	中药炮制学	李　飞 陆兔林	北京中医药大学 南京中医药大学
34	中药资源开发与利用	段金廒 曾建国	南京中医药大学 湖南农业大学
35	药事管理与法规	谢　明 田　侃	辽宁中医药大学 南京中医药大学
36	中药资源经济学	申俊龙 马云桐	南京中医药大学 成都中医药大学
37	药用植物保育学	缪剑华 黄璐琦	广西壮族自治区药用植物园 中国中医科学院中药资源中心
38	分子生药学	袁　媛 刘春生	中国中医科学院中药资源中心 北京中医药大学

全国高等学校中药资源与开发、中草药栽培与鉴定、中药制药专业
规划教材建设指导委员会

成员名单

主任委员　黄璐琦　中国中医科学院中药资源中心
　　　　　段金廒　南京中医药大学

副主任委员（以姓氏笔画为序）

王喜军　黑龙江中医药大学

牛　阳　宁夏医科大学

孔令义　中国药科大学

石　岩　辽宁中医药大学

史正刚　甘肃中医药大学

冯卫生　河南中医药大学

毕开顺　沈阳药科大学

乔延江　北京中医药大学

刘　文　贵州中医药大学

刘红宁　江西中医药大学

杨　明　江西中医药大学

吴啟南　南京中医药大学

邱　勇　云南中医药大学

何清湖　湖南中医药大学

谷晓红　北京中医药大学

张陆勇　广东药科大学

张俊清　海南医学院

陈　勃　江西中医药大学

林文雄　福建农林大学

罗伟生　广西中医药大学

庞宇舟　广西中医药大学

宫　平　沈阳药科大学

高树中　山东中医药大学

郭兰萍　中国中医科学院中药资源中心

唐志书　陕西中医药大学
黄必胜　湖北中医药大学
梁沛华　广州中医药大学
彭　成　成都中医药大学
彭代银　安徽中医药大学
简　晖　江西中医药大学

委　　员（以姓氏笔画为序）

马　琳	马云桐	王文全	王光志	王宝华	王振月	王淑敏
申俊龙	田　侃	冯　锋	刘　华	刘　勇	刘　斌	刘合刚
刘丽芳	刘春生	闫　静	池玉梅	孙　波	孙海峰	严玉平
杜守颖	李　飞	李　荷	李　峰	李　萍	李向日	李范珠
杨武德	吴　卫	邱　峰	余伯阳	谷　巍	张　辉	张一昕
张永清	张师愚	张丽娟	张振秋	陆　茵	陆兔林	陈随清
范卓文	林　励	罗光明	周小江	周日宝	周长征	郑玉光
孟宪生	战丽彬	钟国跃	俞年军	秦民坚	袁　媛	贾景明
郭顺星	唐于平	崔　瑛	宿树兰	巢建国	董诚明	傅超美
曾建国	谢　明	甄汉深	裴妙荣	缪剑华	魏泽英	魏建和

秘　书　长　吴啟南　郭兰萍

秘　　　书　宿树兰　李有白

前　言

　　本教材是全国高等学校中药资源与开发、中草药栽培与鉴定、中药制药等专业国家卫生健康委员会"十三五"规划教材之一,根据教育部新颁布的《中药学类教学质量国家标准》对人才培养目标的新定位,各院校在教学实践中对中药鉴定学课程内容进行了相应调整,以适应新时代中药行业发展对人才的新要求。本教材为满足教学需求进行了相应调整,将中药鉴定学课程思政与中药质量文化内容深度挖掘,构建了以纸质教材内容为核心的多样化的数字教学资源,从广度、深度上拓展纸质教材内容,并与《中国药典》2020 年版一部的最新内容进行了有机衔接,全书原植物、药材、显微横切面及粉末特征图均采用彩色原创图谱。

　　本教材分总论和各论两部分。总论重点论述了中药鉴定学的定义、任务和发展史,中药质量的影响因素,中药的鉴定等内容。各论分植物药类、动物药类、矿物药类三篇,共收载中药 310 种,其中需要重点掌握的药材 76 种,需要熟悉的药材 76 种,需要了解的药材 117 种,附药 41 种。重点药材介绍本草记述、来源、植物形态、采收加工、产地、性状鉴别、显微鉴别、化学成分、理化鉴别、质量评价、性味功效、附注等;熟悉药材介绍来源、产地、性状鉴别、显微鉴别、化学成分、质量评价、性味功效;了解药材介绍来源、性状鉴别、主要有效成分、性味功效等。全书原植物、动物、矿物图共计 78 张、药材及饮片图 191 张、显微鉴别横切面图 52 张,粉末特征图 64 张,均为原创,化学结构式 97 个。

　　本版教材的分工是:吴啟南负责总论、根及根茎类中药太子参之前中药的编写,同时负责全书统稿、定稿、总校等;参加编写的编委有乐巍、樊兰兰、杨冰月。张丽娟负责根及根茎类中药威灵仙之后的全部中药,参加编写的编委有谢冬梅、付小梅、裴香萍、李硕;吴修红负责茎木类、皮类、叶类、花类中药的编写,参加编写的编委有李佳、王悦云、姚丽;吕光华负责果实及种子类中药的编写,参加编写的编委有曲中原、杨竹雅、汪晓辉;张秀桥负责全草类、藻菌地衣类、树脂类、其他类中药的编写,参加编写的编委有黄泽豪、包桂花、李钟、侯芳洁;张慧负责动物、矿物类中药的编写,参加编写的编委有蔡广知、王利丽、潘英妮、张红梅。周重建、戴仕林、蒋征为教材图片制作付出了辛勤劳动。

　　本教材实用性强,主要供中医药院校中药资源与开发、中草药栽培与鉴定及中药制药等专业使用,也可作为中医药行业考试与培训的参考用书。由于教材中来源(原植物、动物、矿物)、药材、显微横切面及粉末特征图较多,均为原创,但技术水平有限,内容一定存在许多不足,恳请各位同仁在使用过程中斧正,以便进一步完善提高。

《中药鉴定学》编委会

2020 年 8 月

目　录

总　论

各　论

(*表示应掌握,▲表示应熟悉)

第一篇　植　物　药　类

第二篇　动　物　药　类

第三篇　矿　物　药　类

总 论

第一章　中药鉴定学的定义和任务

　　中药鉴定学是中医药学的重要组成部分,中医药学包含着中华民族几千年的健康养生理念及其实践经验,是中华文明的一大瑰宝,凝聚着中国人民和中华民族的博大智慧。习近平总书记强调:"要遵循中医药发展规律,传承精华,守正创新,加快推进中医药现代化、产业化,坚持中西医并重,推动中医药和西医药相互补充、协调发展,推动中医药事业和产业高质量发展,推动中医药走向世界,充分发挥中医药防病治病的独特优势和作用,为建设健康中国、实现中华民族伟大复兴的中国梦贡献力量。"这为中药鉴定学的发展指明了方向。

第一节　中药鉴定学的定义

　　中药鉴定学(authentication of Chinese materia medica)是鉴定和研究中药的品种和质量、制定中药质量标准、寻找和扩大新药源的应用学科。它是在传承中医药学理论和传统鉴别经验的基础上,运用现代自然科学的理论、知识、方法和技术,定性或定量研究和探讨中药的历史、来源、产地、采收加工、性状、显微、理化及生物学特征等,创新发展中药鉴定学的理论和技术方法,不断提高完善中药的质量标准,阐明道地药材的形成机制以及寻找和扩大新药源等。即鉴定和研究中药的真实性、有效性和安全性,以确保中药品种正确、质量优良,确保中医临床用药安全、有效、稳定、可控等。简而言之,就是一门对中药进行"保质寻新,整理提高"的学科。

　　中药(Chinese materia medica)是在中医理论指导下,用于预防、治疗、诊断疾病并具有康复与保健作用的物质。包括药材(Chinese crude drug)、饮片(prepared drug in pieces)和中成药(Chinese patent medicine)。药材系指仅经过简单产地加工的中药原料,包括植物药、动物药和矿物药三大类。饮片系指药材经过炮制后达到质量标准,可直接用于中医临床或制剂生产使用的处方药物。中成药系指临床反复使用、安全有效、剂型固定,并采取合理工艺制备成质量稳定、可控,经批准依法生产的成方中药制剂。

第二节　中药鉴定学的任务

　　中药鉴定学的任务主要有考证和整理中药品种、鉴定中药的真伪优劣、研究和制定中药质量标准、寻找和扩大新药源等。

一、考证和整理中药品种

数千年来,我国劳动人民在与疾病作斗争的过程中不断积累和丰富起来的药物学知识汇集成众多本草著作,其中,《中华本草》收载药物8 980味。历代本草总结了药物在不同历史阶段的品种、产地、栽培、采收加工、鉴别、炮制、贮藏和应用等多方面的经验,是现今中药学科传承和发展的基础。

(一) 中药品种混乱和复杂的主要原因

中药品种一般是指中药药味种类或物种。前一层表述从商品学的角度强调,与中药商品关联;而目前中药品种的内涵以后一种表述为主,更强调中药的基源,即药材所属原植物、动物的物种,饮片的炮制方法等。其中,基源物种是中药品种考证和整理的主要内容之一,由于现代生物分类系统诞生较晚,考证古代本草收录的中药名称下所描述的内容与现代生物学中记载的植物或动物(中文名加拉丁学名)名称下的内容,从而明确中药的基源物种,是保证中药质量的前提。中药品种直接关系到中医临床用药的安全与有效,目前临床常用中药约800余种,绝大多数在历代本草中已有记载。由于历史等诸多因素,中药品种混乱现象严重,其主要原因有:

1. 同物异名,同名异物　我国幅员广阔,物种繁多,来源于同一基源物种的药材在不同地区使用不同的中药名,或同一名称的中药材各地使用的基源物种不同,造成品种混乱。如益母草,在东北称坤草或楞子棵,在江苏称天芝麻或田芝麻,浙江称三角胡麻,青海称千层塔,四川称血母草,甘肃称全风赶,广东称红花艾,云南称透骨草等;再如贯众,历代记载贯众的本草中其图文不尽相同,据调查考证,全国以贯众之名药用的基源物种有11科、18属、58种之多。

2. 历史沿革,品种变迁　如唐代的《新修本草》(又称《唐本草》)始载百合的特征,"一种叶大茎长,根粗花白者,宜入药",由此确定百合 *Lilium brownii* F. E. Br. var. *viridulum* Baker 是基源物种;但宋代的《本草衍义》记载的百合为一种具紫色珠芽的品种,即卷丹 *L. lancifolium* Thunb. 是基源物种;《中华人民共和国药典》(以下简称《中国药典》)将两种植物均列为百合的来源。再如白附子始载于《名医别录》,历代本草记载的品种主要是现代毛茛科植物黄花乌头 *Aconitum coreanum*(Lévl.)Raip. 的块根,而近代全国绝大部分地区用天南星科植物独角莲 *Typhonium giganteum* Engl. 的块茎作白附子用,二者的来源、性状和成分等均不相同,二者疗效也不同,其变迁经纬,有待深入研究。

3. 本草典籍,记述粗略　如《本草经集注》曰:"白头翁处处有之,近根处有白茸,状如白头老翁,故以为名。"由于这一特征描述,使得历史上就有多种根部有白毛茸的植物混作白头翁,以致清代吴其濬得出这样的结论,"凡草之有白毛者,以翁名之皆可"。使得白头翁药材的来源植物达20种以上,这些植物分属于毛茛科、蔷薇科、石竹科、菊科等。

4. 一药多源,易于混杂　《中国药典》2020年版一部收载的常用药材中,有不少药材来源于2至数种不同的原植物或原动物。如葶苈子的基源物种来源于同科不同属的2种植物;大黄的基源物种来源于同科属的3种不同植物;青黛的基源物种来源于不同科属的3种植物;龙胆、秦艽的基源物种来源于同科属的4种不同植物;海马的基源物种来源于同科属的5种不同动物;川贝母的基源物种来源于同科属的 6 种不同植物;石斛的基源物种来源于同科属的多种不同植物。

(二) 解决中药品种混乱的主要途径

1. 本草考证,理清渊源　历代本草文献浩如烟海,药物品种繁多,品种的来源与变迁需要考证及研究。如枳壳最早以"枳"收载于本草,"旧云江南为橘,江北为枳",切面"皆以翻肚如盆口状、陈久者为胜"。考证认为,本草记载的"枳"虽为枸橘 Poncirus trifoliata(L.)Raf.,但药用枳壳宋代以后品种发生了变迁,以酸橙 Citrus aurantium L. 及其栽培变种的未成熟果实为主流,其他品种仅作为地区习用品,沿用至今。不同历史时期药物品种的变迁,需要正确地传承古人药材生产和用药经验。经考证,阿胶的原料在唐代以前主要是牛皮,宋代、明代是牛皮、驴皮并用,清代以后全部用驴皮。对于道地药材的品种考证,还要查考地方志以及当地的产销记录。

2. 品种整理,澄清混乱　通过本草考证与现今药材品种调查相结合,能纠正历史的错误,发掘出新品种。如《本草纲目》将天南星并于虎掌之下,可通过考证与整理发现:虎掌又称虎掌南星,为天南星科半夏属植物掌叶半夏 Pinellia pedatisecta Schott 的块茎;而天南星为同科天南星属植物天南星 Arisaema erubescens(Wall.)Schott、异叶天南星 A. heterophyllum Bl. 及东北天南星 A. amurense Maxim. 的块茎,于是纠正了这一历史的错误。中华人民共和国成立后,中药科技工作者对丹参、金钱草、大青叶等 200 多种中药进行了系统的品种整理和质量研究,为中药基源物种的确定奠定了坚实基础。

3. 调查研究,规范名称　通过中药资源普查、传统知识调研和中药商品的调查,结合本草考证,明确中药的正品与主流品种,力求达到一药一名。如金钱草,正品为报春花科植物过路黄 Lysimachia christinae Hance 的干燥全草,而唇形科植物活血丹 Glechoma longituba(Nakai)Kupr. 的干燥地上部分作连钱草,豆科植物广金钱草 Desmodium styracifolium(Osb.)Merr. 的干燥地上部分作广金钱草。再如五味子,木兰科植物五味子 Schisandra chinensis(Turcz)Baill. 的干燥成熟果作五味子,同科属华中五味子 S. sphenanthera Rehd. et Wils. 的干燥成熟果实作南五味子等。避免了品种的混乱。

4. 成分研究,结合药效　在本草考证的基础上,将品种复杂的中药开展成分、药效结合研究,确定其主流品种。如防己商品有 10 余种,主要来源有防己科植物防己 Stephania tetrandra S. Moore、木防己 Cocculus trilobus(Thunb.)DC.,马兜铃科植物广防己 Aristolochia fangchi Y. C. Wu ex L. D. Chou et S. M. Hwang 等的根。研究表明,仅防己的根中含有肌肉松弛成分,可作为"汉肌松"的原料药。《中国药典》将金银花分为金银花与山银花、麦冬分为麦冬与山麦冬等,均基于化学成分与临床药效相结合的大量研究。

总之,中药品种的考证和整理工作任务十分艰巨,要澄清混乱品种,明确正品及其混淆品必须通过大量实地调查和科学研究。应当看到,在中医药学宝库中有许多精华有待发掘、整理和提高,也有少数谬误和争议需要纠正与澄清,这是发展现代中药亟待解决的问题。

二、鉴定中药的真伪优劣

中药的真伪优劣,即中药品种的真伪和质量的好坏。"真"即正品,凡是国家药品标准所收载的品种均为正品;"伪"即伪品,凡是不符合国家药品标准规定的品种以及以非药品冒充或者以它种药品冒充正品的均为伪品;"优"是指符合国家药品标准规定的各项指标的药品;"劣"是指不符合国家药品标准规定的相关指标的药品。中药的品种不真、质量低劣,不仅有损中医药的信誉、误病害人,而且导致生产、研究及临床疗效的失败,并造成经济损失等。因此,鉴定中药的真伪优劣具有十分重要的社会经济意义,应树立正确的中药产品质量观,确保人民群众的生命健康安全。

(一) 药材及饮片的鉴定

目前,市场流通药材 740 余种,各地加工的饮片 2 000 余种。由于多方面原因,药材和饮片的真伪问题严重,尤以饮片更为突出。究其原因,除历史根源、生产方式分散外,引起药材和饮片品种混乱的原因主要有:

1. 鉴定知识缺失导致的误种、误采、误收、误售、误用 如大黄误种为无泻下作用的藏边大黄 *Rheum emodi* Wall. 、河套大黄 *R. hotaoense* C. Y. Cheng et C. T. Kao;金钱草误采为风寒草(聚花过路黄)*Lysimachia congestiflora* Hemsl. ;红参误用为商陆 *Phytolacca acinosa* Roxb. 的细根等。

2. 有意掺伪作假,以假充真 如金钱白花蛇,有用银环蛇或其他成蛇纵剖成条,接上它种蛇头后盘成小盘;也有用其他带环纹的幼蛇或其他幼蛇在体背用白色油漆划出环纹等伪充正品。三七为五加科植物三七 *Panax notoginseng* (Burk) F. H. Chen 的干燥根和根茎,因其疗效显著、价格贵,各地药材市场发现有以竹节参、菊三七、莪术、水田七、藤三七、淀粉、树脂等伪制品充三七销售。牛黄为牛的胆结石,近年来,有用其他动物的结石冒充或用淀粉加工,甚至有用果皮或种皮包以黄土等伪充。人参以往伪品较多,如商陆根、野豇豆根等;目前,有人从栽培的国产人参中选出类似西洋参外形者,加工成西洋参出售,这些伪品很难以肉眼鉴别出来。又如川贝母掺湖北贝母等。

3. 正品短缺导致的类似品泛滥 如砂仁为姜科植物阳春砂 *Amomum villosum* Lour. 、海南砂 *A. longiligulare* T. L. Wu 或绿壳砂 *A. villosum* Lour. var. *xanthioides* T. L. Wu et Senjen 的干燥成熟果实,而海南省南部民间曾将海南假砂仁 *A. chinense* Chun ex T. L. Wu 的果实伪充砂仁收购,并销售。此种以假乱真、以次充好的情况还可见于蟾蜍输卵管充哈蟆油,藤杜仲、红杜仲、金丝杜仲充杜仲等。

4. 名称、外形相近导致的品种混淆 如以川射干充射干、滇枣仁充酸枣仁、山麦冬充麦冬、小天南星充半夏等。

5. 地区用药习惯不同导致的品种混乱 如《中国药典》规定,五加皮为五加科植物细柱五加 *Acanthopanax gracilistylus* W. W. Smith 的干燥根皮,而北方大部分地区则以来源于萝藦科植物杠柳 *Periploca sepium* Bge. 的干燥根皮(实为香加皮)作五加皮药用,其来源、成分、药理、功效、作用均与正品五加皮不同。由于药材、饮片大部分仅是植物、动物体的某一部分,形态变异大,特征性化学成分多不明确且受环境因子影响变化,药材与饮片的真伪鉴定是一项艰巨的任务。但上述制售假劣药行为,均为违法行为,应当坚决打击。

中药的质量优劣,同样不可忽视。中药的品种明确后,必须注意检查质量。影响中药质量的因素主要有:

1. 中药栽培(养殖)　药材生产主要有两种途径,即野生和栽培(养殖)。目前,我国许多药材的栽培主要靠药农分散种植,种植技术粗放,种质特性退化的情况较为严重。如牛膝的种质退化导致牛膝的根变小,黄芪的种质退化导致黄芪的根木化变异,以及防风种质退化导致防风根的分枝变异等。另外,在栽培过程中滥用农药、壮根灵等,过量使用化肥,会造成中药材中农药残留和重金属含量偏高、药材外形变异,影响药材的安全性和有效性,现已成为影响中药材质量的重要因素之一。

2. 产地因素　有的药材产地不同,其质量也不同。如广藿香产于广州石牌者,气香纯正,含挥发油虽较少(茎含0.1%~0.15%,叶含0.3%~0.4%),但广藿香酮的含量却较高;产于海南岛的广藿香,气较辛浊,挥发油含量虽高(茎含0.5%~0.7%,叶含3%~6%),但广藿香酮的含量却甚微。道地药材就充分反映了产地与药材质量的关系。

3. 采收加工　有的药材采收年份、季节、采收时间等不同,其所含的化学成分也有差异。如人参皂苷的含量高低与人参的生长年限有关;麻黄秋季采收,麻黄碱成分含量高,其他季节麻黄碱含量均较秋季低。同一种鲜药材采用不同产地的加工方法,可形成药性、药效相异的药材。

4. 贮藏运输　有的中药运输时受到有害物质的污染,必然影响质量。有的中药贮藏不当,引起虫蛀霉变,均能影响药材质量;另外贮存时间对质量也有影响,如荆芥的挥发油含量随贮藏时间的延长而减少,贮存一年者挥发油含量减低1/3,贮存三年者则降低1/2。细辛的酸性氨基酸为其镇咳成分之一,新鲜细辛的镇咳作用强,但贮存6个月以上则无镇咳作用。

5. 其他　人为掺入异物或混入非药用部位,如柴胡、龙胆混入大量的地上茎;西红花中掺入花丝、雄蕊、花冠;羚羊角中夹铁钉、铅粒等,严重地影响了中药材的质量。有的中药如人参、八角茴香、天麻、独活等,经过化学成分提取、干燥后再用,其外观性状与原药材相似,但药材的内在质量却发生了严重变化。

对中药品种和质量存在的种种问题,必须有针对性地加以解决,药材各生产、流通、使用单位、监督管理和检验等部门要严格把关,杜绝伪劣中药材和饮片的生产、销售和使用,确保人民用药安全有效。

(二)中成药的鉴定

中成药是中药的重要组成部分,因其组成复杂、剂型多样、检测指标建立较难等特点给中成药的质量控制工作增加了困难。加之一些中成药质量标准不完善和缺乏适宜的检测方法,影响到产品质量和用药安全有效,也限制了中成药在世界范围内的推广使用。因此,制定和提高中成药品质鉴定标准、增强中成药质量的可控性、提升中成药现代化和标准化水平,也是中药鉴定学的主要任务之一。

《中国药典》2020年版一部对中成药的鉴定主要包括性状、鉴别、检查和含量测定。鉴别项不再收载显色或沉淀化学反应以及光谱鉴别方法,所有含药材粉末的中成药均增加了专属性很强的粉末显微鉴别,大量使用了薄层色谱法(TLC)鉴定,强化了安全性检查,采用了多成分含量测定指标,为中成药的真伪鉴别和质量控制提供了标准。当前,中药行业正加快中药质量追溯体系建设。中药溯源是借助现代物联网技术和信息技术,对中药信息的记录、查询以及产品的溯源,实现中药材"种植、加工、流通和使用"全过程的追踪和监管。

三、研究和制定中药质量标准

中药质量标准体系由国家标准、行业(团体)标准、地方标准和企业标准等构成,同时我国也主导或参与了中药相关国际标准的制定。国家药品标准是国家对中药质量及其检验方法所作的技术规定,是中药生产、经营、使用、检验和监督管理部门共同遵循的法定依据。凡正式批准生产的中药、辅料和基质都要制定质量标准。制定中药质量标准时,必须坚持保障公众用药安全,科学、先进、实用、规范,继承、发展、创新及国际交流合作与国际化的基本原则,以保证中药的安全性、有效性、稳定性和可控性。建立具有鲜明中医药特色的中药质量标准和质量评价体系是一项长期的工作,也是中药现代化、标准化和国际化要攻克的关键科学问题。因此,中药质量标准的研究和制定是中药鉴定学的战略性任务和工作重点。

国家药品标准(中药)的特点有:

1. 权威性　《药品管理法》规定,药品必须符合国家药品标准,但各国均不排除生产厂家可以采用非药典方法进行检验,但需要仲裁时,只有各级法定标准,特别是国家药典具有权威性。

2. 科学性　质量标准是对具体对象研究的结果,它有适用性的限制,在不同中药中检定某一相同药味成分,不一定方法均能适用,其方法的确定与规格的制定均有充分的科学依据。

3. 进展性　质量标准是对客观事物认识的阶段小结,即法定标准也难免不够全面,随着生产技术水平提高和测试手段的改进,应对药品标准不断进行修订和完善。如《中国药典》每五年更新一次,对药典收载的中药品种进行补充完善。

对新药材、新中药饮片、新中成药以及老药新用的再评价等,进行中药质量标准的研究与制定时,必须依据国家《药品注册管理办法》的要求制定临床研究与生产使用的质量标准。

(一) 中药材质量标准的内容

1. 质量标准　包括名称、来源、性状、鉴别、检查、浸出物测定、含量测定、炮制、性味与归经、功能与主治、用法与用量、注意及贮藏等项,有关项目内容的技术要求如下:

(1) 名称:包括中文名、汉语拼音、药材拉丁名,按中药命名原则要求制定。

(2) 来源:包括原植(动)物的科名、中文名、拉丁学名、药用部位、采收季节和产地加工等。矿物药包括该矿物的类、族、矿石名或岩石名、主要成分及产地加工。①原植(动、矿)物需有关单位鉴定,确定原植(动)物的科名、中文名及拉丁学名;矿物的中文名及英文名;②药用部位是指植(动、矿)物经产地加工后可药用的某一部分或全部;③采收季节和产地加工系指能保证药材质量的最佳采收季节和产地加工方法。

(3) 性状:系指药材的形状、大小、色泽、表面、质地、断面、气、味等特征。描述一般以完整的干燥药材为主。对多来源的药材,其性状无明显区别者,一般合并描述;性状有明显区别者,分别描述,根据植物品种的排列顺序,第一种药材全面描述,其他只分别描述与第一种的不同点。描述要突出主要特征,文字简练、确切,术语规范。

(4) 鉴别:包括经验鉴别、显微鉴别(组织、粉末、解离组织或表面制片、显微化学等鉴别特征)、理化鉴别(包括一般理化鉴别、色谱鉴别和光谱鉴别等)。对多来源的药材,如组织特征无明显区别的则合并描写,有明显区别的则分别描写(如性状项)。色谱鉴别应设对照品或对照药材。选用方法要求专属、灵敏、快速、简便。

(5) 检查:检查项下规定的各项内容是指药品在加工、生产和贮藏过程中可能含有的需要控制的物质,包括安全性、有效性、均一性与纯度要求四个方面。其基本内容包括杂质、水分、总灰分、酸不溶性灰分、重金属及有害元素、农药残留量、有关的毒性成分、伪品、主要药用部位的比例等,应按《中国药典》规定的相关方法进行检查。

(6) 浸出物测定:包括水溶性、醇溶性及醚溶性浸出物等。可参照《中国药典》四部通则2201浸出物测定法的要求,结合用药习惯、药材质地及已知的化学成分类别等选定适宜的溶剂,测定其浸出物含量以控制质量,并以药材的干燥品计算。

(7) 含量测定:以中医药理论为指导,结合临床疗效,凡已知有效成分、毒性成分及能反映药材内在质量的指标性成分,均应建立含量测定项目。含量测定的方法以精密、准确、简便、快速为原则,并注意新仪器、新技术的应用;含量限度的规定应紧密结合药材商品规格、等级及多来源的实际情况,规定合理的指标。含挥发油的药材,可规定挥发油含量。

(8) 炮制:包括净制、切制、炮炙。根据用药需要进行炮制的品种,应制定合理的加工炮制工艺,明确辅料用量和炮制品的质量要求。

(9) 性味与归经:按中医药理论对该药材性能的概括,先列"性味",再列"归经"。有毒的药材,亦在此项内注明"有小毒""有毒"或"有大毒",以引起注意。

(10) 功能与主治:根据传统用药的经验,以中医药或民族医药理论所做的概括性描述,作为临床用药的指导。

(11) 用法与用量:除有特殊用法的予以注明外,其他均指水煎内服;用量系指成人一日常用剂量,必要时根据医疗需要酌情增减。

(12) 注意:用药注意事项系指主要的禁忌和不良反应,属中医一般常规禁忌者从略。

(13) 贮藏:药材贮存与保管的基本要求。

2. 中药拉丁名命名方法 中药拉丁名(药材拉丁名)不仅可以进一步统一中药的名称,防止混乱,而且有利于对外贸易和国际学术交流。中药拉丁名的组成,一般均需标明药用部位,即由前面的药名(用第二格)和后面的药用部位名(用第一格)组成。药名为植物或动物的拉丁属名,或种名,或属、种名。如黄连 Coptidis Rhizoma、枇杷叶 Eriobotryae Folium、红花 Carthami Flos、马钱子 Strychni Semen、牛黄 Bovis Calculus 等,各词的第一字母均需大写。中药拉丁名的命名,有以下几种情况:

(1) 对于一属中只有一个植物品种作药用,或一属中有几个植物品种作同一药材使用时,一般采用属名命名;少数依照习惯采用种名命名。如:杜仲 Eucommiae Cortex(一属中只有一个植物种作药材用)、麻黄 Ephedrae Herba(一属中有几个植物种作同一药材用)、石榴皮 Granati Pericarpium(种名命名,习惯用法)。

(2) 同属中有几个植物品种来源,分别作为不同药材使用的,则以属、种名命名。如当归 Angelicae Sinensis Radix、独活 Angelicae Pubescentis Radix、白芷 Angelicae Dahuricae Radix 等。如果某一药材习惯上已采用属名作拉丁名时,则一般不再改动,而把同属其他种的药材用属、种名命名,以便区分。如细辛 Asari Radix et Rhizoma、杜衡 Asari Forbesii Herba 等。

（3）药用部位如包括两个不同部位时,把主要的或多数地区习用的列在前面,用 et（和）或 seu（或）相连接,如大黄 Rhei Radix et Rhizoma。药材收载不同属的植物时,以两个属名分别命名,如老鹳草 Erodii Herba/Geranii Herba,蛤壳 Meretricis Concha/Cyclinae Concha 等。

（4）拉丁名中如有形容词形容前面药用部位名词时,则列于最后。如苦杏仁 Armeniacae Semen Amarum 中的 Amarum 及鹿茸 Cervi Cornu Pantotrichum 中的 Pantotrichum。

（5）少数中药的拉丁名不加药用部位,直接以属名或种名,或俗名命名,这是遵循习惯用法,有些是国际通用名称。如茯苓 Poria、麝香 Moschus、芦荟 Aloe、儿茶 Catechu、蜂蜜 Mel、全蝎 Scorpio、土鳖虫 Eupolyphaga/Steleophaga 等。

（6）矿物类药材一般采用矿物所含的化学成分的拉丁名或用原矿物的拉丁名,如芒硝 Natrii Sulfas、炉甘石 Calamina。有形容词的将形容词列于最后,如玄明粉 Natrii Sulfas Exsiccatus。

中药的拉丁名国际并无统一规定,有些属于习惯用法。如有国际通用名称,则命名时应尽量一致,以便国际间交流。

（二）中药制剂质量标准的内容

1. 质量标准　中药制剂必须在处方固定和原料(净药材、饮片、提取物)质量、制备工艺稳定的前提下方可拟订质量标准草案,质量标准应确实反映和控制最终产品质量。质量标准的内容一般包括名称、汉语拼音、处方、制法、性状、鉴别、检查、浸出物测定、含量测定、功能与主治、用法与用量、注意、规格、贮藏、有效期等项目。

（1）名称、汉语拼音:按中药命名原则的要求制订。

（2）处方:处方应列出全部药味和用量(以 g 或 ml、L 为单位),全处方量应以制成 1 000 个制剂单位的成品量为准。药味的排列顺序应根据组方原则排列,炮制品需注明。

（3）制法:中药制剂的制法与质量有密切的关系,必须写明制剂工艺的过程(包括辅料用量等),列出关键工艺的技术条件及要求。

（4）性状:系指剂型及除去包装后的色泽、形态、气味等的描述。

（5）鉴别:鉴别方法包括显微鉴别、理化鉴别、光谱鉴别、色谱鉴别等,要求专属性强、灵敏度高、重现性较好。显微鉴别应突出描述易察见并具有专属性的特征。理化、光谱、色谱鉴别,叙述应准确,术语、计量单位应规范。色谱法鉴别应选定适宜的对照品或对照药材做对照试验。

（6）检查:参照《中国药典》四部各有关制剂通则项下规定的检查项目和必要的其他检查项目进行检查,并制订相应的限量范围。《中国药典》未收载的剂型可另行制订。对制剂中的重金属、砷盐等予以考察,必要时应列入规定项目。

（7）含量测定

1）应首选处方中的君药(主药)、贵重中药、毒性中药制订含量测定项目。如有困难时则可选处方中其他药味的已知成分或具备能反映内在质量的指标成分建立含量测定。如因成品测定干扰较大并确证干扰无法排除而难以测定的,可测定与其化学结构母核相似、分子量相近的总类成分的含量或暂将浸出物测定作为质量控制项目,但必须具有针对性和控制质量的意义。

2）含量测定方法可参考有关质量标准或有关文献,也可自行研究后建立,但均应作方法学考察实验。

3）含量限（幅）度指标应根据实测数据（临床用样品至少有三批样品 6 个数据，生产用样品至少有 10 批样品 20 个数据）制订。含量限度一般规定低限，或按照其标示量制订含量测定用的百分限（幅）度。毒性成分的含量必须规定幅度。

4）含量限度低于万分之一者，应增加另一个含量测定指标或浸出物测定。

5）在建立化学成分的含量测定有困难时，也可考虑建立生物测定等其他方法。

（8）功能与主治、用法与用量、注意及有效期等：根据该药的研究结果制订。

（9）规格：应制订制剂单位的重量、装量、含量或一次服用量。

（10）书写格式：参照《中国药典》。

2. 起草说明　目的在于说明制定质量标准中各个项目的理由，及规定各项目指标的依据、技术条件和注意事项等。既要有理由解释，又要有实践工作的总结及试验数据。具体要求如下：

（1）名称、汉语拼音：按中药命名原则的要求制订。

（2）处方：有《中国药典》未收载的炮制品，应说明炮制方法及质量要求。

（3）制法：生产用质量标准制法应与已批准临床用质量标准的制法保持一致，如有更改，应详细说明或提供试验依据。

（4）性状：叙述在性状中需要说明的问题。所描述性状的样品至少必须是中试产品。色泽的描述应明确，片剂及丸剂如系包衣者，应就片心及丸心的性状进行描述；胶囊剂应就其内容物的性状进行描述。

（5）鉴别：可根据处方组成及研究资料确定建立相应的鉴别项目，原则上处方各药味均应进行试验研究，根据试验情况，选择列入标准中。首选君药、贵重中药、毒性中药。因鉴别特征不明显，或处方中用量较小而不能检出者应予说明，再选其他药材鉴别。重现性好确能反映组方药味特征的特征色谱或指纹图谱鉴别也可选用。说明鉴别方法的依据及试验条件的选定（如薄层色谱法的吸附剂、展开剂、显色剂的选定等）。理化鉴别和色谱鉴别需列阴性对照试验结果，以证明其专属性，并提供至少三批以上样品的试验结果，以证明其重复性。《中国药典》未收载的试液，应注明配制方法及依据。要求随资料附有关的图谱，如显微鉴别的粉末特征墨线图或照片（注明扩大倍数），薄层色谱照片，高效液相色谱法的色谱图（包括阴性对照图谱）需有足够的实验数据和依据，确认其重现性。色谱鉴别所用对照品及对照药材，应符合《中药新药质量标准用对照品研究的技术要求》。

（6）检查：《中国药典》四部通则规定以外的检查项目应说明所列检查项目的制订理由列出实测数据及确定各检查限度的依据。重金属、砷盐等考察结果及列入质量标准的依据。

（7）含量测定：说明含量测定对象和测定成分选择的依据。根据处方工艺和剂型的特点。选择相应的测定方法，阐明含量测定方法的原理，确定该测定方法的方法学参考资料和相关图谱，包括测定方法的线性关系、精密度、重现性、稳定性及准确度试验等；阐明确定该含量限（幅）度的意义及依据（至少应有 10 批样品 20 个数据）。对照品应符合《中药新药质量标准用对照品研究技术要求》。对于研究过程中的全部检测方法和结果，应详尽地记述于起草说明中，以便审查。

（8）功能与主治、用法与用量、注意、规格、贮藏及有效期等：根据该药的研究资料，叙述其需要说明的问题。

四、寻找和扩大新药源

（一）中药资源

中药资源是国家战略资源,包括药用植物、药用动物和药用矿物资源。又分为天然中药资源和人工中药资源,后者包括人工栽培、养殖和加工的中药资源。我国现有的中药资源达 12 807 种,其中植物药 11 146 种,占 87%;动物药 1 581 种,占 12%;矿物药 80 种,不足 1%。在这些种类中,传统中药约 1 200 种,其中常用中药约 600 余种,民族药 1 500~2 000 种,其余为民间草药。丰富的天然资源是药材的主要来源之一。我国市场流通的商品药材中,来自天然资源的品种约占总数的70%,如著名的药材羌活、麻黄、肉苁蓉、冬虫夏草、羚羊角、蟾酥、斑蝥、石膏、自然铜等。来自人工资源的著名药材如黄连、当归、北沙参、人参、三七、地黄、瓜蒌、薏苡仁、广藿香、青黛、冰片、蜂蜜、人工朱砂、体外培育牛黄、芒硝等。许多药材由于天时地利的特定区域以及药农优良的种植技术,使其优质而高产,疗效卓著,产销历史悠久,有道地药材之称。我国道地药材约 200 余种,如四川黄连、附子、川芎,云南三七,甘肃当归、大黄,宁夏枸杞子,内蒙古黄芪,吉林鹿茸、人参,辽细辛、五味子,山西党参,河南地黄、牛膝,山东北沙参、金银花,江苏薄荷,安徽牡丹皮,浙江玄参、浙贝母,福建泽泻,广东砂仁,广西蛤蚧都是著名的道地药材,在国际上也享有盛誉。

20 世纪的资源调查,不仅摸清了中药品种的分布状况,同时发现了我国长期依靠进口的一些野生资源,如胡黄连、安息香、阿魏、沉香等;还发现了一些类同品或具有相似有效成分的资源植物,如柴胡类、石斛类、丹参类、厚朴类等。

全国中药资源调查资料显示,我国处于濒危状态的近 3 000 种植物中,用于中药或具有药用价值的约占 60%~70%,以野生资源植物为主的 300~400 种常用中药中,已有 100 余种出现资源量的急剧下降,如肉苁蓉、羌活、半夏、暗紫贝母、梭砂贝母、川贝母、重楼、北沙参、甘草、明党参、雪莲、鸡血藤、石斛、冬虫夏草、蛤蚧等。人参、厚朴、杜仲、黄柏、黄芪、天麻、黄连等野生个体濒临灭绝,当归、川芎、三七等的野生个体已很难发现。因此我国中药资源状况亟待重新调查与评价。目前,第四次全国中药资源普查工作已全面开展,即将收官。

近年来我国医药卫生事业得到迅速发展,中药生产虽然成倍增长,但仍然不能满足国内外市场对中药材的需求。其主要原因有:

1. 长期以来,由于对合理开发利用中药资源认识不足,导致一些地区不同程度地出现对中药资源进行掠夺式过度采收或捕猎。另外,环境污染减弱了中药资源的再生,造成了资源下降或枯竭,许多种类趋于衰退或濒临灭绝,一些优良种质正在逐渐消失。如 20 世纪 80 年代后期,甘草资源比 20 世纪 50 年代减少约 60%,麝香资源比 50 年代减少约 70%。

2. 一些道地药材,由于需求量很大,虽然一再扩增种植面积,还是不时形成缺货现象。对江苏茅苍术 Atractylodes lancea(Thunb.)DC. 道地产区的调查表明:如不采取措施,茅苍术商品药材资源耗尽的期限约为 10~20 年。我国特有的中药材明党参 Changium smyrnioides Wolff 由于连年过度采挖,野生资源逐年减少,已成为稀有物种。其他如杜仲、黄柏、麻黄、肉苁蓉、黄连、当归、牛膝、冬虫夏草、蛤蚧、羚羊角等野生资源的破坏也十分严重。

3. 有些药材如牛黄、麝香,本来产量就小,更显得供不应求。

4. 有些药材的原植（动）物是国际或国内公布的珍稀濒危、植物,必须保护和尽快寻找代用品,如麝香、羚羊角等。因此,保护药用动物、植物资源和保护其他资源一样具有十分重要的意义。

要解决上述问题,除发展野生药材之外,还须家种家养,扩大栽培面积,增加圈养头数,以弥补产量。同时,要努力寻找新的药源。

(二) 寻找和扩大新药源的途径

在保护和合理开发中药资源的基础上,积极寻找和扩大新药源也是中药鉴定学的任务之一。寻找和扩大新药源的途径有:

1. 从古本草中寻找新药源　古本草中还有许多品种至今尚未使用,有些多来源的品种现今只用了一两种或古今用药不同,我们要"传承精华,守正创新",在认真考证和研究的基础上,一定能发掘出有用的新资源种类。2015 年 10 月,我国科学家屠呦呦以"从中医药古典文献中获取灵感,先驱性地发现了青蒿素,开创了疟疾治疗的新方法",获得诺贝尔生理学或医学奖。青蒿素是在研究抗疟药物时从本草中发现的新资源,葛洪《肘后备急方·治寒热诸疟方》载"青蒿一握,以水二升渍,绞取汁,尽服之",但其原植物黄花蒿 *Artemisia annua* L. 仅在民间用于熏蚊子,由于青蒿素的发现使黄花蒿成为中药青蒿的唯一来源,而同科植物青蒿 *Artemisia apiacea* Hance 因不含青蒿素已不作为青蒿来源。

2. 从民族药或民间药中寻找新药源　如穿心莲为华南民间用清热解毒药,经研究发现,所含的苦味成分内酯类具有解热抗炎、提高免疫力等作用。穿心莲由民间药直接升为中药而载入《中国药典》。

3. 根据生物亲缘关系寻找新药源　如忍冬属植物有 10 多种,有效成分绿原酸的含量种间有一定差别,如灰毡毛忍冬 *Lonicera macranthoides* Hand. -Mazz. 和红腺忍冬 *Lonicera hypoglauca* Miq. 的花蕾含量较高,前者达 12%,后者达 10% 左右,现作为山银花的来源载入《中国药典》。

4. 进行全国性中药资源普查寻找新药源　如通过多次全国性中药资源普查,发现了不少野生中药资源和某些进口药材的国产品种资源,如新疆的阿魏、紫草、贝母,西藏的胡黄连,云南的诃子、马钱子,广西的安息香,海南的大风子、降香等。

5. 以有效成分为线索寻找新药源　麝香酮是麝香的主要有效成分之一,麝鼠香、灵猫香中含有麝香酮等与天然麝香相似的化学成分,且具相似的药理作用,可能成为麝香的代用品。抗肝炎有效成分齐墩果酸在工业生产上的原料主要是五加科植物几种楤木的皮、叶和果实,其含量均在 3.6% 以下,但在曲莲 *Hemsleya amabilis* Diels 和雪胆 *H. chinensis* Cogn. ex Forb. Hemsl. 的块根中,齐墩果酸提取率高达 7%~9.5%,是较好的新药源。

6. 药理研究与临床研究结合开发新药　鹤草芽中含有鹤草酚,药理研究及临床研究表明,具有很强的驱绦虫活性,从而开发了鹤草芽栓等。

7. 老药开发新用途　葛根历来作为解表退热、生津透疹、升阳止泻的中药。但研究表明,葛根中含有的异黄酮类,可以增加脑及冠状动脉血流量,并具有解痉、降血糖以及调节女性内分泌的作用,从而开发出了葛根异黄酮的系列制剂。

8. 扩大药用部位　在中医药传统经验中,药用植物往往仅采用某一个部位,其他部位弃之不用。研究发现,同一种药用植物不同部位也含有类似的药效成分,具有类似的药理作用。如人参的茎、叶、花蕾、果实、种子均含有与根相近似的皂苷类,功效近似。有人用2倍量杜仲的干燥叶代替杜仲皮用于临床,取得了较好的疗效。同一种药用植物不同部位也可开发成不同的药材使用。

(三) 中药资源的保护

为合理利用野生植物资源,保护珍稀濒危物种,我国于1984年公布了第一批《珍稀濒危保护植物名录》(修订版1999年8月4日由国务院批准),修订后共354种。据不完全统计,其中的药用植物或具有药用价值的植物有163种:一级5种,如人参、桫椤和水杉等;二级30种,如云南黄连、金钱松、海南粗榧等;三级203种,如肉苁蓉、八角莲、黄连等。一级重点保护植物是指具有极为重要的科研、经济和文化价值的稀有濒危的种类;二级重点保护植物是指在科研或经济上有重要意义的稀有或濒危的种类;三级重点保护植物是指在科研或经济上有一定意义的濒危或稀有种类。1987年,我国公布了第二批《中国珍稀濒危保护植物名录》,约400种。

国务院为了进一步保护与合理利用野生药材资源,以适应人民医疗保健事业的需要,于1987年10月30日公布了《野生药材资源保护管理条例》,将我国重点保护的野生药材物种分为三级:一级为濒临灭绝状态的稀有珍贵野生药材物种;二级为分布区域缩小,资源处于衰竭状态的重要野生药材物种;三级为资源严重减少的主要常用药材物种。根据这一条例的规定,我国制定了第一批《国家重点保护野生药材名录》,共76种,其中动物18种,植物58种。在动物中,属一级保护的有4种,如虎、豹、赛加羚羊、梅花鹿;二级保护的有14种,如马鹿、林麝、马麝、原麝、黑熊、棕熊、穿山甲、中华大蟾蜍、黑眶蟾蜍、银环蛇等。在植物中,属二级保护的有13种,如甘草、黄连、人参、杜仲、厚朴、黄柏、剑叶龙血树等。三级保护的有45种,如川贝母、伊贝母、刺五加、黄芩、天冬、猪苓、龙胆、肉苁蓉、秦艽、细辛、五味子等。

为保护珍稀濒危野生动物,合理利用野生动物资源,国家特制定《中华人民共和国野生动物保护法》,从1989年3月1日起施行。在此基础上提出了《国家重点保护野生动物名录》,据不完全统计,在被保护的野生动物中药用动物或具有药用价值的动物有161种(类):一级67种,如野牦牛、虎等;二级94种,如五步蛇、乌梢蛇、中国林蛙(哈士蟆)等。2003年和2020年,我国已分别将麝类、穿山甲所有物种调升为国家一级保护野生动物。除上述文件外,还有《中华人民共和国森林法》《中华人民共和国渔业法》《中华人民共和国陆生野生动物保护实施条例》《中华人民共和国自然保护区条例》《国务院森林和野生动物类型自然保护区管理办法》等。为了遵守濒危野生动植物国际贸易公约,1993年5月29日印发了《国务院关于禁止犀牛角和虎骨贸易的通知》,我们国家已全面禁止犀角、虎骨和濒危动物的药用,但2018年10月6日国务院发布了《国务院关于严格管制犀牛和虎及其制品经营利用活动的通知》(国发〔2018〕36号),允许将养殖老虎和犀牛的成分用于医疗或医学研究,犀牛角和老虎骨头研磨后的粉状物,可在符合条件的医院,由符合条件的处方医师实施。符合条件的医院和医师由国家中医药管理局确定。

当前中药资源的保护和可持续利用需要开展的工作以及关注的研究方向包括:开展中药资源调查,建立野生资源濒危预警系统,保证药源的可持续供应;加强中药种质资源研究,选择和利用优良种质;实行中药野生资源的采收控制和开展野生抚育研究;开展药材野生变家种家养研究;建立种质资源库和种质资源圃,保存药材种质资源;建立药用动植物原生地保护区,保护生物的多样性和药用动植物多样性;开展珍稀濒危中药资源的替代品研究;利用高新技术提高中药资源利用的质量和效率,提倡资源的综合利用;利用新技术直接生产有效成分;加强药材栽培技术研究,实现药材规范化种植和产业化生产,加强药材新品种培育。

第一章同步练习

第二章　中药鉴定学的发展史

第一节　古代中药鉴定知识

中药鉴定知识是在长期的实践中产生和发展起来的。我国人民在同疾病作斗争的过程中,通过不断尝试,逐渐积累了医药知识和经验,并学会运用眼、鼻、舌、耳等感官来识别自然界的植物、动物和矿物的形、色、气味等,从而识别出哪些可供药用,哪些药有毒,哪些药无毒等,逐渐形成了"药"的感性知识。相传在公元前有神农氏"教民播种五谷,尝百草之滋味",《史记·补三皇本纪》也有"神农……始尝百草,始有医药"的记载。在无文字时代,这些药物知识凭借师承口传丰富起来,它是本草学的萌芽。在文字产生以后,就有了关于药物的记载,后经不断积累、发展,编出了本草著作。从秦、汉到清代,本草著作约有 400 种之多。这些著作是我国人民长期与疾病作斗争的宝贵经验和鉴别中药的丰富知识的总结,是中医药学的宝贵财富,并在国际上产生了重大影响。

早在我国第一部诗歌总集《诗经》(约公元前 11 世纪—公元前 6 世纪)中就记载有治病的药物,如采葽(酸模)、采艾(苦艾)、虋(益母草)、采蝱(贝母)、采卷耳(苍耳)、采苤苢(车前)等。1972年初至 1974 年发掘的长沙马王堆三座汉墓,墓葬年代是汉文帝十二年(公元前 168 年),出土药物经鉴定有茅香、高良姜、桂皮、杜衡、佩兰、花椒、辛夷、姜、藁本等 9 种药材。出土有上帛医书和竹木简医书合起来总共为 14 种,其中《五十二病方》有药物 247 种。据专家推论,它是迄今为止我国发现的最早的医学方书。该书主要内容虽是以临床医疗和"养生"为主的非药物学专著,但它提供了先秦时代医药学历史知识的珍贵史料。

《神农本草经》为我国已知最早的药物学专著。著者不明,成书年代在汉代。它总结了汉代以前的药物知识,载药 365 种,分上、中、下三品。在序录中记载,药"有毒无毒,阴干暴干,采造时月,生、熟、土地所出,真伪陈新,并各有法",并对药物的产地、采集时间、方法以及辨别药物形态真伪的重要性有一些原则性的概括。各药的记述,则以药性和功效为主。原书早已失传,但原文已收载于后代本草中,现有明代、清代的辑本。值得指出的是,《五十二病方》中的 247 种药物,将近一半未收载于《神农本草经》中,说明当时的用药品种还更多。

梁代陶弘景以《神农本草经》和《名医别录》为基础编成《本草经集注》,载药 730 种。全书以药物的自然属性分类,分为玉石、草木、虫兽、果、菜、米食、有名未用七类,是后世依药物性质分类的导源。本书对药物的产地、采收、形态、鉴别等有所论述,有的还记载了火烧试验、对光照视的鉴别方法。如对《神农本草经》中"术"的鉴别,认为术有两种,"白术叶大有毛而作桠,根甜而少膏;赤术叶细无桠,根小,苦而多膏"。硝石"以火烧之,紫青烟起";云母"向日视之,色青白多黑";朱砂以"光色如云可拆者良"等。有的还指出品质的好坏,如治疟的常山,特别指出以细实而黄的鸡骨常山最有功效。原书已遗失,现存敦煌残卷。其主要内容却散见于后世本草中。

唐代李勣、苏敬等22人集体编撰,由官府颁行的《新修本草》(又称《唐本草》),可以说是我国最早的一部国家药典,也是世界上最早的一部由国家颁布的药典。载药850种,新增山楂、芸苔子、人中白等114种新的药物,其中不少是外来药物,如由印度传入的豆蔻仁、丁香、龙涎等;大食传入的石榴、阿芙蓉、乳香等;波斯传入的茉莉、青黛;大秦传入的素馨、郁金;西域传入的仙茅、马钱子;南洋传入的木香、槟榔、没药等。该书有较多的基源考证。附有图经7卷,药图25卷。出现了图文鉴定的方法,为后世图文兼备的本草打下了基础。原书已散失不全,现仅存残卷。现有尚志钧的辑本《唐·新修本草》。

唐代个人编著的本草亦多,较著名的有孟诜的《食疗本草》、陈藏器的《本草拾遗》和李珣的《海药本草》等。《本草拾遗》按药物性能分类,新增药物海马、石松等。陈藏器谓:"海马出南海,形如马,长五六寸,虾类也……石松生天台山石上,似松,高一二尺。"对药物生境、形态的描述,都很真实。《海药本草》以收载外国输入的药物为主,共124种,其中香药50多种,如阿魏、荜茇、零陵香、缩砂密、艾纳香等。后蜀韩保昇著的《蜀本草》是以《新修本草》为基础而编撰的,对药物的性味、形态、产地等增补了不少新内容。以四川的植物居多,所绘图形比较精细,后世的本草常常提及之。

宋代在开宝年间官命刘翰、马志等在唐代本草的基础上撰成《开宝新详定本草》,后又重加详定,称为《开宝重定本草》,简称《开宝本草》。此时由于医药的发展,药物品种越趋繁多。至嘉祐年间,官命掌禹锡等编辑《嘉祐补注神农本草》,简称为《嘉祐补注本草》或《嘉祐本草》,新增药物99种;又令苏颂等校注全国各郡县的草药图说,编成《图经本草》(《本草图经》),二十卷,目录一卷。对药物的产地、形态、用途等均有说明,成为后世本草图说的范本。这些本草虽已散失,但为后来本草所引录。宋代最值得重视的本草,是北宋后期蜀医唐慎微将《嘉祐补注本草》和《图经本草》校订增补,编成本草、图经合一的《经史证类备急本草》,简称《证类本草》。在大观、政和年间,都曾由政府派人修订,于书名上冠以年号,作为官书来刊行,以后遂简称为《大观本草》《政和本草》等。此书内容丰富,图文并茂,共31卷,载药1746种,新增药物500余种,质量远远超过以前各书,成为我国现存最早的完整本草,为研究古代药物最重要的典籍之一。宋代其他本草著作,尚有《日华子诸家本草》及政和年间寇宗奭的《本草衍义》等。《本草衍义》是寇氏根据自己观察实物和医疗实际经验,并为增补《嘉祐本草》和《图经本草》而作,颇多新见解。如寇氏认为:"用药必依土地,所以治病十愈八九……若不能推究厥理,治病徒费其功。"这种重视道地药材,保证质量的论点对后人的影响很大。

金、元时代的本草著作,有张元素的《珍珠囊》、李杲的《用药法象》、王好古的《汤液本草》和朱震亨的《本草衍义补遗》等。李杲十分重视药物的产地和采收时期,《用药法象》谓:"凡诸草木昆虫,产之有地;根叶花实,采之有时。失其地则性味少异,失其时则性味不全。"

明代的本草著作甚多,其中对药学贡献最大的,当首推李时珍撰著的《本草纲目》。李时珍参阅了经史百家著作和历代本草800余种,历经30年,编写成52卷,约200万字,载药1892种的巨著《本草纲目》。其中新增药物374种,附方有11 000余条。它是我国16世纪以前医药成就的大总结。本书按药物自然属性作为分类基础,每药标名为纲,列事为目,名称统一,结构严谨,为自然分类的先驱。如第 14 卷所载药物高良姜、豆蔻、缩砂密、益智仁等排列在一起,属于芳草类。今天看来,这些都是姜科植物,含有挥发油,与自然分类相符。对药物形态鉴别方法的记载也较为完善,如描述丹参谓:"处处山中有之。一枝五叶,叶如野苏而尖,青色皱毛。小花成穗如蛾形,中有细子。其根皮丹而肉紫。"这些描述都较为逼真。李时珍在"集解"项中,引录了很多现已失传的古代本草对药物鉴别的记载,为后世留下了宝贵的史料。新增的药物有三七、番木鳖、土茯苓、樟脑等。对樟脑的记载,李时珍谓:"状似龙脑,白色如雪,樟脑脂膏也。"并介绍了加热升华精制樟脑的方法。可见其观察之细致、准确。《本草纲目》的出版,对中外医药学科和生物学科都有巨大影响。 17 世纪初传到国外,曾译有多国文字,畅销世界各地,成为世界性的重要药学文献之一。2011 年,《本草纲目》作为世界物质文化遗产,与《黄帝内经》同时入选《世界记忆名录》,标志着国际社会对我国中医药文化价值的广泛认同。明代其他本草著作在《本草纲目》以前的尚有朱橚编写的《救荒本草》,从无毒的可食植物方面加以总结、论述。并绘有图形,载有出产和苗、叶、花、子的性味、食法,给药物鉴定增加了新的内容。兰茂撰写的《滇南本草》是一部优秀的地方性本草,是研究云南地区药物的宝贵史料。刘文泰等编纂的《本草品汇精要》,载药 1 815 种,新增药 48 种。陈嘉谟编撰的《本草蒙筌》载药 742 种,本书注重药物产地和采制方法,指出产地与药物品质的关系和不同药用部位采集的一般规律,如将白术分为浙术、歙术;川芎(芎藭)分为京芎、抚芎、台芎等。书中对商售中药的掺伪作假,亦有考查,如"荠苨乱人参、木通混防己"等。李中立所著《本草原始》着重对药材性状的描述,并绘有图形。

清代著名的本草有赵学敏编撰的《本草纲目拾遗》,此书是为了拾遗补正李时珍的《本草纲目》而作,载药 921 种,其中新增药 716 种,如冬虫夏草、西洋参、浙贝母、鸦胆子、银柴胡等均系初次记载,大大丰富了中药品种。吴其濬编撰的《植物名实图考》和《植物名实图考长编》,是植物学方面科学价值较高的名著,也是考证药用植物的重要典籍。《植物名实图考》收载植物 1 714 种,对每种植物的形态、产地、性味、用途叙述颇详,并附有较精确的插图,其中很多植物均系著者亲自采集、观察并记录的;《植物名实图考长编》载有植物 838 种,摘录了大量古代文献资料。

综上所述,将历代重要本草列表,如表 2-1 所示。

表 2-1　历代重要本草著作

书名	成书年代	著者	内容简介
《神农本草经》	汉	不详	总结了汉以前的医药经验。载药 365 种,分上、中、下三品。每药以药性和主治为主
《本草经集注》	南北朝(梁)(502—536 年)	陶弘景	共 7 卷,载药 730 种,以药物自然属性分类,分为玉石、草木、虫兽、果、菜、米食、有名未用七类。记载了药物的性味、产地、采集、形态、鉴别等内容
《新修本草》(《唐本草》)	唐(659 年)	李勣、苏敬等	共 54 卷,载药 850 种,新增药 114 种,其中有不少外国输入药物,如安息香、血竭等。本书由政府组织编辑颁行,是我国和世界上最早的国家药典
《食疗本草》	唐(713—739 年)	孟诜	孟诜收集既可食用又可药用的药物 138 种,编成《补养方》。后经他的弟子张鼎增补 89 种,改名为《食疗本草》,共 3 卷,227 条

书名	成书年代	著者	内容简介
《本草拾遗》	唐(741 年)	陈藏器	共 10 卷,收载《新修本草》未载药物 692 种,各药一般记有性味、功效、生长环境、形态、产地和混淆品种考证等。根据药效提出宣、通、补、泄、轻、重、燥、湿、滑、涩等 10 种分类法
《海药本草》	唐(8 世纪下叶)	李珣	共 6 卷,主载外国输入的药物
《蜀本草》	后蜀(935—960 年)	韩保昇等	共 20 卷,新增药物 14 种,如地不容、胡黄连等。对药物的性味、形态、产地等增补了不少新内容
《日华子诸家本草》	宋(968—975 年)	不明	共 20 卷,对药性、功用、形态、炮炙等记述甚详。也载不少新药,如延胡索、自然铜、仙茅等
《开宝新详定本草》（《开宝本草》）	宋(973 年)	刘翰、马志等	共 21 卷,载药 983 种,新增药 133 种,如使君子、白豆蔻等;974 年重加详定,名为《开宝重定本草》
《嘉祐补注神农本草》（《嘉祐本草》）	宋(1057—1061 年)	掌禹锡等	共 20 卷,载药 1 032 种,新增药 99 种。该书取用了为编《图经本草》而征集的素材,两书各自有分工,互相呼应
《图经本草》	宋(1061 年)	苏颂等	共 21 卷,药图为我国最早的版印墨线药图,图的绝大多数为实地写生绘制。原书虽早已失传,但其药图 930 余幅及文字说明仍存在于《证类本草》之中,为现今本草考证的重要参考书之一
《经史证类备急本草》（《证类本草》）	宋(1108 年前)	唐慎微	经艾晟增补少数内容,于 1108 年刊行,改名为《大观本草》;1116 年由曹孝忠校正刊行,改名为《证类本草》;共 31 卷,载药 1 746 种,新增药 500 余种,是当代研究宋代以前本草发展的最完备的重要参考书
《本草衍义》	宋(1116 年)	寇宗奭	共 20 卷,载药 470 种,根据观察实物和医疗实践经验著成
《履巉岩本草》	宋(1220 年)	王介	记载浙江一带药用植物 206 种,新增 22 种,如曼陀罗、虎耳草等。图是就地取材写生彩绘的,是我国现存最古的彩色药图
《救荒本草》	明(1406 年)	朱橚	共 4 卷,载野生植物可供食用者 414 种,画有图形,述其出产、苗、叶、花、子、性味、食法
《滇南本草》	明(1397—1476 年)	兰茂	共 3 卷,为研究云南地区药物的重要历史资料
《本草品汇精要》	明(1505 年)	刘文泰等	共 42 卷,载药 1 815 种,新增药 48 种;附有彩色绘图。现存残卷;文字部分,1937 年已排印
《本草蒙筌》	明(1566 年)	陈嘉谟	共 12 卷,载药 742 种。书前有著者自序(1566 年),注意道地药材,对各药的制法也记述颇详
《本草纲目》	明(1596 年)	李时珍	共 52 卷,载药 1 892 种,新增药 374 种,附药图 1 109 幅,附方 11 096 条。全书按药物自然属性,自立分类系统,为自然分类的先驱,17 世纪初,该书传到国外,译成多国文字
《本草纲目拾遗》	清(1765 年)	赵学敏	共 10 卷,载药 921 种,其中《本草纲目》未记载的药物有 716 种。新增药有西洋参、冬虫夏草、鸦胆子等

书名	成书年代	著者	内容简介
《晶珠本草》	清(约1835年)	蒂玛尔·丹增嘉措	共载青海、西藏东部、四川西部的药物2 294种。叙述了每种药的来源、生境、性味和功效等
《植物名实图考长编》《植物名实图考》	清(1848年)	吴其濬	《植物名实图考长编》共22卷,收载植物药838种。后作者根据平生经验,辨别形色气味,摹绘成图,附以考证,以求名实相符,编成《植物名实图考》,共38卷,载植物1 714种(本书为植物学名著)

第二节　中药鉴定学的起源与发展

1840年鸦片战争以后,由于国家主权受到破坏,我国逐渐沦为半殖民地半封建社会,国外药学大量传入我国。在西方生药学传入我国以前,中国的学者主要以传统方法研究中药。至19世纪中叶,李善兰(1811—1882年)编译《植物学》一书,代表我国有了第一部现代植物学译本。20世纪初,在国外科学技术思想的影响下,中药鉴定工作有了一定的进展。如曹炳章著《增订伪药条辨》(1927年),对110种中药的产地、形态、气味、主治等方面作了真伪对比;丁福保著《中药浅说》(1933年),引进了化学鉴定方法,从化学实验角度分析和解释中药。1934年赵燏黄、徐伯鋆等编著了我国第一本《生药学》上篇,叶三多广集西欧及日本书籍的有关资料,于1937年编著了《生药学》下篇。上、下两篇《生药学》的内容,大多着重于介绍国外书中收载的或供西医应用的生药,对我国常用中药则收载较少,但它引进了现代鉴定中药的理论和方法,为中药鉴定学的诞生,起到了先导作用。

中华人民共和国成立以后,中医药事业得到空前迅猛发展,党和国家十分重视中医药的研究和人才培养。1956年开始成立了4所中医学院,开启了中医药高等教育的先河。以后全国各省、自治区、直辖市相继成立中医学院,院校中医药教育从此不断地扩大和提高,目前全国共有中医药院校25所,还有一些综合性或西医药院校设有中医药学院。办学层次已由本科生扩展到硕士研究生、博士研究生,教学条件不断改善,教学质量不断提高。1959年开始各学校相继成立了中药系,开设了中药学专业。当时受中药学、生药学的理论和方法的影响,1964年就开设了具有中医药特色的中药材鉴定学(后改为中药鉴定学)课程。根据中药专业的培养目标和要求,中药鉴定学被确定为专业课之一。并出版了《中药鉴定学》教材。另外,2009年首次出版了全国高等中医药院校研究生规划教材《中药鉴定学专论》,使该学科教材体系更加完善。1998年在南京正式成立了"中药鉴定学教育研究会",并确立每隔两年召开一次教学研讨会。另外,在中华中医药学会成立了中药鉴定分会,促进了中药鉴定学科的发展。

20世纪70年代以前,中药鉴定方法和技术基本是应用传统的性状鉴别,主要依靠人的感官对中药的品种和质量进行评价。到了80—90年代,显微鉴别方法和理化鉴别方法得到了广泛应用,丰富了中药鉴别的内容。在此期间,中药的显微鉴定研究得到了充分发展;同时随着中药化学成分研究工作的不断发展,仪器设备的不断改进,理化鉴定被用于中药的质量分析,许多分析方法和技术为当代中药鉴定工作提供了强有力的手段。如紫外光谱、红外光谱、原子吸收光谱、X射线衍射法、气相色谱、薄层色谱、高效液相色谱、蛋白电泳等。显微鉴别和理化鉴别方法得到了推广和应用。90年代以来,随着生物技术的发展及其在中药鉴定方面的应用,以在分子水平上鉴定中药真伪优劣以及创新和保护中药资源为特色和目标的分子鉴定应运而生。在这期间,中药鉴定方法和技术取得了令人瞩目的成绩。各种先进的技术和方法得到了应用和发展,如DNA分子遗传标记技术、生物芯片技术、免疫技术、细胞生物学技术、中药指纹图谱质量控制技术等。进入21世纪以来,应用计算机图像分析技术、薄层-生物自显影技术鉴定中药等也取得了一定进展。

在国家重点科技攻关项目的支持下,中药鉴定学的科学研究取得了新进展。国家在"七五""八五"期间组织专家已对200余种(类)常用中药进行了品种整理和质量研究,每种中药包括文献查考、药源调查、分类学鉴定、性状鉴定、显微鉴定、商品鉴定、化学成分、理化分析、采收加工、药理实验、结论和建议等11项内容。该研究成果分别由徐国钧、徐路珊等将南方协作组的工作成果主编成《常用中药材品种整理和质量研究》(1~4册),楼之岑、秦波等将北方协作组的工作成果主编成《常用中药材品种整理和质量研究》(1~3册)及蔡少青、李胜华等主编成《常用中药材品种整理和质量研究》(4~6册)。"九五"期间开展了"中药材质量标准的规范化研究",其研究成果不仅充实了《中国药典》药材质量标准内容,最终建立了61种常用中药材国际参照执行标准,还为一、二类中药新药研究奠定了基础。近期,"中药道地性研究"又成为国家自然科学基金委立项资助的第一个中医药相关的重大项目。另外,中华人民共和国成立以来,国家组织中药资源及鉴定工作者完成了三次全国中药资源普查工作,第四次全国中药资源普查工作正在全面开展。这项工作对于促进中医药科技进步和推动社会经济可持续发展具有重要意义。

本草学研究成为了中药品质评价研究的基础。行业专家学者对200多个中药品种进行了全面考证,并出版了《本草学》等专著,辑复了《唐·新修本草》等,出版了《本草纲目》校点本、《滇南本草》校订本等著名本草。中药的本草考证已成为中药品种的整理、新药的研制、国家药品标准的制定等必不可少的工作内容。

中华人民共和国成立以来,学者们不断总结学科研究成果,陆续出版了许多有关中药鉴定学知识的专著:《中药鉴定参考资料》第一集(1958),《中药材鉴别手册》1~3册(1959),《中药志》(1959—1961),《药材学》(1960),《全国中草药汇编》及彩色图谱(1975—1977),《中药大辞典》(1977),《中草药学》上、中、下三册(1976、1980、1986),《中药志》第二版Ⅰ~Ⅵ册(1979、1982、1984、1988、1994、1998),《新编中药志》1~3册,《中药材粉末显微鉴定》(1986),《中药彩色图谱》(1987),《新华本草纲要》1~3册(1988—1991),《中国中药资源丛书》(1994)(包括《中国中药资源》《中国中药资源志要》《中国中药区划》《中国常用中药材》《中国药材地图集》和《中国民间单验方》),《中华本草》(1999),《新编中国药材学》(2020)等。以上不同时期出版的专著,既是中药鉴定工作的写实,又反映了中药鉴定学科的发展过程。

中药已经在临床应用了几千年,中药鉴定的知识和经验与中药并存,形成了原始的中药鉴定学;20世纪中叶,随着中医药事业的迅速发展和科技进步,现代中药鉴定学应运而生。因此,从历史的角度看,可以理解为中药鉴定学是既古老又年轻的学科。半个多世纪以来,中药鉴定学的中药品质理论逐步得到认可,主要有:中药品质的辨状论质论、遗传主导论、环境饰变论、生物多样性维持论、传承论、效用决定论及时间中药学理论等。从中药大质量观的角度看,中药的真实性、有效性、安全性,中药品质形成的机制,道地药材的成因等是中药鉴定学研究和应用的主题,也是中药现代化的关键问题,需要多学科交叉协同攻关,共同实现。《教育部 国家卫生健康委 国家中医药管理局关于深化医教协同进一步推动中医药教育改革与高质量发展的实施意见》(高教〔2020〕6号)明确指出:"加强中药鉴定学等课程教学,为本科的发展提供了制度保障。"

第二章同步练习

第三章　中药质量的影响因素

　　影响中药质量的因素主要有两大因素:一是自然因素,主要包括中药的品种、产地、植(动)物的生长发育等;二是人为因素,包括中药的栽培(养殖)、采收、加工与贮藏等。由于中药质量的影响因素很多,实现从中药种子种苗到中药生产、经营、使用全过程的规范化、标准化、科学化管理,建立覆盖中药资源产业链全过程的质量保障和溯源体系十分重要。

第一节　中药的品种与种质

　　品种指一个种内具有共同来源和特有一致性状的一群家养动物或栽培植物,其遗传性稳定,且有较高的经济价值,指具有相同品质的东西,如植物品种。品种是影响中药质量的重要因素之一。《中国药典》收载的中药中,一药多基源情况普遍存在,同一药材,即便是同属植(动)物,品种不同其质量有差异,甚至差异很大。如厚朴与凹叶厚朴,其厚朴酚与和厚朴酚的含量可相差5倍以上;如果是属(如水蛭)甚至科(如小通草)都不同,其有效成分的类别、含量往往均有很大差别。中药疗效的物质基础有显著差别的品种,当其被作为同一药材使用时,其质量常难以控制,临床疗效也难以保证。

　　种质(idioplasm)是指决定生物遗传性状,并将丰富的遗传信息从亲代传递给后代的遗传物质总体。遗传物质是决定生物能否产生活性物质的前提,是决定药材品质的内在因素,种质的优劣对药材的产量和质量有决定性影响。各种药材含有的活性成分不同,其性味功能不同,都与其具有的不同种质有关。因此,药材优良种质的筛选和优良品种的培育是保障和提高药材质量的重要措施。

第二节　中药的产地

一、产地与中药质量之间的关系

　　中药有效成分的形成和积累与其生长的自然条件有着密切的关系,产地是影响中药质量的重要因素之一。《神农本草经》载:"土地所出,真伪陈新,并各有法。"《本草经集注》指出:"诸药所生,皆有境界。"还列出了40多味药材的最佳生境。《新修本草》亦载:"离其土,则质同而效异。"

《本草纲目》云:"性从地变,质与物迁。"这些传统理念都充分说明了产地与药材质量的相关性。我国土地辽阔,同种药材会因产地不同(土壤、气候、光照、降雨、水质、生态环境的差异)而引起药材质量上的差异。比如防风主产于东北地区及内蒙古,引种到南方后,其药材常分枝,且木化程度增高,与原有的性状特征相差很大;葛根因产地不同成分变化幅度较大(可达5~6倍),葛根素的含量1.04%~6.44%,总黄酮的含量1.42%~7.88%;不同产地的甘草其甘草酸的含量1.16%~6.11%,相差5倍之多。这直接影响中药质量的可控性,也会导致临床疗效的差异,因此,国家食品药品监督管理局2002年颁发的《中药材生产质量管理规范》要求规范化种植中药材,在建立种植基地时一定要选择该药材生长最适宜的地域。2018年12月18日,农业农村部、国家药品监督管理局、国家中医药管理局联合下发了关于印发《全国道地药材生产基地建设规划(2018—2025年)》的通知。通知指出:"当前,中国特色社会主义进入新时代,加快实施健康中国战略,满足人民群众美好生活的需要,必须加快发展中医药等健康服务业。中药材是中医药事业传承和发展的物质基础,道地药材是我国传统优质药材的代表。但道地药材资源无序开发、品种创新不足、质量安全水平不高,影响中医药持续健康发展。加快道地药材基地建设,对促进特色农业发展和农民持续增收、加快发展现代中药产业、实现乡村振兴具有重要意义。"

二、道地药材

(一)道地药材的定义

2017年7月1日起施行的《中华人民共和国中医药法》第二十三条规定:国家建立道地中药材评价体系,支持道地中药材品种选育,扶持道地中药材生产基地建设,加强道地中药材生产基地生态环境保护,鼓励采取地理标志产品保护等措施保护道地中药材。并对道地中药材给出了定义,是指经过中医临床长期应用优选出来的,产在特定地域,与其他地区所产同种中药材相比,品质和疗效更好,且质量稳定,具有较高知名度的中药材。《中国大百科全书·中国传统医学》卷作了如下定义:"道地药材是指那些历史悠久,品种优良,产量宏丰,疗效显著,具有明显地域特色的中药材。"这一概念源于生产和中医临床实践,数千年来被无数的中医临床实践所证实,有着丰富的科学内涵。作为一个约定俗成的古代药物标准化的概念,道地药材是源于传统的一项辨别优质中药材质量的独具特色的综合标准,也是中药学中控制药材质量的一项独具特色的综合判别标准。

对"道地"的解释大致有两种。一是:"道地"亦作"地道",本指各地特产,后来演变成货真价实、质优可靠的代名词。二是:"道"指按地区区域划分的名称,唐贞观元年,政府根据自然形势,把全国划分为关内、河内、河东、河北、山南、淮南、江南、陇石、剑南、岭南等十道,以后各朝沿用了此区域划分方法,只是"道"的数目有所改变。"地"指地理、地带、地形、地貌。在药名前多冠以地名,以示其道地产区。如西宁大黄、宁夏枸杞、川贝母、川芎、秦艽、辽五味、关防风、怀地黄等。也有例外的情况,即有少数药材,药名前所冠的地名不是指产地,而系指进口或集散地而言,如广木香并非广州所产,而是从广东进口;藏红花亦非西藏所产,而是从西藏进口。

(二)道地药材形成的原因

1. 特定的自然条件对道地药材形成的影响　目前认为,道地药材的形成,是由优良的物种基因决定了其品质的内在因素。从生态学的角度讲,长期的环境演变与同时期的空间异质决定了物种遗传基因,首先从遗传基因与环境相关性的角度研究道地性是解释道地性的基础。对"南药"广藿香不同产地间的叶绿体和核基因组的基因型与挥发油化学型的关系研究中发现,广藿香基因序列分化与其产地、所含挥发油化学变异类型呈良好的相关性,基因测序分析技术结合挥发油分析数据可作为广藿香道地性品质评价方法及物种鉴定的强有力工具。其次开展自然环境与道地药材相关性的研究。研究道地药材的自然环境包括地质环境、土壤环境、大气环境、水环境、群落环境等。通过对当归栽培土壤理化性质研究表明,甘肃岷县当归栽培土壤的物理性状、有机质和矿质元素含量综合因子最佳;对三七的水环境及大气环境研究结果表明,一月的降水量和年温差是影响三七总皂苷含量的关键因子,降水量影响三七体内黄酮含量的累积,而对总皂苷、多糖和三七素含量的累积有抑制作用;对黄连生长的地形地貌研究结果表明,同一时期生长在低海拔处的根茎质量和小檗碱含量高于高海拔处。

2. 植物内生菌、土壤微生物对道地药材形成的影响 植物内生菌(endophyte)是指那些在其生活史的一定阶段或全部阶段生活于健康植物的各种组织和器官内部的真菌或细菌。内生菌一方面作用于宿主植物次生代谢相关的基因表达,进而激活或增强宿主植物次生代谢相关酶的活力,促使宿主植物产生新的次生代谢产物或增强产生某些次生代谢产物的能力;另一方面影响植物的物质代谢,产生生理活性物质(生物碱、激素等)来改变植物的生理特性。例如采用离体共培养的方式研究四种内生真菌对金钗石斛无菌苗生长及其多糖和总生物碱含量的影响,研究结果表明,四种内生真菌都能提高金钗石斛中多糖的含量,其提高的量分别为 153.4%、52.1%、18.5%、76.7%,而只有内生真菌 MF23 能使金钗石斛总生物碱含量提高 18.3%。

土壤中的微生物是土壤的重要组成部分,其分解有机物质,释放出各种营养元素,既营养自己,也营养植物。同时,植物根系分泌物对土壤微生物有重要影响,有些植物的根系分泌物能促进某一类或几类微生物数量的增加;相反,有些植物根系分泌物却不利于微生物的生长,甚至产生抑制效果。

3. 栽培与加工对道地药材形成的影响 药材的栽培对于道地药材的形成起到至关重要的作用,许多道地药材系栽培品种。首先,药材物种存在遗传多样性,同种药材具有丰富的种质资源供选择。其次,人工的方法进行定向的育种。第三,选择适宜的土壤及生态气候条件,有利于有效物质的积累。第四,规范精细的栽培耕作技术及合适的采收、加工方法,一旦新的优质品种形成,就用合适的方法将种质固定保存下来。如人参优质品种大马牙,地黄的金状元、小黑英、85-5 等品种。很多道地药材就地取材,野生种变家种的引种、试种为道地药材的形成创造了条件,如浙江鄞县(现宁波市鄞州区)的贝母,安徽亳县(现亳州市)的菊花,河南怀庆府(现沁阳市)的地黄等均已有数百年栽培历史,成为优质道地药材,并积累了较成熟的栽培技术。独特、优良的加工技术是道地药材道地性的保证。在道地药材产区形成过程中,积累了大量的加工技术和经验,形成药材的道地性优势。例如:附子的加工是通过用胆巴水浸泡,然后煮沸、水漂、染色等步骤制成盐附子、黑顺片、白附片等品种,制成的加工品毒性低、品质优、临床疗效好。

(三) 常用的道地药材

目前,我国常用中药材 600 多种,其中 300 多种已实现人工种养,种植面积达到 5 000 多万亩

（1亩≈667m²），初步形成了四大怀药、浙八味、川药、关药、秦药等一批产品质量好、美誉度高的道地药材优势产区，道地药材种植已成为偏远山区的特色产业和农民收入的重要来源。在贫困地区，打造"企业+合作社+农户"的道地药材种植精准扶贫模式，助力打赢脱贫攻坚战。当前，我国已成为世界上规模最大、品种种类最多、生产体系最完整的中药材生产大国。据统计，我国现在比较公认的道地药材约有200多种。道地药材的区划，根据不同的研究目的有不同的划分方法，按照我国地形地貌的自然特点和民族医药体系的中心来划分道地药材产区的方法，可将我国划分为15个药材区，现择要介绍如下：

1. 川药　主要起源于巴、蜀古国，现指产于四川、重庆的道地药材。如川贝母、川芎、黄连、附子、川乌、麦冬、丹参、干姜、郁金、姜黄、白芷、半夏、天麻、川牛膝、川楝子、川楝皮、花椒、乌梅、黄柏、厚朴、金钱草、青蒿、五倍子、冬虫夏草、银耳、麝香等。

2. 广药　主要指南岭以南，广东、广西和海南所产的道地药材。如砂仁、广藿香、穿心莲、广金钱草、粉防己、槟榔、益智、肉桂、苏木、巴戟天、高良姜、八角茴香、胡椒、荜茇、胖大海、马钱子、罗汉果、陈皮、青蒿、石斛、钩藤、蛤蚧、金钱白花蛇、穿山甲、海龙、海马、地龙等。

3. 云药　主要指产于云南的道地药材。如三七、木香、重楼、茯苓、萝芙木、诃子、草果、金鸡纳、儿茶等。

4. 贵药　主要指产于贵州的道地药材。如天冬、天麻、黄精、白及、杜仲、吴茱萸、五倍子、朱砂等。

5. 怀药　取义源自四大怀药，现引申为河南所产的道地药材。如怀地黄、怀牛膝、怀山药、怀菊花、天花粉、瓜蒌、白芷、辛夷、红花、金银花、山茱萸、全蝎等。

6. 南药　指长江以南，南岭以北地区（湘、赣、闽、台的全部或大部分地区）所产的道地药材。如百部、白前、威灵仙、徐长卿、泽泻、蛇床子、枳实、枳壳、莲子、紫苏、车前、香薷、僵蚕、雄黄等。

7. 浙药　取义为"浙八味"等浙江省所产的道地药材，如浙贝母、白术、延胡索、山茱萸、玄参、杭白芍、杭菊花、麦冬、温郁金、莪术、栀子、乌梅、乌梢蛇、蜈蚣等。

8. 淮药　指淮河流域以及长江中下游地区（鄂、皖、苏三省）所产的道地药材，如半夏、葛根、苍术、射干、续断、薄荷、芡实、南沙参、太子参、茅苍术、明党参、天南星、牡丹皮、木瓜、银杏、艾叶、龟甲、鳖甲、蟾酥、斑蝥、蜈蚣、蕲蛇、石膏等。

9. 北药　是指河北、山东、山西以及陕西北部所产的道地药材。如党参、柴胡、白芷、北沙参、板蓝根、大青叶、青黛、黄芩、香附、知母、山楂、连翘、酸枣仁、桃仁、薏苡仁、小茴香、大枣、香加皮、阿胶、全蝎、土鳖虫、滑石、代赭石等。

10. 秦药　指古秦国，现陕西及其周围地区所产的道地药材。地理范围为秦岭以北、西安以西至"丝绸之路"中段毗邻地区，以及黄河上游的部分地区。如大黄、当归、秦艽、羌活、银柴胡、枸杞子、南五味子、党参、槐米、槐角、茵陈、秦皮、猪苓等。

11. 关药　是指山海关以北、东北三省以及内蒙古自治区东北部地区所产的道地药材。如人参、细辛、防风、五味子、关黄柏、龙胆、赤芍、平贝母、升麻、桔梗、牛蒡子、灵芝、鹿茸、鹿角、哈蟆油等。

12. 蒙药　是指内蒙古自治区中西部地区所产的道地药材，也包括蒙古族聚居地区蒙医所使用的药物。如锁阳、黄芪、甘草、麻黄、赤芍、肉苁蓉、淫羊藿、金莲花、郁李仁、苦杏仁、刺蒺藜、冬葵果等。

13. 藏药　是指青藏高原所产的药材,也包括藏族聚居区藏医使用的药材。如甘松、胡黄连、藏木香、藏菖蒲、藏茴香、雪莲花、余甘子、广枣、波棱瓜子、毛诃子、木棉花、翼首草、冬虫夏草、麝香、硼砂等。

14. 维药　指新疆维吾尔自治区所产的道地药材,也包括维吾尔族聚居地区维医所使用的药物。如雪莲花、伊贝母、阿魏、紫草、甘草、锁阳、肉苁蓉、孜然、罗布麻等。

15. 海药　主要指沿海大陆架、中国海岛及河湖水网所产的道地药材。如珍珠、珍珠母、石决明、海螵蛸、牡蛎、海龙、海马等。

第三节　中药的栽培

一、生长发育与中药质量

药材活性成分的积累与植物的生长发育密切相关,植物的物候期、个体发育年龄造成有效成分在器官中的分布差异,从而影响药材质量。多年生药用植物或动物,不同生长年限的药材其质量亦存在较大差异。对于多年生药用植物既要考虑生长期,又要考虑生长年限。大多数根类药材随着生长年限的增加,产量和有效成分也同时增加,如一至四年生西洋参产量和总皂苷的含量随生长年限的增加而增加。有些药材有效成分的含量与药材产量的增长规律表现为互为相反,如柴胡一年生药材虽然产量较小,但柴胡皂苷的含量高于进入生殖生长的二年生或野生柴胡药材。

二、栽培技术与中药质量

栽培技术是影响药材质量的重要因素,其实质是对生态环境某种或某些因素的进一步强化,或是通过现代生物技术人为干扰植物的正常代谢,使植物产生更多的次生代谢物质,提高药用部位中成分的含量。但有些栽培技术的应用改变了中药原植物自然生长的规律,如产品作为中药材使用应该进行安全性、有效性等系统的科学评价。栽培技术对药材质量的影响主要有以下几个方面:

1. 遗传育种　多倍体通常有较高含量的药用活性成分。曼陀罗多倍体生物碱含量是原植物的 2 倍;怀牛膝四倍体中蜕皮激素比原植物高 10 余倍;丹参四倍体的三种丹参酮含量比原植物分别提高 53.16%、70.48% 和 203.26%。

2. 中耕　中耕能增加土壤的通气性,促进植物的生长发育,也可增加某些药材的活性成分含量。如垄栽甘草的甘草酸在各个发育阶段均高于平播。

3. 光照　光照是植物生长发育的基本条件,在适宜的范围内,增加光照可显著提高产量,一般可提高苷类化合物的含量。例如,刺五加随光照的增强茎中丁香苷的含量增加。

4. 水分　水分是植物生长不可缺少的条件,产区降雨量对某些药材的活性成分含量也有重要影响。如缬草在干旱条件下挥发油的含量较高;麻黄在雨季生物碱含量急剧下降,而在干燥秋季又上升到最高值。

5. 肥料　氮是生物碱的重要组成元素,适当增加氮肥的施用可以提高生物碱的含量;增加磷钾肥的供应,有助于碳水化合物的合成与运输,可适当地提高苷类化合物的含量。对黄芩、乌拉尔甘草、人参、黄连、白豆蔻、阳春砂仁等无机肥料研究证明,在栽培过程中,适当的施用无机肥料在增加产量的基础上,可以提高药物有效成分的含量。

6. 微量元素　作为酶的活化剂对植物的生长及有效成分提高起重要的作用。0.1% $MnSO_4$ 可以提高益母草产量43.6%,生物碱含量由1.77%提高到2.15%;Zn肥可提高党参多糖含量15.5%;稀土元素可使6年生人参皂苷(主要二醇型)含量提高64.1%;Mg^{2+} 对杜仲内主要的6种活性成分的合成和积累均有促进作用。

7. 激素或生长调节剂　激素也是化学调控的重要内容。乙烯能够提高安息香的脂产量;赤霉素、增产宝等可使延胡索中生物碱由0.97%分别提高到1.21%和1.77%;激素连续刺激檀香2年,10年生植株挥发油的含量就可达到25年生植株的水平,且成分相似;用次生代谢增强剂可使祁白芷中氧化前胡素、异欧前胡素、欧前胡素含量均有提高,且大大提高了产量。

第四节　中药的采收

一、采收与中药质量的关系

中药质量的好坏,与采收季节、时间、方法等也有着密切的关系。这方面早已被历代医家所重视。陶弘景谓:"其根物多以二月八月采者,谓春初津润始萌,未充枝叶,势力淳浓也。至秋枝叶干枯,津润归流于下也。大抵春宁宜早,秋宁宜晚,花、实、茎、叶,各随其成熟尔。"李杲谓:"凡诸草、木、昆虫,产之有地;根、叶、花、实,采之有时。失其地,则性味少异;失其时,则气味不全。"孙思邈亦云:"夫药采取,不知时节,不以阴干暴干,虽有药名,终无药实,故不依时采取,与朽木不殊,虚费人工,卒无裨益。"民间也有采药谚语:"春采茵陈夏采蒿,知母黄芩全年刨,九月中旬采菊花,十月上山摘连翘。"这些宝贵经验,已被长期实践所证实。天麻茎未出土时采之称"冬麻",质坚体重,质佳;茎已出土时采之为"春麻",质轻泡,质次;槐花中芦丁的含量在花蕾期可达28%,花期则急剧下降;甘草中甘草酸(甘草甜素)的含量在生长初期为6.5%,开花前期为10.5%,生长末期为3.5%。所以适时采收可以提高中药的质量。这些采收的理论是长期实践经验的总结,是由植物体的不同生长阶段、药用部位的成熟程度以及能采收的产量和难易所决定的。

二、中药适宜采收期确定的一般原则

确定中药的适宜采收期,必须把有效成分的积累动态与药用部分的产量变化等因素结合起来考虑。一般以药材质量的最优化和产量的最大化为原则,而这两个指标有时是不一致的,所以必须根据具体情况来确定。中药材适宜采收期确定的一般原则有:

1. 双峰期,即有效成分含量高峰期与产量高峰期基本一致时,共同的高峰期即为适宜采收期。许多根及根茎类中药,在秋冬季节地上部分枯萎后和春初植物发芽前或刚露苗时,既是有效成分高峰期,又是产量高峰期,这个时期就是它们最适宜采收期。如莪术、郁金、姜黄、天花粉、山药等。

2. 当有效成分的含量有一显著的高峰期,而药用部分的产量变化不大时,此含量高峰期,即为适宜采收期。如三颗针的根在营养期与开花期小檗碱含量差异不大,但在落果期小檗碱含量增加一倍以上,故三颗针根的适宜采收期应是落果期。

3. 有效成分含量无显著变化,药材产量的高峰期应为最适宜采收期。如牡丹皮5年生者含丹皮酚最高为3.71%,3年生者为3.20%,两者的含量差异并不显著,且3年生者少两年生长期,故以3年生者为最佳采收年限。

4. 有效成分含量高峰期与产量不一致时,有效成分总含量最高时期即为适宜采收期。以人参为例,对吉林抚松栽培的不同年龄人参的皂苷含量测定结果表明,皂苷的积累是随人参栽培年限的增加而逐渐增加,至4年生含量达到最高(4.8%),以后两年增加较慢或略有下降,6年生者在秋季药材产量和人参皂苷总含量均较高,故栽培人参应以6年生者秋季为适宜采收期。对多年生药用植物适宜采收期生长年限的选择,应根据有效成分含量高峰期,兼顾产量高峰期,经综合分析来确定。某些全草类药材,有效成分存在于各种器官中,而各器官中物质的积累在不同的发育阶段又各不相同。所以,单凭一种器官中有效成分的积累动态确定合理的采收期是不可行的。

5. 有些药材,除含有效成分外,尚含有毒成分,在确定适宜采收期时应以药效成分总含量最高、毒性成分含量最低时采集为宜。

三、中药采收的一般规律

利用传统的采药经验,根据各种药用部位的生长特点,分别掌握合理的采收季节是十分必要的。在采收中药时要注意保护野生药源,计划采药,合理采挖。凡用地上部分者要留根,凡用地下部分者要采大留小,采密留稀,合理轮采;轮采地要分区封山育药。动物药类,如以锯茸代砍茸、活麝取香等都是保护野生动物的有效办法。

(一) 植物药类

不同的药用部位,采收时间也不同。

1. 根及根茎类　一般在秋、冬两季植物地上部分将枯萎时及春初发芽前或刚露苗时采收,此时根或根茎中贮藏的营养物质最为丰富,通常所含有效成分也比较高,如牛膝、党参、黄连、大黄、防风等。有些中药由于植株枯萎时间较早,则在夏季采收,如浙贝母、延胡索、半夏、太子参等。但也有例外,如明党参在春天采集较好。

2. 茎木类　一般在秋、冬两季采收,此时有效物质积累丰富,如大血藤、首乌藤、忍冬藤等。有些木类药材全年可采,如苏木、降香、沉香等。

3. 皮类　一般在春末夏初采收,此时树皮养分及液汁增多,形成层细胞分裂较快,皮部和木部容易剥离,伤口较易愈合,如黄柏、厚朴、秦皮等。少数皮类药材于秋、冬两季采收,此时有效成分含量较高,如川楝皮、肉桂等。根皮通常在挖根后剥取,或趁鲜抽去木心,如牡丹皮、五加皮等。

采皮时可用环状、半环状、条状剥取或砍树剥皮等方法。如杜仲、黄柏采用的"环剥技术",即在一定的时间、温度和湿度条件下,将离地面 15~20cm 处向上至分枝处的树皮全部环剥下来,剥皮处用塑料薄膜包裹,不久便长出新皮,一般 3 年左右可恢复。

4. 叶类 多在植物光合作用旺盛期,开花前或果实未成熟前采收,如艾叶、臭梧桐叶等。少数药材宜在秋、冬时节采收,如桑叶等。

5. 花类 一般不宜在花完全盛开后采收,开放过久几近衰败的花朵,不仅药材的颜色和气味不佳,而且有效成分的含量也会显著减少。花类中药在含苞待放时采收的如金银花、辛夷、丁香、槐米等;在花初开时采收的如洋金花等;在花盛开时采收的如菊花、西红花等;红花则要求花冠由黄变红时采摘。对花期较长,花朵陆续开放的植物,应分批采摘,以保证质量。有些中药如蒲黄、松花粉等不宜迟收,过期则花粉自然脱落,影响产量。

6. 果实种子类 一般果实多在自然成熟时采收,如瓜蒌、栀子、山楂等;有的在成熟经霜后采收为佳,如山茱萸经霜变红,川楝子经霜变黄;有的采收未成熟的幼果,如枳实、青皮等。若果实成熟期不一致,要随熟随采,过早肉薄产量低,过迟肉松泡,影响质量,如木瓜等。种子类药材须在果实成熟时采收,如牵牛子、决明子、芥子等。

7. 全草类 多在植物充分生长,茎叶茂盛时采割,如青蒿、穿心莲、淡竹叶等;有的在开花时采收,如益母草、荆芥、香薷等。全草类中药采收时大多割取地上部分,少数连根挖取全株药用,如金钱草、蒲公英等。茵陈有两个采收时间,春季幼苗高 6~10cm 时或秋季花蕾长成时。春季采的习称"绵茵陈",秋季采的习称"花茵陈"。

8. 藻、菌、地衣类 不同的药用部位,采收情况也不一样。如茯苓在立秋后采收质量较好;马勃宜在子实体刚成熟时采收,过迟则孢子散落;冬虫夏草在夏初子座出土孢子未发散时采挖;海藻在夏、秋两季采捞;松萝全年均可采收。

(二) 动物药类

动物药因不同的种类和不同的药用部位,采收时间也不同。大多数均可全年采收,如龟甲、鳖甲、五灵脂、穿山甲、海龙、海马。昆虫类药材,必须掌握其孵化发育活动季节。以卵鞘入药的,如桑螵蛸,应在 3 月中旬前收集,过时虫卵孵化成虫影响药效。以成虫入药的,均应在活动期捕捉,如土鳖虫等。有翅昆虫,可在清晨露水未干时捕捉,以防逃飞,如红娘子、青娘子、斑蝥等。两栖动物类、爬行类宜在春秋两季捕捉采收,如蟾酥、各种蛇类药材;亦有霜降期捕捉采收的,如哈蟆油。哺乳动物类全年均可采收,如牛黄等;但鹿茸需在清明后 45~60 天(5 月中旬至 7 月下旬)锯取,过时则骨化为角。

(三) 矿物药类

没有季节限制,全年可挖。矿物药大多结合开矿采掘,如石膏、滑石、雄黄、自然铜等;有的在开山掘地或水利工程中获得动物化石类中药,如龙骨、龙齿等。有些矿物药系经人工冶炼或升华方法制得,如轻粉、红粉等。

第五节 中药的产地加工

一、产地加工与中药质量

中药采收后,除少数要求鲜用(如生姜、鲜鱼腥草、鲜益母草、鲜石斛、鲜芦根等)外,绝大多数需进行产地加工或一般修制处理,形成不同商品的中药材。中药由鲜药经产地产加工形成药材,它是药性形成的过程,中药不同的加工方法过程中物理、化学、生物转化均影响药性的形成,因此,产地加工对中药质量有很大的影响,其科学内涵的揭示对中药产地加工现代化具有十分重要的意义。如鲜地黄性味甘、苦,寒,具有清热生津、凉血、止血的功能;生地黄性味甘、寒,具有清热凉血、养阴生津的功能;熟地黄性味甘、温,具有补血滋阴、益精填髓的功能。从鲜地黄加工成生地黄、熟地黄的过程中,中药性在发生改变。

根据药用部位差异采用不同的产地初加工方法。药用部位为根及根茎的药材,采挖后一般要经过挑选,洗净泥土,去除毛须及其他非药用部位,然后干燥;有的须先刮去外皮使色泽变白,如桔梗、北沙参、山药、半夏等;有的较粗或质地坚硬,需剖开或趁鲜切片后干燥,如天花粉、商陆、狼毒、苦参、乌药;有的富含淀粉粒或黏液质,需用开水稍烫或蒸后干燥,如天麻、延胡索、百部、郁金。药用部位为皮的药材一般在采收后修切成一定大小而后干燥;或先削去栓皮,如黄柏、牡丹皮;或加工成单筒、双筒,如厚朴。药用部位为叶或含挥发油较多的全草类药材,一般采后通风阴干。药用部位为花的药材在加工时要注意花朵的完整和保持色泽的鲜艳,通常是阴干、晾干或晒干。药用部位为果实的药材一般采后直接干燥;有的经切割加工,如枳壳、枳实、化橘红;或经烘烤、烟熏等加工过程,如乌梅。药用部位为种子的药材通常是采收果实,干燥后去果皮取种子,或直接采收种子干燥;也有将果实干燥贮存,使有效成分不致散失,用时取种子入药,如砂仁。

中药材产地加工的意义在于:

1. 保证药材质量 通过除去非药用部位及杂质(泥土、沙石、虫卵等),以保证所用药材的质量。有些含苷类的药材,经加热处理,能使其中与苷类共存的酶失去活性,便于苷类成分药效的保存。

2. 利于药材商品标准化 中药材要想进入国际市场,商品规格要统一,内在质量要保证。要想达到这些标准,药材加工是一个重要环节。

3. 消除或降低毒性、刺激性或其他副作用 有些药物的毒性很大,通过浸、漂、蒸、煮等加工方法,可以降低其毒性,如附子等。有些药材的表面有毛状物,如不除去,服用时可能黏附或刺激咽喉的黏膜,使咽喉发痒,甚至引起咳嗽,如枇杷叶、狗脊等。

4. 利于运输、贮藏、保管 通过产地简单加工、干燥后的药材,利于运输。而蒸制桑螵蛸则是为了杀死虫卵,便于药材贮藏保管。

5. 便于临床用药调剂和有效成分的煎出 在供临床调配处方时,所用药材除细小的花、果实、种子外,一般均需切制或捣碎,使有效物质易于煎出。一些矿物药和贝壳类药物质地坚硬,不利于调剂和制剂,如自然铜、磁石、穿山甲等只有经过炮制才能进行调剂和制剂。

二、产地加工的方法

由于中药的品种繁多,来源不一,其形、色、气、味、质地及含有的物质不完全相同,因而对产地加工的要求也不一样。一般说来都应达到形体完整、含水分适度、色泽好、香气散失少、不变味(玄参、生地黄、黄精等例外)、有效物质破坏少等要求,才能确保用药质量。这里仅介绍一些简单的产地加工方法。

1. 拣 将采收的新鲜药材中的非药用部位及杂物拣去或去除,或是将药材拣选出来。药材中的细小部分或杂物可用筛子筛除。或用竹匾或簸箕,簸去杂物或分开轻重不同之物。此外,有些药材如牛膝去芦头、须根;白芍、山药除去外皮。

2. 洗 药材在采集后,表面多少附有泥沙,要洗净后才能供药用。有些质地疏松或黏性大的软性药材,在水中洗的时间不宜长,否则不利切制,如瓜蒌皮等。有些种子类药材含有大量的黏液质,下水即结成团,不易散开,故不能水洗,如葶苈子、车前子等可用簸筛等方法除去附着的泥沙。应当注意,具有芳香气味的药材一般不用水淘洗,如薄荷、细辛等。

3. 漂 是用水溶去部分有毒成分,如附子等。

4. 切片 较大的根及根茎类、坚硬的藤木类和肉质的果实类药材大多趁鲜切成块、片,以利干燥。如大黄、土茯苓、乌药、鸡血藤、木瓜、山楂等。但是对于某些具挥发性成分或有效成分容易氧化的药材,则不宜趁鲜切成薄片干燥或长期贮存,否则会降低药材质量,如当归、川芎、常山、槟榔等。

5. 去壳 种子类药材,一般把果实采收后,晒干去壳,取出种子,如车前子、菟丝子等;或先去壳取出种子而后晒干,如白果、苦杏仁、桃仁;但也有不去壳的,如豆蔻、草果等,以保持其有效成分不致散失。

6. 蒸、煮、烫 含黏液汁、淀粉或糖分多的药材,用一般方法不易干燥,须先经蒸、煮或烫处理,以便易于干燥。加热时间的长短及采取何种加热方法,视药材的性质而定。如白芍、明党参煮至透心,天麻、红参蒸透,红大戟、太子参置沸水中略烫,鳖甲烫至背甲上的硬皮能剥落时取出剥取背甲等。药材经加热处理后,不仅容易干燥,有的便于刮皮,如明党参、北沙参等;有的能杀死虫卵,防止孵化,如桑螵蛸、五倍子等;有的熟制后能起滋润作用,如黄精、玉竹等;有的不易散瓣,如菊花。同时可使一些药材中的酶类失去活力,不致分解药材的有效成分。

7. 熏硫 有些药材为使色泽洁白,防止霉烂,常在干燥前后用硫黄熏制,如山药、白芷、天麻、川贝母、牛膝、天南星等。这是一种传统的加工方法,但该法不同程度地破坏了环境和药材的天然本质,是否妥当,尚需深入研究。目前,《中国药典》已不收载此类产地加工方法,并规定对部分药材及饮片中二氧化硫残留量进行检查,以控制中药质量。

8. 发汗 有些药材在加工过程中用微火烘至半干或微煮、蒸后,堆置起来发热,使其内部水分往外溢,变软,变色,增加香味或减少刺激性,有利于干燥。这种方法习称"发汗"。如厚朴、杜仲、玄参、续断、秦艽、茯苓等的产地加工等。

9. 干燥　干燥的目的是及时除去药材中的大量水分,避免发霉、虫蛀以及有效成分的分解和破坏,利于贮藏,保证药材质量。可根据不同的药材选择不同的干燥方法。

（1）晒干:利用阳光直接晒干,这是一种最简便、经济的干燥方法。多数药材可用此法,但需注意:①含挥发油的药材不宜采用此法,以避免挥发油散失,如当归、薄荷等;②有效成分不稳定,受日光照射后易变色、变质者,不宜用此法,如红花及一些有色花类药材、部分全草类药材等;③有些药材在烈日下晒后易爆裂,如白芍、郁金、厚朴等。

（2）烘干或低温干燥:利用人工加温的方法使药材干燥。一般温度以50~60℃为宜,此温度对一般药材的成分没有大的破坏作用,同时抑制了酶的活性,因酶的最适温度一般在20~45℃之间。对含维生素C的多汁果实类药材可用70~90℃的温度以利迅速干燥。对富含淀粉的药材如欲保持粉性,烘干温度须缓缓升高,以防新鲜药材遇高热淀粉粒发生糊化。但对含挥发油或须保留酶的活性的药材,如芥子、苦杏仁、薄荷等,不宜用烘干法。

（3）阴干、晾干:将药材放置或悬挂在通风的室内或荫棚下,避免阳光直射,利用水分在空气中的自然蒸发而干燥。主要适用于含挥发性成分的花类、叶类及草类药材,如红花、紫苏叶、薄荷、荆芥等。有的药材在干燥过程中易皮肉分离或空枯,因此必须进行揉搓,如党参、麦冬等。有的药材在干燥过程中要进行打光,如光山药等。

（4）远红外加热干燥:红外线介于可见光和微波之间,是波长为1 000~0.77μm范围的电磁波,一般将1 000~40μm区域的红外线称为远红外线。远红外加热技术是20世纪70年代发展起来的一项新技术。干燥的原理是电能转变为远红外线辐射出去,被干燥物体的分子吸收后产生共振,引起分子、原子的振动和转动,导致物体变热,经过热扩散、蒸发现象或化学变化,最终达到干燥目的。它与日晒、火力热烘、电烘烤等法比较,具有干燥速度快、脱水率高、加热均匀、节约能源以及对细菌、虫卵有杀灭作用等优点。近年来用于药材、饮片及中成药等的干燥。

（5）微波干燥:微波是指频率为300MHz~300GHz、波长为1m~0.1mm的高频电磁波。微波干燥实际上是一种感应加热和介质加热,药材中的水和脂肪等能不同程度地吸收微波能量,并把它转变成热能。本法具有干燥速度快,加热均匀,产品质量高等优点。一般比常规干燥时间缩短几倍至百倍以上,且能杀灭微生物及霉菌,具消毒作用。

《中国药典》对药材干燥的表述方法如下:烘干、晒干、阴干均可的,用"干燥"表示。不宜用较高温度烘干的,则用"晒干"或"低温干燥"(一般不超过60℃)表示。烘干、晒干均不适宜的,用"阴干"或"晾干"表示。少数药材需要短时间干燥,则用"暴晒"或"及时干燥"表示。

第六节　中药的贮藏与养护

中药品质的好坏,不仅与采收加工有关,而且与贮藏保管是否得当有着密切的联系,如果中药贮藏不好,就会产生各种不同程度的变质现象,降低质量和疗效。

一、中药贮藏保管中常见的变质现象

（一）虫蛀

药材经虫蛀后，有的形成蛀洞，有的被毁成蛀粉，破坏性甚强。害虫的来源，主要是药材在生产、采收中受到污染，而干燥时未能将虫卵消灭，带入贮藏的地方，或者是贮藏的地方和容器本身不清洁，内有害虫附存；药材害虫的发育和蔓延情况，是依据库内的温度、空气相对湿度以及药材的成分和含水量而定的。药材因含有淀粉、蛋白质、脂肪和糖类等，即成为害虫的良好滋生地，适宜的温度通常为16~35℃，在此温度范围内，相对湿度在70%以上，药材含水量在13%以上，均能促进害虫的繁殖。掌握害虫的生长条件，有利于防治害虫。

常见的害虫，蛀食根及根茎类的如大谷盗 *Tenebrioides mauritanicus* L.、药材甲虫 *Stegobium paniceum* L. 等；蛀食果实种子类的如米象 *Sitophilus oryzae* L.、印度谷螟 *Plodia interpunctelly* Hbn.、药材甲虫和干酪螨 *Tyroglyphus sino* L. 等；危害花类、叶类及含糖类药材的如印度谷螟、谷蛾 *Tinea granella* L. 等；蛀食芳香性药材的如甲虫、日本蛛甲 *Ptinus japonicus* Reitter 等；蛀食动物类药材及含油脂植物类药材的如黑皮蠹虫 *Attagenus piceus* Oliv. 等。其中螨类对人类的危害很大。螨是节肢动物门、蛛形纲、蜱螨目螨类小动物，大小一般介于0.3~1mm，种类很多，在许多中药材和中成药中都可寄生。染有螨的药物由于螨的大量繁殖，不仅使药物在短期内发霉变质，而且病人服药后会引起消化系统、泌尿系统或呼吸系统等疾病。因此，口服中药中活螨和螨卵的检查已引起人们的重视。

（二）霉变

大气中存在着大量的霉菌孢子，散落在药材的表面上，在适当的温度（25℃左右）、湿度（空气中相对湿度在85%以上）、药材含水量（超过15%）、适宜的环境（如阴暗不通风的场所）及足够的营养条件下，即萌发为菌丝，分泌酵素，溶蚀药材的内部组织，使之腐坏变质，失去药效。有些霉菌能产生毒素，属于产毒霉菌，如曲霉属中的黄曲霉菌 *Aspergillus flavus* Link 等。有的黄曲霉菌的代谢产物为黄曲霉毒素，对肝脏有强烈毒性。黄曲霉毒素以黄曲霉毒素 B_1 最多，黄曲霉毒素 B_2、G_1、G_2 较少，在紫外光（365nm）灯下观察，均有荧光反应。通过培养，在显微镜下观察菌丝和孢子的形态构造，可以鉴定黄曲霉菌；根据黄曲霉毒素的荧光现象，用薄层色谱法，观察荧光，可测定黄曲霉毒素的含量；《中国药典》收载高效液相色谱法和高效液相色谱-串联质谱法测定药材、饮片及制剂中的黄曲霉毒素。对口服中药进行霉菌总数的测定和黄曲霉菌等产毒霉菌的鉴定，是从卫生学角度评价中药质量的重要依据。

（三）变色

各种药材都有固定的色泽，色泽是药材品质的标志之一。如药材贮存不当，可使色泽改变，导致变质。引起药材变色的原因有：

1. 有些药材所含成分的结构中具有酚羟基，在酶的作用下经过氧化、聚合作用，形成大分子的有色化合物，如含黄酮类、羟基蒽醌类、鞣质类等成分的药材较易变色。

2. 有些药材含有糖及糖酸类分解产生的糠醛或其他类似化合物,这些化合物有活泼的羟基,能与一些含氮化合物缩合成棕色色素。

3. 有些药材所含蛋白质中的氨基酸,可能与还原糖作用而生成大分子棕色物质。

4. 药材在加工火烘时,温度过高或药材在发霉、生虫过程中也会变色。

5. 使用某些杀虫剂也会引起药材变色,如用硫黄熏后所产生的二氧化硫遇水成亚硫酸,为还原剂,导致药材变色。

6. 某些外因,如温度、湿度、日光、氧气等也与药材变色有关。

(四) 走油

又称"泛油"。是指某些药材的油质泛出药材表面,或因药材受潮、变色、变质后表面泛出油样物质。前者如柏子仁、苦杏仁、桃仁、郁李仁(含脂肪油)及当归、肉桂等(含挥发油);后者如太子参、天冬、麦冬、枸杞子等(含糖类)。药材的走油与贮藏温度高和时间久有关。药材"走油"除油质成分损失外,常与药材的变质现象有关。

(五) 风化

有些矿物药容易风化失水,使药物外形改变,成分流失,功效减弱,如明矾、芒硝、胆矾等。

(六) 自燃

自燃发生的原因主要是:

1. 富含油脂的药材层层堆置重压,在夏天,药材中央产生的热量散不出,局部温度增高,先焦化至燃烧,如柏子仁、紫苏子、海金沙等。

2. 有的药材因吸湿回潮或水分含量过高,大量成垛堆置,产生的内热扩散不出,使中央局部高热炭化而自燃,如菊花、红花等。

(七) 其他

某些药材所含的特殊成分,在贮藏过程中容易挥散、自然分解或起化学变化而降低疗效,如樟脑、冰片、绵马贯众,以及荆芥、薄荷等含挥发油类的药材。

二、中药的养护

(一) 仓库管理

仓库管理按照《药品经营质量管理规范》及其实施细则执行。应有严格的日常管理制度,经常检查,保证库房干燥、清洁、通风,堆垛层不能太高。要注意外界温度、湿度的变化,及时采取有效措施调节室内温度和湿度。药材入库前应详细检查有无虫蛀、发霉等情况。贮藏方法和条件可根据药材本身的特性分类保管,如剧毒药马钱子、生乌头、生半夏、信石等必须与非有毒药材分开,并有专柜加锁,由专人保管;容易吸湿霉变的药材应特别注意通风干燥,必要时可翻晒或烘烤;含淀粉、蛋白质、糖类等易虫蛀的药材,应贮存于容器中,放置干燥通风处,并经常检查,必要时进行灭虫处理;少数贵重药材如麝香、天然牛黄、鹿茸、羚羊角、西红花、人参等也应与一般药材分开,专人管理,有的应密闭贮存,勤于检查,防霉,防蛀;易挥发的药材应密闭;有效成分不稳定的不能久贮。

(二) 霉变的防治

预防药材霉烂的最彻底方法,就是使霉菌在药材上不能生长,其次就是消灭寄附在药材上的霉菌,使它们不再传播。药材的防霉措施,主要是控制库房的湿度在65%~70%。药材含水量不能超过其本身的安全水分。一般而言,含水量应保持在15%以下。保管贮存要合理掌握"发陈贮新"和"先进先出"的原则。有些药材可暂时放入石灰缸或埋入谷糠中保存,避免受潮霉变。

(三) 虫害的防治

虫害的防治措施可分为物理和化学两类方法。前者包括太阳暴晒、烘烤、低温冷藏、密封法等。后者主要是在塑料帐密封下对贮存的药材用低剂量的磷化铝熏蒸,结合低氧法进行;或探索试用低毒高效的新杀虫剂。

1. 物理方法

(1) 利用某种药材具挥发性的气味,可以防止同存的药材虫蛀。在中药贮藏保管方面,人们积累了很多好的经验,例如,牡丹皮与泽泻放在一起,牡丹皮不易变色,泽泻不易虫蛀;陈皮与高良姜同放,可免生虫;有腥味的动物药材如海龙、海马和蕲蛇等,放入花椒则可防虫;土鳖虫、全蝎、斑蝥和红娘子等药材放入大蒜,亦可防虫。利用酒精的挥发蒸气也可防虫,如在保存瓜蒌、枸杞子、哈蟆油等药材的密闭容器中,置入瓶装酒精,使其逐渐挥发;或直接洒在药材上,形成不利于害虫生长的环境,以达到防虫目的。

(2) 调节温度,使害虫不易生存。①低温法:药材害虫一般在环境温度8~15℃时停止活动,在-4~8℃时,即进入冬眠状态,温度低于-4℃,经过一定时间,可以使害虫致死。②高温法:药材害虫对高温的抵抗力较差,当环境温度在40~45℃时,害虫就停止发育、繁殖。温度升到48~52℃时,害虫将在短时间内死亡。无论用暴晒或烘烤来升温杀虫,都是一种有效的方法。注意烘烤药材温度不宜超过60℃,含挥发油的药材不宜烘烤,以免影响药材质量。

(3) 调节气体成分,使害虫窒息而死,即"气调养护"。其原理是调节库内的气体成分,充氮或二氧化碳而降氧,在短时间内,使库内充满98%以上的氮气或二氧化碳,而氧气留存不到2%,致使害虫缺氧窒息而死,达到很好的杀虫灭菌的效果。一般防霉防虫,含氧量控制在8%以下即可。本法的优点是可保持药材原有的品质,既杀虫又防霉、防虫,无化学杀虫剂的残留,不影响人体健康,成本低,是一种科学而经济的方法。

2. 化学方法　用于药材杀虫的药必须挥发性强,有强烈的渗透性,能渗入包装内,效力确定,作用迅速,可在短时间内杀灭一切害虫和虫卵,杀虫后能自动挥散而不黏附在药材上,对药材的质量基本没有影响。较常用的杀虫剂有:

氯化苦(chloropicrin, CCl_3NO_2):化学名为三氯硝基甲烷,是一种无色或略带黄色的液体,有强烈的气味,几乎不溶于水。当室温在20℃以上时能逐渐挥发,其气体比空气重,渗透力强,无爆炸、燃烧危险,为有效的杀虫剂。通常采用喷雾法或蒸发法密闭熏蒸2~3个昼夜,用量一般为

$30 \sim 35g/m^3$。本品对人上呼吸道有刺激性,有强烈的催泪性,使用者应戴防护面具。

磷化铝(AlP):纯品为黄色结晶,工业品为浅黄色或灰绿色固体,在干燥条件下很稳定,但易吸潮分解,产生有毒气体磷化氢(PH_3),故应干燥防潮保存。本品适用于仓库密闭熏蒸杀虫。市售磷化铝片(含辅料)用量为$5 \sim 6g/m^3$。磷化氢具臭鱼样气味,对人体有害,可引发眩晕、支气管炎或水肿等,使用者应注意防护。

除上述采用杀虫剂方法防治害虫外,目前尚有的化学方法还有:

(1) 除氧剂密封贮藏:应用除氧剂养护中药是继真空包装、充气包装之后发展起来的一项技术。它的主要作用原理是利用其本身与贮藏系统内的氧气产生化学反应,生成一种稳定的氧化物,从而将氧气去掉,以达到保存商品品质的目的。试验证明,采用除氧剂处理的贵细药材在长达3年多的贮藏期内品质完好。除氧剂具有连续的除氧功能,可维持保管系统低氧浓度的稳定性,方便检查,安全性强。

(2) 核辐射灭菌技术:核辐射保藏食品具有方法简便、成本低、杀菌效果好、便于贮存等优点。世界卫生组织、国际原子能机构及联合国粮农组织关于辐照食品卫生标准联合专家委员会认为,10^4Gy剂量以下辐照食品是安全范围,食品不会产生致癌性。我国近年来已把该项技术应用于中药材和中成药的灭菌贮藏研究。实验证明,钴射线有很强的灭菌能力,对中药材粉末、饮片进行杀虫灭菌处理均可收到较好的效果。γ射线用于中成药灭菌十分理想,低剂量照射药品后,含菌量可达到国家标准,高剂量照射药品后,可达到彻底灭菌。解决了中成药长期以来存在的生虫、发霉和染菌等问题。

虽然上述化学方法对药材基本没有影响,但也要注意尽量采取其他方法防治虫害。如果必须用化学方法时,使用的次数尽量越少越好。必要时,要进行残留量的检测。

第三章同步练习

第四章　中药的鉴定

第一节　中药鉴定的依据

《中华人民共和国药品管理法》规定，"药品应当符合国家药品标准"。国务院药品监督管理部门颁布的《中华人民共和国药典》和药品标准为国家药品标准，国家药品标准为法定的药品标准。除国家药品标准外，各省、自治区、直辖市颁布的中药饮片炮制规范亦为法定药品标准。另外，各省、自治区、直辖市颁布的中药材标准，也可作为中药鉴定的依据。国务院药品监督管理部门组织国家药典委员会，负责国家药品标准的制定和修订。中药标准是对中药的品质要求和检验方法所作的技术规定，是中药生产企业、经营企业、使用单位、检验和监督部门遵循的法定依据。

（一）国家药品标准

1. 《中华人民共和国药典》　《中华人民共和国药典》（简称《中国药典》）是国家法定的药品质量技术标准。它规定了药品的各项要求，全国的药品生产企业、经营企业、使用单位、检验和监督管理部门等都必须遵照执行。近60年来，国家先后出版了11版《中国药典》。第1版（1953年）《中国药典》收载中药材65种，中药成方制剂46种。第2版（1963年）为了突出中药标准的地位，将药典分为两部，其中一部收载中药材446种，中药成方制剂197种，并增加了炮制、性味、功能、主治、用法与用量等项内容。第3版（1977年）一部收载中药材（包括提取物、植物油脂及一些单味药制剂等）882种，成方制剂270种。第4版（1985年）一部收载中药材（包括植物油脂及单味制剂）506种，成方制剂207种，以后每隔5年再版一次。每再版一次，无论在品种上和鉴定方法上都有新的增补，如1985年版开始收载显微鉴别方法和理化鉴别方法，1990年版开始增加高效液相色谱法。第5版（1990年）一部收载中药材509种，中药成方及单味制剂275种。第6版（1995年）一部收载中药材522种，中药成方及单味制剂398种。第7版（2000年）一部收载中药材534种，中药成方及单味制剂458种。第8版（2005年）一部收载中药材551种，中药成方及单味制剂564种。第9版（2010年）一部收载中药材616种，中药成方及单味制剂1 062种，其中收载了现代鉴定技术，如液质联用、DNA分子鉴定、薄层-生物自显影技术等。第10版（2015年）一部收载中药材618种，中药成方及单味制剂1 496种，制定了中药材及饮片中二氧化硫残留量限量标准等。第11版（2020年）一部收载中药2 711种，其中新增117种、修订452种。

《中国药典》中每味中药有药材和饮片两部分，部分饮片单列。药材一般的记载内容有：①药材名称（中文名、汉语拼音、药材拉丁名）。②基源及采收加工：原植（动）物科名、植（动）物名、拉丁学名、药用部位;采收季节,产地加工。③性状:形状、大小、色泽、表面特征、质地、断面特征、气、味。④鉴别:显微鉴别(横切面、粉末及显微化学反应),理化鉴别(一般理化鉴别、薄层色谱、指纹鉴别)。⑤检查:杂质、水分、灰分、农药残留、有毒有害物质、黄曲霉毒素、二氧化硫残留、含叶量等。⑥浸出物测定:水溶性浸出物,醇溶性浸出物,醚溶性浸出物等含量指标。⑦含量测定:包括功效成分、指标性成分的含量测定,大类成分的总量测定及毒性成分的含量限度(幅度)。⑧饮片:有炮制(净制、切制、炮炙、炮制品);其他鉴别及含量测定方法同药材。⑨性味与归经:四气五味,有无毒性,归经。⑩功能与主治:用中医辨证施治理论概括功效与临床应用。⑪用法与用量:用法一般指水煎内服,用量指成人一日常用剂量。⑫注意:主要配伍禁忌,副作用。⑬贮藏:对药品贮藏、保管和养护的基本要求。

中药制剂的记载内容有:名称(中文名和汉语拼音)、处方、制法、性状、鉴别(显微鉴别、理化鉴别)、检查(应按照通则各剂型项下有关的各项规定)、含量测定(或浸出物测定)、功能与主治、用法与用量、注意、规格、贮藏等。

2. 中华人民共和国卫生部药品标准(简称部颁药品标准) 部颁药品标准是补充在同时期该版《中国药典》中未收载的中药品种,包括:①中药材部颁标准,由原卫生部责成原中国药品生物制品检定所,组织各省、自治区、直辖市药品检验所编写制定。对《中国药典》未收载的中药,凡来源清楚、疗效确切、生产经营使用比较广泛的中药材,本着"一名一物"的原则,制订了《中华人民共和国卫生部药品标准·中药材》(第一册)、《中华人民共和国卫生部药品标准·蒙药》(分册)、《中华人民共和国卫生部药品标准·维吾尔药》(分册)、《中华人民共和国卫生部药品标准·藏药》(第一册)等。②进口药材部颁标准,我国应用的进口药材约50种,1960年制订了质量标准初稿,相继汇编了《进口药材暂行标准》《中华人民共和国卫生部进口药材标准》《儿茶等43种进口药材质量标准》等。为确保进口药材的质量,原卫生部授权各口岸药品检验所,负责对进口药材进行检验,积累了大量的数据资料,为制订进口药材质量标准提供了科学依据。③中成药部颁标准:《药品管理法》实施以来,针对某些中成药存在处方不合理,疗效不确切等问题,国家为了加强中成药管理,促进中成药生产,提高中药质量,以确保人民用药安全有效,于1986年全国各省、自治区、直辖市卫生厅(局),对中成药进行全面调查,对符合部颁标准条件的品种,整理汇编为《中华人民共和国卫生部药品标准·中药成方制剂》,分20册,共4 052种。

3.《新药转正标准》(简称《转正标准》) 该转正标准主要收载中成药、西药的药品标准,是对原卫生部和原国家食品药品监督管理局批复上市的新药药品标准的汇总,目前有100多册,其中1~48册是由卫生部组织编写,49册之后是由国家药品监督管理部门责成国家药典委员会编写汇总。随着新药的不断批复,其转正标准的册数也在不断增加。国家药品监督管理部门每年均在批复新的药品上市,新药有其药品注册标准,该注册标准同样具有法律效力,为国家药品标准。

4. 地方标准上升为国家药品标准(简称地标升部颁药品标准) 2001年初,当时的国家药品监督管理部门针对全国各省(区、市)历年来批复的中成药地方药品标准的品种进行清理整顿工作,并责成国家药典委员会完成再评价,对于安全有效可控的中成药计1 518个品种予以保留,上升为国家药品标准,共编辑成13册,按医学分类进行编排,包括综合、肿瘤、眼科、心系、外科、气血津液、脾胃、皮肤科、脑系、经络肢体、骨科、肝胆科、妇科、肺、耳鼻喉科、儿科等。对于未能通过药品再评价的中成药品种撤销其批准文号。

（二）地方药品标准

各省、自治区、直辖市制订的中药材标准和中药饮片炮制规范,为地方药品标准。在地方中药材标准中收载的药材多为国家药品标准未收载的品种,为各省、自治区或直辖市的地区习惯用药,该地区的药品生产企业、经营企业、使用单位、检验和监督管理部门必须遵照执行,而对其他省(自治区、直辖市)无法定约束力,但可作为参照执行的标准。其所载品种和内容若与《中国药典》或部颁药品标准有重复或矛盾时,首先应按《中国药典》执行,其次按部颁药品标准执行。为加强对中药饮片的管理,规范省级中药饮片炮制规范的修订工作,增强中药饮片质量的可控性,国家药品监督管理局组织制定了《省级中药饮片炮制规范修订的技术指导原则》。

值得指出的是,我国中药资源丰富、品种繁多,在中医临床应用的部分中药品种没有药用的法定依据,在鉴定时为了确定其品质,可以根据有关权威专著进行鉴定。针对这一问题,应加强地区民间习用药材的鉴定研究,制定地方药品标准,以确保中药临床用药的安全、有效。

第二节　中药鉴定的一般程序

中药鉴定就是依据《中国药典》等药品标准,对检品的真实性、有效性、安全性进行评价和检定。中药鉴定程序大体分为三步:

（一）取样

检品的来源包括抽检和送检两类。药材的取样是指选取供鉴定用的药材样品。所取样品应具有代表性、均匀性并留样保存。取样的代表性直接影响到鉴定结果的准确性。因此,必须重视取样的各个环节,取样时均应符合下列有关规定。

1. 取样原则　①取样前应作详细记录,注意品名、产地、规格、等级及各包件是否一致,检查包装的完整性、清洁程度以及有无水迹、霉变或其他物质污染等情况,详细记录,凡有异常情况的包件,应单独检验并拍照。②同批药材总包件数不足 5 件的,逐件取样;5~99 件,随机抽 5 件取样;100~1 000 件,按 5%比例取样;超过 1 000 件的,超过部分按 1%比例取样;包件少的抽取总量应不少于实验用量的 3 倍;贵重药材,不论包件多少均逐件取样。③每一包件的取样量:一般药材抽取 100~500g;粉末状药材抽取 25~50g;贵重药材抽取 5~10g。④最终抽取的供检验用样品量,一般不得少于检验所需用量的 3 倍,即 1/3 供实验室分析用,另 1/3 供复核用,其余 1/3 留样保存。

2. 取样方法　所取样品混合拌匀,即为总样品。①对破碎的、粉末状的或大小在 1cm 以下的药材,可用采样器(探子)抽取样品。②每一包件至少在 2~3 个不同部位各取样品 1 份。③包件大的应从 10cm 以下的深处在不同部位分别抽取。④对包件较大或个体较大的药材,可根据实际情况抽取有代表性的样品。⑤抽取样品总量超过检验用量数倍时,可按四分法再取样,即将所有样品摊成正方形,依对角线划"×",使分为四等份,取用对角两份;再如上操作,反复数次,直至最后剩余样品量足够完成所有必要的实验以及留样为止。

（二）鉴定

根据不同的检品及要求,按药品标准进行鉴定。①中药品种(真、伪)的鉴定:包括中药的来源、性状、鉴别[包括经验鉴别、显微鉴别、理化鉴别、薄层色谱鉴别、气(液)相色谱鉴别等内容]。②中药质量(优、劣)的鉴定:指中药的纯度和质量的优良度,鉴定包括检查项(杂质、水分、干燥失重、总灰分、酸不溶性灰分、重金属及有害元素、黄曲霉毒素、农药残留量、二氧化硫残留量、毒性成分的限量等)、浸出物、有效成分的含量测定等是否符合规定的标准。

(三) 结果

药检工作者接受检品后,应做好检验记录,鉴定结束后要出具检验报告书。检验记录是出具报告书的原始依据,应做到记录原始、数据真实、字迹清楚、资料完整。内容主要包括抽检和送检单位、日期、检品名称、数量、产地、批号、包装、检验目的、鉴定项目及方法、结果、结论、检验人、复核人等。其中检验目的、鉴定项目及方法、检验数据及结果为记录的主要部分。检验报告是对药品的品质作出的技术鉴定,如果是药品检验所出具的检验报告,则是具有法律效力的技术文件,应长期保存。检验报告包括检验的依据、试验内容、结果、结论及处理意见等,要求做到依据准确,数据无误,结论明确,格式规范,文字简明扼要,书写清晰。检验结果经复核无疑义后,抄送有关部门备案,并将所有原始资料归档保存。

第三节 中药鉴定的方法

中药鉴定的样品非常复杂,有完整的药材,也有饮片、碎块或粉末,还有中成药等。因此,中药鉴定的方法也是多种多样的。常用的鉴定方法有:来源(原植物、动物和矿物)鉴定、性状鉴定、显微鉴定和理化鉴定等方法。各种方法有其特点和适用对象,通常都需要几种方法配合使用,而且随着现代自然科学技术的发展,中药鉴定新技术、新方法不断涌现。

一、来源(原植物、动物和矿物)鉴定

来源鉴定(origin identification)又称"基源鉴定","基源"是应用植(动、矿)物的分类学知识、技术和方法,对中药的来源进行鉴定研究,确定其正确的学名,以保证应用品种准确无误。来源鉴定需要提供药材的原植(动)物材料,为确保品种鉴定准确还需要提供带繁殖器官(花或果实)的植株。其鉴定的结果要明确所鉴定药材的原植(动)物的科名,植(动)物名,拉丁学名,药用部位;矿物药的类、族、矿石名或岩石名。这是中药鉴定的根本,也是中药资源开发、中药生产及新药研究工作的基础。以原植物鉴定为例,其步骤如下:

(一) 观察植物形态

对具有较完整植物体的中药检品,应注意对其根、茎、叶、花、果实、种子等器官的观察,对花、果实、孢子囊、子实体等繁殖器官应特别仔细观察,并可借助放大镜或解剖显微镜观察微小的特征,如毛茸、腺点、小型花等的形态构造特点。在实际工作中遇到的检品经常是不完整的,通常是植物体的一段或一块器官,除对少数特征十分突出的品种可以鉴定外,一般都要追究其原植物,

包括深入到产地调查,采集实物,进行对照鉴定。

(二) 核对文献

根据已观察到的形态特征和检品的产地、别名、效用等线索,查阅《中国药典》和全国性或地方性的中草药书籍和图鉴,加以分析对照。在核对文献时,首先应查询植物分类方面的著作,如《中国植物志》《中国高等植物图鉴》《新华本草纲要》《中国中药资源丛书》及有关的地区性植物志等;其次再查阅有关论述中药品种方面的著作,如《新编中药志》《中药材品种论述》《中药品种新理论的研究》《常用中药材品种整理和质量研究》《全国中草药汇编》《中药大辞典》《中药鉴定学》,各省(自治区、直辖市)中药材标准、中药志及药物志等。由于各书中记载植物形态的详略不同,对同一种植物的记述有时也会不一致,因此必要时,还须进一步查对原始文献,以便正确鉴定。原始文献即指第一次发现该种(新种)植物的工作者,描述其特征,予以初次定名的文献。

(三) 核对标本

当初步鉴定出检品是什么科属时,可以到有关植物标本馆核对已定学名的该科属标本。要得到正确的鉴定,必须要求标本馆中已定学名的标本正确可靠。在核对标本时,要注意同种植物在不同生长期的形态差异,需要参考更多一些的标本和文献资料,才能使鉴定的学名准确。如有条件,可与模式标本(发表新种时所被描述的植物标本)进行核对,或寄请有关专家、植物分类研究单位协助鉴定,这会使鉴定结果更为准确。

近年来,随着常用中药材的品种整理和全国性资源普查工作的深入进行,发现许多商品药材的品种增多,实际药用的商品已超出了药品标准规定的种类,这给形态分类工作增加了不少困难。为了适应这种状况,除经典分类方法外,新的分类手段也被应用到药用植物学中:如用体细胞染色体的核型分析(车前、石竹),用细胞分类中同工酶鉴别法解决同属植物中种间鉴别问题(绞股蓝、香茅属植物)。数量分类研究是在大量形态数据的基础上,综合植物化学、细胞学和地理学知识进行数学分析,如对人参属的研究显示了人参属各种性状变化的规律性,揭示形态结构与化学成分之间的联系,并对人参属的分类系统做了初步的定量分析,为该属植物的药用提供依据。中药 DNA 条形码分子鉴定法指导原则已纳入《中国药典》中,为来源鉴定又提供了一种科学规范的方法。并构建了中药材 DNA 条形码鉴定系统网上数据平台。

二、性状鉴定

性状鉴定(macroscopic identification)就是通过眼观、手摸、鼻闻、口尝、水试、火试等十分简便的鉴定方法,来鉴别药材的外观性状及评价质量。这些方法在我国医药学宝库中积累了丰富的经验,它具有简单、易行、迅速的特点。性状鉴定和来源鉴定一样,除仔细观察样品外,有时亦需核对标本和文献。必要时可到产地调查,采集实物标本,了解生产、加工、销售和使用等情况。有些药材的野生品和栽培品有较大差异,新鲜药材与干燥药材也有区别,应注意不同状态下的特征。性状鉴定内容,一般包括形状、大小、色泽、表面特征、质地、断面、气和味等方面。

（一）形状

形状是指药材和饮片的外形。

1. 药材的形状与药用部位有关,观察时一般不需预处理。如观察皱缩的叶类、花类或全草类中药,可先浸湿使软化后,展平;观察某些果实、种子类中药时,如有必要可浸软,取下果皮或种皮,以观察内部特征。药用部位不同,形状也不相同,每种药材的形状一般比较固定,如根类药材多为圆柱形、圆锥形、纺锤形等,皮类药材常为板片状、卷筒状等,种子类药材常为类球形、扁圆形等。传统的经验鉴别术语形象生动,易懂好记,如防风的根头部具有的横环纹习称"蚯蚓头",党参根顶端具有的瘤状茎残基习称"狮子头",海马的外形鉴定术语称"马头蛇尾瓦楞身"等。描写时对形状较典型的用"形",类似的用"状",必要时可用"×形×状",形容词一般用长、宽、狭,如长圆形、宽卵形、狭披针形等。

2. 饮片外形与加工方法有关,饮片的形状有片、段、块、丝等。制成饮片后,根及根茎、木本茎大多为类圆形切片,皮类常为弯曲或卷曲的条片,大的果实或种子常切成类圆形片状(如木瓜、槟榔),草本茎多为段状,叶一般为丝条状(如枇杷叶),或保持原形(如番泻叶),或皱缩(如艾叶),或碎片状(如桑叶)。

（二）大小

大小是指药材和饮片的长短、粗细(直径)和厚薄。一般应测量较多的供试品,可允许有少量高于或低于规定的数值。测量时可用毫米(mm)刻度尺。对细小的种子或果实类,可将每10粒种子紧密排成一行,以毫米刻度尺测量后求其平均值。《中国药典》2020年版四部规定,饮片切制品有片、段、块、丝等。其规格厚度通常为:

1. 片　极薄片0.5mm以下,薄片1~2mm,厚片2~4mm。

2. 段　短段5~10mm,长段10~15mm。

3. 块　8~12mm的方块。

4. 丝　细丝2~3mm,宽丝5~10mm。

各地中药炮制规范具体尺寸略有不同。

（三）色泽

色泽是指在日光灯下观察的药材和饮片颜色及光泽度。色泽通常能够反映药材的质量,每种药材常有自己特定的颜色,药材的颜色与其采收加工方法和成分有关,如黄芩主要含黄芩苷、汉黄芩苷等,保管或加工不当,黄芩苷在黄芩酶的作用下水解成葡糖醛酸与黄芩素,而黄芩素具3个邻位酚羟基,易氧化成醌类而显绿色,因此黄芩由黄变绿后质量降低。又如丹参色红、紫草色紫、玄参色黑、黄连以断面红黄色者为佳,都说明色泽是衡量药材质量好坏的重要标准之一。杜仲的内表面暗紫色、厚朴的内表面紫棕色或深紫褐色,主要是"发汗"加工的结果。饮片的色泽与炮制加工有关,如大黄表面黄棕色至红棕色、酒大黄表面深棕黄色、熟大黄表面黑色。通常大部分药材的颜色不是单一的而是复合的,如用两种色调复合描述色泽时,以后一种色调为主色,例如黄棕色,即以棕色为主色。

（四）表面特征

表面特征指药材表面是光滑还是粗糙,有无皱纹、皮孔、毛茸或其他附属物等。如川牛膝表面有纵皱纹及支根痕,白芷表面有"疙瘩丁",海桐皮表面有钉刺,合欢皮表面有椭圆形、棕红色皮孔,辛夷(望春花)苞片外表面密被灰白色或灰绿色有光泽的长茸毛,白芥子表面光滑,紫苏子表面有网状纹理等,均为其重要鉴别特征。龙胆根头部表面具有明显的横环纹,而坚龙胆没有,这一特征是鉴别两者的重要依据。

(五) 质地

质地指药材和饮片的轻重、软硬、坚实、坚韧、疏松或松泡、致密、黏性、粉性、纤维性、绵性、角质性、油润性等特征。这与组织结构、细胞中所含的成分、产地加工及炮制加工方法等有一定的关系。以薄壁组织为主,结构较疏松的药材及饮片一般较脆或较松泡,如南沙参、生晒参等;富含淀粉的显粉性,如山药、半夏等;含纤维多的则韧性强,如桑白皮、葛根等;含糖、黏液多的一般黏性大,如黄精、地黄等;富含淀粉、多糖成分的经蒸煮糊化干燥后质地坚实,呈角质状,如红参、延胡索、天麻等。

(六) 断面

断面是指药材折断时的现象及其饮片横切面的特征。

1. 药材折断时注意观察是否易折、有无粉尘散落及折断面是否平坦,有无胶丝,是否分层,有无放射状纹理,包括断面的色泽和质地等,这些特征与组织结构、细胞内含物有密切的关系。以薄壁组织、淀粉为主的药材折断面一般较平坦,如牡丹皮;含纤维多的具纤维性,如厚朴;含石细胞多的呈颗粒性,如木瓜;纤维束或石细胞群与薄壁组织相间排列,即有硬韧与软韧之分,断面常显层状裂隙,可层层剥离,如苦楝皮;木类中药主要由木纤维组成,质硬,折断面常呈刺状,如沉香、苏木;富含淀粉的饮片折断时粉尘飞扬,如山药;折断时有白色胶丝,如杜仲。对不易折断或折断面不平坦的药材,可削平后观察维管束排列情况、射线的分布等。

2. 通过根及根茎类中药的断面可以区别单双子叶植物及其药用部位:双子叶植物的根、根茎有环状形成层和放射状环列的维管束,饮片切面可见环纹和放射状纹理;单子叶植物的根、根茎有环状内皮层,不具放射状纹理,维管束散列,饮片切面散有筋脉点,如莪术。

3. 横切面的经验鉴别术语很多,如"车轮纹"是指药材断面维管束与较宽的射线相间排列成稀疏整齐的放射状纹理,形如古代木质车轮,如防己、青风藤等;"菊花心"是指药材断面维管束与较窄的射线相间排列成细密的放射状纹理,形如开放的菊花,如黄芪、甘草、白芍等;"朱砂点"是指药材断面散在的红棕色油点,如茅苍术;"针眼"是木质藤本植物切面导管较粗大,如川木通、鸡血藤等。

4. 断面可以反映出异常构造的特征,如大黄的"星点";何首乌的"云锦状花纹";牛膝与川牛膝的"筋脉点";商陆的"罗盘纹"等,这些特征在鉴别药材及饮片时非常有意义。

(七) 气

有些药材有特殊的香气或臭气,这是由于药材中含有挥发性物质的缘故,也成为鉴别药材的重要特征之一。如檀香、麝香有特异芳香气,阿魏具强烈的蒜样臭气等。鉴定"气"时,可直接鼻嗅,对气味不明显的药材,可在折断、破碎、搓揉或用热水浸泡时进行。伞形科、唇形科、木兰科、桃金娘科、芸香科的中药饮片常因含挥发油,有明显而特殊的香气,如原植物属于伞形科的白芷、当归、川芎等,原植物属于唇形科的薄荷、广藿香、荆芥等,原植物属于木兰科的厚朴、辛夷、五味子等,原植物属于桃金娘科的丁香等,原植物属于芸香科的枳壳、陈皮、香橼等。木类中药饮片大多有树脂及挥发油而有特殊香气,如沉香、檀香、降香等。有的中药具有易挥发的香气成分,如徐长卿、牡丹皮含丹皮酚,具有特殊香气;香加皮含甲氧基水杨醛也具有特殊香气;蟾酥粉末嗅之作嚏等。

(八) 味

味是指口尝中药的味觉,有酸、甜、苦、辣、咸、涩、淡等,与中药"四气五味"的味不同。药材的味感与其所含有的化学成分有关,同时要注意口尝的感觉。每种药材的味感是比较固定的,对于鉴定药材具有重要意义,是衡量药材品质的标准之一。如甘草含甘草甜素、党参含糖,以味甜为好;黄连、黄柏含小檗碱,以味苦为好,延胡索、苦参也含生物碱,以味苦为好;地榆、五倍子含鞣质而味涩;干姜含姜辣素而味辣;乌梅、木瓜、山楂含有机酸,以味酸为好;海藻含钾盐而味咸。如果味感改变,就要考虑品种和质量是否有问题。品尝时一要注意取样的代表性,因为药材的各组织部分味感可能不同,如果实的果皮与种子,树皮的外侧和内侧,根的皮部和木部等。二要注意品尝方式,由于舌尖部对甜味敏感,近舌根部对苦味敏感,所以口尝时应在口里咀嚼约 1 分钟,使舌的各部位都接触到药液,或加开水浸泡后尝浸出液。对有毒药材,应注意防止中毒。三要注意品尝时的感觉和产生的现象,如大黄嚼之粘牙,有砂粒感,唾液染成黄色,主要与大黄含黏液腔、大型草酸钙结晶及蒽醌衍生物有关;杜仲嚼之有胶状感,因含杜仲胶;乳香嚼时开始碎成小块,迅即软化成胶块状,黏附牙齿,唾液成乳白色,并微有香辣感等。

(九) 水试

水试是利用某些药材在水中或遇水发生沉浮、溶解、变色、透明度改变及黏性、膨胀性、荧光等特殊现象进行鉴别药材的一种方法。如青黛体轻能浮于水面,水层不得显深蓝色;西红花加水浸泡后,水液染成金黄色,药材不变色;苏木投热水中,水显鲜艳的桃红色;熊胆粉投入清水杯中,即在水面旋转并呈黄色线状下沉而短时间内不扩散;小通草遇水表面显黏性;葶苈子、车前子等加水浸泡,则种子变黏滑,且体积膨胀,南、北葶苈子膨胀度相差 4 倍;哈蟆油用温水浸泡,膨胀度不低于 55;秦皮水浸,浸出液在日光下显碧蓝色荧光。这些现象常与药材中所含有的化学成分或其组织构造有关。

(十) 火试

火试是利用某些药材用火烧能产生特殊的气味、颜色、烟雾、闪光或响声等现象鉴别药材的一种方法。如降香微有香气,点燃则香气浓烈,有油状物流出,灰烬白色;青黛火烧产生紫红色烟雾;海金沙火烧有爆鸣声且有闪光等。

以上所述,是药材性状鉴定的基本顺序和内容,在描述中药的性状或制定质量标准时,都要全面而仔细地观察这几个方面。但对不同药材各项取舍可以不同。

除上述对完整药材的性状鉴别外,还应学习掌握一些饮片鉴别知识。中药饮片,系指将药材通过净制、切制或炮炙,制成一定规格,直接供配方、制剂使用的加工药材,又称"咀片"。饮片不同于完整药材的鉴别特征是改变了形状、大小、颜色,甚至气味(某些炮制品)。加之用机器切片也改变了原手工饮片(如圆片、斜片、平片、节片等)的规则性,在学习时应结合完整药材的特征,特别是横切面、表面和气味的特征来对比识别。有的饮片特征十分突出,如大血藤,只要一片饮片(藤茎横切面)即可鉴定出植物种。类似实例还有牛膝、商陆、狗脊、马钱子、槟榔、千年健、藕节等。

三、显微鉴定

显微鉴定(microscopic identification)是利用显微技术对中药进行显微分析,以确定其品种和质量的一种鉴定方法。显微分析主要是通过对植(动)物组织、细胞、内含物等特征及性质来鉴别中药,要进行显微鉴定首先要对中药进行显微制片,包括组织切片、解离组织片、表面制片、磨片或粉末制片等。进行显微鉴定时,由于鉴定的中药不同(完整、破碎、粉末)和药用种类及药用部位的不同,选择显微鉴定的制片方法也不同,应选择具有代表性的药材,制备不同的显微制片,然后依法进行鉴别。

(一)组织构造特征与细胞形态鉴别

进行鉴别时,主要运用植(动)物解剖学的基本知识和技能,对检品的组织构造与细胞形态特片进行观察和记录,并依据检品的组织结构、类型及细胞的形态和性质等进行鉴定,鉴别时需要制片,主要的制片方法如下:

1. 横切或纵切片 对于根、根茎、茎、皮、叶类等,一般制作横切片观察,必要时制备纵切片;果实、种子类需作横切片及纵切片;木类需观察三维切片(横切、径向纵切及切向纵切)。根据实验目的和实验目标不同选择适宜的制片方法,一般选取药材适当部位,采用徒手切片法、滑走切片法、石蜡切片法或冰冻切片法等方法,将其切成 10~20μm 厚的薄片,用甘油醋酸试液、水合氯醛试液或其他试液处理后观察。其中以徒手切片法最为简便、快速;手切的薄片为了能够清楚地观察组织构造和细胞及其内含物的形状,必要时把切片用适当的试液进行处理和封藏。

2. 表面制片 鉴定叶、花、果实、种子、全草类等药材,可取叶片、萼片、花冠、果皮、种皮制成表面片,加适宜试液,观察所取表面的组织、细胞、毛茸、气孔、内含物等特征。

3. 粉末制片 各类药材均可通过粉碎成一定的目数,通过粉末制片观察其组织、细胞及内含物等特征。粉末制片可选用甘油醋酸试液、水合氯醛试液或其他适当试液处理后观察。为了使组织、细胞能观察清楚,需用水合氯醛液透化,在透化后滴加稀甘油少许,再加盖玻片。其透化的目的是溶解淀粉粒、蛋白质、叶绿体、树脂、挥发油等,并使已收缩的细胞膨胀。具体的操作方法通过实验课程掌握。

4. 解离组织片 如需观察细胞的完整形态,尤其是纤维、石细胞、导管、管胞等彼此不易分离的厚壁或输导组织细胞,需利用化学试剂使组织中各细胞之间的胞间质溶解,使细胞分离。如样品中木化组织少或分散存在,薄壁组织占大部分的,可用氢氧化钾法;如样品坚硬,木化组织较多或集成群束的,可用硝铬酸法或氯酸钾法。

5. 花粉粒或孢子制片　取花粉、花药（或小的花朵）或孢子囊群（干燥样品浸于冰醋酸中软化），用玻璃棒捣碎，过滤至离心管中，离心，取沉淀加新鲜配制的醋酐-硫酸（9:1）混合液 1~3ml，置水浴上加热 2~3 分钟，离心，取沉淀，用水洗涤 2 次，加 50% 甘油与 1% 苯酚 3~4 滴，用品红甘油胶封藏观察。也可用水合氯醛试液装片观察。

6. 磨片制片　坚硬的动物药、矿物药，可采用磨片法制片。选取厚度约 1~2mm 的样品材料，置粗磨石上，加适量水，用示指（食指）和中指压住材料，在磨石上往返磨砺，待两面磨平，厚度约数百微米时，将材料移置细磨石上，加水，用软木塞压在材料上，往返磨砺至透明（矿物药厚约 0.03mm），用水冲洗，再用乙醇处理和甘油乙醇试液装片。

7. 中成药制片　散剂、胶囊剂可直接取适量内容物粉末；片剂取 2~3 片，水丸、水蜜丸、糊丸、锭剂等（有包衣者除去包衣）取数丸或 1~2 锭，分别置乳钵中研成粉末，取适量粉末；蜜丸应将药丸切开，从切面由外至中央挑取适量样品，或用水脱蜜后吸取沉淀物少量。根据鉴定的剂型不同，分别按粉末制片法制片 1~5 片。

（二）细胞内含物鉴定和细胞壁性质检查

1. 细胞内含物鉴定　根据内含物的性质采用不同的制片方法，才能观察到内含物的形态特征，并可用化学试剂检查其性质。在有些制片中内含物已被溶解掉，因此，内含物的鉴定通常要用不同的制片方法制作多张显微制片。观察淀粉粒一般用醋酸甘油试液或蒸馏水装片，并利用偏振光显微镜观察未糊化淀粉粒的偏光现象；加碘试液，显浅蓝色或浅紫色。观察糊粉粒用甘油装片，加碘试液，显棕色或黄棕色，加硝酸汞试液显砖红色。观察菊糖，可用水合氯醛液装片不加热或乙醇装片立即观察。草酸钙结晶在装片时加入稀硫酸溶液逐渐溶解，并析出针状硫酸钙结晶。碳酸钙（钟乳体）加入稀盐酸溶解，同时有气泡产生。硅质加硫酸不溶解。黏液细胞遇钌红试液显红色。脂肪油、挥发油或树脂，加苏丹Ⅲ试液呈橘红色、红色或紫红色；加乙醇脂肪油不溶解，挥发油则溶解。

2. 细胞壁性质检查　木栓化或角质化细胞壁遇苏丹Ⅲ试液，稍放置或微热，呈橘红色至红色。纤维素细胞壁遇氯化锌碘试液或先加碘试液再加硫酸溶液显蓝色或紫色。木质化细胞壁加间苯三酚试液 1~2 滴，稍放置，加盐酸 1 滴，因木化程度不同，显红色或紫红色。硅质化细胞壁遇硫酸无变化。

（三）显微测量

观察细胞和后含物时，常需要测量其长短、直径、壁厚度（以微米计算）等，作为鉴定依据之一。测量可用目镜测微尺进行，先将目镜测微尺用载台测微尺标化，计算出不同放大倍数下每一小格的微米数；应用时将测得目的物的小格数，乘以每一小格的微米数，即得所欲测定物的大小。测量微细物体时宜在高倍镜下进行，因在高倍镜下目镜测微尺每一格的微米数较少，测得的结果比较准确，而测量较大物体时可在低倍镜下进行。

（四）电子显微镜与偏光镜的应用

1. 电子显微镜　电镜主要有透射电镜、扫描电镜及扫描电镜与 X 射线能谱分析联用等。其中在中药鉴定研究上应用较广泛的是扫描电镜。与光学显微镜及透射电镜相比,扫描电镜具有以下特点:①能够直接观察样品表面的结构,样品的尺寸可大至 120mm×80mm×50mm。②样品制备过程简单,不用切成薄片,有的粉末和某些新鲜材料可直接送入观察。③样品可以在样品室中作三度空间的平移和旋转,因此,可以从各种角度对样品进行观察。④景深大,图像富有立体感。扫描电镜的景深较光学显微镜大几百倍,比透射电镜大几十倍。⑤图像的放大范围广,分辨率也比较高。可放大十几倍到几十万倍,它基本上包括了从放大镜、光学显微镜直到透射电镜的放大范围。分辨率介于光学显微镜与透射电镜之间,可达 3nm。⑥电子束对样品的损伤与污染程度较小。⑦在观察形貌的同时,还可利用从样品发出的其他信号作微区成分分析。

扫描电镜现已被应用于植物学、动物学、医学、药学等多种学科,研究发现同属不同种药材表面细微特征存在着稳定的区别,为种与变种间的鉴别提供了新的证据。如茎、叶表皮组织的结构(气孔、毛茸、腺体、角质层、蜡质等),花粉粒、果皮、种皮的纹饰,个别组织和细胞(导管、管胞、纤维、石细胞)以及内含物晶体等(图4-1)。有的动物药材的体壁、毛及鳞片等在光学显微镜下特征相似,但由扫描电镜提供的细微构造,可准确地加以区别。

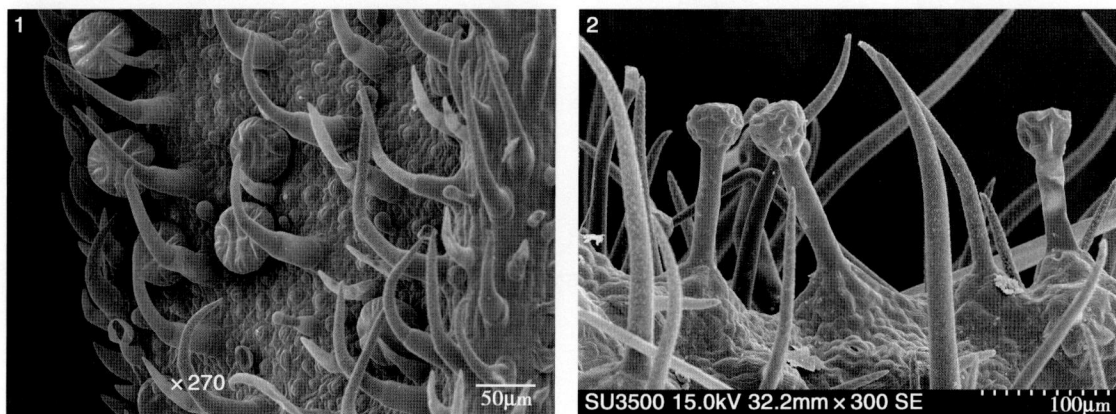

1.荆芥表面气孔及毛茸;2.金银花表面腺毛及非腺毛。

● 图4-1　植物组织特征的扫描电镜图

2. 偏光显微镜　主要用于观察和分析矿物类中药的光学性质,用于鉴定矿物类中药。对于透明矿物,一般使用透射光源的偏光显微镜,对于不透明矿物则使用反射光源的偏光显微镜(图4-2)。亦可用于研究动物、植物类中药的组织及细胞内含物,如石细胞、淀粉粒、草酸钙簇晶等。

四、理化鉴定

理化鉴定(physicochemical identification)是利用某些物理的、化学的或仪器分析方法,鉴定中药的真实性、纯度和品质优劣程度的一种鉴定方法。通过理化鉴定,分析中药中所含的主要化学成分或有效成分的有无和含量的多少,以及有害物质的有无等。中药的理化鉴定发展很快,新的分析手段和方法不断出现,已成为确定中药真伪优劣,新资源开发利用,指导中药栽培加工生产,扩大药用部位,中药和中成药质量标准制订等不可缺少的重要内容。现将常用的理化鉴定方法介绍如下:

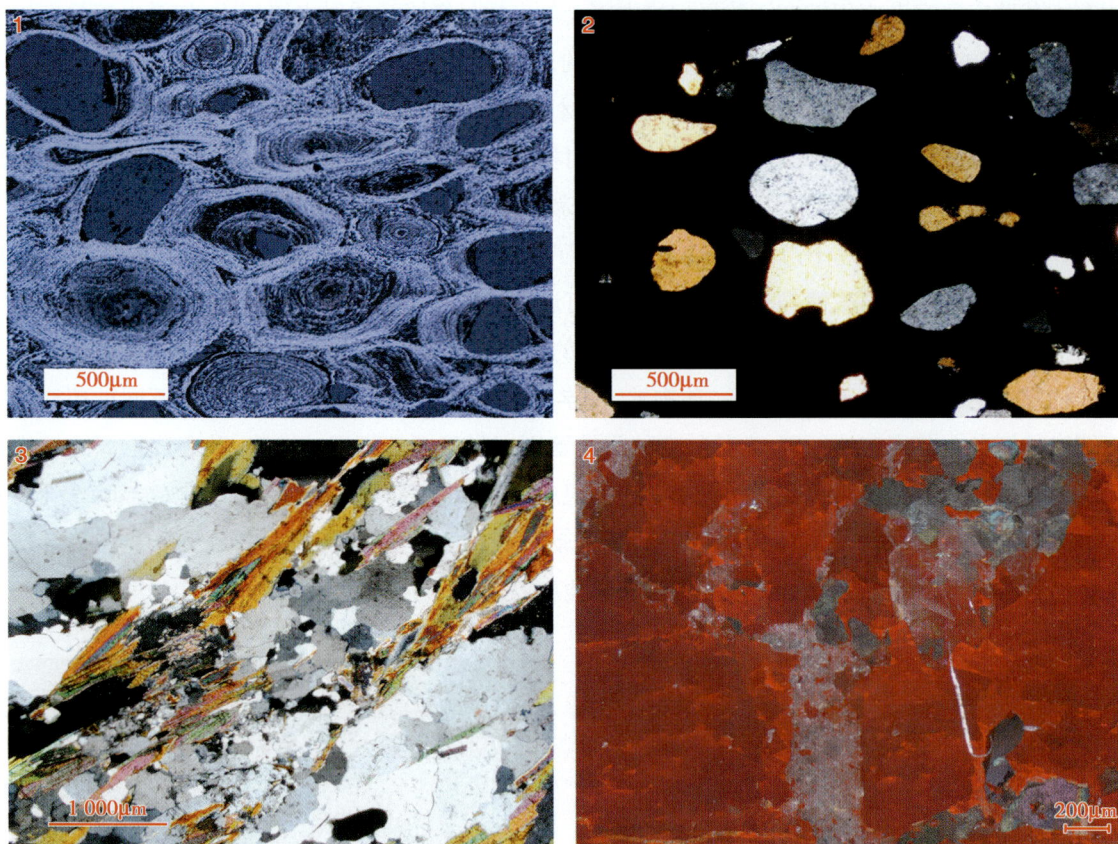

1. 磁石(反射光)；2. 磁石(正交偏光)；3. 青礞石(正交偏光)；4. 朱砂(反射光)。

● 图 4-2　矿物药偏光显微镜特征图

（一）物理常数的测定

包括相对密度、旋光度、折光率、硬度、黏稠度、沸点、凝固点、熔点等的测定。这对挥发油、油脂类、液体类药（如蜂蜜等）、树脂类和加工品类（如阿胶等）药材的真实性和纯度的鉴定，具有特别重要的意义。药材中如掺有其他物质时，物理常数就会随之改变，如蜂蜜中掺水就会影响黏稠度，使比重降低。据报道，在蜂蜜中掺蔗糖，经旋光度检查，正品蜂蜜（含蔗糖量约为 5%）为左旋，掺蔗糖的蜂蜜（蔗糖含量超过 20%）变为右旋。所以《中国药典》2020 年版一部对有些药材的物理常数作了规定，如蜂蜜的相对密度在 1.349 以上，薄荷素油为 0.888～0.908；肉桂油的折光率为 1.602～1.614；冰片（合成龙脑）的熔点为 205～210℃等。天竺黄规定检查体积比，即取天竺黄粉末 10g，轻轻装入量筒内，其体积不得少于 24ml。这是一种类似测定相对密度的方法，特别是经验鉴别习用"质轻"或"质重"术语的药材，也可用此法测定体积数，就比较容易掌握轻重的标准。

（二）一般理化鉴别

1. 呈色反应　利用药材的某些化学成分能与某些试剂产生特殊的颜色反应来鉴别。一般在试管中进行。亦有直接在药材切片观察呈现的颜色以了解某成分所存在的部位，例如马钱子胚乳薄片置白瓷板上，加 1% 钒酸铵的硫酸溶液 1 滴，迅速显紫色（示番木鳖碱）；另取切片加发烟硝酸

1滴,显橙红色(示马钱子碱)。或药材粉末上滴加各种试液,如甘草粉末置白瓷板上,加80%硫酸1~2滴,显橙黄色(示甘草甜素)。

2. 沉淀反应　利用药材的某些化学成分能与某些试剂产生特殊的沉淀反应来鉴别。如赤芍用水提取,滤液加三氯化铁,生成蓝黑色沉淀。山豆根的70%乙醇提取液,蒸干,残渣用1%盐酸溶解,滤液加碘化汞钾,生成明显的淡黄色沉淀。芦荟水提液,加等量饱和溴水,生成黄色沉淀。

3. 微量升华　是利用中药中所含的某些化学成分,在一定温度下能升华的性质,获得升华物,在显微镜下观察其结晶形状、颜色,以及升华物加化学试剂产生化学反应作为鉴别特征。如大黄粉末升华物为菱状针晶或羽状结晶。牡丹皮、徐长卿的升华物为长柱状或针状、羽状结晶(丹皮酚)。薄荷的升华物为无色针簇状结晶(薄荷脑),在结晶上加浓硫酸2滴及香草醛结晶少许,显黄色至橙黄色,再加蒸馏水1滴即变紫红色。斑蝥的升华物(在30~140℃)为白色柱状或小片状结晶(斑蝥素),在结晶上加碱液溶解,再加酸又析出结晶。少数中成药也能使用微量升华法进行鉴别,如大黄流浸膏(1味药)升华物菱形针状、羽状和不规则晶体,滴加氢氧化钠试液,结晶溶解,溶液显紫红色(大黄);万应锭(9味药)升华物结晶呈针状、针簇状、棒状、板状及黄色球状物(胡黄连)。

4. 泡沫反应和溶血指数的测定　利用皂苷的水溶液振摇后能产生持久性的泡沫和溶解红细胞的性质,可测定含皂苷成分药材的泡沫指数或溶血指数作为质量指标。如《中国药典》2020年版一部用泡沫反应鉴别猪牙皂。通常如有标准皂苷同时进行比较,则更有意义。

5. 显微化学反应　显微化学反应是将中药粉末、切片或浸出液置于载玻片上,滴加某些化学试剂使产生沉淀、结晶或特殊颜色,在显微镜下观察进行鉴定的一种方法。如黄连粉末滴加30%硝酸,可见针状小檗碱硝酸盐结晶析出。肉桂粉末加三氯甲烷2~3滴,略浸渍,速加2%盐酸苯肼1滴,可见黄色针状或杆状结晶(桂皮醛反应)。紫苏叶的某些表皮细胞中含有紫色素,表面制片观察时,滴加10%盐酸溶液立即显红色;或滴加5%氢氧化钾溶液,即显鲜绿色,然后变为黄绿色。丁香切片滴加3%氢氧化钠的氯化钠饱和溶液,油室内有针状丁香酚钠结晶析出。槟榔粉末0.5g,加水3~4ml及稀硫酸1滴,微热数分钟,取滤液于载玻片上,加碘化铋钾试液1滴,即发生混浊,放置后可见石榴红色球形或方形结晶(槟榔碱)。

显微化学定位试验:利用显微和化学方法,确定中药有效成分在中药组织构造中的部位,称显微化学定位试验。如北柴胡横切片加1滴无水乙醇-浓硫酸(1∶1)液,在显微镜下观察可见木栓层、栓内层和皮层显黄绿色至蓝绿色,示其有效成分柴胡皂苷存在于以上部位。直立百部鲜块根切片,滴加氯化金试液,于皮层细胞中有微黄色玫瑰花状结晶(生物碱)。

6. 荧光分析　利用中药中所含的某些化学成分,在紫外光或自然光下能产生一定颜色的荧光性质进行鉴别。

(1) 直接取中药饮片、粉末或浸出物在紫外光灯下进行观察。例如含有伞形花内酯成分的药材,新鲜切片显亮绿色荧光,如常山等。浙贝母粉末在紫外光灯下显亮淡绿色荧光。国产沉香与进口沉香的显微特征比较近似,但在荧光显微镜下观察,国产沉香粉末中部分颗粒显海蓝色,部分显灰绿色荧光;进口沉香粉末的部分颗粒显竹篁绿色,部分显枯绿色荧光。秦皮的水浸出液在自然光下显碧蓝色荧光。

(2) 有些中药本身不产生荧光,但用酸、碱或其他化学方法处理后,可使某些成分在紫外光灯下产生可见荧光。例如枳壳乙醇浸出液滴在滤纸上,干后喷0.5%醋酸镁甲醇溶液,烘干显淡蓝色荧光。芦荟水溶液与硼砂共热,所含芦荟素即起反应,显黄绿色荧光。矿物药所含锌、硼、铅等元素和某些有机试剂作用能产生荧光现象。

(3)利用荧光显微镜观察中药化学成分存在的部位。如黄连含小檗碱成分,折断面在紫外光灯下显金黄色荧光,木质部尤为显著,说明在木质部小檗碱含量较高。用荧光法鉴别,需将药材(包括断面、浸出物等)或经酸、碱处理后,置紫外光灯下约10cm处观察所产生的荧光现象。紫外光波长为365nm,如用短波254~265nm时,应加以说明,因两者荧光现象不同。

(4)有些中药表面附有地衣或真菌,也可能有荧光出现。因此荧光分析还可用于检查某些中药的变质情况。

(三)色谱法

色谱法又称层析法,是一种物理或物理化学分离分析方法,也是中药化学成分分离和鉴别的重要方法之一。其基本原理是利用物质在流动相与固定相两相中的分配系数差异而被分离,当两相相对运动时,样品中的各组分,将在两相中多次分配,分配系数大的组分迁移速度慢,反之迁移速度快而被分离。根据色谱分离原理,可分为吸附色谱、分配色谱、离子交换色谱、空间排阻色谱等。根据流动相与固定相的分子聚集状态及操作形式进行分类,可分为纸色谱法、柱色谱法、薄层色谱法、气相色谱法、高效液相色谱法、蛋白电泳色谱法、毛细管电泳法等。现仅就中药鉴别常用的方法简要介绍如下:

1. 薄层色谱法 系将供试品溶液、对照品或对照药材溶液点于同一薄层板上,在层析槽内用展开剂展开,使供试品溶液中的成分分离,所得色谱图与适宜的对照物(对照品或对照药材)的色谱图进行对比,并可用薄层扫描仪进行扫描,用于鉴别、检查或含量测定。薄层色谱法因其快速、简便和灵敏,是目前中药定性鉴别使用最多的色谱法之一。

(1)薄层板制备:市售薄层板,用前在110℃活化30分钟,聚酰胺薄膜不需活化。自制薄层板,除另有规定外,将1份固定相和3份水(或加有黏合剂的水溶液,如0.2%~0.5%羟甲基纤维素钠水溶液,或为规定浓度的改性剂溶液)在研钵中按同一方向研磨混合,用涂布器制备厚度为0.2~0.3mm的薄层玻璃板,置水平台上室温晾干,于110℃烘30分钟备用。

(2)点样:用专用毛细管或自动点样器点样于薄层板上,一般为圆点状或窄细的条带状,点样基线距底边10~15mm。圆点状直径一般不大于4mm,高效板一般不大于2mm;条带宽度一般为5~10mm,高效板条带宽度一般为4~8mm。点间距离可视斑点扩散情况以相邻斑点互不干扰为宜。

(3)展开:浸入展开剂的深度为距原点5mm为宜,密闭,一般上行展开8~15cm,高效薄层板上行展开5~8cm。

(4)显色与检视:有颜色的物质可在可见光下直接检视,无色物质可用喷雾法或浸渍法以适宜的显色剂显色,或加热显色,在可见光下检视。有荧光的物质或显色后可激发产生荧光的物质可在紫外光灯(365nm或254nm)下观察荧光斑点。

(5)记录:拍摄或记录相应的色谱图(图4-3)。

2. 气相色谱法 最适用于含挥发油及其他挥发性成分的药材及中成药的分析,用于药品的

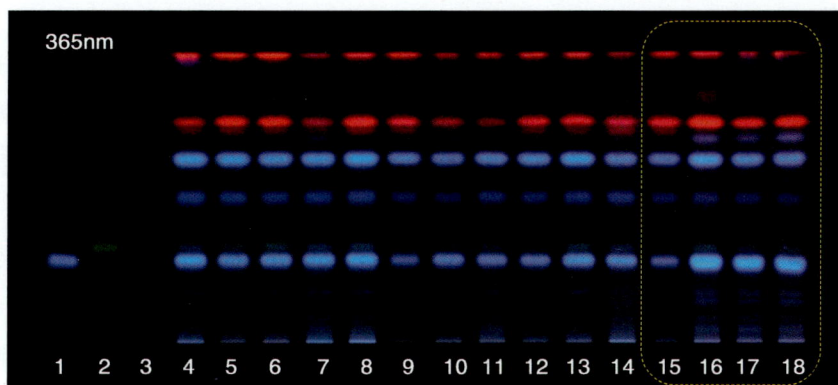

1.绿原酸；2.木犀草苷；3.芦丁；4.对照药材；5~14.金银花；15.山银花；
16~18.硫熏金银花。

● 图4-3　金银花薄层色谱鉴别图

鉴别、杂质检查、水分测定、农药残留量测定和含量测定。

3. 高效液相色谱法　系采用高压输液泵将规定的流动相泵入装有填充剂的色谱柱进行分离测定的色谱方法。注入的供试品，由流动相带入色谱柱，各成分在柱内被分离，并依次进入检测器，由记录仪、积分仪或数据处理系统记录色谱信号。高效液相色谱法具有分离效能高、分析速度快、灵敏度和准确度高、重现性好、专属性强等特点，因该法不受样品挥发性的约束，对低挥发性、热稳定性差、高分子化合物和离子型化合物均较适合，现已成为中药含量测定方法的首选和主流。如生物碱、黄酮、蒽醌、皂苷、有机酸、氨基酸、维生素等都可利用高效液相色谱法进行分离和分析。高效液相色谱比气相色谱有适用范围广、流动相选择性大、色谱柱可反复应用，以及流出组分容易收集等优点，现已广泛用于中药材和中成药的质量分析。

4. 毛细管电泳法　毛细管电泳又称高效毛细管电泳（high performance capillary electrophoresis，HPCE）是分析化学中发展最为迅速的领域之一，具有色谱和电泳两种分离机理，是依据样品中各组分之间淌度和分配行为上的差异而实现分离的一类液相分离技术。与传统的电泳相比，毛细管电泳的优势在于：高效、低耗、快速、微量、可自动化；与高效液相色谱（high performance liquid chromatography，HPLC）相比，在选择性方面 HPLC 与 HPCE 可以互为补充，它们的分离机理不同。但是，无论从效率、速度、样品用量和成本来说，毛细管电泳都显示了一定的优势。HPCE 有多种分析模式，毛细管区带电泳（capillary zone electrophoresis，CZE）、毛细管胶束电动色谱（micellar electrokinetic capillary chromatography，MECC）、毛细管等速电泳（capillary isotachophoresis，CITP）、毛细管等电聚焦电泳（capillary isoelectric focusing，CIEF）、毛细管凝胶电泳（capillary gel electrophoresis，CGE）等，已在多肽、蛋白质、核酸、手性化合物等生物活性物质分离、DNA 序列和 DNA 合成中产物纯度的测定以及单个细胞和病毒分析等方面得到广泛应用。

5. 蛋白电泳色谱法　利用中药含有蛋白质、氨基酸等带电荷的成分，在同一电场作用下，由于各成分所带电荷性质、数目及分子质量不同，因而泳动的方向和速度不同。在一定时间内，各成分移动距离不同，出现谱带的条数不同而达到分离鉴定的目的。本法主要适用于动物类中药和果实种子类中药的鉴别。目前常用的聚丙烯酰胺凝胶电泳是指以聚丙烯酰胺凝胶为支持介质的电泳分离方法，已被成功用于蛇类药材及其伪品，西洋参、人参及其伪品，山药及其伪品的鉴别等。

(四) 光谱法

光谱法是通过测定物质在特定波长处或一定波长范围内对光的吸收度,对该物质进行定性和定量分析的方法。一般常用波长为:紫外光区 $200\sim400nm$,可见光区 $400\sim850nm$,红外光区 $2.5\sim15\mu m$(或按波数计为 $4\,000\sim667cm^{-1}$)。所用仪器为紫外分光光度计、可见分光光度计(或比色计)、红外分光光度计和原子吸收分光光度计等。

1. 紫外-可见分光光度法 对主成分或有效成分在 $200\sim760nm$ 处有最大吸收波长的中药,常可选用此法。目前,紫外分光光度计的种类较多,且在测定技术上摆脱了纯化合物的框框。测定样品时,所用溶剂在所测定波长附近应无吸收,不得有干扰吸收峰。测定时一般应以配制样品的同批溶剂为空白。所配样品溶液的吸收度读数以在 $0.3\sim0.7$ 之间误差较小。

紫外分光光度法不仅能测定有色物质,对有共轭双键等结构的无色物质也能精确测定,具有灵敏、简便、准确,既可作定性分析又可作含量测定等优点,适用于大类成分的含量测定,如总蒽醌、总生物碱、总黄酮等。中药材紫外吸收光谱是各组分特征吸收光谱叠加而成,在一定条件下,同一种药材应有相同的紫外吸收光谱。因此,该法比其他光谱法,如红外光谱、核磁共振谱等有更广泛的用途。

可见分光光度法是比较溶液颜色深度以确定物质含量的方法。在可见光区 $400\sim850nm$,有些物质对光有吸收,有些物质本身并没有吸收,但在一定条件下加入显色试剂或经过处理使其显色后,可用此法测定。显色时由于影响呈色深浅的因素较多,所以测定时需用标准品或对照品同时比较。常使用的仪器为可见分光光度计或比色计。比色法多用于中药的定量分析及物理常数的测定。

2. 红外分光光度法 是鉴别化合物和确定物质结构的常用手段之一。在药物分析中,以红外光谱具有的"指纹"特性作为药物鉴定的依据,是各国药典共同采用的方法,但通常仅限于西药等单组分、单纯化合物的鉴定。由于中药材、中药饮片和中成药是许多成分的混合物体系,它们的红外光谱是组成它们的所有化合物的红外光谱的叠加。中药的正品与伪品,不同产地、不同生境的药材,栽培品与野生品,只要药材中所含的化学成分不同或各成分含量的比例不同,就可导致红外光谱的差异,凭借红外光谱图的这些差异特征,如峰位、峰强度和峰(或谱带)形状特征,可以用来鉴别中药的真伪优劣。把植物药分别用脂溶性提取物和水溶性提取物进行红外光谱分析,实验结果证明,不同品种均具有较高的特征性和可重复性,通过药材的粗提物,完全能对同属不同种的药材进行鉴别。也可将药材粉末直接压片进行红外光谱测定,矿物类中药直接压片应用红外光谱鉴别有专著介绍。血竭及其掺杂品的红外光谱可有效鉴别,血竭的红外吸收峰是 $1\,120cm^{-1}$、$1\,610cm^{-1}$,以 $1\,610cm^{-1}$ 为特征吸收峰;达马胶的红外吸收峰是 $1\,380cm^{-1}$、$1\,460cm^{-1}$、$1\,707cm^{-1}$,以 $1\,707cm^{-1}$ 为特征吸收峰;松香的红外吸收峰主要是 $1\,692cm^{-1}$,还有 $1\,280cm^{-1}$。此外,动物类中药珍珠、蟾酥、哈蟆油、五灵脂、麝香、牛黄等也可以直接压片鉴别真伪。

关于红外光谱的标准图谱已有文献资料、形状特征的,可以查阅已出版的相关专著来鉴别,如原卫生部及国家药典委员会编制的《药品红外光谱集》,矿物类中药的红外光谱等。此外,已出版的专著《中药二维相关红外光谱鉴定图集》,包括了 280 种中药材,5 种伪品药材,4 种不同产地的药材,30 种配方颗粒和 10 种中药注射剂干燥物的红外光谱图、二阶导数谱和二维相关红外光谱,对数量众多的中药材和中成药进行了分类识别与鉴定。

3. 原子吸收分光光度法　原子吸收分光光度法的测量对象是呈原子状态的金属元素和部分非金属元素,系由待测元素灯发出的特征谱线通过供试品经原子化产生的原子蒸气时,被蒸气中待测元素的基态原子所吸收,通过测定辐射光强度减弱的程度,可求出供试品中待测元素的含量。　通常通过比较标准品溶液和供试品溶液的吸光度,来求得供试品中待测元素的含量。本法的特点为专属性强、检测灵敏度高、精密度高、测定速度快,是目前用于测定中药中重金属及有害元素、微量元素最常用的方法。测定方法分为标准曲线法和标准加入法。所用仪器为原子吸收分光光度计,由光源、原子化器、单色器、背景校正系统、自动进样系统和检测系统等组成。测定中药中微量元素的方法,还有原子发射光谱、中子活化分析、离子发射光谱、等离子体吸收、X 射线荧光光谱、X 射线能量色散分析、荧光光谱、X 射线衍射等方法。

(五) 色谱-光谱联用分析法

每一种分析技术均有其适用范围和局限性。如色谱技术分离能力强、检测灵敏度高、分析速度快,是复杂混合物分析的首选技术,但在对未知物定性方面往往难于给出可靠信息。而质谱(MS)、红外光谱(IR)和核磁共振波谱(NMR)等技术则具有很强的鉴定未知物结构的能力,却不具有分离能力,因而对复杂混合物无能为力。于是,便出现了将两者长处结合起来的联用技术。事实上,将单一的分析技术联合起来,不仅能获得更多的信息,而且可能产生单一分析技术所无法得到的新的信息。因此,联用技术已成为分析仪器发展的一个重要方向。如气相-质谱(GC-MS)、红外-质谱(IR-MS)、高效液相-质谱(HPLC-MS)、质谱-质谱(MS-MS)等。后者称"串联质谱",分析时不需要对中药提取分离,可直接以粉末进样,对粉末药材非常适用。气相-质谱与计算机联用,充分发挥了气相色谱的高分离效能和质谱的高鉴别能力的特点,已得到广泛的应用。如细辛、辛夷、荆芥、牡荆叶、土鳖虫、红娘子等所含挥发性成分的分析,一般都能分析出 10 多种到数十种单一成分和其含量。这为中药材的品质评价提供了重要依据。

(六) 常规检查

1. 杂质检查　杂质是指药材中混存的来源与规定相同,但其性状或部位与规定不符;或来源与规定不同的有机质或无机杂质,如砂石、泥土、尘土等。

造成杂质超标的原因有:①中药常因采收、加工不规范,造成非药用部位、泥块、尘土及异物如杂草及有毒物质或已破碎腐烂变质的药用部位混入药材中;②在运输与贮藏中混入无机、有机杂质;③因贮存养护不当造成中药生虫、霉变等变质现象,变质药材也应作杂质处理;④人为地掺杂、使假常造成杂质超标。

中药中杂质的混存,直接影响药材的纯度,这些杂质的存在将直接影响中药的质量和使用药剂量不准确,降低临床疗效,若是含有有毒杂质还会危及患者生命安全,故对中药中的杂质必须加以限量检查,如《中国药典》2020 年版一部规定吴茱萸杂质不得过 7.0%,酸枣仁杂质(核壳等)不得过 5.0%,金钱草杂质不得过 8%,广藿香杂质不得过 2%,土鳖虫杂质不得过5.0%等。

2. 水分测定　中药中含有过量的水分,不仅易霉烂变质,使有效成分分解,且相对地减少了实际用量而达不到治疗效果。因此,控制中药中水分的含量对保证中药质量十分重要。《中国药典》2020 年版规定有 5 种水分测定法,即费休氏法、烘干法(干燥失重法)、减压干燥法、甲苯法和气相色谱法。烘干法适用于不含或少含挥发性成分的中药;甲苯法适用于含挥发性成分的中药;减压干燥法适用于含有挥发性成分的贵重中药。使用的方法和仪器详见《中国药典》四部通则0832 水分测定法。另外,也可应用红外线干燥法和导电法测定水分含量,迅速而简便。《中国药典》2020 年版一部对绝大部分药材规定了水分的含量限度,如当归水分不得过 15.0%,灵芝水分不得过 3.2%,麝香干燥失重不得过 35.0% 等。

3. 灰分测定 将中药粉碎、加热,高温灼烧至灰化,则细胞组织及其内含物灰烬成为灰分而残留,由此所得的灰分称为"生理灰分或总灰分(不挥发性无机盐类)"。各种中药的生理灰分应在一定范围以内,故所测灰分数值高于正常范围时,有可能在加工或运输、储存等环节中有其他无机物污染或掺杂。中药中最常见的无机物质为泥土、沙石等,测定灰分的目的是限制药材中的泥沙等杂质。此外,中药本身有无机盐内含物,总灰分不能真实反映泥沙杂质,需要测定酸不溶性灰分。《中国药典》规定了中药总灰分的最高限量,如补骨脂不得过 8.5%,阿魏不得过 5.0%,安息香不得过 0.5% 等;也有的中药同时规定总灰分、酸不溶性灰分的限量,如甘草总灰分不得过7.0%,酸不溶性灰分得过 2.0% 等,它对保证中药的纯度具有重要意义。

4. 膨胀度检查 膨胀度是衡量药品膨胀性质的指标,系指按干燥品计算,每 1g 中药在水或其他规定的溶剂中,在一定的时间与温度条件下膨胀后所占有的体积(ml)。主要用于含黏液质、胶质和半纤维素类的中药。如葶苈子、车前子等种子类药材种皮含有丰富的黏液质,其吸水膨胀的程度和其所含的黏液成正比关系。葶苈子有南葶苈子和北葶苈子之分,外形有时不易区分,但两者的膨胀度差别较大,《中国药典》规定南葶苈子膨胀度不得低于 3,北葶苈子膨胀度不得低于12。又如哈蟆油膨胀度不得低于 55,可与伪品区别。

5. 酸败度检查 酸败度是指油脂或含油脂的种子类药材,在贮藏过程中发生复杂的化学变化,产生游离脂肪酸、过氧化物和低分子醛类、酮类等分解产物,因而出现异臭味,影响药材的感观性质和内在质量。本检查通过酸值、羰基值或过氧化值的测定,以控制含油脂种子类药材的酸败程度。酸败度限度制定要与种子类药材外观性状或经验鉴别结合起来,以确定上述各值与种子泛油程度有无明显的相关性,具明显相关性的才能制定限度。如《中国药典》规定,苦杏仁的过氧化值不得超过 0.11;桃仁的酸值不得超过 10.0,羰基值不得过 11.0;郁李仁的酸值不得超过10.0,羰基值不得过 3.0,过氧化值不得过 0.050 等。测定方法详见《中国药典》四部通则 2303酸败度测定法。

6. 色度检查 含挥发油类成分的中药,常易在贮藏过程中氧化、聚合而致变质,经验鉴别称为"走油"。《中国药典》规定检查白术的色度,就是利用比色鉴定法,检查有色杂质的限量,也是了解和控制其药材走油变质的程度。

7. 含叶量检查 大多数药材其药效成分在植物体或动物体不同的部位(器官)中,其数量分布是不均衡的,故此,同一植(动)物不同部位形成不同的药材,具有不同的功效。而全草类药材或以动物体整体入药的中药中,其不同的器官组织部位累积的药效成分数量也存在明显差异,如穿心莲其清热解毒的主要药效物质二萜内酯类成分如穿心莲内酯、脱水穿心莲内酯主要存在于叶中;薄荷所含的主要药效物质挥发油,在叶中的含量要远高于在其他部位(器官);广藿香所含挥发油是其芳香化浊、发表解暑的主要有效成分,也主要存在于叶中。但这些药材在采收、加工、炮制、运输过程中,常因其叶易脱落或碎裂而致其商品药材中所含叶量少而主要为茎秆,使得药材和饮片总体质量下降。《中国药典》规定穿心莲药材叶不得少于30%,薄荷药材叶不得少于30%,广藿香药材叶不得少于20%等,从而保证这些药材的总体质量。

8. 有害物质检查 药物的安全性和有效性是同等重要的。在中药鉴定中,对有害物质的检查和控制是一项长期而艰巨的任务。中药的有害物质主要有内源性的有害物质和外源性的有害物质。

(1) 内源性的有害物质:主要为严重危害人体健康的毒性成分。

1) 肾毒性成分马兜铃酸,主要存在于马兜铃科马兜铃属的关木通、广防己、青木香、马兜铃、天仙藤、朱砂莲等药材中。《中国药典》2005年版(一部)已取消了广防己、关木通、青木香的药用标准,因细辛的地上部分含马兜铃酸,细辛的药用部位由全草改为根及根茎;《中国药典》2020年版取消了马兜铃、天仙藤的药用标准,并规定细辛含马兜铃酸 I 不得过 0.001%。

2) 肝毒性成分吡咯里西啶生物碱,主要存在于千里光等药材中。对中药中吡咯里西啶生物碱常用的检测方法是高效毛细管电泳及其与质谱联用等技术。《中国药典》规定,千里光含阿多尼弗林碱不得过 0.004%等。以确保中药使用的安全。

(2) 外源性的有害物质:主要是检查砷盐、重金属、重金属及有害元素、残留的农药、黄曲霉毒素和二氧化硫等。

1) 砷盐检查:《中国药典》采用古蔡氏法或二乙基二硫代氨基甲酸银法两种方法检查砷盐。二法中取标准砷溶液 2ml(相当于 $2\mu g$ 的 As)作为对照。要求根据供试品含砷的限量,适当调整供试品的取用量,并与标准砷溶液($2\mu g$ 的 As)所产生的颜色比较,否则影响比色的正确性。《中国药典》规定,枸杞子含砷盐不得过 2mg/kg;石膏含砷盐不得过 2mg/kg;芒硝含砷盐不得过 10mg/kg;玄明粉含砷盐不得过 20mg/kg;阿胶含砷盐不得过 2mg/kg。《中国药典》规定用原子吸收分光光度法和电感耦合等离子体质谱法测定砷元素,并规定甘草、黄芪、丹参、西洋参、白芍、金银花含砷不得过 2mg/kg。

2) 重金属的检查:重金属是指在实验条件下能与硫代乙酰胺或硫化钠作用显色的金属杂质,如铅、镉、汞、铜等。测定重金属总量用硫代乙酰胺或硫化钠显色反应比色法,植物药提取物如银杏叶、黄芩、连翘的提取物含重金属不得过 20mg/kg 等;动物药如地龙含重金属不得过 30mg/kg;矿物药如石膏、芒硝含重金属不得过 10mg/kg,玄明粉不得过 20mg/kg。

3) 重金属及有害元素:系指采用原子吸收分光光度法或电感耦合等离子体质谱法测定中药材和饮片中重金属及有害元素残留量的方法。方法照《中国药典》四部通则 2321 "砷、汞、铅、镉、铜测定法"。《中国药典》规定,白芍、西洋参、甘草、黄芪、丹参、金银花、枸杞子等含铅不得过 5mg/kg,镉不得过 0.3mg/kg,砷不得过 2mg/kg,汞不得过 0.2mg/kg,铜不得过 20mg/kg。

4) 农药残留量的检测:农药的种类很多,主要有有机氯、有机磷和拟除虫菊酯类等。其中有机氯类农药中六六六(BHC)和滴滴涕(DDT)是使用最久、数量最多的农药。虽然大多数国家已于 20世纪 70—80年代开始禁用有机氯农药,停止生产六六六和滴滴涕,但由于它们在土壤或生物体中长期残留和蓄积而危害人体健康,故各国依然都非常重视食品和药物中残留量的检测和限量问题。《中国药典》对甘草和黄芪等农药残留量进行了规定,总六六六(α-BHC、β-BHC、γ-BHC、δ-BHC 之和)不得超过 0.2mg/kg;总滴滴涕(pp'-DDE、pp'-DDD、op'-DDT、pp'-DDT 之和)不得超过

0.2mg/kg;五氯硝基苯(PCNB)不得超过0.1mg/kg;人参药材除上述农药残留量限量规定之外,增加了六氯苯不得过0.1mg/kg;七氯(七氯、环氧七氯之和)不得过0.05mg/kg;艾氏剂不得过0.05mg/kg;氯丹(顺式氯丹、反式氯丹、氧化氯丹之和)不得过0.1mg/kg。有机磷农药常见的有敌敌畏、对硫磷、乐果等。《中国药典》采用气相色谱法测定药材及制剂中部分有机氯、有机磷和拟除虫菊酯类的农药残留量。

5)黄曲霉毒素的检查:黄曲霉毒素为黄曲霉等的代谢产物,是强烈的致癌物质。各国对食品和药品中黄曲霉毒素的限量都作了严格的规定,但目前还没有公认的植物药中黄曲霉毒素的限量标准。有关的检测方法主要是根据黄曲霉毒素中毒性最大的成分黄曲霉毒素 B_1、B_2 和 G_1、G_2 能溶于三氯甲烷、甲醇而不溶于己烷、乙醚和石油醚的性质,在紫外光灯下(365nm)观察,分别呈蓝色和黄绿色荧光。或通过薄层色谱,用黄曲霉毒素标准品作对照,根据斑点大小定量。《中国药典》2020年版四部收录了真菌毒素测定法(通则2351),其中黄曲霉毒素测定法主要有液相色谱法、液相色谱-串联质谱法。《中国药典》规定,桃仁、陈皮、槟榔、麦芽、大枣、决明子、薏苡仁、地龙、僵蚕等药材每1 000g含黄曲霉毒素 B_1 不得过5μg,黄曲霉毒素 G_1、黄曲霉毒素 B_2 和黄曲霉毒素 B_1 的总量不得过10μg。

6)二氧化硫的检查:有的中药材在加工或储藏中常使用硫黄熏蒸以达到杀菌防腐、漂白药材的目的。目前许多国家对药品或食品中残留的二氧化硫均作了严格的限量。《中国药典》收录的二氧化硫残留量测定法有酸碱滴定法(第一法)、气相色谱法(第二法)、离子色谱法(第三法)。同时规定山药、天冬、天花粉、天麻、牛膝、白及、白术、白芍(片)、党参、粉葛等二氧化硫残留量不得过400mg/kg;山药片二氧化硫残留量不得过10mg/kg。

(七) 浸出物测定

对某些暂时无法建立含量测定项的中药,或已有含量测定项的中药,为了更全面地控制中药的质量,一般可根据该中药已知化学成分的类别,结合用药习惯、中药质地等,选用适宜溶剂为溶媒,测定中药中可溶性物质的含量,用以控制中药的质量。通常选用水、一定浓度的乙醇(或甲醇)或乙醚作溶剂,用冷浸法或热浸法做中药的浸出物测定。测定用的供试品须粉碎,使能通过二号筛,并混合均匀,按《中国药典》规定的方法进行测定。测定时根据《中国药典》规定的溶剂,或根据已知成分的溶解性质选用溶剂。如《中国药典》2020年版一部规定,黄芪的水溶性浸出物(冷浸法)不得少于17.0%;降香的乙醇浸出物不得少于8.0%;肉苁蓉稀乙醇浸出物不得少于35.0%,管花肉苁蓉不得少于25.0%等。

(八) 含量测定

中药材含有多种成分,应以临床功效为导向,选择与功能主治及活性相关的专属性成分作为含量测定的指标,并尽可能采用多成分或多组分的检测方法。应选择样品中原型成分作为测定指标,避免选择分解(水解、降解等)产物或无专属性的指标成分或微量成分作为指标,进行含量测定,鉴定评价中药质量。有效成分或指标性成分清楚的可进行针对性定量;有效成分尚不清楚而化学上大类成分清楚的可对总成分如总生物碱、总皂苷、总黄酮、总蒽醌等进行含量测定;含挥发油成分的可测定挥发油含量。

含量测定的方法很多,常用的有经典分析方法(容量法、重量法)、分光光度法、气相色谱法、高效液相色谱法、薄层扫描法、薄层-分光光度法等,目前使用最多的是高效液相色谱法。如《中国药典》2020 年版一部规定,采用容量法测定石膏中含水硫酸钙($CaSO_4 \cdot 2H_2O$)的含量不得少于 95.0%;采用重量法测定芒硝中硫酸钠(Na_2SO_4)的含量不得少于 99.0%;采用薄层扫描法测定牛黄中胆酸($C_{24}H_{40}O_5$)的含量不得少于 4.0%;采用气相色谱法测定丁香中丁香酚($C_{10}H_{12}O_2$)的含量不得少于 11.0%;采用高效液相色谱法测定人参中的人参皂苷 Rg_1($C_{42}H_{72}O_{14}$)和人参皂苷 Re($C_{48}H_{82}O_{18}$)的总量不得少于 0.30%,人参皂苷 Rb_1($C_{54}H_{92}O_{23}$)不得少于 0.20% 等。

挥发油含量测定是利用药材中所含挥发性成分能同水蒸气同时蒸馏出来的性质,在挥发油测定器中进行测定。《中国药典》2020 年版四部中,挥发油测定法分甲法和乙法,甲法适用于测定相对密度在 1.0 以下的挥发油,乙法适用于测定相对密度在 1.0 以上的挥发油。如《中国药典》规定,当归中含挥发油的含量不得少于 0.4%(ml/g)。具体仪器装置及方法详见《中国药典》四部。

五、现代中药鉴定技术

(一) DNA 分子鉴定

DNA 分子鉴定属于生物鉴定方法,DNA 分子遗传标记技术直接分析生物的基因型,与传统的方法比较,具有下列特点:

1. 遗传稳定性　DNA 分子作为遗传信息的直接载体,不受外界因素和生物体发育阶段及器官组织差异的影响,每一个体的任一体细胞均含有相同的遗传信息。因此,用 DNA 分子特征作为遗传标记进行物种鉴别更为准确可靠。

2. 遗传多样性　DNA 分子是由 G、A、C、T 这 4 种碱基构成的,为双螺旋结构的长链状分子,生物体特定的遗传信息便包含在特定的碱基排列顺序中,不同物种遗传上的差异表现在这 4 种碱基排列顺序的变化,这就是生物的遗传多样性。比较物种间 DNA 分子的遗传多样性的差异来鉴别中药的基源,通过选择适当的 DNA 分子遗传标记,能在属、种、亚种、居群或个体水平上对研究对象进行准确鉴别。

3. 化学稳定性　DNA 分子作为遗传信息的载体,除具有较高的遗传稳定性外,在诸多的生物大分子中,比蛋白质、同工酶等具有较高的化学稳定性。在陈旧标本中所保存下来的 DNA 仍能够用于 DNA 分子遗传标记的研究。

中药鉴定中常用的 DNA 分子标记技术有:

(1) 限制性内切酶片段长度多态性(restriction fragment length polymorphism,简称 RFLP):基本原理是物种的基因组 DNA 在限制性内切酶的作用下,在特定的核苷酸顺序上切割,产生相当多的大小不等的 DNA 片段,用放射性同位素标记的 DNA 探针检测与被标记 DNA 相关的片段,构建多态性图谱。该方法试验步骤烦琐,所需 DNA 样品量大,仅适于 DNA 未明显降解的新鲜药材。

(2) 随机扩增多态性 DNA(random amplified polymorphic DNA,简称 RAPD)和任意引物 PCR(AP-PCR):其主要优点是适于未知序列的基因组 DNA 的检测,该方法已被广泛用于遗传指纹作图、基因定位、系统进化以及植物、动物、微生物物种及中药材的鉴定等各个领域。

（3）扩增片段长度多态性标记（amplified fragment length polymorphic DNA marker，简称 AFLP）：该方法反应灵敏、快速高效，指纹图谱多态性丰富、重复性好、特异性较高，可用来检测种和种以下水平的差异。不足之处是检测过程中如果使用放射性同位素，会对环境和人身安全构成一定的危害，所需仪器和试剂价格昂贵，试验成本较高。

（4）DNA 测序法（DNA sequencing）和基于 DNA 序列测定的 PCR-RFLP、特异引物 PCR 方法：应用 DNA 测序法鉴定中药，不需要预先知道靶基因的序列信息，应用 DNA 测序技术建立正品药材和相关混伪品的原植（动）物的基因序列数据库，用同样的方法对待测样品进行测序，与正、伪品数据库进行对照，即可对中药的真伪进行鉴定。但采用全序列比对的方法比较麻烦，故在此基础上发展了更加简便的 PCR 扩增特定片段的限制性位点分析（PCR-RFLP）和位点特异性鉴别 PCR 方法（diagnostic PCR）。前者是通过 PCR 扩增一段 DNA 片段，再选择适当的限制性内切酶，消化 PCR 产物，经电泳，可得到有种属特性的电泳谱带，从而达到品种鉴定的目的。后者是根据正品及其混伪品特定区域的 DNA 序列数据，设计有高度特异性正品药材的鉴别引物。当对待测样品进行鉴定时，从待测样品中提取少量的 DNA 为模板，用高特异性的鉴别引物在适当条件下进行 PCR 扩增，PCR 产物用 0.8%～1.2% 的琼脂糖凝胶电泳检测扩增结果，如为阳性则为正品，否则属非正品药材，以达到鉴别药材真伪的目的。《中国药典》收录用 DNA 分子标记技术用于川贝母及蛇类药材（如乌梢蛇、蕲蛇等）的鉴别。

此外，在《中国药典》指导原则中还收录了中药材 DNA 条形码分子鉴定法，此法可用于中药材（包括药材及部分饮片）及基源物种的鉴定。DNA 条形码分子鉴定法是利用基因组中一段公认的、相对较短的 DNA 序列来进行物种鉴定的一种分子生物学技术，是传统形态鉴别方法的有效补充。由于不同物种的 DNA 序列是由腺嘌呤（A）、鸟嘌呤（G）、胞嘧啶（C）、胸腺嘧啶（T）4 种碱基以不同顺序排列组成，因此对某一特定 DNA 片段序列进行分析即能够区分不同物种。中药材 DNA 条形码分子鉴定通常是以核糖体 DNA 第二内部转录间隔区（ITS2）为主体条形码序列鉴定中药材的方法体系，其中植物类中药材选用 ITS2/ITS 为主体序列，以叶绿体 psbA-trnH 为辅助序列，动物类中药材采用细胞色素 C 氧化酶亚基Ⅰ（COⅠ）为主体序列，ITS2 为辅助序列。

（二）中药指纹图谱技术

中药的临床疗效并非由单一活性成分的作用或多种活性成分作用的简单相加，特别是复方制剂更是如此。故用已知某一个或几个活性成分或有效成分为质量指标，通过定性和定量分析来判断药品质量的优劣，显然是不全面的。中药质量的评价需要综合的、宏观的、非线性的质量评价体系，中药指纹图谱就是能较好地适应这一特点的一种质量评价与控制模式。在国际上，如日本、美国、德国、英国、法国、加拿大、印度等许多国家，对一些传统药、天然药和草药，都把指纹图谱作为质量控制标准的内容之一。

中药指纹图谱借鉴了法医学指纹鉴定的概念，但不是概念的重复。中药指纹图谱是指某种（或某产地）中药材或中成药中所共有的、具有特征性的某类或数类成分的色谱、光谱、DNA 分子的图谱。其指纹图谱涉及范围广泛，不单纯是化学成分的指纹图谱，尚包括 DNA 分子的指纹图谱，本章重点讲述化学成分的指纹图谱。

其特点是：①通过指纹图谱的特征性，能有效鉴别样品的真伪或产地。②通过指纹图谱主要特征峰的面积或比例的制定,能有效控制样品的质量,确保样品质量的相对稳定。中药指纹图谱系指中药原料药材、饮片、半成品、成品等经适当处理后,采用一定的分析手段,得到的能够标示其特征的共有峰的图谱。中药指纹图谱能客观地揭示和反映中药内在质量的整体性和特征性,用以评价中药的真实性、有效性、稳定性和一致性。《中国药典》中将特征图谱用于羌活、沉香、莪术油等中药的评价。

国家食品药品监督管理局在2000年颁布了《中药注射剂指纹图谱研究的技术要求》(暂行),2002年又颁布了《中药注射剂指纹图谱实验研究技术指南》和两个"计算机辅助中药指纹图谱相似度计算软件",详细规定了原料药材、半成品、成品的供试品收集与制备及制定指纹图谱的各项技术要求:

(1) 供试品的收集:化学成分稳定的中药材是制定合格的中药指纹图谱的物质基础,特别是在制定中药材的指纹图谱中,极为重要。《中药注射剂指纹图谱研究的技术要求》中规定应收集不少于10批供试品,且动、植物药材均应固定品种、药用部位、产地、采收期、产地加工和炮制方法,矿物药应固定产地和炮制、加工方法,这些是制定合格指纹图谱的先决条件。

(2) 检测方法:适宜的检测方法是制定合格指纹图谱的重要环节,应根据供试品的特点和所含化学成分的理化性质,选择相应的检测方法,说明该检测方法的依据和原理,并附该检测方法的方法学考察(包括稳定性、精密度和重现性等)资料和相关图谱。挥发性成分采用气相色谱检测较易达到要求;非挥发性成分采用高效液相色谱检测较易达到要求;对于一些成分简单、在薄层色谱上分离度较好的供试品,则可采用薄层扫描法。以色谱方法制定指纹图谱所采用的色谱柱、薄层板、试剂、测定条件等必须固定。而光谱方法由于提供信息较少,或同类化合物其取代基的变化难以在光谱中体现出来,因此较少采用。要求色谱指纹图谱必须有良好的专属性、重现性和可行性。

(3) 参照物和供试品的制备:对药材和复方制剂君药的活性成分或指标性成分,应尽量选择对照品作为参照物,既可以作为相对保留时间计算的参照物,又可以作为峰面积比值计算的参照物,同时又能初步了解指纹图谱中各色谱峰成分的性质。而采用内标物作为参照物,由于指纹图谱色谱峰的复杂性,较难选择合适的内标物插入图谱中。供试品的制备应进行适当的纯化,以便得到分离度较好的指纹图谱,但纯化方法应力求最大限度地保留供试品中的化学成分。

(4) 指纹图谱的技术参数:采用高效液相色谱法和气相色谱法制定指纹图谱,其指纹图谱的记录时间一般为1~2小时;采用薄层扫描法制定指纹图谱,必须提供从原点至溶剂前沿的图谱。对于成分复杂的中药材,必要时可以考虑采用多种测定方法,建立多张对照指纹图谱。在标定共有峰时,应选择10批次以上供试品中都出现的色谱峰作为共有峰。共有指纹峰面积的比值,是以对照品作为参照物,以参照物峰面积作为1,计算各共有指纹峰面积与参照物指纹峰面积的比值,各共有指纹峰的面积比值必须相对固定。峰面积不能太小,若峰面积太小,如果仪器的检测灵敏度发生变化,有可能使该峰丢失。非共有峰的标定,应根据10批次供试品检测结果,标定不能在每批供试品中都出现的色谱峰作为非共有峰,非共有峰的总面积不得大于总峰面积的10%(图4-4)。

除上述方法外,还有X射线衍射分析法、差热分析法、计算机图像分析法、模式识别法等先进技术和方法应用于中药鉴定,将对中药的现代分析起到推动作用。

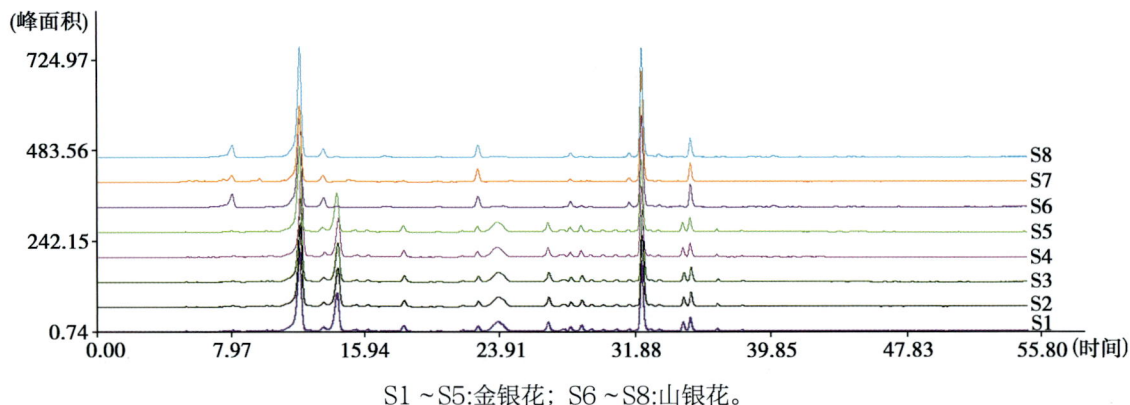

S1～S5:金银花；S6～S8:山银花。

● 图 4-4　金银花与山银花 HPLC 指纹图谱鉴别

(三) 中药生物活性测定法

生物活性测定是以药物的生物效应为基础,以生物统计为工具,运用特定的实验设计,测定药物有效性的一种方法,从而达到控制药品质量的作用。其测定方法包括生物效价测定法和生物活性限值测定法等。

生物效价测定法是在严格控制的试验条件下,通过比较标准品和供试品对生物体或离体器官与组织的特定生物效应(效价),从而控制和评价供试品质量或活性的一种方法。适用于结构复杂或理化方法不能测定其含量、或者理化测定不能反映其临床生物活性的药物。此法在中药质量控制和评价中具有独到的优势,并已在中药质量控制中应用。如《中国药典》水蛭就采用了生物效价检测方法控制其质量。

用生物效价测定法、生物活性检测与化学分析关联并用,定性、定量地刻画中药的内在质量,分别从生物学和化学两方面对中药原料药、半成品和成品进行质量控制与评价,为保证中药质量稳定可控、安全、有效提供了"双保险";也为阐明中药谱效关系、药效物质基础、复方配伍规律等提供了新的研究方法和技术平台。

第四章同步练习

各 论

第一篇　植物药类

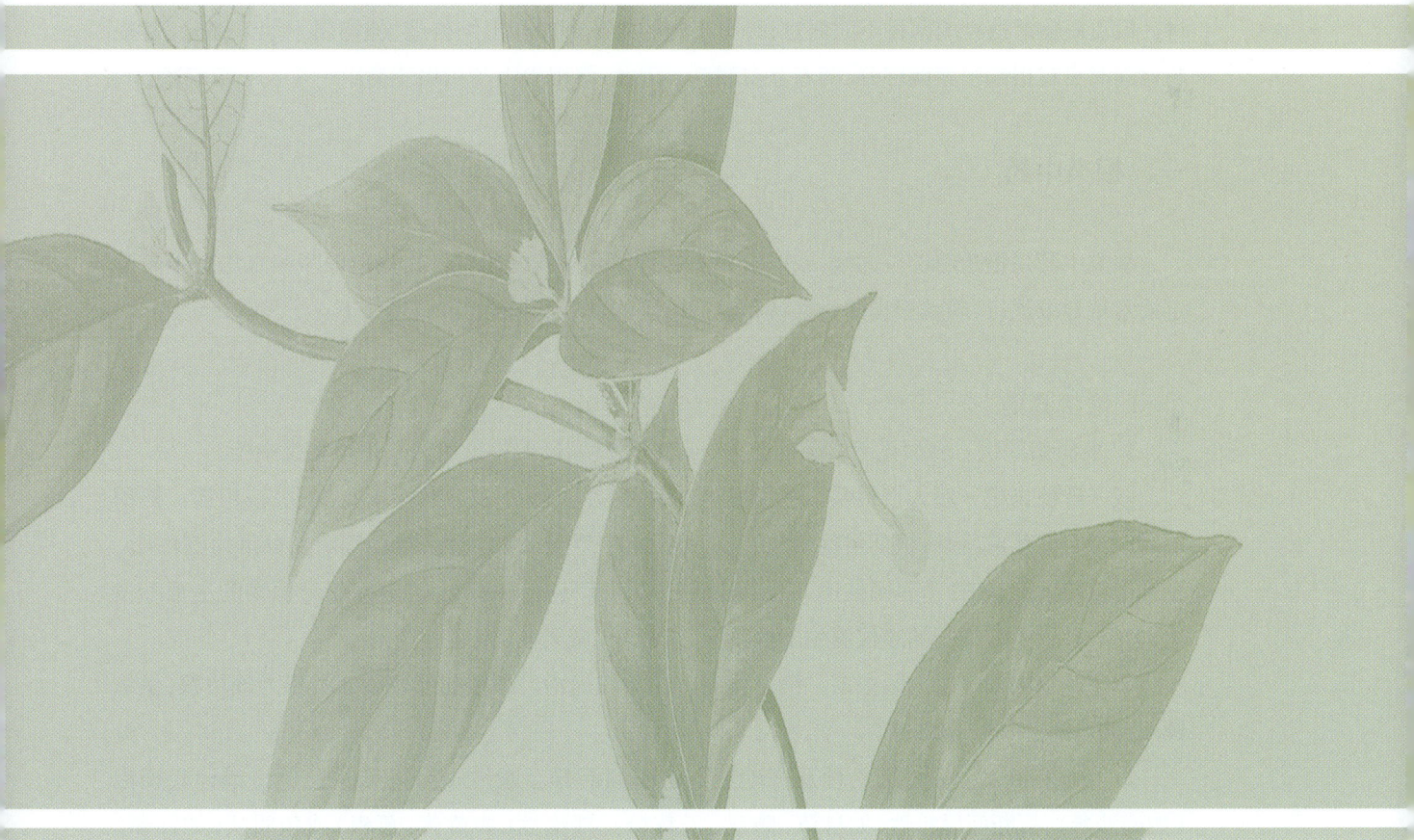

第五章　根及根茎类中药

第一节　概述

根及根茎类中药是指以植物的根（radix）、根茎（rhizoma）或根及根茎为入药部位的一类药材。根及根茎是植物的两种不同器官，具有不同的外部形态和组织构造，但均属于地下部分，有些药材同时具有根和根茎两部分，两者互有联系。因此，将根类中药和根茎类中药并入一章叙述。

一、根类中药

根类中药是指药用部位为根，或以根为主带有部分根茎的药材。其鉴别程序和方法按中药鉴定的常规要求进行，现就根类药材性状和显微鉴别的共性、重点内容概述如下：

（一）性状鉴别

1. 表面和形状　表面无节和节间之分，一般无芽和叶，此特征可区别于根茎类中药。

双子叶植物根一般为直根系。主根发达，侧根较小。根外表常有栓皮及皮孔，较粗糙。根顶端有时带有根茎或茎基，根茎俗称"芦头"，茎痕俗称"芦碗"，如人参、桔梗等。主根常为圆柱形、圆锥形或纺锤形，如甘草呈圆柱形，白芷呈圆锥形，何首乌呈纺锤形。少数双子叶植物的主根不发达，为须根系，多数细长的须根簇生于根茎上，如细辛、威灵仙、龙胆等。

单子叶植物根一般为须根系。根无栓皮、皮孔，较光滑。须根前部或中部常膨大成块根，呈纺锤形，如百部、天冬、麦冬等。

2. 质地和断面　质地因品种及产地加方法不同而异。通常质重坚实（如三七）或体轻松泡（如南沙参），折断面呈粉性（如甘草、防己、天花粉）、纤维性（如黄芪、葛根）或角质状（如红参）等。横断面也可初步区分是哪类植物的根。双子叶植物根横断面一般具形成层环纹，环内的木质部较发达，中央无髓部，自中心向外有放射状纹理，木部尤为明显。单子叶植物根横断面具内皮层环纹，皮部宽广，中柱较小，中央有髓部，无放射状纹理。观察时应注意根的断面有无分泌组织的斑点及其散布，如五加科西洋参等断面有黄棕色点状树脂道、伞形科当归等有黄棕色油点；并应注意少数双子叶植物根断面是否具异型构造，如商陆的罗盘纹、何首乌的云锦花纹等。

3. 气味　是药材所含的化学成分的反映。如独活含挥发油，香气特异。甘草含甘草甜素，味甜而特殊;苦参、山豆根含生物碱,味极苦等。

(二) 显微鉴别

根类中药的显微鉴别可进行横切面、纵切面及粉末特征的定性和定量研究。本节重点介绍根横切面的组织构造特征。双子叶植物根与单子叶植物根的横切面组织结构的最大区别是维管束类型和形成层有无等。

1. 双子叶植物根 一般均具次生构造,组织结构特征从外向内依次为周皮、无限外韧型维管束,中心无髓部。也有次生构造不发达类型,部分根类药材有异常构造。

(1) 正常构造(次生构造):大部分根类药材属于正常结构,如人参、黄芪、丹参、桔梗等。其结构特征为最外层多为周皮,由木栓层、木栓形成层及栓内层组成。木栓层由多列切向延长、平行排列的木栓细胞组成,木栓形成层少见,栓内层通常为数列薄壁细胞,排列较疏松。有的栓内层比较发达,又名"次生皮层",为无限外韧型维管束,由初生韧皮部、次生韧皮部、形成层、次生木质部和初生木质部组成。初生韧皮部细胞大多颓废,次生韧皮部包括筛管、伴胞、韧皮薄壁细胞、韧皮纤维等,并有韧皮射线;形成层连续成环,或束间形成层不明显;次生木质部占根的大部分,由导管、管胞、木薄壁细胞或木纤维组成,木射线较明显;初生木质部位于中央,分为几束,呈星角状,束的数目多为二至六束,又称二至六原型,如牛膝为二原型。双子叶植物根一般无髓。

(2) 次生构造不发达:少数根类中药横切面结构维管束类型为无限外韧型,但与正常次生构造有区别,常见药材有细辛、川乌、附子、龙胆等。主要特征表现为无周皮而有表皮,如龙胆;或表皮死亡脱落后,外皮层细胞的细胞壁增厚并栓化,起保护作用,称为"后生表皮",如细辛;或由皮层的外部细胞木栓化起保护作用,称为"后生皮层",如川乌。次生构造不发达者,其内皮层均较明显。初生木质部未分化到中心,中央为薄壁组织区域,形成明显的髓部,如龙胆、川乌等。

(3) 异常构造,主要有下列几种类型:

1) 同心维管束(concentric vascular bundle):是指在正常维管组织外围形成若干同心环状排列的异型维管束。它是在正常维管束形成后,由中柱鞘细胞分裂产生薄壁组织,从中发生新的形成层环,并形成第一轮同心环维管束,以后随着外方薄壁细胞继续分裂,又相继形成第二轮、第三轮等同心环维管束,如此构成同心多环维管束的异常构造。如牛膝、川牛膝、商陆等。

2) 皮层维管束(cortical vascular bundle):是指在正常维管组织外围的薄壁组织中产生新的附加维管柱(auxiliary stele),形成异常构造。它是在正常维管束形成后,在韧皮部外侧由中柱鞘衍生的薄壁组织细胞分裂产生异常形成层,形成异常的复合维管束或单个外韧型维管束。如何首乌。

3) 内涵韧皮部(included phloem):又称木间韧皮部,是指在次生木质部中包埋有次生韧皮部。它是形成层活动不规则的结果,在次生生长的某个阶段,形成层异常地向外、向内均产生韧皮部,其后活动又恢复正常,于是异常产生的韧皮部就被包埋在次生木质部中,如茄科的华山参等。

4) 木间木栓(interxylary cork):又称内涵周皮,是指在次生木质部内形成木栓带。通常是由次生木质部的薄壁组织细胞栓化形成,如黄芩老根中央的木栓环。有的木间木栓环包围部分韧皮部和木质部,把维管柱分隔成几个束,如甘松根。

2. 单子叶植物根　一般均具初生构造。组织结构特征从外向内为表皮、皮层、辐射型维管束，中心有髓。

最外层通常为一列表皮细胞，无木栓层，有的细胞分化为根毛，细胞外壁一般无角质层。少数根的表皮细胞分裂为多层细胞，细胞壁木栓化，形成根被，如麦冬。皮层宽厚，占根的大部分，通常可分为外皮层、皮层薄壁组织和内皮层。外皮层为一层排列紧密、整齐的细胞；皮层细胞排列疏松；内皮层为一层排列紧密、整齐的细胞，有的可见凯氏点或凯氏带。有的内皮层细胞壁全部增厚木化，少数不增厚的内皮层细胞称"通道细胞"，如麦冬；有的内皮层细胞外切向壁及两侧壁均增厚，呈马蹄型。中柱较小，最外为中柱鞘，维管束为辐射型，韧皮部与木质部相间排列，呈辐射状，无形成层。髓部通常明显。

根类药材通过从外到内结构观察初步鉴别为双子叶或单子叶植物后，同时应注意观察分泌组织、厚壁组织以及细胞内含物有无，及其类型与分布，以利于品种的鉴别。有的具分泌组织，如人参等有树脂道，当归、木香等有油室，党参等有乳管，细辛等有油细胞。有的具厚壁组织，如巴戟天、黄芩等有石细胞，黄芩、黄芪等有韧皮纤维，柴胡等有木纤维等。有的具细胞内含物，如白芍等含草酸钙簇晶，麦冬等含草酸钙针晶，牛膝等含草酸钙砂晶，甘草等含草酸钙方晶，并形成晶鞘纤维；有的含大量淀粉粒，如葛根；有的含菊糖，不含淀粉粒，如桔梗等。

二、根茎类中药

根茎类中药是指以地下茎或带有少许根部的地下茎入药的药材。包括根状茎、块茎、球茎及鳞茎等。其鉴别程序和方法按中药鉴定的常规要求进行，现就根茎类药材性状和显微鉴别的共性、重点内容概述如下：

（一）性状鉴别

1. 表面和形状　根茎类中药表面有明显的节和节间，节上常有退化的鳞片状或膜质状小叶或叶痕，有顶芽和腋芽或芽痕；顶端常残存茎基或茎痕，侧面和下面有细长的不定根或根痕，这是区别于根类中药的重要性状特征。根状茎多呈结节状圆柱形，常具分枝，如黄连、石菖蒲、射干等；或呈不规则团块状或拳形团块，如川芎等。块茎呈不规则块状或类球形，肉质肥大；表面具短的节间，节上具芽及退化的鳞片状叶或已脱落，如天麻。球茎呈球形或扁球形，肉质肥大；表面具明显的节和缩短的节间，节上有较大的膜质鳞叶，顶芽发达，如荸荠。鳞茎呈球形或扁球形，地下茎缩短呈扁平皿状，称鳞茎盘，上面有肉质肥厚的鳞叶和顶芽，基部有不定根或不定根痕，如川贝母。有的兰科植物茎的下部膨大，称假鳞茎，如山慈菇。蕨类植物根茎常有鳞片或密生棕黄色鳞毛，如狗脊、骨碎补等。

2. 质地和断面　质地因品种及产地加工方法不同而异。有的质坚实，断面显粉性，如半夏、泽泻、山药等；有的质坚硬，断面角质样，如延胡索、天麻、白及等。药材断面可区分双子叶植物根茎与单子叶植物根茎。一般说来，双子叶植物根茎横断面可见形成层环，木部有明显的放射状纹理，中央有明显的髓部。单子叶植物根茎通常可见内皮层环纹，无形成层环，在皮层及中柱部位均有维管束小点散布,髓部不明显。另外,还应注意根茎的断面有无分泌组织的斑点散布,如苍术、白术等断面的油点。注意少数双子叶植物根茎横断面有异常构造,如大黄的星点。

(二) 显微鉴别

显微镜下观察根茎横切面的组织构造,可根据维管束类型和排列形式,区分双子叶植物、单子叶植物与蕨类植物的根茎。并结合组织和细胞内含物特征鉴别药材品种。

1. 双子叶植物根茎 一般均具次生构造,从外向内结构有木栓层、皮层、无限外韧型维管束、髓。少数为异常构造。

(1) 正常构造(次生构造):外表常有木栓层,少数有表皮或鳞叶,如木栓形成层发生在皮层外方,则初生皮层仍然存在,如黄连等;有些根茎仅由栓内层细胞构成次生皮层。皮层中有根迹维管束或叶迹维管束斜向通过,皮层内侧有时具纤维或石细胞,内皮层多不明显。维管束多为外韧型,成环状排列,束间被髓射线分隔。韧皮部外方有的具厚壁组织,如初生韧皮纤维(或称中柱鞘纤维)和石细胞群,常排成不连续的环。中央有髓部。

(2) 异常构造,主要有下列几种类型:

1) 髓部维管束(medullary bundle):指位于根茎髓部的维管束,其韧皮部和木质部的位置与外部正常维管束相反,即木质部在外方,韧皮部在内侧。如大黄根茎的髓部有星点状的异型维管束。

2) 内生韧皮部(internal phloem):又称木内韧皮部,指位于初生木质部内侧的初生韧皮部,有的与木质部内侧密切接触,构成正常的双韧型维管束,如茄科、葫芦科植物等;有的在髓部的周围形成彼此分离的韧皮部束。内生韧皮部存在的位置和形成均与内涵韧皮部不同。

3) 木间木栓(interxylary cork):指在次生木质部内形成木栓环带,如甘松根茎中的木间木栓环包围一部分韧皮部和木质部,把维管柱分隔成数个束。

此外,还有异常的皮层维管束,如落新妇根茎皮层有单个外韧型维管束,其形成不同于根迹或叶迹维管束等。

2. 单子叶植物根茎 一般均具初生构造。外表通常为一列表皮细胞,少数根茎皮层外部细胞木栓化,形成后生皮层,代替表皮起保护作用,如藜芦等;有的皮层外侧细胞形成木栓组织,如生姜、射干等。皮层宽广,常有叶迹维管束散在;内皮层大多明显,具凯氏带。中柱中有多数维管束散布,维管束大多为有限外韧型或周木型,如石菖蒲;有的无明显的内皮层,从而无明显中柱,仅见有限外韧型维管束散在,如天麻等。无明显髓部。

鳞茎的肉质鳞叶组织构造类似于单子叶植物叶,表皮有气孔,无毛茸。

3. 蕨类植物根茎 外表通常为一列表皮,下为数列厚壁细胞构成的下皮层(hypodermis),其内为基本薄壁组织。一般具网状中柱(dictyostele),由断续环状排列的周韧型维管束组成,每一维管束外围有内皮层,网状中柱的单个维管束又称分体中柱(meristele),分体中柱的形状、数目和排列方式是鉴定品种的重要依据,如绵马贯众等。有的根茎具双韧管状中柱,即木质部排成环圈,其内外两侧均有韧皮部及内皮层环,中央有髓部,如狗脊等。有的根茎具外韧管状中柱,即木质部排成环圈,其外侧有韧皮部及内皮层环,中央有髓部,如阴地蕨等。有的根茎具原生中柱,即木质部居中,韧皮部环绕,形成周韧型维管束,外侧有内皮层环,如紫萁贯众等。蕨类植物根茎的木质部一般无导管而有管胞,管胞大多为梯纹。

此外,显微鉴别时应注意观察分泌组织、厚壁组织以及细胞内含物有无及其类型与分布。根茎中常有分泌组织存在,如川芎、苍术等有油室;石菖蒲、干姜等有油细胞;半夏、白及等有黏液细胞,内含针晶束;绵马贯众在基本组织的细胞间隙中,具间隙腺毛。厚壁组织是一重要鉴别特征,如苍术木栓层中有石细胞带,黄连(味连)皮层及中柱鞘部位有石细胞,白术木质部有纤维束,石菖蒲的皮层及中柱均有纤维束并形成晶鞘纤维。根茎类中药常含淀粉粒,特别是块茎、鳞茎,可作为重要鉴别特征;有的含菊糖而无淀粉粒,如苍术;草酸钙结晶不同品种有区别,如苍术等有细小针晶,天南星、山药、天麻、白及等有针晶束,石菖蒲有方晶。

第二节　常用根及根茎类中药的鉴定

狗脊▲　Cibotii Rhizoma

【来源】　为蚌壳蕨科(Dicksoniaceae)植物金毛狗脊 *Cibotium barometz*(L.)J. Sm. 的干燥根茎。秋末冬初采挖,除去泥沙,干燥;或削去硬根、叶柄及茸毛,切厚片,干燥,为"生狗脊片";或蒸后晒至六、七成干,切厚片,干燥,为"熟狗脊片"。

【产地】　主产于福建、四川等省。

【性状鉴别】

1. 药材　呈不规则长块状,表面深棕色,残留金黄色茸毛,上部有数个红棕色叶柄残基,下部残存黑色细根。质坚硬,不易折断。无臭,味淡、微涩(图5-1-1)。

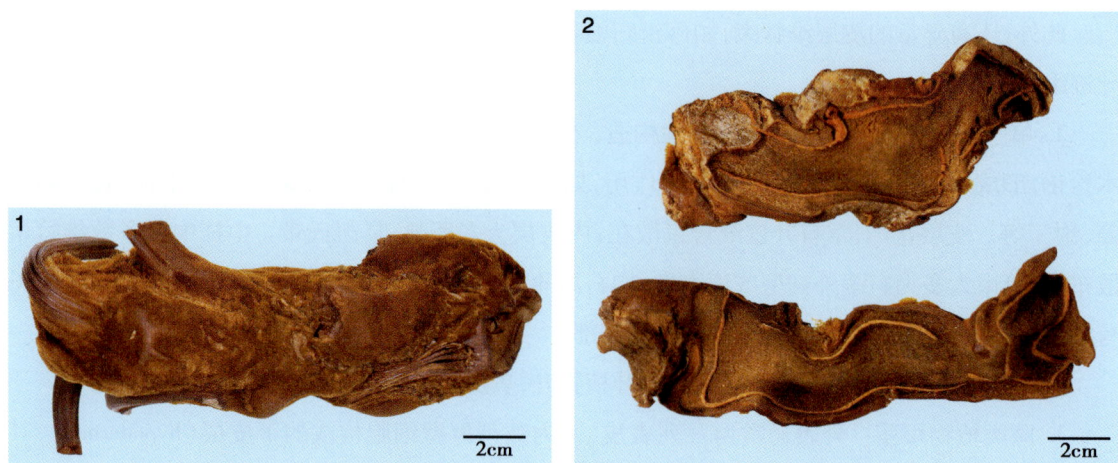

1.狗脊药材图；2.狗脊饮片图。

● 图5-1　狗脊药材及饮片图

2. 饮片　生狗脊片:呈不规则长条形或圆形纵片,周边不整齐,偶有金黄色茸毛残留;切面浅棕色,近边缘1~4mm处有一条棕黄色隆起的木质部环纹或条纹。质脆,易折断。熟狗脊片呈黑色,木质部环纹明显(图5-1-2)。

【显微鉴别】 根茎横切面:①表皮细胞1列,残存金黄色的非腺毛。②其内有10余列厚壁细胞,棕黄色,壁孔明显。③木质部排列成环,由管胞组成,其内外均有韧皮部及内皮层。④皮层和髓均由薄壁细胞组成,细胞中充满淀粉粒,有的含黄棕色物质。

【化学成分】 含多种酚酸,如原儿茶酸(protocatechuic acid)、原儿茶醛、咖啡酸;脂肪酸如棕榈酸、亚油酸;另含绵马酚;茸毛含鞣质及色素。

【质量评价】

1. 经验鉴别 以肥大、色黄、质坚实、无空心者为佳;饮片以厚薄均匀、坚实无毛、无空心者为佳。

2. 浸出物 按醇溶性浸出物热浸法测定,稀乙醇浸出物不得少于20.0%。

3. 含量测定 按高效液相色谱法测定,含原儿茶酸($C_7H_6O_4$)不得少于0.020%。

【性味功效】 性温,味苦、甘。祛风湿,补肝肾,强腰膝。

绵马贯众★ Dryopteridis Crassirhizomatis Rhizoma

绵马贯众

贯众药用记载始见于《神农本草经》,列为下品。此后历代本草均有收载。据本草描述及附图,可知古代所用贯众并非一种,但多为蕨类植物。目前,全国市场贯众药材的来源复杂,比较常见的有乌毛蕨科狗脊属植物、紫萁科紫萁属植物及鳞毛蕨科鳞毛蕨属植物等。《中国药典》2020年版收载粗茎鳞毛蕨 Dryopteris crassirhizoma Nakai 为药材绵马贯众的唯一来源。

【来源】 为鳞毛蕨科(Dryopteridaceae)植物粗茎鳞毛蕨 Dryopteris crassirhizoma Nakai 的干燥根茎及叶柄残基。

【植物形态】 多年生草本。根茎粗大,直立或斜生,密生棕褐色长披针形的大鳞片。叶簇生;叶柄自基部直达叶轴,密生棕色鳞片;叶片倒披针形,长50~120cm,二回羽状全裂或深裂,小裂片密接,长圆形,近全缘或先端有钝锯齿,侧脉羽状分叉。孢子囊群圆形,通常孢生于叶片背面上部1/3~1/2处,背生于小脉中下部,每裂片1~4对;囊群盖圆肾形或马蹄形,几乎全缘,棕色(图5-2)。

【采收加工】 秋季采挖,削去叶柄、须根,除去泥沙,晒干。

【产地】 主产于黑龙江、吉林、辽宁等省。

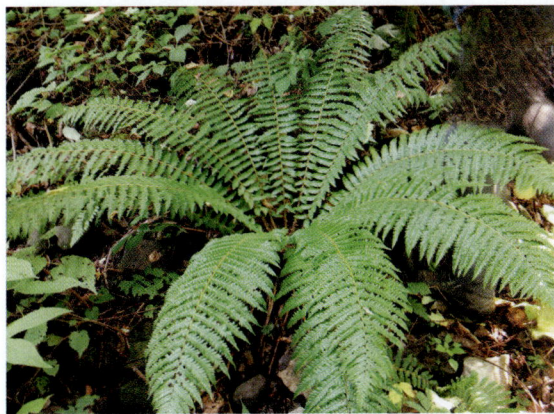

● 图5-2 粗茎鳞毛蕨Dryopteris crassirhizoma Nakai

【性状鉴别】

1. 药材 呈长倒卵形,略弯曲,上端钝圆或截形,下端较尖,有的纵剖为两半,长7~20cm,直径4~8cm。表面黄棕色至黑褐色,密被排列整齐的叶柄残基及鳞片,并有弯曲的须根。叶柄残基呈扁圆形,长3~5cm,直径0.5~1.0cm;表面有纵棱线,质硬而脆,断面略平坦,棕色,有5~13个黄白色维管束环列;每个叶柄残基的外侧常有3条须根,鳞片条状披针形,全缘,常脱落。质坚硬,断面略平坦,深绿色至棕色,有5~13个黄白色维管束环列,其外散有较多的叶迹维管束。气特异,味初淡而微涩,后渐苦、辛。

2. 饮片 绵马贯众片:为不规则厚片或碎块,根茎外表面黄棕色至黑褐色,多被

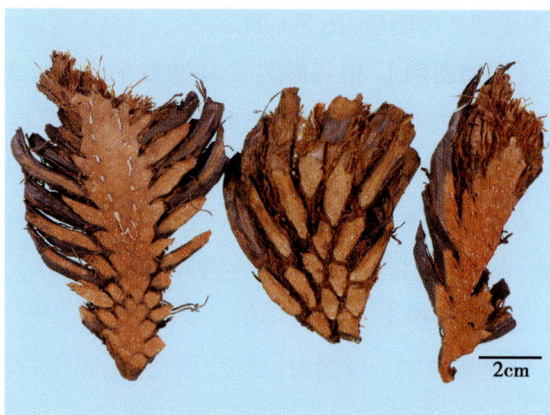

● 图5-3 绵马贯众饮片图

有叶柄残基,有的可见棕色鳞片,切面淡棕色至红棕色,有黄白色维管束小点,环状排列(图5-3)。

【显微鉴别】 叶柄基部横切面:①表皮为1列外壁增厚的小形细胞,常脱落。②下皮为10余列多角形厚壁细胞,棕色至褐色。③基本组织细胞排列疏松,细胞间隙中有单细胞的间隙腺毛,头部呈球形或梨形,内含棕色分泌物,具短柄。④周韧维管束(分体中柱)5~13个,环列,中央木质部管胞多角形,周围为韧皮部,其外为1~2列中柱鞘薄壁细胞,最外层为1列扁小的内皮层细胞,凯氏点明显。⑤薄壁细胞中含棕色物和淀粉粒(图5-4)。

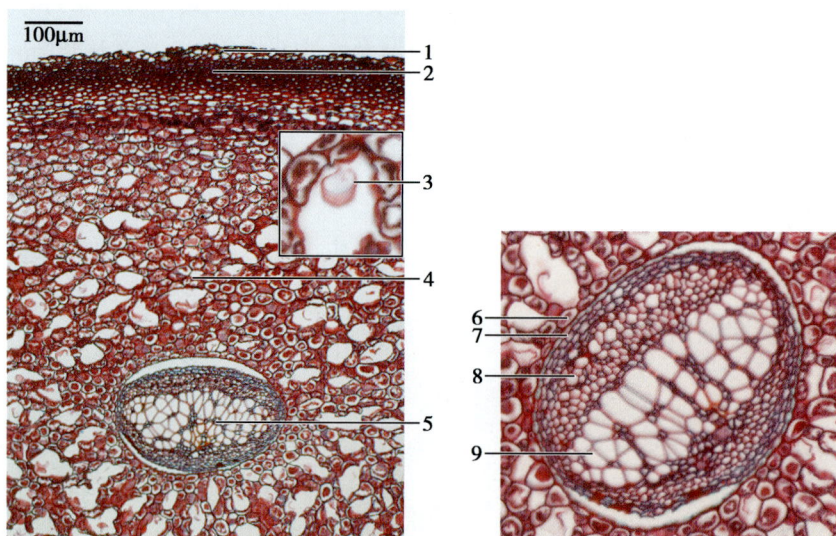

1.表皮;2.下皮;3.间隙腺毛(放大);4.基本组织;5.分体中柱;6.内皮层;7.中柱鞘;8.韧皮部;9.木质部。

● 图5-4 绵马贯众(叶柄基部)横切面图

【化学成分】 ①主含间苯三酚类化合物,有绵马素(aspidin)类、黄绵马酸(flavaspidic acid)类、白绵马素(albaspidin)类、绵马酸(filixic acid)类、东北贯众素(dryocrassin)类等。②尚含黄酮、鞣质、挥发油、树脂等。

间苯三酚类化合物为绵马贯众杀虫、抗肿瘤作用的有效成分,但性质不稳定,久储药材自然失效。

【理化鉴别】

1. 取叶柄基部或根茎横切片,滴加1%香草醛溶液及盐酸,镜检,间隙腺毛呈红色。

2. 薄层色谱鉴别　粉末环己烷提取液作供试品溶液。以绵马贯众对照药材作对照,按薄层色谱法,用硅胶 G 板,以正己烷-三氯甲烷-甲醇(30∶15∶1)为展开剂展开,喷 0.3%坚牢蓝 BB 盐的稀乙醇溶液显色。 供试品色谱中,在与对照药材色谱相应的位置上,显相同颜色的斑点。

【质量评价】

1. 经验鉴别　以个大、质坚实、叶柄残基断面棕绿色者为佳,断面变黑者不能药用。

2. 浸出物　按醇溶性浸出物热浸法测定,稀乙醇浸出物不得少于 25.0%。

【性味功效】 性微寒,味苦;有小毒。清热解毒,驱虫。

【附注】 我国药材市场上以贯众为名的药材据调查有 6 科 31 种。易混品种有:

1. 紫萁贯众　为紫萁科植物紫萁 *Osmunda japonica* Thunb. 的干燥根茎和叶柄残基。药材呈圆锥形或圆柱形。根茎下侧着生黑色而硬的细根,上侧密生叶柄残基。叶柄基部扁圆柱形,切断面可见 1 条"U"字形中柱。无细胞间隙腺毛。《中国药典》2020 年版有收载。

2. 狗脊贯众　为乌毛蕨科植物单芽狗脊蕨 *Woodwardia unigemmata*(Makino)Nakai 及狗脊蕨 *Woodwardia japonica*(L. f.)Sm. 的干燥根茎和叶柄残基。药材呈长圆柱形,叶柄基部横断面半圆形,单芽狗脊蕨有分体中柱 5~8 个,狗脊蕨有分体中柱 2~4 个,无细胞间隙腺毛。

3. 荚果蕨贯众　为球子蕨科植物荚果蕨 *Matteuccia strurthiopteris*(L.)Todaro 的干燥根茎和叶柄残基。叶柄基部横切面有分体中柱 2 个,呈"八"字形排列。无细胞间隙腺毛。

骨碎补　Drynariae Rhizoma

为水龙骨科(Polypodiaceae)植物槲蕨 *Drynaria fortunei*(Kunze)J. Sm. 的干燥根茎。全年均可采挖,除去泥沙,干燥,或再燎去茸毛(鳞片)。主产于湖北、浙江等省。呈扁平长条状,多弯曲,有分枝;表面密被深棕色至暗棕色的小鳞片,柔软如毛,经火燎者呈棕褐色或暗褐色,两侧及上表面均具突起或凹下的圆形叶痕,少数有叶柄残基和须根残留。体轻,质脆,易折断,断面红棕色,维管束呈黄色点状,排列成环。气微,味淡、微涩。含黄酮类化合物,如柚皮苷(naringin)、北美圣草素、木犀草素等,尚含三萜、酚酸及其苷类化合物。性温,味苦。疗伤止痛,补肾强骨;外用消风祛斑。

细辛★　Asari Radix et Rhizoma

细辛,《神农本草经》列为上品。《图经本草》:"其根细而味极辛"。《本草衍义》:根"柔韧极细直深紫色味极辛嚼之习习如椒。叶如葵、赤黑"。《名医别录》:细辛"二月八月采根",陶弘景曰:"用之去其头节",雷公曰:"凡使一一拣去双叶服之害人须去头土"。《本草纲目》记载"叶似小葵,柔茎细根,直而色紫,味极辛者,细辛也。"历史上华细辛始终被认为是正品,而梁代和明清两朝代的一些本草将北细辛和汉城细辛均作为正品。

【来源】 为马兜铃科(Aristolochiaceae)植物北细辛 *Asarum heterotropoides* Fr. Schmidt var. *mandshuricum*(Maxim.)Kitag. 、汉城细辛 *A. sieboldii* Miq. var. *seoulense* Nakai 或华细辛 *A. sieboldii* Miq. 的干燥根和根茎。前两种习称"辽细辛"。

【植物形态】

1. 北细辛　多年生草本。根状茎横走,直径约 3mm,根细长,直径约 1mm。叶卵状心形或近肾形,长4~9cm,宽5~13cm,先端急尖或钝,基部心形,两侧裂片长3~4cm,宽4~5cm,顶端圆形,叶面在脉上有毛,有时被疏生短毛,叶背毛较密;芽苞叶近圆形,长约8mm。花紫棕色,稀紫绿色;花梗长3~5cm,花期在顶部成直角弯曲,果期直立;花被管壶状或半球状,直径约1cm,喉部稍缢缩,内壁有纵行脊皱,花被裂片三角状卵形,长约7mm,宽约9mm,由基部向外反折,贴靠于花被管上;雄蕊着生于子房中部,花丝常较花药稍短,药隔不伸出;子房半下位或几近上位,近球形,花柱6个,顶端2裂,柱头侧生。果实半球状,长约10mm,直径约12mm。花期5月。

2. 汉城细辛　多年生草本。与北细辛的主要区别是:叶先端渐尖或尖,上面疏被短毛,脉上较密,下面仅脉被毛;叶柄边缘疏被柔毛。花被筒钟状;花被片三角状卵形,直伸或近平展;花丝与花药近等长或稍长。果实近球形(图5-5)。

3. 华细辛　多年生草本。与北细辛的主要区别是:叶先端渐尖或急尖,叶面疏生短毛,脉上较密,叶背仅脉上被毛;叶柄光滑无毛。花被管钟状,花被裂片三角状卵形,长约7mm,宽约10mm,直立或近平展;花丝与花药近等长或稍长。果实近球状。

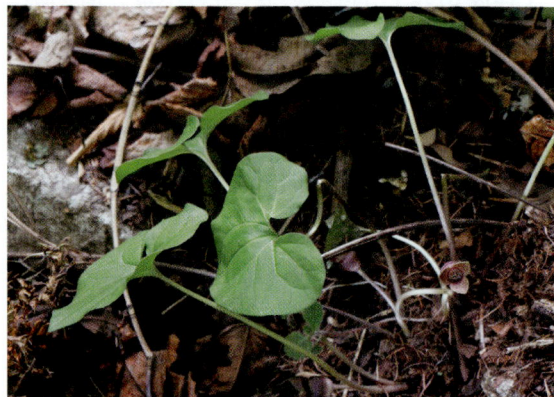

● 图5-5　汉城细辛 *Asarum sieboldii* Miq. var. *seoulense* Nakai

【采收加工】　夏季果熟期或初秋采挖,除净地上部分和泥沙,阴干。

【产地】　北细辛产于黑龙江、吉林、辽宁。汉城细辛产于辽宁东南部。华细辛产于山东、安徽、浙江、江西、河南、湖北、陕西、四川。

【性状鉴别】

1. 药材　北细辛:常卷曲成团。根茎横生呈不规则圆柱状,具短分枝,长1~10cm,直径0.2~0.4cm;表面灰棕色,粗糙,有环形的节,节间长0.2~0.3cm,分枝顶端有碗状的茎痕。根细长,密生节上,长10~20cm,直径0.1cm;表面灰黄色,平滑或具纵皱纹;有须根和须根痕;质脆,易折断,断面平坦,黄白色或白色。气辛香,味辛辣、麻舌(图5-6-1)。

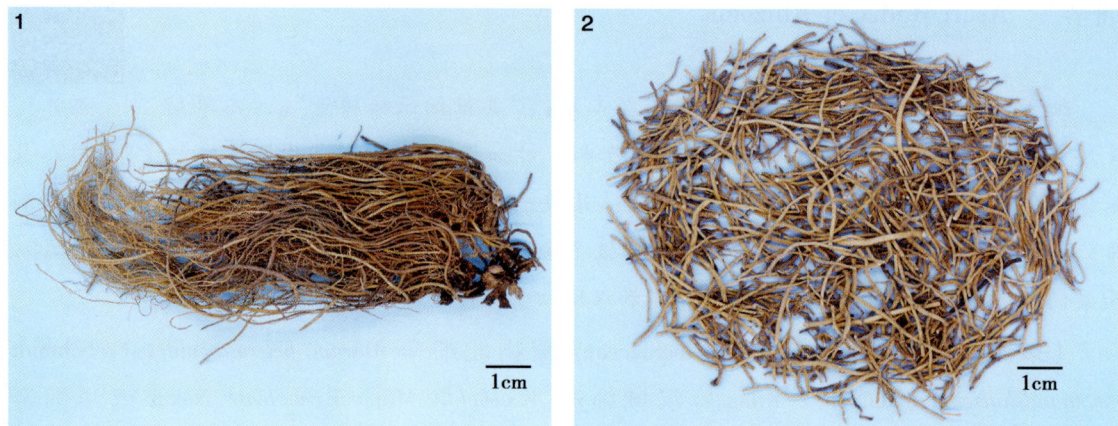

1.细辛药材图; 2.细辛饮片图。

● 图5-6　细辛药材及饮片图

汉城细辛:根茎直径 0.1~0.5cm,节间长 0.1~1cm。

华细辛:根茎长 5~20cm,直径 0.1~0.2cm,节间长 0.2~1cm。气味较弱。

2. 饮片　呈不规则的段。根茎呈不规则圆形,外表皮灰棕色,有时可见环形的节。根细,表面灰黄色,平滑或具纵皱纹。切面黄白色或白色。气辛香,味辛辣、麻舌(图 5-6-2)。

【显微鉴别】

1. 根横切面　①后生表皮为 1 列类长方形细胞,其外侧常残留表皮细胞。②皮层宽,有众多油细胞散在;外皮层细胞 1 列,类长方形,木栓化并微木化;内皮层明显,可见凯氏点。③中柱鞘细胞 1~2 层,初生木质部 2~4 原型。④韧皮部束中央可见 1~3 个明显较其周围韧皮部细胞大的薄壁细胞,但其长径显著小于最大导管直径,或者韧皮部中无明显的大型薄壁细胞。薄壁细胞含淀粉粒(图 5-7)。

2. 粉末　淡黄色。①表皮细胞类长方形或类长多角形,垂周壁连珠状增厚,平周壁隐约可见角质纹理,表皮中可见油细胞。②下皮细胞呈类长方形,垂周壁呈细波状弯曲。③导管多为网纹和梯纹。④淀粉粒细小众多,单粒或复粒。⑤石细胞少见,呈类长方形、长多角形或棱形。⑥草酸钙砂晶细小,存在于薄壁细胞中(图 5-8)。

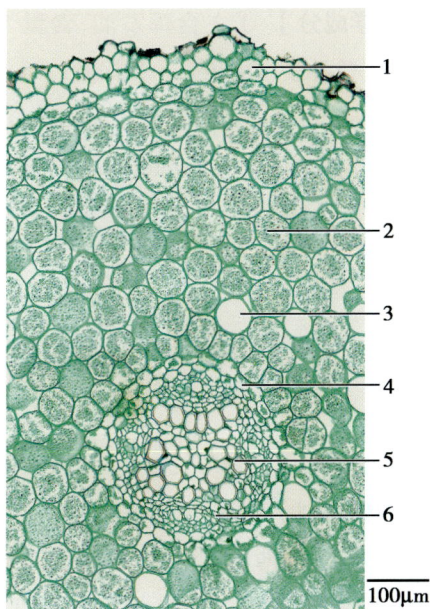

1.表皮; 2.皮层; 3.油细胞; 4.内皮层; 5.木质部; 6.韧皮部。

● 图 5-7　细辛(根)横切面图

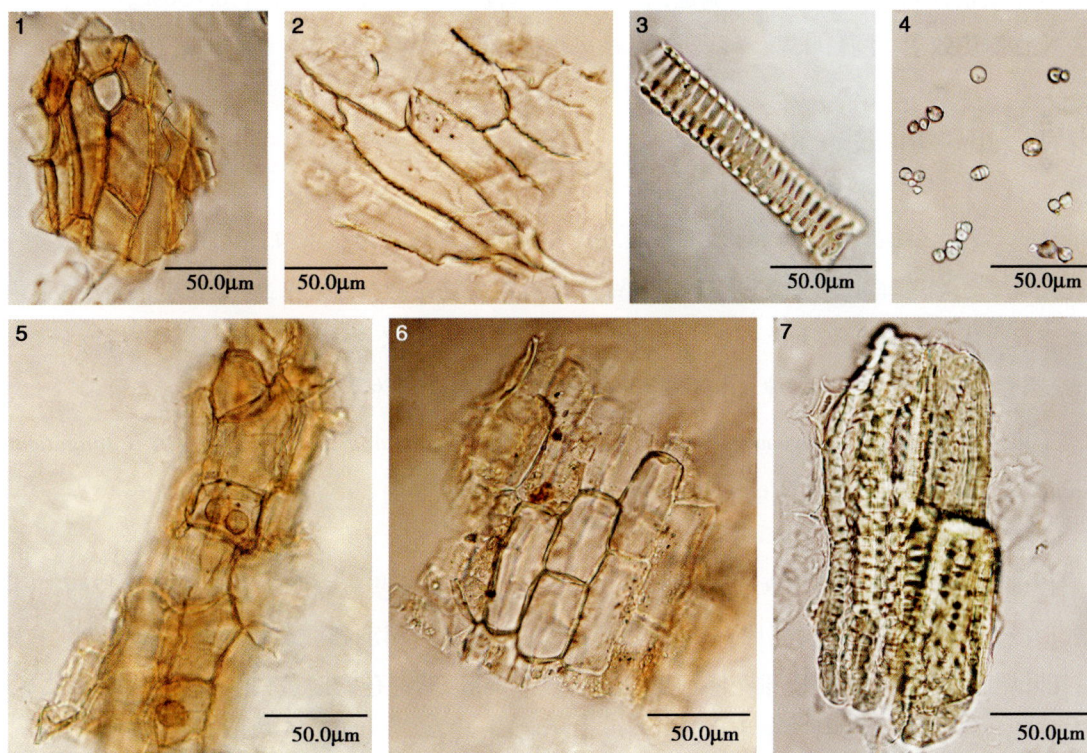

1.表皮细胞; 2.下皮细胞; 3.导管; 4.淀粉粒; 5.分泌细胞; 6.草酸钙砂晶; 7.石细胞。

● 图 5-8　细辛粉末图

【化学成分】 ①主含挥发油,含量1%～4.5%,主要为甲基丁香酚(methyleugenol)、细辛醚(asarone)、榄香素(elemicin)、黄樟醚(safrole)等。②非挥发性成分:去甲乌药碱(higenamine)、*l*-细辛脂素(*l*-asarinin)、*l*-芝麻脂素(*l*-sesamin)等。③辛味物质:派立托胺(pellitorine)和异丁基十四碳四烯酰胺(*N*-isobutyldodecatetraenamide)等。

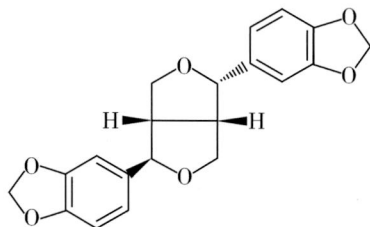
细辛脂素

【理化鉴别】 薄层色谱鉴别 粉末甲醇提取物作供试品溶液。以细辛对照药材及细辛脂素对照品作对照,按薄层色谱法,用硅胶G板,以石油醚(60～90℃)-乙酸乙酯(3:1)为展开剂,展开,喷以1%香草醛硫酸溶液,热风吹至斑点显色清晰。供试品色谱中,在与对照药材色谱和对照品色谱相应的位置上,显相同颜色的斑点。

【质量评价】

1. 经验鉴别 以根灰黄、干燥、味辛辣而麻舌者为佳。

2. 检查 马兜铃酸Ⅰ限量:按高效液相色谱法测定,含马兜铃酸Ⅰ($C_{17}H_{11}NO_7$)不得过0.001%。

3. 浸出物 按醇溶性浸出物热浸法测定,乙醇浸出物不得少于9.0%。

4. 含量测定 挥发油:照挥发油测定法测定,本品含挥发油不得少于2.0%(ml/g)。

细辛脂素:照高效液相色谱法测定,本品含细辛脂素($C_{20}H_{18}O_6$)不得少于0.050%。

【性味功效】 性温,味辛。解表散寒,祛风止痛,通窍,温肺化饮。

大黄★ Rhei Radix et Rhizoma

大黄始载于《神农本草经》,列为下品。历代本草均有记载。陶弘景曰:"大黄,其色也。将军之号,但其骏快也。"《吴普本草》曰:"生蜀郡或陇西。八月采根,根有黄汁。"苏颂曰:"以蜀川锦纹者佳。叶似蓖麻,大者如扇,根如芋,大者如碗,长一、二尺……四月开黄花,亦有青红似荞麦花者,花青紫色,形色竹。"从《神农本草经》开始,文献所载大黄均为蓼科大黄属掌叶组植物。

【来源】 为蓼科(Polygonaceae)植物掌叶大黄 *Rheum palmatum* L.、唐古特大黄 *R. tanguticum* Maxim. ex Balf. 或药用大黄 *R. officinale* Baill. 的干燥根和根茎。

【植物形态】

1. 掌叶大黄 高大粗壮草本。根及根状茎肥厚,黄褐色。茎直立中空。基生叶具长柄,叶片宽卵形或近圆形,掌状半裂,裂片3～5(～7)片,每一裂片有时再羽裂或具粗齿;茎生叶较小,有短柄;托叶鞘膜质筒状。大型圆锥花序顶生;花小,数朵成簇,紫红色有时黄白色;花被片6片,2轮;雄蕊9枚;花柱3个。果枝多聚拢,瘦果三棱,沿棱有翅,棕色。花期6月,果期8月(图5-9-1)。

2. 唐古特大黄 与上种相似,主要区别为:叶片深裂,裂片通常窄长,呈三角状披针形或窄线形(图5-9-2)。

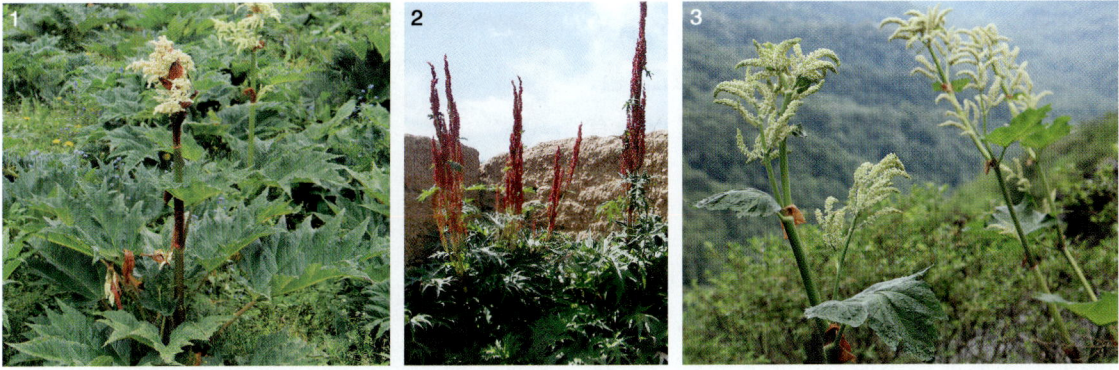

1. 掌叶大黄 *Rheum palmatum* L.；2. 唐古特大黄 *R. tanguticum* Maxim. ex Balf；3. 药用大黄 *R. offcinale* Baill.。

● 图 5-9　大黄

3. 药用大黄　与上两种的主要区别为：叶片浅裂，裂片呈大齿状三角形。花较大，绿色到黄白色。果枝开展（图 5-9-3）。

【采收加工】　秋末茎叶枯萎或次春发芽前采挖，除去细根，刮去外皮，切瓣或段，绳穿成串干燥或直接干燥。

【产地】　掌叶大黄主产于甘肃、青海、西藏、四川等省区，主为栽培品，产量占大黄的大部分。　唐古特大黄主产于青海、甘肃、西藏及四川，野生或栽培。药用大黄主产于四川、贵州、云南、湖北、陕西等省，野生或栽培，产量较少，商品中少见。

【性状鉴别】

1. 药材　呈类圆柱形、圆锥形、卵圆形或不规则块状，长 3~17cm，直径 3~10cm。除尽外皮者表面黄棕色至红棕色，有的可见类白色网状纹理，残留的外皮棕褐色，多具绳孔及粗皱纹。质坚实，有的中心稍松软，断面淡红棕色或黄棕色，显颗粒性；根茎髓部宽广，有"星点"（异型维管束）环列或散在；根木部发达，具放射状纹理，形成层环明显，无"星点"。气清香，味苦而微涩，嚼之粘牙，有砂粒感（图 5-10-1）。

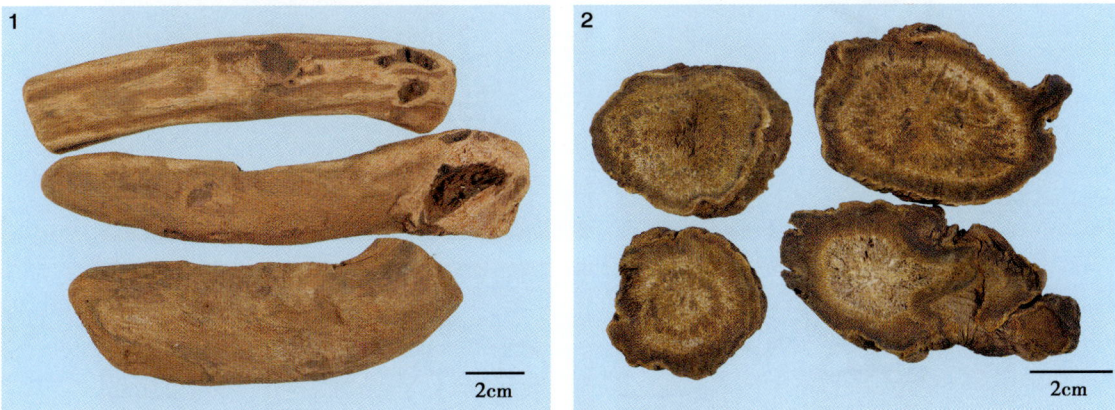

1. 大黄药材图；2. 大黄饮片图。

● 图 5-10　大黄药材及饮片图

2. 饮片 大黄：呈不规则类圆形厚片或块，大小不等。外表皮黄棕色或棕褐色，有纵皱纹及疙瘩状隆起。切面黄棕色至淡红棕色，较平坦，有明显散在或排列成环的"星点"，有空隙（图 5-10-2）。

【显微鉴别】

1. 横切面 根茎：①木栓层和栓内层大多已除去，偶有残留。②韧皮部射线宽，内含棕色物。③形成层不明显。④木质部导管稀疏，径向排列，非木化。⑤髓部宽广，黏液腔多见，内有红棕色物；内韧型异型维管束散在，形成层成环，木质部位于形成层外方，韧皮部位于形成层内方，射线呈星状射出。⑥薄壁细胞含草酸钙簇晶，并含多数淀粉粒（图 5-11）。

根：无髓，余同"根茎"。

2. 粉末 黄棕色。①草酸钙簇晶大而多，直径 20～160μm。②具缘纹孔导管、网纹导管、螺纹导管及环纹导管非木化。③淀粉粒甚多，单粒类球形或多角圆形，直径 3～45μm，脐点星状；复粒由 2～8 个分粒组成（图 5-12）。

【化学成分】 主含①蒽醌类：以结合状态为主，游离状态占小部分。结合型蒽醌为游离型蒽醌的单糖苷或双蒽酮苷，其中双蒽酮苷主为番泻苷 A、B、C、D、E、F（sennoside A、B、C、D、E、F）；游离型蒽醌有大黄酸（rhein）、大黄素（emodin）、大黄酚（chrysophanol）、芦荟大黄素（aloe-

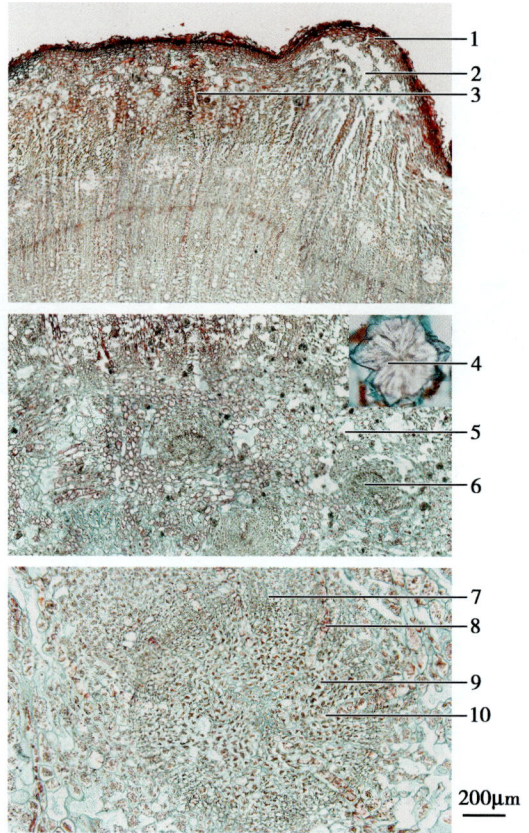

200μm

1.木栓层；2.皮层；3.黏液腔；4.草酸钙簇晶（放大）；5.髓部；6.异型维管束；7.木质部；8.形成层；9.韧皮部；10.射线。

● 图 5-11 大黄（根茎）横切面图

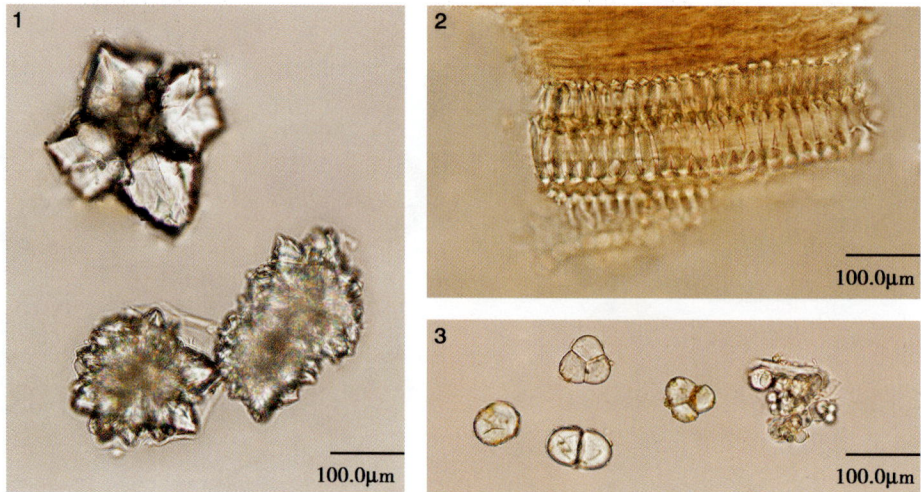

100.0μm

100.0μm

100.0μm

1.草酸钙簇晶；2.导管；3.淀粉粒。

● 图 5-12 大黄粉末图

emodin)、大黄素甲醚(physcion)等。②鞣质类:没食子酸、d-儿茶素等。尚含挥发油、有机酸、脂肪酸、甾醇及多种无机元素。

结合型蒽醌是大黄的主要泻下成分,其中番泻苷作用最强;游离型蒽醌为大黄抗菌的主要成分;鞣质为大黄的收敛成分。

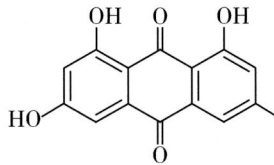
大黄素

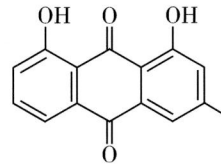
大黄酚

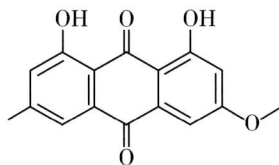
大黄素甲醚

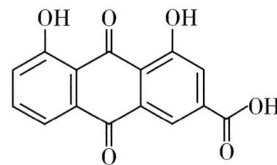
大黄酸

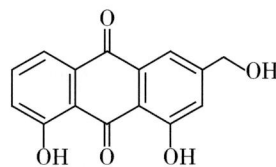
芦荟大黄素

【理化鉴别】

1. 微量升华　取本品粉末少量,进行微量升华,可见菱状针晶或羽状结晶,结晶加碱液显红色。

2. 薄层色谱鉴别　粉末甲醇浸提,滤液蒸干,残渣加水溶解,盐酸酸化,乙醚萃取,蒸干,残渣加三氯甲烷溶解作供试品溶液。以大黄对照药材及大黄酸对照品作对照,按薄层色谱法,用硅胶 H 板,以石油醚(30~60℃)-甲酸乙酯-甲酸(15∶5∶1)的上层溶液为展开剂,展开,置紫外光灯(365nm)下检视。供试品色谱中,在与对照药材色谱相应的位置上,显相同的 5 个橙黄色荧光主斑点;在与对照品色谱相应的位置上,显相同的橙黄色荧光斑点;置氨蒸气中熏后,斑点变为红色。

【质量评价】

1. 经验鉴别　以个大、身干、质坚实、气清香、味苦而微涩者为佳。

2. 检查　土大黄苷:取本品粉末甲醇提取液作供试品溶液,以土大黄苷对照品作对照,照薄层色谱法,分别点于同一聚酰胺薄膜上,以甲苯-甲酸乙酯-丙酮-甲醇-甲酸(30∶5∶5∶20∶0.1)为展开剂展开,置紫外光灯(365nm)下检视。供试品色谱中,在与对照品色谱相应的位置上,不得显相同的亮蓝色荧光斑点。

3. 浸出物　按水溶性浸出物热浸法测定,不得少于 25.0%。

4. 含量测定　按高效液相色谱法测定,本品含总蒽醌以芦荟大黄素($C_{15}H_{10}O_5$)、大黄酸($C_{15}H_8O_6$)、大黄素($C_{15}H_{10}O_5$)、大黄酚($C_{15}H_{10}O_4$)和大黄素甲醚($C_{16}H_{12}O_5$)的总量计,不得少于

1.50%。含游离蒽醌以芦荟大黄素、大黄酸、大黄素、大黄酚和大黄素甲醚的总量计，不得少于0.20%。

【性味功效】 性寒，味苦。泻下攻积，清热泻火，凉血解毒，逐瘀通经，利湿退黄。

拳参 Bistortae Rhizoma

为蓼科植物拳参 *Polygonum bistorta* L. 的干燥根茎。春初发芽时或秋季茎叶将枯萎时采挖，除去泥沙，晒干，去须根。主产华北、西北及山东、江苏、湖北等地。呈扁长条形或扁圆柱形，弯曲，有的对卷弯曲，两端略尖，或一端渐细，长6~13cm，直径1~2.5cm。表面紫褐色或紫黑色，粗糙，一面隆起，一面稍平坦或略具凹槽，全体密具粗环纹，有残留须根或根痕。质硬，断面浅棕红色或棕红色，维管束呈黄白色点状，排列成环。气微，味苦、涩。含多种鞣质及羟甲基蒽醌、酚酸类化合物。味苦、涩，性微寒。具有清热解毒，消肿，止血的功效。

虎杖 Polygoni Cuspidati Rhizoma et Radix

为蓼科植物虎杖 *Polygonum cuspidatum* Sieb. et Zucc. 的干燥根茎和根。春、秋二季采挖，除去须根，洗净，趁鲜切短段或厚片，晒干。主产江苏、浙江、广东、安徽等地。多为圆柱形短段或不规则厚片，长1~7cm，直径0.5~2.5cm。外皮棕褐色，有纵皱纹和须根痕，切面皮部较薄，木部宽广，棕黄色，射线放射状，皮部与木部较易分离。根茎髓中有隔或呈空洞状。质坚硬。气微，味微苦、涩。主要含有蒽醌类成分大黄素、大黄酸、大黄酚、大黄素甲醚等，含二苯乙烯类成分虎杖苷（polydatin）、白藜芦醇（resveratrol）、4-羟基苯乙酮等及黄酮类、香豆素类成分。性微寒，味微苦。具有利湿退黄，清热解毒，散瘀止痛，止咳化痰的功效。

何首乌★ Polygoni Multiflori Radix（附：首乌藤）

何首乌

始载于《开宝本草》，谓"蔓紫，花黄白，叶如薯蓣而不光……根大如拳，有赤白二者。赤者雄，白者雌。"苏颂谓："春生苗，蔓延竹木墙壁间，茎紫色。叶叶相对如薯蓣，而不光泽。夏秋开黄白花……结子有棱，似荞麦而细小……秋冬取根，大者如拳……有赤白二种。"从植物形态描述及其他本草附图分析，赤何首乌即为现今药用何首乌。

【来源】 为蓼科植物何首乌 *Polygonum multiflorum* Thunb. 的干燥块根。

【植物形态】 多年生缠绕草本。块根肥厚，长椭圆形，黑褐色至红棕色。茎细有节，叶卵形或长卵形，顶端渐尖，基部心形，全缘，无毛；托叶鞘膜质，褐棕色，抱茎。圆锥花序顶生或腋生，花小而密；花被5片深裂，白色或淡绿色，大小不相等，外轮3片较大，背部具翅；雄蕊8枚，短于花被；子房卵状三角形，柱头3裂，花柱极短。瘦果卵形，具3棱，黑褐色有光泽，包于宿存花被内。花期8~9月，果期9~10月（图5-13）。

【采收加工】 秋、冬二季叶枯萎时采挖，削去两端，洗净，个大的切成块，干燥。

【产地】 主产于广东、贵州、湖北、四川、云南、重庆等地。

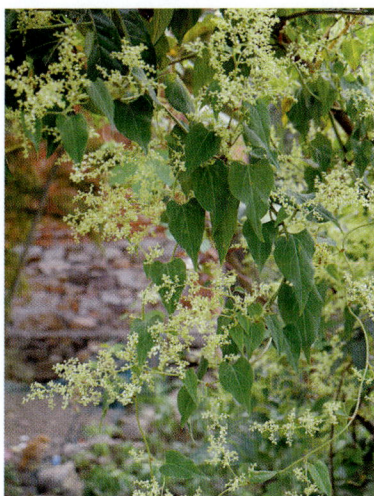

● 图 5-13　何首乌 *Polygonum multiflorum* Thunb.

【性状鉴别】

1. 药材　呈团块状或不规则纺锤形，长 6~15cm。直径 4~12cm。表面红棕色或红褐色，皱缩不平，有浅沟，并有横长皮孔样突起和细根痕。体重，质坚实，不易折断，断面浅黄棕色或浅红棕色，显粉性，皮部有 4~11 个类圆形异型维管束环列，形成云锦状花纹，中央木部较大，有的呈木心。气微，味微苦而甘涩（图 5-14-1）。

2. 饮片　何首乌：呈不规则的厚片或块。外表皮红棕色或红褐色，皱缩不平，有浅沟，并有横长皮孔样突起及细根痕。切面浅黄棕色或浅红棕色，显粉性；横切面有的皮部可见云锦状花纹，中央木部较大，有的呈木心。气微，味微苦而甘涩（图 5-14-2）。

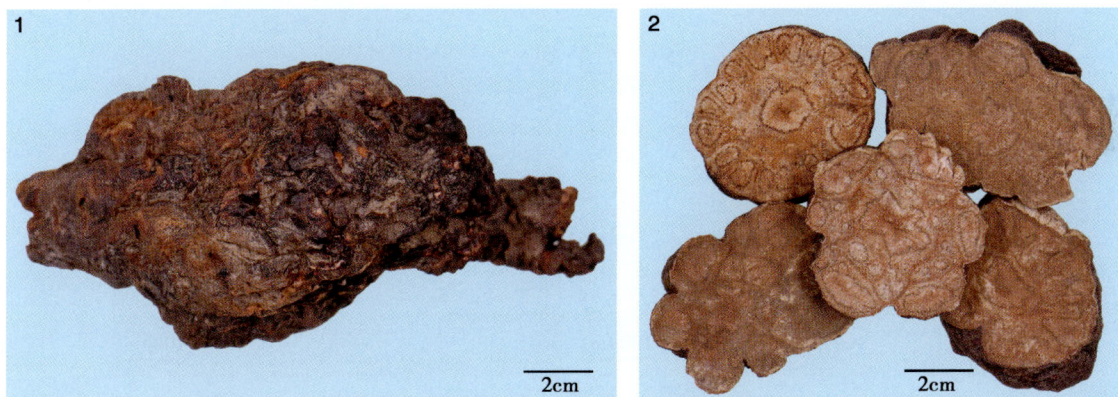

1. 何首乌药材图；2. 何首乌饮片图。

● 图 5-14　何首乌药材及饮片图

【显微鉴别】

1. 根横切面　①木栓层为数列细胞，充满棕色物。②韧皮部较宽，散有类圆形异型维管束 4~11 个，为外韧型，导管稀少。③根的中央形成层成环；木质部导管较少，周围有管胞和少数木纤维。④薄壁细胞含草酸钙簇晶和淀粉粒（图 5-15）。

2. 粉末　黄棕色。①草酸钙簇晶较多，偶见簇晶与较大的方形结晶合生。②具缘纹孔导管多见。③木栓细胞表面观类多角形，胞腔内充满黄棕色物质。④棕色块散在，形状、大小及颜色深浅不一。⑤淀粉粒单粒类圆形，脐点人字形、星状或三叉状，大粒者隐约可见层纹；复粒由 2~9 个分粒组成（图 5-16）。

【化学成分】　①含蒽醌衍生物约 1.1%，主要有大黄酚、大黄素、大黄酸、大黄素甲醚、大黄酚蒽酮等。②二苯乙烯类成分 2,3,5,4′-四羟基二苯乙烯-2-*O*-β-D-葡萄糖苷（2,3,5,4′-tetrahydroxystilbene-2-*O*-β-D-glucoside），具抗衰老、降血脂、免疫调节及保肝等活性。③卵磷脂（lecithin）约 3.7%。④鞣质类如儿茶素、表儿茶素、3-*O*-没食子酰儿茶素、3-*O*-没食子酰表儿茶素、3-*O*-没食子酰原矢车菊素 B-1（3-*O*-galloyl-procyanidin B-1）和 3,3′-双-*O*-没食子酰原矢车菊素（3,3′-di-*O*-galloyl-procyanidin）等。尚含游离氨基酸及锰、钙、锌和铁。

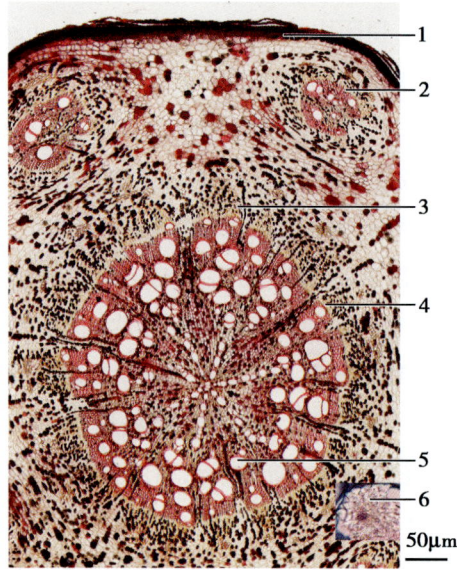

1.木栓层；2.异型维管束；3.韧皮部；4.形成层；5.木质部；6.草酸钙簇晶（放大）。

● 图 5-15 何首乌(块根)横切面图

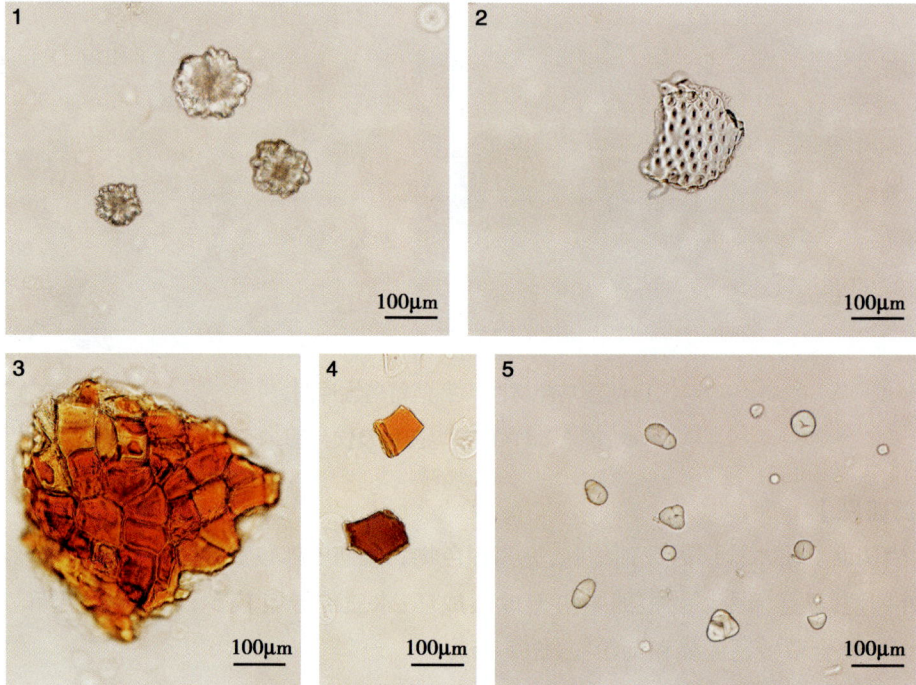

1.草酸钙簇晶；2.具缘纹孔导管；3.木栓细胞；4.棕色块；5.淀粉粒。

● 图 5-16 何首乌粉末图

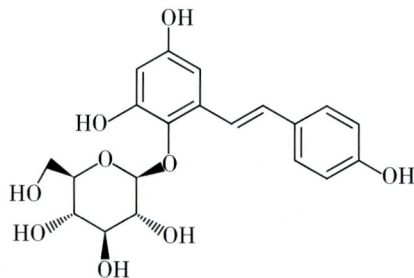

2,3,5,4′-四羟基二苯乙烯-2-O-β-D-葡萄糖苷

【理化鉴别】 薄层色谱鉴别 粉末乙醇提取液作供试品溶液,以何首乌对照药材作对照,按薄层色谱法,用硅胶 H 板,以三氯甲烷-甲醇(7:3)为展开剂,展至约 3.5cm,取出,再以三氯甲烷-甲醇(20:1)为展开剂,展至约 7cm,置紫外光灯(365nm)下检视。供试品色谱中,在与对照药材色谱相应的位置上,显相同颜色的荧光斑点。

【质量评价】

1. 经验鉴别 以个大,体重,质坚实,表面红褐色,断面显云锦花纹、粉性足者为佳。

2. 含量测定 按高效液相色谱法测定,药材含 2,3,5,4′-四羟基二苯乙烯-2-O-β-D-葡萄糖苷($C_{20}H_{22}O_9$)不得少于 1.0%;含结合蒽醌以大黄素($C_{15}H_{10}O_5$)和大黄素甲醚($C_{16}H_{12}O_5$)的总量计不得少于 0.10%,饮片含结合蒽醌以大黄素($C_{15}H_{10}O_5$)和大黄素甲醚($C_{16}H_{12}O_5$)的总量计不得少于 0.05%。

【性味功效】 性苦、甘、涩,味微温。解毒,消痈,截疟,润肠通便。

【附药】 首乌藤 Polygoni Multiflori Caulis

为蓼科植物何首乌 *Polygonum multiflorum* Thumb. 的干燥藤茎。秋、冬二季采割,除去残叶,捆成把或趁鲜切段,干燥。主产于贵州、湖北、四川等地。藤茎呈长圆柱形,稍扭曲,具分枝,长短不一,直径 4~7mm。表面紫红色或紫褐色,粗糙,具扭曲的纵皱纹,节部略膨大,有侧枝痕,外皮菲薄,可剥离。质脆,易折断,断面皮部紫红色,木部黄白色或淡棕色,导管孔明显,髓部疏松,类白色。切段者呈圆柱形的段。外表面紫红色或紫褐色,切面皮部紫红色,木部黄白色或淡棕色,导管孔明显,髓部疏松,类白色。气微,味微苦涩。含二苯乙烯类、蒽醌类、黄酮类和酚酸类成分,主要为二苯乙烯苷、大黄素、大黄素甲醚。性甘,味平。具有养血安神,祛风通络的功效。

牛膝★ Achyranthis Bidentatae Radix

牛膝始载于《神农本草经》,列为上品。历代本草均有记载,陶弘景《本草经集注》云:"其茎有节似牛膝,故以为名也。"苏颂《图经本草》记载:"牛膝,生河内川谷及临朐……然不及怀州者为真。春生苗,茎高二三尺,青紫色,有节如鹤膝,又如牛膝状,以此名之。叶尖圆如匙,两两相对。于节上生花作穗,秋结实甚细。"《本草衍义》曰:"今西京作畦种,有长三尺者最佳。"由以上记载可知,历代本草记载牛膝即今天之怀牛膝。

【来源】 为苋科(Amaranthaceae)植物牛膝 *Achyranthes bidentata* Bl. 的干燥根。

【植物形态】 多年生草本,高 70~120cm。根圆柱形,直径 5~10mm,土黄色;茎有棱角或四方形,绿色或带紫色,有白色贴生或开展柔毛,或近无毛,分枝对生。叶片椭圆形或椭圆披针形,少数倒披针形,长 4.5~12cm,宽 2~7.5cm,顶端尾尖,尖长 5~10mm,基部楔形或宽楔形,两面有贴生或开展柔毛;叶柄长 5~30mm,有柔毛。穗状花序顶生及腋生,长 3~5cm,花期后反折;总花梗长 1~2cm,有白色柔毛;花多数,密生,长 5mm;苞片宽卵形,长 2~3mm,顶端长渐尖;小苞片刺状,长 2.5~3mm,顶端弯曲,基部两侧各有 1 片卵形膜质小裂片,长约 1mm;花被片披针形,长 3~5mm,光亮,顶端急尖,有 1 条中脉;雄蕊长 2~2.5mm;退化雄蕊顶端平圆,稍有缺刻状细锯齿。胞果矩圆形,长 2~2.5mm,黄褐色,光滑。种子矩圆形,长 1mm,黄褐色。花期 7~9月,果期 9~10 月(图 5-17)。

【采收加工】 冬季茎叶枯萎时采挖,除去须根及泥沙,捆成小把,晒至干皱后,将顶端切齐,晒干。

【产地】 主产河南,栽培于河南武陟、沁阳等地,为"四大怀药"之一。河北、山东、辽宁等省亦产。

【性状鉴别】

1. 药材　呈细长圆柱形,挺直或稍弯曲,长 15~70cm,直径 0.4~1cm。表面灰黄色或淡棕色,有微扭曲的细纵皱纹、排列稀疏的侧根痕和横长皮孔样突起。质硬脆,易折断,受潮后变软,断面平坦,淡棕色,略呈角质样而油润,中心维管束木质部较大,黄白色,其外周散有多数黄白色点状维管束,断续排列成 2~4 轮。气微,味微甜而稍苦涩(图 5-18)。

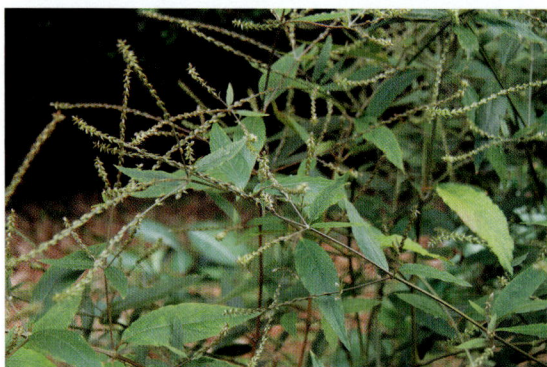

● 图 5-17　牛膝 *Achyranthes bidentata* Bl.

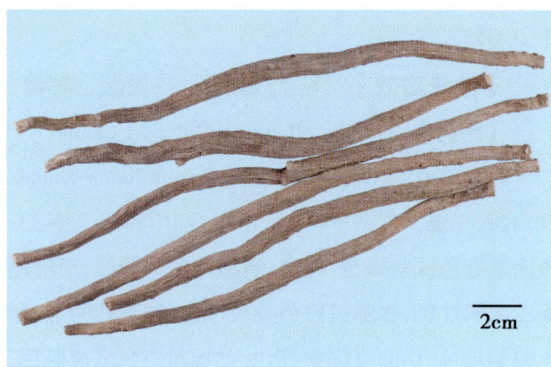

2cm

● 图 5-18　牛膝药材图

2. 饮片　牛膝:呈圆柱形的段。颜色、表面特征、质地、断面、气、味同药材。

【显微鉴别】

1. 根横切面　①木栓层为数列扁平细胞,切向延伸。②栓内层较窄。③异型维管束外韧型,断续排列成 2~4 轮,最外轮的维管束较小,束间形成层几连接成环,向内维管束较大。④木质部主要由导管及小的木纤维组成,根中心木质部集成 2~3 群。⑤薄壁细胞含有草酸钙砂晶(图 5-19)。

2. 粉末　淡棕黄色。①木纤维成束,较长,壁较薄,非木化,具稀疏斜形纹孔。②细小草酸钙砂晶散在或含于薄壁细胞中。③导管多为具缘纹孔及网纹导管。④木栓细胞表面观呈多角形或类方形,壁薄,淡黄色。⑤木薄壁细胞长方形,微木化(图 5-20)。

【化学成分】 ①主含甾类化合物:β-蜕皮甾酮(β-ecdysterone)、牛膝甾酮等,具有较强的促进蛋白质合成作用。②三萜皂苷:人参皂苷 Ro(ginsenoside Ro)等。③多糖:牛膝肽多糖 ABAB 等,多糖具有抗肿瘤和提高免疫力活性的作用。④尚含生物碱、香豆素及多种微量元素。

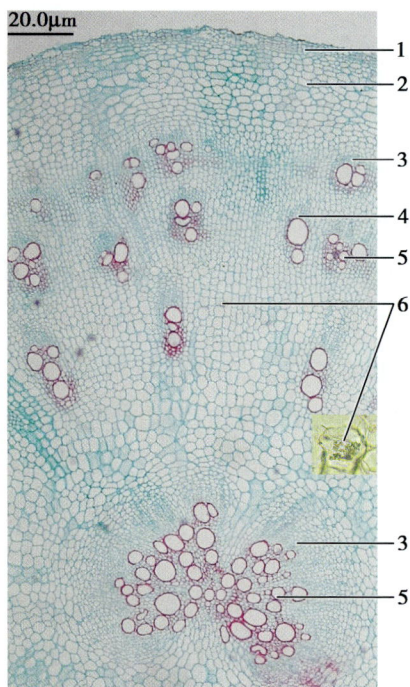

20.0μm

1. 木栓层;2. 皮层;3. 韧皮部;4. 形成层;5. 木质部;6. 草酸钙砂晶。

● 图 5-19　牛膝(根)横切面图

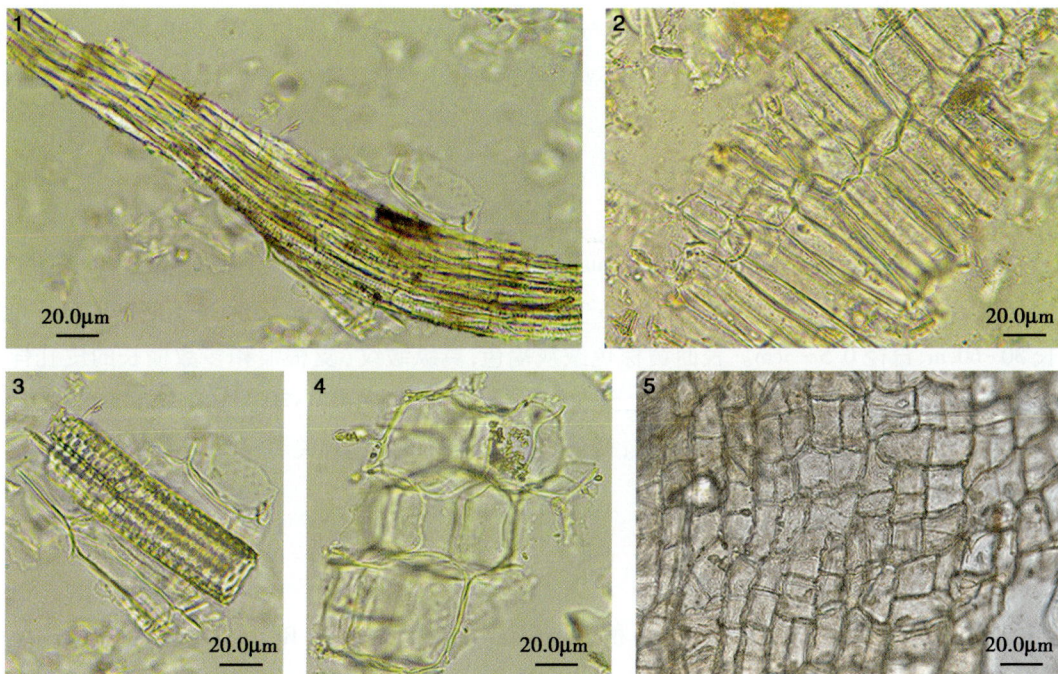

1.木纤维；2.木薄壁细胞；3.导管；4.草酸钙砂晶；5.木栓细胞。

● 图5-20　牛膝粉末图

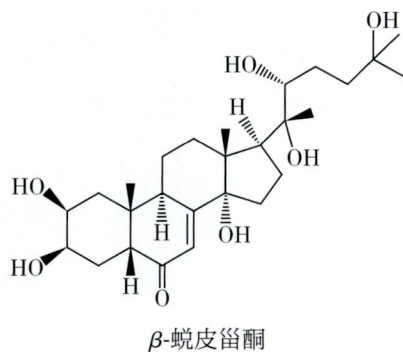

β-蜕皮甾酮

【理化鉴别】　薄层色谱鉴别　粉末甲醇提取液蒸干，残渣用水溶解，上 D101 大孔树脂柱，依次用水、20% 乙醇、80% 乙醇洗脱，收集 80% 乙醇洗脱液，蒸干，残渣用 80% 甲醇溶解作供试品液。以牛膝对照药材、*β*-蜕皮甾酮对照品、人参皂苷 Ro 对照品作对照，按薄层色谱法，用硅胶 G 薄层板，以三氯甲烷-甲醇-水-甲酸（7∶3∶0.5∶0.05）为展开剂，展开，喷以 5% 香草醛硫酸溶液显色。供试品色谱中，在与对照药材色谱和对照品色谱相应的位置上，显相同颜色的斑点。

【质量评价】

1. 经验鉴别　以根粗长、肉肥、皮细、黄白色者为佳。

2. 检查　二氧化硫残留量：按二氧化硫残留量测定法测定，不得过 400mg/kg。

3. 浸出物　按醇溶性浸出物热浸法测定，水饱和正丁醇作溶剂，不得少于 6.5%。

4. 含量测定　按高效液相色谱法测定，本品含 *β*-蜕皮甾酮（$C_{27}H_{44}O_7$）不得少于 0.030%。

【性味功效】　性平，味苦、甘、酸。逐瘀通经，补肝肾，强筋骨，利尿通淋，引血下行。

【附注】　我国古本草对牛膝的产地进行了描述。明代《本草品汇精要》记载"牛膝，怀州者为佳"。

《救荒本草》详细描述了牛膝的产地,曰"牛膝……生河内川谷,及临朐、江淮、闽粤、关中、苏州皆有之,然皆不及怀州者真。"怀州"是指现今的太行山脉与黄河夹角地带,涉及河南省的沁阳、武陟、焦作、博爱、修武等市县。该地域北靠太行,南临黄河,其生长环境适宜牛膝生长,药材产量大,且质量优,享誉中外。

川牛膝　Cyathulae Radix

为苋科植物川牛膝 *Cyathula officinalis* Kuan 的干燥根。秋、冬二季采挖,除去芦头、须根及泥沙,烘或晒至半干,堆放回润,再烘干或晒干。主产于四川。根呈近圆柱形,微扭曲,向下略细或有少数分枝,长 30~60cm,直径 0.5~3cm。表面黄棕色或灰褐色,具纵皱纹、支根痕和多数横长的皮孔样突起。质韧,不易折断,断面浅黄色或棕黄色,维管束点状,排列成数轮同心环。气微,味甜。含多种昆虫变态甾体,主要为杯苋甾酮。性平,味甘、微苦。具有逐瘀通经,通利关节,利尿通淋的功效。

商陆▲　Phytolaccae Radix

【来源】　为商陆科(Phytolaccaceae)植物商陆 *Phytolacca acinosa* Roxb. 或垂序商陆 *P. americana* L. 的干燥根。秋季至次春采挖,除去须根和泥沙,切成块或片,晒干或阴干。

【产地】　主产于河南、湖北、安徽、陕西等省。

【性状鉴别】　药材　呈横切或纵切的不规则块片,厚薄不等。外皮灰黄色或灰棕色。横切片弯曲不平,边缘皱缩,直径 2~8cm;切面浅黄棕色或黄白色,木部隆起,形成数个突起的同心性环轮,习称"罗盘纹"。纵切片弯曲或卷曲,长 5~8cm,宽 1~2cm,木部呈平行条状突起。质硬。气微,味稍甜,久嚼麻舌(图 5-21)。

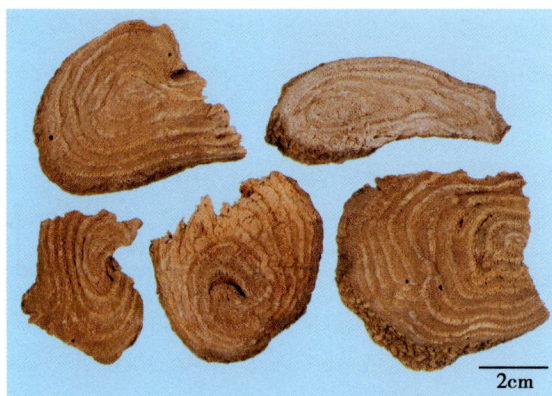
● 图 5-21　商陆药材图

【显微鉴别】　粉末　灰白色。①草酸钙针晶成束或散在,针晶纤细,尚可见草酸钙方晶或簇晶。②木纤维多成束,壁厚或稍厚,有多数十字形纹孔。③木栓细胞棕黄色,长方形或多角形,有的含颗粒状物。④淀粉粒单粒类圆形或长圆形,脐点短缝状、点状、星状和人字形,层纹不明显;复粒少数,由 2~3 个分粒组成。垂序商陆的草酸钙针晶束稍长,无方晶和簇晶。

【化学成分】　①主含三萜皂苷,主要有商陆皂苷(phytolaccasaponin)甲、乙、丙、丁、戊、己、辛等。②另含商陆多糖Ⅰ、Ⅱ。

【质量评价】

1. 经验鉴别　以片大、色白、有粉性、"罗盘纹"明显者为佳。

2. 浸出物　按水溶性浸出物冷浸法测定,不得少于 10.0%。

3. 含量测定　按高效液相色谱法测定,药材含商陆皂苷甲($C_{42}H_{66}O_{16}$)不得少于 0.15%;饮片含商陆皂苷甲($C_{42}H_{66}O_{16}$)不得少于 0.20%。

【性味功效】 性寒,味苦;有毒。逐水消肿,通利二便。

银柴胡 Stellariae Radix

为石竹科(Caryophyllaceae)植物银柴胡 *Stellaria dichotoma* L. var. *lanceolata* Bge. 的干燥根。春、夏间植株萌发或秋后茎叶枯萎时采挖。主产于宁夏、陕西、甘肃等省区。根呈类圆柱形,偶有分枝,长 15~40cm,直径 0.5~2.5cm。表面浅棕黄色至浅棕色,有扭曲的纵皱纹和支根痕,多具孔穴状或盘状凹陷,习称"砂眼",从砂眼处折断可见棕色裂隙中有细砂散出。根头部略膨大,有密集的呈疣状突起的芽苞、茎或根茎的残基,习称"珍珠盘"。质硬而脆,易折断,断面不平坦,较疏松,有裂隙,皮部甚薄,木部有黄、白色相间的放射状纹理。气微,味甘。含甾醇类、黄酮类及挥发油等。性微寒,味甘。具有清虚热,除疳热的功效。

太子参 Pseudostellariae Radix

为石竹科植物孩儿参 *Pseudostellaria heterophylla* (Miq.) Pax ex Pax et Hoffm. 的干燥块根。夏季茎叶大部分枯萎时采挖,洗净,除去须根,置沸水中略烫后晒干或直接晒干。主产于山东、安徽、江苏等省。块根呈细长纺锤形或细长条形,稍弯曲,长 3~10cm,直径 0.2~0.6cm。表面灰黄色至黄棕色,较光滑,微有纵皱纹,凹陷处有须根痕。顶端有茎痕。质硬而脆,断面较平坦,周边淡黄棕色,中心淡黄白色,角质样。气微,味微甘。含皂苷及多种氨基酸等。性平,味甘、微苦。具有益气健脾,生津润肺的功效。

威灵仙 Clematidis Radix et Rhizoma

为毛茛科(Ranunculaceae)植物威灵仙 *Clematis chinensis* Osbeck、棉团铁线莲 *C. hexapetala* Pall. 或东北铁线莲 *C. manshurica* Rupr. 的干燥根和根茎。秋季采挖,除泥沙,晒干。威灵仙主产于长江以南各省区,如江苏、浙江、江西、安徽等省。棉团铁线莲主产于东北地区及山东省。东北铁线莲主产于东北地区。威灵仙根茎呈柱状,表面淡棕黄色,上端残留茎基,下侧着生多数细根,质较坚韧,断面纤维性;根呈细长圆柱形,稍弯曲,表面黑褐色,有细纵纹,有的皮部脱落,露出黄白色木部。根质坚脆,易折断。断面皮部较广,木部淡黄色,略呈方形,皮部与木部间常有裂隙,气微,味淡。棉团铁线莲根茎呈短柱状,根表面棕褐色至棕黑色。断面木部圆形。味咸。东北铁线莲根茎呈柱状,根较密集,表面棕黑色;断面木部近圆形。味辛辣。含多种以齐墩果酸为母核的三萜类皂苷,主为齐墩果酸。性温,味辛、咸。具有祛风除湿,通络止痛的功效。

附子★ Aconiti Lateralis Radix Praeparata

附子始载于《神农本草经》,列为下品。陶弘景谓:"乌头与附子同根。"李时珍谓:"附乌头而生者为附子,如子附母也。"古今用药一致。

附子

【**来源**】 为毛茛科植物乌头 *Aconitum carmichaeli* Debx. 的子根的加工品。

【**植物形态**】 多年生草本。主根纺锤形至倒卵形,周围常生有数个侧根(子根)。茎直立,上部散生贴伏柔毛。叶互生,薄革质,深三裂几达基部;两侧裂片再 2 裂,中央裂片再 3 浅裂,裂片有粗齿或缺刻。总状花序,花序轴密生贴伏的反曲柔毛;花萼 5 片,蓝紫色,上萼片盔形,侧萼片近圆形,内面无毛;花瓣 2 片,变态成蜜腺叶,头部反曲,下具长爪;雄蕊多数;心皮 3~5 枚,离生。蓇葖果长圆形。花期 6~7 月,果期 7~8 月(图 5-22)。

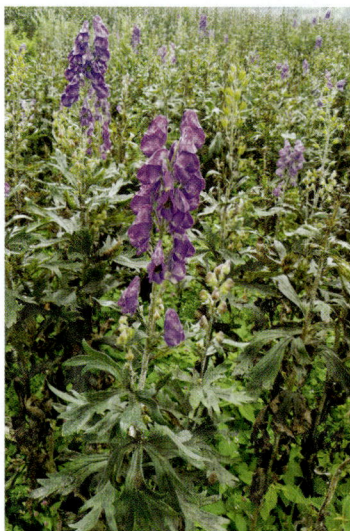

● 图 5-22 乌头 *Aconitum carmichaeli* Debx.

【**采收加工**】 6 月下旬至 8 月上旬采挖,除去母根、须根及泥沙,习称"泥附子",加工成下列品种。

1. 盐附子 选择个大、均匀的泥附子,洗净,浸入食用胆巴的水溶液中过夜,再加食盐,继续浸泡,每日取出晒晾,并逐渐延长晒晾时间,直至附子表面出现大量结晶盐粒(盐霜)、体质变硬为止,习称"盐附子"。

2. 黑顺片 取泥附子,按大小分别洗净,浸入食用胆巴的水溶液中数日,连同浸液煮至透心,捞出,水漂,纵切成厚约 0.5cm 的片,再用水浸漂,用调色液使附片染成浓茶色,取出,蒸至出现油面光泽后,烘至半干,再晒干或继续烘干,习称"黑顺片"。

3. 白附片 选择大小均匀的泥附子,洗净,浸入食用胆巴的水溶液中数日,连同浸液煮至透心,捞出,剥去外皮,纵切成 0.3cm 的片,用水浸漂,取出,蒸透,晒干,习称"白附片"。

【**产地**】 主要栽培于四川江油、平武、绵阳等地,陕西省亦有栽培。

【**性状鉴别**】

1. 盐附子 呈圆锥形,长 4~7cm,直径 3~5cm。表面灰黑色,被盐霜。顶端宽大,中央有凹陷的芽痕,周围有瘤状突起的支根或支根痕。质重而坚硬,难折断,受潮则变软。横切面灰褐色,可见充满盐霜的小空隙及多角形环纹(形成层),环纹内侧导管束小点排列不整齐。气微,味咸而麻,刺舌。

2. 黑顺片 为不规则的纵切片,上宽下窄,长 1.7~5cm,宽 0.9~3cm,厚 2~5mm。外皮黑褐色,切面暗黄色,油润,具光泽,半透明状,并有纵向导管束脉纹。质硬而脆,断面角质样。气微,味淡。

3. 白附片 形状、气味与黑顺片相同,但无外皮,全体黄白色,半透明,厚约 3mm(图 5-23)。

【**显微鉴别**】

1. 块根横切面 ①后生皮层为棕色木栓化细胞。②皮层细胞切向延长,偶有石细胞,单个散在或数个成群,类长方形、方形或长椭圆形,胞腔较大;内皮层明显。③韧皮部宽广,散有筛管群,内侧偶见纤维束。④形成层类多角形。其内外侧偶有 1 至数个异型维管束。⑤木质部导管多列,呈径向或略呈"V"字形排列。⑥髓部明显。薄壁细胞充满淀粉粒(图 5-24)。

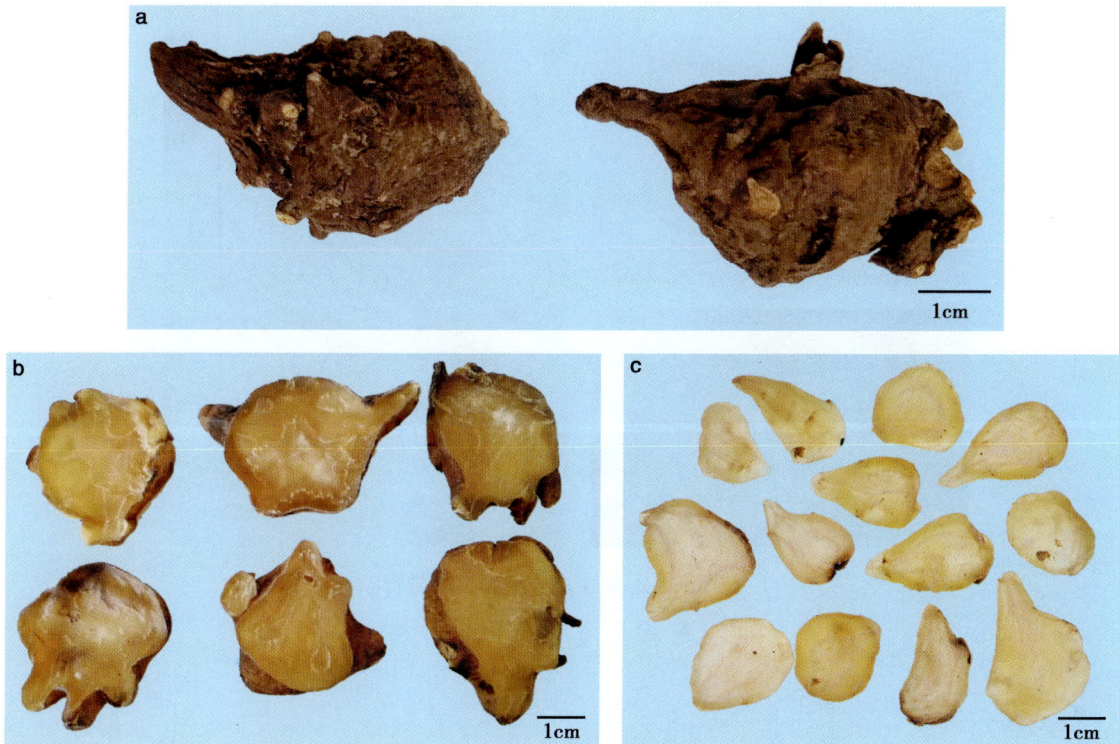

a.盐附子；b.黑顺片；c.白附片。

● 图 5-23　附子药材及饮片图

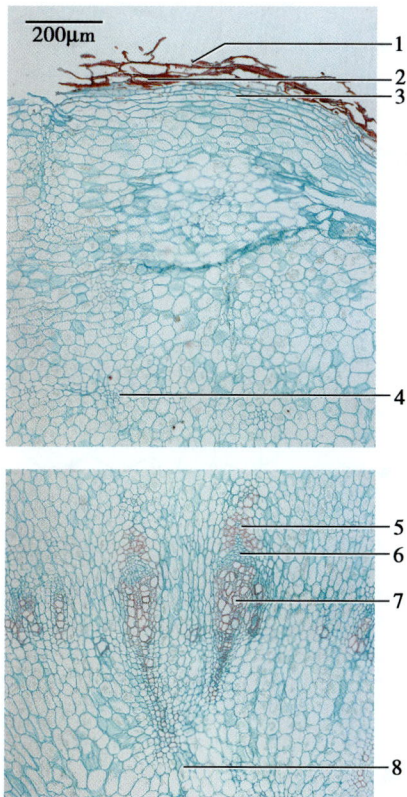

1.后生皮层；2.石细胞；3.皮层；4.筛管群；5.纤维束；6.韧皮部；7.木质部；8.髓部。

● 图 5-24　附子（子根）横切面图

2. **粉末**　灰黄色。①石细胞呈长方形、类方形、多角形或一边斜尖，直径 49~117μm，长 113~280μm，壁厚 4~13μm，壁厚者层纹明显，纹孔较稀疏。②后生皮层细胞棕色，有的壁呈瘤状增厚突入细胞腔。③导管主为具缘纹孔，直径 29~70μm，末端平截或短尖，穿孔位于端壁或侧壁，有的导管分子短粗拐曲，或纵横连接。④淀粉粒单粒球形、长圆形或肾形，直径 3~22μm；复粒由 2~15 个分粒组成。⑤纤维少数（来自残茎），纹孔口斜向超出纹孔缘（图 5-25）。

【化学成分】　根含总生物碱，其中主要为剧毒的双酯类生物碱，如乌头碱（aconitine）、新乌头碱（mesaconitine）、次乌头碱（hypaconitine）。附子因是加工品，在加工炮制的过程中双酯类生物碱失去一分子醋酸，生成毒性较小的单酯类生物碱苯甲酰乌头原碱（benzoylaconine）、苯甲酰新乌头原碱（benzoylmesaconine）和苯甲酰次乌头原碱（benzoylhypaconine）。如继续水解，又失去一分子苯甲酸，生成毒性更小的不带酯键的胺醇类生物碱乌头原碱（aconine）、新乌头原碱（mesaconine）和次乌头原碱（hypaconine）。因此，炮制品附子的毒性均较其生品为小。

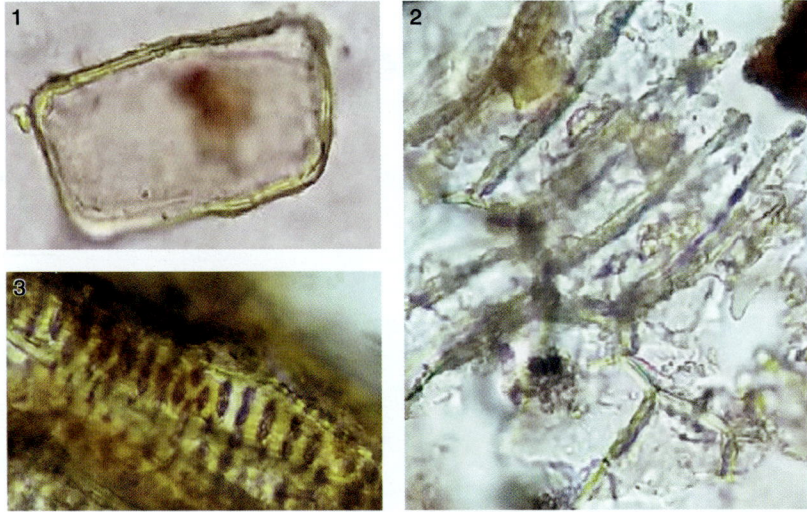

1.石细胞；2.后生皮层细胞；3.导管。

● 图5-25 附子粉末图

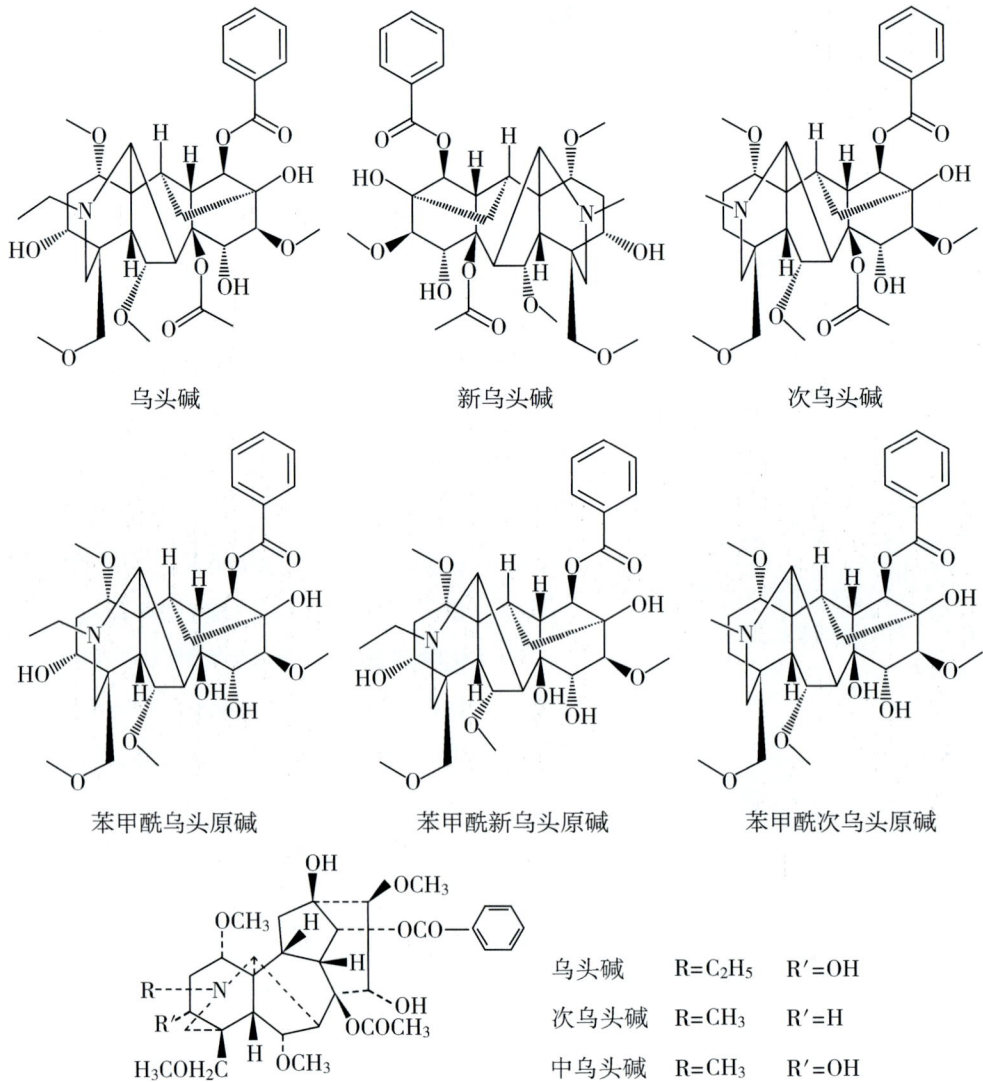

乌头碱　　　　　新乌头碱　　　　　次乌头碱

苯甲酰乌头原碱　　苯甲酰新乌头原碱　　苯甲酰次乌头原碱

乌头碱	R=C₂H₅	R′=OH
次乌头碱	R=CH₃	R′=H
中乌头碱	R=CH₃	R′=OH

乌头碱　　R=C_2H_5　　R′=OH

次乌头碱　　R=CH_3　　R′=H

中乌头碱　　R=CH_3　　R′=OH

以乌头碱为例,其水解过程如下:

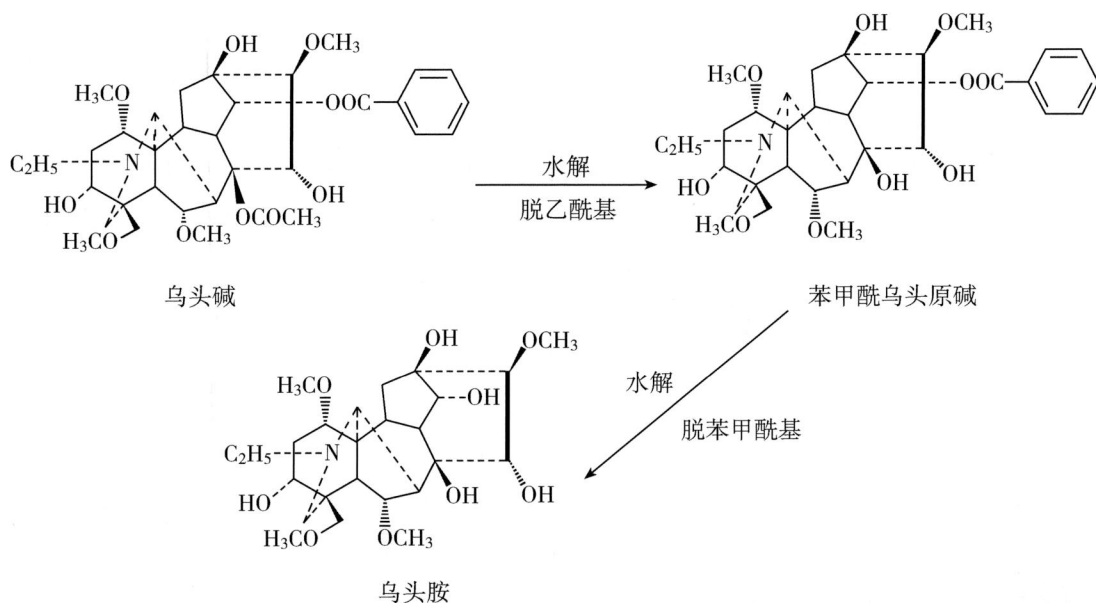

乌头碱

苯甲酰乌头原碱

水解
脱乙酰基

水解
脱苯甲酰基

乌头胺

盐附子尚含少量的中乌头碱及乌头碱、次乌头碱,故盐附子的毒性则较蒸煮过的黑顺片、白附片为大。中乌头碱为镇痛的主要活性成分。此外,尚含强心成分氯化棍掌碱(coryneine chloride)、去甲猪毛菜碱(salsolinol)及去甲乌药碱(dl-demethylcoclaurine)。

【理化鉴别】 薄层色谱鉴别 粉末加氨润湿,加乙醚超声处理,滤液挥干,残渣加二氯甲烷溶解作为供试品溶液。以苯甲酰新乌头原碱、苯甲酰乌头原碱、苯甲酰次乌头原碱、新乌头碱、次乌头碱、乌头碱对照品作为对照,照薄层色谱法,用硅胶 G 薄层板,以正己烷-乙酸乙酯-甲醇(6.4∶3.6∶1)为展开剂展开,喷以稀碘化铋钾试液显色。供试品色谱中,盐附子在与新乌头碱对照品、次乌头碱对照品和乌头碱对照品色谱相应的位置上,显相同颜色的斑点;黑顺片或白附片在与苯甲酰新乌头原碱对照品、苯甲酰乌头原碱对照品、苯甲酰次乌头原碱对照品色谱相应的位置上,显相同颜色的斑点。

【质量评价】

1. 经验鉴别 盐附子以个大、坚实、灰黑色、表面起盐霜者为佳。黑顺片以片大、厚薄均匀、表面油润光泽者为佳。白附片以片大、色白、半透明者为佳。

2. 检查 双酯型生物碱:按高效液相色谱法测定,本品含双酯型生物碱以新乌头碱($C_{33}H_{43}NO_{10}$)、次乌头碱($C_{32}H_{45}NO_{10}$)和乌头碱($C_{33}H_{43}NO_{11}$)的总量计,不得过 0.020%。

3. 含量测定 按高效液相色谱法测定,本品含苯甲酰新乌头原碱($C_{31}H_{43}NO_{10}$)、苯甲酰乌头原碱($C_{32}H_{45}NO_{10}$)和苯甲酰次乌头原碱($C_{31}H_{43}NO_9$)的总量,不得少于 0.010%。

【性味功效】 性大热,味辛、甘。有毒;回阳救逆,补火助阳,逐风寒湿邪。

【附注】 据报道,全国各地有同属 21 种植物的块根作草乌用,主要有:①乌头 *Aconitum carmichaeli* Debx. 主产于中南、西南各地,野生,根呈纺锤形至倒卵形,表面灰褐色,有皱纹及突起的侧根痕。②黄草乌 *A. vilmorinianum* Kom. 产于云南、贵州等地,表面黑褐色,有多数纵皱纹,末端尖细而稍弯曲。含总生物碱约 0.43%。③多根乌头 *A. karakolitum* Rap. 产于新疆,含总生物碱可达 0.6%,块根 3~4 个或更多,呈链状合生,表面棕褐色。④瓜叶乌头 *A. hemsleyanum* Pritz. 四川、湖北部分地区药用,块根呈圆锥形,直径约 1cm,表面深棕色。以上均非正品。

川乌 Aconiti Radix

为毛茛科植物乌头 *Aconitum carmichaeli* Debx. 的干燥母根（主根）。6月下旬至8月上旬采挖，除去子根、须根及泥沙，晒干。四川、陕西省为主要栽培产区，湖北、湖南、云南、河南等省亦有种植。主根呈不规则圆锥形，稍弯曲，顶端常有残茎，中部多向一侧膨大。外表棕褐色或灰棕色，皱缩，有小瘤状侧根及除去子根后的痕迹。质坚实，不易折断。断面类白色或浅灰黄色，粉质，形成层环纹多角形。气微，味辛辣而麻舌。含生物碱及乌头多糖（aconitan）。主要为剧毒的双酯类生物碱如乌头碱、次乌头碱、新乌头碱等。性热，味辛、苦；有大毒。具有祛风除湿，温经止痛的功效。

草乌 Aconiti Kusnezoffii Radix

为毛茛科植物北乌头 *Aconitum kusnezoffii* Reichb. 的干燥块根。秋季茎叶枯萎时采挖，除去须根及泥沙，干燥。主产东北、华北各省份。呈不规则长圆锥形，略弯曲。顶端常有残茎和少数不定根残基，有的顶端一侧有一枯萎的芽，一侧有一圆形或扁圆形不定根残基。表面灰褐色或黑棕褐色，极皱缩，有纵皱纹、点状须根痕和数个瘤突状侧根。质硬，断面灰白色或暗灰色，有裂隙，形成层环纹多角形或类圆形，髓部较大或中空。无臭，味辛辣、麻舌。含总生物碱为 $0.70\% \sim 1.3\%$，主要为剧毒的双酯类生物碱如乌头碱、次乌头碱、新乌头碱、杰斯乌头碱（jesaconitine）、异乌头碱（isoaconitine）及北草乌碱等。性热，味辛、苦；有大毒。具有祛风除湿，温经止痛的功效。

白头翁 Pulsatillae Radix

为毛茛科植物白头翁 *Pulsatilla chinensis* (Bge.) Regel 的干燥根。春、秋二季采挖，除去泥沙，干燥。主产于东北、华北、华东等地。呈类圆柱形或圆锥形，稍扭曲。表面黄棕色或棕褐色，具不规则纵皱纹或纵沟，皮部易脱落，露出淡黄色的木部，有的有网状裂纹或裂隙，近根头处常有朽状凹洞。根头部稍膨大，有白色绒毛，有的可见鞘状叶柄残基。质硬而脆，断面皮部黄白色或淡黄棕色，木部淡黄色。气微，味微苦涩。含三萜类皂苷约9%，主要为白头翁皂苷（pulsatoside）A、B、C、B_4 等。性寒，味苦。具有清热解毒，凉血止痢的功效。

白芍★ Paeoniae Radix Alba

芍药始载于《神农本草经》，列为中品。马志谓："有赤、白两种，其花亦有赤白二色。"苏颂谓："春生红芽作丛，茎上三枝五叶，似牡丹而狭长，高一二尺。夏初开花，有红白紫数种，结子似牡丹子而小。"陈承谓："本经芍药生丘陵，今世多用人家种植者。"李时珍谓："根之赤白，随花之色也。"今白芍花色赤白均有之。古今用药一致。

【来源】 为毛茛科植物芍药 *Paeonia lactiflora* Pall. 的干燥根。

【植物形态】 多年生草本，根肥大，通常圆柱形。茎直立，上部略分枝。叶互生，下部叶为二回三出复叶，小叶片长卵圆形至披针形，叶缘具骨质小齿；上部叶为三出复叶。花大；萼片4片；花瓣9~13片,白色、粉红色或红色;雄蕊多数;心皮3~5枚,分离。蓇葖果3~5个,卵形,先端外弯成钩状,无毛或密被白毛。花期5~7月,果期6~8月(图5-26)。

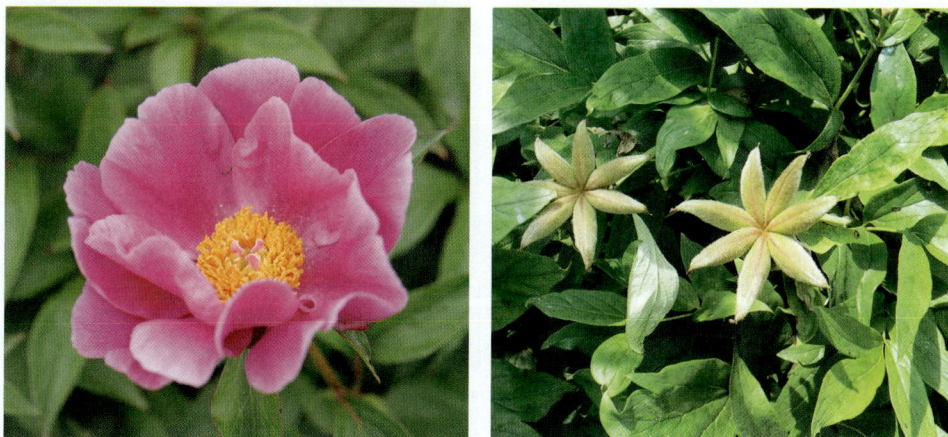

● 图5-26　芍药 *Paeonia lactiflora* Pall.

【采收加工】　夏、秋两季采挖,洗净,除去头尾及须根,置沸水中煮至透心后除去外皮或去皮后再煮,晒干。

【产地】　主产于浙江、安徽、四川、贵州、山东等省,均系栽培。

【性状鉴别】

1. 药材　呈圆柱形,平直或稍弯曲,两端平截,长5~18cm,直径1~2.5cm。表面类白色或淡红棕色,光滑,隐约可见横长皮孔及纵皱纹,有细根痕或残留棕褐色的外皮。质坚实,不易折断。断面较平坦,类白色或微带棕红色,角质样,形成层环明显,木部有放射状纹理。气微,味微苦、酸(图5-27-1)。

2. 饮片　白芍:多呈类圆形的薄片。表面淡棕红色或类白色。切面微带棕红色或类白色,形成层环明显,可见稍隆起的筋脉纹呈放射状排列。气微,味微苦、酸(图5-27-2)。

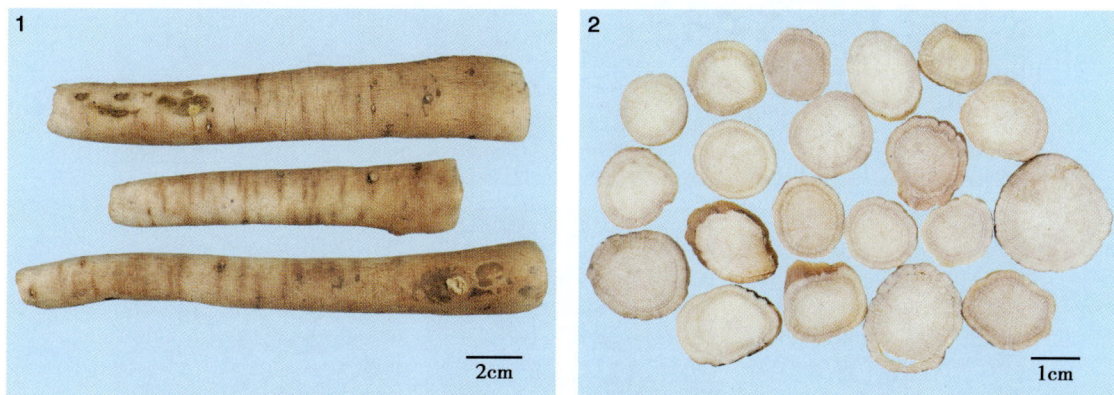

1.白芍药材图; 2.白芍饮片图。

● 图5-27　白芍药材及饮片图

【显微鉴别】

1. 根横切面　①木栓层细胞偶有残存。②残存的皮层细胞切向延长。③韧皮部主要由薄壁细胞组成。④形成层环微波状弯曲。⑤木质部束窄，导管群作放射状排列，导管旁有少数木纤维。木射线宽 10 至数十列细胞。⑥薄壁细胞含草酸钙簇晶，并含糊化淀粉粒团块（图 5-28）。

2. 粉末　黄白色。①薄壁细胞含糊化淀粉粒，糊化淀粉团块甚多。②草酸钙簇晶较多，直径 11~35μm，存在于薄壁细胞中，常排列成行，或一个细胞中含数个簇晶。③导管为具缘纹孔或网纹，直径 20~65μm。④木纤维长梭形，直径 15~40μm，壁厚，微木化，具大的圆形纹孔（图 5-29）。

【化学成分】①含多种单萜类化合物，主要有芍药苷（paeoniflorin），并含少量羟基芍药苷（oxypaeoniflorin）、芍药内酯苷（albiflorin）、苯甲酰芍药苷（benzoylpaeoniflorin）；②含苯甲酸、鞣质、β-谷甾醇、挥发油等。

芍药苷为解痉有效成分。

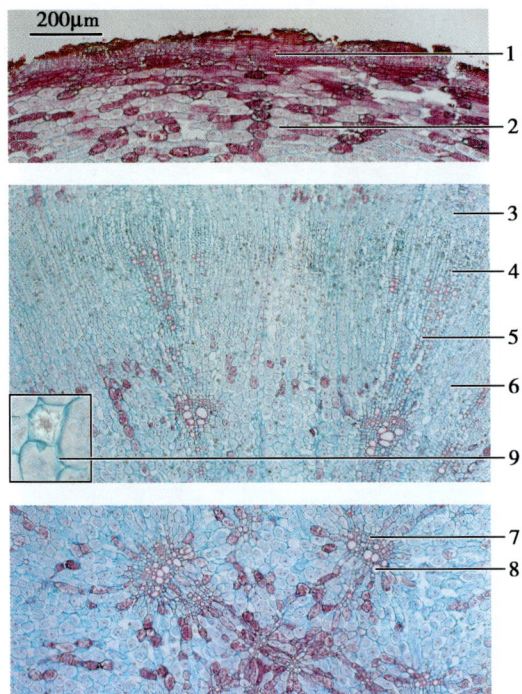

1.木栓层；2.皮层；3.韧皮部；4.形成层；5.木质部；6.射线；7.木纤维；8.导管；9.草酸钙簇晶（放大）。

● 图 5-28　白芍（根）横切面图

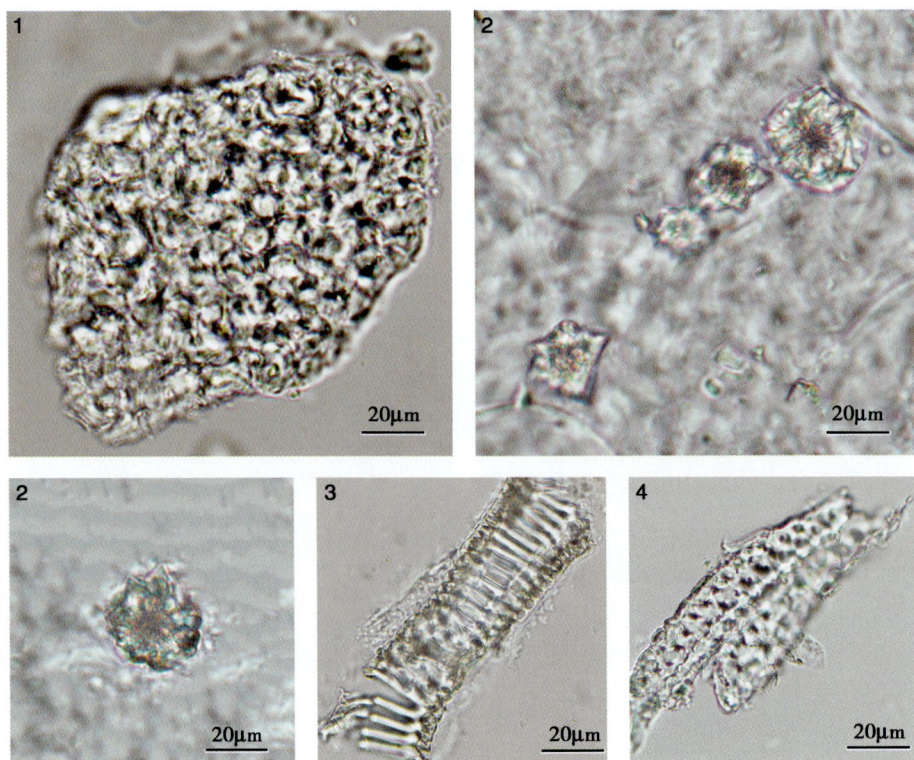

1.含糊化淀粉粒细胞；2.草酸钙簇晶；3.导管；4.木纤维。

● 图 5-29　白芍粉末图

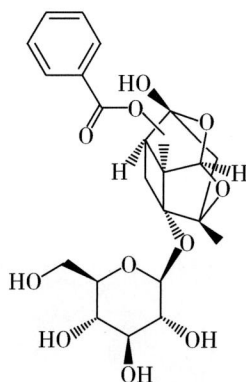
芍药苷

【理化鉴别】 薄层色谱鉴别　粉末乙醇提取物作供试品溶液。以芍药苷对照品作对照,按薄层色谱法,用硅胶 G 薄层板,以三氯甲烷-乙酸乙酯-甲醇-甲酸(40∶5∶10∶0.2)为展开剂展开,喷以5%香草醛硫酸溶液,加热至斑点显色清晰。供试品色谱中,在与对照品色谱相应的位置上,显相同的蓝紫色斑点。

【质量评价】

1. 经验鉴别　以根粗、坚实、无白心或裂隙者为佳。

2. 检查　二氧化硫残留:不得过 400mg/kg。

重金属及有害元素:铅不得过 5mg/kg;镉不得过 1mg/kg;砷不得过 2mg/kg;汞不得过 0.2mg/kg;铜不得过 20mg/kg。

3. 浸出物　按水溶性浸出物热浸法测定,不得少于 22.0%。

4. 含量测定　按高效液相色谱法测定,药材含芍药苷($C_{23}H_{28}O_{11}$)不得少于 1.60%;饮片含芍药苷不得少于 1.20%。

【性味功效】 性微寒,味苦、酸。平肝止痛,养血调经,敛阴止汗。

【附注】 本品变种毛果芍药 *Paeonia lactiflora* Pall. var. *trichocarpa*(Bge.)Stern. 根含 6 种五倍子鞣质。毛叶草芍药 *P. obovata* var. *willmottiae*(Stapf)Stern 过去在陕西曾作宝鸡白芍使用,根较细小,表面灰色,木性强。以上均非正品。

赤芍　Paeoniae Radix Rubra

为毛茛科植物芍药 *Paeonia lactiflora* Pall. 或川赤芍 *P. veitchii* Lynch 的干燥根。春、秋二季采挖,除去根茎、须根及泥沙,晒干。主产于内蒙古和东北等地,河北、陕西、山西、甘肃等省亦产。呈圆柱形,稍弯曲。表面棕褐色,粗糙,有纵沟及皱纹,并有须根痕及横向凸起的皮孔,有的外皮易脱落。质硬而脆,易折断,断面粉白色或粉红色,皮部窄,木部放射状纹理明显,有的有裂隙。 气微香,味微苦、酸涩。含芍药苷、微量芍药内酯苷、芍药新苷(lactiflorin)等。性微寒,味苦。具有清热凉血,散瘀止痛的功效。

黄连★　Coptidis Rhizoma

始载于《神农本草经》,列为上品。《名医别录》记载:"黄连生巫阳及蜀郡大山,二月八月采。"唐《新修本草》谓:"蜀道者粗大,味极浓苦,疗渴为最。"李时珍谓:"汉

黄连

末李当之本草,惟取蜀郡黄肥而坚者为善……以雅州、眉州者为良",又谓:"其根连珠而色黄,故名。"历代本草记载的品种与现今药用品种基本一致。

【来源】 为毛茛科植物黄连 *Coptis chinensis* Franch.、三角叶黄连 *C. deltoidea* C. Y. Cheng et Hsiao 或云连 *C. teeta* Walll. 的干燥根茎。以上三种分别习称"味连""雅连""云连"。

【植物形态】

1. 黄连　为多年生草本,根茎黄色,常有分枝。叶基生,具长柄。卵状三角形,3 全裂,中央裂片稍呈菱形,具柄,羽状深裂,边缘具锐锯齿;侧生裂片不等 2 深裂,裂片再作羽状深裂。花葶 1～2 个,二歧或多歧聚伞花序,花 3～8 朵,苞片披针形,羽状深裂;花萼 5 片,黄绿色,窄卵形,花瓣线形或线状披针形,长 5～7mm,中央有蜜槽;雄蕊多数,外

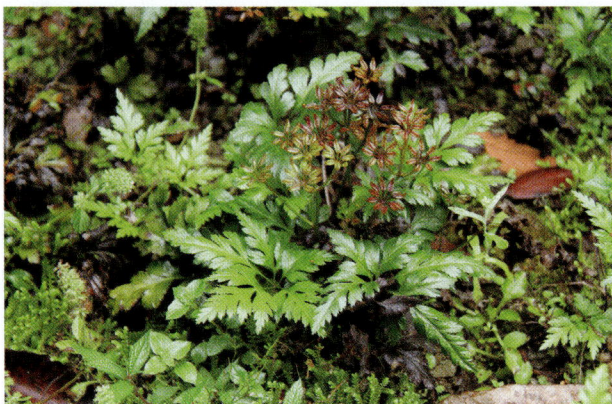

● 图 5-30　黄连*Coptis chinensis* Franch.

轮雄蕊比花瓣略短;心皮 8～12 枚,离生。蓇葖果 6～12 枚,具细柄。花期 2～4 月。果期 3～6 月(图 5-30)。

2. 三角叶黄连　根茎黄色,不分枝或少分枝。叶片卵形,3 全裂,中央裂片三角状卵形,羽状深裂,深裂片多少彼此密接,雄蕊长约为花瓣之半。

3. 云连　根茎黄色,较少分枝。叶片卵状三角形,3 全裂,中央裂片卵状菱形,羽状深裂,深裂片彼此疏离。花瓣匙形至卵状匙形,先端钝。

【采收加工】 栽培 4～6 年后,秋末冬初采挖,除去须根及泥沙,干燥,撞去残留须根。

【产地】 味连　主产于重庆石柱县。湖北西部、陕西、甘肃等地亦产。为栽培品,亦是商品黄连的主要来源。雅连主产于四川洪雅、峨眉等地,为栽培品,有少量野生。云连主产于云南德钦、碧江及西藏,原系野生,现有栽培。

【性状鉴别】

1. 药材　味连:多分枝,集聚成簇,常弯曲,形如鸡爪,单枝根茎长 3～6cm,直径 0.3～0.8cm。表面灰黄色或黄褐色,粗糙,有不规则结节状隆起、须根及须根残基,有的节间表面平滑如茎秆,习称"过桥"。上部多残留褐色鳞叶,顶端常留有残余的茎或叶柄。质硬,断面不整齐,皮部橙红色或暗棕色,木部鲜黄色或橙黄色,呈放射状排列,髓部有的中空。气微,味极苦(图 5-31-1)。

雅连:多为单枝,略呈圆柱形,微弯曲,长 4～8cm,直径 0.5～1cm。"过桥"较长。顶端有少许残茎。

云连:多为单枝,弯曲呈钩状,较细小。长 2～5cm,直径 2～4mm。表面棕黄色。"过桥"较短,折断面黄棕色。

2. 饮片　黄连:呈不规则的薄片。外表皮灰黄色或黄褐色,粗糙,有细小的须根。切面或碎断面鲜黄色或红黄色,具放射状纹理,气微,味极苦(图 5-31-2)。

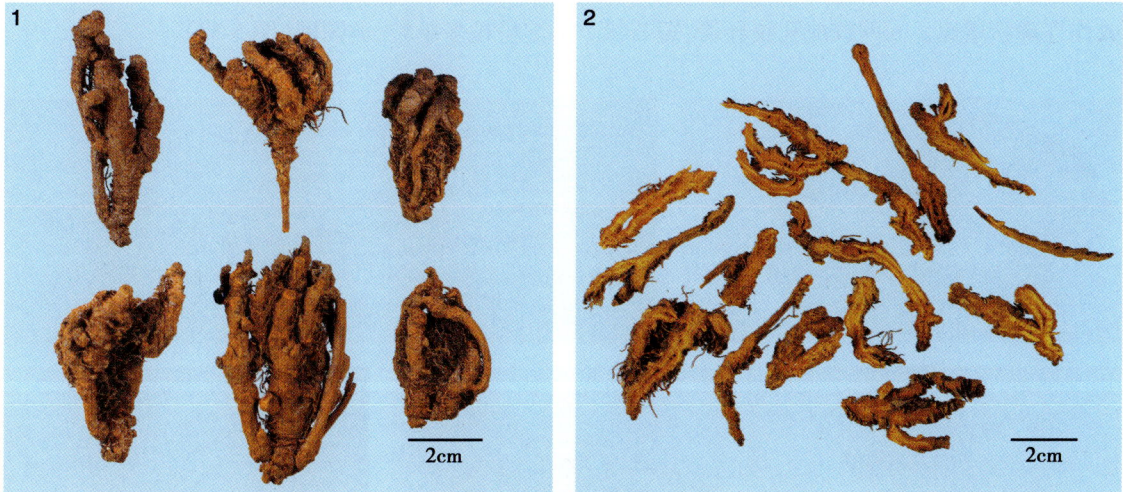

1.黄连药材图；2.黄连饮片图。

● 图 5-31　黄连药材及饮片图

【显微鉴别】

1. 根茎横切面　味连：①木栓层为数列细胞。②皮层较宽，石细胞单个或成群散在，黄色，另有根迹维管束。③中柱鞘纤维成束，木化，或伴有少数石细胞，均显黄色。④维管束外韧型，环列，束间形成层不明显；木质部细胞均木化，木纤维较发达。射线宽窄不一。⑤髓部均为薄壁细胞，无石细胞（图 5-32）。

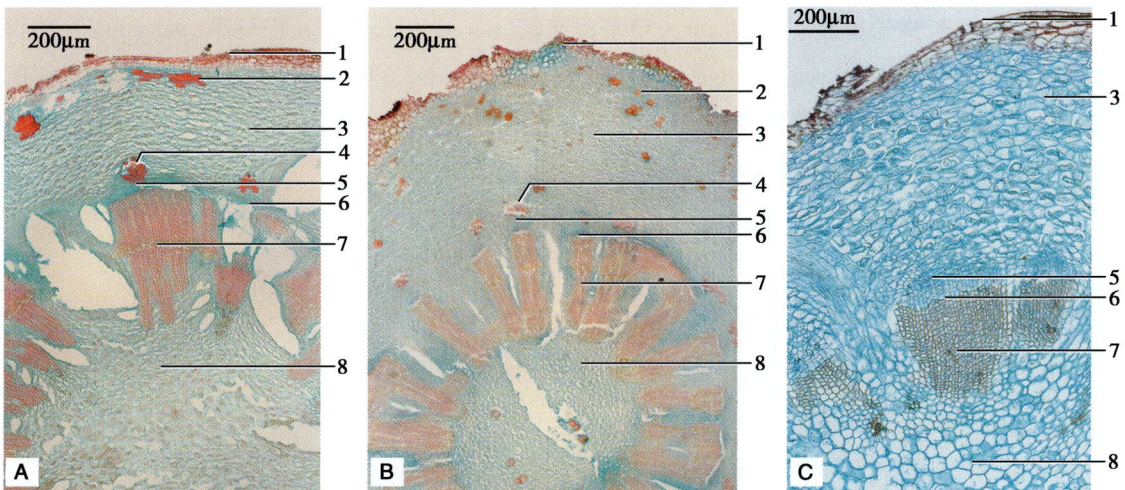

A.味连；B.雅连；C.云连。

1.木栓层；2.石细胞；3.皮层；4.中柱鞘纤维；5.韧皮部；6.形成层；7.木质部；8.髓部。

● 图 5-32　黄连(根茎)横切面图

雅连：与味连相似，但髓部有石细胞。

云连：皮层、中柱鞘部位及髓部均无石细胞。

2. 粉末　味连：黄棕色或黄色。①石细胞为类方形、类圆形、类长方形或近多角形，直径 25～64μm，长至 102μm，黄色，壁厚，壁孔明显。②中柱鞘纤维黄色，纺锤形或梭形，长 136～185μm，直径 27～37μm，壁厚。③木纤维较细长，壁较薄，有稀疏点状纹孔。④木薄壁细胞类长方形或不规则形,壁稍厚,有纹孔。⑤鳞叶表皮细胞绿黄色或黄棕色,细胞长方形或长多角形,壁微波状弯曲,或作连珠状增厚。⑥网纹或孔纹导管,短节状。⑦淀粉粒多单粒,类圆形(图5-33)。

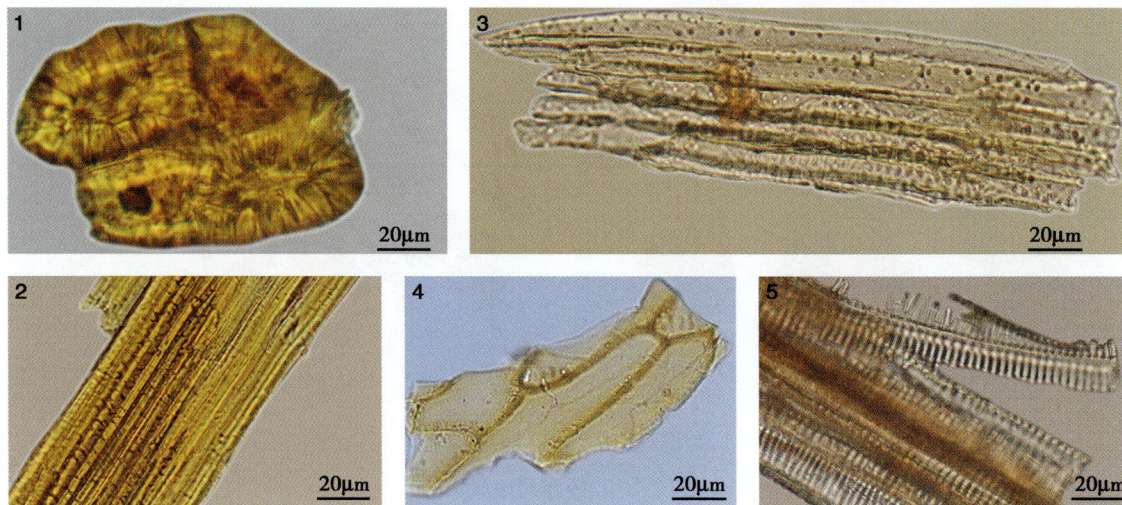

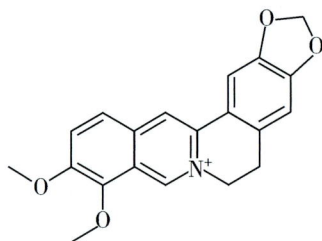
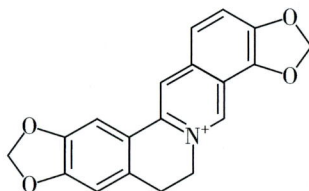
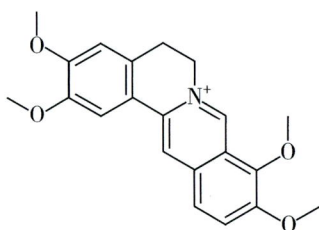
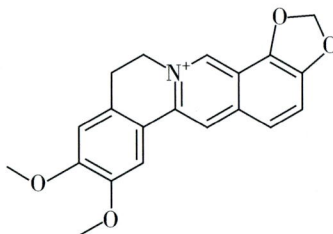

1.石细胞; 2.木纤维; 3.中柱鞘纤维; 4.鳞叶表皮细胞; 5.导管。

● 图 5-33　黄连(味连)粉末图

雅连:石细胞较多。

云连:无石细胞。

【化学成分】 ①三种黄连均含生物碱,主要为小檗碱(berberine),呈盐酸盐存在,含量5.2%~7.69%;其次为黄连碱(coptisine)、甲基黄连碱(worenine 云连无)、巴马亭(palmatine)、药根碱(jatrorrhizine)、木兰碱(magnoflorine)、表小檗碱(epiberberine)等。②酚性成分有阿魏酸、氯原酸、3,4-二羟基苯乙醇葡萄糖苷、3-羧基-4-羟基苯氧葡萄糖苷、2,3,4-三羟基苯丙酸等。黄连碱为黄连的特征性成分。据测定黄连中小檗碱含量以栽培六年的最高。

小檗碱

黄连碱

巴马汀

表小檗碱

【理化鉴别】

1. 取粉末或薄切片置载玻片上,加95%乙醇1~2滴及30%硝酸1滴,加盖玻片放置片刻,镜检,有黄色针状或针簇状结晶析出(硝酸小檗碱)。

2. 薄层色谱鉴别　粉末甲醇提取液作供试品溶液,以黄连对照药材及盐酸小檗碱对照品作对照,照薄层色谱法,用高效硅胶 G 薄层板,以环己烷-乙酸乙酯-异丙醇-甲醇-水-三乙胺(3:3.5:1:1.5:0.5:1)为展开剂,置用浓氨试液预饱和的展开缸内展开置紫外光灯(365nm)下检视。供试品色谱中,在与对照药材色谱相应的位置上,显 4 个以上相同颜色的荧光斑点;对照品色谱相应的位置上,显相同颜色的荧光斑点。

【质量评价】

1. 经验鉴别　均以粗壮、坚实、断面皮部橙红色,木部鲜黄色或橙黄色者为佳。

2. 浸出物　按醇溶性浸出物热浸法测定,稀乙醇浸出物不得少于 15.0%。

3. 含量测定　按高效液相色谱法测定,以盐酸小檗碱计,味连含小檗碱($C_{20}H_{17}NO_4$)不得少于 5.5%,表小檗碱($C_{20}H_{17}NO_4$)不得少于 0.80%,黄连碱($C_{19}H_{13}NO_4$)不得少于 1.6%,巴马汀($C_{21}H_{21}NO_4$)不得少于 1.5%;雅连含小檗碱不得少于 4.5%;云连含小檗碱不得少于 7.0%。味连饮片含小檗碱不得少于 4.5%,含表小檗碱、黄连碱和巴马汀的总量不得少于 3.3%。

【性味功效】　性寒,味苦。清热燥湿,泻火解毒。

【附注】

1. 黄连全株均含生物碱,如雅连在 9~10 月采收的须根含小檗碱达 5% 左右,有时比根茎含量还高,7~10 月枯死前的老叶含小檗碱 2.5%~2.8%。

2. 除上述 3 个品种外,还有多种同属植物根茎作黄连用,主要有:峨眉野连 *Coptis omeiensis*(Chen)C. Y. Cheng,野生于四川、云南地区。根茎结节密集,无"过桥",鳞叶较多,常带有部分叶柄。短萼黄连 *C. chinensis* Franch. var . *brevisepala* W. T. Wang et Hsiao 产于广西、广东、福建等。别名土黄连,主为野生。根茎略呈连珠状圆柱形,多弯曲,无"过桥"。

3. 含小檗碱成分的植物,主要有毛茛科唐松草属(*Thalictrum*)多种植物的带根茎的根(习称"马尾黄连")、小檗科小檗属(*Berberis*)多种植物的根或根皮以及小檗科十大功劳属(*Mahonia*)多种植物的根或茎。

升麻　Cimicifugae Rhizoma

为毛茛科植物大三叶升麻 *Cimicifuga heracleifolia* Kom. 、兴安升麻 *C. dahurica*(Turcz.)Maxim. 或升麻 *C. foetida* L. 的干燥根茎。药材依次称"关升麻""北升麻""西升麻"。秋季采挖,除去泥沙,晒至须根干时,燎去或除去须根,晒干。主产辽宁、吉林、黑龙江,河北、山西、陕西等省亦产。呈不规则的长形块状,多分枝,呈结节状。表面黑褐色或棕褐色,粗糙不平,有坚硬的细须根残留,上面有数个圆形空洞的茎基痕,洞内壁显网状沟纹;下面凹凸不平,具须根痕。体轻,质坚硬,不易折断,断面不平坦,有裂隙,纤维性,黄绿色或淡黄白色。气微,味微苦而涩。含多种甾萜类成分升麻醇(cimigenol)、北升麻醇、异北升麻醇、β-谷甾醇等。另含阿魏酸、异阿魏酸(isoferulic acid)、咖啡酸等。性微寒,味辛、微甘。具有发表透疹,清热解毒,升举阳气的功效。

防己▲　Stephaniae Tetrandrae Radix

【来源】　为防己科(Menispermaceae)植物粉防己 *Stephania tetrandra* S. Moore 的干燥根。秋季

采挖,洗净,除去粗皮,晒至半干,切段,个大者再纵切,干燥。

【产地】 主产于浙江、安徽、湖北、湖南等地。

【性状鉴别】

1. 药材 呈不规则圆柱形、半圆柱形或块片状,屈曲不直,长5~10cm,直径1~5cm。表面淡灰黄色,在弯曲处常有深陷横沟而成结节状的瘤块样。质坚实而重,断面平坦,灰白色,富粉性,木部占大部分,有稀疏的放射状纹理,习称"车轮纹"。气微,味苦(图5-34-1)。

2. 饮片 防己:类圆形厚片,周边色较深,切面灰白色,粉性,有稀疏的放射状纹理。气微,味苦(图5-34-2)。

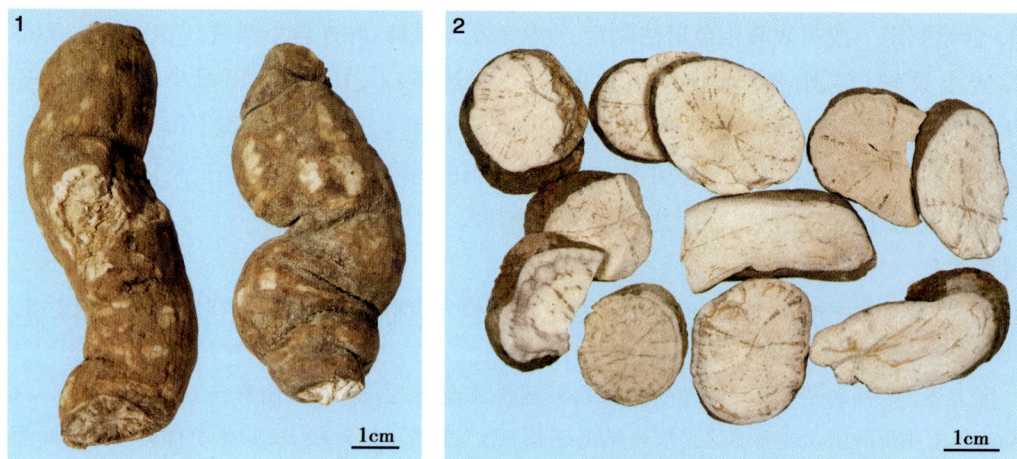

1. 防己药材图; 2. 防己饮片图。

● 图5-34 防己药材及饮片图

【显微鉴别】 根横切面:①木栓层多已除去或有残留,细胞黄棕色。②栓内层有石细胞群散在,石细胞类方形或多角形,壁稍厚。③韧皮部较宽,韧皮部束明显。④形成层成环。⑤木质部占大部分,导管稀少呈放射状排列,导管旁有木纤维。射线较宽。⑥薄壁细胞充满淀粉粒,并可见细小杆状(或柱状及方形)草酸钙结晶。

【化学成分】 ①含多种异喹啉生物碱,主要为粉防己碱(汉防己甲素 tetrandrine)、去甲基粉防己碱(汉防己乙素 demethyl tetrandrine)、轮环藤酚碱(cyclanoline)、防己诺林碱(fangchinoline)等。另含氧化防己碱、防己菲碱、1,3,4-三脱氢防己诺林碱氧化物、甲基防己诺林碱,(+)-2-N-甲基汉防己碱等。②含黄酮苷、酚类、有机酸、挥发油、糖类等。

粉防己碱和防己诺林碱有镇痛、抗炎、抗癌作用。

【质量评价】

1. 经验鉴别 以质坚实、粉性足、去净外皮者为佳。

2. 浸出物 按醇溶性浸出物热浸法测定,用甲醇作溶剂,浸出物不得少于5.0%。

3. 含量测定 按高效液相色谱法测定,药材含粉防己碱($C_{38}H_{42}N_2O_6$)和防己诺林碱($C_{37}H_{40}N_2O_6$)的总量不得少于1.4%。饮片含粉防己碱和防己诺林碱的总量不得少于1.6%。

【性味功效】 性寒,味苦。祛风止痛,利水消肿。

【附注】 商品防己的来源有多种,有的地方尚用马兜铃科植物异叶马兜铃 *Aristolochia heterophylla*

Hemsl. 的根入药,称"汉中防己"。在湖南等地曾用防己科植物称钩风 *Diploclisia affinis*(Oliv.) Diels 的根及老茎入药,称"湘防己",多自产自销。称钩风的根,横切面镜检,具异常构造,有 2~7 轮同心性维管束环层。河南、陕西、江西等地尚用防己科植物木防己 *Cocculus trilobus*(Thunb.) DC. 的根入药。呈圆柱形,屈曲不直,表面黑褐色;质较坚硬,不易折断;断面黄白色,无粉质。含木防己碱(trilobine)、异木防己碱(isotrilobine)、木兰碱、木防己宁碱(trilobinine)等。以上均非正品。

北豆根　Menispermi Rhizoma

为防己科植物蝙蝠葛 *Menispermum dauricum* DC. 的干燥根茎。春、秋二季采挖,除去须根及泥沙,干燥。主产于东北地区以及河北、山东、山西等省。呈细长圆柱形,弯曲,有分枝,长可达50cm。表面黄棕色至暗棕色,多有弯曲的细根,并可见突起的根痕及纵皱纹,外皮易剥落。质韧,不易折断,断面不整齐,纤维性,木部淡黄色,呈放射状排列,中心有髓。气微,味苦。含多种生物碱,总量为 1.7%~2.5%,以春季采收含量最高。主要为北豆根碱(dauricine)、北豆根苏林碱(daurisoline)等。 性寒,味苦。有小毒。具有清热解毒,祛风止痛的功效。

延胡索▲　Corydalis Rhizoma

【来源】 为罂粟科(Papaveraceae)植物延胡索 *Corydalis yanhusuo* W. T. Wang 的干燥块茎。夏初茎叶枯萎时采挖,除去须根,洗净,置沸水中煮至恰无白心时,取出晒干。

【产地】 主产于浙江东阳、磐安。湖北、湖南、江苏等省亦产。多为栽培。

【性状鉴别】

1. 药材　呈不规则扁球形,直径 0.5~1.5cm。表面黄色或黄褐色,有不规则网状皱纹。顶端有略凹陷的茎痕,底部常有疙瘩状凸起。质硬而脆,断面黄色,角质样,有蜡样光泽。气微,味苦(图5-35)。

2. 饮片　延胡索:呈不规则的圆形厚片。外表皮黄色或黄褐色,有不规则细皱纹。切面或断面黄色,角质样,具蜡样光泽。气微,味苦。

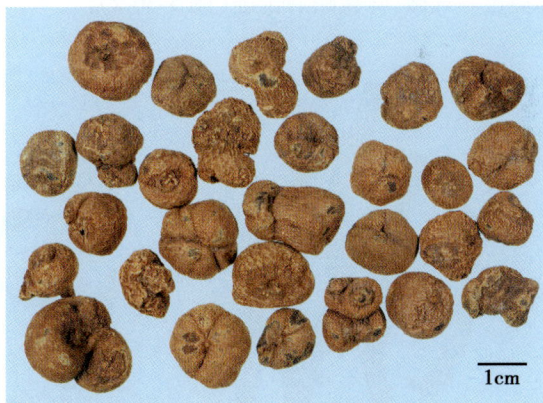

● 图5-35　延胡索药材图

【显微鉴别】 粉末　绿黄色。①石细胞淡黄色,类圆形或长圆形,或长多角形,壁微厚,纹孔细密。②下皮厚壁细胞绿黄色,细胞多角形、类方形或长条形,壁稍弯曲,木化,有的呈连珠状增厚,纹孔细密。③多螺纹导管,网纹导管少见。④薄壁细胞中充满糊化淀粉粒团块,淡黄色或近无色。

【化学成分】 含多种生物碱,主要有延胡索甲素(*d*-corydaline,即紫堇碱)、延胡索乙素(*dl*-tetrahydropalmatine,即消旋四氢巴马亭)、延胡索丙素(protopine,即原鸦片碱)及延胡索丁素(*l*-tetrahydrocoptisine)等。

延胡索乙素为主要镇痛、镇静成分。

【质量评价】

1. 经验鉴别 以个大、饱满、质坚实、断面色黄者为佳。

2. 检查 黄曲霉毒素:照真菌毒素测定法中黄曲霉毒素测定法第一法测定,本品每 1 000g 含黄曲霉毒 B_1 不得过 $5\mu g$,含黄曲霉毒素 G_2、黄曲霉毒素 G_1、黄曲霉毒素 B_2、黄曲霉毒素 B_1 的总量不得过 $10\mu g$。

3. 浸出物 按醇溶性浸出物热浸法测定,稀乙醇浸出物不得少于 13.0%。

4. 含量测定 按高效液相色谱法测定,药材含延胡索乙素($C_{21}H_{25}NO_4$)不得少于 0.050%;饮片含延胡索乙素不得少于 0.040%。

【性味功效】 性温,味辛、苦。活血,行气,止痛。

板蓝根▲ Isatidis Radix

【来源】 为十字花科(Cruciferae)植物菘蓝 *Isatis indigotica* Fort. 的干燥根。秋季采挖,除去泥沙,晒干。

【产地】 主产于河北、江苏。河南、安徽、陕西等地均有栽培。

【性状鉴别】

1. 药材 呈圆柱形,稍扭曲,长 10~20cm,直径 0.5~1cm。表面淡灰黄色,或淡棕黄色,有纵皱纹及支根痕,皮孔横长。根头部略膨大,可见暗绿色或暗棕色轮状排列的叶柄残基和密集的疣状突起。质略软而实、易折断,断面皮部黄白色,木部黄色。气微,味微甜而后苦涩(图 5-36-1)。

2. 饮片 板蓝根:呈圆形的厚片。外表皮淡灰黄色至淡棕黄色,有纵皱纹。切面皮部黄白色,木部黄色。气微,味微甜后苦涩(图 5-36-2)。

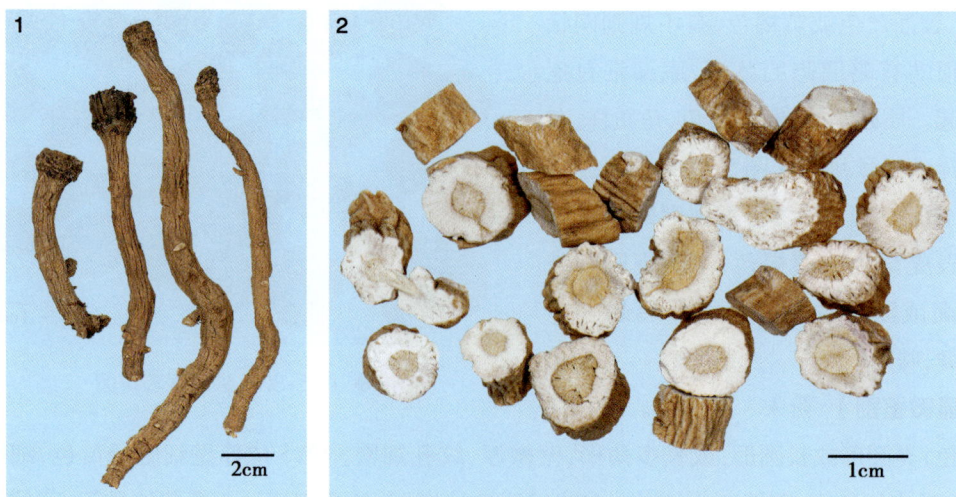

1.板蓝根药材图;2.板蓝根饮片图。

● 图 5-36 板蓝根药材及饮片图

【显微鉴别】 横切面 ①木栓层为数列细胞。②皮层较窄。③韧皮部宽广,韧皮射线宽 5~7 列细胞。④形成层成环。⑤木质部导管黄色,类圆形,直径约至 $80\mu m$,导管周围有木纤维束,薄壁细胞含淀粉粒。

【化学成分】 根含芥子苷(sinigrin)、靛蓝、靛玉红、吲哚醇的苷、靛玉红吲哚苷(indrylglucoside)、β-谷甾醇及腺苷(adenosine)等。并含精氨酸、脯氨酸、谷氨酸、β-氨基丁酸、缬氨酸和亮氨酸、棕榈酸等。尚含 2-羟基-3-丁烯基硫氰酸酯(2-hydroxy-3-butenyl thiocyanate)及表古碱(epi-goitrin)。

【质量评价】

1. 经验鉴别　以条长、粗大、体实者为佳。

2. 浸出物　按醇溶性浸出物测定法中热浸法测定,用45%乙醇作溶剂,不得少于25.0%。

3. 含量测定　按高效液相色谱法测定,药材含(R,S)-告依春(C_5H_7NOS)不得少于0.020%;饮片不得少于0.030%。

【性味功效】 性寒,味苦。清热解毒,凉血利咽。

地榆　Sanguisorbae Radix

为蔷薇科(Rosaceae)植物地榆 *Sanguisorba officinalis* L. 及长叶地榆 *S. officinalis* L. var. *longifolia*(Bert.)Yü et Li 的干燥根。后者习称"绵地榆"。春季将发芽时或秋季植株枯萎后采挖,除去须根,洗净,干燥;或趁鲜切片,干燥。地榆主产于东北地区,以及内蒙古、山西、陕西等地;长叶地榆主产于安徽、浙江、江苏、江西等省。地榆呈圆柱形或不规则纺锤形,稍弯曲。表面灰褐色至棕褐色,粗糙,具纵皱纹、横裂纹及支根痕。质硬脆,折断面较平坦,粉红色或淡黄色,木部稍浅,黄色或黄褐色,有放射状纹理。气微,味微苦涩。长叶地榆根呈长圆柱形,稍弯曲,着生于短粗的根茎上。表面红棕色或棕紫色,有细纵皱纹及横裂纹。质坚韧,不易折断,断面黄棕色或红棕色。皮部有众多的黄白色至黄棕色絮状纤维。气微,味微苦涩。含鞣质,主要为地榆素 $H_1 \sim H_6$(sanguiin $H_1 \sim H_6$)等。此外尚含多种可水解鞣质(没食子酸类)及多种缩合鞣质(儿茶素类)。性微寒,味苦、酸、涩。具有凉血止血,解毒敛疮的功效。

苦参　Sophorae Flavescentis Radix

为豆科(Leguminosae)植物苦参 *Sophora flavescens* Ait. 的干燥根。春、秋二季采挖,切去根头,除去细根、泥土,晒干;或趁鲜切片,晒干。主产于山西、河南、河北等省。呈长圆柱形,下部常有分枝,长10~30cm,直径1~6.5cm。表面灰棕色或棕黄色,有明显纵皱纹及横长皮孔,栓皮破裂后向外卷曲,剥落处显黄色,光滑。质硬,难折断,折断面纤维性,黄白色;切断面皮部与木部分层明显,具放射状纹理及裂隙,有时可见同心性环纹。气微、味极苦。含20多种生物碱,主要为苦参碱(matrine)及氧化苦参碱(oxymatrine)等。尚含多种黄酮成分。性寒,味苦。具有清热燥湿,杀虫,利尿的功效。

山豆根　Sophorae Tonkinensis Radix et Rhizoma

为豆科植物越南槐 *Sophora tonkinensis* Gagnep. 的干燥根及根茎。秋季采挖,除去杂质,洗净,干燥。主产于广东、广西,习称"广豆根"。根茎呈不规则结节状,顶端常残存茎基,其下着生根数条。根呈长圆柱形,常有分枝,长短不等。表面棕色至棕褐色,有不规则的纵皱纹及横长皮孔样突起。质坚硬,难折断,断面皮部浅棕色,木部淡黄色。有豆腥气,味极苦。含多种生物碱,主要为苦参碱及氧化苦参碱。性寒,味苦;有毒。具有清热解毒,消肿利咽的功效。

葛根▲ Puerariae Lobatae Radix(附:粉葛)

【来源】 为豆科植物野葛 *Pueraria lobata*(Willd.)Ohwi 的干燥根。秋、冬二季采挖,趁鲜切成厚片或小块,干燥。

【产地】 主产于湖南、河南、广东、浙江等地。

【性状鉴别】

1. 药材 呈斜切或纵切的长方形厚片或块片。长 5~35cm,厚 0.5~1.0cm。外皮淡棕色至棕色,有纵皱纹,粗糙。切面黄白色至淡黄棕色,有的纹理明显。质韧,纤维性强。气微,味微甜(图 5-37-1)。

2. 饮片 葛根:呈不规则的厚片、粗丝或边长为 0.5~1.2cm 的方块。切面浅黄棕色至棕黄色。质韧,纤维性强。气微,味微甜(图 5-37-2)。

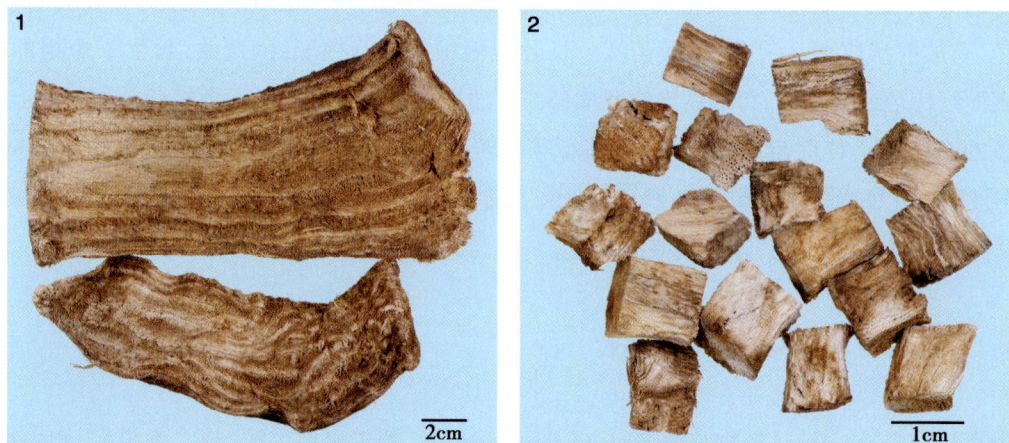

1.葛根药材图; 2.葛根饮片图。

● 图 5-37 葛根药材及饮片图

【显微鉴别】 粉末:淡棕色、黄白色或淡黄色。①纤维多成束,壁厚,木化,周围细胞大多含草酸钙方晶,形成晶鞘纤维,含晶细胞壁增厚木化。②石细胞少见,类圆形或多角形,直径 38~70μm。③具缘纹孔导管较大,具缘纹孔六角形或椭圆形,排列极为紧密。④淀粉粒甚多,单粒球形、半圆形或多角形,脐点点状、裂缝状或星状;复粒由 2~10 个分粒组成。此外,有木栓细胞、木薄壁细胞和色素块。

【化学成分】 ①含黄酮类物质,总量可达 12%。其中主要为黄豆苷(daidzin)、黄豆苷元(daidzein)及葛根素(puerarin)、4′,6″-二乙酰基葛根素(4′,6″-*O*-diacetyl puerarin)、芒柄素-7-葡萄糖苷、5,7,4″-三羟基异黄酮、葛根素木糖苷、4′-甲氧基葛根素、7-羟基-4′-甲氧基异黄酮等。②尚有尿囊素、β-谷甾醇、胡萝卜苷、6,7-二甲氧基香豆素、5-甲基海因、氨基酸等。

葛根素具有扩冠、降血压等作用。

【质量评价】

1. 经验鉴别　以块大、质坚实、色白、粉性足、纤维少者为佳。

2. 浸出物　按醇溶性浸出物测定法的热浸法测定,用稀乙醇作溶剂,不得少于24.0%。

3. 含量测定　按高效液相色谱法测定,本品含葛根素($C_{21}H_{20}O_9$)不得少于2.4%。

【性味功效】　性凉,味甘,辛。解肌退热,生津,透疹,升阳止泻。

【附药】　粉葛　Puerariae Thomsonii Radix

为豆科植物甘葛藤 *Pueraria thomsonii* Benth. 的干燥根。秋、冬二季采挖,除去外皮,稍干,截段或再纵切两半或斜切成厚片,干燥。主产于广西、广东,多为栽培。呈圆柱形、类纺锤形或半圆柱形,长12~15cm,直径4~8cm;有的为纵切或斜切的厚片,大小不一。表面黄白色或淡棕色,未去外皮的呈灰棕色。体重,质硬,富粉性,横切面可见由纤维形成的浅棕色同心性环纹,纵切面可见由纤维形成的数条纵纹。气微,味微甜。功效同葛根,含总黄酮量较野葛低,含葛根素不得少于0.30%。

甘草★　Glycyrrhizae Radix et Rhizoma

始载于《神农本草经》,列为上品。陶弘景谓:"今出蜀汉中,悉从汶山诸地中来,赤皮断理,看之坚实者,是抱罕草,最佳。抱罕乃西羌地名。"苏颂谓:"今陕西、河东州郡皆有之。春生青苗,高一二尺,叶如槐叶,七月开紫花似奈冬,结实作角,子如毕豆。根长者三四尺,粗细不定,皮赤色,上有横梁,梁下皆细根也。采得去芦头及赤皮,阴干用。今甘草有数种,以坚实断理者为佳,其轻虚纵理及细韧者不堪。"李时珍曰:"甘草枝叶悉如槐,高五、六尺,但叶端微尖而糙涩,似有白毛,结角如相思角,作一本生,至熟时角拆,子扁如小豆,极坚,齿啮不破",从上述形态描述看,古今甘草用药基本一致。

【来源】　为豆科植物甘草 *Glycyrrhiza uralensis* Fisch. 、胀果甘草 *G. inflata* Bat. 或光果甘草 *G. glabra* L. 的干燥根和根茎。

【植物形态】

1. 甘草　多年生草本,高30~80cm(1m)。根茎多横走,主根甚长,外皮红棕色。茎直立,有白色短毛和刺毛状腺体。奇数羽状复叶;小叶7~17片,卵形或宽卵形,长2~5cm,宽1~3cm,两面有短毛及腺体。总状花序腋生,花密集;花萼钟状,萼齿5片,外被短毛或刺毛状腺体;花冠淡紫堇色;雄蕊10枚,9枚基部联合;子房无柄。荚果扁平,呈镰刀状或环状弯曲,外面密生刺毛状腺体。花期6~7月,果期7~9月(图5-38-1)。

2. 胀果甘草　植物无腺毛,有时有微柔毛或无毛;根与根茎粗壮,木质;小叶3~7片,卵形至矩圆形,边缘波状;总状花序常与叶等长;荚果短小而直,膨胀,无或略有凹窝;种子小,1~4枚(图5-38-2)。

3. 光果甘草　全株不具腺毛;小叶片多,约19片;荚果扁而直,多为长圆形,无毛;种子数目较少;花期6~8月(图5-38-3)。

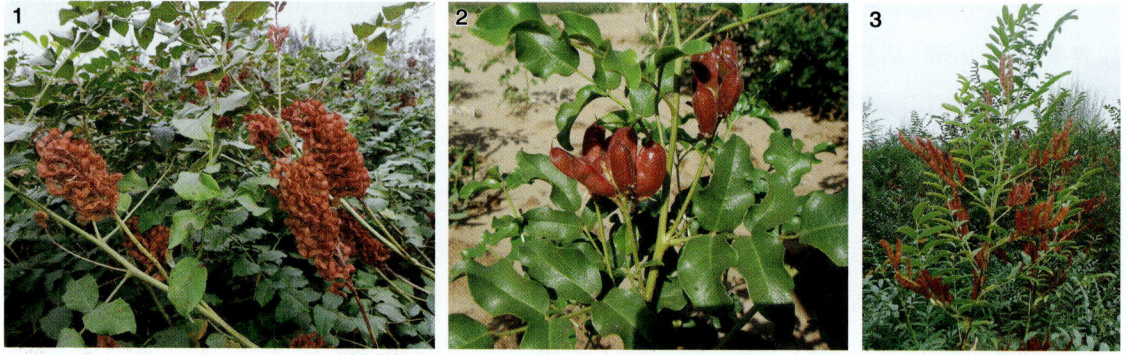

1.甘草*Glycyrrhiza uralensis* Fisch.；2.胀果甘草*G. inflata* Bat.；3.光果甘草*G. glabra* L.。

● 图 5-38　甘草

【采收加工】　春、秋两季采挖，除去须根，晒干。

【产地】　甘草主产于内蒙古、甘肃、新疆等省区，以人工栽培为主；光果甘草及胀果甘草主产于新疆、甘肃等省区。

【性状鉴别】

1. 药材　甘草：根呈圆柱形，长 25～100cm，直径 0.6～3.5cm。外皮松紧不一，红棕色或灰棕色，有明显的纵皱纹、沟纹、皮孔及稀疏的细根痕。质坚实而重，断面略显纤维性，黄白色，粉性，有明显的形成层环纹及放射状纹理，有的有裂隙。根茎呈圆柱形，表面有芽痕，断面中部有髓。气微，味甜而特殊（图 5-39-1）。

胀果甘草：根和根茎木质粗壮，有的分枝，表面灰棕色或灰褐色，粗糙。质坚硬，木质纤维多，粉性小。根茎不定芽多而粗大（图 5-39-2）。

光果甘草：根及根茎质地较坚实，有的分枝，外皮大多灰棕色，不粗糙，皮孔细小而不明显（图 5-39-3）。

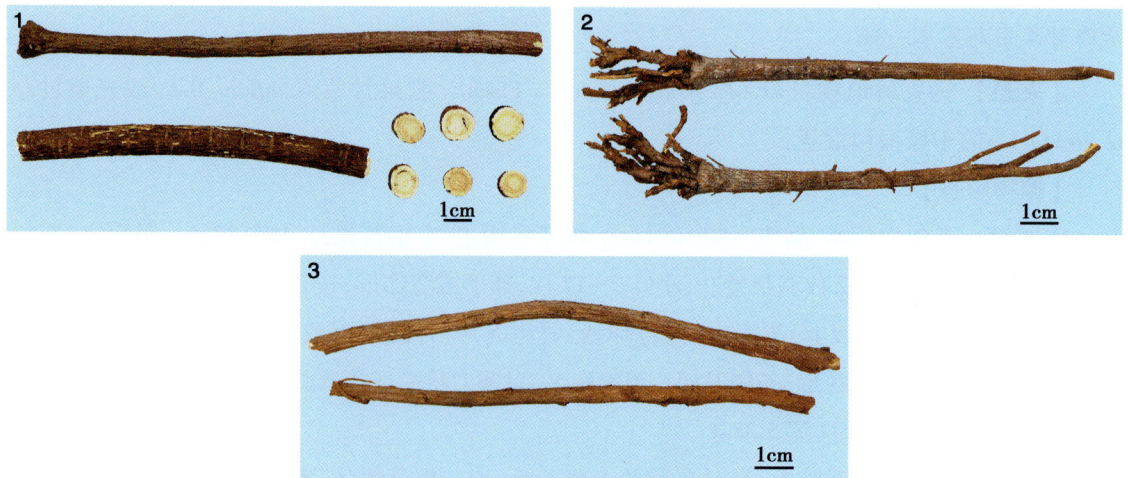

1.甘草；2.胀果甘草；3.光果甘草。

● 图 5-39　甘草药材及饮片图

2. 饮片　呈类圆形或椭圆形的厚片。外表皮红棕色或灰棕色，具纵皱纹。切面略显纤维性，中心黄白色，有明显放射状纹理及形成层环。质坚实，具粉性。气微，味甜而特殊。

【显微鉴别】

1. 甘草根横切面　①木栓层为数列棕色细胞,栓内层较窄。②韧皮部及木质部中均有纤维束,其周围薄壁细胞中常含草酸钙方晶,形成晶鞘纤维。③束内形成层明显,导管常单个或2~3个成群。④射线明显,韧皮部射线常弯曲,有裂隙。⑤薄壁细胞含淀粉粒,少数细胞含棕色块状物(图5-40)。

2. 粉末　淡棕黄色。①纤维成束,直径8~14μm,壁厚;晶鞘纤维易察见,草酸钙方晶大至30μm。②具缘纹孔导管较大,直径至160μm,稀有网纹导管。③木栓细胞多角形,红棕色,微木化。④淀粉粒多为单粒,卵圆形或椭圆形,脐点点状。⑤棕色块状物,形状不一(图5-41)。

【化学成分】　①含三萜类化合物甘草甜素(glycyrrhizin),主要系甘草酸(glycyrrhizic acid)的钾、钙盐,为甘草的甜味成分。甘草酸水解后产生

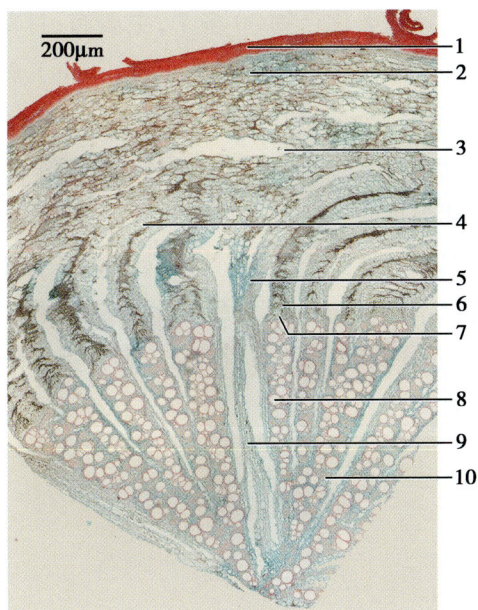

1.木栓层；2.皮层；3.裂隙；4.韧皮纤维束；5.韧皮射线；6.韧皮部；7.形成层；8.导管；9.木射线；10.木纤维束。

● 图5-40　甘草(甘草根)横切面图

二分子葡糖醛酸和一分子18β-甘草次酸(18β-glycyrrhetic acid)。尚含甘草次酸甲酯(methyl glycyr-rhetate)、甘草内酯(glabrolide)、13(18)二烯-30-羧酸甲酯、3,4-羟基甘草次酸甲酯、24-羟基甘草次酸、乌拉内酯(uralenolide)、18α-羟基甘草次酸甲酯以及甘草皂苷 A_3、B_2、C_2、D_3、F_3、G_2、H_2、J_2 和

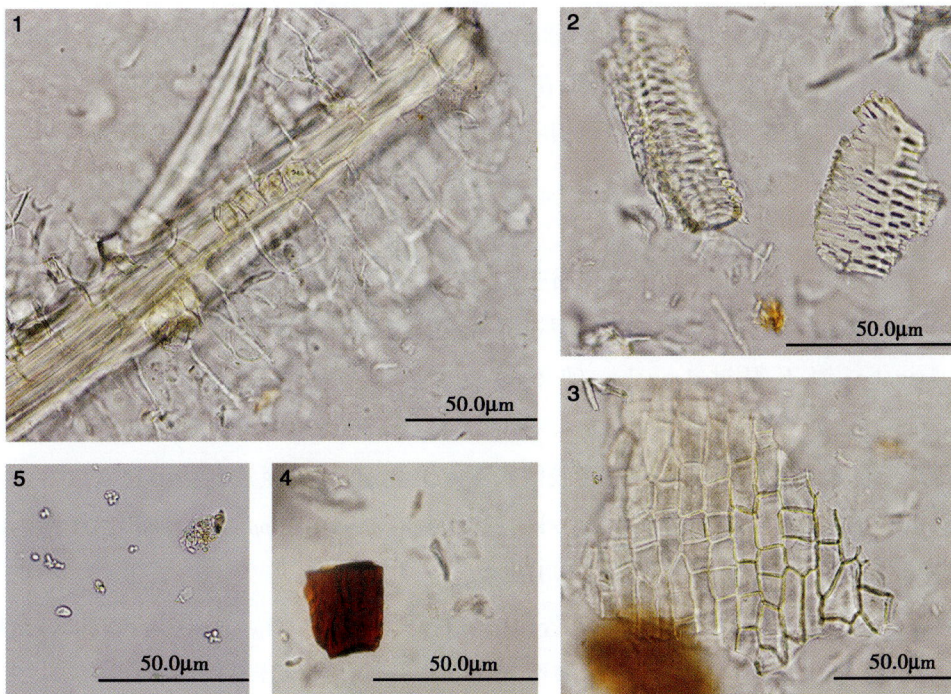

1.纤维及草酸钙方晶；2.导管；3.木栓细胞；4.棕色块；5.淀粉粒。

● 图5-41　甘草粉末图

K_2。②黄酮类化合物 30 多个,主要有:甘草苷(liquiritin)、甘草苷元(liquiritigenin),异甘草苷(isoliquiritin)、异甘草苷元(isoliquritigenin)、新甘草苷(neoliquiritin)、新异甘草苷(neoisoliquiritin)、甘草利酮(licoricone)等。此外,亦含生物碱类如 5,6,7,8-四氢-2,4-二甲基喹啉、5,6,7,8-四氢-4-甲基喹啉等以及中性多糖、挥发性成分等。

胀果甘草主成分与甘草相似,另含甘草查耳酮、11-脱氧甘草次酸、β-谷甾醇。

光果甘草主成分与甘草相似,另含去氧甘草次酸Ⅰ、Ⅱ(deoxyglycyrrhetic acid Ⅰ、Ⅱ)、异甘草次酸(liquiritic acid)及黄酮类化合物光果甘草苷(liquiritoside)、异光果甘草苷、光果甘草苷元(liquiritogenine)、异光果甘草苷元和甘草查耳酮(licochalcone)A、B 等。

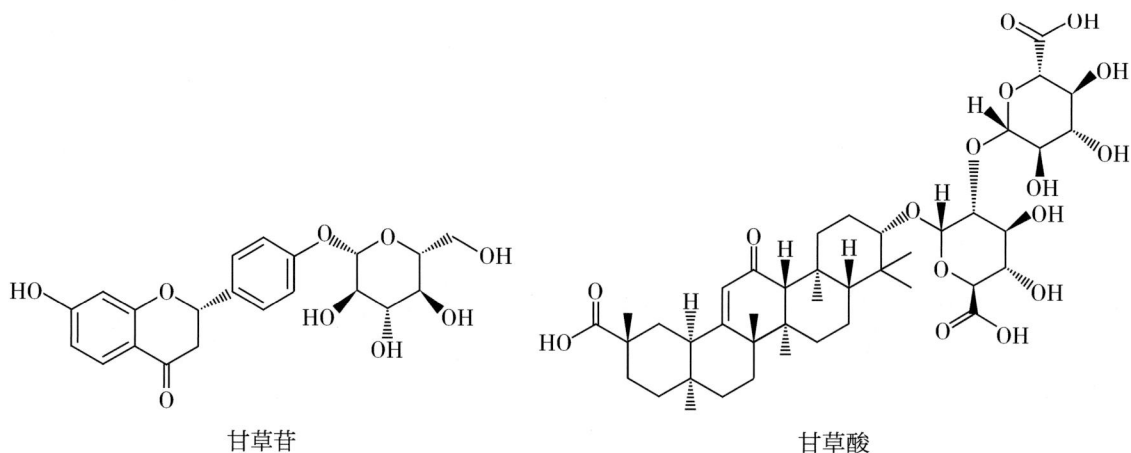

甘草苷　　　　　　　　　　　　　甘草酸

【理化鉴别】 薄层色谱鉴别　粉末乙醚回流提取,药渣加甲醇加热回流,滤液蒸干,残渣加水溶解,正丁醇萃取,蒸干,残渣加甲醇溶解,作为供试品溶液。以甘草对照药材及甘草酸铵盐对照品,作对照,同 1%氢氧化钠溶液制备的硅胶 G 薄层板,以乙酸乙酯-甲酸-冰醋酸-水(15:1:1:2)为展开剂展开,喷以 10%硫酸乙醇溶液,在 105℃加热至斑点显色清晰,置紫外光灯(365nm)下检视。供试品色谱中,在与对照药材色谱相应的位置上,显相同颜色的荧光斑点;在与对照品色谱相应的位置上,显相同的橙黄色荧光斑点。

【质量评价】

1. 经验鉴别　以外皮细紧、色红棕、质坚实、体重、断面黄白色、粉性足、味甜者为佳。

2. 检查　重金属及有害元素:采用原子分光光度法或电感耦合等离子体质谱法测定,铅不得过 5mg/kg;镉不得过 1mg/kg;砷不得过 2mg/kg;汞不得过 0.2mg/kg;铜不得过 20mg/kg。

有机氯农药残留量:按有机氯类农药残留量测定法测定,有机氯农药残留总六六六(α-BHC、β-BHC、γ-BHC、δ-BHC 之和)不得过 0.2mg/kg;总滴滴涕(pp'-DDE、pp'-DDD、op'-DDT、pp'-DDT 之和)不得过 0.2mg/kg;五氯硝基苯不得过 0.1mg/kg。

3. 含量测定　按高效液相色谱法测定,药材含甘草酸($C_{42}H_{62}O_{16}$)不得少于 2.0%,含甘草苷($C_{12}H_{22}O_9$)不得少于 0.50%;饮片含甘草酸不得少于 1.8%,含甘草苷不得少于 0.45%。

【性味功效】 性平,味甘。补脾益气,清热解毒,祛痰止咳,缓急止痛,调和诸药。

黄芪★ Astragali Radix

黄芪原名黄耆,始载于《神农本草经》,列为上品。李时珍谓:"耆,长也。黄耆色黄,为补药之长,故名。"陶弘景谓:"第一出陇西、洮阳,色黄白甜美,今亦难得。"苏颂谓:"今河东、陕西州郡多有之。根长二三尺以来。独茎。或作丛生,枝干去地二三寸。其叶扶疏作羊齿状,又如蒺藜苗。七月中开黄紫花。其实作荚子,长寸许。八月中采根用。其皮折之如绵。谓之绵黄芪。"又谓:"今人多以苜蓿根假作黄芪,折皮亦似绵,颇能乱真。"《图经本草》另附有宪州黄芪药图。据考证,古代本草所载黄芪之产地、形态、附图,正品黄芪是以膜荚黄芪及蒙古黄芪为主。

【来源】 为豆科植物蒙古黄芪 *Astragalus membranaceus*(Fisch.)Bge. var. *mongholicus*(Bge.)Hsiao 或膜荚黄芪 *A. membranaceus*(Fisch.)Bge. 的干燥根。

【植物形态】

1. **蒙古黄芪** 为多年生草本。茎直立,高 40~80cm。奇数羽状复叶;小叶 12~18 对,叶片宽椭圆形或长圆形,长 5~10mm,宽 3~5mm,上面无毛,下面被柔毛;托叶披针形。总状花序腋生;花冠黄色至淡黄色。荚果膜质,膨胀,半卵圆形,有长柄,无毛。花期 6~7 月,果期 7~9 月(图 5-42)。

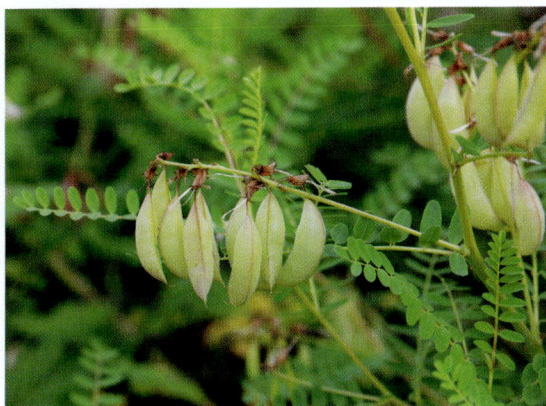

● 图 5-42 蒙古黄芪 *Astragalus membranaceus* (Fisch.)Bge. var. *mongholicus* (Bge.)Hsiao

2. **膜荚黄芪** 与上种相似,但小叶 6~13 对,叶片长 7~30mm,宽 3~12mm,上面近无毛,下面伏生白色柔毛;花冠黄色至淡黄色,或有时稍带淡紫红色,子房有毛;荚果被黑色短伏毛。

【采收加工】 春、秋二季采挖,切去根头,除去须根,晒至六七成干,大小分开,捆把,晒干。

【产地】 主产于山西、黑龙江、内蒙古等省区。以栽培的蒙古黄芪质量为佳。

【性状鉴别】

1. **药材** 呈圆柱形,极少有分枝,上粗下细,长 30~90cm,直径 1~3.5cm。表面淡棕黄色或淡棕褐色,有纵皱纹或纵沟。栓皮剥落后,露出黄白色皮部,有时看见黄白色网状纤维束。质硬而韧,不易折断,断面纤维性强,并显粉性,皮部黄白色,木部淡黄色,具放射状纹理及裂隙,呈菊花心状。老根中心偶呈枯朽状,黑褐色或呈空洞。气微,味微甜,嚼之有豆腥味。

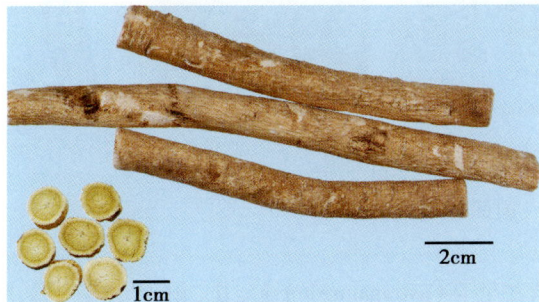

● 图 5-43 黄芪药材及饮片图

2. **饮片** 呈类圆形或椭圆形的厚片。外表皮黄白色至淡棕褐色,可见纵皱纹或纵沟。切面皮部黄白色,木部淡黄色,有放射状纹理及裂隙,有的中心偶有枯朽状,黑褐色或呈空洞。气微,味微甜,嚼之有豆腥味(图 5-43)。

【显微鉴别】

1. 横切面　①木栓层细胞数列,栓内层为3~5列厚角细胞,切向延长。②韧皮部有纤维束,壁厚,木化或非木化,与筛管群交替排列;近栓内层处有时可见石细胞;韧皮射线外侧弯曲,有裂隙。③形成层成环。④木质部导管单个或2~3个成群,导管间有木纤维,木射线明显,有时可见单个或2~4个成群的石细胞。⑤薄壁细胞含淀粉粒(图5-44)。

2. 粉末　黄白色。①纤维成束或离散,细长,直径8~30μm,壁极厚,表面有较多不规则纵裂纹,孔沟不明显,初生壁常与次生壁分离,断端常断裂成须状,或较平截。②具缘纹孔导管无色或橙黄色,具缘纹孔排列紧密。③木栓细胞表面观类多角形或类方形,垂周壁薄,有的细波状弯曲。④石细胞稀少,圆形、长圆形或形状不规则,比较厚。⑤淀粉粒单粒类圆形、椭圆形或类肾形,直径3~13μm;复粒由2~4个分粒组成(图5-45)。

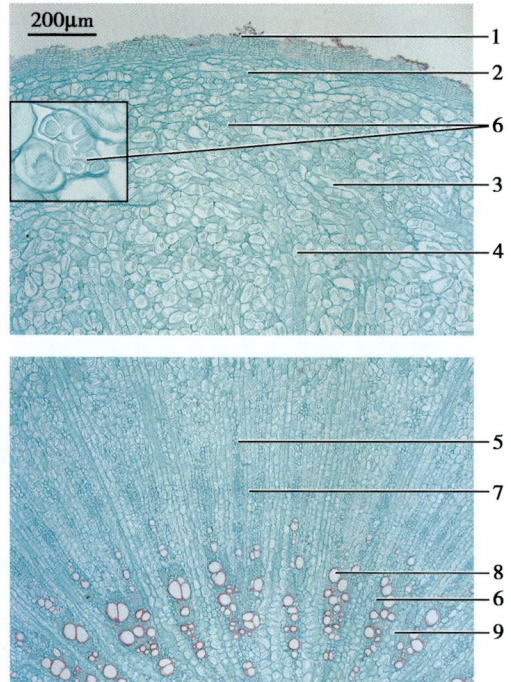

1. 木栓层; 2. 栓内层; 3. 裂隙; 4. 韧皮部; 5. 韧皮射线; 6. 纤维束; 7. 形成层; 8. 木质部; 9. 木射线。

● 图5-44　黄芪(蒙古黄芪根)横切面图

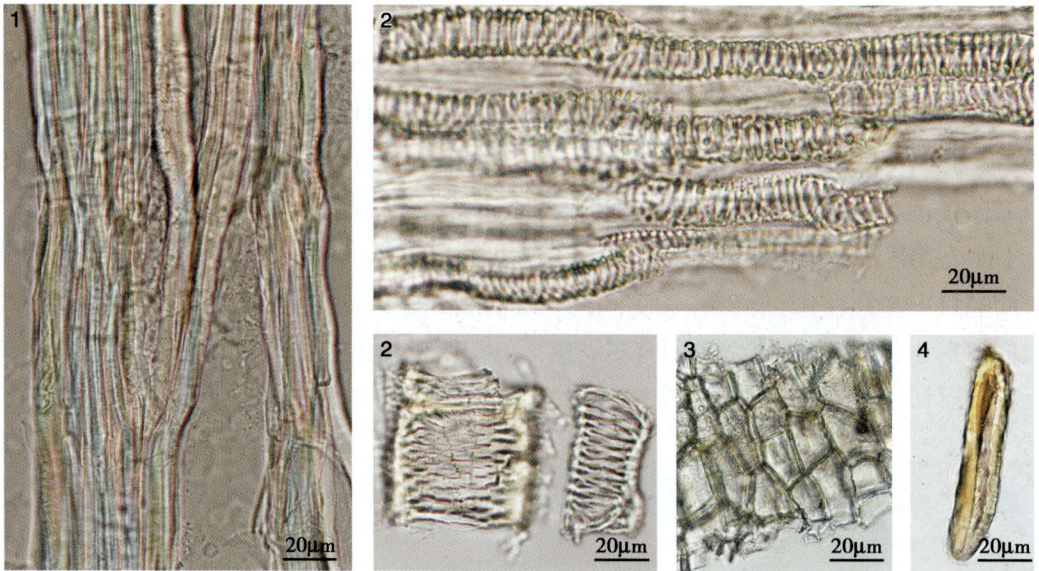

1. 纤维; 2. 导管; 3. 木栓细胞; 4. 石细胞。

● 图5-45　黄芪粉末图

【化学成分】　①主含皂苷类成分,主要有黄芪皂苷(astragaloside)Ⅰ、Ⅱ、Ⅲ、Ⅳ、Ⅴ、Ⅵ、Ⅶ、Ⅷ,乙酰黄芪皂苷Ⅰ(acetylastragaloside Ⅰ),异黄芪皂苷(isoatragaloside)Ⅰ和Ⅱ,大豆皂苷Ⅰ(soyasaponin Ⅰ)及膜荚黄芪皂苷(astragalus saponin)Ⅰ、Ⅱ,黄芪皂苷Ⅳ(也称黄芪甲苷)常用作质量控制的主要指标。②黄酮类化合物:芒柄花黄素、毛蕊异黄酮及其葡萄糖苷、山奈酚、槲皮素、异鼠李素、鼠李柠檬素、熊竹素等。③多糖类成分:黄芪多糖(astragalan)Ⅰ、Ⅱ、Ⅲ,黄芪多糖Ⅱ、Ⅲ均为葡聚糖,其中黄芪多糖Ⅰ和Ⅱ有增强免疫活性的作用。

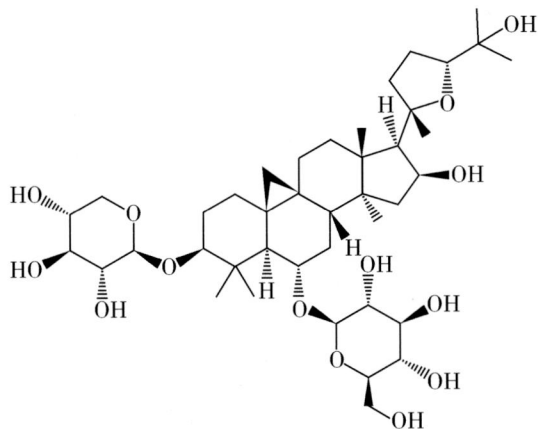

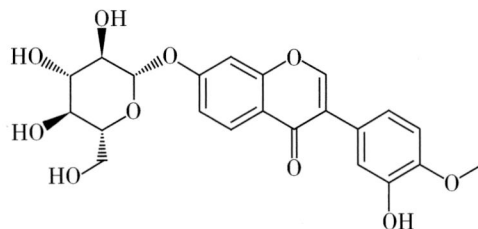

黄芪甲苷　　　　　　　　　　　　　　毛蕊异黄酮葡萄糖苷

【理化鉴别】　薄层色谱鉴别　粉末加入含4%浓氨试液的80%甲醇溶液,加热回流提取,滤液蒸干,残渣用80%甲醇溶解,滤过,取续滤液作供试品溶液。以黄芪甲苷对照品作对照,用硅胶G板,以三氯甲烷-甲醇-水(13:7:2)的下层溶液为展开剂展开,喷以10%硫酸乙醇溶液,105℃加热至斑点显色清晰。供试品色谱中,在与对照品色谱相应的位置上,日光下显相同的棕褐色斑点;紫外光灯(365nm)下显相同的橙黄色荧光斑点。

【质量评价】

1. 经验鉴别　以条粗长、断面色黄白、味甜、有粉性者为佳。

2. 检查　重金属及有害元素:用原子分光光度法或电感耦合等离子体质谱法测定,重金属及有害元素铝不得过5mg/kg;镉不得过1mg/kg;砷不得过2mg/kg;汞不得过0.2mg/kg;铜不得过20mg/kg。

有机氯农药残留量:按有机氯类农药残留量测定法测定,有机氯农药残留含总六六六(α-BHC、β-BHC、γ-BHC、δ-BHC 之和)不得过0.2mg/kg;总滴滴涕(pp'-DDE、pp'-DDD、op'-DDT,pp'-DDT 之和)不得过0.2mg/kg;五氯硝基苯不得过0.1mg/kg。

3. 浸出物　照水溶性浸出物冷浸法测定,水溶性浸出物不得少于17.0%。

4. 含量测定　按高效液相色谱法测定,本品含黄芪甲苷($C_{41}H_{68}O_{14}$)不得少于0.080%。

【性味功效】　性微温,味甘。补气升阳,固表止汗,利水消肿,生津养血,行滞通痹,托毒排脓,敛疮生肌。

远志　Polygalae Radix

为远志科(Polygalaceae)植物远志 *Polygala tenuifolia* Willd. 或卵叶远志 *P. sibirica* L. 的干燥根。春、秋二季采挖,除去须根和泥沙,晒干或抽去木心晒干。主产于山西、陕西、吉林、河南等省。药材呈圆柱形,略弯曲,长2~30cm,直径0.2~1cm。表面灰黄色至灰棕色,有较密并深陷的横皱纹、纵皱纹及裂纹,老根的横皱纹较密更深陷,略呈结节状。质硬而脆,易折断,断面皮部棕黄色,木部黄白色,皮部易与木部剥离;抽取木心者中空。气微,味苦、微辛,嚼之有刺喉感。本品根含多种三萜类皂苷,主要有远志皂苷(onjisaponin)A、B、E等20余种三萜皂苷、糖和糖酯苷类,黄酮类,生物碱类等。本品性温,味苦、辛。具有安神益智,交通心肾,祛痰,消肿的功效。

人参★ Ginseng Radix et Rhizoma(附:红参)

始载于《神农本草经》,列为上品。《范子计然》云:"人参生上党,状类人者善。"《名医别录》载:人参"生上党山谷及辽东。"唐《新修本草》对上党人参描述为:"人参苗似五加而阔短,茎圆,有三、四桠,桠头有五叶。"李时珍谓:"上党,今潞州也。民以人参为地方害,不复采取。今所用者皆是辽参。"又谓:"人参因根如人形而得名。"据考证,古代本草所谓"上党人参"即今之五加科人参而非桔梗科党参。古代最早的人参即产于山西上党(潞州),以此为道地,至清代而以辽参为道地。

【来源】 为五加科(Araliaceae)植物人参 *Panax ginseng* C. A. Mey. 的干燥根和根茎。栽培者为"园参";播种在山林野生状态下自然生长的又称"林下山参",习称"籽海"。

【植物形态】 多年生宿根草本,高30~70cm。根茎短,直立,每年增生一节,有时其上生一至数条不定根。主根肉质,圆柱形或纺锤形,常分枝。茎单一,直立,光滑无毛。掌状复叶轮生茎端,通常一年生者1片三出复叶,二年生者1片五出复叶,三年生者2片五出复叶,以后每年递增一叶,最多可达6片复叶。复叶有长柄,小叶片3~5枚,中间3枚近等大,椭圆形至长椭圆形,边缘有细锯齿,上面沿脉有稀疏刚毛。伞形花序单一顶生;花小,淡黄绿色;花瓣5片;雄蕊5枚,子房下位,花柱2个,上部分离。核果浆果状,扁球形,成熟时鲜红色。花期6~7月,果期7~9月(图5-46)。

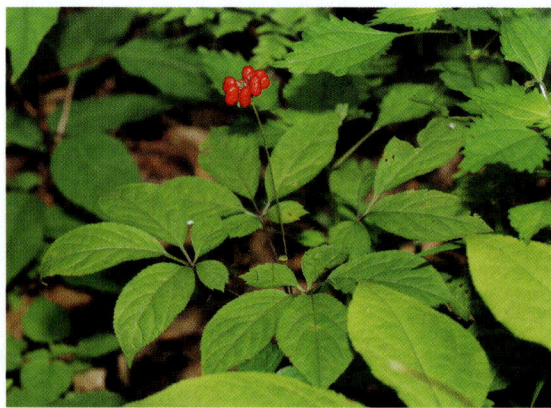

● 图5-46 人参*Panax ginseng* C. A. Mey.

【采收加工】 多于秋季采挖,洗净经晒干或烘干。

【产地】 主产于吉林、辽宁、黑龙江等省。

【性状鉴别】

1. **药材** 主根呈纺锤形或圆柱形,长3~15cm,直径1~2cm。表面灰黄色,上部或全体有疏浅断续的粗横纹及明显的纵皱纹,下部有支根2~3条,并着生多数细长的须根,须根上常有不明显的细小疣状突起。根茎(芦头)长1~4cm,直径0.3~1.5cm,多拘挛而弯曲,具不定根(艼)和稀疏的凹窝状茎痕(芦碗)。质较硬,断面淡黄白色,显粉性,形成层环纹棕黄色,皮部有黄棕

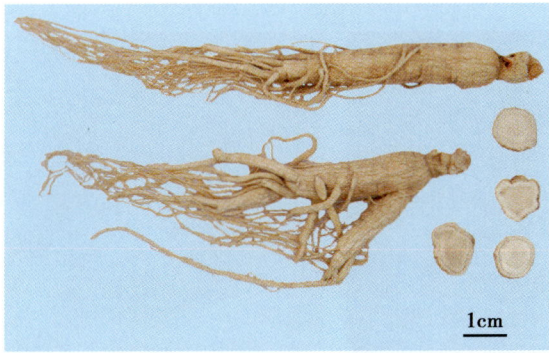

● 图 5-47 人参药材及饮片图

色的点状树脂道及放射状裂隙。香气特异,味微苦、甘。

或主根与根茎近等长或较短,呈人字形、菱形或圆柱形,长1~6cm。表面灰黄色,具纵皱纹,上部或中下部有环纹。支根多为2~3条,须根少而细长,清晰不乱,有较明显的疣状突起。根茎细长,少数粗短,中上部具稀疏或密集而深陷的茎痕。不定根较细,多下垂。

2. 饮片 呈圆形或类圆形薄片。外表皮灰黄色。切面淡黄白色或类白色,显粉性,形成层环纹棕黄色,皮部有黄棕色的点状树脂道及放射性裂隙。体轻,质脆。香气特异,味微苦、甘(图5-47)。

【显微鉴别】

1. 主根横切面 ①木栓层为数列细胞,栓内层窄。②韧皮部外侧有裂隙,内侧薄壁细胞排列较紧密,有树脂道散在,内含黄色分泌物。③形成层成环。④木质部射线宽广,导管单个散在或数个相聚,径向稀疏排列成放射状,导管旁偶有非木化的纤维。⑤薄壁细胞含草酸钙簇晶(图5-48)。

2. 粉末 淡黄白色。①树脂道碎片易见,内含黄色块状分泌物。②导管多网纹或梯纹,稀有螺纹,直径10~56μm。③草酸钙簇晶直径20~68μm,棱角锐尖。④木栓细胞类方形或多角形,壁细波状弯曲。⑤淀粉粒众多,单粒类球形,半圆形或不规则多角形,复粒由2~6个分粒组成(图5-49)。

【化学成分】 ①主含皂苷类化合物,根含总皂苷约4%,须根中含量较主根高。主要皂苷类成分30余种,分别称为人参皂苷(ginsenoside)Ro、Ra、Rb$_1$、Rb$_2$、Rb$_3$、Rc、Rd、Re、Rf、20-gluco-Rf、Rg$_1$、Rg$_2$、Rg$_3$、Rh 等,以及丙二酰基人参皂苷 Rb$_1$、Rb$_2$、Rc、Rd。均为三萜皂苷。其中以四环三萜的达玛脂烷(dammarane)系皂苷为主要活性成分,加酸水解最后产物为人参二醇(panaxadiol),如人参皂苷 Ra$_1$、Ra$_2$、Rb$_1$、Rb$_2$、Rb$_3$、Rc、Rd 等属于此类;有的水解后产生人参三醇(panaxatriol),如人参皂苷 Re、Rf、20-gluco-Rf、Rg$_1$、Rg$_2$、Rh$_1$ 等。其次为五环三萜齐墩果烷(oleanane)系皂苷,其苷元为齐墩果酸(oleanolicacid),如人参皂苷 Ro 属此类。此外,尚含

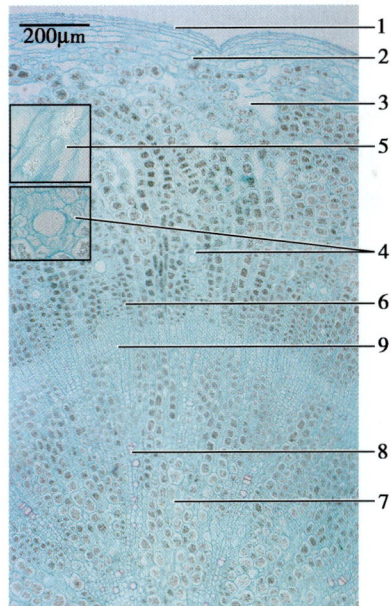

1.木栓层;2.皮层;3.裂隙;4.树脂道;5.草酸钙簇晶;6.韧皮部;7.射线;8.木质部;9.形成层。

● 图 5-48 人参(根)横切面图

有三七皂苷-R$_2$ 和三七皂苷-R$_4$ 等成分。②挥发油约含0.12%,油中成分有 β-榄香烯(β-elemene)、人参炔醇(panaxynol)及人参环氧炔醇(panaxydol)等。③人参多糖:含水溶性多糖

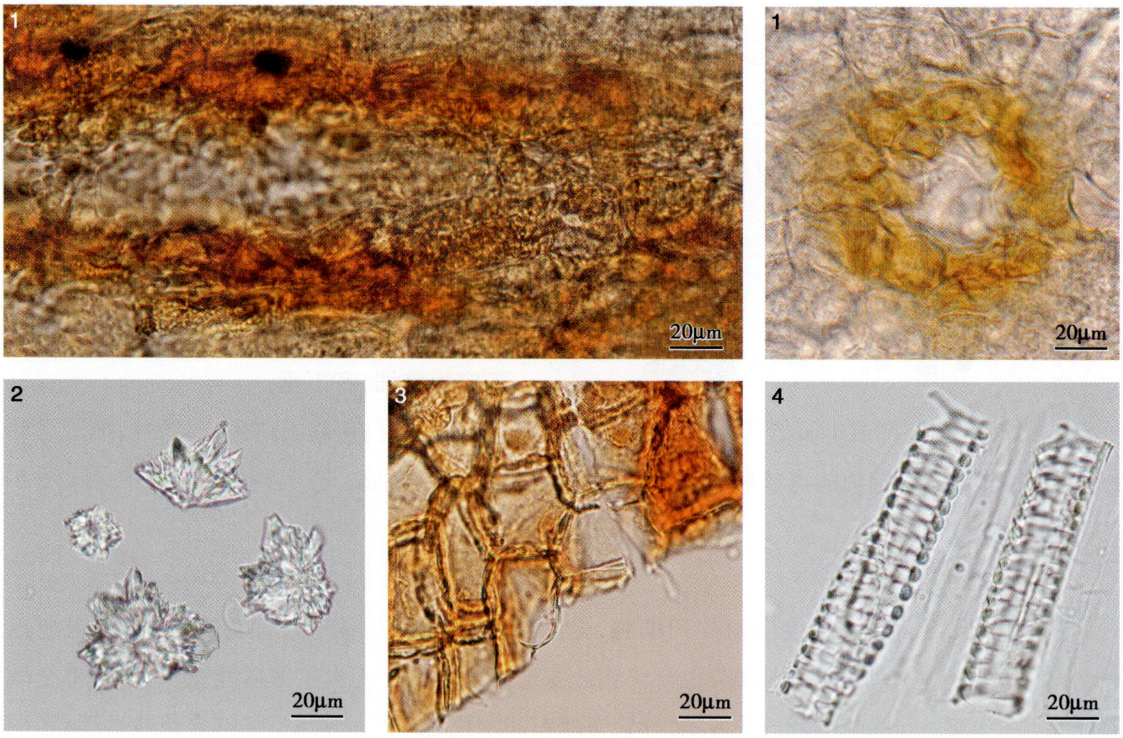

1.树脂道；2.草酸钙簇晶；3.木栓细胞；4.导管。

● 图5-49　人参粉末图

38.7%,碱溶性多糖7.8%～10%。含20%人参果胶,将果胶纯化得到两种杂多糖(SA、SB)。SA组成以中性糖为主,有半乳糖、阿拉伯糖、鼠李糖等。SB组成以酸性糖为主,有半乳糖醛酸等。④尚含多种低分子肽、多种氨基酸、单糖、双糖、三聚糖、有机酸、B族维生素、维生素C、β-谷甾醇及其葡萄糖苷等。

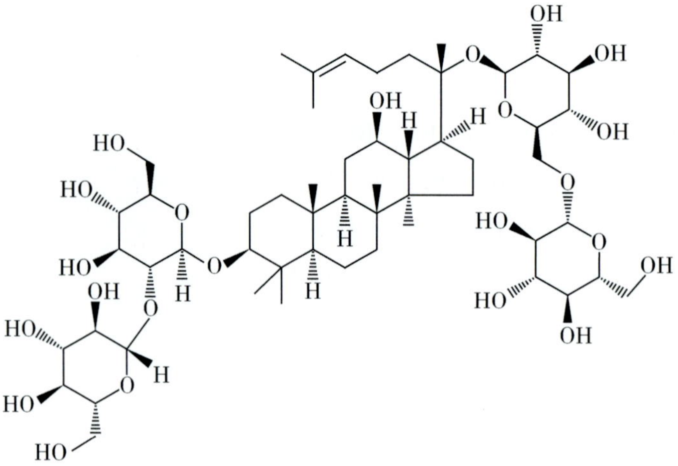

人参皂苷 Rb$_1$

人参皂苷 Re   人参皂苷 Rg₁

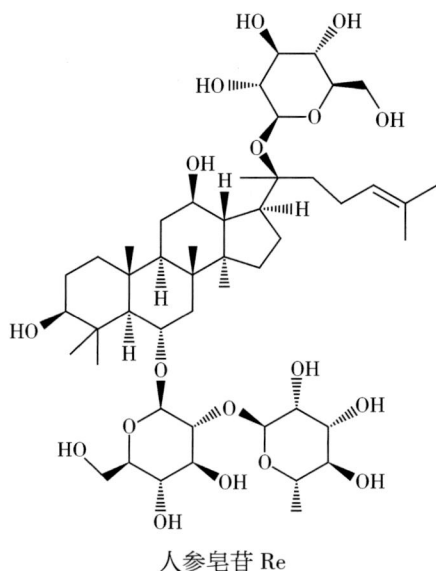

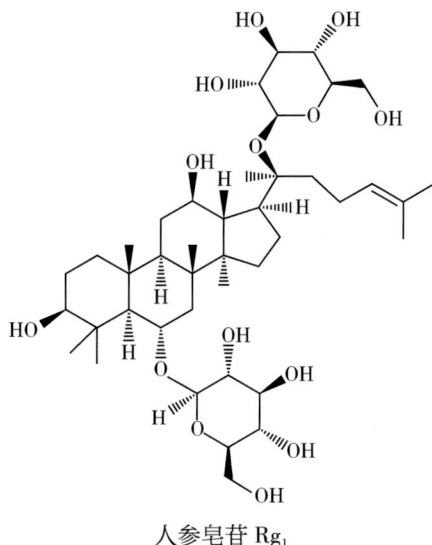

【理化鉴别】 薄层色谱鉴别　粉末三氯甲烷加热回流,弃去三氯甲烷液,药渣挥干溶剂,加水拌匀湿润,加水饱和的正丁醇超声处理,吸取上清液,加入氨试液,摇匀,放置分层,取上层液蒸干,残渣加甲醇溶解,作为供试品溶液。以人参对照药材、人参皂苷 Rb₁、人参皂苷 Re、人参皂苷 Rf 及人参皂苷 Rg₁ 对照品作对照,用硅胶 G 薄层板,以三氯甲烷-乙酸乙酯-甲醇-水(15∶40∶22∶10)10℃以下放置的下层溶液为展开剂展开,喷以 10% 硫酸乙醇溶液显色,分别置日光及紫外光灯(365nm)下检视。 供试品色谱中,在与对照药材和对照品色谱相应的位置上,分别显相同颜色的斑点或荧光斑点。

【质量评价】

1. 经验鉴别　均以条粗、质硬、完整者为佳。

2. 检查　重金属及有害元素:采用原子分光光度法或电感耦合等离子体质谱法测定,铅不得过 5mg/kg;镉不得过 1mg/kg;砷不得过 2mg/kg;汞不得过 0.2mg/kg,铜不得过 20mg/kg。

农药残留量:按有机氯类农药残留量测定法测定,本品含农药残留量总六六六(α-BHC、β-BHC、γ-BHC、δ-BHC 之和)不得过 0.2mg/kg;总滴滴涕(pp'-DDE、pp'-DDD、op'-DDT、pp'-DDT 之和)不得过 0.2mg/kg;五氯硝基苯不得过 0.1mg/kg;六氯苯不得过 0.1mg/kg;七氯(七氯、环氧七氯之和)不得过 0.05mg/kg;艾氏剂不得过 0.05mg/kg;氯丹(顺式氯丹、反式氯丹、氧化氯丹之和)不得过 0.1mg/kg。

3. 含量测定　按高效液相色谱法测定,本品含人参皂苷 Rg₁($C_{42}H_{72}O_{14}$)和人参皂苷 Re($C_{48}H_{82}O_{18}$)的总量不得少于 0.30%,人参皂 Rb₁($C_{54}H_{92}O_{23}$)不得少于 0.20%;饮片含人参皂苷 Rg₁和人参皂苷 Re 的总量不得少于 0.27%,人参皂苷 Rb₁ 不得少于 0.18%。

【性味功效】 性微温,味甘、微苦。大补元气,复脉固脱,补脾益肺,生津养血,安神益智。

【附药】 红参　Ginseng Radix et Rhizoma Rubra

为五加科植物人参 Panax ginseng C. A. Mey. 的栽培品经蒸制后的干燥根和根茎。秋季采挖,洗净,蒸制后、干燥。主产于吉林、辽宁、黑龙江等省。主根呈纺锤形、圆柱形或扁方柱形,长 3~10cm,直径 1~2cm。表面半透明,红棕色,偶有不透明的暗黄褐色斑块,具纵沟、皱纹及细根痕;上部有时具断续的不明显环纹;下部有 2~3 条扭曲交叉的支根,并带弯曲的须根或仅具须根残迹。根茎(芦头)长 1~2cm,上有数个凹窝状茎痕(芦碗),有的带有 1~2 条完整或折断的不定根(芋)。质硬而脆,断面平坦,角质样。气微香而特异,味甘、微苦。本品主要显微特征与人参相同，不同之处为淀粉粒多已糊化，轮廓模糊。化学成分与人参极相似，在加工过程中成分略有变化。 据报道从红参中分得 20(R)-人参皂苷 Rg_2、20(S)-人参皂苷 Rg_3、20(S)-人参皂苷 Rh_1、人参皂苷 Rh_2、人参皂苷 Rs_1、人参皂苷 Rs_2 等。按《中国药典》采用高效液相色谱法测定，本品含人参皂苷 Rg_1($C_{42}H_{72}O_{14}$)和人参皂苷 Re($C_{48}H_{82}O_{18}$)的总量不得少于 0.25%，人参皂苷 Rb_1($C_{54}H_{92}O_{23}$)不得少于 0.30%。性温，味甘、微苦。具大补元气，复脉固脱，益气摄血功效。

西洋参▲　Panacis Quinquefolii Radix

【来源】 为五加科植物西洋参 *Panax quinquefolium* L. 的干燥根。均系栽培品。秋季采挖，洗净，晒干或低温干燥。

【产地】 原产加拿大和美国。我国东北、华北、西北等地引种栽培成功。

【性状鉴别】

1. 药材 呈纺锤形、圆柱形或圆锥形，长 3~12cm，直径 0.8~2cm。表面浅黄褐色或黄白色，可见横向环纹及线状皮孔突起，并有细密浅纵皱纹及须根痕。主根中下部有一至数条侧根，多已折断。有的上端有根茎（芦头），环节明显，茎痕（芦碗）圆形或半圆形，具不定根（芋）或已折断。体重，质坚实，不易折断，断面平坦，浅黄白色，略显粉性，皮部可见黄棕色点状树脂道，形成层环纹棕黄色，木部略呈放射状纹理。气微而特异，味微苦、甘（图5-50-1）。

2. 饮片 呈长圆形或类圆形薄片。外表皮浅黄褐色。切面淡黄白色至黄白色，形成层环棕黄色，皮部有黄棕色点状树脂道，近形成层环处较多而明显，木部略呈放射状纹理。气微而特异，味微苦、甘（图5-50-2）。

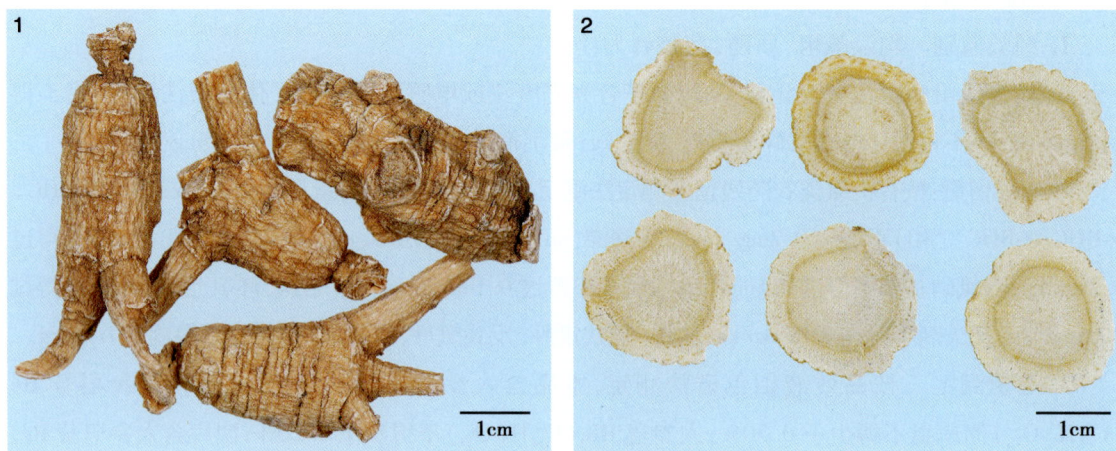

1.西洋参药材图；2.西洋参饮片图。

● 图5-50 西洋参药材及饮片图

【显微鉴别】 粉末 黄白色。①导管多为网纹，亦有梯纹及螺纹导管。导管直径 23~40μm。 ②树脂道内含棕色树脂。③草酸钙簇晶直径 23~39(63)μm，棱角较长而尖。④淀粉粒单粒，类圆形，脐点点状、星状、裂缝状。

【化学成分】 ①皂苷类成分，已分离出人参皂苷 Ro、Rb_1、Rb_2、Rb_3、Rc、Rd、RA_0、Re、Rf、Rg_1、Rg_2、Rg_3、Rh_1、Rh_2、F_3 及西洋参皂苷 L_1（quinquenoside L_1）、quinquenoside R_1 和 gypenoside Ⅺ、

X、XII和假人参皂苷（pseudoginsenoside）F$_{11}$。②挥发油中鉴定出多种倍半萜类化合物，以反式β-金合欢烯含量较高；还含有酯、一定数量的烷烃、酸和醇等。③尚含氨基酸、微量元素、果胶、多糖、甾醇等。

【质量评价】

1. 经验鉴别　以体轻质硬、表面横纹紧密、气清香、味浓者为佳。

2. 检查　重金属及有害元素：采用原子分光光度法或电感耦合等离子体质谱法测定，铅不得过 5mg/kg；镉不得过 1mg/kg；砷不得过 2mg/kg；汞不得过 0.2mg/kg，铜不得过 20mg/kg。

农药残留量：同前"人参"项下。

3. 浸出物　照醇溶性浸出物热浸法测定，70%乙醇作溶剂，浸出物不得少于 30.0%；饮片不得少于 25.0%。

4. 含量测定　按高效液相色谱法测定，本品含人参皂苷 Rg$_1$（C$_{42}$H$_{72}$O$_{14}$）、人参皂苷 Re（C$_{48}$H$_{82}$O$_{18}$）和人参皂苷 Rb$_1$（C$_{54}$H$_{92}$O$_{23}$）的总量不得少于 2.0%。

【性味功效】　性凉，味甘、微苦。补气养阴，清热生津。

三七▲　Notoginseng Radix et Rhizoma

【来源】　为五加科植物三七 *Panax notoginseng*（Burk.）F. H. Chen 的干燥根和根茎。秋季花开前采挖，洗净，分开主根、支根及根茎，干燥。支根习称"筋条"，根茎习称"剪口"。

【产地】　主产于广西田阳、靖西、百色及云南文山等地。多系栽培。

【性状鉴别】　药材　主根：呈类圆锥形或圆柱形，长 1~6cm，直径 1~4cm。表面灰褐色或灰黄色，有断续的纵皱纹和支根痕，顶端有茎痕，周围有肿瘤状突起。体重，质坚实。断面灰绿、黄绿或灰白色。木部微呈放射状排列。气微，味苦，回甜（图 5-51）。

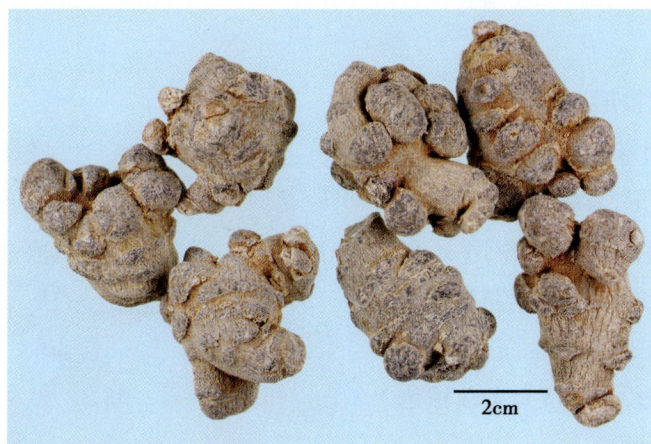

● 图 5-51　三七药材图

支根：圆柱形或类圆锥形，长 2~6cm，上端直径约 0.8cm，下端直径约 0.3cm。

根茎：不规则的皱缩块状或条状，表面有数个明显的茎痕及环纹，断面中心灰绿色或白色，边缘深绿色或灰色。

【显微鉴别】　粉末　灰黄色。①树脂道碎片内含黄色分泌物。②草酸钙簇晶稀少，直径 50~

80μm，其棱角较钝。③导管有网纹、梯纹及螺纹导管，直径15~55μm。④淀粉粒众多，单粒呈类圆形，半圆形或圆多角形，直径4~30μm，脐点点状或裂缝状；复粒由2~10个分粒组成。⑤木栓细胞呈长方形或多角形，壁薄。棕色。

【化学成分】 ①含多种皂苷，总量9.75%~14.90%，和人参所含皂苷类似，但主要为达玛脂烷系皂苷，有人参皂苷 Rb_1、Rb_2、Rc、Rd、Re、Rg_1、Rg_2、Rh_1 及三七皂苷（notoginsenoside）R_1、R_2、R_3、R_4、R_5、R_6、Fa、K。②含止血活性成分田七氨酸（dencichine），为一种特殊氨基酸。③黄酮类成分三七黄酮 B、山柰酚-7-O-α-L-鼠李糖苷、槲皮素等。④挥发油中有倍半萜类，脂肪酸，酯类，苯取代物，萘取代物，烷烃，环烷烃，酮等。⑤尚含无机微量元素和16种氨基酸，其中有7种为人体所必需的氨基酸。

【质量评价】

1. 经验鉴别　以个大、体重、质坚、表面光滑、断面灰绿色或黄绿色者为佳。

2. 浸出物　照醇溶性浸出物热浸法测定，用甲醇作溶剂，浸出物不得少于16.0%。

3. 含量测定　采用高效液相色谱法测定，本品含人参皂苷 Rb_1（$C_{54}H_{92}O_{23}$）、人参皂苷 Rg_1（$C_{42}H_{72}O_{14}$）和三七皂苷 R_1（$C_{47}H_{80}O_{18}$）的总量不得少于5.0%。

【性味功效】 性温，味甘、微苦。散瘀止血，消肿定痛。

白芷▲ Angelicae Dahuricae Radix

【来源】 为伞形科（Umbelliferae）植物白芷 *Angelica dahurica*（Fisch. ex Hoffm.）Benth. et Hook. f. 或杭白芷 *A. dahurica*（Fisch. ex Hoffm.）Benth. et Hook. f. var. *formosana*（Boiss.）Shan et Yuan 的干燥根。夏、秋间叶黄时采挖，除去须根和泥沙，晒干或低温干燥。

【产地】 杭白芷产于浙江、福建、四川等省，习称"杭白芷"和"川白芷"；白芷产于安徽亳州者习称"亳白芷"；产于河南长葛、禹县者习称"禹白芷"；产于河北安国者习称"祁白芷"。

【性状鉴别】

1. 药材　呈长圆锥形，长10~25cm，直径1.5~2.5cm。表面灰棕色或黄棕色，根头部钝四棱形或近圆形，具纵皱纹、支根痕及皮孔样的横向突起（习称"疙瘩丁"），有的排列成四纵行。顶端有凹陷的茎痕。质坚实，断面白色或灰白色，粉性，形成层环棕色，近方形或近圆形，皮部散有多数棕色油点。气芳香，味辛、微苦。

2. 饮片　呈类圆形厚片。外表皮灰棕色或黄棕色。切面白色或灰白色，具粉性，形成层环棕色，近方形或近圆形，皮部散有多数棕色油点。气芳香，味辛、微苦（图5-52）。

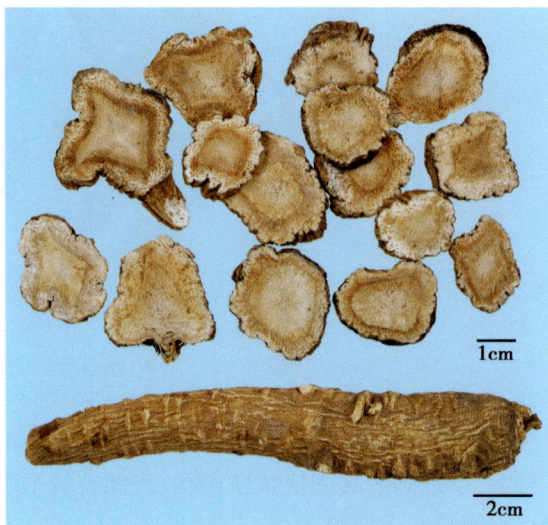

● 图5-52　白芷药材及饮片图

【显微鉴别】 粉末 黄白色。①淀粉粒极多,单粒圆球形、椭圆形、多角形或盔帽形,直径 3~25μm,脐点十字状、裂缝状、点状、三叉状、人字状或星状,大粒层纹隐约可见;复粒由 2~12 个分粒组成。②导管多为网纹,少为螺纹及具缘纹孔,直径 10~85μm。③木栓细胞淡黄棕色, 呈类多角形或长方形,壁薄、木化。④油管多破碎,黄色。分泌细胞中含淡黄棕色分泌物。

【化学成分】 ①含多种香豆素类化合物,主要有欧前胡素(imperatorin)、异欧前胡素(isoim-peratorin)、别欧前胡素(alloimperatorin)、珊瑚菜素(phellopterin)、花椒毒素(xanthotoxin)、异氧化前胡素(isooxypeucedanin)、5-甲氧基-8-羟基补骨脂素(5-methoxy-8-hydroxypsoraten)、比克白芷素(bya-kangelicin)、水合氧化前胡素(oxypeucedanin hydrate)、氧化前胡素(oxypeucedanin)、香柑内酯(ber-gapten)等。②含挥发油。

【质量评价】

1. 经验鉴别 以条粗壮、体重、粉性足、香气浓郁者为佳。

2. 浸出物 照醇溶性浸出物热浸法测定,用稀乙醇作溶剂,浸出物不得少于 15.0%。

3. 含量测定 按高效液相色谱法测定,本品含欧前胡素($C_{16}H_{14}O_4$)不得少于 0.080%。

【性味功效】 性温,味辛。解表散寒,祛风止痛,宣通鼻窍,燥湿止带,消肿排脓。

当归★ Angelicae Sinensis Radix

当归

始载于《神农本草经》,列为中品。《名医别录》记载:"当归生陇西川谷,二月、 八月采根阴干。"李时珍谓:"今陕、蜀、秦州、汶州诸处,人多栽莳为货。以秦归头圆尾多色紫气 香肥润者,名马尾归,最胜。"又谓:"当归调血,为女人要药。"古今当归品种、主产地和疗效基本 相同。

【来源】 为伞形科植物当归 *Angelica sinensis*(Oliv.)Diels 的干燥根。

【植物形态】 多年生草本。茎绿色带紫,有明显的纵沟。叶互生,有叶柄,为二至三回奇数 羽状复叶,叶柄基部膨大成鞘,叶片卵形;小叶片呈卵形或卵状披针形,近顶端一对无柄,一至二回 分裂,裂片边缘有缺刻。复伞形花序顶生,总苞无或有 2 片,伞幅 10~14;每一小伞形花序有花 12~ 36 朵,小总苞片 2~4 片;花白色。双悬果椭圆形,分果有 5 棱,背部 3 条隆起,侧棱有薄翅。花期 6~7 月,果期 6~8 月(图 5-53)。

【采收加工】 秋末采挖,除去茎叶、 须根及泥沙,待水分稍蒸发后,捆成小把, 上棚,用烟火慢慢熏干。

【产地】 主产于甘肃,云南、四川、湖 北亦产,为栽培品。其中甘肃岷县、宕昌产 量高,质量佳。销全国,并出口。

【性状鉴别】

1. 药材 根略呈圆柱形,根上端称"归 头",主根称"归身",支根称"归尾",全体 称"全归"。全归长 15~25cm,表面浅棕色

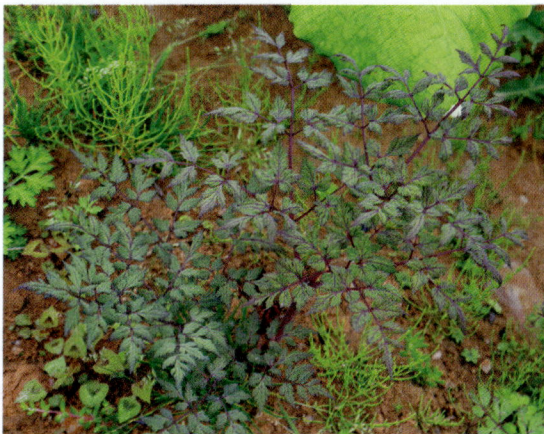

● 图 5-53 当归 *Angelica sinensis* (Oliv.)Diels

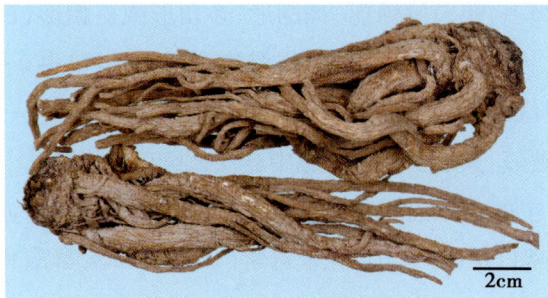

● 图5-54 当归药材图

至棕褐色,有纵皱纹及横长皮孔样突起;根上端(归头)直径1.5~4cm,具环纹,上端钝圆,或具数个明显突出的根茎痕,有紫色或黄绿色的茎和叶鞘的残基;主根(归身)表面凹凸不平;下部有支根3~5条或更多,上粗下细,多扭曲,有少数须根痕。质柔韧,断面黄白色或淡黄棕色,皮部厚,有裂隙及多数棕色点状分泌腔,形成层呈黄棕色环状,木质部色较淡,香气浓郁,味甘、辛、微苦(图5-54)。

2. 饮片　呈类圆形、椭圆形或不规则薄片。外表皮浅棕色至棕褐色。切面黄白色或淡棕黄色,平坦,有裂隙,中间有浅棕色的形成层环,并有多数棕色的油点。香气浓郁,味甘、辛、微苦。

【显微鉴别】

1. 主根横切面　①木栓层由4~7列细胞组成。②栓内层窄,有少数油室。③韧皮部较宽广,多裂隙,散在多数类圆形油室,直径25~160μm,外侧较大,向内减渐小,周围的分泌细胞6~9个。④形成层呈环状。⑤木质部射线宽至3~5列细胞,导管单个或2~3个相聚,呈放射状排列。⑥薄壁细胞中含淀粉粒。

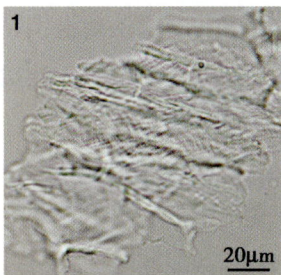

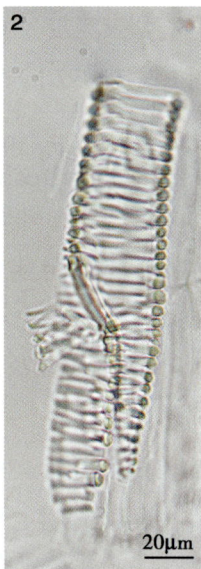

2. 粉末　淡黄棕色。①韧皮薄壁细胞长纺锤形,壁上常有极微细的斜格状纹理,有时可见菲薄的分隔。②梯纹及网纹导管直径13~80μm,亦有具缘纹孔及螺纹导管。③有时可见油室碎片(图5-55)。

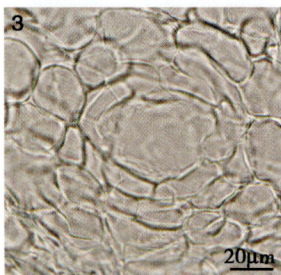

【化学成分】　①含挥发油,油中主要为藁本内酯(ligustilide 及正丁烯基内酯(n-butyli-dene-phthalide),为解痉主要活性成分。此外,

1. 韧皮薄壁细胞;2. 导管;3. 油室碎片。

● 图5-55 当归粉末图

尚含倍半萜(sesquiterpene)A 及 B、香荆芥酚(carvacrol)等29种以上成分。②水溶性成分有阿魏酸、烟酸、丁二酸、棕榈酸、尿嘧啶、腺嘧啶、胆碱等。③另含维生素、氨基酸、无机元素等。

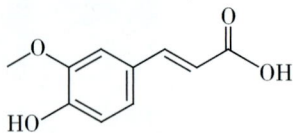

阿魏酸

【理化鉴别】　薄层色谱鉴别　粉末加1%碳酸氢钠溶液超声处理,离心,上清液用稀盐酸调节 pH,乙醚萃取,合并乙醚液,挥干,残渣加甲醇溶解,作为供试品溶液。以阿魏酸、藁本内酯对照品作对照,按薄层色谱法,用硅胶 G 薄层板,以环己烷-二氯甲烷-乙酸乙酯-甲酸(4:1:1:0.1)为展开剂展开,置紫外光灯(365nm)下检视。供试品色谱中,在与对照品色谱相应的位置上,显相同

颜色的荧光斑点。

【质量评价】

1. 经验鉴别　以主根粗长、油润、外皮色黄棕、断面色黄白、气味浓郁者为佳。柴性大、干枯无油或断面呈绿褐色者不可供药用。

2. 浸出物　按醇溶性浸出物热浸法测定,70%乙醇浸出物不得少于45.0%。

3. 含量测定　采用挥发油测定法测定,本品含挥发油不得少于0.4%(ml/g);采用高效液相色谱法测定,本品含阿魏酸($C_{10}H_{10}O_4$)不得少于0.050%。

【性味功效】　性温,味甘、辛。补血活血,调经止痛,润肠通便。

【附注】

1. 同属植物东当归 *Angelica acutiloba*(Sieb. et Zucc.)Kitag,吉林省延边地区有栽培。东北地区曾以其根作当归入药。主根粗短,有多数支根,主要成分有藁本内酯、正丁烯基酞内酯和挥发油等,功效与当归类似。

2. 同科植物欧当归 *Levisticum officinale* Koch. 华北地区曾引种栽培。主根粗长,顶端常有数个根茎痕。含挥发油(0.22%)、藁本内酯、正丁烯基酞内酯等。

以上均非正品。

独活　Angelicae Pubescentis Radix

为伞形科植物重齿毛当归 *Angelica pubescens* Maxim. f. *biserrata* Shan et Yuan 的干燥根。春初苗刚发芽或秋末茎叶枯萎时采挖,除去须根和泥沙,烘至半干,堆置2～3天,发软后再烘至全干。主产于湖北、四川等省。主根略呈圆柱形,下部2～3个分枝或较多,长10～30cm。根头部膨大,有横皱纹,直径1.5～3cm,顶端有茎、叶的残痕或凹陷,表面灰褐色或棕褐色,具纵皱纹,有隆起的横长皮孔样突起及稍突起的细根痕。质较硬,受潮则变软,断面皮部灰白色,可见多数散在的棕色油点,形成层环棕色,木质部灰黄色至黄棕色。香气特异,味苦辛、微麻舌。以根条粗壮、油润、香气浓者为佳。饮片呈类圆形薄片,外表皮灰褐色或棕褐色,具皱纹;切面皮部灰白色至灰褐色,有多数散在棕色油点,木部灰黄色至黄棕色,形成层环棕色。主含香豆素类、挥发油、黄酮等。性微温,味苦、辛。具有祛风除湿,通痹止痛的功效。

羌活　Notopterygii Rhizoma et Radix

为伞形科植物羌活 *Notopterygium incisum* Ting ex H. T. Chang 或宽叶羌活 *N. franchetii* H. de Boiss. 的干燥根茎和根。春、秋二季采挖,除去须根及泥沙,晒干。主产于青海、四川、云南、甘肃等省。羌活根茎圆柱状略弯曲,顶端具茎痕。表面棕褐色至黑褐色,外皮脱落处呈黄色。节间缩短,呈紧密隆起的环状,形似蚕,习称"蚕羌";节间延长,形如竹节状,习称"竹节羌"。节上有多数点状或瘤状突起的根痕及棕色破碎鳞片。体轻,质脆,易折断,断面不平整,有多数裂隙,皮部黄棕色至暗棕色,油润,有棕色油点,木部黄白色,射线明显,髓部黄色至黄棕色。气香,味微苦而辛。宽叶羌活根茎类圆柱形,顶端具茎和叶鞘残基,根类圆锥形,有纵皱纹和皮孔;表面棕褐色,近根茎处有较密的环纹,习称"条羌"。有的根茎粗大,不规则结节状,顶部具数个茎基,根较细,习称"大头羌"。质松脆,易折断,断面略平坦,皮部浅棕色,木部黄白色。气味较淡。主要含有挥发油以及佛手柑内酯、佛手柑亭、佛手酚、羌活醇和异欧前胡素等香豆素类等成分。性温,味微苦而辛。具有解表散寒,祛风除湿,止痛的功效。

前胡 Peucedani Radix

为伞形科植物白花前胡 *Peucedanum praeruptorum* Dunn. 的干燥根。冬季至次春茎叶枯萎或未抽花茎时采挖，除去须根，洗净，晒干或低温干燥。主产于浙江、江西、四川等省。根呈不规则圆锥形、圆柱形或纺锤形，稍扭曲，下部常有分枝，长 3~15cm，直径 1~2cm。表面黑褐色或灰黄色，根头部中央多有茎痕及纤维状叶鞘残基，上部有密集的细环纹，下部有纵沟、纵皱纹及横向皮孔样突起。质较柔软，干者质硬，易折断，断面不整齐，淡黄白色，可见一棕色形成层环及放射状射线，皮部散有多数棕黄色油点。主含挥发油及香豆素类成分白花前胡甲、乙、丙、丁素，白花前胡 E 素，胡萝卜苷，佛手柑内酯，二十四烷酸等。性微寒，味苦、辛。具有降气化痰，散风清热的功效。

川芎[▲] Chuanxiong Rhizoma

【来源】 为伞形科植物川芎 *Ligusticum chuanxiong* Hort. 的干燥根茎。夏季当茎上的节盘显著突出，并略带紫色时采挖，除去泥沙，晾至半干后再烘干，撞去须根。

【产地】 主产于四川、江西、湖北、陕西等省区。多为栽培。

【性状鉴别】

1. 药材 不规则结节状拳形团块，直径 2~7cm。表面灰褐色或褐色，粗糙皱缩，有多数平行隆起的轮节；顶端有类圆形凹陷的茎痕，下侧及轮节上有多数小瘤状根痕。质坚实，不易折断，断面黄白色或灰黄色，可见波状环纹（形成层）及错综纹理，散有黄棕色小油点（油室）。香气特异浓郁，味苦、辛，稍有麻舌感，微回甜（图 5-56-1）。

2. 饮片 不规则厚片。外表皮灰褐色或褐色，有皱缩纹。切面黄白色或灰黄色，具有明显波状环纹或多角形纹理，散生黄棕色油点。质坚实。气浓香，味苦、辛，微甜（图 5-56-2）。

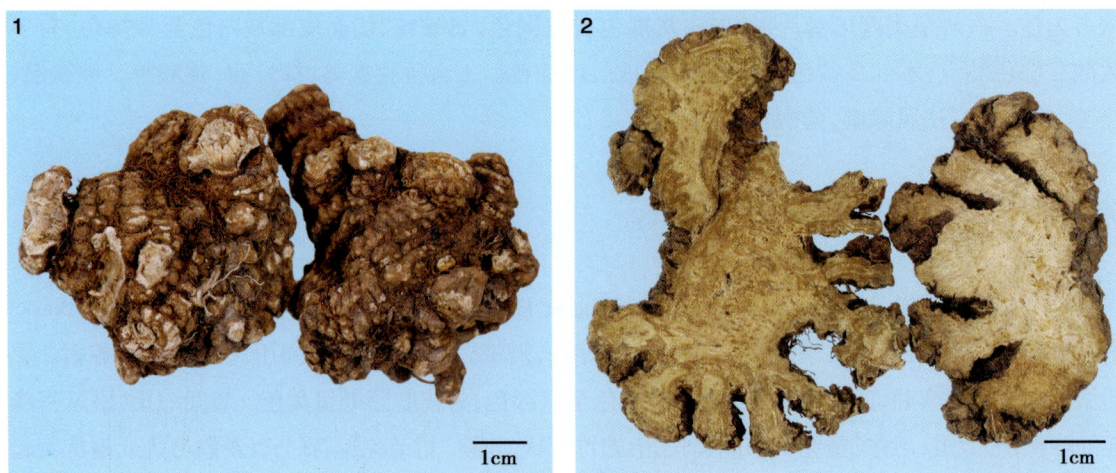

1.川芎药材图；2.川芎饮片图。

● 图 5-56 川芎药材及饮片图

【显微鉴别】 粉末：浅黄棕色或灰棕色。①木栓细胞深黄棕色，常多层重叠，呈多角形或长方形，壁薄，微呈微波状弯曲。②草酸钙晶体直径 10~25μm，存在于薄壁细胞中，呈类圆形团块或类簇晶状。③木纤维呈长梭形，长 112~370μm，直径 16~44μm，纹孔及孔沟较细密，胞腔较宽。

④导管为螺纹、网纹,亦有梯纹及具缘纹孔。⑤油室大多破碎,偶见含有众多油滴。⑥淀粉粒众多,单粒呈椭圆形、类圆形、长圆形、卵圆形及肾形,直径 $5\sim16\mu m$,长约 $21\mu m$,脐点呈点状、长缝状或人字状;复粒少数,由 $2\sim4$ 个分粒组成。

【化学成分】 ①含挥发油 1%。②生物碱类有川芎嗪(chuanxiongzine)、L-异亮氨酰-L-缬氨酸酐(L-isobutyl-L-valine anhydride)、L-(5-羟甲基-2-呋喃基)-β-卡啉、1-β-丙烯酸乙酯-7-醛基-β-卡啉、1-乙酰基-β-卡啉、腺嘌呤(adenine)、L-缬氨酰-L-缬氨酸酐(L-valyl-L-valine anhydride)、佩洛立灵(perlolyrine)等。③内酯类成分:主要有欧当归内酯 A(levistilide A)、3-丁基苯酞、3-亚丁基苯酞、4,5-二氢-3-丁基苯酞、藁本内酯、川芎酞、新蛇床内酯、4-羟基-3-于基呋内酯、十八碳二烯酸(octa-decadienoic acid)、顺反 6,7-二羟基藁本内酯、3-丁基 3-羟基-4,5-二氢苯酞、3-丁基-3,6,7-三羟基-4,5,6,7-四氢苯酞、藁本内酯二醇(ligustilidiol)。④酚类及有机酸类有阿魏酸、大黄酚,尚有瑟丹酸、香草醛、香草酸、3-甲氧基-4-羟基苯乙烯、对羟基苯甲酸、咖啡酸、原儿茶酸、棕榈酸、亚油酸等。

【质量评价】

1. 经验鉴别　以个大、质坚实、断面黄白、油性大、香气浓者为佳。
2. 浸出物　照醇溶性浸出物热浸法测定,用乙醇作溶剂,浸出物不得少于 12.0%。
3. 含量测定　按高效液相色谱法测定,本品含阿魏酸($C_{10}H_{10}O_4$)不得少于 0.10%。

【性味功效】　性温,味辛。活血行气,祛风止痛。

藁本　Ligustici Rhizoma et Radix

为伞形科植物藁本 *Ligusticum sinense* Oliv. 或辽藁本 *L. jeholense* Nakai et Kitag. 的干燥根茎和根。秋季茎叶枯萎或次春出苗时采挖,除去泥沙,晒干或烘干。藁本主产于四川、重庆、湖北等地,辽藁本主产于河北、辽宁。藁本根茎呈不规则结节状圆柱形,稍扭曲,有分枝。表面棕褐色或暗棕色,粗糙,有纵皱纹,上侧残留数个凹陷的圆形茎基,下侧有多数点状突起的根痕和残根。体轻,质较硬,易折断,断面黄色或黄白色,纤维状。气浓香,味辛、苦、微麻。辽藁本较小,根茎呈不规则的团块状或柱状,有多数细长弯曲的根。主要含有挥发油类成分及阿魏酸等。味辛,性温。具祛风,散寒,除湿,止痛的功效。

防风▲　Saposhnikoviae Radix

【来源】　为伞形科植物防风 *Saposhnikovia divaricata*(Turcz.)Schischk 的干燥根。药材习称"关防风"。春、秋二季采挖未抽花茎植株的根,除去须根和泥沙,晒干。

【产地】　主产于东北地区及内蒙古东部。现多栽培。

【性状鉴别】

1. 药材　呈长圆柱形或长圆锥形,下部渐细,有的略弯曲,长 15~30cm,直径 0.5~2cm。根头部有明显密集的环纹,习称"蚯蚓头",环纹上有的有棕褐色毛状残存叶基。表面灰棕色或棕褐色,粗糙,有纵皱纹、多数横长皮孔及点状突起的细根痕。体轻,质松,易折断,断面不平坦,皮部棕黄色至棕色,有裂隙,木部黄色。气特异,味微甘。

2. 饮片 呈圆形或椭圆形的厚片。外表皮灰棕色或棕褐色,有纵皱纹,有的可见横长皮孔样突起、密集的环纹或残存的毛状叶基。切面皮部棕黄色至棕色,有裂隙,木部黄色,具放射状纹理。气特异,味微甘(图5-57)。

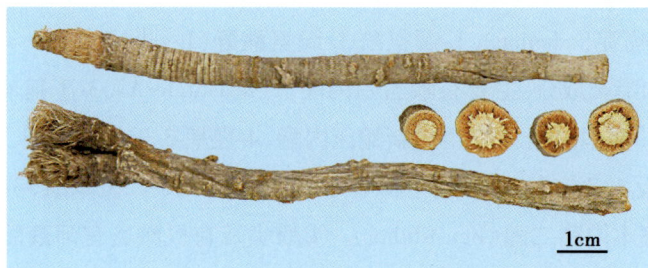

● 图5-57 防风药材及饮片图(家种品)

【显微鉴别】 粉末 淡棕色。①油管直径17~60μm,充满金黄色分泌物。②叶基纤维多成束,壁极厚。③网纹导管直径14~85μm。④木栓细胞表面观呈多角形或类方形,断面观呈长方形,微波状弯曲,有的呈短条状增厚。⑤石细胞少见,黄绿色,长圆形或类长方形,壁较厚。

【化学成分】 ①色酮类成分:主要有5-O-甲基维斯阿米醇苷(5-O-methylvisamminol)、5-O-甲基维斯阿米醇、升麻素苷(prim-O-glucosylcimifugin)、升麻素、亥茅酚苷及亥茅酚。升麻素及亥茅酚苷有镇痛作用。②含挥发油,油中主要成分有辛醛(octanal)、壬醛(nonanal)、己醛(hexanal)、β-没药烯(β-bisabolene)、花侧柏烯(cuparene)、β-桉叶醇(β-eudesmol)等。③香豆素类成分:香柑内酯、补骨脂素、1-甲基苯乙妥因(deltoin)等。④尚有D-甘露醇、硬脂酸乙酯、木蜡酸。

【质量评价】

1. 经验鉴别 以条粗壮,断面皮部色浅棕,木部浅黄色者为佳。

2. 浸出物 照醇溶性浸出物热浸法测定,用乙醇作溶剂,浸出物不得少于13.0%。

3. 含量测定 按高效液相色谱法测定,本品含升麻素苷($C_{22}H_{28}O_{11}$)和5-O-甲基维斯阿米醇苷($C_{22}H_{28}O_{10}$)的总量不得少于0.24%。

【性味功效】 性微温,味辛、甘。祛风解表,胜湿止痛,止痉。

柴胡★ Bupleuri Radix

原名茈胡,始载于《神农本草经》,列为上品。苏颂谓:"柴胡生洪农山谷及冤句,今关陕江湖间近道皆有之,以银州者为胜。二月生苗,甚香。茎青紫,叶似竹叶,稍紧,亦有似邪蒿者,亦有似麦门冬而短者。七月开黄花。根赤色,似前胡而强。"李时珍谓:"北地所产者,亦如前胡而软,今人谓之北柴胡是也,入药亦良,南土所产者不似前胡,正如蒿根,强硬不堪使用。其苗有如韭叶者、竹叶者,以竹叶者为胜。其如邪蒿者最下也。"参照历代本草所叙及《证类本草》附图,据考证,古本草所收柴胡有多种,多数为伞形科柴胡属植物,亦有其他科的混乱品种。

【来源】 为伞形科植物柴胡 *Bupleurum chinense* DC. 或狭叶柴胡 *B. scorzonerifolium* Willd. 的干燥根。按性状不同,分别习称"北柴胡"和"南柴胡"。

【植物形态】 柴胡为多年生草本,根常有分枝。茎直立,单一或数茎,实心,上部多回分枝,略呈"之"字形弯曲。基生叶倒披针形或狭椭圆形,长4~7cm,宽6~8mm,早枯;中部叶倒披针形或宽条状披针形,长3~11cm,宽6~16mm,有平行脉5~9条,下面具粉霜。复伞形花序,伞梗4~10个,不等长;小总苞片5片,披针形;小伞梗5~10个,花鲜黄色。双悬果宽椭圆形,棱狭翅状。花期8~9月,果期9~10月(图5-58-1)。

狭叶柴胡与上种主要区别:主根较发达,常不分枝;基生叶有长柄;叶片线形至线状披针形,有平行脉5~7条;伞梗较多,小伞梗10~20个(图5-58-2)。

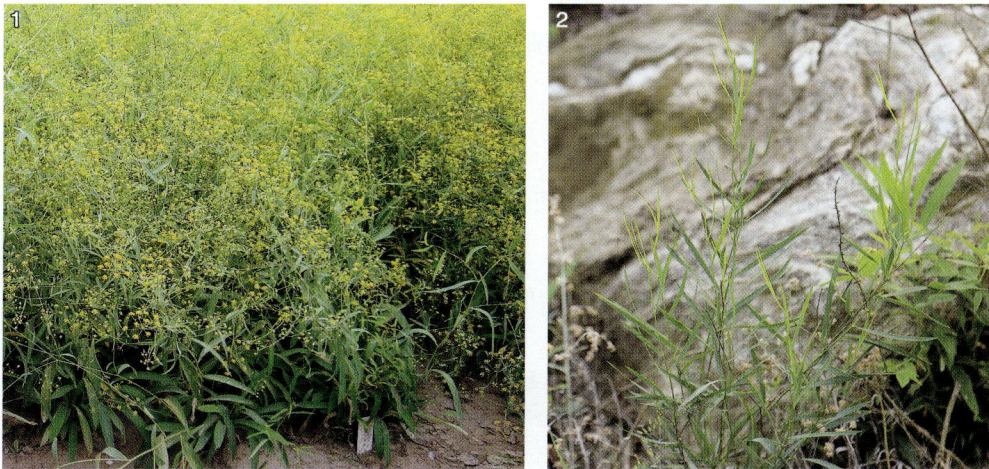

1. 柴胡 *Bupleurum chinense* DC. ; 2. 狭叶柴胡 *B. scorzonerifolium* Willd. 。

● 图5-58　柴胡

【采收加工】 春、秋两季采挖,除去茎叶及泥土,晒干。

【产地】 北柴胡主产于河北、河南、辽宁、湖北等省。南柴胡主产于湖北、四川、安徽、黑龙江等省。

【性状鉴别】

1. 药材　北柴胡:呈圆柱形或长圆锥形,长6~15cm,直径0.3~0.8cm。根头膨大,顶端残留3~15个茎基或短纤维状叶基,下部常分枝。表面黑褐色或浅棕色,具纵皱纹、支根痕及皮孔。质硬而韧,不易折断,断面显纤维性,皮部浅棕色,木部黄白色。气微香,味微苦(图5-59-1)。

南柴胡:圆锥形,根较细。顶端有多数细毛状枯叶纤维,下部多不分枝或稍分枝。表面红棕色或黑棕色,靠近根头处多具细密环纹。质稍软,易折断,断面略平坦,不显纤维性。具败油气。

2. 饮片　北柴胡:呈不规则厚片。外表皮黑褐色或浅棕色,具纵皱纹和支根痕,切面淡黄白色,纤维性。质硬。气微香,味微苦(图5-59-2)。

南柴胡:呈类圆形或不规则片。外表皮红棕色或黑褐色。有时可见根头处具细密环纹或有细毛状枯叶纤维。切面黄白色,平坦。具败油气。

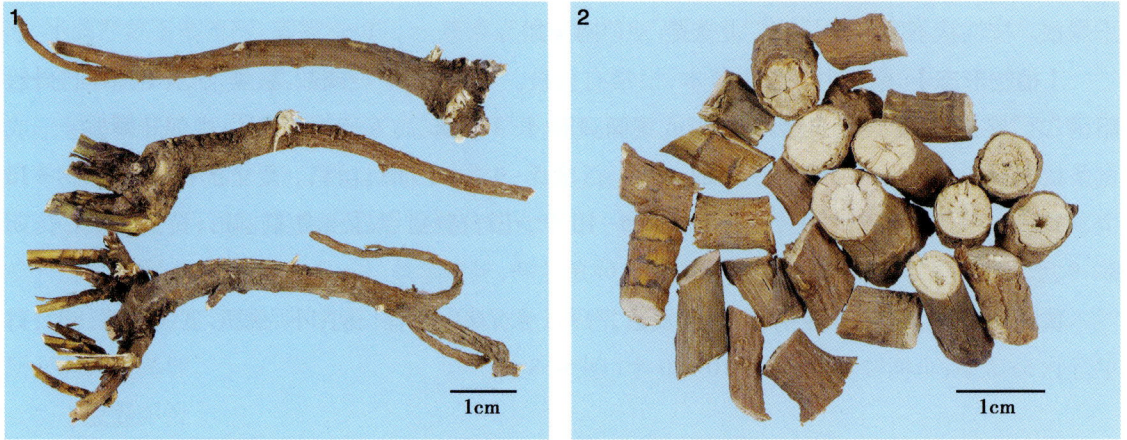

1.北柴胡药材图；2.北柴胡饮片图。

● 图5-59　柴胡药材及饮片图

【显微鉴别】

1. 横切面　北柴胡根：①木栓层为数列细胞，其下为7~8层栓内层细胞。②皮层散有油管及裂隙。③韧皮部有油管，射线宽，筛管不明显。④形成层成环。⑤木质部导管稀疏而分散，在其中间部位木纤维束排列成断续的环状，纤维多角形，壁厚，木化（图5-60）。

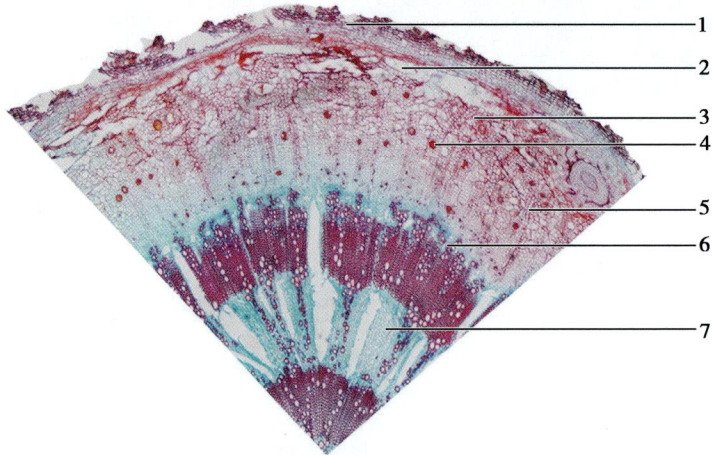

1.木栓层；2.皮层；3.韧皮部；4.油管；5.韧皮射线；6.形成层；7.木质部。

● 图5-60　北柴胡(根)横切面图

南柴胡根横切面：①木栓层由6~10列木栓细胞排列成整齐的帽顶状。②皮层油管较多而大。③木质部导管多径向排列，木纤维少而散列，多位于木质部外侧（图5-61）。

2. 粉末　北柴胡：灰棕色。①木纤维成束或散在，无色或淡黄色。呈长梭形，直径8~17μm，初生壁碎裂成短须状，纹孔稀疏，孔沟隐约可见。②油管多碎断，管道中含黄棕色或绿黄色条状分泌物。周围薄壁细胞大多皱缩，细胞界线不明显。③导管多为网纹、双螺纹，直径7~43μm。④木栓细胞黄棕色，常数层重叠。表面观呈类多角形，壁稍厚，有的微弯曲（图5-62）。

南柴胡：黄棕色。木纤维直径8~26μm，有的初生壁碎裂，并有稀疏螺纹裂缝；油管含淡黄色条状分泌物；双螺纹导管较多见；叶基部纤维直径约至51μm，有紧密螺状交错裂缝。

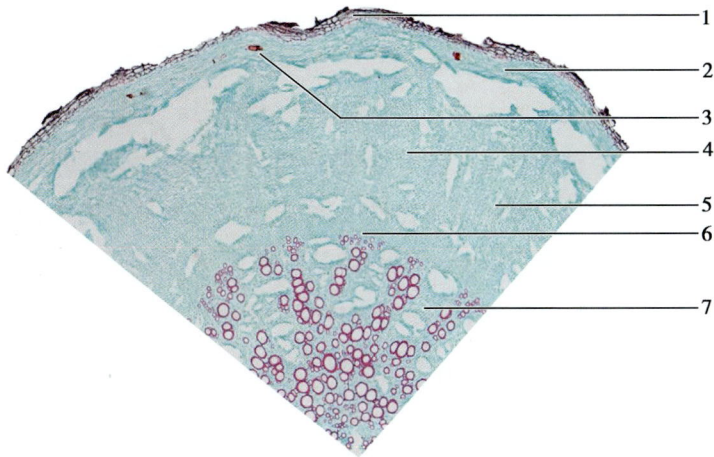

1.木栓层；2.皮层；3.油管；4.韧皮部；5.韧皮射线；6.形成层；7.木质部。

● 图 5-61　南柴胡(根)横切面图

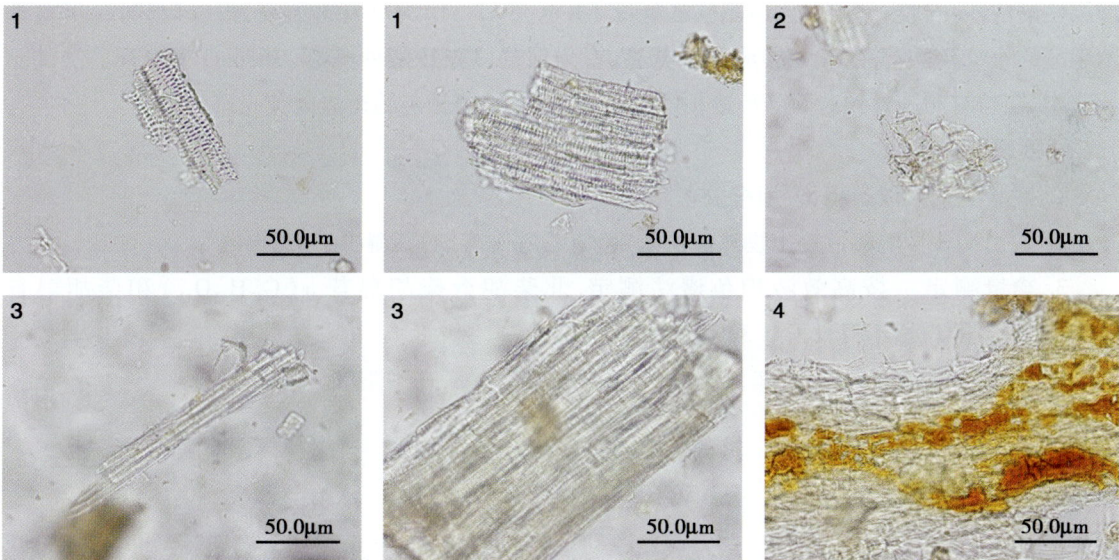

1.导管；2.木栓细胞；3.木纤维；4.油管碎片。

● 图 5-62　柴胡(北柴胡)粉末图

【化学成分】　①含皂苷类成分：柴胡皂苷（saikosaponin）a、c、d、s_1、b_2、b_3、f、t、v 等。②挥发油：柠檬烯、月桂烯、δ-荜橙茄烯、（＋）-香芹酮、反式-葛缕醇、反式-石竹烯等。③尚含多元醇、植物甾醇、香豆素、脂肪酸等成分。

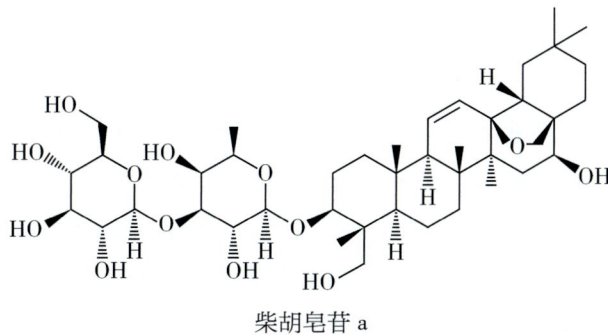

柴胡皂苷 a

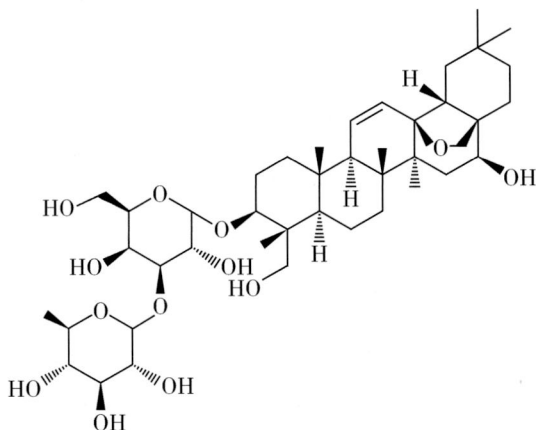

柴胡皂苷 d

【理化鉴别】 ①取粉末 0.5g,加水 10ml,用力振摇,产生持久性泡沫(检查皂苷)。②北柴胡粉末甲醇提取液作为供试品溶液,以北柴胡对照药材、柴胡皂苷 a、柴胡皂苷 d 对照品作对照,按薄层色谱法,同硅胶 G 薄层板,以乙酸乙酯-乙醇-水(8∶2∶1)为展开剂展开,喷以 2%对二甲氨基苯甲醛的 40%硫酸溶液,60℃加热至斑点显色,分别置日光及紫外光灯(365nm)下检视。供试品色谱中,在与对照药材和对照品色谱相应的位置上,显相同颜色的斑点或荧光斑点。

【质量评价】

1. 经验鉴别 以条粗长,须根少者为佳。

2. 浸出物 按醇溶性浸出物热浸法测定,用乙醇作溶剂,不得少于 11.0%。

3. 含量测定 按高效液相色谱法测定,北柴胡含柴胡皂苷 a($C_{42}H_{68}O_{13}$)和柴胡皂苷 d($C_{42}H_{68}O_{13}$)的总量不得少于 0.30%。

【性味功效】 性微寒,味辛、苦。疏散退热,疏肝解郁,升举阳气。

北沙参 Glehniae Radix

为伞形科植物珊瑚菜 *Glehnia littoralis* Fr. Schmidt ex Miq. 的干燥根。夏、秋二季采挖,除去须根,洗净,稍晾,置沸水中烫后,除去外皮,干燥。或洗净直接干燥。主产于江苏、山东等省。根呈细长圆柱形,偶有分枝。上端稍细,常留有黄棕色根茎残基,中部略粗,下部渐细。表面淡黄白色,略粗糙,全体有细纵皱纹及纵沟,并有棕黄色点状细根痕。质脆,易折断,断面皮部浅黄白色,木部黄色。气特异,味微甘。主含多种香豆素类、木脂素类化合物及挥发油;并含水杨酸、绿原酸、香草酸等有机酸及少量黄酮类化合物。性微寒,味甘、微苦。具有养阴清肺,益胃生津的功效。

龙胆★ Gentianae Radix et Rhizoma

始载于《神农本草经》,列为中品。历代本草均有记载,陶弘景曰:"状似牛膝,味甚苦,故以胆为名。"马志谓:"叶如龙葵,味苦如胆,因以为名。"苏颂《图经本草》所述"宿根黄白色,下抽十余本,类牛膝,直上生苗,高尺余,四月生叶,似柳叶而细,茎如小竹枝,七月开花如牵牛花,作铃铎形,青碧色,冬反结子,苗便枯……俗呼为草龙胆",上述形态描述与条叶龙胆甚相符。《滇南本草》所载之"龙胆草",即《植物名实图考》之"滇龙胆草",所述植物形态与坚龙胆相符。

【来源】 为龙胆科（Gentianaceae）植物条叶龙胆 *Gentiana manshurica* Kitag.、龙胆 *G. scabra* Bge.、三花龙胆 *G. triflora* Pall. 或坚龙胆 *G. rigescens* Franch. 的干燥根及根茎。前三种习称"龙胆"，后一种习称"坚龙胆"。

【植物形态】 龙胆为多年生草本，高 30~60cm。根茎短，多横生，斜向着生多数黄白色具横纹的细长根。茎直立，单一，粗壮，常带紫褐色，粗糙。叶对生，基部叶甚小，中部及上部的叶卵形或卵状披针形，长 2.5~8cm，宽 0.4~3.5cm，叶缘及叶背主脉粗糙，基部抱茎，主脉 3~5 条，花常 2~5 朵簇生于茎顶及上部叶腋；苞片披针形，萼钟形，先端 5 裂；花冠深蓝色至蓝色，钟形，5 裂；雄蕊 5 枚；雌蕊 1 枚。蒴果长圆形，种子多数，有翅，表面具细网纹。花期 9~10 月，果期 10 月。

条叶龙胆与龙胆不同点是：叶片条形或线状披针形，叶长宽比为（7~20）：1，叶缘反卷；花 1~2 朵生于茎顶，花冠裂片先端急尖（图 5-63）。

三花龙胆与龙胆的不同点是：全株绿色，不带紫色；叶线状披针形或披针形，宽 0.5~1.2cm，叶缘及脉光滑；花冠裂片先端钝。

坚龙胆与上述 3 种不同点是：根状茎根短，根近棕黄色，无横纹；茎常带紫棕色；叶片倒卵形至倒卵状披针形，全缘光滑；花紫红色；种子不具翅。

【采收加工】 春、秋二季挖根，除去地上残茎，洗净泥土，晒干。以秋季采者质量较好。

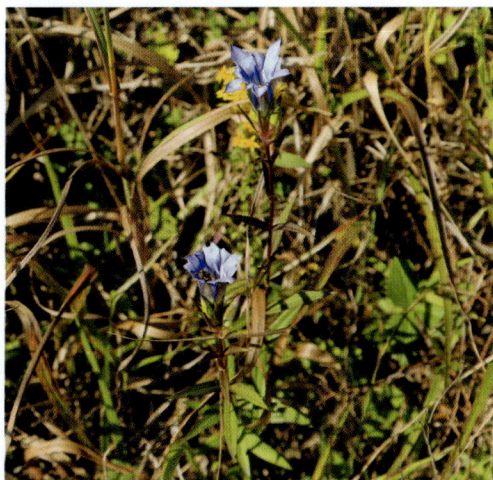

● 图 5-63 条叶龙胆 *Gentiana manshurica* Kitag.

【产地】 龙胆主产于东北地区。三花龙胆主产于东北地区及内蒙古等省区。条叶龙胆主产于东北地区。坚龙胆主产于云南。

【性状鉴别】

1. 药材 龙胆：根茎呈不规则块状，长 1~3cm，直径 0.3~1cm。表面暗灰棕色或深棕色，上端有茎痕或残留茎基，周围和下端着生多数细长的根。（龙胆的根通常 20 余条；三花龙胆的根约 15 条；条叶龙胆的根常少于 10 条。）根细长圆柱形或扁圆柱形，略扭曲，长 10~20cm，直径 0.2~0.5cm。表面淡黄色或黄棕色，上部多有显著的横皱纹，下部较细，有纵皱纹及支根痕。质脆，易折断，断面略平坦，皮部黄白色或淡黄棕色，木质部色较淡，有 5~8 个木质部束环状排列，习称筋脉点。气微，味甚苦。

坚龙胆：根茎呈不规则结节状，上有残茎，1 至数个。根表面无横皱纹，外皮膜质，易脱落，木质部黄白色，易与皮部分离。

2. 饮片 龙胆：呈不规则的段。根茎呈不规则块片，表面暗灰棕色或深棕色。根圆柱形，表面淡黄色至黄棕色，有的有横皱纹，具纵皱纹。切面皮部黄白色至棕黄色，木部色较浅。气微，味甚苦。

坚龙胆：呈不规则的段。根表面无横皱纹，膜质外皮已脱落，表面黄棕色至深棕色。切面皮部黄棕色，木部色较浅（图 5-64）。

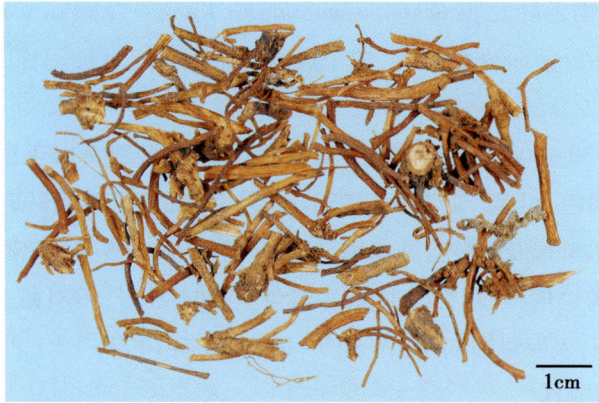

● 图 5-64　坚龙胆饮片图

1. 横切面　龙胆根：①表皮细胞有时残存。②皮层窄，外皮层为1列类方形或扁圆形细胞，壁稍增厚，木栓化。③内皮层明显，细胞切向延长，每一细胞由纵向壁分隔成2~18个子细胞。④韧皮部宽广，外侧多具裂隙，筛管群多分布于内侧。⑤形成层不连成环。⑥木质部由导管和木薄壁细胞组成，木质部束3~10个，导管楔形或"V"字形排列。⑦髓部明显，有时可见髓周韧皮部束2~4个。⑧薄壁细胞含细小草酸钙针晶（图5-65）。

坚龙胆：①内皮层以外组织多已脱落。②韧皮部宽广，薄壁细胞有草酸钙针晶。③木质部小，实心柱状，由导管、木薄壁细胞和木纤维组成。④无髓部。

2. 粉末　龙胆：淡黄棕色。①外皮层细胞表面观类纺锤形，每一细胞由横隔壁分隔成数个扁方形子细胞，有的子细胞又被纵隔壁分隔成2个小细胞。②内皮层细胞表面观类长方形，甚大，每个细胞被纵隔壁分隔成数个栅状子细胞，纵隔壁大多连珠状增厚。③导管多为网纹及梯纹。④薄壁细胞含草酸钙小针晶。

坚龙胆：①无外皮层细胞。②内皮层细胞类方形或类长方形，平周壁的横向纹理较粗而密，每一细胞分隔成多数栅状小细胞，隔壁稍增厚或呈连珠状。

【化学成分】①含裂环烯醚萜苷类苦味成分，主要有龙胆苦苷（gentiopicrin）、当药苦苷（swertiamarin）、当药苷（sweroside）、苦龙胆酯苷（amarogentin）、四乙酰龙胆苦苷（gentiopicroside tetraacetate）、三叶龙胆苷（trifloroside）。②生物碱类：龙胆黄碱（gentioflavine）、龙胆碱（gentianine）等，但亦有报道龙胆碱为提取过程中的产物（龙胆苦苷与氨水反应）。从坚龙胆中还分离到秦艽乙素（gentianidine）和秦艽丙素（gentianol）及龙胆碱。

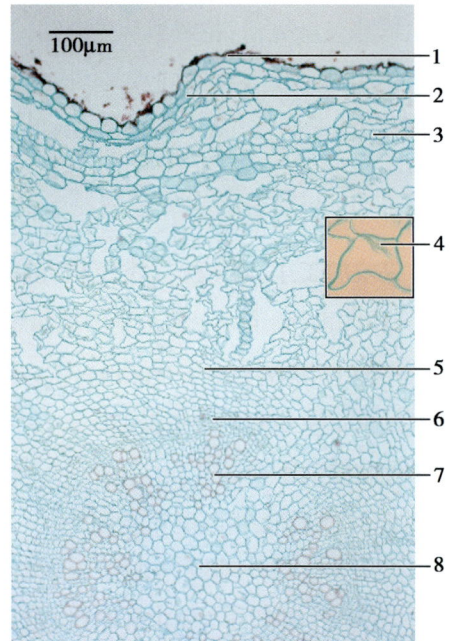

1.外皮层；2.皮层；3.内皮层；4.草酸钙针晶（放大）；5.韧皮部；6.形成层；7.木质部；8.髓部。

● 图 5-65　龙胆(根)横切面图

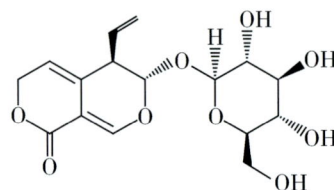

龙胆苦苷

【理化鉴别】 粉末甲醇提取液作为供试品溶液,以龙胆苦苷对照品作对照,按薄层色谱法,用硅胶 GF$_{254}$ 板,以乙酸乙酯-甲醇-水(10:2:1)为展开剂展开,置紫外光灯(254nm)下检视。供试品色谱中,在与对照品色谱相应的位置上,显相同颜色的斑点。

【质量评价】

1. 经验鉴别 以条粗长、色黄或黄棕色者为佳。

2. 浸出物 按水溶性浸出物热浸法测定,不得少于 36.0%。

3. 含量测定 按高效液相色谱法测定,龙胆含龙胆苦苷($C_{16}H_{20}O_9$)不得少于 3.0%;坚龙胆不得少于 1.5%;龙胆饮片含龙胆苦苷不得少于 2.0%;坚龙胆饮片不得少于 1.0%。

【性味功效】 性寒,味苦。清热燥湿,泻肝胆火。

秦艽 Gentianae Macrophyllae Radix

为龙胆科植物秦艽 *Gentiana macrophylla* Pall.、麻花秦艽 *G. straminea* Maxim.、粗茎秦艽 *G. crassicaulis* Duthie ex Burk. 或小秦艽 *G. dahurica* Fisch. 的干燥根。前三种按性状不同分别习称"秦艽"和"麻花艽",后一种习称"小秦艽"。春、秋两季采挖,除去茎叶及泥沙,秦艽及麻花艽晒软时,堆放"发汗"后,再晒干;或不经发汗直接晒干。小秦艽趁鲜搓去黑皮,晒干。秦艽主产于甘肃、山西、陕西。粗茎秦艽主产于西南地区。麻花秦艽主产于四川、甘肃、青海、西藏等省区。小秦艽主产于河北、内蒙古及陕西等省区。秦艽略呈圆柱形,扭曲不直,表面灰黄色或棕黄色,有纵向或扭曲的纵沟。根头部常膨大。质硬脆,易折断,断面不整齐,皮部黄色或棕黄色,木部黄色。根茎中央有髓,髓部有时呈枯朽状。气特异,味苦微涩。麻花艽呈类圆锥形,下部多由数个小根互相交错纠聚,呈麻花状。表面棕褐色,粗糙,有多数旋转扭曲的纹理及网眼状裂隙。质松脆,易折断,断面多呈枯朽状。小秦艽略呈类圆锥形或类圆柱形,表面棕黄色,有纵向扭曲的沟纹。主根通常一个,下部多分枝。断面黄白色。气弱,味苦涩。秦艽根含多种生物碱,主要为秦艽甲素(龙胆碱)、秦艽乙素(龙胆次碱)和秦艽丙素等,另含糖类及挥发油等。从秦艽、小秦艽、麻花艽中可分得秦艽的苦味成分龙胆苦苷。性平,味苦、辛。具有祛风湿,清湿热,止痹痛,退虚热的功效。

白前 Cynanchi Stauntonii Rhizoma et Radix

为萝藦科(Asclepiadaceae)植物柳叶白前 *Cynanchum stauntonii*(Decne.)Schltr. ex Lévl. 或芫花叶白前 *C. glaucescens*(Decne.)Hand.-Mazz. 的干燥根茎及根。秋季采挖,洗净,晒干。主产于浙江、江苏、安徽等省。柳叶白前根茎呈细长圆柱形,有分枝,稍弯曲;表面黄白色或黄棕色,节明显,顶端有残茎;质脆,断面中空。根纤细弯曲,呈毛须状,常盘曲成团。气微、味微甜。芫花叶白前根茎短小或略呈块状;表面灰绿色或灰黄色;质较硬。根稍弯曲,分枝少。柳叶白前根茎中含有 β-谷甾醇,高级脂肪酸和华白前醇,芫花叶白前根含有白前皂苷 A、B、C、D、E 等。性微温,味辛、苦。具有降气,消痰,止咳的功效。

白薇 Cynanchi Atrati Radix et Rhizoma

为萝藦科植物白薇 *Cynanchum atratum* Bge. 或蔓生白薇 *C. versicolor* Bge. 的干燥根及根茎。春、秋二季采挖,洗净,干燥。主产于山东、安徽、辽宁、湖北等省。根略呈马尾状,多弯曲。根茎粗短,有结节,上面有圆形的茎痕,下面簇生多数细长的根。表面棕黄色;质脆,易折断,断面皮部黄白色,木部黄色或淡黄色。气微,味微苦。含白前苷 C、H,还含白前苷元 A 和直立白薇新苷 A、B、C、D。蔓生白薇含有蔓生白薇苷 A、B、C、D、E,蔓生白薇新苷和白前苷 H 等。性寒,味苦、咸。具有清热凉血,利尿通淋,解毒疗疮的功效。

紫草 Arnebiae Radix

为紫草科(Boraginaceae)植物新疆紫草 *Arnebia euchroma*(Royle)Johnst. 或内蒙紫草 *A. guttata* Bunge 的干燥根。依次称为"软紫草"与"内蒙紫草"。春、秋两季采挖根部,除去泥土,晒干。新疆紫草主产于新疆、西藏。内蒙紫草主产于内蒙古、甘肃。新疆紫草(软紫草)呈不规则的长圆柱形,多扭曲。表面紫红色或紫褐色,皮部疏松,呈条形片状,常十余层重叠,易剥落。体轻,质松软,易折断,断面不整齐,中心木质部较小,黄白色或黄色。气特异,味微苦、涩。内蒙紫草(硬紫草)呈圆锥形或圆柱形,扭曲。常数层相叠,易剥离。质硬而脆,易折断,断面较整齐,皮部紫红色,木部较小,黄白色。气特异,味涩。含萘醌类色素、多糖和脂肪酸等,如紫草素(紫草醌)、乙酰紫草素、去氧紫草素、β,β'-二甲基丙烯酰阿卡宁。性寒,味甘、咸。具有清热凉血,活血解毒,透疹消斑的功效。

丹参★ Salviae Miltiorrhizae Radix et Rhizoma

丹参

始载于《神农本草经》,列为上品。陶弘景谓:"今近道处处有之。茎方有毛,紫花。"苏颂曰:"二月生苗,高一尺许。茎方有棱,青色。叶相对,如薄荷而有毛。三月至九月开花成穗,红紫色,似苏花。根赤色,大者如指,长尺余,一苗数根。"李时珍谓:"处处山中有之。一枝五叶,叶如野苏而尖,青色皱毛。小花成穗如蛾形,中有细子。其根皮丹而肉紫。"以上所述与现今药用丹参形态相符。

【**来源**】 为唇形科(Labiatae)植物丹参 *Salvia miltiorrhiza* Bge. 的干燥根及根茎。

【**植物形态**】 多年生草本,高 30~100cm,全株密被柔毛。根呈圆柱形,有分枝,砖红色。茎方形,多分枝。叶常为奇数羽状复叶,小叶 3~7 对,顶端小叶较大,小叶呈卵形,边缘具锯齿。轮伞花序集成多轮顶生或腋生的总状花序;花紫色,苞片披针形;花萼钟形,二唇形,上唇全缘,下唇裂为二齿;花冠紫蓝色,冠檐二唇形,上唇先端微缺,下唇 3 裂,花冠筒内有毛环;能育雄蕊 2 枚,生于下唇中下部。小坚果 4 枚,黑色。花期 5~8 月,果期 8~9 月(图 5-66)。

【**采收加工**】 秋季采挖,除去茎叶、泥沙、须根,晒干。

【**产地**】 主产于安徽、江苏、山东、四川等省。栽培或野生。

【**性状鉴别**】

1. 药材 根茎粗短,顶端有时残留茎基,根数条,长圆柱形,略弯曲,有的分枝并具须状细根。

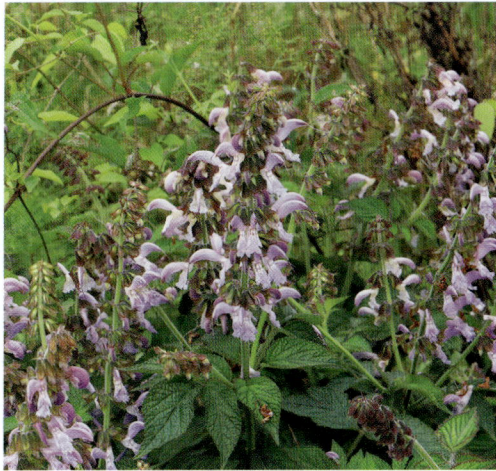

● 图 5-66 丹参 *Salvia miltiorrhiza* Bge.

长 10～20cm，直径 0.3～1cm。表面棕红色或暗棕红色，粗糙，具纵皱纹。老根外皮疏松，多显紫棕色，常呈鳞片状剥落。质硬而脆，易折断，断面疏松，有裂隙或略平整而致密，皮部棕红色，木部灰黄色或紫褐色，可见黄白色导管束放射状排列。气微，味微苦涩。

栽培品较粗壮，直径 0.5～1.5cm。表面红棕色，具纵皱纹，外皮紧贴不易剥落，质坚实，断面较平整，略呈角质样（图 5-67-1）。

2. 饮片　呈类圆形或椭圆形的厚片。外表皮棕红色或暗棕红色，粗糙，具纵皱纹。切面有裂隙或略平整而致密，有的呈角质样，皮部棕红色，木部灰黄色或紫褐色，有黄白色放射状纹理。气微，味微苦涩（图 5-67-2）。

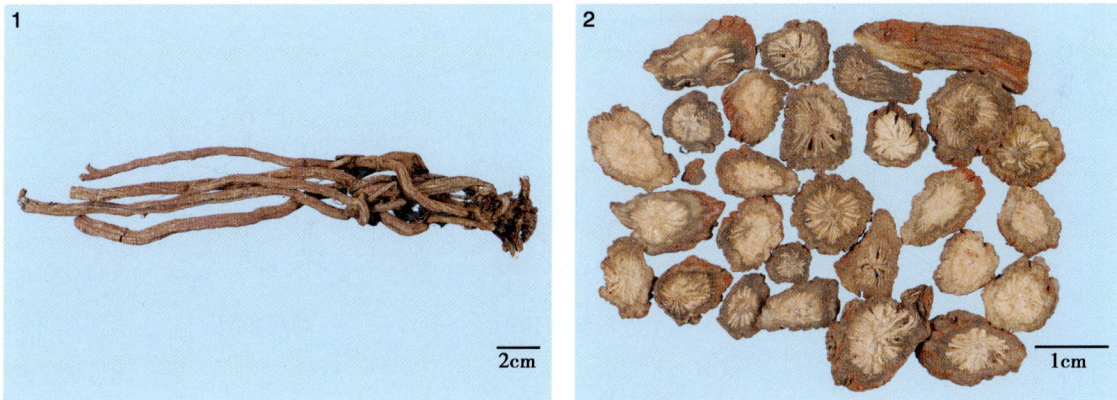

1.丹参药材图；2.丹参饮片图。

● 图 5-67　丹参药材及饮片图

【显微鉴别】

1. 根横切面　①木栓层 4～6 列细胞，有时可见落皮层组织存在。②皮层宽广。③韧皮部狭窄，呈半月形。④形成层呈环。⑤木质部 8～10 余束，呈放射状，导管在形成层处较多，呈切向排列，渐至中央导管呈单列。⑥木质部射线宽，纤维常成束存在于中央的初生木质部（图 5-68）。

2. 粉末　红棕色。①木栓细胞黄棕色，表面类方形或多角形，壁稍厚。②导管为网纹和具缘纹孔，网纹导管分子长梭形，网孔狭细，穿孔多位于侧壁。③石细胞呈类圆形、类长方形或不规则形，直径 14～70μm，长至 257μm，壁厚 5～16μm，有的含黄棕色物。④木纤维长梭形，多呈束存在，纹孔斜裂缝状或十字状。

【化学成分】　主含①脂溶性结晶性菲醌类化合物：丹参酮（tanshinone）Ⅰ、ⅡA、ⅡB、Ⅴ、Ⅵ，隐丹参酮（cryptotanshinone）、异丹参酮Ⅰ、Ⅱ、ⅡB，异隐丹参醌，羟基丹参酮ⅡA 等，隐丹参酮是抗菌的主要有效成分。②水溶性的酚酸化合物：丹参酸 A、B、C，丹酚酸（salvianolic acid）A、B、C、D、E、G，迷迭香酸，迷迭香酸甲酯等。③另含黄芩苷、异欧前胡内酯、熊果酸、β-谷甾醇。

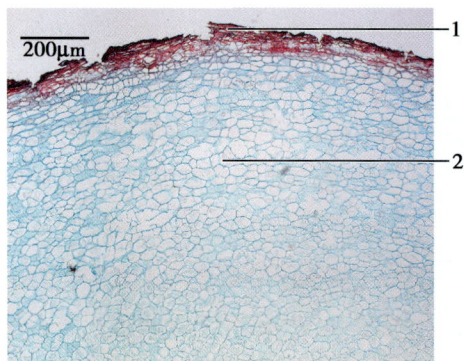
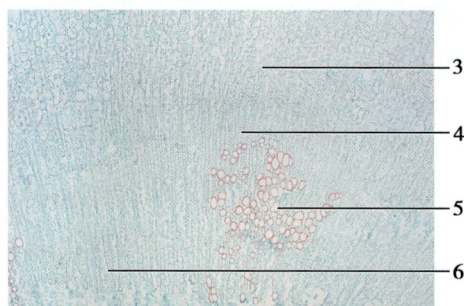
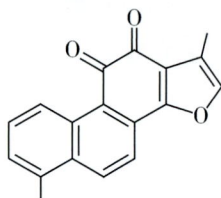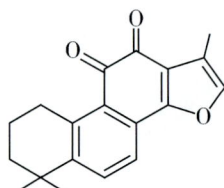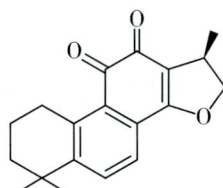

1.木栓层；2.皮层；3.韧皮部；
4.形成层；5.木质部；6.射线。

● 图 5-68　丹参(根)横切面图

丹参酮Ⅰ　　　　　丹参酮Ⅱ_A　　　　　隐丹参酮

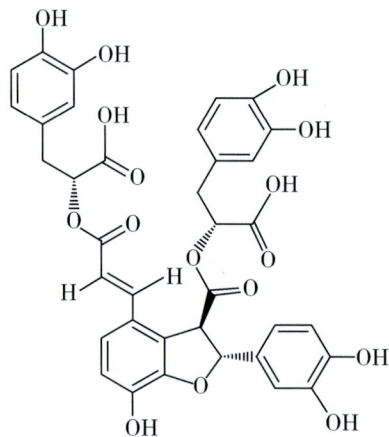

丹参酚酸 B

【理化鉴别】　粉末乙醇超声提取液作为供试品溶液,以丹参对照药材、丹参酮Ⅱ_A、丹酚酸 B 对照品为对照,按薄层色谱法,用硅胶 G 板,以三氯甲烷-甲苯-乙酸乙酯-甲醇-甲酸(6∶4∶8∶1∶4)为展开剂展开,供试品色谱中在与对照药材及对照品色谱相应的位置上,显相同颜色的斑点或荧光斑点。

【质量评价】

1. 经验鉴别　以条粗壮、色紫红色者为佳。

2. 检查　重金属及有害元素:铅不得过 5mg/kg;镉不得过 1mg/kg;砷不得过 2mg/kg;汞不得

过 0.2mg/kg；铜不得过 20mg/kg。

3. 浸出物　按水溶性浸出物冷浸法测定，水溶性浸出物不得少于 35.0%；按醇溶性浸出物热浸法测定，乙醇浸出物不得少于 15.0%；饮片乙醇浸出物不得少于 11.0%。

4. 含量测定　按高效液相色谱法测定，本品含丹参酮ⅡA（$C_{19}H_{18}O_3$）、隐丹参酮（$C_{19}H_{20}O_3$）和丹参酮Ⅰ（$C_{18}H_{12}O_3$）的总量不得少于 0.25%。含丹参酚酸 B（$C_{36}H_{30}O_{16}$）不得少于 3.0%。

【性味功效】　性微寒，味苦。活血祛瘀，调经止痛，清心除烦，凉血消痈。

黄芩★　Scutellariae Radix

始载于《神农本草经》，列为中品。苏颂谓："今川蜀、河东、陕西近郡皆有之。苗长尺余，茎干粗如箸，叶从地四面作丛生，类紫草，高一尺许，亦有独茎者，叶细长，青色，两两相对，六月开紫花，根如知母粗细，长四五寸，二月、八月采根暴干。"李时珍谓："宿芩乃旧根，多中空，外黄内黑，即今所谓片芩……子芩乃新根，多内实，即今所谓条芩。"上述黄芩与现今所用黄芩基本一致。

【来源】　为唇形科（Labiatae）植物黄芩 *Scutellaria baicalensis* Georgi 的干燥根。

【植物形态】　多年生草本。主根粗壮。茎直立，四棱形，高约 30~120cm，自基部多分枝。叶对生，无柄，披针形，长 1.5~4cm，宽 0.3~1.2cm，背面密被下陷的腺点。总状花序顶生，常于茎顶再聚成圆锥花序，具叶状苞片，花偏向一侧，萼 2 唇形，果时增大；花冠蓝紫色或紫红色，二唇形，花冠管基部甚细，从基部作曲线向上弯曲，雄蕊 4 枚，稍露出，前对较长，后对较短，子房 4 深裂，生于环状花盘上。小坚果 4 枚，黑色，球形。花期 7~8 月，果期 8~9 月（图 5-69）。

【采收加工】　春、秋两季采挖，除去地上部分、须根及泥沙，晒至半干，撞去外皮，晒干。

【产地】　主产于河北、山西、内蒙古、辽宁等省区。以山西产量较大，河北承德质量较好。野生或栽培。

【性状鉴别】

1. 药材　呈圆锥形，扭曲，长 8~25cm，直径 1~3cm。表面棕黄色或深黄色，有稀疏的疣状细根痕，顶端有茎痕或残留的茎基，上部较粗糙，有扭曲的纵皱纹或不规则的网纹，下部有顺纹和细皱纹。质硬而脆，易折断，断面黄色，中间红棕色。老根中间呈暗棕色或棕黑色，枯朽状或已成空洞者称为"枯芩"。新根称"子芩"或"条芩"。气微，味苦（图 5-70-1）。

栽培品：较细长，多有分枝。表面浅黄棕色，外皮紧贴，纵皱纹较细腻。断面黄色或浅黄色，略呈角质样。味微苦。

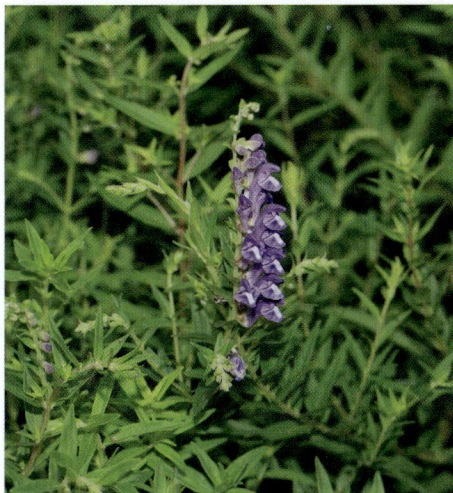

● 图 5-69　黄芩*Scutellaria baicalensis* Georgi

2. 饮片　为类圆形或不规则形薄片。外表皮黄棕色或棕褐色。切面黄棕色或黄绿色，具放射状纹理（图 5-70-2）。

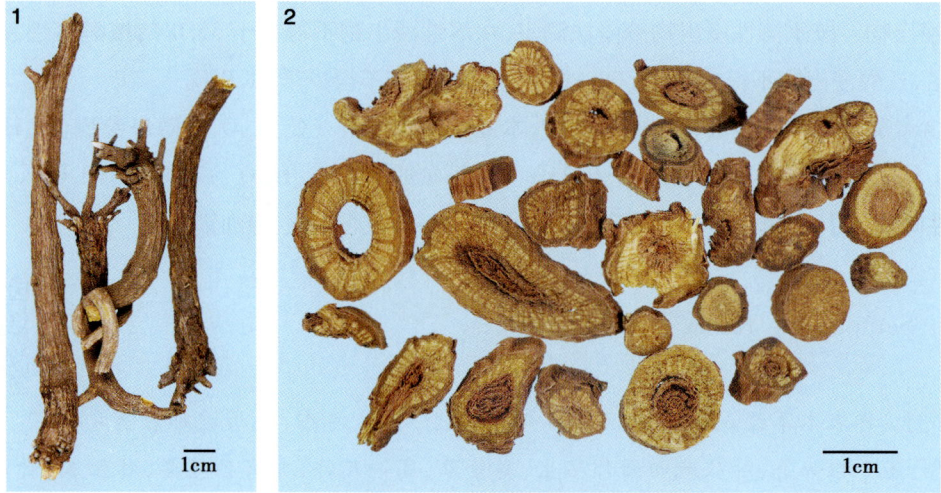

1.黄芩药材图；2.黄芩饮片图。

● 图5-70　黄芩药材及饮片图

【显微鉴别】

1. 根横切面　①木栓层外部多破裂，木栓细胞中有石细胞散在。②皮层与韧皮部界限不明显，有多数石细胞与韧皮纤维，单个或成群散在，石细胞多分布于外侧，韧皮纤维多分布于内侧。③形成层成环。④木质部在老根中央，有栓化细胞环形成，栓化细胞有单环的，有成数个同心环的。⑤薄壁细胞中含有淀粉粒（图5-71）。

2. 粉末　黄色。①韧皮纤维甚多，呈梭形，长60~250μm，直径9~33μm，壁甚厚，孔沟明显。木纤维较细长，两端尖，壁不甚厚。②石细胞较多，呈类圆形、长圆形、类方形或不规则形，长60~160μm，壁厚可至24μm。③木栓细胞多角形、棕黄色。④网纹导管多见，具缘纹孔及环纹导管较少。⑤木薄壁细胞及韧皮薄壁细胞纺锤形，有的中部具横隔。⑥淀粉粒单粒类球形，直径2~10μm，复粒由2~3个分粒组成，少见（图5-72）。

【化学成分】　主含①多种黄酮类衍生物，主要有黄芩苷（baicalin）、汉黄芩苷（wogonoside）、千层纸素A葡糖醛酸苷（oroxylin aglucuronide）、黄芩素（baicalein）、汉黄芩素（wogonin）、黄芩新素Ⅰ和Ⅱ（黄芩黄酮Ⅰ、Ⅱ）、千层纸素A（oroxylin A）、白杨黄素（chrysin）、2′,5,8-三羟基-7-甲氧基黄酮、2′,5,8-三羟基-6,7-二甲氧基黄酮、可加黄芩素（koganebanacin）等约30种黄酮类化合物。

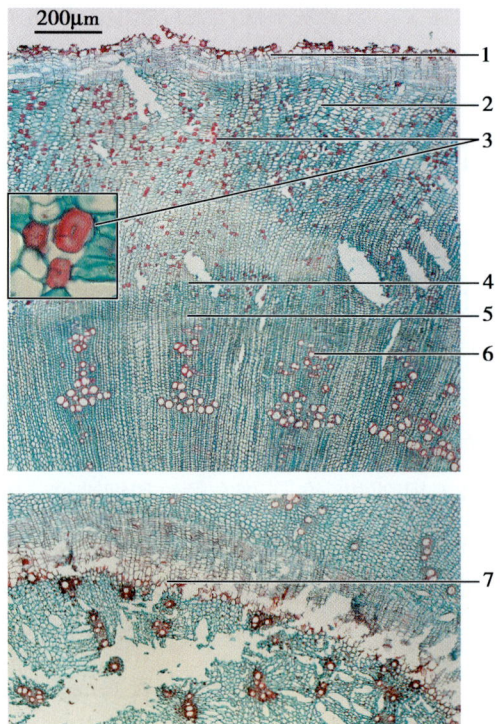

1. 木栓层；2. 皮层；3. 石细胞；4. 韧皮部；
5. 形成层；6. 木质部；7. 木栓化细胞环。

● 图5-71　黄芩（根）横切面图

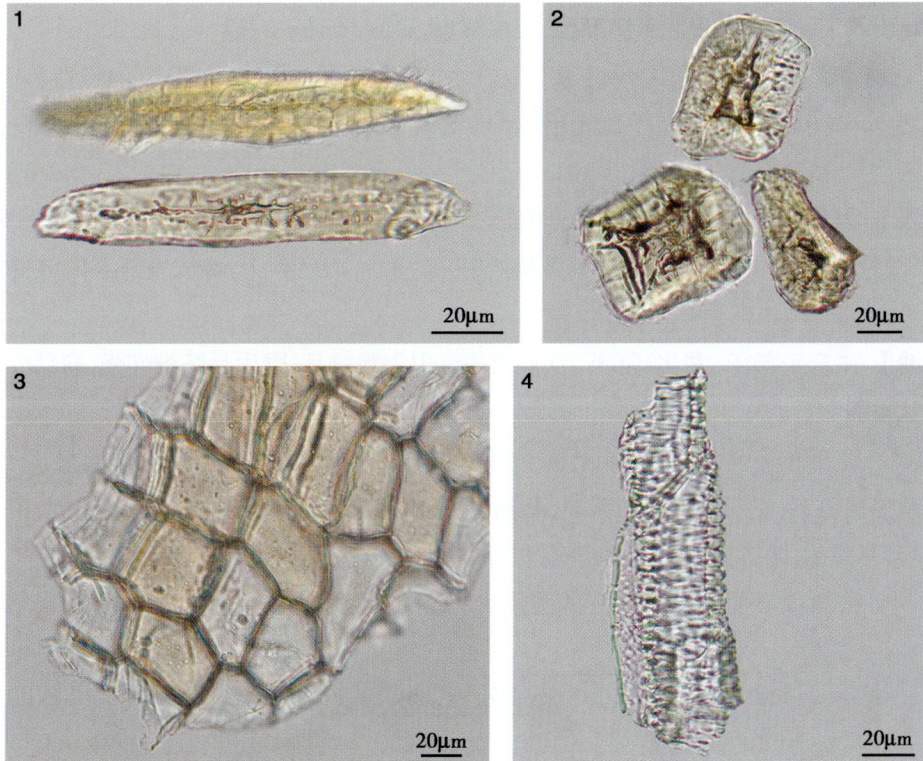

1.韧皮纤维；2.石细胞；3.木栓细胞；4.导管。

● 图5-72 黄芩粉末图

并含查耳酮、二氢黄酮醇、黄酮醇等。②挥发油。③多种氨基酸。④尚含糖类、β-谷甾醇、油菜甾醇(camphesterol)、豆甾醇等。

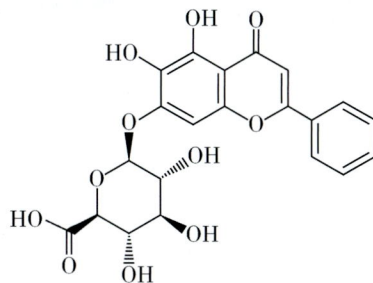

黄芩苷

【理化鉴别】 薄层色谱鉴别 粉末乙酸乙酯-甲醇(3:1)的混合溶液加热回流,滤液蒸干,残渣加甲醇溶解,取上清液作供试品溶液,以黄芩对照药材及黄芩苷、黄芩素和汉黄芩素对照品作对照,按薄层色谱法,用聚酰胺薄膜,以甲苯-乙酸乙酯-甲醇-甲酸(10:3:1:2)为展开剂展开,置紫外光灯(365nm)下检视。供试品色谱中,在与对照药材色谱相应的位置上,显相同颜色的斑点;在与对照品色谱相应的位置上,显三个相同的暗色斑点。

【质量评价】

1. 经验鉴别 以条长、质坚实、色黄者为佳。

2. 浸出物 按醇溶性浸出物热浸法测定,稀乙醇浸出物不得少于40.0%。

3. 含量测定 按高效液相色谱法测定,药材含黄芩苷($C_{21}H_{18}O_{11}$)不得少于9.0%;饮片含黄芩苷

（$C_{21}H_{18}O_{11}$）不得少于 8.0%。

【性味功效】 性寒，味苦。清热燥湿，泻火解毒，止血，安胎。

玄参▲　Scrophulariae Radix

【来源】 为玄参科（Scrophulariaceae）植物玄参 *Scrophularia ningpoensis* Hemsl. 的干燥根。冬季挖取根部，除去芦头、须根、子芽（供留种栽培用）及泥沙，晒至半干，堆放发汗至内部变黑色，再晒干或烘干。

【产地】 主产于浙江、湖北、江苏、江西等省。主为栽培品；野生品纤维性强，商品少。

【性状鉴别】

1. 药材　呈圆锥形，中部略粗，或上粗下细，有的微弯似羊角状，长 6~20cm，直径 1~3cm。表面灰黄色或棕褐色，有不规则明显的纵沟、横向皮孔和稀疏的横裂纹、须根痕。质坚硬，不易折断，断面略平坦，乌黑色，微有光泽。具焦糖气，味甘、微苦。以水浸泡，水呈墨黑色（图 5-73-1）。

2. 饮片　玄参：为类圆形或椭圆形的薄片。余同药材（图 5-73-2）。

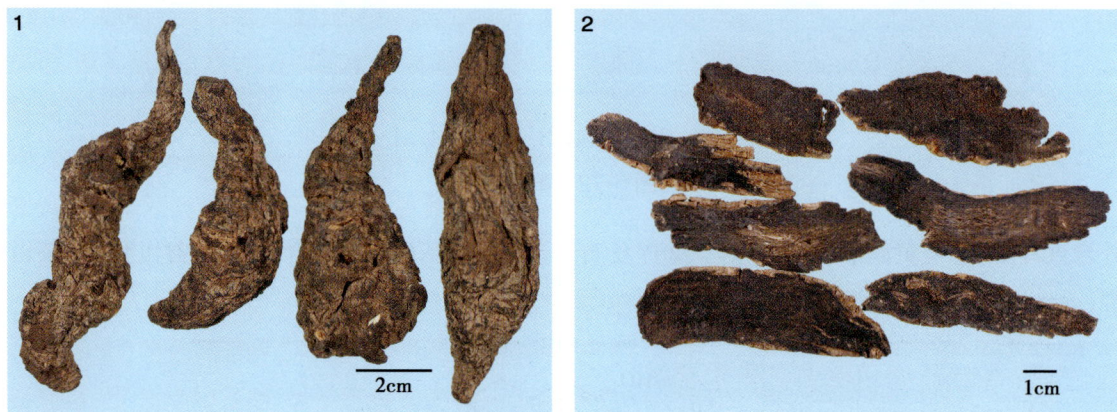

1.玄参药材图；2.玄参饮片图。

● 图 5-73　玄参药材及饮片图

【显微鉴别】 粉末　灰棕色。①石细胞散在或 2~5 个成群，多角形、类圆形或类方形，壁较厚，胞腔较大，层纹明显。②薄壁细胞含棕色核状物。③木纤维细长，壁微木化。④网纹与孔纹导管均可见。

【化学成分】 ①含环烯醚萜苷类成分哈巴苷（harpagide）、哈巴俄苷（harpagoside）和 8-（邻甲基-对-香豆酰）-哈巴俄苷。环烯醚萜苷类成分是使药材加工后内部能变乌黑色的成分。②含微量挥发油、氨基酸、油酸、亚麻酸、硬脂酸、L-天冬酰胺、生物碱、甾醇、糖类、脂肪油等。

【质量评价】

1. 经验鉴别　以条粗壮、坚实，断面乌黑色者为佳。

2. 浸出物　按水溶性浸出物热浸法测定，不得少于 60.0%。

3. 含量测定　按高效液相色谱法测定，本品含哈巴苷（$C_{15}H_{24}O_{10}$）和哈巴俄苷（$C_{24}H_{30}O_{11}$）的总量不得少于 0.45%。

【性味功效】 性微寒，味甘、苦、咸。清热凉血，滋阴降火，解毒散结。

地黄★　Rehmanniae Radix

《神农本草经》之干地黄，即今之生地黄，列为上品。苏颂谓："二月生叶，布地便出，似车前，叶上有皱纹而不光。高者及尺余，低者三四寸。其花似油麻花而红紫色，亦有黄花者……根如人手指，通黄色……"李时珍谓："今人惟以怀庆地黄为上，亦各处随时兴废不同尔。其苗初生塌地，叶如山白菜而毛涩，叶面深青色，又似小芥叶而颇厚，不叉丫，叶中撺茎，上有细毛。茎梢开小筒子花，红黄色。结实如小麦粒。根长四五寸，细如手指，皮赤黄色，如羊蹄根及胡萝卜根，曝干乃黑。"上述地黄形态特征与现今所用地黄基本一致。

【来源】　为玄参科植物地黄 *Rehmannia glutinosa* Libosch. 的新鲜或干燥块根。

【植物形态】　多年生草本，高 10～40cm，全株密被灰白色长柔毛及腺毛。根肥厚肉质，表面橘黄色。叶多基生，莲座状，向上逐渐缩小而在茎上互生；叶片倒卵状披针形至椭圆形，长 3～10cm，宽 1.5～6cm，基部渐狭下延成长叶柄，边缘有不整齐钝锯齿，叶面多皱。在茎顶排列成总状花序，花萼钟状，5 裂；花冠筒状微弯曲，长 3～4.5cm，顶部 5 裂，呈二唇形，外紫红色，内面黄色有紫斑；雄蕊 4 枚，二强，着生于花冠筒的近基部；雌蕊 1 枚，子房上位，2 室。蒴果卵圆形，种子多数。花期 4～5 月，果期 5～7 月（图 5-74）。

【采收加工】　秋季采挖，除去芦头及须根，洗净，鲜用者习称"鲜地黄"。将鲜生地徐徐烘焙，至内部变黑，约八成干，捏成团块，习称"生地黄"。

【产地】　主产于河南省温县、博爱、武陟、孟县等地，产量大，质量佳。

【性状鉴别】

1. 药材　鲜地黄：呈纺锤形或条状，长 8～24cm，直径 2～9cm。外皮薄，表面浅红黄色，具弯曲的皱纹、横长皮孔以及不规则疤痕。肉质、断面淡黄色，可见橘红色油点，中部有放射状纹理。气微，味微甜、微苦。

生地黄：多呈不规则的团块状或长圆形，中间膨大，两端稍细，有的细小，长条状，稍扁而扭曲，长 6～12cm，直径 2～6cm。表面棕黑色或棕灰色，极皱缩，具不规则的横曲纹。体重，质较软而韧，不易折断，断面棕黄色至黑色或乌黑色，有光泽，具黏性。气微，味微甜（图 5-75-1）。

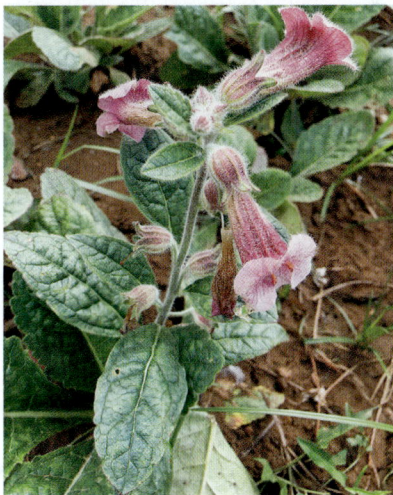

● 图 5-74　地黄*Rehmannia gluti-nosa* Libosch.

2. 饮片　地黄：呈类圆形或不规则形的厚片，外表皮棕黑色或棕灰色，极皱缩，具不规则的横曲纹。切面棕黄色至黑色或乌黑色，有光泽，具黏性。气微，味微甜（图 5-75-2）。

【显微鉴别】

1. 根横切面　①木栓细胞数列。②栓内层薄壁细胞排列疏松；散有多数分泌细胞，含橘黄色油滴；偶有石细胞。③韧皮部较宽，有少数分泌细胞。④形成层成环。⑤木质部射线较宽，导管稀疏，排列成放射状。

2. 粉末　深棕色。①薄壁细胞类圆形，含有类圆形细胞核。②分泌细胞与一般薄壁细胞相

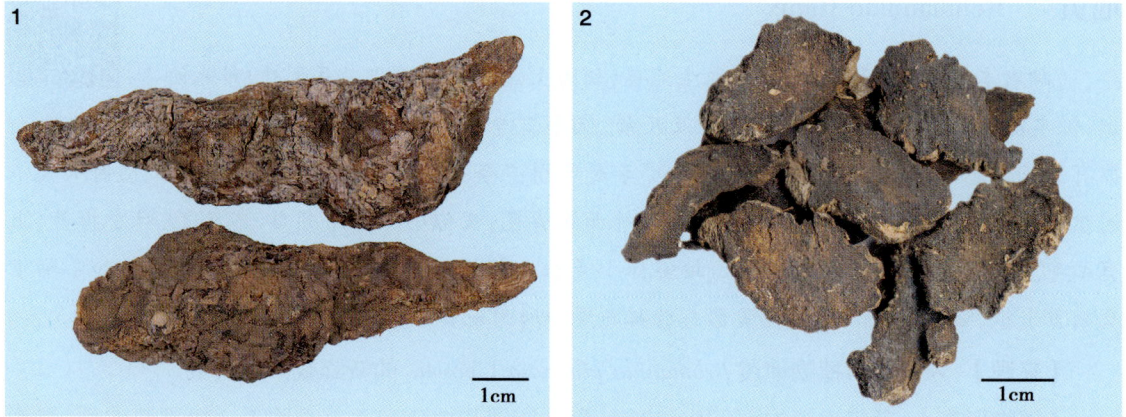

1.地黄药材图；2.地黄饮片图。

● 图5-75 地黄药材及饮片图

似,内含橙黄色或橙红色油滴状物。③有网纹及具缘纹孔导管。④木栓细胞淡棕色,断面观类长方形。⑤草酸钙方晶细小,直径约5μm,在薄壁细胞中有时可见。

【化学成分】 ①主含多种苷类成分,以环烯醚萜苷类为主,主要有:梓醇(catalpol)、二氢梓醇(dihydrocatalpol)、乙酰梓醇、桃叶珊瑚苷(aucubin)、密力特苷(melittoside)、去羟栀子苷,以及地黄苷(rehmannioside)A、B、C、D 等。环烯醚萜苷类成分为主要活性成分,也是使地黄变黑的成分。②含多种糖类,如水苏糖,含量高达 32.1%~48.3%,以及棉子糖、葡萄糖、蔗糖、果糖、甘露三糖、毛蕊花糖、半乳糖及地黄多糖 RPS-b 等。RPS-b 是地黄中兼具免疫与抑瘤活性的有效成分。③含20 余种氨基酸、多种无机离子及微量元素,卵磷脂及维生素 A 类。

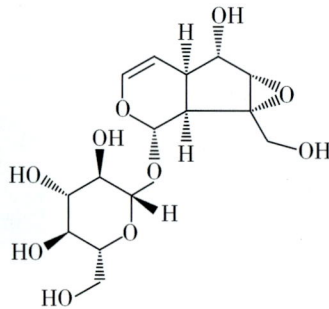

梓醇

【理化鉴别】 薄层色谱鉴别:

1. 粉末甲醇回流提取液作供试品溶液。以梓醇对照品作对照。按薄层色谱法,用硅胶 G 板,以三氯甲烷-甲醇-水(14:6:1)为展开剂,喷茴香醛试液在 105℃加热至斑点显色。供试品色谱中在与对照品色谱相应的位置上,显相同颜色的斑点。

2. 粉末 80% 甲醇超声提取液作供试品溶液。以毛蕊花糖苷为对照品。按薄层色谱法,用硅胶G 板,以乙酸乙酯-甲醇-甲酸(16:0.5:2)为展开剂,用 0.1%的 2,2-二苯基-1-苦肼基无水乙醇溶液浸板,晾干。供试品色谱中,在与对照品色谱相应的位置上,显相同颜色的斑点。

【质量评价】

1. 经验鉴别　鲜地黄以粗壮、色红黄者为佳。生地黄以块大、体重、断面乌黑色者为佳。

2. 浸出物　按水溶性浸出物冷浸法测定,水溶性浸出物不得少于 65.0%。

3. 含量测定　按高效液相色谱法测定,生地黄含梓醇($C_{15}H_{22}O_{10}$)不得少于 0.20%,生地黄含地黄苷 D($C_{27}H_{42}O_{20}$)不得少于 0.10%。

【性味功效】　鲜地黄性寒,味甘、苦。清热生津,凉血,止血。生地黄性寒,味甘。清热凉血,养阴生津。

胡黄连　Picrorhizae Rhizoma

为玄参科植物胡黄连 *Picrorhiza scrophulariiflora* Pennell 的干燥根茎。秋季地上部分枯萎时采挖,去净地上部分及泥土,洗净,晒干。主产于西藏南部、云南西北部及四川西部。呈圆柱形,略弯曲,有的有分枝。表面灰棕色至暗棕色,粗糙,环节较密,具疣状突起的芽痕及根痕。顶端常有密集成鳞片状的叶柄残基。体轻,质硬而脆,易折断,断面略平坦,淡棕色至暗棕色,木部有 4~10 个类白色点状维管束排列成环,中央髓部灰黑色。气微,味极苦。含环烯醚萜苷类成分胡黄连苷(picroside)Ⅰ、Ⅱ、Ⅲ,尚含游离的香草酸、阿魏酸、桂皮酸等。性寒,味苦。具有清湿热,除骨蒸,消疳热的功效。

巴戟天▲　Morindae Officinalis Radix

【来源】　为茜草科(Rubiaceae)植物巴戟天 *Morinda officinalis* How 的干燥根。全年均可采挖,去净泥土,除去须根,晒至六、七成干,轻轻捶扁,切成 9~13cm 长段,晒干。

【产地】　主产于广东、广西、福建等省区。

【性状鉴别】

1. 药材　呈扁圆柱形,略弯曲,长短不等,直径 0.5~2cm。表面灰黄色或暗灰色,粗糙,具纵纹和横裂纹,有的皮部横向断裂而露出木部,形似连珠。质韧,断面皮部厚,紫色或淡紫色,易与木部剥离,木部坚硬,黄棕色或黄白色,直径 1~5mm。气微,味甘而微涩(图 5-76)。

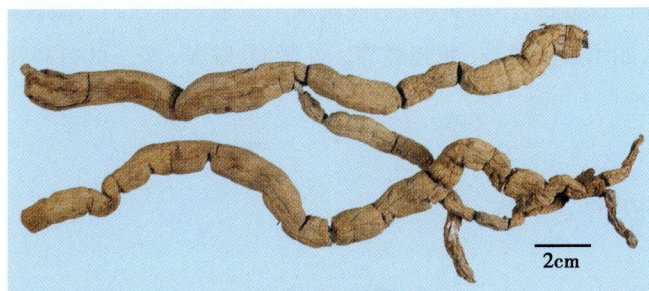

● 图 5-76　巴戟天药材图

2. 饮片　巴戟天:呈扁圆柱形短段或不规则块。余同药材。

【显微鉴别】　粉末　淡紫色或紫褐色。①石细胞淡黄色,类圆形、类方形、类长方形、长条形或不规则形,有的一端尖,层纹明显,纹孔及孔沟明显,有的石细胞形大,壁稍厚。②草酸钙针晶多成束存在于薄壁细胞中。③纤维管胞长梭形,具缘纹孔较大,纹孔口斜缝状或相交成人字形、十字形。

④木栓细胞淡棕色,表面观呈类方形或多角形,壁较薄。⑤具缘纹孔导管淡黄色,具缘纹孔细密。

【化学成分】 含①蒽醌类化合物,甲基异茜草素(rubiadin)、甲基异茜草素-1-甲醚、大黄素甲醚、2-羟基-3-羟甲基蒽醌、2-甲基蒽醌等。②环烯醚萜苷类成分,水晶兰苷和四乙酰车叶草苷。③另含耐斯糖、树脂、多种氨基酸等。

【质量评价】

1. 经验鉴别　以粗壮、断面紫色红者为佳。

2. 浸出物　按水溶性浸出物冷浸法测定,不得少于50.0%。

3. 含量测定　按高效液相色谱法测定,本品含耐斯糖($C_{24}H_{42}O_{21}$)不得少于2.0%。

【性味功效】 性微温,味甘、辛。补肾壮阳,强筋健骨,祛风湿。

茜草　Rubiae Radix et Rhizoma

为茜草科植物茜草 *Rubia cordifolia* L. 的干燥根及根茎。秋季采挖,除去茎苗,去净泥土,晒干。主产于陕西、山西、河南等省。根茎呈结节状,下部着生数条根。根呈圆柱形,常弯曲或扭曲。表面红棕色或暗棕色,具细纵皱纹及少数细根痕;皮部易剥落,露出黄红色木部。质脆,易折断,断面平坦,皮部狭,紫红色,木部宽广,浅黄红色,可见多数导管小孔。气微,味微苦,久嚼刺舌。含蒽醌类成分羟基茜草素、异茜草素、茜草素以及茜草酸和伪羟基茜草素等。性寒,味苦。具有凉血止血,活血祛瘀,通经的功效。

续断　Dipsaci Radix

为川续断科(Dipsacaceae)植物川续断 *Dipsacus asper* Wall. ex Henry 的干燥根。秋季采挖,除去根头、须根、以微火烘至半干,堆放"发汗"至内部变绿色,再烘干。不宜日晒,否则变硬。主产于湖北、四川、云南、贵州等省。呈圆柱形,略扁,微弯曲。表面灰褐色或黄褐色,有明显扭曲的纵皱及沟纹,可见横列的皮孔样斑痕及少数须根痕。质软,久置干燥后变硬易折断,断面不平坦,皮部外缘呈褐色,内呈黑绿色或棕色,木部黄褐色,导管束呈放射状排列。气微香,味苦、微甜而后涩。含三萜皂苷及生物碱,如川续断皂苷、龙胆碱等。性微温,味苦、辛。具有补肝肾,强筋骨,续折伤,止崩漏的功效。

天花粉▲　Trichosanthis Radix

【来源】 为葫芦科(Cucurbitaceae)植物栝楼 *Trichosanthes kirilowii* Maxim. 或双边栝楼 *T. rosthornii* Harms 的干燥根。秋冬二季采挖,洗去泥土,刮去粗皮,切成段、块片或纵剖成瓣,晒干或烘干。

【产地】 栝楼主产于河南、山东、江苏、安徽等省。双边栝楼主产于四川省。

【性状鉴别】

1. 药材　呈不规则圆柱形,纺锤形或瓣块状,长8~16cm,直径1.5~5.5cm。表面黄白色或淡棕黄色,有纵皱纹、细根痕及略凹陷的横长皮孔,有的有黄棕色外皮残留。质坚实,断面白色或淡黄色,富粉性,横切面可见黄色小孔(导管)略呈放射状排列,纵切面可见黄色条纹。气微,味微苦。

2. 饮片 天花粉:呈类圆形、半圆形或不规则的厚片。余同药材(图5-77)。

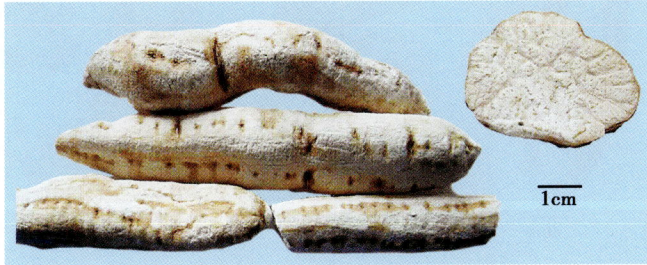

● 图5-77 天花粉药材及饮片图

【显微鉴别】 粉末 类白色。①石细胞黄绿色,长方形、椭圆形、类方形、多角形或纺锤形,壁较厚,纹孔细密。②淀粉粒甚多,单粒类球形、半圆形或盔帽形,脐点点状、短缝状或人字状,层纹隐约可见;复粒由2~14个分粒组成。③木纤维多为纤维管胞,较粗,具缘纹孔较稀疏,纹孔口斜裂缝状。④具缘纹孔导管大,多破碎,有的具缘纹孔呈六角形或方形,排列紧密。

【化学成分】 ①含皂苷约1%。②一种蛋白质名"天花粉蛋白"(trichosanthin)。③多种氨基酸如L-瓜氨酸、精氨酸、谷氨酸、丙氨酸、γ-氨基丁酸等。④另含栝楼酸、胆碱以及甾醇类成分。新鲜天花粉根中的蛋白质制成针剂,用于中期妊娠引产,对于恶性葡萄胎和绒癌有效。

【质量评价】

1. 经验鉴别 以色白、质坚实、粉性足者为佳。

2. 浸出物 按水溶性浸出物冷浸法测定,药材不得少于15.0%;饮片不得少于12.0%。

【性味功效】 性微寒,味甘、微苦。清热泻火,生津止渴,排脓消肿。

桔梗▲ Platycodonis Radix

【来源】 为桔梗科(Campanulaceae)植物桔梗 *Platycodon grandiflorum* (Jacq.) A. DC. 的干燥根。春、秋两季采挖,去净泥土、须根,趁鲜刮去外皮或不去外皮,晒干。

【产地】 全国大部分地区均产,以东北、华北产量较大,华东地区质量较好。

【性状鉴别】

1. 药材 呈圆柱形或长纺锤形,下部渐细,有的有分枝,略扭曲,长7~20cm,直径0.7~2cm。表面淡黄白色至黄色,不去外皮者表面黄棕色至灰棕色,具有不规则扭曲纵向皱沟,并有横向皮孔样的斑痕及支根痕,上部有横纹。顶端有较短的根茎("芦头"),其上有数个半月形的茎痕。质脆,易折断,断面不平坦,可见放射状裂隙,皮部类白色,形成层环棕色,木部淡黄白色。气微,味微甜后苦(图5-78-1)。

2. 饮片 桔梗:呈椭圆形或不规则厚片。外皮多已除去或偶有残留。切面皮部黄白色,较窄;形成层环纹明显,棕色;木部宽,有较多裂隙。气微,味微甜后苦(图5-78-2)。

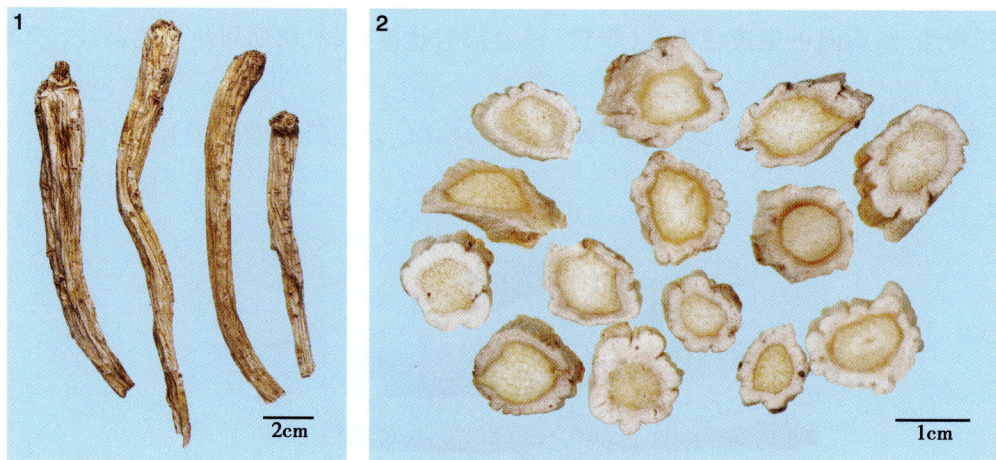

1.桔梗药材图；2.桔梗饮片图。

● 图 5-78　桔梗药材及饮片图

【显微鉴别】　粉末　黄白色。①乳管常互相连接，管中含黄色油滴样颗粒状物。②具梯纹、网纹导管，少有具缘纹孔导管。③菊糖众多，呈扇形或类圆形的结晶。

【化学成分】　①含多种皂苷，混合皂苷完全水解产生桔梗皂苷元（platycodigenin）、远志酸（polygalacic acid）、以及少量桔梗酸（platycogenic acid）A、B、C，并分离出桔梗皂苷（platycodin）A、C、D$_1$、D$_2$。②含 α-菠菜甾醇、α-菠菜甾醇-$β$-D-葡萄糖苷及白桦脂醇等植物甾醇类。③另含有菊糖，多糖，多种氨基酸和微量元素。

【质量评价】

1. 经验鉴别　以根肥大、色白、质坚实、味苦者为佳。

2. 浸出物　按醇溶性浸出物热浸法测定，乙醇浸出物不得少于 17.0%。

3. 含量测定　按高效液相色谱法测定，本品含桔梗皂苷 D（$C_{57}H_{92}O_{28}$）不得少于 0.10%。

【性味功效】　性平，味苦、辛。宣肺，利咽，祛痰，排脓。

党参★　Codonopsis Radix

党参之名始见于《本草从新》，据载："参须上党者佳，今真党参久已难得，肆中所市党参，种类甚多，皆不堪用，唯防党性味和平足贵，根有狮子盘头者真，硬纹者伪也。"《植物名实图考》记载："山西多产。长根至二三尺，蔓生，叶不对，节大如手指，野生者根有白汁，秋开花如沙参，花色青白，土人种之为利，气极浊。"古代上党除生长上党人参外，尚有党参出产。后上党人参绝迹，到清代时党参逐渐独立为新的药材品种。上述本草所载"根有狮子盘头者"及"花如沙参者"与现用党参相符。

【来源】　为桔梗科植物党参 Codonopsis pilosula（Franch.）Nannf.、素花党参 C. pilosula Nannf. var. modesta（Nannf.）L. T. Shen 或川党参 C. tangshen Oliv. 的干燥根。

【植物形态】

1. 党参　为多年生草本，有白色乳汁。根肥大肉质，呈长圆柱形，顶端有膨大的根头，具多数瘤状茎痕。茎缠绕,长而多分枝,叶在主茎上及侧枝上互生,在小枝上近于对生。叶片卵形至倒卵形,长 1~7cm,宽 1~5cm,全缘或微波状,上面绿色,被糙伏毛,下面粉绿色,密被柔毛。花单生于分枝顶端;花萼 5 裂,花冠钟状,淡黄绿色,内面有紫斑,先端 5 裂,雄蕊 5 枚;子房半下位,3 室,花柱短,柱头 3 个。蒴果圆锥形,种子细小,多数。花期 8~9 月,果期 9~10 月(图 5-79)。

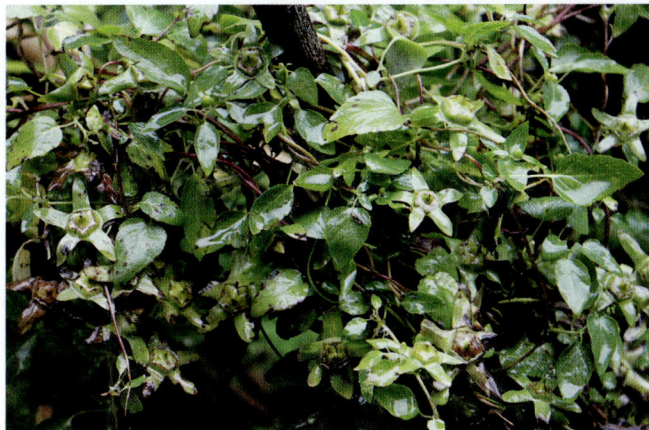

● 图 5-79 党参*Codonopsis pilosula* (Franch.)Nannf.

2. 素花党参　与党参的区别为:叶片仅幼时有疏毛,长成时近于光滑无毛,花萼裂片较小。

3. 川党参　茎叶近无毛,或仅叶片上部边缘疏生长柔毛,茎下部叶基部楔形或圆钝,稀心脏形;花萼仅贴生于子房最下部,即仅基部与子房合生。

【采收加工】　秋季采挖,除去地上部分及须根,洗净泥土,晒至半干,反复搓揉 3~4 次,晒至七、八成干时,捆成小把,晒干。

【产地】　党参主产于山西、陕西、甘肃、四川等省及东北各地。潞党(栽培品)产于山西平顺、长治、壶关等地。素花党参又称西党参,主产甘肃文县,四川南坪,松潘等地。川党参主产于四川、湖北及与陕西接壤地区。

【性状鉴别】

1. 药材　党参:呈长圆柱形,稍弯曲,长 10~35cm,直径 0.4~2cm。表面灰黄色、黄棕色至灰棕色,根头部有多数疣状突起的茎痕及芽,每个茎痕的顶端呈凹下圆点状,习称"狮子盘头";根头下有致密的环状横纹,向下渐稀疏,有的达全长的一半,栽培品环状横纹少或无;全体有纵皱纹及散在的横长皮孔,支根断落处常有黑褐色胶状物。质稍硬或略带韧性,断面稍平坦,有裂隙或放射状纹理,皮部淡黄白色至淡棕色,木质部淡黄色,呈"菊花心"状。有特殊香气,味微甜。

素花党参:长 10~35cm,直径 0.5~2.5cm。表面黄白色至灰黄色,根头下致密的环状横纹常达全长的一半以上。断面裂隙较多,皮部灰白色至淡棕色,木部淡黄色。

川党参:长 10~45cm,直径 0.5~2cm。表面灰黄色至黄棕色,有明显不规则的纵沟。顶端有较稀的横纹,大条者亦有"狮子盘头"但茎痕较少;小条者根头部较小,称"泥鳅头"。质较软而结实,断面裂隙较少。皮部黄白色,木部淡黄色。

2. 饮片 党参呈类圆形的厚片。外表皮灰黄色、黄棕色至灰棕色,有时可见根头部有多数疣状突起的茎痕和芽。切面皮部淡棕黄色至黄棕色,木部淡黄色至黄色,有裂隙或放射状纹理。有特殊香气,味微甜(图5-80)。

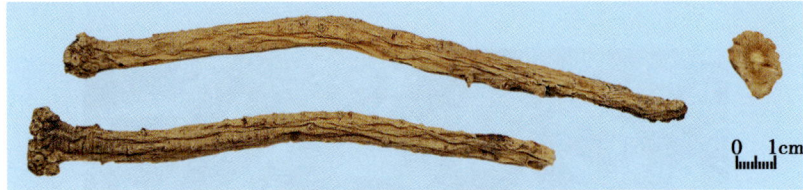

● 图5-80 党参药材及饮片图

【显微鉴别】

1. 根横切面 ①木栓细胞数列至10数列,外侧有石细胞,单个或成群。②栓内层窄。③韧皮部宽广,外侧常现裂隙,散有淡黄色乳管群,并常与筛管交互排列。④形成层成环。⑤木质部导管单个散在或数个相聚,呈放射状排列。⑥薄壁细胞含菊糖(图5-81)。

2. 粉末 淡黄色。①石细胞呈方形、长方形或多角形,壁不甚厚。②木栓细胞表面观呈类多角形,垂周壁薄,微弯曲。③节状乳管碎片甚多;含淡黄色颗粒状物,直径16~24μm。④有菊糖,用水合氯醛装片不加热观察可见菊糖结晶呈扇形,表面显放射状纹理。⑤网纹导管易察见(图5-82)。

【化学成分】 ①含三萜类化合物:蒲公英萜醇(taraxerol)、蒲公英萜醇乙酸酯、木栓酮(friedelin)、齐墩果酸等;②含植物甾醇类:α-菠菜甾醇(α-spinasterol)、$\triangle^7$-豆甾烯醇($\triangle^7$-stigmasterol)、豆甾醇及其β-D-葡萄糖苷;③多糖类物质:菊糖、果糖、葡萄糖、鼠李糖、阿拉伯糖、半乳糖、四种杂多糖(Cp-1、Cp-2、Cp-3、Cp-4)、β-D-吡喃葡萄糖己醇苷、α-D-呋喃果糖乙醇苷等;④苷类物质:党参炔苷、丁香苷、党参苷Ⅰ;⑤含有胆碱、5-羟甲基-2-糖醛胆碱、烟碱、正丁基脲基甲酸酯(脲基甲酸正丁酯 n-butyl-allophanate)、5-羟基-2-羟甲基吡啶等含氮化合物;⑥另含挥发油、多种氨基酸及无机元素;⑦此外含有苍术内酯(atractylnolide)Ⅱ、Ⅲ、党参内酯(codonolactone)、棕榈酸甲酯(methyl palmitate)、丁香醛(syringaldehyde)、香荚兰酸(vanillic acid)、5-羟甲基糠醛(5-hydroxymethyl furaldehyde)、5-甲氧基糠醛等成分。

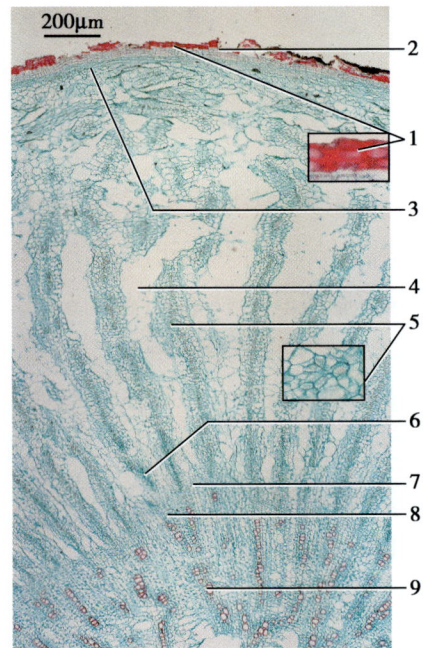

1. 石细胞;2. 木栓层;3. 栓内层;4. 裂隙;5. 乳管群;6. 韧皮部;7. 射线;8. 形成层;9. 木质部。

● 图5-81 党参(根)横切面图

川党参含皂苷、微量生物碱、多糖、挥发油等,从水溶性部分分得党参苷Ⅰ~Ⅳ(tangshenoside Ⅰ~Ⅳ)、丁香苷、黄芩素葡萄糖苷(scutellarein glucoside)等。

【理化鉴别】 薄层色谱鉴别 粉末加甲醇超声提取后,将提取液蒸干,残渣加水溶解上

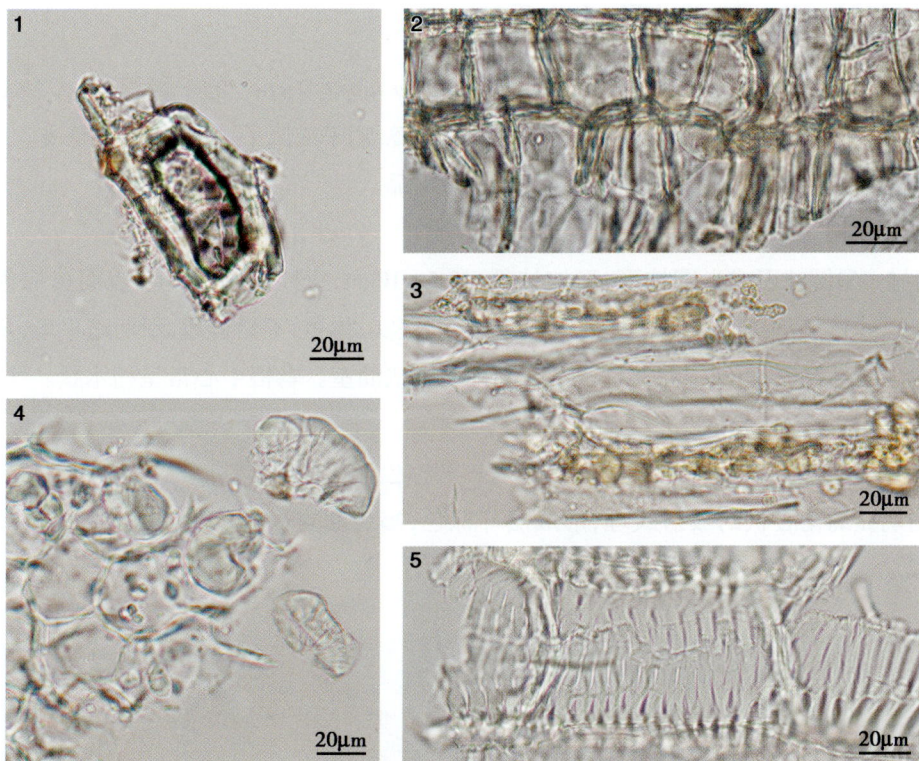

1. 石细胞; 2. 木栓细胞; 3. 乳管碎片; 4. 菊糖; 5. 导管。

● 图 5-82　党参粉末图

D101 大孔吸附树脂,依次用水、50% 乙醇洗脱,收集 50% 乙醇洗脱液,蒸干,残渣加甲醇溶解作供试品溶液。以党参炔苷对照品作对照,按薄层色谱法,用硅胶 G 板,以正丁醇-冰醋酸-水(7:1:0.5)为展开剂,喷 10% 硫酸乙醇溶液显色,在 100℃ 加热至斑点显色清晰,分别置日光和紫外光灯(365nm)下检视。供试品色谱中,在与对照品色谱相应的位置上,显相同颜色的斑点或荧光斑点。

【质量评价】

1. 经验鉴别　以条粗壮、质柔润、气味浓、嚼之无渣者为佳。
2. 检查　二氧化硫残留量不得过 400mg/kg。
3. 浸出物　按醇溶性浸出物热浸法测定,45% 乙醇浸出物不得少于 55.0%。

【性味功效】　性平,味甘。健脾益肺,养血生津。

南沙参　Adenophorae Radix

为桔梗科植物轮叶沙参 *Adenophora tetraphylla* (Thunb.) Fisch. 或沙参 *A. stricta* Miq. 的干燥根。春、秋两季采挖,洗净泥土,趁鲜刮去粗皮,洗净,晒干。主产于安徽、江苏、浙江、贵州等省。呈圆锥形,略弯曲。顶端具 1 个或 2 个根茎(芦头)。除去栓皮后表面黄白色或淡棕黄色,凹陷处常有残留粗皮,上部多有深陷横纹,呈断续的环状,下部有纵纹及纵沟。体轻,质松泡,易折断,断面不平坦,具黄白色交错的纹理,多裂隙。无臭,味微甘。含三萜皂苷类成分南沙参皂苷、胡萝卜苷、蒲公英萜酮等。性微寒,味甘。具有养阴清肺,益胃生津,化痰,益气的功效。

木香▲ Aucklandiae Radix（附:土木香）

【来源】 为菊科（Compositae）植物木香 *Aucklandia lappa* Decne. 的干燥根。秋、冬二季采挖 2～3年生的根,除去茎叶、须根及泥土,切段或纵剖成瓣,晒干或风干,干燥后撞去粗皮。

【产地】 主产于云南省,四川、西藏亦产,为栽培品。

【性状鉴别】

1. 药材 呈圆柱形或半圆柱形,形如枯骨,长5～10cm,直径0.5～5cm。表面黄棕色至灰褐色,栓皮多已除去,有明显的皱纹、纵沟及侧根痕。质坚实,体重,不易折断,断面略平坦,灰褐色至暗褐色,形成层环棕色,有放射状纹理及散在的褐色点状油室。老根中心常呈朽木状。气香特异,味微苦（图5-83-1）。

2. 饮片 呈类圆形或不规则的厚片。外表皮黄棕色至灰褐色,有纵皱纹。切面棕黄色至棕褐色,中部有明显菊花心状的放射纹理,形成层环棕色,褐色油点（油室）散在。气香特异,味微苦（图5-83-2）。

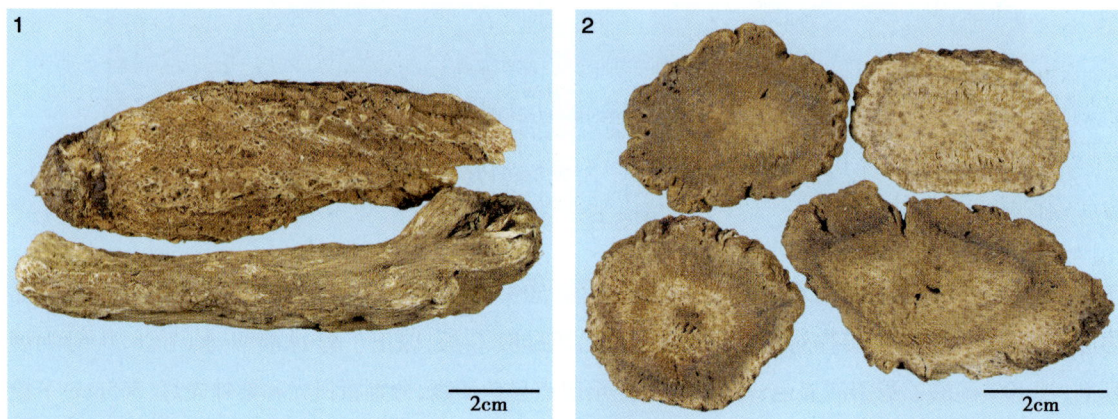

1.木香药材图；2.木香饮片图。

● 图5-83 木香药材及饮片图

【显微鉴别】 粉末 黄绿色。①菊糖多见,表面显放射状纹理。②木纤维黄色,长梭形,多成束,直径16～24μm,纹孔口横裂缝状、十字状或人字状。③网纹导管多见,亦有具缘纹孔导管,直径30～90μm。④油室多破碎,内含黄色或棕色分泌物。⑤木栓细胞淡黄棕色,表面观呈类多角形,排列不甚整齐,垂周壁有的波状弯曲。

【化学成分】 含挥发油,油中主要成分为木香内酯（costuslactone）、去氢木香内酯（dehydrocostuslactone）、木香烃内酯（costunolide）、二氢木香内酯（dihydrocostuslactone）、α-木香酸、α-木香醇等。

【质量评价】

1. 经验鉴别 以质坚实,香气浓,油性大者为佳。

2. 浸出物 按醇溶性浸出物热浸法测定,用乙醇作溶剂,不得少于12.0%。

3. 含量测定 按高效液相色谱法测定,药材含木香烃内酯（$C_{15}H_{20}O_2$）和去氢木香内酯（$C_{15}H_{18}O_2$）的总量不得少于1.8%,饮片不得少于1.5%。

【性味功效】 性温,味辛、苦。行气止痛,健脾消食。

【附药】 土木香 Inulae Radix

为菊科植物土木香 *Inula helenium* L. 的干燥根。商品又称"祁木香",主产于河北、新疆、甘肃、四川等省区。药材呈圆锥形,略弯曲,长 5~20cm。表面黄棕色或暗棕色,有纵皱纹及须根痕。根头粗大,顶端有凹陷的茎痕及叶鞘残基,周围有圆柱形支根。质坚硬,断面黄白色至浅灰黄色,有凹点状油室。气微香,味苦、辛。根横切面韧皮部宽广。形成层环不甚明显。木质部导管少,径向排列;木纤维少数,成束存在于木质部中心的导管周围。薄壁细胞含菊糖。油室分布于韧皮部与木质部。主要含有挥发油 1%~2%。油中主成分为土木香内酯(alantolactone),异土木香内酯(isoalantolactone),土木香醇,土木香酸,二氢土木香内酯,二氢异土木香内酯等。此外尚含菊糖、豆甾醇及 γ-、β-谷甾醇葡萄糖苷等。性温、味辛、苦。具有健脾和胃,行气止痛,安胎的功效。

川木香 Vladimiriae Radix

为菊科植物川木香 *Vladimiria souliei*(Franch.)Ling 或灰毛川木香 *V. souliei*(Franch.)Ling var. *cinerea* Ling 的干燥根。秋季采挖,除去须根、泥沙及根头上的胶状物,干燥。川木香主产于四川、西藏;灰毛川木香主产于四川。药材呈圆柱形(习称铁杆木香)或有纵槽的半圆柱形(习称槽子木香),稍弯曲,长 10~30cm,直径 1~3cm。表面黄褐色或棕褐色,具纵皱纹,外皮脱落处可见丝瓜络状细筋脉;根头偶有黑色发黏的胶状物,习称"油头"。体较轻,质硬脆,易折断,断面黄白色或黄色,有深黄色稀疏油点及裂隙,木部宽广,有放射状纹理;有的中心呈枯朽状。气微香,味苦,嚼之粘牙。主要含有挥发油,挥发油中含川木香内酯、土木香内酯。性温,味苦、辛。具有行气止痛的功效。

白术▲ Atractylodis Macrocephalae Rhizoma

【来源】 为菊科植物白术 *Atractylodes macrocephala* Koidz. 的干燥根茎。霜降前后,挖去 2~3 年生的根茎,除去茎叶及细根,烘干,称烘术;晒干,称生晒术。

【产地】 主产于浙江、安徽、湖北、湖南等省,多为栽培。

【性状鉴别】

1. 药材 呈不规则肥厚团块或拳状团块,长 3~13cm,直径 1.5~7cm。表面灰黄色或灰棕色,有不规则的瘤状突起及断续的纵皱和沟纹,并有须根痕,顶端有残留茎基和芽痕。质坚硬,不易折断,断面不平坦,生晒术断面黄白色至淡棕色,略有菊花纹及分散的棕黄色的油点;烘术断面角质样,色较深,有裂隙。气清香,味甘微辛,嚼之略带黏性(图 5-84-1)。

2. 饮片 呈不规则的厚片。外表皮灰黄色或灰棕色。切面黄白色至淡棕色,散生棕黄色的点状油室,木部具放射状纹理;烘干者切面角质样,色较深或有裂隙。气清香,味甘、微辛,嚼之略带黏性(图 5-84-2)。

【显微鉴别】 粉末 淡黄棕色。①草酸钙针晶细小,长 10~32μm,不规则散在于薄壁细胞中,少数针晶直径至 4μm。②纤维黄色,大多成束,长梭形,直径约至 40μm,壁甚厚,木化,孔沟明显。③石细胞淡黄色,类圆形、多角形、长方形或少数纺锤形,直径 37~64μm,胞腔明显,有不规则孔沟。④薄壁细胞含菊糖,表面显放射状纹理。⑤导管分子短小,为网纹及具缘纹孔导管,直径至 48μm。

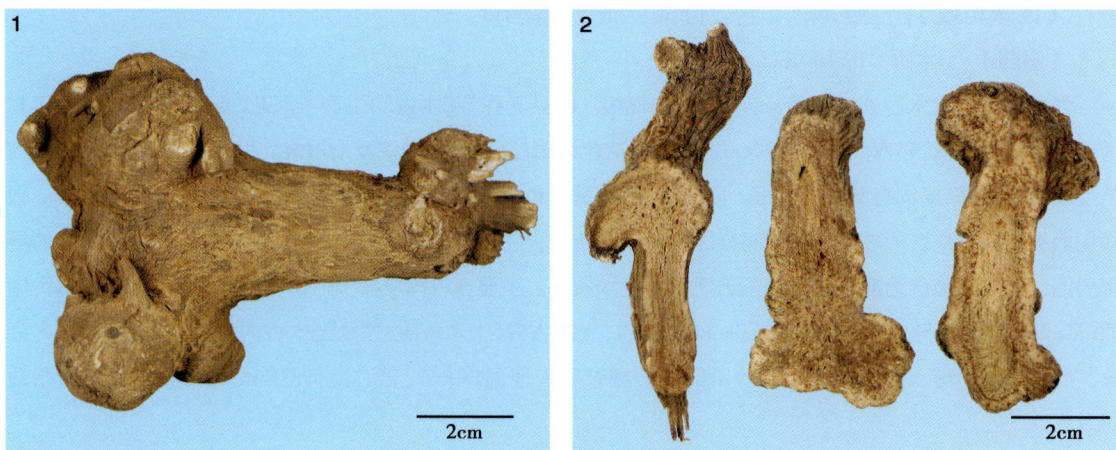

1.白术药材图；2.白术饮片图。

● 图 5-84　白术药材及饮片图

【化学成分】　①约含挥发油 1.4%，油中主要成分为苍术酮（atractylon）、苍术醇（atractylol）、白术内酯（butenolide）A、B、脱水苍术内酯（atractylenolqide）、白术内酰胺等。②苷类成分主要是倍半萜糖苷和黄酮苷、苍术苷、淫羊藿次苷、紫丁香苷。

【质量评价】

1. 经验鉴别　以个大、质坚实、断面色黄白、香气浓者为佳。

2. 检查　二氧化硫残留量不得过 400mg/kg。

3. 色度　精密称取本品最粗粉 1g，置具塞锥形瓶中，加 55% 乙醇 200ml，用稀盐酸调节 pH 至 2～3，连续振摇 1 小时，滤过，吸取滤液 10ml，置比色管中，按《中国药典》溶液颜色检查法试验，与黄色 9 号标准比色液比较，不得更深。

4. 浸出物　按醇溶性浸出物热浸法测定，60% 乙醇浸出物不得少于 35.0%。

【性味功效】　性温，味苦、甘。健脾益气，燥湿利水，止汗，安胎。

苍术★　Atractylodis Rhizoma

术之名，《尔雅》即有记载。《神农本草经》将"术"列为上品，未分苍术、白术。陶弘景《名医别录》则分为赤白两种。寇宗奭更明确指出："苍术其长如大拇指。肥实，皮色褐，其气味辛烈。须米泔浸洗去皮用。"李时珍谓"苍术，山蓟也又名仙术，处处山中有之，苗高二三尺，其叶抱茎而生，梢间叶似棠梨叶，其脚下叶有三五叉。皆有锯齿小刺。根如老姜之状，苍黑色，肉白有油膏。"上述苍术特征与现今药用苍术相符。

【来源】　为菊科植物茅苍术 Atractylodes lancea（Thunb.）DC. 或北苍术 A. chinensis（DC.）Koidz. 的干燥根茎。

【植物形态】

1. 茅苍术　多年生草本，高 30～70cm。根茎结节状圆柱形横走。茎直立，下部木质化。叶互生，革质，上部叶一般不分裂，无柄，卵状披针形至椭圆形，边缘有刺状锯齿，下部叶多为 3～5 深裂或半裂，顶端裂片较大，圆形，侧裂片 1～2 对，椭圆形。头状花序顶生；叶状苞片 1 列，羽状深裂，裂片刺状；总苞圆柱形，总苞片 6～8 层，卵形至披针形；花多数，两性或单性多异株，全为管状花，白色或淡紫色;两性花雄蕊5,子房密被柔毛;单性花一般为雌花,退化雄蕊5枚。瘦果圆筒状,有柔毛,冠毛长约8mm,羽状。花期8~10月,果期9~10月(图5-85)。

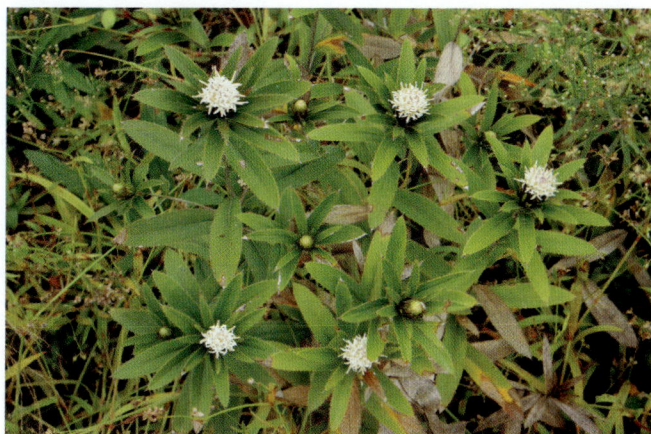

● 图5-85　茅苍术 *Atractylodes lancea* (Thunb.)DC.

2. 北苍术　与茅苍术不同点在于:叶通常无柄,叶片较宽,卵形或狭卵形,一般羽状5深裂,茎上部叶3~5回羽状浅裂或不裂,头状花序稍宽。

【采收加工】　春、秋二季采挖根茎,除去茎、叶、细根及泥土,晒干,撞去须根。

【产地】　茅苍术主产于江苏、湖北、河南等省。北苍术主产于河北、山西、陕西、内蒙古等省区。

【性状鉴别】

1. 药材　茅苍术:呈不规则连珠状或结节状圆柱形,略弯曲,偶有分枝,长3~10cm,直径1~2cm。表面灰棕色,有皱纹、横曲纹及残留须根,顶端具茎痕或残留茎基。质坚实,断面黄白色或灰白色,散有多数橙黄色或棕红色油室,习称"朱砂点";暴露稍久,可析出白色细针状结晶,习称"起霜"。气香特异,味微甘、辛、苦(图5-86-1)。

北苍术:呈疙瘩块状或结节状圆柱形,长4~9cm,直径1~4cm。表面黑棕色,除去外皮者黄棕色。质较疏松,断面散有黄棕色油室。香气较淡,味辛、苦。

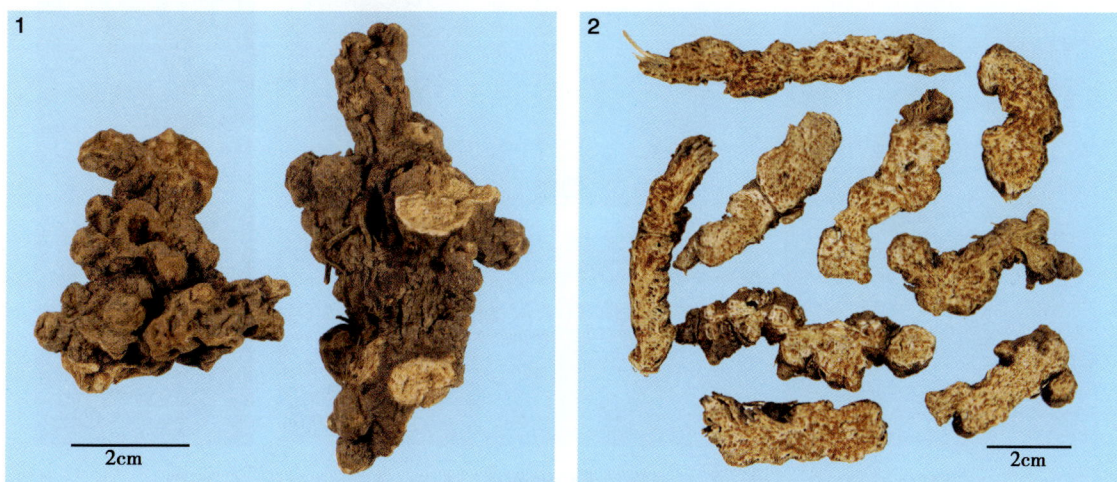

1.茅苍术药材图; 2.茅苍术饮片图。
● 图5-86　茅苍术药材及饮片图

2. 饮片　呈不规则类圆形或条形厚片。外表皮灰棕色至黄棕色，有皱纹，有时可见根痕。切面黄白色或灰白色，散有多数橙黄色或棕红色油室，有的可析出白色细针状结晶。气香特异，味微甘、辛、苦（图5-86-2）。

【显微鉴别】

1. 根茎横切面　①木栓层内夹有石细胞带3~8条，每一石细胞带有2~3层类长方形的石细胞集成。②皮层宽广，其间散有大型油室。③韧皮部狭小，形成层环明显。④木质部呈放射状排列，中部和内侧木质部束的附近有较多的纤维束，以初生木质部附近的纤维束最发达。⑤中央有髓部。⑥薄壁细胞中含有菊糖及草酸钙针晶（图5-87）。

2. 北苍术根茎横切面　皮层有纤维束，木质部纤维束较大，和导管群相间排列。

3. 粉末　棕黄色。①草酸钙针晶细小，长5~30μm，不规则地充塞于薄壁细胞中。②纤维大多成束，长梭形，直径约至40μm，壁甚厚，木化。③石细胞甚多，有时与木栓细胞连结，多角形、类圆形或类长方形，直径20~80μm，壁极厚。④菊糖多见，表面呈放射状纹理。⑤油室碎片可见。⑥导管短，主为网纹，也有具缘纹孔导管（图5-88）。

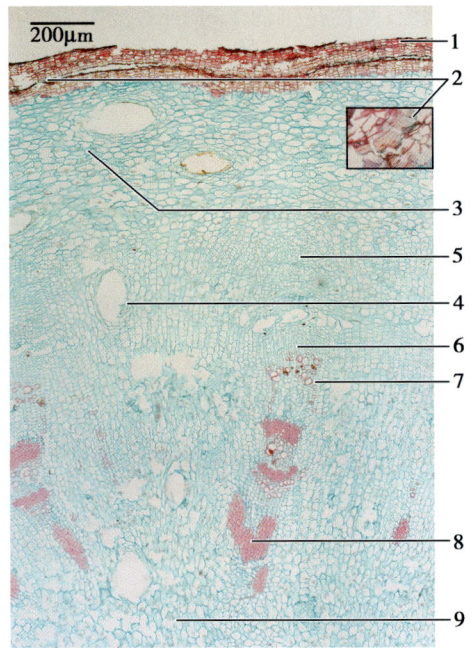

1. 木栓层；2. 石细胞环带；3. 皮层；4. 油室；5. 韧皮部；6. 形成层；7. 木质部；8. 木纤维束；9. 髓。

● 图5-87　茅苍术（根茎）横切面图

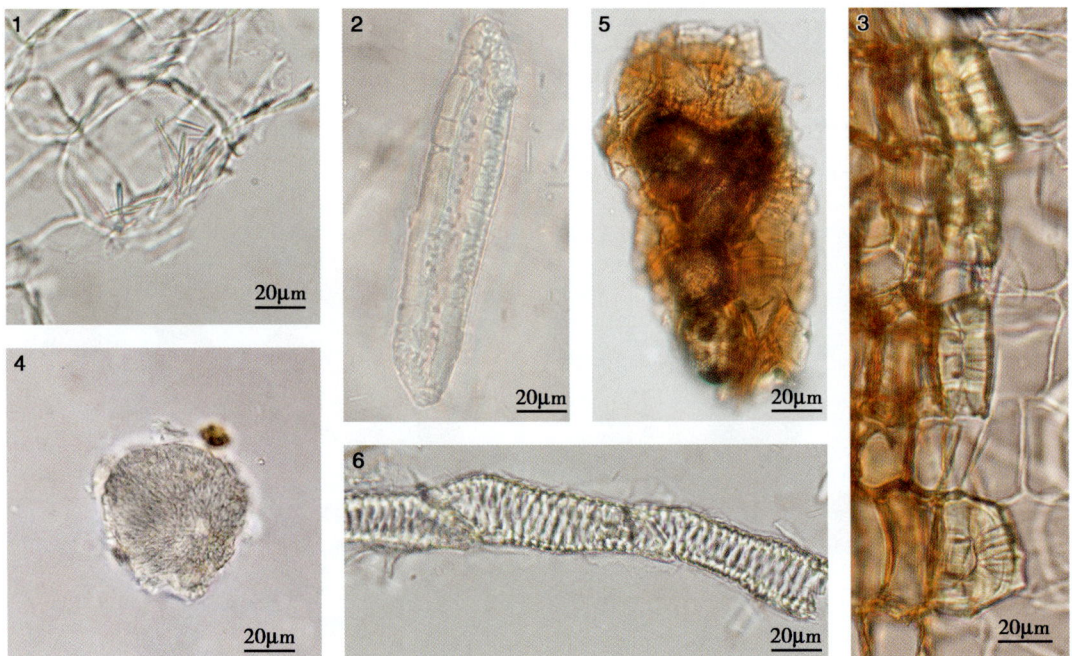

1. 草酸钙针晶；2. 纤维；3. 石细胞与木栓细胞；4. 菊糖；5. 油室碎片；6. 导管。

● 图5-88　苍术粉末图

【化学成分】 茅苍术含挥发油 5%～9%，油中主成分为苍术素（atractylodin）、茅术醇（hinesol）、β-桉叶醇（β-eudesmol）、榄香醇（elemol）、茅术醇（hinesol）、苍术醇（atractylol）、苍术酮。尚含少量糠醛、2-呋喃甲酸、色氨酸及 9 个倍半萜苷苍术苷。含有 Fe、Cu、Mn、Cr 等多种微量元素。

北苍术含挥发油 3%～5%，油中主要成分为苍术素、茅术醇、β-桉油精、苍术醇。另含苍术酮、苍术定醇、乙酰苍术定醇等。此外，还含阿拉伯糖、半乳糖、葡萄糖、蔗糖等多种糖类。

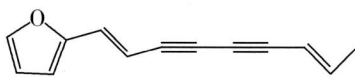

苍术素

【理化鉴别】

1. 茅苍术置紫外光灯下，横断面不显亮蓝色荧光，北苍术整个横断面显亮蓝色荧光。

2. 薄层色谱鉴别 粉末甲醇超声提取液作为供试品溶液，以苍术对照药材、苍术素对照品作对照，按薄层色谱法，用硅胶 G 板，以石油醚（60～90℃）-丙酮（9：2）为展开剂展开，喷以 10% 硫酸乙醇溶液显色，供试品色谱中，在与对照药材色谱和对照品色谱相应的位置上，显相同颜色的斑点。

【质量评价】

1. 经验鉴别 均以个大、质坚实、断面朱砂点多，香气浓者为佳。

2. 含量测定 按高效液相色谱法测定，本品含苍术素（$C_{13}H_{10}O$）不得少于 0.30%。

【性味功效】 性温，味辛、苦。燥湿健脾，祛风散寒，明目。

【附注】 同属植物关苍术 Atractylodes japonica Koidz. ex Kitam. 的根茎，在东北地区曾作为苍术入药，主产于东北地区。根茎多呈结节状圆柱形，长 4～12cm，直径 1～2.5cm。表面深棕色，质较轻，折断面不平坦，纤维性。香气浓郁特异，味辛、微苦。本品挥发油含苍术酮、芹烷二烯酮、二乙酰苍术二醇乙醛、糠醛、苍术酮、苍术烯内酯 I 及少量苍术素。

紫菀 Asteris Radix et Rhizoma

为菊科植物紫菀 Aster tataricus L. f. 的干燥根和根茎。春、秋二季采挖，除去有节的根茎（习称"母根"）和泥沙，将细根编成辫状晒干，或直接晒干。主产于河北、安徽等省。根茎呈不规则块状，大小不一，顶端有茎、叶的残基，质稍硬。细根多数簇生于根茎上，长 3～15cm，直径 0.1～0.3cm，多编成辫状。表面紫红色或灰红色，有纵皱纹。质较柔韧。气微香，味甜、微苦。根含齐墩果烷型三萜皂苷紫菀皂苷，另含紫菀酮、无羁萜、无羁萜醇、槲皮素，挥发油中含毛叶醇、乙酸毛叶酯、茴香醚、烃、脂肪酸、芳香族酸等。性温，味辛、苦。具有润肺下气，消痰止咳的功效。

三棱 Sparganii Rhizoma

为黑三棱科（Sparganiaceae）植物黑三棱 Sparganium stoloniferum Buch. -Ham. 的干燥块茎。药材商品称"荆三棱"。冬季至次春采挖，洗净，削去外皮，晒干。主产于江苏、河南、山东、江西等省。药材呈圆锥形，略扁，长 2～6cm，直径 2～4cm。表面黄白色或灰黄色，有刀削痕，须根痕小点状，略呈横向环状排列。体重，质坚实。气微，味淡，嚼之微有麻辣感。块茎含挥发油、淀粉。性平，味辛、苦。具有破血行气，消积止痛的功效。

泽泻▲ Alismatis Rhizoma

【来源】 为泽泻科（Alismataceae）植物东方泽泻 *Alisma orientale*（Sam.）Juzep. 或泽泻 *A. plantago-aquatica* Linn. 的干燥块茎。冬季茎叶开始枯萎时采挖,洗净,干燥,除去须根和粗皮。

【产地】 主产于福建、四川、江西等省,多栽培。

【性状鉴别】

1. 药材 呈类球形、椭圆形或卵圆形,长 2~7cm,直径 2~6cm。表面淡黄色至淡黄棕色,有不规则的横向环状浅沟纹和多数细小突起的须根痕,底部有的有瘤状芽痕。质坚实,断面黄白色,粉性,有多数细孔。气微,味微苦(图 5-89-1)。

2. 饮片 呈圆形或椭圆形厚片。外表皮淡黄色至淡黄棕色,可见细小突起的须根痕。切面黄白色至淡黄色,粉性,有多数细孔。气微,味微苦(图 5-89-2)。

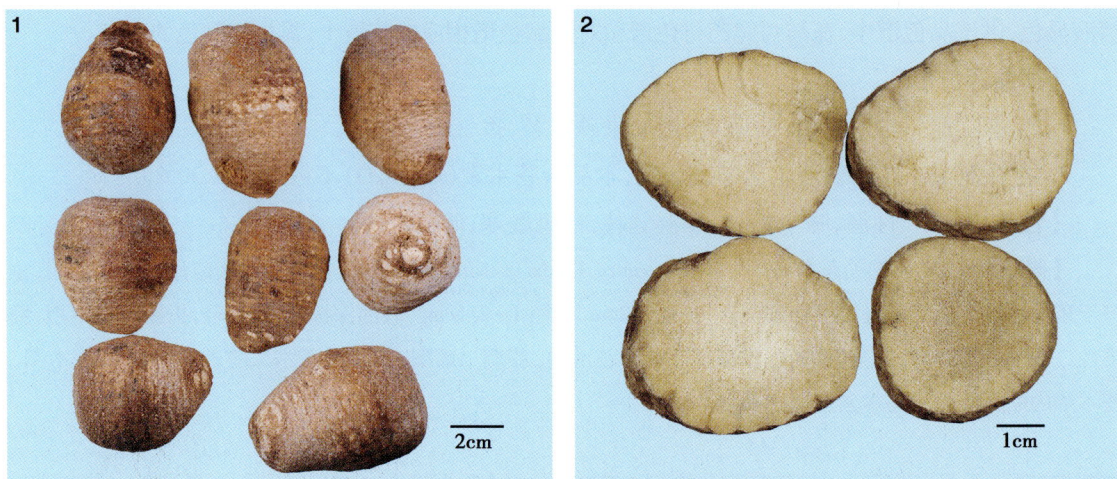

1.泽泻药材图；2.泽泻饮片图。

● 图 5-89 泽泻药材及饮片图

【显微鉴别】 粉末 淡黄棕色。①淀粉粒甚多,单粒长卵形、类球形或椭圆形,直径 3~14μm,脐点人字状、短缝状或三叉状;复粒由 2~3 个分粒组成。②薄壁细胞类圆形,具多数椭圆形纹孔,集成纹孔群。③内皮层细胞垂周壁波状弯曲,较厚,木化,有稀疏细孔沟。④油室大多破碎,完整者类圆形,直径 54~110μm,分泌细胞中有时可见油滴。⑤导管有螺纹、网纹及具缘纹孔。⑥纤维偶见。

【化学成分】 块茎中含多种四环三萜酮醇类衍生物,包括含泽泻醇(alisol)A、B、C、泽泻醇 A 单乙酸酯(alisol A monoacetate),泽泻醇 B 单乙酸酯(alisol B monoacetate),泽泻醇 C 单乙酸酯(alisol C monoacetate),表泽泻醇 A(epialisol A),泽泻薁醇(alismol)等,还含胆碱、糖和钾、钙、镁等元素。

【质量评价】

1. 经验鉴别 以个大、色黄白、光滑、粉性足者为佳。

2. 浸出物 按醇溶性浸出物热浸法测定,乙醇浸出物不得少于 10.0%。

3. 含量测定 按高效液相色谱法测定,本品含 23-乙酰泽泻醇 B（$C_{32}H_{50}O_5$）和 23-乙酰泽泻醇

C($C_{32}H_{48}O_6$)的总量不得少于 0.10%。

【性味功效】 性寒,味甘、淡。利水渗湿,泄热,化浊降脂。

香附 Cyperi Rhizoma

为莎草科(Cyperaceae)植物莎草 *Cyperus rotundus* L. 的干燥根茎。秋季采挖,燎去毛须,置沸水中略煮或蒸透后晒干,或燎后直接晒干。主产广东、广西、河南、湖北、湖南等省区。多呈纺锤形,有的略弯曲,长 2~3.5cm,直径 0.5~1cm。表面棕褐色或黑褐色,有纵皱纹,并有 6~10 个略隆起的环节,节上有未除净的棕色毛须和须根断痕;去净毛须者较光滑,环节不明显。质硬,经蒸煮者断面黄棕色或红棕色,角质样;生晒者断面色白而显粉性,内皮层环纹明显,中柱色较深,点状维管束散在。气香,味微苦。主含挥发油,油中主成分为香附烯(cyperene)、香附醇(cyperol)、β-芹子烯(β-selinene)、α-香附酮(α-cyperone)、β-香附酮(β-cyperone)、异香附醇(isocyperol)等。性平,味辛、微苦、微甘。具有疏肝解郁,理气宽中,调经止痛的功效。

天南星▲ Arisaematis Rhizoma

【来源】 为天南星科(Araceae)植物天南星 *Arisaema erubescens*(Wall.)Schott、异叶天南星 *A. heterophyllum* Bl. 或东北天南星 *A. amurense* Maxim. 的干燥块茎。秋、冬二季茎叶枯萎时采挖,除去须根及外皮,晒干或烘干。

【产地】 天南星与异叶天南星产于全国大部分地区;东北天南星主产于东北地区以及内蒙、河北等省区。

【性状鉴别】 药材 呈扁球形,高 1~2cm,直径 1.5~6.5cm。表面类白色或淡棕色,较光滑,顶端有凹陷的茎痕,周围有麻点状根痕,有的块茎周边有小扁球状侧芽。质坚硬,不易破碎,断面不平坦,白色,粉性。气微辛,味麻辣(图 5-90)。

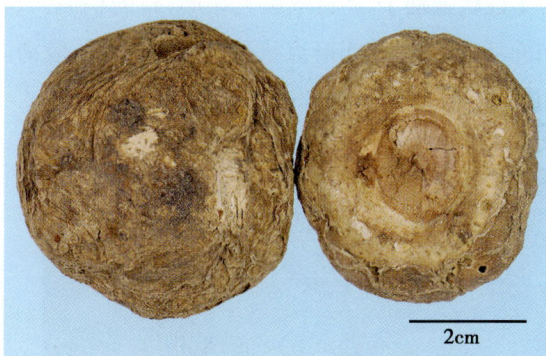

● 图 5-90 天南星药材图

【显微鉴别】 粉末 类白色。①淀粉粒以单粒为主,圆球形或长圆形,直径 2~17μm,脐点点状、裂缝状,大粒层纹隐约可见;复粒少数,由 2~12 个分粒组成。②草酸钙针晶散在或成束存在于黏液细胞中,长 63~131μm。草酸钙方晶多见于导管旁的薄壁细胞中,直径 3~20μm。

【化学成分】 ①含黄酮类化合物,主要有芹菜素、夏佛托苷、异夏佛托苷、芹菜素-6-C-半乳糖-8-C-阿拉伯糖苷等。②脂肪酸和甾醇类,主要有没食子酸乙酯、β-谷甾醇、三十烷酸、胡萝卜苷、没食子酸等。③挥发油类,主要有间位甲酚、芫荽醇、苯乙烯等。

【质量评价】

1. 经验鉴别 以个大、色白、粉性足者为佳。

2. 浸出物　按醇溶性浸出物热浸法测定,稀乙醇浸出物不得少于9.0%。

3. 含量测定　按紫外-可见分光光度法测定,本品含总黄酮以芹菜素($C_{15}H_{10}O_5$)计,不得少于0.050%。

【性味功效】　性温,味苦、辛,散结消肿。外用治痈肿,蛇虫咬伤。

半夏★　Pinelliae Rhizoma

始载于《神农本草经》,列为下品。苏恭谓"生平泽中者,名羊眼半夏,圆白为胜。然江南者大乃径寸,南人特重之,顷来互用,功状殊异。其苗似由跋,误以为半夏也。"苏颂《图经本草》云:"二月生苗,一茎,茎端出三叶,浅绿色,颇似竹叶而光……根下相重生,上大下小,皮黄肉白。"《植物名实图考》记载:"有长叶、圆叶二种,同生一处,夏亦开花,如南星而小,其梢上翘如蝎尾。"从历代本草记载看,叶似竹叶,名羊眼半夏,所述形态与附图的特征均与现今所用半夏一致。

【来源】　为天南星科植物半夏 *Pinellia ternata*(Thunb.)Breit. 的干燥块茎。

【植物形态】　多年生草本,高15~30cm。块茎球形。幼苗时常单叶,卵状心形,2~3年后为三出复叶,叶柄长达20cm,近基部内侧和复叶基部生有珠芽,小叶片椭圆形,稀披针形,中间1片较大,长3~10cm,宽2~4cm,全缘。花单性同株,肉穗花序,花序下部为雌花,贴生于佛焰苞,中部不育,上部为雄花,花序先端延伸呈鼠尾状附属物,伸出佛焰苞外。浆果卵状椭圆形,熟时绿色。花期5~7月,果期8~9月(图5-91)。

【采收加工】　夏、秋二季采挖,洗净,除去外皮和须根,晒干。

【产地】　主产于四川、湖北、河南、贵州等省。

【性状鉴别】　药材　呈类球形,有的稍偏斜,直径0.7~1.6cm。表面白色或浅黄色,顶端有凹陷的茎痕,周围密布麻点状根痕;下面钝圆,较滑。质坚实,断面洁白,富粉性。气微,味辛辣、麻舌而刺喉(图5-92)。

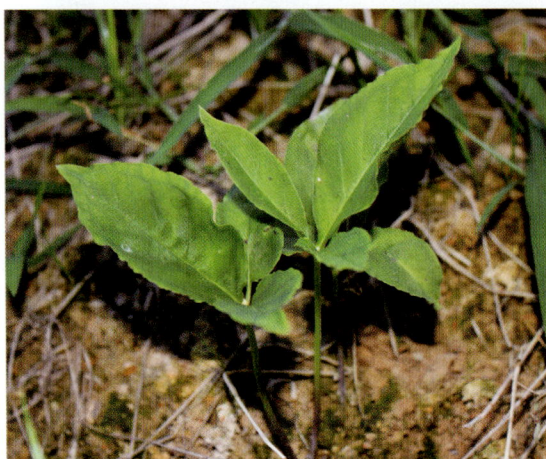

● 图5-91　半夏*Pinellia ternata* (Thunb.)Breit.

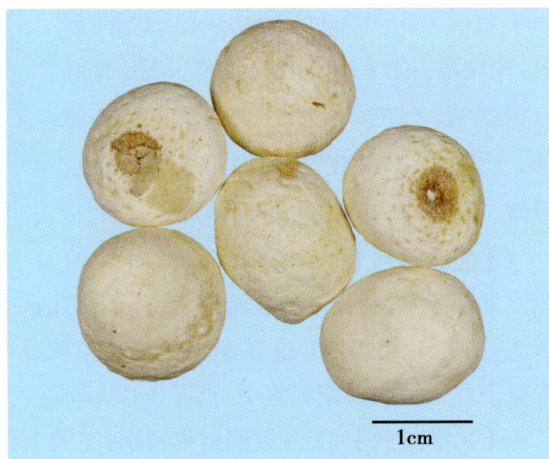

● 图5-92　半夏药材图

【显微鉴别】　粉末　类白色。①淀粉粒甚多,单粒类圆形、半圆形或圆多角形,直径2~20μm,脐点裂缝状、人字状或星状;复粒由2~6个分粒组成。②草酸钙针晶束存在于椭圆形黏液细胞中,或随处散在,针晶长20~144μm。③螺纹导管直径10~24μm(图5-93)。

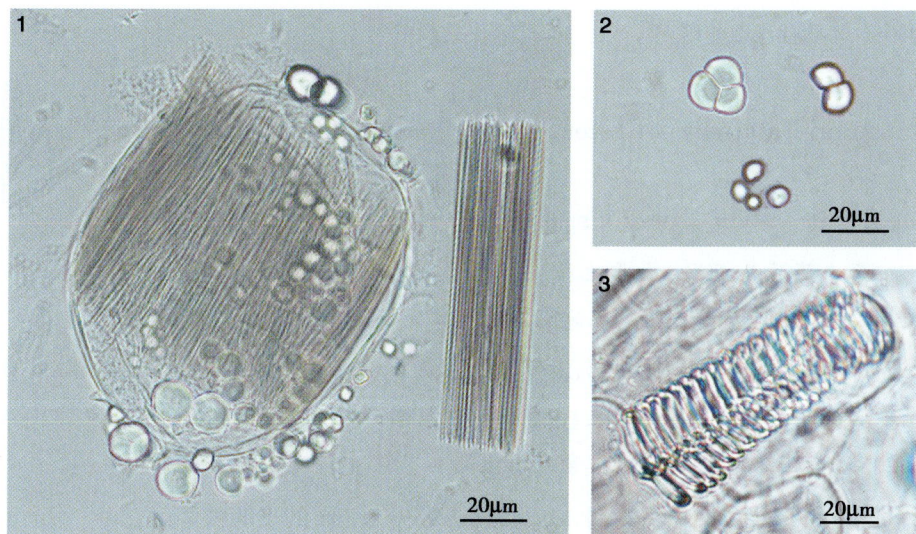

1.草酸钙针晶；2.淀粉粒；3.导管。

● 图 5-93　半夏粉末图

【化学成分】　①含半夏蛋白和氨基酸,包括精氨酸、丙氨酸、缬氨酸、亮氨酸、天冬氨酸、苏氨酸、谷氨酸等。②脂肪酸类,包括琥珀酸、棕榈酸、硬脂酸、油酸。③生物碱,如 *l*-麻黄碱。④黄酮类,如芹菜素-6,8-*C*-二糖苷。⑤刺激性物质包括黑尿酸及其苷、3,4-二羟基苯甲醛及其二糖苷。

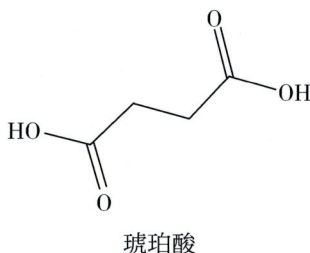

琥珀酸

【理化鉴别】　薄层色谱鉴别:

1. 粉末甲醇回流液作为供试品溶液,以精氨酸、丙氨酸、缬氨酸、亮氨酸对照品为对照,按薄层色谱法,用硅胶 G 薄层板,以正丁醇-冰醋酸-水(8∶3∶1)为展开剂展开,茚三酮显色。供试品色谱中,在与对照品色谱相应的位置上,显相同颜色的斑点。

2. 粉末乙醇回流液作为供试品溶液,以半夏对照药材作对照,按薄层色谱法,用硅胶 G 薄层板,以石油醚(60~90℃)-乙酸乙酯-丙酮-甲酸(30∶6∶4∶0.5)为展开剂展开,10%硫酸乙醇溶液显色。供试品色谱中,在与对照药材色谱相应的位置上,显相同颜色的斑点。

【质量评价】

1. 经验鉴别　以色白、质坚实、粉性足者为佳。

2. 浸出物　按水溶性浸出物冷浸法测定,水溶性浸出物不得少于 7.5%。

【性味功效】　性温,味辛;有毒。燥湿化痰,降逆止呕,消痞散结,外治痈肿痰核。

【附注】　水半夏为同科植物鞭檐犁头尖 *Typhonium flagelliforme*(Lodd.)Blume 的块茎。主产于广西。块茎呈椭圆形、圆锥形或半圆形,高 0.8~3cm,直径 0.5~1.5cm,表面类白色或淡黄色,不平滑,有多数隐约可见的点状根痕,上端类圆形,有凸起的芽痕,下端略尖。质坚实,断面白色,粉性。气微,味辛辣,麻舌而刺喉。本品与半夏不同,不可代半夏使用。

石菖蒲★ Acori Tatarinowii Rhizoma

菖蒲原名昌蒲,《神农本草经》列为上品。苏颂谓:"其叶中心有脊,状如剑。"李时珍谓:"菖蒲凡五种,生于池泽,蒲叶肥,根高二三尺者,泥菖蒲,白菖也;生于溪涧,蒲叶瘦,根高二三尺者,水菖蒲,溪荪也;生于水石之间,叶有剑脊,瘦根密节,高尺余者,石菖蒲也。人家以砂栽之一年,至春剪洗,愈剪愈细,高四五寸,叶如韭,根如匙柄粗者,亦石菖蒲也;甚则根长二三分,叶长寸许,谓之钱蒲是矣。服食入药须用二种石菖蒲,余皆不堪。"古代的泥菖蒲、白菖、水菖蒲者,即现在的水菖蒲。上述石菖蒲亦与现在的石菖蒲相符。

【来源】 为天南星科植物石菖蒲 Acorus tatarinowii Schott 的干燥根茎。

【采收加工】 秋、冬二季采挖,除去须根和泥沙,晒干。

【产地】 主产于四川、浙江、江西、江苏等省。

【植物形态】 多年生丛生草本,根茎横生,具分枝,有香气。叶基生;剑状线形,长 20~30cm,宽 3~6mm,无中脉,平行脉多数。花茎扁三棱形,肉穗花序圆柱形,长 3.5~10cm,直径 3~5mm,佛焰苞片叶状,较短,为肉穗花序长的 1~2 倍,花黄绿色,花被 6 枚,两列;雄蕊 6 枚。浆果倒卵形。花期 5~6 月。果期 7~8 月(图 5-94)。

【性状鉴别】

1. 药材 呈扁圆柱形,多弯曲,常有分枝,长 3~20cm,直径 0.3~1cm。表面棕褐色或灰棕色,粗糙,有疏密不匀的环节,节间长 0.2~0.8cm,具细纵纹,一面残留须根或圆点状根痕;叶痕呈三角形,左右交互排列,有的其上有毛鳞状的叶基残余。质硬,断面纤维性,类白色或微红色,内皮层环明显,可见多数维管束小点及棕色的油点。气芳香,味苦、微辛(图 5-95)。

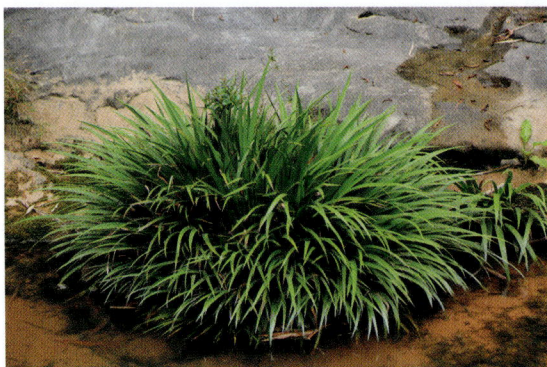

● 图 5-94 石菖蒲 Acorus tatarinowii Schott

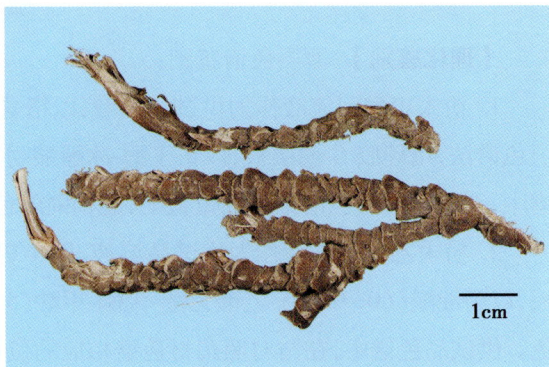

● 图 5-95 石菖蒲药材图

2. 饮片 呈扁圆形或长条形的厚片。外表皮棕褐色或灰棕色,有的可见环节及根痕。切面纤维性,类白色或微红色,有明显环纹及油点。气芳香,味苦、微辛。

【显微鉴别】

1. 根茎横切面 ①表皮细胞外壁增厚,棕色,有的含红棕色物。②皮层宽广,散有纤维束和叶迹维管束;叶迹维管束外韧型,维管束鞘纤维成环,木化。③内皮层明显。④中柱维管束周木型及外韧型,维管束鞘纤维较少;纤维束和维管束鞘纤维周围细胞中含草酸钙方晶,形成晶纤维。⑤薄壁组织中散有类圆形油细胞;并含淀粉粒(图5-96)。

2. 粉末　灰棕色。①淀粉粒单粒球形、椭圆形或长卵形,直径2~9μm;复粒由2~20个(或更多)分粒组成。②纤维束周围细胞中含草酸钙方晶,形成晶纤维。草酸钙方晶呈多面形、类多角形、双锥形,直径4~16μm。③分泌细胞呈类圆形或长圆形,胞腔内充满黄绿色、橙红色或红色分泌物(图5-97)。

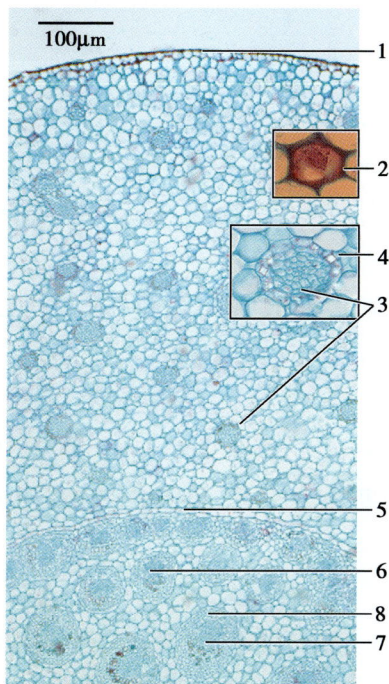

1. 表皮; 2. 油细胞; 3. 纤维束;
4. 草酸钙方晶; 5. 内皮层; 6. 维
管束; 7. 韧皮部; 8. 木质部。

● 图5-96　石菖蒲(根茎)横切面图

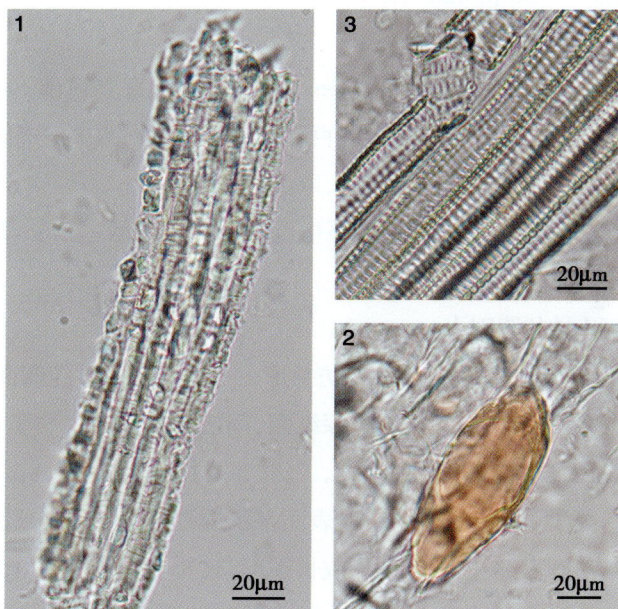

1. 晶纤维; 2. 分泌细胞; 3. 导管。

● 图5-97　石菖蒲粉末图

【化学成分】　根茎含挥发油,其主要成分是 α-、β-、γ-细辛醚(asarone),欧细辛醚(euasarone),顺-甲基异丁香酚,反-甲基异丁香酚,甲基丁香酚(methyleugenol),榄香脂素(elemicin),细辛醛(asaronaldehyde),百里香酚(thymol),肉豆蔻酸(myristic acid)。

【理化鉴别】　薄层色谱鉴别　粉末石油醚提取液作为供试品溶液,以石菖蒲对照药材为对照,按薄层色谱法,用硅胶G薄层板,以石油醚(60~90℃)-乙酸乙酯(4:1)为展开剂展开,置紫外光灯(365nm)下检视。供试品色谱中,在与对照药材色谱相应的位置上,显相同颜色的荧光斑点;再以碘蒸气熏至斑点显色清晰,供试品色谱中,在与对照药材色谱相应的位置上,显相同颜色的斑点。

【质量评价】

1. 经验鉴别　以条粗,断面色类白、香气浓者为佳。

2. 浸出物　按醇溶性浸出物冷浸法测定,稀乙醇浸出物不得少于12.0%。

3. 含量测定　按挥发油测定法测定,本品含挥发油不得少于1.0%(ml/g)。

【性味功效】 性温,味辛、苦。开窍豁痰,醒神益智,化湿开胃。

【附注】 1. 毛茛科植物阿尔泰银莲花 *Anemone altaica* Fisch. ex C. A. Mey. 的干燥根茎,习称九节菖蒲或节菖蒲。主产山西、陕西。根茎呈细长纺锤形,表面棕黄色,具多数半环状突起的节,断面白色,气微,味微酸而稍麻舌。其成分与石菖蒲不同,不能代石菖蒲使用。

2. 天南星科植物菖蒲 *Acorus calamus* L. 的根茎。药材名为水菖蒲。主产于湖北、湖南、辽宁、四川等省。药材呈扁圆柱形,少有分枝,长 5~15cm,直径约 1~1.5cm。表面黄棕色,具环节,节间距 1~3cm,上方有大型三角形的叶痕,左右交互排列,下方具多数凹陷的圆点状根痕,质硬,断面海绵样,类白色至淡棕色,内皮层环明显,有多数小空洞及维管束小点,气较浓而特异,味辛。主要含挥发油。性温味辛,芳香开窍,和中辟浊。

百部▲ Stemonae Radix

【来源】 为百部科(Stemonaceae)植物直立百部 *Stemona sessilifolia*(Miq.)Miq.、蔓生百部 *S. japonica*(Bl.)Miq. 或对叶百部 *S. tuberosa* Lour. 的干燥块根。春、秋二季采挖,除去须根,洗净,置沸水中略烫或蒸至无白心,取出,晒干。

【产地】 直立百部和蔓生百部均产于安徽、江苏、浙江、湖北等省。对叶百部主产于湖北、广东、福建、四川等省。

【性状鉴别】

1. 药材 直立百部:呈纺锤形,上端较细长,皱缩弯曲,长 5~12cm,直径 0.5~1cm。表面黄白色或淡棕黄色,有不规则的深纵沟,间或有横皱纹。质脆,易折断,断面平坦,角质样,淡黄棕色或黄白色,皮部较宽,中柱扁缩。气微,味甘、苦。

蔓生百部:两端稍狭细,表面多不规则皱褶和横皱纹。

对叶百部:呈长纺锤形或长条形,长 8~24cm,直径 0.8~2cm。表面浅黄棕色至灰棕色,具浅纵皱纹或不规则纵槽。质坚实,断面黄白色至暗棕色,中柱较大,髓部类白色(图 5-98)。

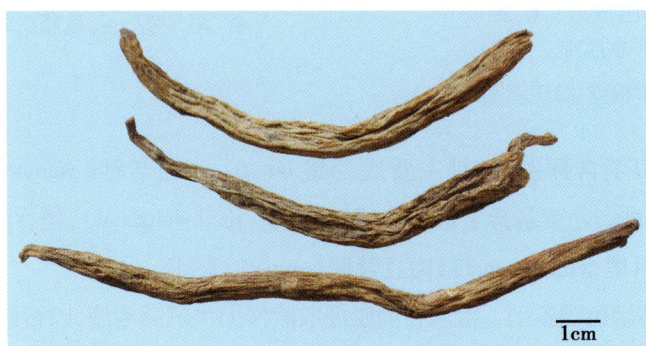

● 图 5-98 百部药材图

2. 饮片 呈不规则厚片或不规则条形斜片;表面灰白色、棕黄色,有深纵皱纹;切面灰白色、淡黄棕色或黄白色,角质样;皮部较厚,中柱扁缩。质韧软。气微、味甘、苦。

【显微鉴别】 根横切面 直立百部:①根被为 3~4 列细胞,壁木栓化及木化,具致密的细条纹。②皮层较宽,外皮层细胞排列整齐,薄壁细胞有的含草酸钙针晶,内皮层细胞隐约可见凯氏点。③中柱韧皮部束与木质部束各 19~27 个,相间排列,韧皮部束内侧有少数非木化纤维;木质部束有导管2~5个,并有木纤维和管胞,导管类多角形,径向直径约至48μm,偶有导管深入至髓部。④髓部散有单个或2~3个成束的细小纤维。

蔓生百部:①根被为3~6列细胞。②韧皮部纤维木化。③导管径向直径约至184μm,通常深入至髓部,与外侧导管束作2~3轮排列。

对叶百部:①根被为3列细胞,细胞壁强木化,无细条纹,其最内层细胞的内壁特厚。②皮层外侧散有纤维,类方形,壁微木化。③中柱韧皮部束与木质部束各32~40个。④木质部导管圆多角形,直径至107μm,其内侧与木纤维和微木化的薄壁细胞连接成环。⑤髓部纤维少,常单个散在。⑥薄壁细胞中含糊化淀粉粒。

【化学成分】 主要含百部碱、原百部碱、对叶百部碱、异对叶百部碱、二去氢对叶百部碱、直立百部碱、对叶百部螺碱、豆固醇、苯甲酸、胡萝卜苷、芝麻素等。

【质量评价】

1. 经验鉴别 3种百部均以根粗壮、质坚实、色黄白者为佳。

2. 浸出物 按水溶性浸出物热浸法测定,水溶性浸出物不得少于50.0%。

【性味功效】 性微温,味甘、苦,润肺下气止咳,杀虫灭虱。

川贝母★ Fritillariae Cirrhosae Bulbus(附:湖北贝母、平贝母、伊贝母、土贝母)

川贝母

贝母之名始载于《神农本草经》,列为中品。苏恭谓:"此叶似大蒜,四月蒜熟时采之良,出润州、荆州、襄州者最佳。"并有"峡州贝母""越州贝母"附图。陶弘景谓"形似聚贝子,故名贝母。"川贝母之名最早见于《滇南本草》。清代《本草从新》载川贝母圆正底平,开瓣味甘。《本草纲目拾遗》将川贝母与浙贝母分开,谓川贝味甘而补肺,不若用象贝治风火痰嗽为佳,治虚寒咳嗽以川贝为宜。《轩岐救正论·伪药必辨》指出当时以浙贝母伪充川贝母的情况。可见,自古即以川贝母为贝母中的佳品。

【来源】 为百合科(Liliaceae)植物川贝母 *Fritillaria cirrhosa* D. Don、暗紫贝母 *F. unibracteata* Hsiao et K. C. Hsia、甘肃贝母 *F. przewalskii* Maxim.、梭砂贝母 *F. delavayi* Franch.、太白贝母 *F. taipaiensis* P. Y. Li 或瓦布贝母 *F. unibracteata* Hsiao et K. C. Hsia var. *wabuensis*(S. Y. Tang et S. C. Yue)Z. D. Liu,S. Wang et S. C. Chen 的干燥鳞茎。按性状不同分别习称 "松贝""青贝""炉贝"和"栽培品"。

【植物形态】

1. 川贝母 多年生草本。鳞茎圆锥形,茎直立,高15~40cm。叶2~3对,常对生,少数在中部间有散生或轮生,披针形至线形,长5~12cm,宽2~10mm,上部叶先端常卷曲,无柄。花单生于茎顶,钟状,下垂,具狭长形叶状苞片3枚,宽2~4cm,先端多少弯曲呈钩状,花被片6片,通常紫色,较少绿黄色,具紫色斑点或小方格,蜜腺窝在背面明显凸出;雄蕊6枚,柱头3裂。蒴果具6个纵翅,每翅1~1.5mm。花期5~7月。果期8~10月(图5-99-1)。

2. 暗紫贝母 叶除下面的1~2对为对生,上面1~2对散生或近于对生,先端不卷曲,叶状苞片1枚。花被深紫色,略有黄色小方格,蜜腺窝不明显,果棱上的翅很狭窄,宽约1mm。花期6月。果期8月(图5-99-2)。

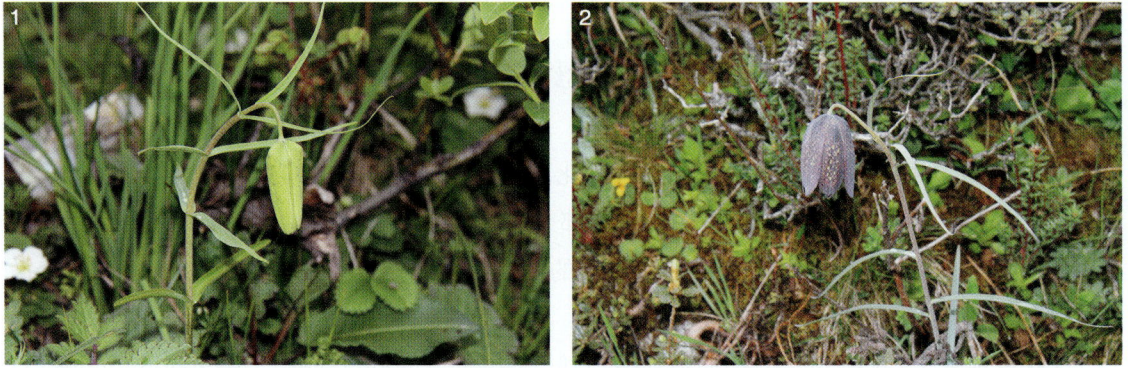

1. 川贝母*Fritillaria cirrhosa* D. Don；2. 暗紫贝母*F. unibracteata Hsiao* et K. C. Hsia。

● 图 5-99　川贝母

3. 甘肃贝母　似暗紫贝母，叶通常最下面 2 枚对生，向上 2~3 枚散生，先端通常不卷曲。花 1(~2)朵，浅黄色，具红紫色斑点，叶状苞片 1 枚。果棱宽约 1mm。花期 6~7 月，果期 8 月。

4. 梭砂贝母　鳞茎粗大，长卵形。叶互生，3~5 枚，较紧密地生于植株中部或上部 1/3 处，叶片狭卵形至卵状椭圆形，长 2~7cm，宽 1~3cm，先端不卷曲。单花顶生，浅黄色，具红褐色斑点。蒴果成熟时，宿存的花被常多少包住蒴果。花期 6~7 月，果期 8~9 月。

5. 太白贝母　似川贝母，叶通常对生，有时中部叶兼有 3~4 枚轮生或散生，条形至条状披针形，先端通常不卷曲，有时稍弯曲。花单朵，绿黄色，无方格斑，花被片先端近两侧边缘有紫色斑带，叶状苞片 3 枚，有时稍弯曲而无卷曲，蜜腺窝不凸出或稍凸出；果棱翅宽 0.5~2mm。花期 5~6 月，果期 6~7 月。

6. 瓦布贝母　似暗紫贝母，叶最下面常 2 枚对生，上面的轮生兼互生，狭披针形。花 1~2(3)朵，初开时黄色或绿黄色，内面常具紫色斑点，偶见紫色或橙色晕；叶状苞片 1~4 枚；蜜腺长 5~8mm；果棱翅宽约 2mm。

【采收加工】　采收季节因地而异，西北地区多在雪融后上山采挖，一般在夏、秋两季采挖，挖出后，除去须根，洗净，用矾水擦去外皮，晒干，或低温干燥。

【产地】　川贝母主产四川、西藏、云南等省区。暗紫贝母主产于四川阿坝藏族自治州。甘肃贝母主产于甘肃、青海、四川等省。梭砂贝母主产于云南、四川、青海、西藏等省区。太白贝母主产于陕西、甘肃、四川、湖北。瓦布贝母主产于四川西北部。

【性状鉴别】

1. 松贝　呈类圆锥形或近球形，高 0.3~0.8cm，直径 0.3~0.9cm。表面类白色。外层鳞叶 2 瓣，大小悬殊，大瓣紧抱小瓣，未抱部分呈新月形，习称"怀中抱月"；顶部闭合，内有类圆柱形、顶端稍尖的心芽和小鳞叶 1~2 枚；先端钝圆或稍尖，底部平，微凹入，中心有 1 灰褐色的鳞茎盘，偶有残存须根。质硬而脆，断面白色，富粉性。气微，味微苦（图 5-100-1）。

2. 青贝　呈类扁球形，高 0.4~1.4cm，直径 0.4~1.6cm。外层鳞叶 2 瓣，大小相近，相对抱合，顶部开裂，内有心芽和小鳞叶 2~3 枚及细圆柱形的残茎（图 5-100-2）。

3. 炉贝　呈长圆锥形，高 0.7~2.5cm，直径 0.5~2.5cm。表面类白色或浅棕黄色，有的具棕色斑点。外层鳞叶 2 瓣，大小相近，顶部开裂而略尖，基部稍尖或较钝（图 5-100-3）。

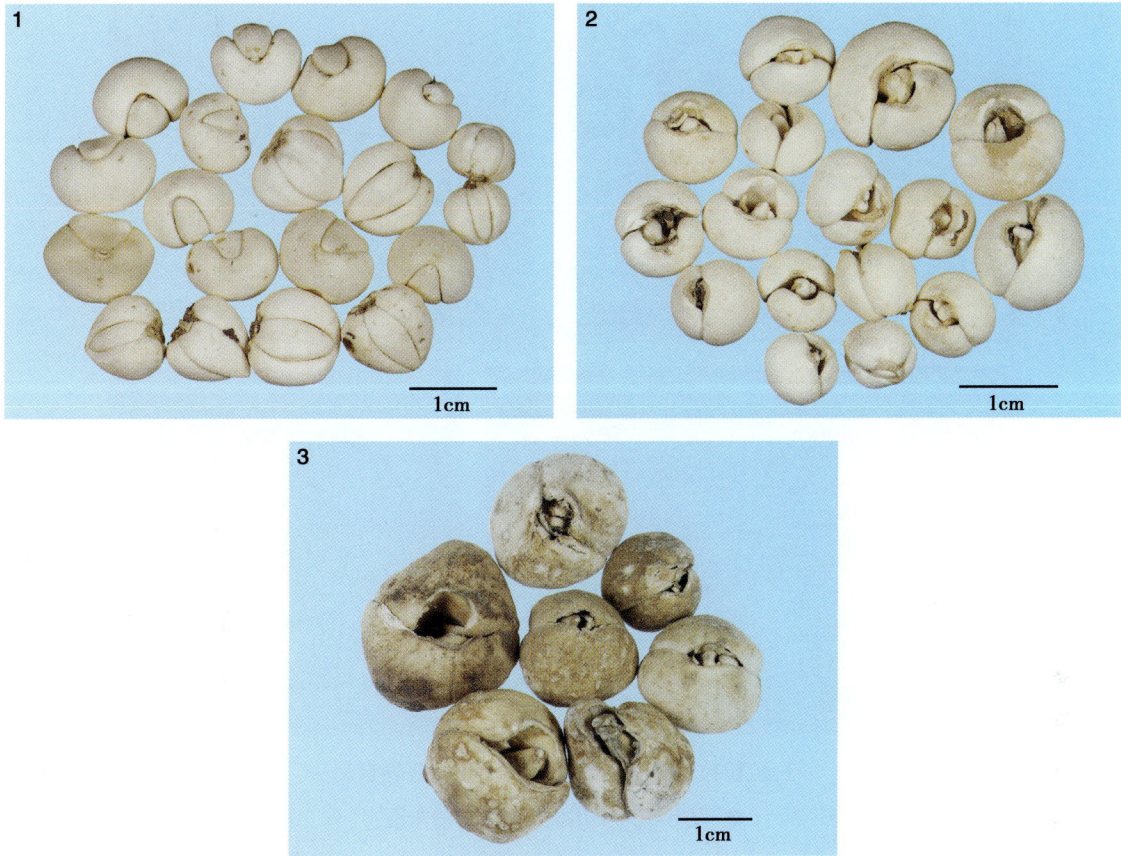

1.松贝；2.青贝；3.炉贝。

● 图 5-100　川贝母药材图

4. 栽培品　呈类扁球形或短圆柱形,高 0.5~2cm,直径 1~2.5cm。表面类白色或浅棕黄色,稍粗糙,有的具浅黄色斑点。外层鳞叶 2 瓣,大小相近,顶部多开裂而较平。

【显微鉴别】

1. 松贝、青贝及栽培品粉末　类白色或浅黄色。①淀粉粒甚多,广卵形、长圆形或不规则圆形,有的边缘不平整,直径 5~64μm,脐点呈点状、短缝状,少数人字状或马蹄状,层纹隐约可见。多脐点单粒可见,脐点 2~5(7) 个。复粒少数,由 2~3 个分粒组成,半复粒脐点 2~5 个。②表皮细胞类长方形,垂周壁微波状弯曲,偶见不定式气孔,圆形或扁圆形。螺纹导管直径 5~26μm(图 5-101)。

2. 炉贝粉末　①淀粉粒广卵形、贝壳形、肾形或椭圆形,边缘略不平整,直径约至 60μm,脐点明显,层纹隐约可见。多脐点单粒较多,脐点 2~4(5) 个。复粒少数,半复粒较多。②螺纹导管和网纹导管直径可达 64μm。

【化学成分】　川贝商品药材含多种甾体生物碱:均含有西贝母碱(sipeimine)、贝母素乙(peiminine)、川贝碱(fritimine)、贝母辛(peimisine)、蒲贝素 B(puqienine B)。

暗紫贝母还含有松贝辛(songbeisine)、松贝甲素(songbeinine)及 β-谷甾醇(β-sitosterol)。

甘肃贝母尚含岷贝碱甲(minpeimine)、岷贝碱乙(minpeiminine)等。

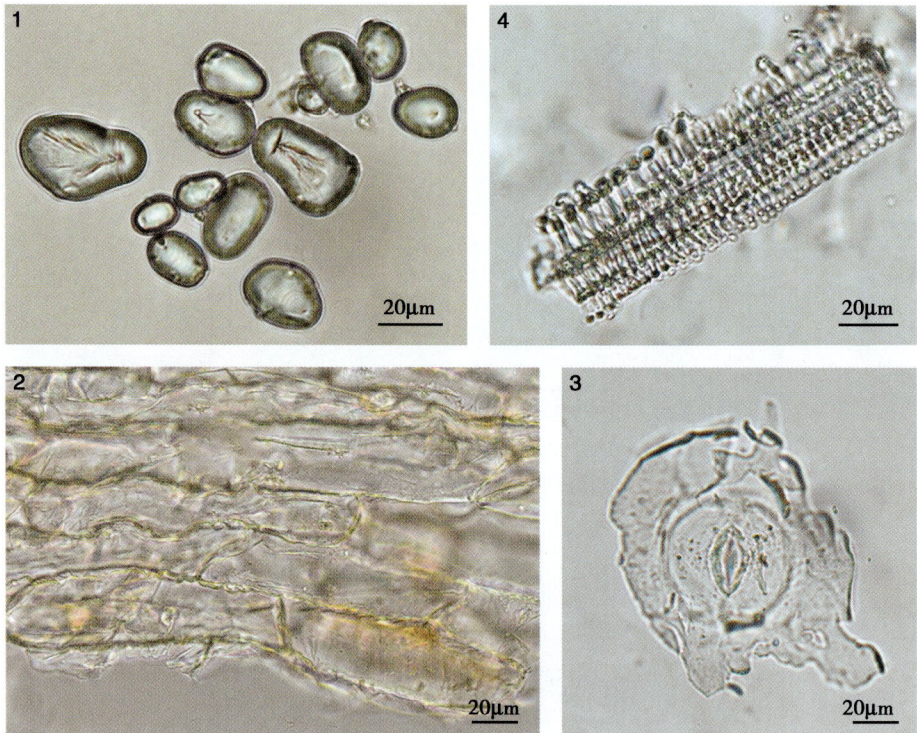

1.淀粉粒；2.表皮细胞；3.气孔；4.导管。

● 图5-101 川贝母(松贝)粉末图

梭砂贝母尚含梭砂贝母素甲(delavine)、梭砂贝母酮碱(delavinone)、梭砂贝母啶碱(delavidine)、川贝母酮碱(chuanbeinone)等。

太白贝母和瓦布贝母均含生物碱类成分。其中瓦布贝母含鄂贝乙素、异浙贝甲素和西贝素氮氧化物等。

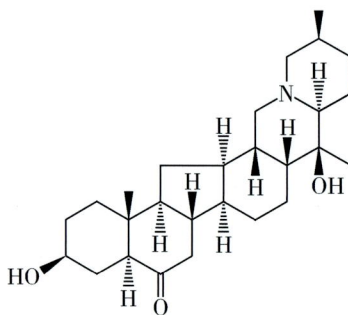

西贝母碱

【理化鉴别】 薄层色谱鉴别　粉末浓氨试液与二氯甲烷超声提取液作为供试品溶液,以贝母素乙对照品作对照,按薄层色谱法,用硅胶 G 薄层板,以乙酸乙酯-甲醇-浓氨试液-水(18:2:1:0.1)为展开剂展开,依次喷以稀碘化铋钾试液和亚硝酸钠乙醇试液。供试品色谱中,在与对照品色谱相应的位置上,显相同颜色的斑点。

【生物鉴别】 按聚合酶链式反应-限制性内切酶长度多态性方法。取本品经 75% 乙醇和水洗,研磨成极细粉,用新型广谱植物基因组 DNA 快速提取试剂盒提取 DNA,制成供试品溶液。另取川贝母对照药材0.1g,同法制成对照药材模板DNA溶液。取上述两种溶液进行PCR-RFLP反应,另取无菌超纯水,同法制成空白对照。采用琼脂糖凝胶电泳法进行电泳。取电泳后凝胶片在凝胶成像仪上或紫外透射仪上检视,供试品凝胶电泳图谱中,在与对照药材凝胶电泳图谱相应的位置上,在100~250bp应有两条DNA条带,空白对照无条带。

【质量评价】

1. 经验鉴别　以质坚实、粉性足、色白者为佳。

2. 浸出物　按醇溶性浸出物热浸法测定,稀乙醇浸出物不得少于9.0%。

3. 含量测定　按紫外-可见分光光度法测定,本品含总生物碱以西贝母碱($C_{27}H_{43}NO_3$)计,不得少于0.050%。

【性味功效】　性微寒,味苦、甘,清热润肺,化痰止咳,散结消痈。

【附注】　据报道约有30多种贝母属植物的鳞茎曾作贝母用,常见的有安徽贝母,为百合科植物安徽贝母(*Fritillaria anhuiensis* S. C. Chen et S. P. Yin)的干燥鳞茎。药材多为分离的单瓣鳞叶,呈类方形,一端略宽厚,长1.5~2cm,表面类白色,主要含有浙贝乙素、异浙贝甲素(isoverticine)、贝母辛及皖贝甲素(wanpeinine A)等生物碱,并含有β-谷甾醇及胡萝卜苷。非正品。

【附药】　湖北贝母　Fritillariae Hupehensis Bulbus

为百合科植物湖北贝母 *Fritillaria hupehensis* Hsiao et K. C. Hsia. 的干燥鳞茎。药材呈扁圆球形,高0.8~2.2cm,直径0.8~3.5cm。表面类白色至淡棕色。外层鳞叶2瓣,肥厚,略呈肾形,或大小悬殊,大瓣紧抱小瓣,顶端闭合或开裂。内有鳞叶2~6枚及干缩的残茎。内表面淡黄色至类白色,基部凹陷呈窝状,残留有淡棕色表皮及少数须根。外层单瓣鳞叶呈元宝状,长2.5~3.2cm,直径1.8~2cm。质脆,断面类白色,富粉性。气微,味苦。主要含有生物碱。性微凉,味微苦。清热化痰,止咳,散结。

平贝母　Fritillariae Ussuriensis Bulbus

为百合科植物平贝母 *Fritillaria ussuriensis* Maxim. 的干燥鳞茎。药材呈扁球形,高0.5~1cm,直径0.6~2cm。表面黄白色至浅棕色,外层鳞叶2瓣,肥厚,大小相近或一片稍大抱合,顶端略平或微凹入,常稍开裂;中央鳞片小。质坚实而脆,断面粉性。气微,味苦。主要含有生物碱。性微寒,味苦、甘。清热润肺,化痰止咳。

伊贝母　Fritillariae Pallidiflorae Bulbus

为百合科植物新疆贝母 *Fritillaria walujewii* Regel 或伊犁贝母 *F. pallidiflora* Schrenk 的干燥鳞茎。 药材新疆贝母:呈扁球形,高0.5~1.5cm。表面类白色,光滑。外层鳞叶2瓣,月牙形,肥厚,大小相近而紧靠。顶端平展而开裂,基部圆钝,内有较大的鳞片和残茎、心芽各1枚。质硬而脆,断面白色,富粉性。气微,味微苦。伊犁贝母:呈圆锥形,较大。表面稍粗糙,淡黄白色。外层鳞叶两瓣,心脏形,肥大,一片较大或近等大,抱合。顶端稍尖,少有开裂,基部微凹陷。主含生物碱。性微寒,味苦、甘。清热润肺,化痰止咳。

土贝母　Bolbostemmatis Rhizoma

为葫芦科植物土贝母 *Bolbostemma paniculatum* (Maxim.) Franquet 的干燥块茎。药材呈不规则的块,大小不等。表面淡红棕色或暗棕色,凹凸不平。质坚硬,不易折断,断面角质样,气微,味微苦。按高效液相色谱法测定,含土贝母苷甲($C_{63}H_{98}O_{29}$)不得少于1.0%。性微寒,味苦。解毒,散结,消肿。

浙贝母★　Fritillariae Thunbergii Bulbus

始载于《本草纲目拾遗》，赵学敏引《百花镜》谓："浙贝出象山，俗呼象贝母。"又引叶闇斋云："宁波象山所出贝母，亦分两瓣，味苦而不甜，其顶平而不尖，不能如川贝之象荷花蕊也。"张璐《本草逢原》曰："贝母川者味甘最佳，西产味薄次之，象山者微苦又次之。"以上所述与现今所用浙贝母一致。

【来源】　为百合科植物浙贝母 *Fritillaria thunbergii* Miq. 的干燥鳞茎。

【植物形态】　多年生草本。茎单一，高 30～70cm。鳞茎扁球形，直径 1.5～4cm。叶无柄，最下面的对生或散生，渐向上常兼有散生、对生或轮生；叶片近条形至披针形，长 6～17cm，宽 0.5～1.5cm，先端不弯曲或稍弯曲。花 1 至数朵，生于茎顶或上部叶的叶腋，钟状，下垂，花被 6 片，淡黄色或黄绿色，内有紫色方格斑；雄蕊 6 枚；雌蕊 1 枚，子房 3 室，柱头 3 裂。蒴果卵圆形，具 6 棱，棱翅宽 6～8mm。种子多数。花期 3～4 月，果期 4～5 月（图 5-102）。

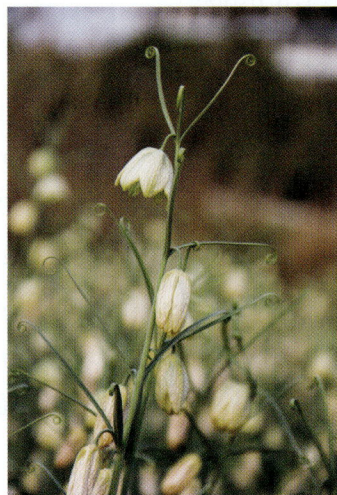

【采收加工】　初夏植株枯萎时采挖，洗净。大小分开，大者除去芯芽，习称"大贝"；小者不去芯芽，习称"珠贝"。分别撞擦，除去外皮，拌以煅过的贝壳粉，吸去擦出的浆汁，干燥；或取鳞茎，大小分开，洗净，除去芯芽，趁鲜切成厚片，洗净，干燥，习称"浙贝片"。

● 图 5-102　浙贝母 *Fritillaria thunbergii* Miq.

【产地】　主产于浙江。江苏、安徽、湖南亦产。多系栽培。

【性状鉴别】

1. 大贝　为鳞茎外层的单瓣鳞叶，略呈新月形，高 1～2cm，直径 2～3.5cm。外表面类白色至淡黄色，内表面白色或淡棕色，被有白色粉末。质硬而脆，易折断，断面白色至黄白色，富粉性。气微，味微苦（图 5-103-1）。

2. 珠贝　为完整的鳞茎，呈扁圆形，高 1～1.5cm，直径 1～2.5cm。表面黄棕色至黄褐色，有不规则的皱纹；或表面类白色至淡黄色，较光滑或被有白色粉末。质硬，不易折断，断面淡黄色或类白色，略带角质状或粉性；外层鳞叶 2 瓣，肥厚，略似肾形，互相抱合，内有小鳞叶 2～3 枚和干缩的残茎。

3. 浙贝片　为椭圆形或类圆形片，大小不一，长 1.5～3.5cm，宽 1～2cm，厚 0.2～0.4cm。外皮黄褐色或灰褐色，略皱缩；或淡黄色，较光滑。切面微鼓起，灰白色；或平坦，粉白色。质脆，易折断，断面粉白色，富粉性（图 5-103-2）。

【显微鉴别】　粉末　淡黄白色。①淀粉粒甚多，单粒卵形、广卵形或椭圆形，直径 6～56μm，层纹不明显。②表皮细胞类多角形或长方形，垂周壁连珠状增厚；气孔少见，副卫细胞 4～5 个。③草酸钙结晶少见，细小，多呈颗粒状，有的呈梭形、方形或细杆状。④导管多为螺纹，直径至 18μm（图 5-104）。

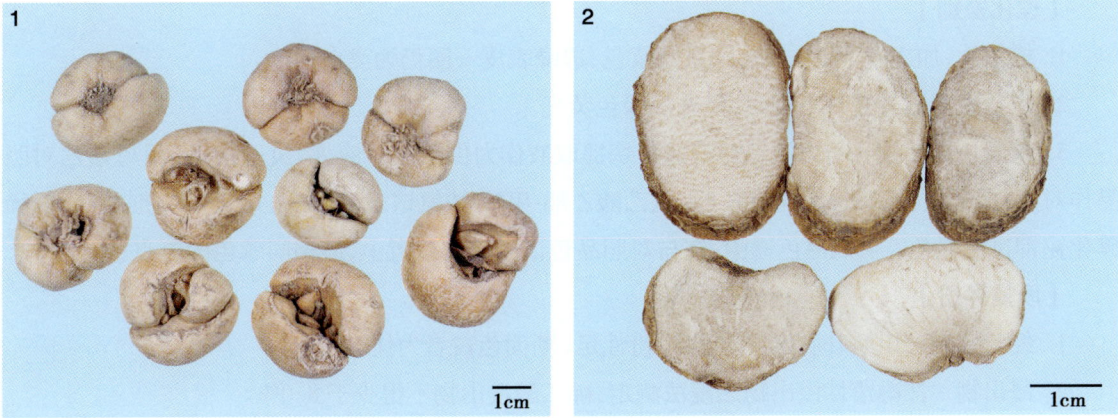

1.浙贝母药材图；2.浙贝母饮片图。

● 图 5-103　浙贝母药材及饮片图

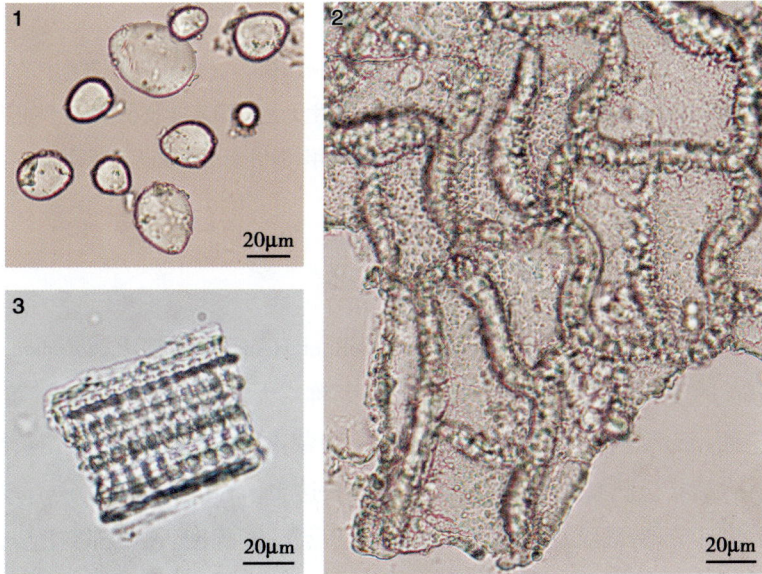

1.淀粉粒；2.表皮细胞；3.导管。

● 图 5-104　浙贝母粉末图

【化学成分】　含甾醇类生物碱,主要为贝母素甲(peimine)、贝母素乙、浙贝丙素(zhe-beirine)、浙贝宁(zhebeinine)、浙贝酮(zhebeinone)、贝母辛等多种生物碱。还含有浙贝母甲苷(peiminoside)。

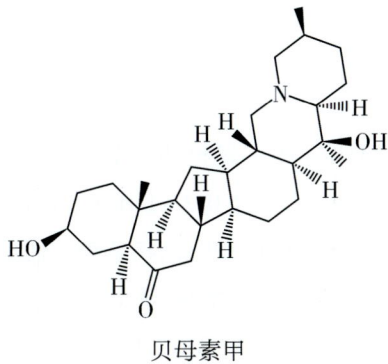

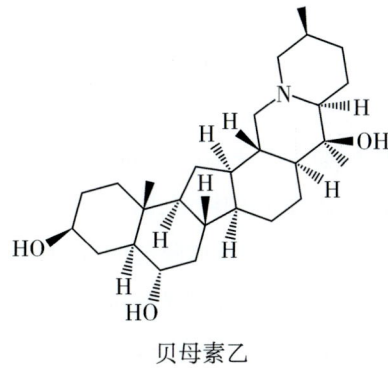

贝母素甲　　　　　　　　　　贝母素乙

【理化鉴别】

1. 横切片,加 2~3 滴碘试液,即呈蓝紫色,边缘表皮一圈仍为类白色。

2. 取粉末置紫外光灯下观察,呈亮淡绿色荧光。

3. 薄层色谱鉴别　粉末浓氨与三氯甲烷提取液作为供试品溶液,以贝母素甲、贝母素乙对照品作对照,按薄层色谱法,用硅胶 G 板,以乙酸乙酯-甲醇-浓氨试液(17∶2∶1)为展开剂展开,以稀碘化铋钾试液显色。供试品色谱中,在与对照品色谱相应的位置上,显相同颜色的斑点。

【质量评价】

1. 经验鉴别　以鳞叶肥厚、质坚实、粉性足、断面色白者为佳。

2. 浸出物　按醇溶性浸出物热浸法测定,稀乙醇浸出物不得少于 8.0%。

3. 含量测定　按高效液相色谱法测定,本品含贝母素甲($C_{27}H_{45}NO_3$)和贝母素乙($C_{27}H_{43}NO_3$)的总量,不得少于 0.080%。

【性味功效】　本品性寒味苦。清热化痰止咳,解毒散结消痈。

【附注】　东贝母

百合科植物东贝母 *Fritiuaria thunbergii* Miq. var. *chekiangensis* Hsiao et K. C. Hsia 在浙江东阳一带有栽培,鳞茎在浙江亦作浙贝母用。东贝母植株较小,高 15~30cm,叶以对生为主。鳞茎亦较小,略呈"梯形"或"倒卵圆形",顶端钝圆,微裂。质坚实,气微,味苦。其主要镇咳成分为浙贝素甲,浙贝素乙含量高于浙贝母。应注意鉴别。

黄精　Polygonati Rhizoma

为百合科植物滇黄精 *Polygonatum kingianum* Coll. et Hemsl.、黄精 *P. sibiricum* Red. 或多花黄精 *P. cyrtonema* Hua 的干燥根茎。接药材形状不同,习称"大黄精""鸡头黄精""姜形黄精"。滇黄精主产于贵州、广西、云南等省区;黄精主产于河北、内蒙古、陕西等省区;多花黄精主产于贵州、湖南、云南等省。大黄精呈肥厚肉质的结节状,结节长达 10cm 以上,宽 3~6cm,厚 2~3cm。表面淡黄色至黄棕色,具环节,有皱纹及须根痕。茎痕呈圆盘状,圆周凹入,中部突出。质硬而韧,断面淡黄棕色或淡棕色,角质样。气微,味甜,嚼之有黏性。鸡头黄精呈结节状弯曲形,长 3~10cm,直径 0.5~1.5cm,结节长 2~4cm,略呈圆锥形。表面黄白色或灰黄色,半透明,有纵皱纹,茎痕圆形,直径 5~8mm。姜形黄精呈长条结节状,长短不一,常数个块状结节相连。结节上侧有突出的圆盘状茎痕,直径 0.8~1.5cm。表面灰黄色或黄竭色,粗糙。以块大、肥润、色黄、断面透明者为佳。主含黄精多糖甲、乙、丙,以及低聚糖甲、乙、丙。性平,味甘。具有补气养阴,健脾,润肺,益肾的功效。

玉竹　Polygonati Odorati Rhizoma

为百合科植物玉竹 *Polygonatum odoratum* (Mill.) Druce 的干燥根茎。主产于湖南、河南、江苏、浙江等省。药材呈长圆柱形,略扁,少有分枝,长 4~18cm,直径 0.3~1.6cm。表面黄白色或淡黄棕色,半透明,具纵皱纹及微隆起的环节,有白色圆点状须根痕和圆盘状茎痕。质硬而脆,受潮后变韧,易折断,断面角质样或显颗粒状。气微,味甘而有黏性。以条长、肥壮、色黄白者为佳。主含玉竹黏多糖(odoratano);另含玉竹果聚糖(polygonatum-fructan)A、B、C、D。性微寒,味甘。具有养阴润燥,生津止渴的功效。

重楼▲ Paridis Rhizoma

【来源】 为百合科植物云南重楼 *Paris polyphylla* Smith var. *yunnanensis*(Franch.)Hand. -Mazz. 及七叶一枝花 *P. polyphylla* Smith var. *chinensis*(Franch.) Hara 的干燥根茎。秋季采挖,除去须根,洗净,晒干。

【产地】 主产于云南、四川、广西、陕西等省区。

【性状鉴别】 呈结节状扁圆柱形,略弯曲,长 5~12cm,直径 1~4.5cm。表面黄棕色或灰棕色,外皮脱落处呈白色;密生层状凸起的粗环纹,一面结节明显,具椭圆形凹陷茎痕;另一面有疏生的须根或疣状须根痕;顶端具鳞叶及茎的残基。质坚实,断面平坦,白色至浅棕色,粉性或略显角质。气微,味微苦、麻(图 5-105)。

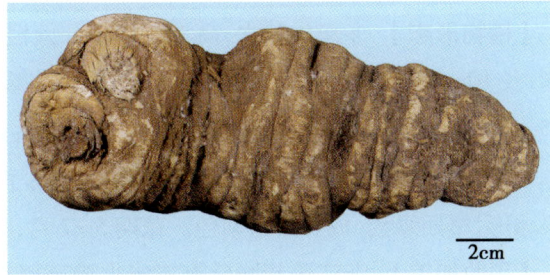

● 图 5-105 重楼药材图

【显微鉴别】 粉末 白色。①淀粉粒甚多,类圆形、长椭圆形或肾形,直径 3~18μm。②草酸钙针晶成束或散在,长 80~250μm。③导管为梯纹及网纹多见,直径 10~25μm。

【化学成分】 主含皂苷,其皂苷元为薯蓣皂苷元(diosgenin)。

【质量评价】

1. 经验鉴别 以粗壮、坚实、断面色白、粉性足者为佳。

2. 含量测定 按高效液相色谱法测定,药材含重楼皂苷Ⅰ($C_{44}H_{70}O_{16}$),重楼皂苷Ⅱ($C_{51}H_{82}O_{20}$)和重楼皂苷Ⅶ($C_{51}H_{82}O_{21}$)的总量不得少于 0.60%。

【性味功效】 性微寒,味苦;有小毒。清热解毒,消肿止痛,凉肝定惊。

天冬 Asparagi Radix

为百合科植物天冬 *Asparagus cochinchinensis*(Lour.)Merr. 的干燥块根。秋、冬两季采挖,洗净泥土,除去根头及须根,煮或蒸至透心后,趁热除去外皮,洗净,干燥。主产于贵州、四川、广西等省区。块根呈长纺锤形,略弯曲,长 5~18cm,直径 0.5~2cm。表面黄白色至淡黄棕色,半透明,光滑或具深浅不等的纵皱纹,偶有残存的灰棕色外皮。对光透视,有一条不透明的细木心。质硬或柔润,有黏性,断面角质样,中柱黄白色。气微,味甜,微苦。以条粗壮、色黄白、半透明者为佳。块根含甾体皂苷:天冬呋甾醇寡糖苷 Asp-Ⅳ、Asp-Ⅴ、Asp-Ⅵ、Asp-Ⅶ,甲基源薯蓣皂苷(methylprotodioscin)等。从新鲜块根分得 6 个甾体皂苷,其苷元为雅姆皂苷元(yamogenin),薯蓣皂苷元(diosgenin),菝葜皂苷元(sarsasapogenin),异菝葜皂苷元(smilagenin),糖部只含葡萄糖(glucose)和鼠李糖(rhamnose)。尚含多种氨基酸、天冬多糖(asparagus polysaccharide)A、B、C、D。性寒,味甘、苦。具有养阴润燥,清肺生津的功效。

麦冬* Ophiopogonis Radix（**附:山麦冬**）

原名麦门冬,又名寸冬,始载于《神农本草经》,列为上品。陈藏器曰:"出江宁者小润,出新安者大白。其苗大者如鹿葱,小者如韭叶,大小有三四种。功效相似。其子圆碧。"苏颂谓:"叶青似莎草,长及尺余,四季不凋。根黄白色有须,根作连珠形……四月开淡红花,如红蓼花;实碧而圆如珠。江南出者叶大,或云吴地者尤胜。"李时珍曰:"古人惟用野生者。后世所用多是种莳而成……浙中来者甚良,其叶如韭而多纵纹且坚韧为异。"综上所述,自古麦冬的品种不止一种,叶似韭,产浙江,栽种者与现今所用的麦冬极相符。

【来源】 为百合科植物麦冬 *Ophiopogon japonicus*（L. f）Ker-Gawl. 的干燥块根。

【植物形态】 多年生草本,高 12~40cm。须根前端或中部常膨大为肉质小块根。叶丛生,长线形,长 10~50cm,宽 1.5~4mm,具 3~7 条脉。花葶较叶为短,长 6~15cm,总状花序穗状,顶生,长 2~5cm,花 1~2 朵,生于苞片腋内,花梗长 3~4mm,关节位于近中部或中部以上;花微下垂,花被片 6 枚,披针形,白色或淡紫色;雄蕊 6 枚,花丝很短;子房半下位,3 室,柱头长约 4mm,略呈圆锥形。浆果球形,早期绿色,成熟后暗紫色。花期 5~7 月,果期 7~10 月（图 5-106）。

【采收加工】 浙江于栽培后第三年小满至夏至采挖;四川于栽培第二年清明至谷雨采挖。剪取块根,洗净,反复暴晒,堆置,至七、八成干,除去须根,干燥。

【产地】 主产于浙江及江苏者,称"杭麦冬";产于四川绵阳地区者,称"川麦冬"。

【性状鉴别】

1. 药材 呈纺锤形,两端略尖,长 1.5~3cm,中部直径 3~6mm。表面黄白色或淡黄色,具细纵纹。质柔韧,断面黄白色,半透明,中柱细小。气微香,味甘、微苦,嚼之发黏（图 5-107）。

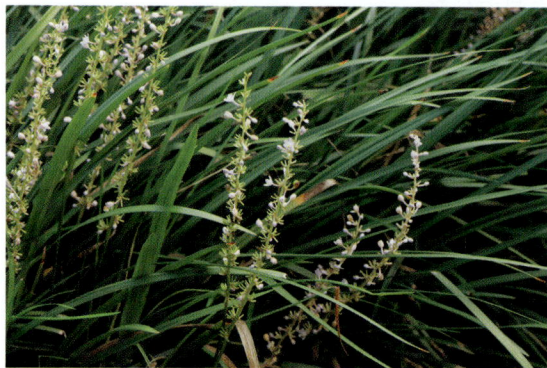

● 图 5-106 麦冬*Ophiopogon japonicus* (L. f) Ker-Gawl.

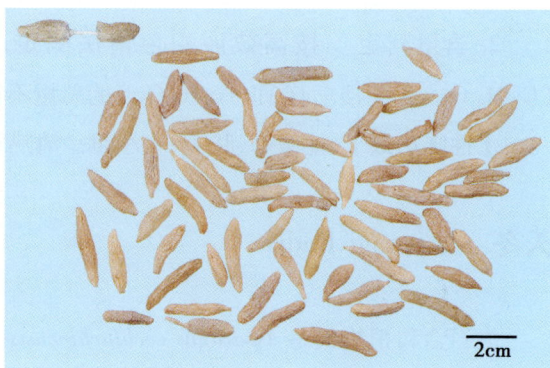

● 图 5-107 麦冬药材图

2. 饮片 形如麦冬,或为轧扁的纺锤形块片。余同药材。

【显微鉴别】 块根膨大部分的横切面:①表皮为 1 列长方形薄壁细胞;根被细胞 3~5 列,壁木化。②皮层宽广,散有含草酸钙针晶束的黏液细胞,有的针晶直径达 10μm。③内皮层细胞壁均匀增厚,木化,有通道细胞;外侧为 1 列石细胞,其内壁及侧壁均增厚,纹孔细密。④中柱甚小,韧皮部束 16~22 个,各位于木质部束的星角间,木质部束由导管、管胞、木纤维以及内侧的木化细胞连接成环层。⑤髓小,薄壁细胞类圆形（图 5-108）。

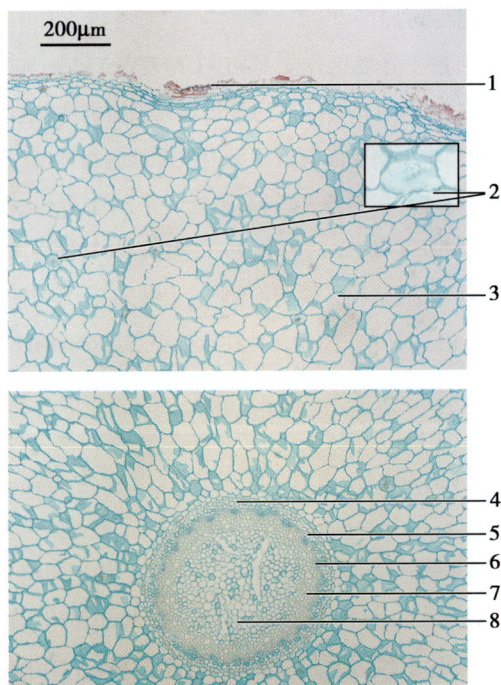

1. 根被；2. 草酸钙针晶束；3. 皮层；4. 石细胞；5. 内皮层；6. 韧皮部；7. 木质部；8. 髓。

● 图 5-108　麦冬(块根)横切面图

粉末:白色或黄白色。①草酸钙针晶散在或成束于黏液细胞中,针晶长 25～50μm;柱状针晶长至 88μm,直径约至 8～13μm。②石细胞表面观类方形或类多角形,直径 22～96μm,长至 170μm,壁厚至 16μm,有的一边甚薄,纹孔密,孔沟明显。③内皮层细胞呈长方形或长条形,壁厚至 7μm,木化,纹孔点状,较稀疏,孔沟明显。④木纤维细长,末端倾斜,直径 16～32μm,壁稍厚,微木化,纹孔斜裂缝状,多相交成十字形或人字形。⑤管胞为孔纹及网纹管胞,直径 14～24μm。另有少数具缘纹孔导管。

【化学成分】 ①含皂苷类成分:麦冬皂苷 (ophiopogonin) A、B、B′、C、C′、D、D′。其中麦冬皂苷 A 的含量最高,约占 0.05%,麦冬皂苷 A、B、C、D 的苷元均为鲁斯可皂苷元(rusco-genin);皂苷 B′、C′、D′ 的苷元均为薯蓣皂苷元 (diosgenin)。②含高异黄酮类:麦冬黄烷酮 (ophiopogonone) A、B,甲基麦冬黄烷酮(methylo-phiopogonone) A、B,羽扇烯酮(lupenone) 等。③尚含挥发油及钾、钠、钙、镁、铁、铜、钴、锰、铬、钒、锌等 28 种无机元素。

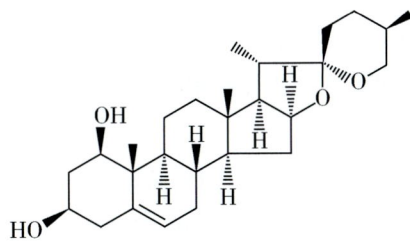

鲁斯可皂苷元

【理化鉴别】

1. 荧光观察　本品薄片置紫外光灯(365nm)下观察,显浅蓝色荧光。

2. 薄层色谱鉴别　麦冬颗粒用三氯甲烷-甲醇(7:3)超声处理,残渣加三氯甲烷使溶解作供试品溶液。以麦冬对照药材作对照,按薄层色谱法,用硅胶 GF$_{254}$ 薄层板,以甲苯-甲醇-冰醋酸(80:5:0.1)为展开剂,展开,置紫外光灯(254mn)下检视。供试品色谱中,在与对照药材色谱相应的位置上,显相同颜色的斑点。

【质量评价】

1. 经验鉴别　以肥大、色白者为佳。

2. 浸出物　按水溶性浸出物冷浸法测定,不得少于 60.0%。

3. 含量测定　按紫外-可见分光光度法测定,含麦冬总皂苷以鲁斯可皂苷元($C_{27}H_{42}O_4$)计,不得少于 0.12%。

【性味功效】 性微寒,味甘、微苦。养阴生津,润肺清心。

【附注】 商品中曾有以下百合科山麦冬属植物的块根在一些地区作麦冬用:①山麦冬 *Liriope spicata* (Thunb.) Lour. 的块根。在商品中有较大的数量,在浙江、四川、广西等省区广为栽培。其原植物的花直立,花葶稍长于叶或等长于叶,子房上位。药材形似麦冬,但外表粗糙。横切面镜检可见内皮层外侧石细胞少数,韧皮部束与木质部束各约 19 个,木质部束间为薄壁组织。药材切片在紫外光灯下,不显荧光。②阔叶山麦冬 *L. platyphylla* Wang et Tang 的块根,称大麦冬,原植物叶革质,宽 0.8~2.2cm,具脉 9~11 条,易与其他种区别,块根较其他种麦冬大,两端钝圆,长 2~5cm,直径 0.5~1.5cm。干后坚硬。横切面镜检,根被为 2~3 列细胞,最外 1 列细胞呈类方形,外壁及侧壁增厚,有层纹。韧皮部束 19~24 个。药材薄片在紫外光灯(365nm)下,显蓝色荧光。

【附药】 山麦冬 Liriopes Radix

为百合科植物湖北麦冬 *Liriope spicata* (Thunb.) Lour. var. *prolifera* Y. T. Ma 或短葶山麦冬 *L. muscari* (Decne.) Baily 的干燥块根。湖北麦冬块根呈纺锤形,两端略尖,长 1.2~3cm,直径 0.4~0.7cm,表面淡黄色至棕黄色,具不规则纵皱纹。质柔韧,干后硬脆,易折断,断面淡黄色至棕黄色角质样,中柱细小。横切面可见韧皮部束 7~15 个。短葶山麦冬块根稍扁,长 2~5cm,直径 0.3~0.8cm,具粗纵纹,味甘、微苦。横切面可见韧皮部束 16~20 个。块根含 β-谷甾醇-β-D-吡喃葡萄糖苷、腺苷、焦谷氨酸、25(S)-鲁斯可皂苷元 1-O-β-D-吡喃夫糖-3-O-α-L-吡喃鼠李糖苷等多种苷类化合物。取药材薄片,置紫外光灯(365nm)下观察,显浅蓝色荧光。性微寒,味甘、微苦。具有养阴生津,润肺清心的功效。

知母▲ Anemarrhenae Rhizoma

【来源】 为百合科植物知母 *Anemarrhena asphodeloides* Bge. 的干燥根茎。春秋采挖,除去茎残基及须根,去掉泥沙晒干者,习称"毛知母";鲜时剥去外皮晒干者,习称"知母肉"("光知母")。

【产地】 主产于河北省。山西、内蒙古、陕西以及东北的西部等地亦产。

【性状鉴别】

1. 药材 毛知母:呈长条状,微弯曲,略扁,偶有分枝,长 3~15cm,直径 0.8~1.5cm。顶端有浅黄色的叶痕及茎痕,习称"金包头";上面有一凹沟,具紧密排列的环状节,节上密生黄棕色的残存叶基,由两侧向根茎上方生长;下面隆起而略皱缩,并有凹陷或突起的点状根痕。质硬,易折断,断面黄白色。味微甜,略苦,嚼之带黏性。

知母肉:表面白色,有扭曲的沟纹,有的可见叶痕及根痕(图 5-109-1)。

2. 饮片 呈不规则类圆形的厚片。外表皮黄棕色或棕色,可见少量残存的黄棕色叶基纤维和凹陷或突起的点状根痕。切面黄白色至黄色。气微,味微甜、略苦,嚼之带黏性(图 5-109-2)。

【显微鉴别】 粉末 黄白色。①完整的黏液细胞呈类圆形、椭圆形或梭形,直径 53~247μm,长约至 340μm。②草酸钙针晶成束或散在,针晶长 26~110μm。③纤维细长,直径 8~14μm,壁稍厚,木化,纹孔稀疏。④木化厚壁细胞(鳞叶)呈类长方形、长多角形或延长作短纤维状。壁厚 5~8μm,木化,孔沟较密。⑤导管为具缘纹孔、网纹及螺纹。

【化学成分】 ①主含知母皂苷(timosaponin)A-Ⅰ、A-Ⅱ、A-Ⅲ、A-Ⅳ、B-Ⅰ、B-Ⅱ,其皂苷元有菝葜皂苷元(sarsasapongenin)、马尔可皂苷元(markogenin)和新吉托皂苷元(neogitogenin)。②含有黄酮类成分芒果苷(mangiferin)、异芒果苷。③此外,含有知母多糖,烟酸,胆碱等。

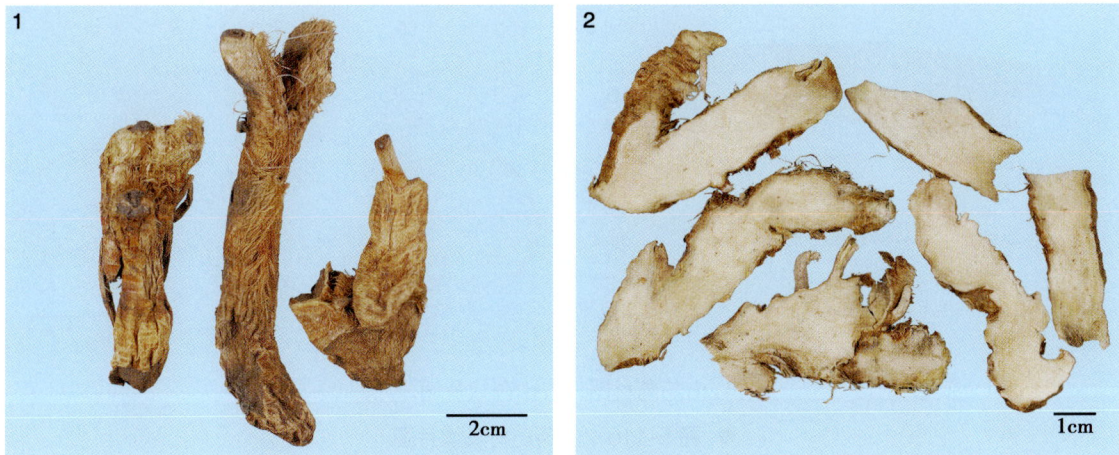

1.知母药材图；2.知母饮片图。

● 图5-109 知母药材及饮片图

【质量评价】

1. 经验鉴别　以条肥大、质硬、断面黄白者为佳。

2. 含量测定　按高效液相色谱法测定，药材含芒果苷（$C_{19}H_{18}O_{11}$）不得少于0.70%；知母皂苷BⅡ（$C_{45}H_{76}O_{19}$）不得少于3.0%。饮片含芒果苷（$C_{19}H_{18}O_{11}$）不得少于0.50%；知母皂苷BⅡ（$C_{45}H_{76}O_{19}$）不得少于3.0%。

【性味功效】　性甘、寒；味苦。清热泻火，滋阴润燥。

山药▲　Dioscoreae Rhizoma

【来源】　为薯蓣科植物薯蓣 *Dioscorea opposita* Thunb. 的干燥根茎。冬季茎叶枯萎后采挖，切去芦头，除去外皮及须根，洗净，干燥，即为"毛山药"；或除去外皮，趁鲜切厚片，干燥，称为"山药片"；或选择肥大顺直的毛山药，置清水中，浸至无干心，闷透，用木板搓成圆柱形，切齐两端，干燥，打光，习称"光山药"。

【产地】　主产于河南。湖南、江西等省亦产。均为栽培品。

【性状鉴别】

1. 药材　毛山药：略呈圆柱形，弯曲而稍扁，长15～30cm，直径1.5～6cm。表面黄白色或淡黄色，有纵沟、纵皱纹及须根痕，偶有浅棕色外皮残留。体重，质坚实，不易折断，断面白色，粉性。气微，味淡、微酸，嚼之发黏。

山药片：山药片为不规则的厚片，皱缩不平，切面白色或黄白色，质坚脆，粉性。气微，味淡、微酸。

光山药：呈圆柱形，两端齐平，长9～18cm，直径1.5～3cm，表面光滑，白色或黄白色（图5-110-1）。

2. 饮片　为类圆形、椭圆形或不规则形的厚片。表面类白色或淡黄白色，质脆，易折断，切面类白色，富粉性。气微，味淡、微酸，嚼之发黏（图5-110-2）。

【显微鉴别】　粉末　类白色。①淀粉粒众多，单粒呈扁卵形、类圆形、三角状卵形或矩圆形，直径8～35μm，脐点呈点状、人字形或十字状，可见层纹；复粒稀少，由2～3个分粒组成。②草酸钙

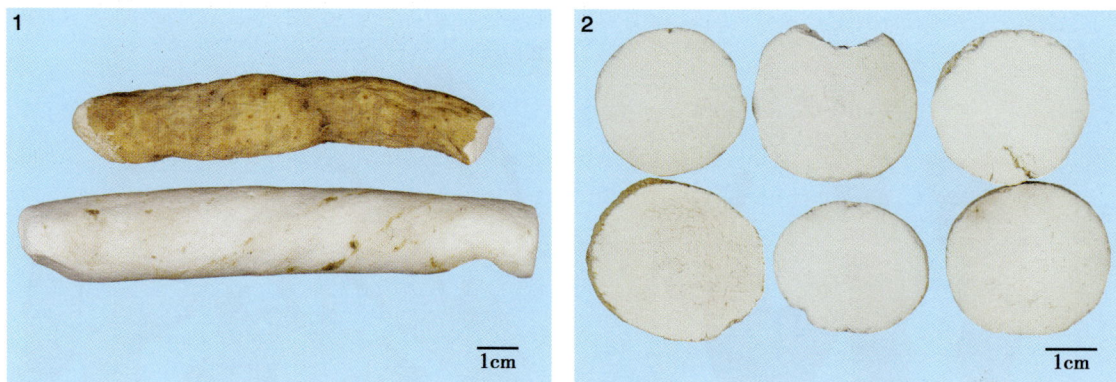

1.山药药材图；2.山药饮片图。

● 图5-110　山药药材及饮片图

针晶束存在于黏液细胞中,长可至240μm。③导管为具缘纹孔、网纹、螺纹及环纹导管,直径12～48μm。④筛管邻近于导管,筛管分子端壁具复筛板,有多数筛域,排列成网状。⑤纤维少数,细长,直径约14μm,壁甚厚,木化。

【化学成分】 含薯蓣皂苷元,多巴胺(dopamine),止权素Ⅱ(abscisin Ⅱ),糖蛋白(glycoprotein),黏液质中含甘露聚糖(mannan)和植酸(phytic acid)等。

【质量评价】

1. 经验鉴别　以质坚实,粉性足,色白者为佳。

2. 检查　二氧化硫残留量:照二氧化硫残留量测定法测定,毛山药和光山药不得过400mg/kg;山药片不得过10mg/kg。

3. 浸出物　按水溶性浸出物冷浸法测定,毛山药和光山药不得少于7.0%;山药片不得少于10.0%。饮片不得少于4.0%。

【性味功效】 性平,味甘。补脾养胃,生津益肺,补肾涩精。麸炒山药补脾健胃。

射干　Belamcandae Rhizoma

为鸢尾科(Iridaceae)植物射干 *Belamcanda chinensis*(L.)DC. 的干燥根茎。春初或秋末采挖,除去茎叶,晒至半干,以火燎去须根,再晒干。主产于河南、湖北、江苏等省。广布于全国各省(区、市)。 根茎呈不规则结节状,长3～10cm,直径1～2cm。表面黄褐色、棕褐色或黑褐色,皱缩,有较密环纹。上面有数个圆盘状凹陷的茎痕,偶有茎基的残存;下面有残留的细根及根痕。质硬,断面黄色,颗粒性。气微,味苦、微辛。以粗壮、坚硬、断面色黄者为佳。根及根茎含异黄酮类成分:鸢尾苷元(irigenin),鸢尾黄酮(tectorigenin),鸢尾黄酮苷(tectoridin),射干异黄酮(belamcanidin)等。还含射干酮(sheganone),香草乙酮(acetovanilone),射干醛(belamcandal)等。性寒,味苦。具有清热解毒,消痰,利咽的功效。

干姜　Zingiberis Rhizoma

为姜科(Zingiberaceae)植物姜 *Zingiber officinale* Rosc. 的干燥根茎。冬至前采挖根茎,除去茎

叶及须根,洗净晒干,或微火烘干。主产于四川的犍为、沐川,贵州的长顺、兴仁等地。为栽培品。根茎呈扁平块状,具指状分枝,长3~7cm,厚1~2cm,表面灰黄色或浅灰棕色,粗糙,具纵皱纹及明显的环节。分枝处常有鳞叶残存,分枝顶段有茎痕或芽。质坚实,断面黄白色或灰白色,显粉性和颗粒性,内皮层环纹明显,维管束及黄色油点散在。气香特异,味辛辣。以质坚实、断面色黄白、粉性足、气味浓者为佳。含挥发油1.2%~2.8%。油中主要成分为姜醇(zingiberol)、姜烯(zingiberene)、没药烯、α-姜黄烯、α-和β-金合欢烯等。辣味成分为姜辣素(gingerol)及分解产物姜酮(zingerone)、姜烯酚(shogaol)。尚含二氢姜酚(dihydroginerol)、六氢姜黄素及多种氨基酸。性热,味辛。具有温中散寒,回阳通脉,温肺化饮的功效。

莪术▲ Curcumae Rhizoma

【来源】 为姜科植物蓬莪术 Curcuma phaeocaulis Val.、广西莪术 C. kwangsiensis S. G. Lee et C. F. Liang 或温郁金 C. wenyujin Y. H. Chen et C. Ling 的干燥根茎。后者习称"温莪术"。冬季茎叶枯萎后采挖,洗净泥沙,蒸或煮至透心,干燥后除去须根。

【产地】 蓬莪术主产于四川、福建、广东等省;温莪术主产于浙江、四川、台湾、江西等省;广西莪术主产于广西壮族自治区。

【性状鉴别】

1. 药材 蓬莪术:呈卵圆形、长卵形、圆锥形或长纺锤形,顶端多钝尖,基部钝圆,长2~8cm,直径1.5~4cm。表面灰黄色至灰棕色,上部环节凸起,有圆形微凹的须根痕或有残留的须根,有的两侧各有1列下陷的芽痕和类圆形的侧生根茎痕,有的可见刀削痕。体重,质坚实,断面灰褐色至蓝褐色,蜡样,常附有灰棕色粉末,皮层与中柱易分离,内皮层环纹棕褐色。气微香,味微苦而辛(图5-111-1)。

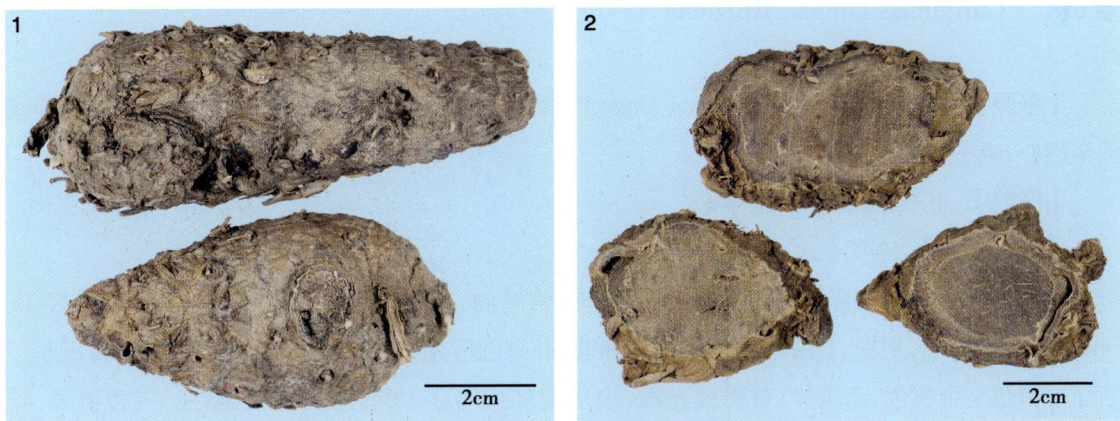

1.莪术药材图;2.莪术饮片图。

● 图5-111 莪术药材及饮片图

广西莪术:环节稍凸起,断面黄棕色至棕色,常附有淡黄色粉末,内皮层环纹黄白色。

温莪术:断面黄棕色至棕褐色,常附有淡黄色至黄棕色粉末,气香或微香。

2. 饮片 莪术:呈类圆形或椭圆形的厚片。外表皮灰黄色或灰棕色,有时可见环节或须根痕。切面黄绿色、黄棕色或棕褐色,内皮层环纹明显,散在"筋脉"小点。气微香,味微苦而辛(图 5-111-2)。

【显微鉴别】

1. 根茎横切面　①木栓细胞数列,有时已除去。②皮层散有叶迹维管束;内皮层明显。③中柱较宽,维管束外韧型,散在,沿中柱鞘部位的维管束较小,排列较密。薄壁细胞充满糊化的淀粉粒团块,薄壁组织中有含金黄色油状物的细胞散在。

2. 粉末　黄色或棕黄色。①油细胞多破碎,完整者直径 62~110μm,内含黄色油状分泌物;②导管多为螺纹、梯纹,直径 20~65μm;③纤维壁孔明显,直径 15~35μm;④淀粉粒大多糊化成团块。

【化学成分】　莪术主含挥发油。油中成分为多种倍半萜衍生物和桉油精等,其中莪术醇(curcumol)、莪术二酮(curdione)为抗癌有效成分。倍半萜衍生物吉马酮(germacrone)有镇咳、平喘活性。蓬莪术油中尚含:蒎烯(pinene)、樟烯(camphene)、樟脑、莪术酮(curzerenone)等。温莪术油中尚含α-和β-蒎烯、姜黄烯、莪术呋喃烯酮、β-榄烯(β-elemene)。(后者为主要抗癌成分)。广西莪术油中含α-和β-蒎烯、樟烯、1,8-桉叶素、姜黄酮、β-、δ-榄香烯(ele-mene)及锌、铁、钛、镍、锶、铅、镉、铜、铬、钼等微量元素。

【质量评价】

1. 经验鉴别　均以质坚实、气香者为佳。

2. 浸出物　按醇溶性浸出物测定法热浸法测定,稀乙醇浸出物,不得少于 7.0%。

3. 含量测定　按挥发油测定法测定挥发油含量,药材不得少于 1.5%(ml/g);饮片不得少于 1.0%。

【性味功效】　性温,味苦、辛。行气破瘀,消积止痛。

姜黄▲　Curcumae Longae Rhizoma

【来源】　为姜科植物姜黄 *Curcuma longa* L. 的干燥根茎。冬季茎叶枯萎时采挖,洗净,煮或蒸至透心,晒干,除去须根。

【产地】　主产于四川、福建等省。

【性状鉴别】

1. 药材　呈不规则卵圆形、圆柱形或纺锤形,常弯曲,有的具短叉状分枝,长 2~5cm,直径 1~3cm。表面深黄色、粗糙,有皱缩纹理和明显环节,并有圆形分枝痕及须根痕。质坚实,不易折断。断面棕黄色至金黄色,角质样,有蜡样光泽,内皮层环纹明显,维管束呈点状散在。气香特异,味苦、辛。以质坚实、断面金黄、香气浓厚者为佳(图 5-112)。

2. 饮片　为不规则或类圆形的厚片。外表皮深黄色,有时可见环节。切面棕黄色至金黄色,角质样,内皮层环纹明显,维管束呈点状散在。气香特异,味苦、辛。

【显微鉴别】　根茎横切面　①表皮细胞扁平,壁薄。②皮层宽广,有叶迹维管束;外侧近表皮处有 6~8 列木栓细胞,壁薄。③内皮层凯氏点明显。④中柱鞘为 1~2 列薄壁细胞;维管束外韧型,散列,近中柱鞘处较多,向内渐减少。⑤薄壁细胞中含油滴、淀粉粒及红棕色色素。

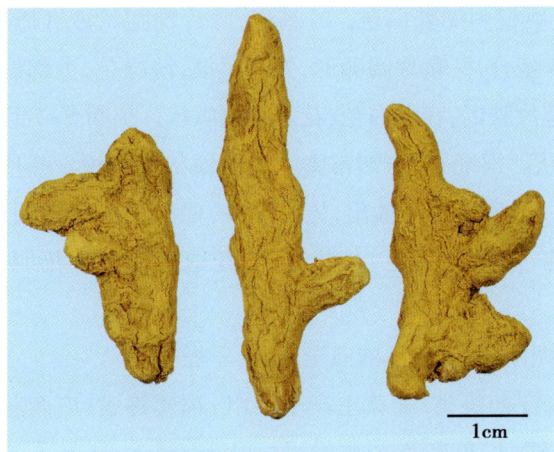

● 图 5-112 姜黄药材图

【化学成分】 主要含挥发油 4%~6%，油中主要成分为姜黄酮（Turmerone）、芳姜黄酮（Arturmerone）、姜烯（Zingiberene）、水芹烯、香桧烯、桉油素、龙脑及少量樟脑等。黄色物质有姜黄素（curcumin）等。

【质量评价】

1. 经验鉴别　以质坚实、断面金黄色、香气浓厚者为佳。

2. 浸出物　按醇溶性浸出物测定法热浸法测定，稀乙醇浸出物不得少于 12.0%。

3. 含量测定　①按挥发油测定法测定挥发油含量，药材不得少于 7.0%（ml/g）；饮片不得少于 5.0%。②按高效液相色谱法测定，药材含姜黄素（$C_{21}H_{20}O_6$）不得少于 1.0%；饮片不得少于 0.90%。

【性味功效】 性温，味辛、苦。破血行气、通经止痛。

郁金★　Curcumae Radix

始载于《新修本草》。苏恭谓："郁金生蜀地及西戎。苗似姜黄，花白质红，末秋出茎心而无实。其根黄赤，取四畔子根去皮火干。"李时珍谓："其苗如姜，其根大小如指头，长者少许，体圆有横纹如蝉腹状，外黄内赤。人以浸水染色，亦微有香气。"

【来源】 为姜科植物温郁金 *Curcuma wenyujin* Y. H. Chen et C. Ling、姜黄 *C. longa* L.、广西莪术 *C. kwangsiensis* S. G. Lee et C. F. Liang 或蓬莪术 *C. phaeocaulis* Val. 的干燥块根。前两者分别习称"温郁金"和"黄丝郁金"。其余按其性状不同习称"桂郁金"或"绿丝郁金"。

【植物形态】

1. 温郁金　株高约 1m；根茎肉质，肥大，椭圆形或长椭圆形，黄色，芳香；根端膨大成纺锤状。叶基生，叶片长圆形，叶两面均无毛；叶柄约与叶片等长。花葶单独由根茎抽出，穗状花序圆柱形，有花的苞片淡绿色，卵形，上部无花的苞片较狭，长圆形，白色而染晕淡红；花冠管漏斗形，白色；侧生退化雄蕊淡黄色，倒卵状长圆形，唇瓣黄色，倒卵形；子房被长柔毛。花期 5 月（图 5-113）。

2. 姜黄　株高 1~1.5m，根茎很发达，成丛，多分枝，椭圆形或圆柱状，橙黄色，极香；根粗壮，末端膨大成块根。叶片长圆形或椭圆形，两面均无毛。花葶由叶鞘内抽出；穗状花序圆柱状；苞片卵形或长圆形，绿白色，边缘染晕淡红色；花冠管漏斗状淡黄色，花期 8 月。

3. 广西莪术　根茎卵球形，鲜时内部白色或微带淡奶

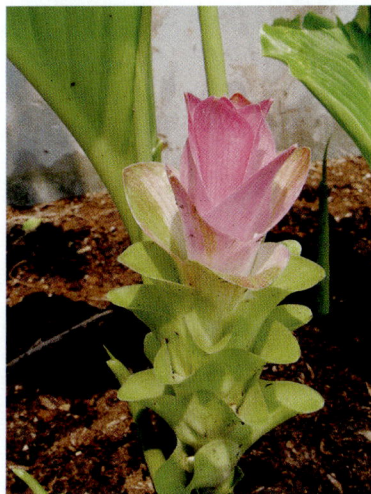

● 图 5-113　温郁金 *Curcuma we-nyujin* Y.H.Chen et C.Ling

黄色。须根细长,末端常膨大成近纺锤形块根,块根内部乳白色。叶基生,叶片椭圆状披针形,两面被柔毛。穗状花序从根茎抽出,和具叶的营养茎分开;苞片阔卵形,先端平展,淡绿色,上部的苞片长圆形,斜举,淡红色;花生于下部和中部的苞片腋内;花萼白色;花冠管喇叭状。花期5~7月。

4.蓬莪术　根茎肉质块状,侧面根茎圆柱状。根细长,末端常膨大成纺锤状的块根。叶片椭圆状矩圆形,中部有紫斑,无毛;叶柄长于叶片。花葶由根茎抽出,先叶而生,穗状花序阔椭圆形,苞片卵形至倒卵形,下部的绿色、上部的紫色,顶部的红色;花萼白色,花冠管黄色。花期3~5月。

【采收加工】　冬季茎叶枯萎后采挖,除去泥沙和细根,蒸或煮至透心,干燥。

【产地】　温郁金主产于浙江、四川、台湾、江西等省;姜黄主产于四川、福建等省;广西莪术主产于广西壮族自治区;蓬莪术主产于四川、福建、广东等省。

【性状鉴别】

1.药材　温郁金:呈长圆形或卵圆形,稍扁,有的微弯曲,两端渐尖,长3.5~7cm,直径1.2~2.5cm。表面灰褐色或灰棕色,具不规则的纵皱纹,纵纹隆起处色较浅。质坚实,断面灰棕色,角质样;内皮层环明显。气微香,味微苦(图5-114-1)。

黄丝郁金:呈纺锤形,有的一端细长,长2.5~4.5cm,直径1~1.5cm。表面棕灰色或灰黄色,具细皱纹。断面橙黄色,外周棕黄色至棕红色。气芳香,味辛辣(图5-114-2)。

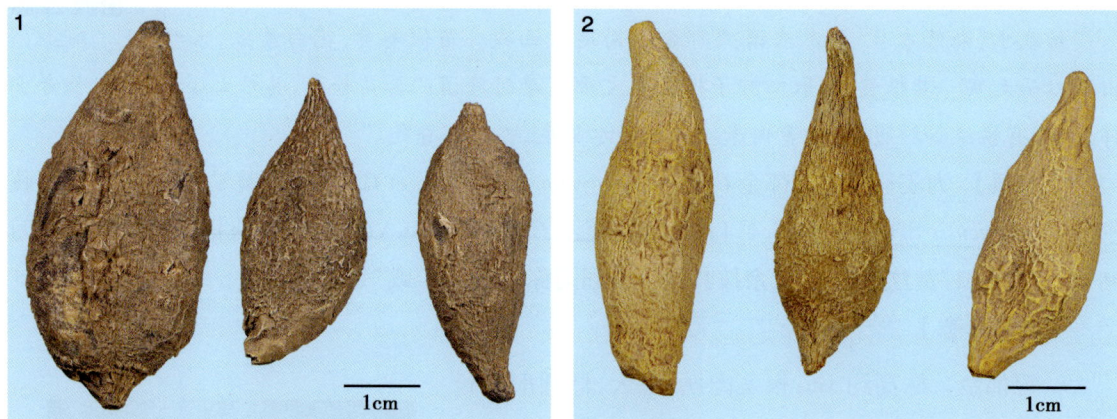

1.温郁金; 2.黄丝郁金。

● 图5-114　郁金药材图

桂郁金:呈长圆锥形或长圆形,长2~6.5cm,直径1~1.8cm。表面具疏浅纵纹或较粗糙网状皱纹。气微,味微辛、苦。

绿丝郁金:呈长椭圆形,较粗壮,长1.5~3.5cm,直径1~1.2cm。气微,味淡。

2.饮片　呈椭圆形或长条形薄片。外表皮灰黄色、灰褐色至灰棕色,具不规则的纵皱纹。切面灰棕色、橙黄色至灰黑色。角质样,内皮层环明显。

【显微鉴别】

1.块根横切面　温郁金:①表皮细胞有时残存,外壁稍厚。②根被狭窄,为4~8列细胞,壁薄,略呈波状,排列整齐。③皮层宽约为根直径的1/2,油细胞难察见,内皮层明显。④中柱韧皮部束与木质部束各40~55个,间隔排列,木质部束导管2~4个,并有微木化的木纤维,导管多角形,壁薄,直径 20~90μm。薄壁细胞中的淀粉粒均糊化(图 5-115)。

黄丝郁金:①根被最内层细胞壁增厚。②中柱韧皮部束与木质部束各 22~29 个,间隔排列;有的木质部导管与纤维连接成环。③油细胞众多。④薄壁组织中随处散有色素细胞。

桂郁金:①根被细胞偶有增厚,根被内方有 1~2 列厚壁细胞,成环,层纹明显。②中柱韧皮部束与木质部束各 42~48 个,间隔排列;导管类圆形,直径可达 160μm。

绿丝郁金:①根被细胞无增厚。②中柱外侧的皮层处常有色素细胞。③韧皮部皱缩,木质部束较多,64~72 个,导管扁平。

2. 粉末 灰棕色。①根被木栓细胞多成群存在,类长方形或长多角形,壁较厚。②根被厚壁细胞类长方形或长多角形,孔沟明显,壁孔多数。③导管多见,有螺纹导管、网纹导管、环纹导管。④纤维较少。⑤色素块可见。⑥淀粉粒甚多,小而常聚集成团。⑦油细胞稀少。

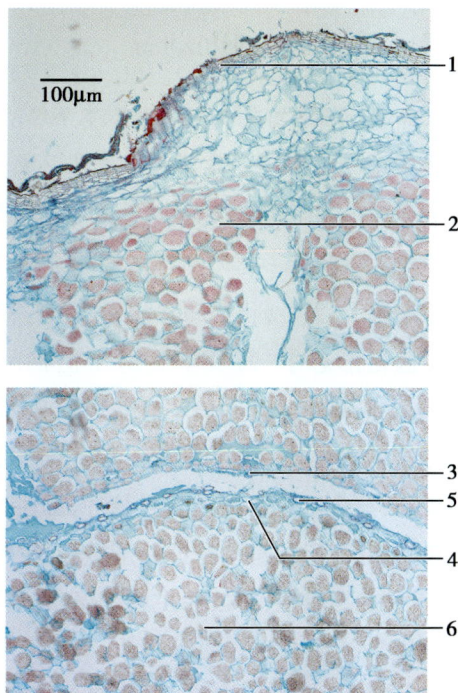

1. 根被; 2. 皮层; 3. 内皮层; 4. 韧皮部;
5. 木质部; 6. 髓。

● 图 5-115 郁金(块根)横切面图

【化学成分】 黄丝郁金含挥发油 1.2%~1.5%,其余各种郁金的挥发油含量为 0.4%~0.7%。 挥发油中主要成分为姜黄烯、姜黄酮等。另含姜黄素、去甲基姜黄素等。

【理化鉴别】 薄层色谱鉴别 粉末无水乙醇超声提取液作为供试品溶液,以郁金对照药材作对照,按薄层色谱法,用硅胶 G 薄层板,以正己烷-乙酸乙酯(17:3)为展开剂展开,喷以 10% 硫酸乙醇溶液,在 105℃加热至斑点显色清晰。置日光和紫外光灯(365nm)下检视。供试品色谱中,在与对照药材色谱相应的位置上,显相同颜色的主斑点或荧光斑点。

【质量评价】 经验鉴别 均以质坚实、外皮皱纹细、断面色黄者为佳。经验鉴别认为黄丝郁金质量最佳。

【性味功效】 性寒,味辛、苦。活血止痛,行气解郁,清心凉血,利胆退黄。

高良姜 Alpiniae officinarum Rhizoma

为姜科植物高良姜 Alpinia officinarum Hance 的干燥根茎。夏末秋初采挖,除去须根和残留的鳞片,洗净,切段,晒干。主产于广东、广西等省区。呈圆柱形,多弯曲,有分枝,长 5~9cm,直径 1~1.5cm。表面棕红色至暗棕色,有细密的纵皱纹及灰棕色的波状环节,节间长 0.2~1cm,一面有圆形的根痕。质坚韧,不易折断。断面灰棕色至红棕色,纤维性,中柱约占 1/3。气香,味辛辣。以色红棕、气香味辣、分枝少者为佳。含有姜黄素、高良姜素(galangin)、山奈素(kaempferide)、槲皮素(quercetin)等。性热,味辛。具有温胃止呕,散寒止痛的功效。

天麻★ Gastrodiae Rhizoma

天麻以"赤箭"之名始载于《神农本草经》，列为上品。《开宝本草》亦有记载。寇宗奭谓："赤箭天麻苗也。"苏恭谓："赤箭是芝类。茎似箭杆，赤色。端有花，叶赤色，远看如箭有羽……其根皮肉质，大类天门冬，惟无心脉尔。去根五、六寸，有十余子卫之，似芋，可生啖之。"历代本草记载与现代所用天麻相符。

【来源】 为兰科（Orchidaceae）植物天麻 *Gastrodia elata* Bl. 的干燥块茎。

【植物形态】 为多年生寄生植物，寄主为蜜环菌 *Armillaria mellea*（Vahl. ex Fr.）Quel，以蜜环菌的菌丝或菌丝的分泌物为营养来源。无根。块茎肉质肥厚，长圆形。茎直立，黄红色。叶退化成膜质鳞片，互生，下部短鞘状抱茎。总状花序顶生，苞片呈披针形或狭披针形，膜质，具细脉；花黄绿色，花被片下部合生成歪壶状；顶端5裂，唇瓣高于花被管2/3；能育冠状雄蕊1枚，着生于雌蕊上端；子房柄扭转。蒴果长圆形。种子多数，细小，呈粉状。花期6~7月，果期7~8月（图5-116）。

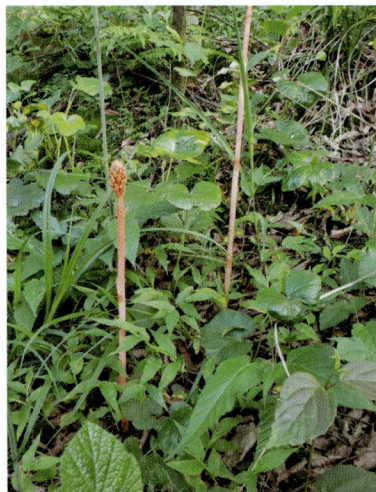

【采收加工】 立冬后至次年清明前采挖，立即洗净，除去粗皮，蒸透，敞开低温（60℃以下）干燥。

【产地】 主产于四川、云南、贵州等省。东北及华北各地亦产。多栽培。

● 图5-116 天麻*Gastrodia elata* Bl.

【性状鉴别】

1. 药材 呈椭圆形或长条形，扁缩而稍弯曲，长3~15cm，宽1.5~6cm，厚0.5~2cm。顶端有红棕色至深棕色干枯芽苞，习称"鹦哥嘴"或"红小瓣"；或为残留茎基。另端有自母麻脱落后的圆脐形疤痕。外皮剥落或部分残存，表面黄白色至淡黄棕色，有点状突起（潜伏芽）排列而成的多轮横环纹及纵皱纹；有时可见棕褐色菌索。质坚硬，不易折断。断面较平坦，黄白色至淡棕色，饮片半透明，角质样。气微，味甘（图5-117）。

2. 饮片 呈不规则的薄片。外表皮淡黄色至黄棕色，有时可见点状排成的横环纹。切面黄白色至淡棕色。角质样，半透明。气微，味甘。

【显微鉴别】

1. 块茎横切面 ①最外有时有残留的表皮组织，浅棕色。下皮由2~3列切向延长的栓化细胞组成。②皮层为10数列多角形细胞，靠外侧的1至数列细胞壁稍增厚，可见稀疏壁孔。③中柱内维管束散在。周韧型或外韧型，每束导管2至数个，多角形。薄壁细胞中含有多糖类团块状物，遇碘液显暗棕色，有的薄壁细胞内含草酸钙针晶束（图5-118）。

2. 粉末 黄白色至黄棕色。①厚壁细胞椭圆形或类多角形，直径70~180μm，壁厚3~8μm，木化，纹孔明显。②草酸钙针晶成束或散在，长25~75（~93）μm。③具螺纹、网纹及环纹导管，直径8~30μm。④用醋酸甘油装片含糊化多糖类物的薄壁细胞无色，有的细胞可见长卵形、长椭圆形或类圆形颗粒状物质，遇碘液显棕色或淡棕紫色（图5-119）。

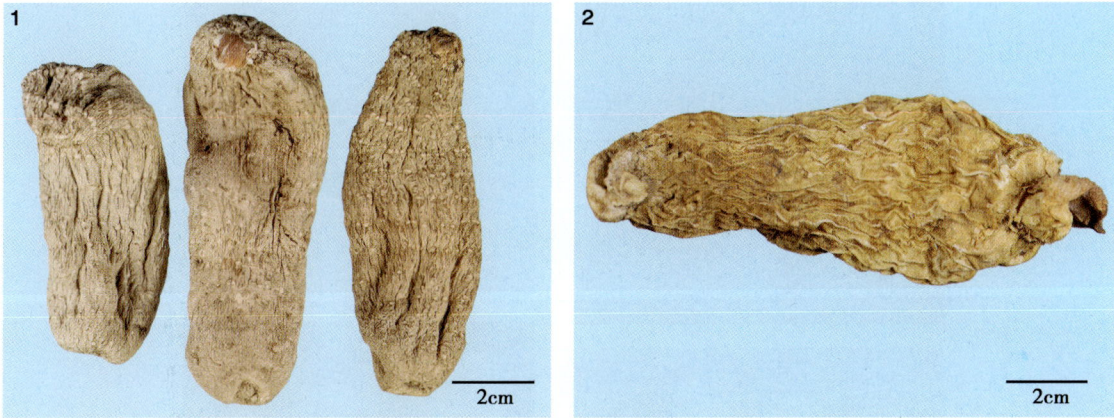

1.冬麻；2.春麻。

● 图5-117　天麻药材图

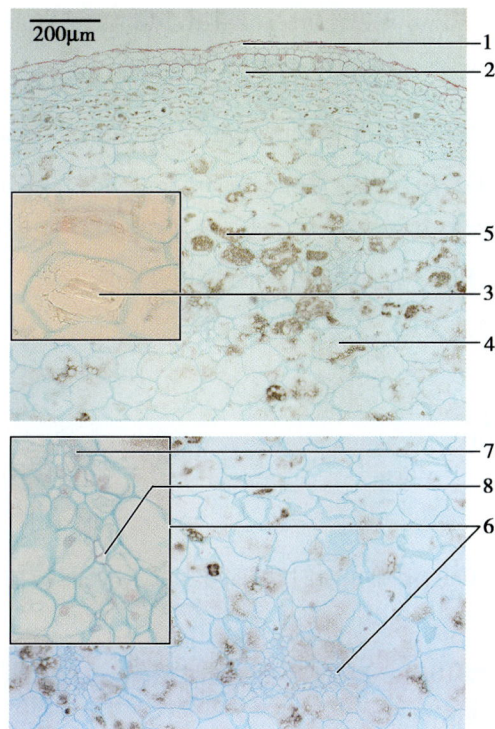

1.下皮；2.皮层；3.草酸钙针晶束；4.中柱基本组织；5.多糖类团块状物；6.维管束；7.韧皮部；8.木质部。

● 图5-118　天麻(块茎)横切面图

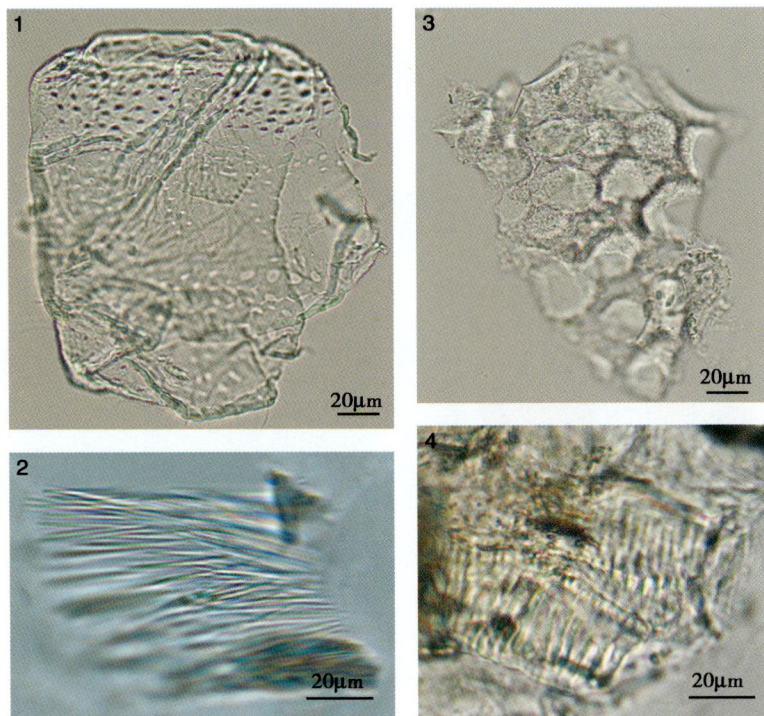

1.厚壁细胞；2.草酸钙针晶；3.含糊化多糖类物细胞；4.导管。

● 图 5-119　天麻粉末图

【化学成分】　含对羟基苯甲醇-β-D 葡萄吡喃糖苷,即天麻素(gastrodin),天麻苷元即对羟基苯甲醇(4-hydroxbenzyl alcohol)。尚含赤箭苷(gastrodioside)、对羟苄基甲醚、4-(4′-羟苄氧基)苄基甲醚、双(4-羟苄基)醚,以及对羟基苯甲醛、N_2-对羟苄基-鸟苷(天麻核苷)、派立辛(parishin)、β-谷甾醇、柠檬酸及其单甲酯、棕榈醇、琥珀酸、胡萝卜苷,以及天麻多糖。

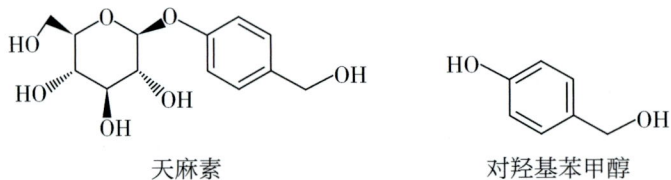

天麻素　　　　　　对羟基苯甲醇

【理化鉴别】

1. 取本品粉末 1g,加水 10ml,浸渍 4 小时,随时振摇,滤过,滤液加碘试液 2~4 滴。显紫红色至酒红色。

2. 取粉末 1g,加 45% 乙醇 10ml,浸泡 4 小时,随时振摇,过滤。滤液加硝酸汞试液 0.5ml 加热,溶液显玫瑰红色,并发生黄色沉淀。

3. 薄层色谱鉴别　粉末甲醇超声提取液作为供试品溶液。以天麻对照药材和天麻素对照品作对照,按薄层色谱法,用硅胶 G 薄层板,以二氯甲烷-乙酸乙酯-甲醇-水(2:4:2.5:1)为展开剂,展开,取出,晾干,喷以对羟基苯甲醛溶液,在 120℃加热至斑点显色清晰,在日光下检视。供试品色谱中,在与对照药材色谱和对照品色谱相应的位置上,显相同颜色的斑点。

4. 高效液相特征图谱鉴别　粉末 50% 甲醇超声提取,制备供试品溶液。以天麻对照药材作对照,按高效液相色谱法测定。供试品特征图谱中应呈现 6 个特征峰,并应与对照药材参照物色谱中的 6 个特征峰相对应,其中峰 1、峰 2 应与天麻素对照品和对羟基苯甲醇对照品参照物峰保留时间相一致。

【质量评价】

1. 经验鉴别 以质地坚实沉重、有鹦哥嘴、断面明亮无空心者"冬麻"为佳;质地轻泡、有残留茎基、断面色晦暗、空心者"春麻"次。

2. 检查 二氧化硫残留量:不得过 400mg/kg。

3. 浸出物 按醇溶性浸出物热浸法测定稀乙醇浸出物,不得少于 15.0%。

4. 含量测定 按高效液相色谱法测定,药材含天麻素($C_{13}H_{18}O_7$)和对羟基苯甲醇($C_7H_8O_2$)的总量不得少于 0.25%。

【性味功效】 性平,味甘。息风止痉,平抑肝阳,祛风通络。

【附注】

1. 天麻过去全为野生,现已野生变家种获得成功,开始大面积栽培供药用。近年有用蜜环菌的培养液做成制剂,经药理和临床证明具有与天麻类似的疗效。

2. 天麻较常见的伪品过去有同科植物马铃薯 *Solanum tuberosum* L. 的干燥块茎。菊科植物大丽菊 *Dahlia pinnata* Cav. 的干燥块根,紫茉莉科植物紫茉莉 *Mirabilis jalapa* L. 的干燥根。菊科植物双舌蟹甲草 *Cacalia davidii*(F.) Hand-Mazz 的干燥根茎,称"羊角天麻"。均不能作天麻用,近年尚发现有美人蕉科芭蕉芋 *Canna edulis* Ker-Gawl. 的根茎。圆锥形,顶端有残留茎基,其外包有叶鞘。表面黄色有粉霜,未去皮的可见轮状环节。质坚。断面半角质状带粉性。有焦糖气,味甘。粉末可见草酸钙簇晶和糊化淀粉粒及分泌腔。天麻伪品较多,应注意鉴别。

白及▲ Bletillae Rhizoma

【来源】 为兰科植物白及 *Bletilla striata*(Thunb.) Reichb. f. 的干燥块茎。夏、秋季采挖,除去须根,洗净,立即加工否则易变黑色,置沸水中煮或蒸至无白心,晒至半干,除去外皮,晒干。

【产地】 主产于贵州、四川、云南、湖北、江西等省。

【性状鉴别】

1. 药材 呈不规则扁圆形,多有 2~3 个爪状分枝,少数具 4~5 个爪状分枝,长 1.5~6cm,厚 0.5~3cm。表面灰白色至灰棕色,或黄白色,有数圈同心环节和棕色点状须根痕,上面有突起的茎痕,下面有连接另一块茎的痕迹。质坚硬,不易折断,断面类白色,角质样。气微,味苦,嚼之有黏性(图 5-120-1)。

2. 饮片 呈不规则的薄片。外表皮灰白色至灰棕色,或黄白色。切面类白色至黄白色,角质样,半透明,维管束小点状,散生。质脆。气微,味苦,嚼之有黏性(图 5-120-2)。

【显微鉴别】 粉末 淡黄白色。①表皮细胞表面观垂周壁波状弯曲,略增厚,木化,孔沟明显。②草酸钙针晶束存在于大的类圆形黏液细胞中,或随处散在,针晶长 18~88μm。③纤维成束,直径 11~30μm,壁木化,具人字形或椭圆形纹孔。⑤梯纹,具缘纹孔及螺纹导管,直径 10~32μm。⑤糊化淀粉粒团块无色。

【化学成分】 ①白及多糖是白及中的主要化学成分,由 4 分子甘露糖和 1 分子葡萄糖组成。②含联苄类化合物约 20 多种。③二氢菲类化合物 20 多种。④联菲类化合物白及联菲 A、B、C,白

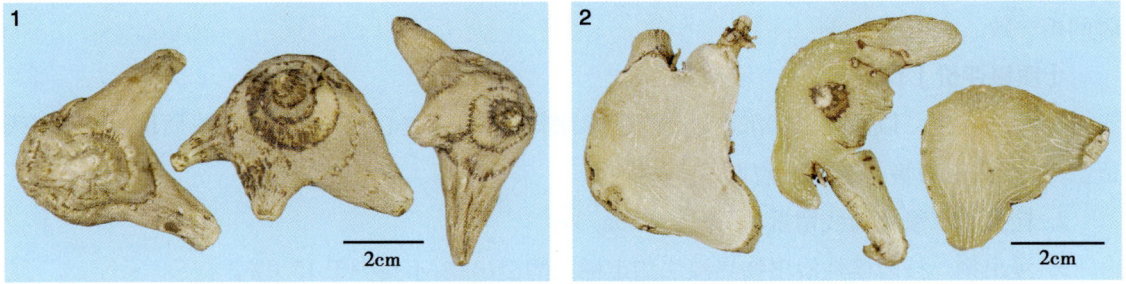

1.白及药材图；2.白及饮片图。

● 图 5-120　白及药材及饮片图

及联菲醇 A、B、C 等。⑤2-异丁基苹果酸葡萄糖氧基苄酯类化合物 1,4-二［4-(葡萄糖氧)苄基]-2-异丁基苹果酸酯(militarine)等。

【质量评价】

1. 经验鉴别　以个大、饱满、色白、半透明，质坚实者为佳。

2. 检查　二氧化硫残留量：不得过 40.0mg/kg。

3. 含量测定　按高效液相色谱法测定，药材按干燥品计算，含 1,4-二［4-(葡萄糖氧)苄基]-2-异丁基苹果酸酯($C_{34}H_{46}O_{17}$)不得少于 2.0%。

【性味功效】　性微寒，味苦、甘、涩。收敛止血，消肿生肌。

第五章同步练习

第六章　茎木类中药

第一节　概述

茎木类中药是茎（caulis）类中药和木（lignum）类中药的总称。

一、茎类中药

茎类中药主要指木本植物的茎，包括茎藤（caulis），如鸡血藤等；茎枝（ramulus），如桂枝等；茎刺（spina），如皂角刺等；茎髓（medulla），如通草等；茎的翅状附属物，如鬼箭羽等。

（一）性状鉴别

一般应注意观察其形状、大小、粗细、颜色、表面特征、质地、折断面、气、味等。木质藤茎和茎枝多呈圆柱形或扁圆柱形，如木通；有的扭曲不直，粗细大小不一。表面多呈黄棕色，少数具特殊颜色，如钩藤表面呈红棕色至紫红色。外表粗糙，可见裂纹及皮孔，节膨大，具叶痕及枝痕。质地坚实。断面纤维性或裂片状，木部占大部分，放射状的木质部与射线相间排列，习称"车轮纹""菊花心"等；有的小孔明显，如川木通、青风藤等；有的可见特殊环纹，如鸡血藤。气味常有助于鉴别，如海风藤味苦，有辛辣感；青风藤苦而无辛辣感。草质藤茎较细长，多呈圆柱形，有的可见数条纵向的隆起棱线，也有呈类方柱形者。

（二）显微鉴别

一般制成横切片、纵切片、解离组织片及粉末制片等，来观察其显微鉴别特征。

1. 周皮或表皮　木栓细胞形态特征，落皮层有无等；幼嫩茎的周皮不发达，常可见到表皮组织。木本植物茎的最外方多为周皮，如大血藤。草质茎最外方多为表皮。

2. 皮层　注意其存在与否及其在横切面所占比例。木栓形成层如发生在皮层以内，则初生皮层就不存在，而由栓内层（次生皮层）所代替；木栓形成层如发生在皮层，则初生皮层部分存在，其外方常分化为厚角组织或厚壁组织。有的皮层外缘有石细胞，排成不连续的环带，如络石藤；有的皮层散有石细胞群，如鸡血藤。注意观察细胞的形态及内含物等。

3. 维管柱　占茎的大部分,包括成环状排列的维管束、髓射线和髓等。

（1）维管束:通常为无限外韧型。注意双子叶植物木质茎藤,维管束常被射线分隔成明显的放射状,包括韧皮部、形成层、木质部及射线等。韧皮部有筛管、韧皮薄壁细胞、韧皮射线细胞,注意其形态及排列情况;同时关注厚壁组织、分泌组织及细胞内含物的有无及其分布。形成层多成环状,束内形成层明显。木质部有导管、木纤维、木薄壁细胞、木射线细胞,注意其形态和排列情况。木质茎木部发达,射线细胞常木化具壁孔。有的维管束外方有纤维束和石细胞,如海风藤、鸡血藤;有的韧皮部有分泌细胞,如大血藤、鸡血藤;有的韧皮纤维旁边的薄壁细胞中含有草酸钙方晶,形成晶纤维,如鸡血藤。

（2）髓部:大多为薄壁细胞,排列疏松,有的具壁孔;有的髓周围具厚壁细胞,散在或形成环髓纤维或环髓石细胞。木质茎髓部较小。

少数茎类中药为异常构造,有的韧皮部和木质部层状排列成数轮,如鸡血藤;有的具髓部维管束,如海风藤;有的具内生韧皮部,如络石藤;有的具内涵韧皮部,如萝藦科植物;有的具多环性同心环维管束,如防己科植物。

二、木类中药

木类中药指木本植物茎形成层以内的部分,通称木材。木材又分边材和心材。边材形成较晚,含水分较多,颜色稍浅,又称液材;心材形成较早,位于木质部内方,蓄积了较多的物质,如树脂、挥发油、鞣质、树胶等,颜色较深,质地致密。木类中药多用心材,如苏木、降香等。

（一）性状鉴别

根据木类中药的来源,其表面特征、颜色、质地、断面、气味、水试或火试有助于鉴别。药材多呈不规则的块状、厚片状或长条状。表面有的具有黑褐色树脂状条纹或斑块,如沉香。断面有的可见年轮,如苏木。

（二）显微鉴别

多为木质茎的木质部构造,其中主要是次生木质部。药材组织结构是由形成层纺锤状原始细胞和射线原始细胞形成的轴向系统的导管、管胞、纤维、木薄壁细胞及径向系统的射线薄壁细胞组成。可通过横切面、径向纵切面、切向纵切面、解离组织及粉末观察鉴别木类中药。

1. 木类药材切面显微特征

（1）横切面:年轮呈同心状,射线放射状。主要观察木射线宽度、密度;导管与木薄壁细胞的比例及分布形式(离管薄壁组织或傍管薄壁组织);导管、木纤维的形状、直径、壁厚度等。

（2）径向纵切面:射线呈横向带状,年轮为垂直平行带状。主要观察木射线高度及类型(同型射线或异型射线);导管类型、分子长度、直径及有无侵填体;木纤维大小、壁厚度及纹孔等。

（3）切向纵切面:主要观察木射线的宽度、高度及类型(非叠生射线或叠生射线)。

此外,切面观察时还要注意分泌组织、细胞内含物的分布和类型。少数木类中药的木质部有异常构造,如沉香具内涵韧皮部。

2. 木类药材解离组织或粉末显微特征

(1) 导管细胞:导管分子的形状、宽度及长度,导管壁厚度及壁上纹孔类型。导管多为具缘纹孔及网纹导管,注意具缘纹孔的形状、大小、密度、排列方式及纹孔口形状;导管分子的端壁倾斜或横生,纹孔呈圆形穿孔或斜梯形。导管中有无侵填体及侵填体的形状和颜色。

松柏科木类中药组织特征中无导管,有管胞。管胞两端较狭细,无明显末梢壁(纤维状管胞),即使有斜形末梢壁,无穿孔有纹孔(导管状管胞)。管胞侧壁上的纹孔为具缘纹孔。

(2) 木纤维细胞:以韧型纤维为主,纵切面观狭长,末端尖锐,细胞腔狭小,壁厚,有斜裂隙状的单纹孔;有些纤维腔中具中隔形成分隔纤维。横切面观呈类三角形,具胞腔。有的形成晶纤维,如苏木等。

(3) 木薄壁细胞:呈短柱形,壁木化增厚或有单纹孔。粉末特征中有的可见含淀粉粒或草酸钙结晶,如沉香含草酸钙柱晶。

(4) 木射线细胞:射线细胞为薄壁细胞,细胞壁木化,有的可见壁孔。粉末特征中胞腔内常见淀粉粒或草酸钙结晶。

第二节　常用茎木类中药的鉴定

川木通　Clematidis Armandii Caulis

为毛茛科植物小木通 *Clematis armandii* Franch. 或绣球藤 *C. montana* Buch. Ham. 的干燥藤茎。春、秋二季采收,除去粗皮,晒干,或趁鲜切薄片,晒干。主产于四川。呈长圆柱形,略扭曲。表面黄棕色或黄褐色,有纵向凹沟及棱线;节处多膨大,有叶痕及侧枝痕。残存皮部易撕裂。质坚硬,不易折断。切片边缘不整齐,残存皮部黄棕色,木部浅黄棕色或浅黄色,有黄白色放射状纹理及裂隙,其间布满导管孔,髓部较小,类白色或黄棕色,偶有空腔。气微,味淡。主要含皂苷,如绣球藤皂苷(clemontanoside)A、B 等。性寒,味苦。具有利尿通淋,清心除烦,通经下乳的功效。

木通▲　Akebiae Caulis

【来源】　为木通科植物木通 *Akebia quinata* (Thunb.) Decne. 、三叶木通 *A. trifoliata* (Thunb.) Koidz. 或白木通 *A. trifoliata* (Thunb.) Koidz. var. *australis* (Diels) Rehd. 的干燥藤茎。秋季采收,截取茎部,除去细枝,阴干。

【产地】　木通主产于江苏、浙江、安徽、江西等省;三叶木通主产于浙江省;白木通主产于四川省。

【性状鉴别】

1. 药材　呈圆柱形,常稍扭曲,长 30～70cm,直径 0.5～2cm。表面灰棕色至灰褐色,外皮粗糙而有许多不规则的裂纹或纵沟纹,具突起的皮孔。节部膨大或不明显,具侧枝断痕。体轻,质坚实,不易折断,断面不整齐,皮部较厚,黄棕色,可见淡黄色颗粒状小点,木部黄白色,射线呈放射状排列,髓小或有时中空,黄白色或黄棕色。气微,味微苦而涩。

2. 饮片 木通:呈圆形、椭圆形或不规则形片。外表皮灰棕色或灰褐色。切面射线呈放射状排列,髓小或有时中空。气微,味微苦而涩(图 6-1)。

【显微鉴别】 茎横切面 木通:①木栓细胞数列,常含有褐色内含物。②栓内层细胞含草酸钙小棱晶,含晶细胞壁不规则加厚,弱木化。③皮层细胞 6~10 列,有的也含数个小棱晶。④中柱鞘有含晶纤维束与含晶石细胞群交替排列成连续的浅波浪形环带,维管束 16~26 个。⑤髓部细胞明显。

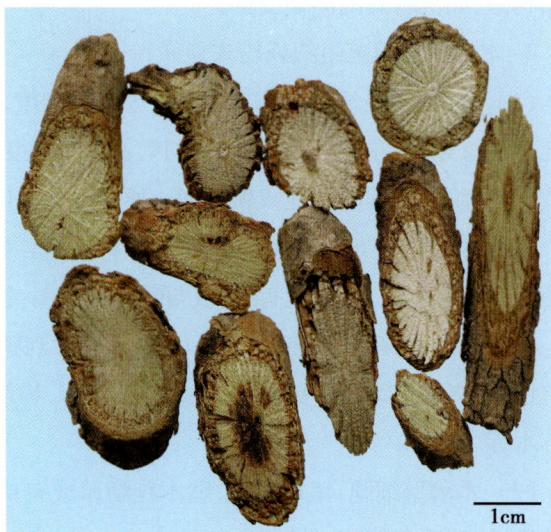

● 图 6-1 木通饮片图

三叶木通:与木通极相似,主要区别为木栓细胞无褐色内含物。

白木通:主要区别为含晶石细胞群仅存在于射线外侧;维管束 13 个。

【化学成分】 ①主含三萜皂苷类成分:齐墩果酸(oleanolic acid)、常春藤皂苷元(hederagenin)、木通皂苷(akeboside)Sta、Stb、Stc、Std、Stg$_1$、Stg$_2$、Sth、Stj、Stk 等。②苯丙素类成分:木通苯乙醇苷 B(calceolarioside B)等。③另含多糖及氨基酸等。

【质量评价】

1. 经验鉴别 以条粗,断面色黄白者为佳。

2. 含量测定 按高效液相色谱法测定,本品含木通苯乙醇苷 B(C$_{23}$H$_{26}$O$_{11}$)不得少于 0.15%。

【性味功效】 性寒,味苦。利尿通淋,清心除烦,通经下乳。

大血藤▲ Sargentodoxae Caulis

【来源】 为木通科植物大血藤 Sargentodoxa cuneata(Oliv.) Rehd. et Wils. 的干燥藤茎,习称"红藤"。秋、冬二季采收藤茎,除去细枝及叶,切成小段或厚片,晒干。

【产地】 主产于湖北、四川、江西、河南等省。江苏、安徽、浙江、贵州等省亦产。

【性状鉴别】

1. 药材 茎呈圆柱形,略弯曲,长 30~60cm,直径 1~3cm。表面灰棕色,粗糙,外皮常呈鳞片状剥落,剥落处显暗红棕色;有的可见膨大的节和略凹陷的枝痕或叶痕。质硬,易折断。断面皮部红棕色,有数处向内嵌入木部;木部黄白色,有多数细孔状导管,射线呈放射状排列。气微,味微涩。

2. 饮片 大血藤:为类椭圆形厚片。外表皮灰棕色,粗糙。余同药材(图 6-2)。

【显微鉴别】 茎横切面 ①木栓层由多列细胞组成,细胞内含棕红色物。②皮层石细胞常成群,石细胞呈长卵形、类圆形,有的含草酸钙方晶。③维管束外韧型。④韧皮部分泌细胞常切向排列,与筛管群相间隔;有石细胞群散在。⑤束内形成层明显。⑥木质部导管多单个散在,类圆

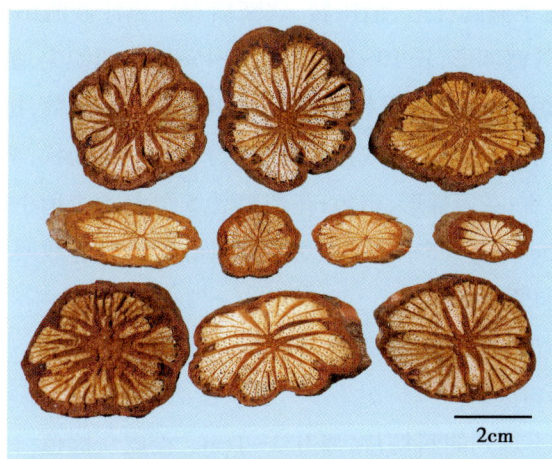

● 图6-2　大血藤饮片图

形,周围有木纤维,壁厚木化。⑦射线宽广,外侧石细胞较多,有的含草酸钙方晶。⑧髓部较小,有石细胞群。⑨薄壁细胞含棕色或棕红色物。

【化学成分】　①含有机酸及酚类化合物:罗布麻宁(apocynin)、香草酸(vanillic)、原儿茶酸(protocatechuic acid)、丁香酸(syringic)、红景天苷元(tyrosol)、红景天苷(salidroside)、绿原酸(chlorogenic acid)等。②木脂素类化合物:鹅掌楸苷(liriodendrin)、无梗五加苷D(acanthoside D)等。③三萜类化合物:野蔷薇苷(rosamultin)、刺梨苷F$_1$(kajichigoside F$_1$)、崩大碗酸(madasiatic acid)。④另含黄酮类、挥发性成分、羟基蒽醌衍生物等。

【质量评价】

1. 经验鉴别　以条匀,粗如拇指者为佳。

2. 浸出物　按照醇溶性浸出物热浸法测定,用乙醇作溶剂,不得少于8.0%。

3. 含量测定　按紫外-可见分光光度法测定,本品含总酚以没食子酸($C_7H_8O_6$)计不得少于6.8%;按高效液相色谱法测定,本品含红景天苷($C_{14}H_{20}O_7$)不得少于0.040%,含绿原酸($C_{16}H_{18}O_9$)不得少于0.20%。

【性味功效】　性平,味苦。清热解毒,活血,祛风止痛。

苏木　Sappan Lignum

　　为豆科植物苏木 *Caesalpinia sappan* L. 的干燥心材。多于秋季采伐,除去白色边材,干燥。主产于台湾、广西、广东、贵州等省区。呈长圆柱形或对剖半圆柱形,连结根部呈不规则稍弯曲的长条状或疙瘩状。表面黄红色至棕红色,可见红黄相间的纵向条纹,具刀削痕,常见纵向裂缝。质坚硬。断面略具光泽,横断面有显著的类圆形同心环纹,即年轮明显,有的可见暗棕色、质松、带亮星的髓部。气微,味微涩。主含巴西苏木素(brazilin),原苏木素(protosappanin)A、B、C、E-1、E-2等成分。性平,味甘、咸。具有活血祛瘀,消肿止痛的功效。

鸡血藤*　Spatholobi Caulis

鸡血藤

　　《本草纲目拾遗》载有鸡血藤胶,但其植物描述和附图,均与现今商品鸡血藤不同。现时全国普遍使用的鸡血藤原植物为密花豆,《中国药典》自1977年版已收载。

【来源】　豆科植物密花豆 *Spatholobus suberectus* Dunn 的干燥藤茎。

【植物形态】 木质大藤本,长达数十米,老茎偏圆柱形,稍扭转,砍断后有红色汁液流出,横断面呈数圈偏心环。三出复叶互生,有长柄,小叶宽卵形,长 10~20cm,宽 7~15cm,先端锐尖,基部圆形或近心形,上面疏被短硬毛,背面沿脉疏被短硬毛,脉腋间有髯毛,小托叶针状。花多数,排列成大型圆锥花序,花近无柄,单生或 2~3 朵簇生于序轴的节上成穗状;花长约 10mm;萼筒状,两面被白色短硬毛,萼齿 5 片,三角形,上面 2 齿近合生;花冠蝶形,白色;花药 2 型,5 个大,5 个稍小;子房密被白色短硬毛。荚果扁平,刀状,长 8~10.5cm,宽 2.5~3cm,被绒毛,有网脉,沿腹缝线增厚,仅顶部有一个种子。花期 6~7 月,果期 8~12 月(图 6-3)。

【采收加工】 秋、冬二季采收,除去枝叶,切片或切段,晒干。

【产地】 主产于广东、福建、广西、云南等省区。

【性状鉴别】 茎呈椭圆柱形、长矩圆形或不规则的斜切片,厚 0.3~1cm。栓皮灰棕色,有的可见灰白色斑,栓皮脱落处显红棕色。质坚硬。切面木部红棕色或棕色,导管孔多数;韧皮部有树脂状分泌物呈红棕色至黑棕色,与木部相间排列呈数个同心性椭圆形环或偏心性半圆形环;髓部偏向一侧。气微,味涩(图 6-4)。

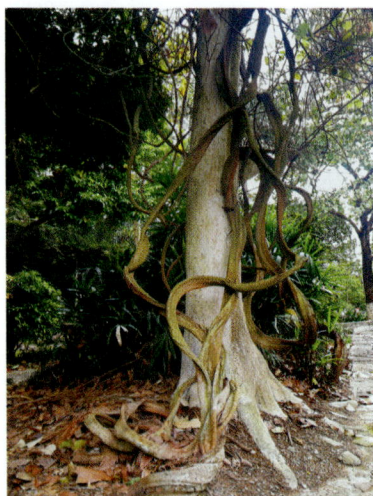

● 图 6-3 鸡血藤 *Spatholobus suberectus* Dunn

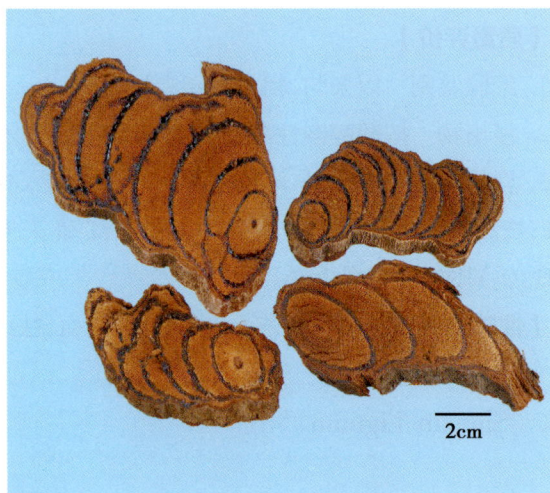

● 图 6-4 鸡血藤药材图

【显微鉴别】

1. 茎横切面 ①木栓细胞数列,含棕红色物。②皮层较窄,散有石细胞群,胞腔内充满棕红色物;薄壁细胞含草酸钙方晶。③维管束异型,由韧皮部与木质部相间排列成数轮。④韧皮部最外侧为石细胞群与纤维束组成的厚壁细胞层;射线多被挤压;分泌细胞甚多,充满棕红色物,常数个至 10 多个切向排列成带状;纤维束较多,非木化或微木化,周围细胞含草酸钙方晶,形成晶纤维,含晶细胞壁木化增厚;石细胞群散在。⑤木质部射线有的含棕红色物;导管多单个散在,类圆形;木纤维束亦均形成晶纤维,木薄壁细胞中少数含棕红色物(图 6-5)。

2. 粉末 棕黄色。①石细胞多成群,类方形或类圆形,层纹明显,壁稍厚者常含草酸钙方晶。②纤维及晶纤维多成束,末端的壁易分裂成数条,呈针状。③分泌细胞胞腔内含红棕色或黄棕色物,常与韧皮射线垂直排列。④棕色块散在。⑤导管以具缘纹孔为主,有的内含红棕色或黄棕色物。⑥草酸钙结晶方形,类双锥形等。木栓细胞、木射线细胞及木薄壁细胞具纹孔(图 6-6)。

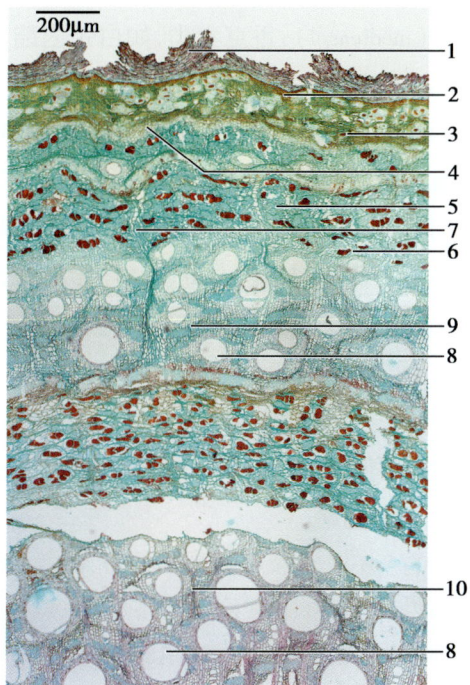

1.木栓层；2.皮层；3.石细胞群；4.厚壁细胞层；5.韧皮部；6.分泌细胞；7.韧皮射线；8.导管；9.木纤维束；10.木射线。

● 图6-5　鸡血藤(茎)横切面图

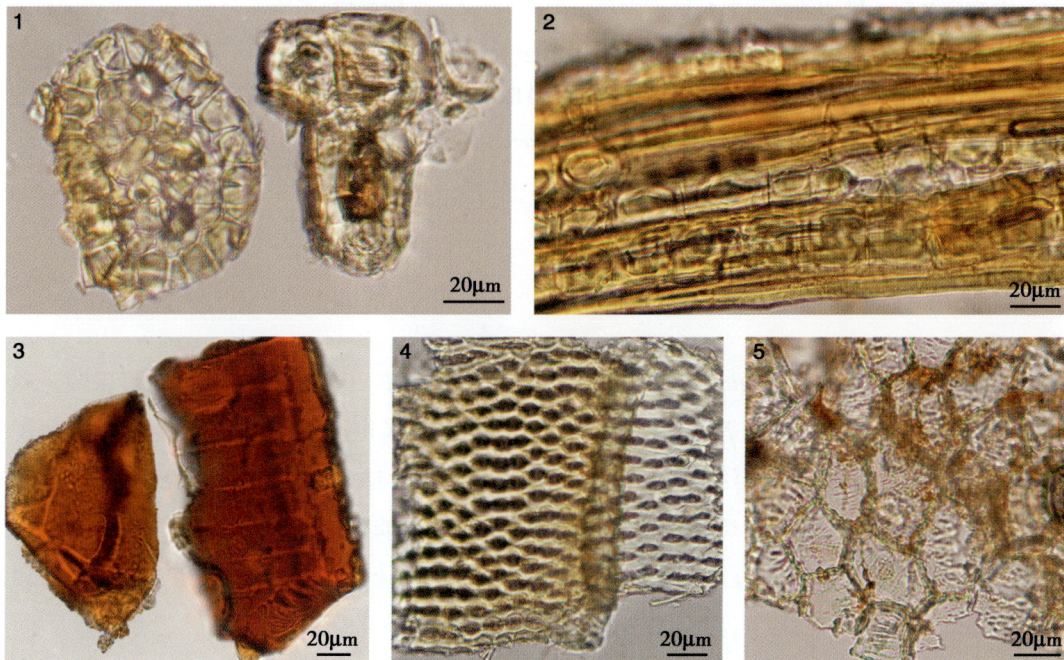

1.石细胞；2.纤维及晶纤维；3.棕色块；4.导管；5.木栓细胞。

● 图6-6　鸡血藤粉末图

【化学成分】 ①主含黄酮类成分,异黄酮类有芒柄花素(formononetin)、芒柄花苷(ononin)、樱黄素(prunetin)、阿夫罗摩辛(afromosin)、卡亚宁(cajanin)、大豆黄素(daidzein)等;查耳酮类有甘草查耳酮(licochalcone A)、异甘草素(isoliquiritigenin)、2,4,3′,4′-四羟基查耳酮(2,4,3′,4′-tetra-hydroxy-chalcone)等。②含拟雌内酯类成分,如苜蓿内酯(medicagol);香豆素类,如白芷内酯(angelicin);三萜类,如羽扇豆醇 lupeol;蒽醌类成分,如大黄素甲醚(physcion)等。

【理化鉴别】 薄层色谱鉴别 粉末乙醇提取液过滤蒸干后,残渣加水溶解,用乙酸乙酯提取,挥干溶剂,残渣加甲醇溶解作为供试品溶液。以鸡血藤对照药材作对照,按薄层色谱法,用硅胶 GF_{254} 薄层板,以二氯甲烷-丙酮-甲醇-甲酸(8:1.2:0.3:0.5)为展开剂展开,置紫外光灯(254nm)下检视,供试品色谱在与对照药材色谱相应的位置上显相同颜色的斑点;然后以5%香草醛硫酸溶液显色,供试品色谱中,在与对照药材色谱相应的位置上,仍显相同颜色的斑点。

【质量评价】

1. 经验鉴别 以树脂状分泌物多者为佳。

2. 浸出物 按醇溶性浸出物热浸法测定,乙醇浸出物不得少于8.0%。

【性味功效】 性温,味苦、甘。活血补血,调经止痛,舒筋通络。

【附注】 商品鸡血藤的来源比较复杂,各地区习惯使用曾有所不同,主要有以下几种:①山鸡血藤 *Millettia dielsiana* Harms ex Diels 的藤茎。主产于中南、西南、华东地区。茎藤表面灰棕色,有多数纵长或横长的皮孔;断面皮部约占半径的1/4处有一圈渗出的黑棕色树脂状物,木部黄色,可见细密小孔,髓极细。本品茎、叶含无羁萜(friedeline)及3-β无羁萜醇(friedelan-3β-ol),茎尚含鸡血藤醇(milletol)、蒲公英赛酮(taraxerone)及多种甾醇。②常绿油麻藤 *M. sempervirens* Hemsl. 的茎藤。 福建有作鸡血藤用者。呈圆柱形或斜切片,栓皮灰白色,有细密环纹。横切面栓内层有数列含晶。细胞,韧皮部呈棕褐色,木质部呈棕色,二者相间排列成4~6个同心环。韧皮部有含棕色物的分泌细胞和晶纤维及石细胞,有的石细胞中含草酸钙棱晶。中心有小髓部。③木通科植物大血藤 *Sargentodoxa cuneata*(Oliv.)Rehd. et Wils. 的藤茎,在东北、西北、中南各省也混作鸡血藤使用。④木兰科植物异型南五味子 *Kadsura heteroclite*(Roxb.)Craib 及中间五味子 *Kadsura interior* A. G. Smith 的藤茎,为云南制鸡血藤膏的主要原料之一。

降香 Dalbergiae Odoriferae Lignum

为豆科植物降香檀 *Dalbergiae odorifera* T. Chen 树干和根的干燥心材。全年均可采收。除去边材,阴干。主产于广东、海南等省;福建、广西、云南等省区也产。药材呈类圆柱形或不规则块状,大小不一。表面紫红色至红褐色,切面有致密的纹理。质硬,富油性。入水下沉。火烧有黑烟及油冒出,残留白色灰烬。气微香,味微苦。以色紫红,质坚硬,富油性,香气浓者为佳。主要含挥发油(1.76%~9.70%),并含黄酮类化合物。性温,味辛。具有化瘀止血,理气止痛的功效。

沉香★ Aquilariae Lignum Resinatum

沉香

始载于《名医别录》,被列为上品。《新修本草》注云:"沉香、青桂、鸡骨、马蹄、煎香等,同是一树,叶似橘叶,花白,子似槟榔,大如桑葚,紫色而味辛,树皮青色,木似榉柳。"沈怀远

《南越志》云:"交州(交趾)蜜香树,欲取先断其根,经年后,外皮朽烂,木心与节坚黑沉水者为沉香,浮水面平者为鸡骨,最粗者为栈香。"白木香始载于唐《本草拾遗》,云:"蜜香生交州,大树节如沉香。"至苏颂《图经本草》云:"⋯⋯旧不著所出州土,今惟海南诸国及交广崖州有之⋯⋯"历史上有瑞香科沉香树 *Aquilaria agallocha* Roxb 和白木香均供药用。

【来源】　为瑞香科植物白木香 *Aquilaria sinensis*(Lour.)Gilg 含有树脂的木材。

【植物形态】　乔木,树皮暗灰色,几平滑;小枝圆柱形,幼时被疏柔毛。单叶互生,革质,圆形、椭圆形至长圆形,先端锐尖或急尖而具短尖头,基部宽楔形,全缘,两面均无毛。伞形花序,花梗密被黄灰色短柔毛;萼筒浅钟状两面均密被短柔毛,5 裂,裂片长 0.4~0.5cm;花瓣 10 片;雄蕊10 枚,排成 1 轮;子房 2 室,每室 1 枚胚珠。蒴果卵球形,2 瓣裂,2 室,每室具有 1 粒种子。花期春夏,果期夏秋。

【采收加工】　全年均可采收,割取含树脂的木材,除去不含树脂部分,阴干。

【产地】　主产于海南、广东、广西、福建等省区。

【性状鉴别】　呈不规则片状、长条形或类方形小碎块状,长 0.3~7.0cm,宽 0.2~5.5cm。表面凹凸不平,有的有刀痕,偶有孔洞,可见黑褐色树脂与黄白色木部相间的斑纹。质较坚实,刀切面平整,折断面刺状。气芳香,味苦(图 6-7)。

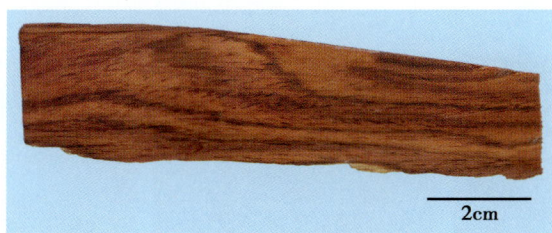

● 图 6-7　沉香药材图

【显微鉴别】

1. 横切面　①木射线宽 1~2 列细胞,呈径向延长,壁非木化或微木化,有的具壁孔,充满棕色树脂,射线周围的木薄壁细胞有时因含树脂而破坏,形成不整齐的树脂带。②导管呈圆形、多角形,往往 2~10 个成群存在,偶有单个散在,有的含棕色树脂。③木纤维多角形,占大部分,壁稍厚,木化,壁具单斜纹孔。④木间韧皮部扁长椭圆形或条带状,常与射线相交,细胞壁薄,非木化,内含棕色树脂;其间散有少数纤维,筛管群多颓废。有的薄壁细胞含有少数草酸钙柱晶。

2. 切向纵切面　①木射线细胞同型性,宽 1~2 列细胞,高 4~20 个细胞。②多为具缘纹孔短节导管,长短不一,多为短节导管,两端平截,具缘纹孔排列紧密,互列,内含黄棕色树脂团块。③韧型纤维细长,壁较薄,有单纹孔。④木间韧皮部细胞长方形。

3. 径向纵切面　木射线排列成横向带状,高 4~20 层细胞,细胞为长方形或略长方形。纤维径向壁上有单纹孔,余同切向纵切面(图 6-8)。

4. 粉末　黑棕色。①纤维管胞多成束,长梭形,壁较薄,有具缘纹孔。②韧型纤维多离散,径向壁上有单斜纹孔。③具缘纹孔导管,纹孔排列紧密,互列,内含黄棕色树脂团块,导管内棕色树脂团块常破碎脱出。④木射线细胞壁连珠状增厚。⑤木间韧皮薄壁细胞,含黄棕色物质,可见菌丝腐蚀形成的纵横交错纹理。⑥黄棕色树脂团块及草酸钙柱晶可见(图 6-9)。

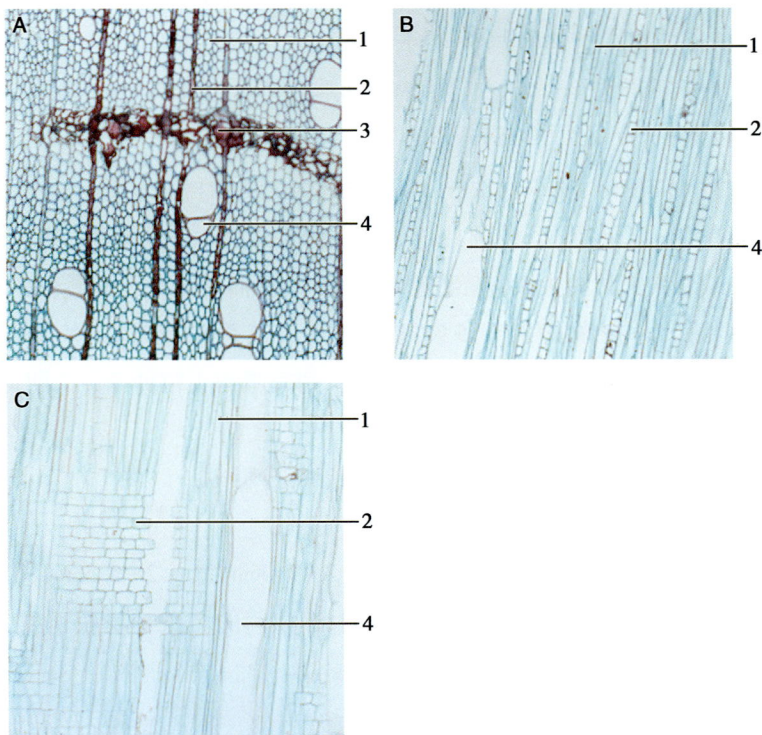

1.木纤维；2.木射线；
3.木间韧皮部；4.导管。
A.横切面；B.切向纵切
面；C.径向纵切面。

● 图6-8 沉香(木材)三切
面图

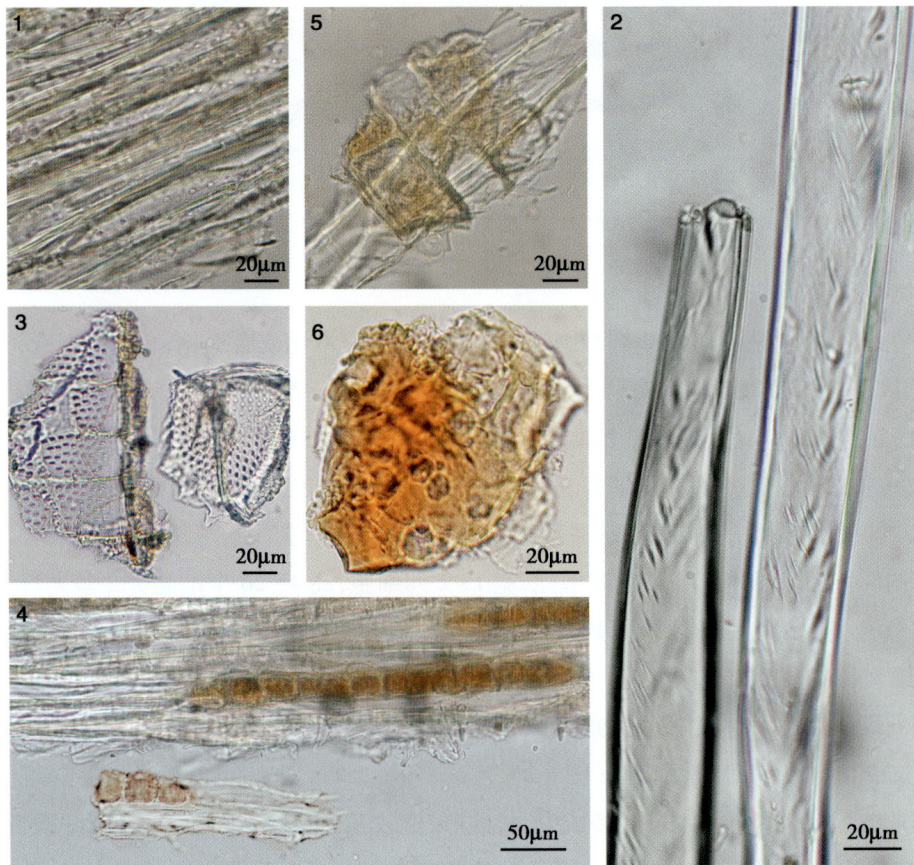

1.纤维管胞；2.韧型纤维；3.导管；4.木射线细胞；5.木间韧皮薄壁细胞；6.树脂团块。

● 图6-9 沉香粉末图

【化学成分】 ①主含挥发油及树脂。挥发油中主要成分有沉香四醇（agarotetrol）、沉香螺萜醇（agarospirol）、白木香酸（baimuxinic acid）、白木香醛（baimuxinal）、异白木香醇（isobaimuxinol）及苄基丙酮（benzylacetone）等。②尚含三萜、黄酮、生物碱类成分。

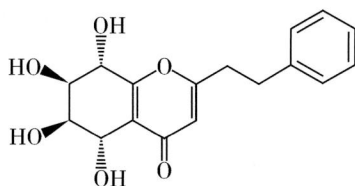
沉香四醇

【理化鉴别】

1. 取本品乙醇浸出物蒸干,进行微量升华,得黄褐色油状物,香气浓郁;于油状物上加盐酸1滴与香草醛少量,再滴加乙醇1~2滴,渐显樱桃红色,放置后颜色加深。

2. 薄层色谱鉴别　粉末乙醚超声提取,滤液蒸干,残渣加三氯甲烷溶解,作为供试品溶液。以沉香对照药材作对照,按薄层色谱法,用硅胶 G 板,以三氯甲烷-乙醚(10∶1)为展开剂,置紫外光灯(365nm)下检视。供试品色谱中,在与对照药材色谱相应的位置上,显相同颜色的荧光斑点。

3. 高效液相特征图谱鉴别　粉末乙醇超声提取,制备供试品溶液。以沉香对照药材、沉香四醇对照品作对照,按高效液相色谱法测定。供试品特征图谱中应呈现 6 个特征峰,并应与对照药材参照物色谱峰中的 6 个特征峰相对应,其中峰 1 应与对照品参照物峰保留时间相一致。

【质量评价】

1. 经验鉴别　以色黑、质坚硬、油性足、香气浓而持久、能沉水者为佳。

2. 浸出物　按醇溶性浸出物热浸法测定,乙醇浸出物不得少于 10.0%。

3. 含量测定　按高效液相色谱法测定,含沉香四醇($C_{17}H_{18}O_4$)不得少于 0.10%。

【性味功效】　性微温,味辛、苦。行气止痛,温中止呕,纳气平喘。

【附注】　进口沉香主产于印度尼西亚、马来西亚、柬埔寨及越南等国,为瑞香科植物沉香 *Aquilaria agallocha* Roxb. 含有树脂的木材。药材呈不规则棒状、片状。表面黄棕色或灰黑色,密布断续棕黑色的细纵纹;有时可见黑棕色树脂斑痕。质坚硬而重,能沉水或半沉水。气较浓,味苦。燃之发浓烟,香气强烈。醇浸出物35%~50%。

通草　Tetrapanacis Medulla

为五加科植物通脱木 *Tetrapanax papyrifer*(Hook.)K. Koch 的干燥茎髓。秋季割取茎,截成段,趁鲜取出髓部,理直,晒干。主产于贵州、云南、四川、湖北等省。呈圆柱形,表面白色或淡黄色,有浅纵沟纹。体轻,质松软,稍有弹性,易折断,断面平坦,显银白色光泽,中部有直径 0.3~1.5cm 的空心或半透明的薄膜,纵剖面呈梯状排列,实心者少见。气微,味淡。含肌醇(inositol),多糖、单糖及氨基酸等成分。性微寒,味甘、淡。具有清热利尿,通气下乳的功效。

钩藤▲　Uncariae Ramulus Cum Uncis

【来源】　为茜草科植物钩藤 *Uncaria rhynchophylla*(Miq.)Miq. ex Havil.、大叶钩藤 *U. mac-*

rophylla Wall.、毛钩藤 *U. hirsuta* Havil.、华钩藤 *U. sinensis*（Oliv.）Havil. 或无柄果钩藤 *U. sessili-fructus* Roxb. 的干燥带钩茎枝。秋、冬两季采收有钩的嫩枝，剪成短段，晒干。

【产地】 钩藤主产于广西、广东、湖北、湖南等省区；大叶钩藤主产于广西、广东、云南等省区；华钩藤主产于广西、贵州、湖南、湖北等省区；毛钩藤主产于福建、广东、广西、台湾等省区；无柄果钩藤主产于广东、广西、云南等省区。

【性状鉴别】 茎枝呈圆柱形或类方柱形，长 2~3cm，直径 0.2~0.5cm。表面红棕色至紫红色者具细纵纹，光滑无毛；黄绿色至灰褐色者有的可见白色点状皮孔，被黄褐色柔毛。多数枝节上对生两个向下弯曲的钩（不育花序梗），或仅一侧有钩，另一侧为突起的疤痕；钩略扁或稍圆，先端细尖，基部较阔；钩基部的枝上可见叶柄脱落后的窝点状痕迹和环状的托叶痕。质坚韧，断面黄棕色，皮部纤维性，髓部黄白色或中空。气微，味淡（图 6-10）。

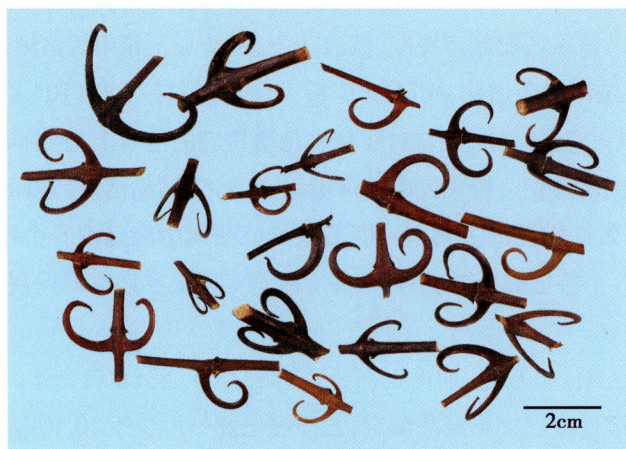

● 图 6-10　钩藤药材图

【显微鉴别】

1. 茎横切面　钩藤：①表皮细胞 1 列，表面具角质层。②皮层薄壁细胞内含棕色物。③中柱鞘纤维排成断续的环带。④韧皮部纤维单个或成束散在，韧皮射线宽 1 列细胞。⑤木质部导管常数个径向相连，木纤维多数。⑥髓部明显，环髓厚壁细胞 1~2 列，具明显的单纹孔。⑦薄壁细胞中含草酸钙砂晶及少数簇晶，并含淀粉粒。

大叶钩藤：角质层表面观成条纹状，单细胞或多细胞非腺毛。皮层细胞有的含色素。木质部两侧向内呈弧状突起。

毛钩藤：角质层表面观呈内凹的方格形。复表皮 2~5 层细胞，单细胞非腺毛钩状弯曲，多细胞非腺毛由 2~15 个细胞组成。薄壁细胞仅含草酸钙砂晶。

华钩藤：角质层表面观呈类长方形突起，复表皮，薄壁细胞仅含草酸钙砂晶。

无柄果钩藤：角质层呈不规则的波状纹理，表皮细胞外壁向外突起，具多数单细胞短角状毛，表面有疣状突起。皮层细胞不含色素，有断续成环的石细胞层。木质部向内呈弧状突起，薄壁细胞中含草酸钙砂晶或簇晶。

2. 粉末　钩藤：淡红棕色。①韧皮薄壁细胞延长，壁稍厚，次生壁自初生壁脱离，呈螺旋状或扭曲。②韧皮纤维甚多，壁极厚，非木化或微木化，孔沟不明显。③韧型纤维大多成束，甚长，壁稍厚,木化,具明显的单斜孔。④纤维管胞少见,大多与韧型纤维成束存在,有具缘纹孔。⑤导管为螺纹、网纹、梯纹及具缘纹孔。⑥薄壁细胞中含有草酸钙砂晶。另可见木化薄壁细胞、表皮细胞等。⑦表皮细胞棕黄色,类方形、多角形或稍延长,直径长达 $32\mu m$,壁稍增厚,细胞内有油滴状物,断面可见较厚的角质层。

华钩藤:与钩藤相似。

大叶钩藤:单细胞非腺毛多见,多细胞具非腺毛 2~15 个细胞。

毛钩藤:非腺毛具 1~5 个细胞。

无柄果钩藤:少见非腺毛,具 1~7 个细胞。可见厚壁细胞,类长方形,长 41~121μm,直径 17~32μm。

【化学成分】 ①主含吲哚类生物碱:钩藤碱(rhynchophylline)、异钩藤碱(isorhyn-chophylline)、去氢钩藤碱(corynoxeine)、去氢异钩藤碱(isocorynoxeine)、柯南因碱(cory-nantheine)等。②尚含萜类、黄酮等成分。

钩藤碱、异钩藤碱为降压的有效成分。

【质量评价】

1. 经验鉴别　以双钩、茎细、钩结实、光滑、色紫红、无枯枝钩者为佳。

2. 浸出物　按照醇溶性浸出物热浸法测定,用乙醇作溶剂,不得少于 6.0%。

【性味功效】 性凉,味甘。息风定惊,清热平肝。

第六章同步练习

第七章　皮类中药

第一节　概述

第七章概述课件

皮（cortex）类中药通常指来源于被子植物（主要是双子叶植物）或裸子植物树干、枝条或根的形成层以外部分的中药，通常称为"树皮"，包括茎干皮、枝皮和根皮，大多数为木本双子叶植物茎干的皮，如肉桂、黄柏、杜仲等；少数为根皮，如牡丹皮、香加皮、地骨皮等；也有茎干皮、枝皮及根皮同时入药，如厚朴。

树皮的构造通常包括周皮、皮层、中柱鞘及韧皮部，而韧皮部占树皮的大部分，老的树皮外常附有一些死亡组织，称为落皮层。

一、性状鉴别

皮类中药的性状特征差异较大。鉴定时，主要观察其形状、外表面、内表面、折断面及气味等特征。其中，外表面的皮孔、折断面、气味是皮类生药鉴别的重要依据。

1. 形状　皮类中药的形状主要取决于取皮部位（如干皮、枝皮或根皮）、采皮方法（如剥离、削离、抽芯）以及干燥时皮的收缩程度。树干皮多粗大而厚，呈长条状或板片状；枝皮则呈细条状或卷筒状；根皮多数呈短片状或短小筒状。常见形状如下：

（1）板片状：皮片较平整，如杜仲、黄柏。

（2）卷曲状：多数较薄的干皮或枝皮，在干燥过程中，因组织散失水分而成卷曲状。根据弯曲的程度不同，又可分为①槽状，如合欢皮；②管状，如牡丹皮；③单卷筒状，如肉桂；④双卷筒状，如厚朴；⑤反曲状。

2. 外表面　一般较粗糙，通常有木栓层。部分皮类中药的木栓层已除去或部分除去而较光滑，如桑白皮、黄柏、刮丹皮等。外表面多呈灰黑色、灰褐色、棕褐色或棕黄色等。有的树干皮外表面常有鳞片状剥离，或有深浅不同的裂纹，或有形状各异的突起物，常有地衣、苔藓等附生。少数皮类中药的外表面有刺，如红毛五加皮。多数树皮外表面可见皮孔，以枝皮显著。皮孔的边缘略突起，中央略向下凹。

皮孔的形状、颜色、分布的密度是鉴别皮类中药的重要特征之一。如合欢皮的皮孔呈椭圆形，红棕色；牡丹皮的皮孔横长略凹陷状，呈灰褐色；杜仲的皮孔呈斜方形。

3. 内表面　一般较平滑,有纵向皱纹,有的显网状纹理,如椿皮。颜色各不相同,如肉桂呈红棕色,杜仲呈暗紫色,黄柏呈暗黄色或淡棕色。有的内表面可见具有一定形状的结晶性析出物,如牡丹皮。

4. 折断面　是皮类中药鉴别的重要依据。皮类中药横向折断面的特征与皮中各组织的组成、排列方式密切相关,折断面的形状主要如下:

（1）平坦状:富有薄壁细胞而无纤维束或石细胞群,折断面无显著突起物,如牡丹皮。

（2）颗粒状:组织中富有石细胞群,折断面呈颗粒状突起,如肉桂。

（3）纤维状:组织中富含纤维,折断面可见细的纤维状物或刺状物,如桑白皮。

（4）裂片状:组织中的纤维束和薄壁组织成层状排列,折断面呈纤维状小片,如黄柏。

（5）层状:组织中的纤维束和薄壁组织成环带状间隔排列,折断面呈明显的层片状,如苦楝皮。

有的外层呈颗粒状,内层显纤维状,说明外侧多为石细胞群,纤维主要存在于内侧,如厚朴。有的折断时有银白色胶质丝状物相连,如杜仲。有的折断时有粉尘,说明组织细胞中富含淀粉,如白鲜皮。

5. 气味　也是皮类中药鉴别的重要依据。有些皮类中药的外形相似,但其气味却完全不同,如肉桂与桂皮外形相似,前者味甜而微辛,后者则味辛辣而凉。香加皮与地骨皮,前者具有特殊香气,味苦而有刺激感,后者的气、味均较微弱。有些含挥发油的皮类中药的内表面经刻划会出现油痕,根据油痕的情况,并结合气味,可判断该中药的质量,如肉桂、厚朴。

二、显微鉴别

皮类中药的组织构造由外向内依次为周皮、皮层、韧皮部。

1. 周皮　包括木栓层、木栓形成层与栓内层三部分。

木栓层细胞常呈切向长方形,径向壁整齐地排列成行,壁木栓化或木化,应注意木栓细胞的层数、颜色、细胞壁的增厚情况及壁的性质。有的木栓细胞内壁增厚并木化,如杜仲,有的最内层木栓细胞的外壁增厚,如肉桂。木栓层的发达程度随植物种类的不同而有较大差别。

木栓形成层细胞常为一层扁平薄壁细胞,在一般皮类中药中不易区别。

栓内层存在于木栓形成层的内侧,排列情况与木栓细胞相似,但壁非化,也不含红棕色物质。有的含叶绿体而显绿色,称为"绿皮层"。有的栓内层为数列多角形厚角细胞,如秦皮。有的栓内层细胞均特化成石细胞而成为石细胞环层,如厚朴。栓内层发达的,其内侧距木栓形成层较远的细胞多为不规则形,与皮层细胞不易区别。应注意栓内层细胞壁是否增厚,有无细胞内含物,如草酸钙结晶等。

2. 皮层　狭窄,多为薄壁细胞,略呈切向延长,常可见细胞间隙;靠近周皮的细胞常分化成厚角组织。皮层中常可见纤维、石细胞和分泌组织,如秦皮、黄柏可见纤维和石细胞;肉桂、厚朴可见油细胞;桑白皮可见乳管。常见的细胞内含物有淀粉粒和草酸钙结晶,如桑白皮、黄柏含方晶;牡丹皮、苦楝皮含簇晶;肉桂含针晶。

3. 韧皮部　包括韧皮射线和韧皮束两部分。

韧皮射线的宽度和形状也是重要的鉴别特征。射线可分为髓射线和韧皮射线两种。髓射线较长,常弯曲状,外侧渐宽成喇叭口状;韧皮射线较短;两者都由薄壁细胞构成,不木化,细胞中常含有淀粉粒和草酸钙结晶。

韧皮束由筛管、伴胞、韧皮薄壁细胞组成。有时可见厚壁组织和分泌组织。

初生韧皮部位于外侧,其筛管群常呈颓废状而皱缩,其外方常有厚壁组织(如纤维束、石细胞群)构成完整或断续的环带(也称为"中柱鞘纤维")。次生韧皮部占大部分,除筛管和伴胞外,常有厚壁组织、分泌组织等;应注意其分布位置、分布特点和细胞特征;有些薄壁细胞内常可见结晶体或淀粉粒。韧皮部与外方组织的区别可依据韧皮射线来判断;韧皮射线贯穿的部分即为韧皮部。

皮类中药在进行粉末鉴别时,主要依靠各种细胞的形态及其内含物,如纤维、石细胞、木栓细胞、筛管、分泌组织及草酸钙结晶、淀粉粒等。应注意各种细胞形状、长度、宽度,细胞壁的性质、厚度、纹孔、壁沟及层纹的情况,以及细胞内含物的有无及形态等。尤其厚壁细胞、木栓细胞、分泌组织、细胞内含物等是鉴定的重要依据。如厚朴、黄柏有分枝状石细胞;桑白皮的石细胞内含方晶;黄柏有晶纤维;杜仲的分泌细胞中含橡胶质;厚朴、肉桂有油细胞;苦楝皮、合欢皮含方晶;地骨皮、秦皮含砂晶;牡丹皮含簇晶;肉桂含针晶。但是,应注意皮类中药的粉末一般不应含有木质部及髓部的组织,如导管、管胞、木纤维等。

第二节　常用皮类中药的鉴定

桑白皮▲　Mori Cortex(附:桑枝、桑叶、桑椹)

【来源】　为桑科植物桑 *Morus alba* L. 的干燥根皮。秋末至次春发芽前采挖根部,刮去黄棕色粗皮,纵向剖开,剥取根皮,晒干。

【产地】　主产于河南、安徽、四川、湖南等地。以河南、安徽产量大,并以亳桑皮质量佳。

【性状鉴别】

1. 药材　呈扭曲的筒状、槽状或板片状,厚1~4mm。外表面白色或淡黄白色,较平坦,偶有残留橙黄色或棕色栓皮;内表面黄色或灰黄色,有细纵纹。体轻,质韧,纤维性强,难折断,易纵向撕裂,撕裂时有粉尘飞扬。气微,味微甘。

2. 饮片　桑白皮:呈丝条状,外表面白色或淡黄白色,有的残留橙黄色或棕黄色鳞片状粗皮;内表面黄白色或灰黄色,有细纵纹。体轻,质韧,纤维性强。气微,味微甘(图7-1)。

【显微鉴别】

1. 横切面　①韧皮部射线宽2~6列细胞;散有乳管;②纤维非木化或微木化;③薄壁细胞含淀粉粒,有的细胞含草酸钙方晶;④老根皮中散在夹有石细胞的厚壁细胞群,胞腔多含方晶。

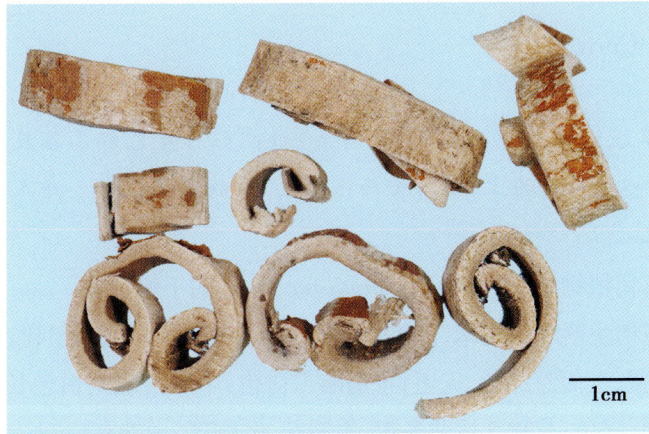

● 图7-1　桑白皮饮片图

2. 粉末　淡灰黄色。①纤维甚多，多碎断，壁极厚，非木化或微木化。②草酸钙方晶呈多面体形、菱形或双锥形。③石细胞形状不规则，壁较厚，纹孔及孔沟明显，胞腔内有的含方晶。另有含晶厚壁细胞。④淀粉粒甚多。

【化学成分】　①黄酮类化合物：桑素（mulberrin）、桑色烯（mulberrochromene）、桑白皮素（moracenin）c、d，桑根白皮素（morusin）、桑根皮素（morusin）、桑酮（kuwanon）A～V等。②香豆素类化合物：伞形花内酯（umbelliferone）、5,7-羟基香豆素（5,7-dihydroxycoumarin）、东莨菪素（scopoletin）等。③二苯乙烯类化合物：白藜芦醇（resveratrol）、氧化白藜芦醇（oxyresveratrol）等。④此外，还有多糖类、木脂素类、鞣质和挥发油等。

【质量评价】　以色白、皮厚、柔韧者为佳。

【性味功效】　性寒，味甘。泻肺平喘，利水消肿。

【附药】　桑枝　Mori Ramulus

为桑科植物桑 *Morus alba* L. 的干燥嫩枝。春末夏初采收，去叶，晒干，或趁鲜切片，晒干。本品呈长圆柱形，表面灰黄色或黄褐色，有多数黄褐色点状皮孔及细纵纹；质坚韧，不易折断，断面纤维性；皮部较薄，木部黄白色，射线放射状，髓部白色或黄白色。气微，味淡。主要含黄酮类化合物。性平，味微苦。祛风湿，利关节。

桑叶　Mori Folium

为桑科植物桑 *Morus alba* L. 的干燥叶。初霜后采收，除去杂质，晒干。本品多皱缩、破碎。完整者有柄，叶片展平后呈卵形或宽卵形；先端渐尖，基部截形、圆形或心形，边缘有锯齿或钝锯齿，有的不规则分裂；上表面黄绿色或浅黄棕色，有小疣状突起；下表面颜色较浅，叶脉突出，小脉网状，脉上被疏毛，脉基具簇毛。质脆。气微，味淡、微苦涩。含黄酮类化合物，主要为芦丁（rutin）。 性寒，味甘、苦。疏散风热，清肺润燥，清肝明目。

桑椹　Mori Fructus

为桑科植桑 *Morus alba* L. 的干燥果穗。4~6月果实变红时采收，晒干，或略蒸后晒干。本品为聚花果，由多数小瘦果集合面成，呈长圆形；黄棕色、棕红色或暗紫色、有短果序梗；小瘦果卵圆形，稍扁。气微，味微酸而甜。主要含芦丁等黄酮类化合物及白藜芦醇等酚类成分。性寒，味甘、酸。滋阴补血，生津润燥。

牡丹皮★ Moutan Cortex

始载于《神农本草经》,列为中品。《名医别录》曰:"牡丹生巴郡山谷及汉中。"《本草纲目》曰:"牡丹以色丹者为上,虽结子而根上生苗,故谓之牡丹。唐人谓之木芍药,以其花似芍药,而宿干似木也。"

【来源】 为毛茛科植物牡丹 *Paeonia suffruticosa* Andr. 的干燥根皮。

【植物形态】 多年生落叶小灌木,高1~1.5m。根茎肥厚。枝短而粗壮。叶互生,2回3出复叶;小叶卵形,叶片3裂;上面深绿色,无毛;下面略带白色,中脉上疏生白色长毛。花单生于枝端,萼片5片,覆瓦状排列,绿色;花瓣5片或多数,重瓣花,倒卵形,顶端有缺刻,红、紫、白、玫瑰色;雄蕊多数,花丝红色,花药黄色;雌蕊2~5枚,绿色,密生短毛,柱头叶状,花盘杯状。果实为2~5个蓇葖果,卵圆形,绿色,被褐色短毛。花期5~7月。果期7~8月(图7-2)。

【采收加工】 栽培3~5年后采收,于秋季采挖根部,除去须根及茎基,剥取根皮,晒干,习称"连丹皮";刮去外皮后晒干,称为"刮丹皮"或"粉丹皮"。

【产地】 主产于安徽、河南、四川、山东等地。

【性状鉴别】

1. 药材 连丹皮:呈筒状或半筒状,有纵剖开的裂缝,略向内卷曲或张开,长5~20cm,直径0.5~1.2cm,厚0.1~0.4cm。外表面灰褐色或黄褐色,有多数横长皮孔样突起

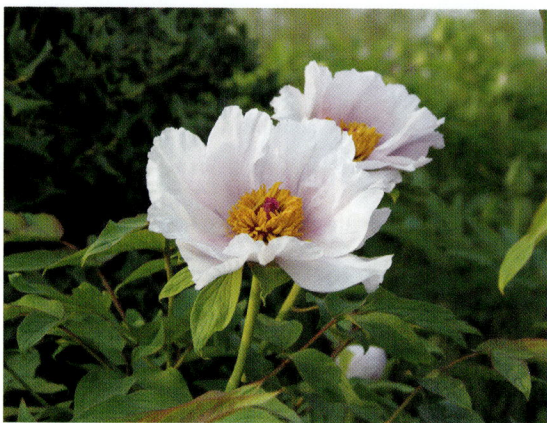

● 图7-2 牡丹*Paeonia suffruticosa* Andr.

及细根痕,刮去外皮者呈粉红色。内表面淡灰黄色或浅棕色,有明显的细纵纹,常见白色发亮结晶(丹皮酚),习称"亮银星"。质硬而脆,易折断,断面较平坦,淡粉红色,粉性。气芳香,味微苦而涩。

刮丹皮:外表面有刮刀削痕,红棕色或淡灰黄色,有时可见灰褐色斑点状残存外皮(图7-3-1)。

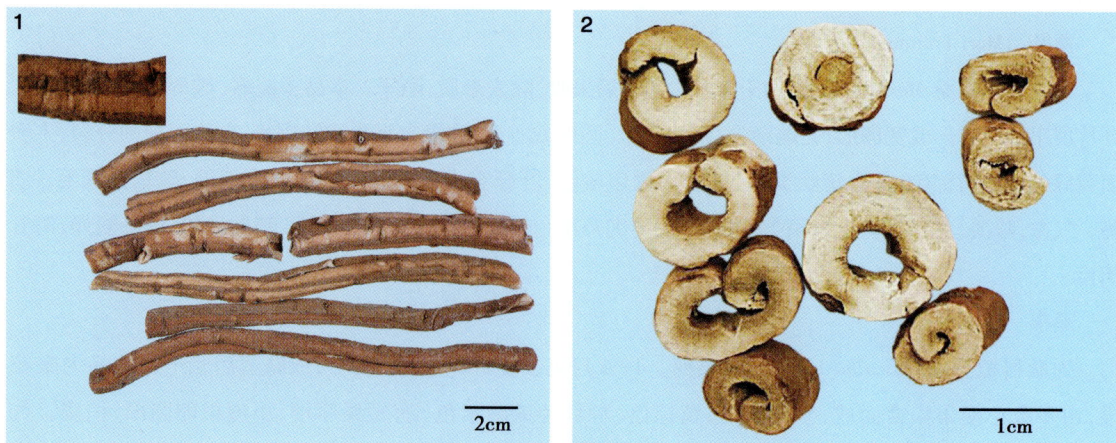

1.牡丹皮药材图;2.牡丹皮饮片图。

● 图7-3 牡丹皮药材及饮片图

2. 饮片 呈圆形或卷曲形的薄片。连丹皮外表面灰褐色或黄褐色,栓皮脱落处粉红色;刮丹皮外表面红棕色或淡灰黄色。内表面有时可见发亮的结晶。切面淡粉红色,粉性。气芳香,味微苦而涩(图7-3-2)。

【显微鉴别】

1. 根皮横切面 ①木栓层4~8列木栓细胞,浅棕红色,类方形。②皮层数十列薄壁细胞,切向延长,靠近木栓层3~5列细胞壁稍厚。③韧皮部宽广,约占横切面径向的4/5,筛管群明显。④韧皮射线宽1~3列细胞。⑤薄壁细胞含淀粉粒,有的含草酸钙簇晶(图7-4)。

2. 粉末 淡红棕色。①淀粉粒众多,单粒类圆形或多角形,直径3~16μm,脐点点状、裂缝状或飞鸟状;复粒由2~6个分粒组成。②草酸钙簇晶直径6~45μm,有时簇晶排列成行,或一个细胞含有数个簇晶。③木栓细胞类长方形,壁稍厚,浅棕红色(图7-5)。

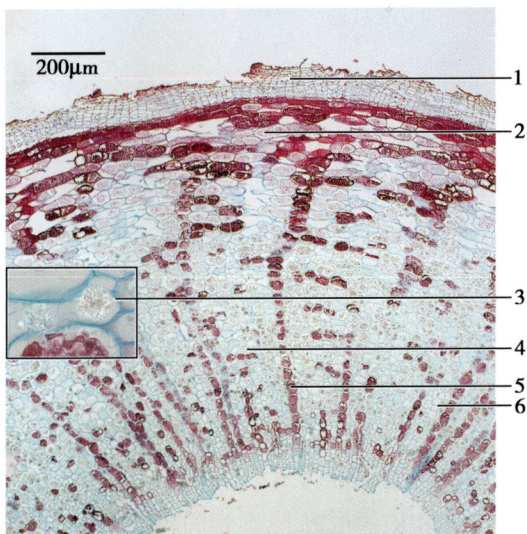

1.木栓层; 2.皮层; 3.草酸钙簇晶; 4.韧皮部; 5.韧皮射线; 6.筛管群。

● 图7-4 牡丹皮(根皮)横切面图

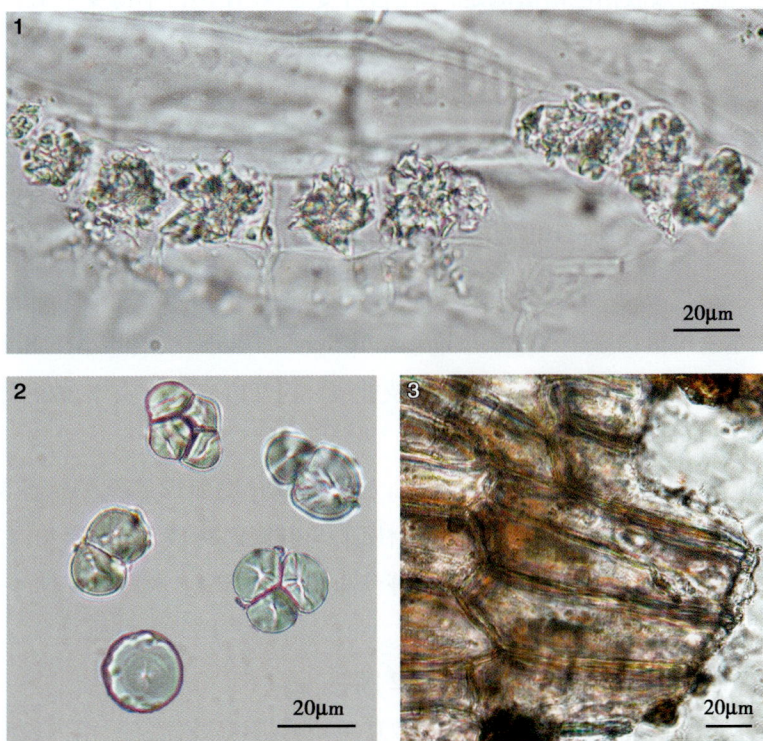

1.草酸钙簇晶; 2.淀粉粒; 3.木栓细胞。

● 图7-5 牡丹皮粉末图

【化学成分】　主要化学成分为丹皮酚（paeonol）、丹皮酚苷（paeonoside）、丹皮酚原苷（paeonolide）、丹皮酚新苷（apiopaeonoside）、芍药苷（paeoniflorin）、羟基芍药苷（oxypaeoniflorin）等，以及鞣质、挥发油等。

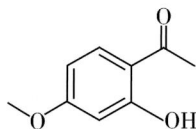

丹皮酚

【理化鉴别】

1. 微量升华　取粉末微量升华，显微镜下长柱形结晶或针状、羽状簇晶，滴加三氯化铁醇溶液，则结晶溶解而呈暗紫色（示丹皮酚）。

2. 薄层色谱鉴别　取粉末 1g，加乙醚 10ml，密塞，振摇 10 分钟，滤过，滤液挥干，残渣加丙酮 2ml 使溶解，作为供试品溶液。另取丹皮酚对照品，加丙酮制成每 1ml 含 2mg 的溶液，作为对照品溶液。按薄层色谱法，用硅胶 G 板，以环己烷-乙酸乙酯-冰醋酸（4∶1∶0.1）为展开剂，展开，取出，晾干，喷以 2% 香草醛硫酸乙醇溶液（1→10），在 105℃加热至斑点显色清晰。供试品色谱中，在与对照品色谱相应的位置上，显相同颜色的斑点。

【质量评价】

1. 经验鉴别　以条粗长、皮厚、无木心、断面色白、粉性足、结晶多、香气浓者为佳。

2. 浸出物　按醇溶性浸出物热浸法测定，用乙醇作溶剂，不得少于 15.0%。

3. 含量测定　照高效液相色谱法测定，本品含丹皮酚（$C_9H_{10}O_3$）不得少于 1.2%。

【性味功效】　性寒，味苦、辛。清热凉血，活血化瘀。

厚朴★　Magnoliae Officinalis Cortex（附：厚朴花）

厚朴

始载于《神农本草经》，列为中品。《神农本草经》曰："厚朴，味苦，性温。主中风、伤寒头痛，寒热；惊悸；气血痹，死肌；去三虫。生山谷。"

【来源】　为木兰科植物厚朴 *Magnolia officinalis* Rehd. et Wils. 或凹叶厚朴 *M. offinalis* Rehd. et Wils. var. *biloba* Rehd. et Wils. 的干燥干皮、根皮及枝皮。因其树皮厚而质朴，故名厚朴。

【植物形态】

1. 厚朴　落叶乔木，树皮厚，紫褐色。叶大，互生，革质，倒卵形或倒卵状椭圆状，先端钝圆或短尖，全缘或微波状。花大，白色，芳香，单生枝顶，与叶同时开放，花被片 9～12 片；雄蕊和雌蕊均多数，螺旋状排列于隆起的花托上。聚合蓇葖果长圆状卵形，木质。花期 4～5 月，果期 8～10 月。

2. 凹叶厚朴　灌木状乔木，叶先端凹缺，成 2 圆裂（图 7-6）。

【采收加工】　4～6 月剥取，干皮置沸水中微煮后，堆置阴湿处"发汗"至内表面变紫褐色或棕褐色时，蒸软，取出，卷成筒状，干燥。根皮和枝皮直接阴干。

【产地】　主产于四川、湖北、浙江、福建等地。厚朴以四川、湖北所产质量最佳，习称"紫油厚朴"或"川朴"，凹叶厚朴主产于浙江，习称"温朴"。

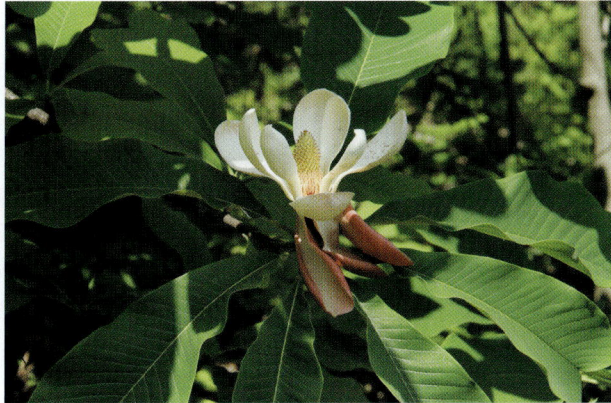

● 图7-6 凹叶厚朴*Magnolia offinalis* Rehd.et Wils. var.*biloba* Rehd. et Wils.

【性状鉴别】

1. 药材 干皮:呈卷筒状或双卷筒状,长30~35cm,厚2~7mm,习称"筒朴";近根部的干皮一端展开如喇叭口,习称"靴筒朴"。外表面灰棕色或灰褐色,粗糙,栓皮呈鳞片状,易剥落,有椭圆形皮孔和纵皱纹,刮去粗皮者显黄棕色。内表面紫棕色,较平滑,具细密纵纹,划之显油痕。质坚硬,不易折断。断面颗粒性,外层灰棕色,内层紫褐色或棕色,有油性,可见光亮小结晶。气香,味辛辣、微苦(图7-7-1)。

根皮(根朴):呈单筒状或不规则块片;有的弯曲似鸡肠,习称"鸡肠朴"。质硬,较易折断,断面呈纤维性。

枝皮(枝朴):呈单筒状,长10~20cm,厚1~2mm。质脆,易折断,断面呈纤维性。

2. 饮片 厚朴:弯曲丝条状或单、双卷筒状。外表面灰褐色,有时可见椭圆形皮孔或纵皱纹。内表面紫棕色或深紫褐色,较平滑,具细密纵纹,划之显油痕。断面颗粒性,有油性,有的可见小亮星。气香,味辛辣,微苦(图7-7-2)。

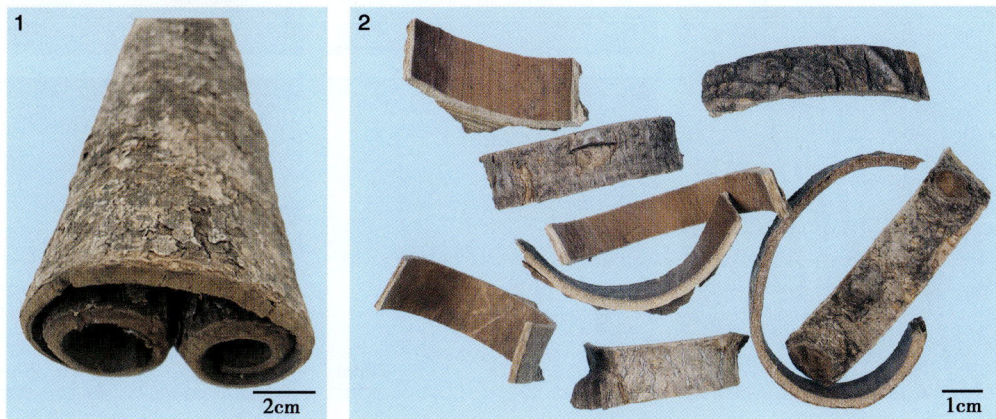

1.厚朴药材图;2.厚朴饮片图。

● 图7-7 厚朴药材及饮片图

【显微鉴别】

1. 干皮横切面 ①木栓层为 10 余列细胞,有的可见落皮层。②皮层外侧散有石细胞环带,内侧散有多数油细胞和石细胞群;有的石细胞分枝状;油细胞散在,椭圆形,内含油状物。③韧皮部射线宽 1～3 列细胞,向外渐变宽;油细胞较多,单个散在或 2～5 个成群;韧皮纤维束众多,略切向断续排列成层(图 7-8)。

2. 粉末 棕色。①纤维甚多,壁极厚,木化,孔沟不明显。②石细胞呈分枝状、类长圆形、类多角形。③油细胞多单个散在,椭圆形或类圆形,含黄棕色油滴状物(图 7-9)。

【化学成分】 ①木质素类成分:主要有厚朴酚(magnolol)及和厚朴酚(honokiol)。②挥发油:主要有 β-桉油醇(β-eudesmol)、荜澄茄醇(cadinol)。③生物碱:主要有木兰箭毒碱(magnocurarine)、木兰花碱(magnoflorine)、鹅掌楸碱(liriodenine)。

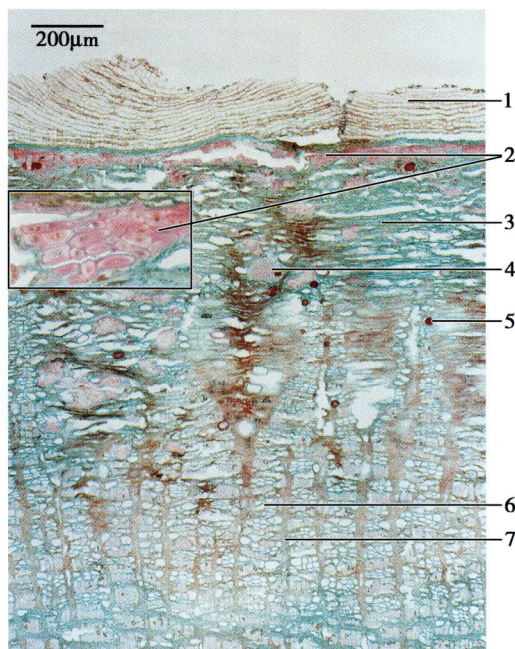

1.木栓层; 2.石细胞; 3.皮层; 4.纤维束;
5.油细胞; 6.韧皮部; 7.韧皮射线。

● 图 7-8 厚朴(干皮)横切面图

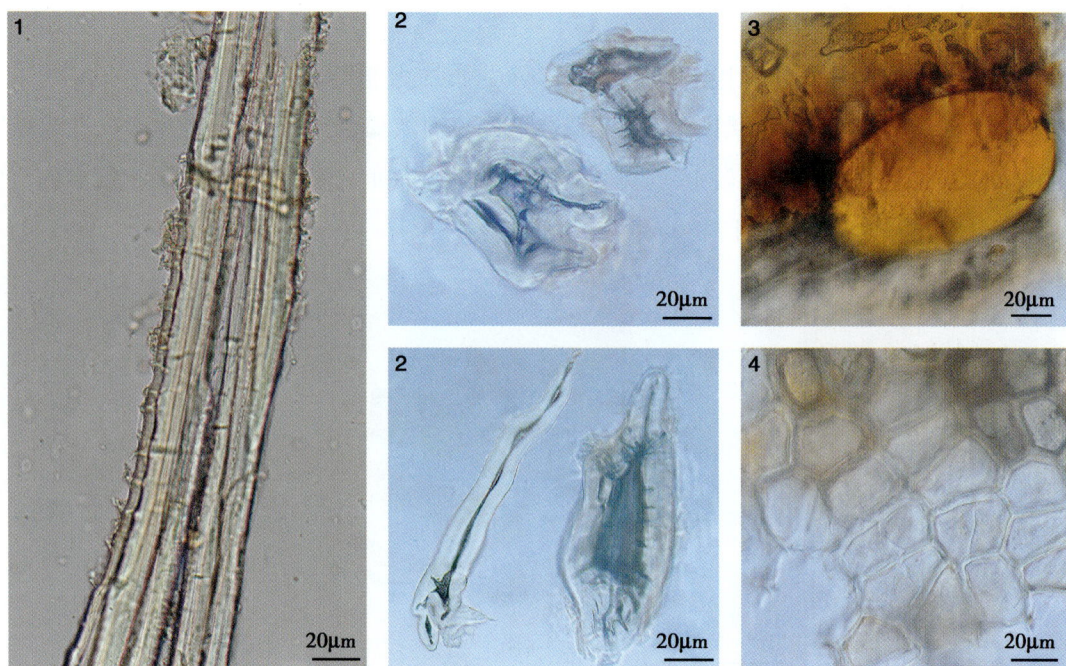

1.纤维; 2.石细胞; 3.油细胞; 4.木栓细胞。

● 图 7-9 厚朴粉末图

厚朴酚及和厚朴酚为主要活性成分,具有抗肿瘤、抗菌抗炎、抗抑郁、降血糖以及对心脑血管系统、消化系统的作用等。

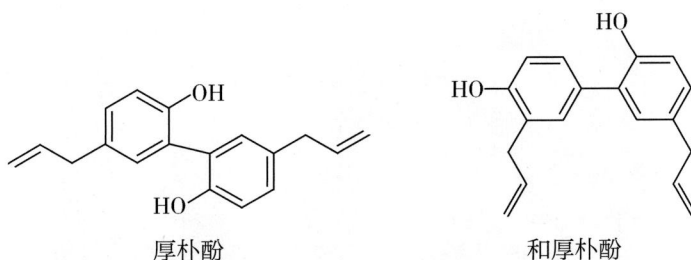

厚朴酚　　　　　　　　　　　和厚朴酚

【理化鉴别】 薄层色谱鉴别　粉末甲醇提取液作为供试品溶液,以厚朴酚及和厚朴酚对照品作对照。按薄层色谱法,用硅胶 G 板,以甲苯-甲醇(17∶1)为展开剂,喷以 1% 的香草醛硫酸溶液,在 100℃加热至斑点显色清晰。供试品色谱在与对照品色谱相应的位置上显相同颜色的斑点。

【质量评价】

1. 经验鉴别　以身干、肉厚、油性足、气辛香、嚼之渣少者为佳。

2. 浸出物　按醇溶性浸出物项下的热浸法测定,用乙醇作溶剂,不得少于 15.0%。

3. 含量测定　按高效液相色谱法测定,本品含厚朴酚($C_{18}H_{18}O_2$)与和厚朴酚($C_{18}H_{18}O_2$)的总量不得少于 2.0%。

【性味功效】 性温,味辛、苦。燥湿消痰,下气除满。

【附药】 厚朴花　Magnoliae Officinalis Flos

木兰科植物厚朴 *Magnolia officinalis* Rehd. et Wils. 或凹叶厚朴 *M. officinalis* Rehd. et Wils. var. *biloba* Rehd. et Wils. 的干燥花蕾。春季花未开放时采摘,稍蒸后,晒干或低温干燥。花呈长圆锥形,红棕色至棕褐色。花被肉质,外层的呈长方倒卵形,内层的呈匙形。雄蕊多数,花药条形,淡黄棕色,花丝宽而短。心皮多数,分离,螺旋状排列于圆锥形的花托上。花梗密被灰黄色绒毛,偶无毛。质脆,易破碎。气香,性微温,味苦。芳香化湿,理气宽中。

肉桂★ Cinnamomi Cortex(附:桂枝)

始载于《神农本草经》,列为上品。《神农本草经》曰:"牡桂,味辛,性温。"历代本草均有记载,《新修本草》曰:"桂,叶似柿叶,中有纵纹三道,表里无毛而光泽。"

【来源】 为樟科植物肉桂 *Cinnamomum cassia* Presl 的干燥树皮。

【植物形态】 常绿乔木,芳香。树皮灰褐色,幼枝多有四棱,被灰黄色茸毛。叶互生,革质,长椭圆形至近披针形,上面绿色,平滑而有光泽,中脉及侧脉明显凹下,下面有疏柔毛,具离基三出脉。圆锥花序腋生;花小,白色,花被片 6 片。浆果状核果,椭圆形,成熟时紫黑色。花期 6～8 月,果期 10～12 月(图 7-10)。

【采收加工】 秋季剥取树皮,阴干。因采收年限和加工方法的不同,商品分为官桂、企边桂、板桂、桂心及桂碎等规格。官桂:剥取栽培 5～6 年的树皮和枝皮,晒 1～2 天后,卷成筒状阴干。企边桂:剥取 10 余年生的树皮,两端削齐,夹在木制的凹凸板内,晒干;板桂:环状剥取老树最下部近地面的树皮,夹在木制的凹凸板内,晒至九成干,纵横堆叠,加压,干燥。桂心:肉桂加工过程中余

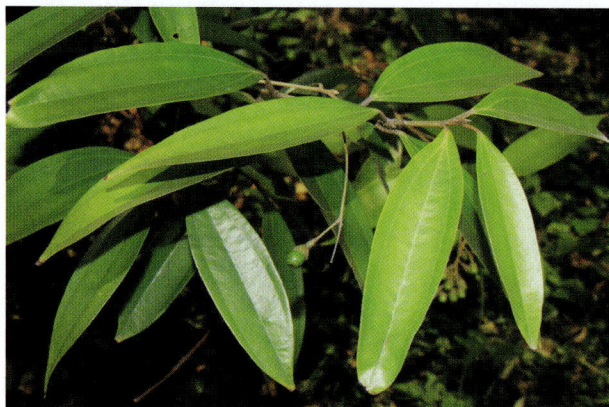

● 图 7-10　肉桂*Cinnamomum cassia* Presl

下的边条,去掉外皮晒干。桂碎:肉桂加工过程中的碎块,称桂碎。

【产地】　主产于广东、广西、云南等地,以广西产量大,多为栽培。

【性状鉴别】　**药材**　呈槽状或卷筒状,长 30~40cm,宽或直径为 3~10cm,厚 2~8mm。外表面灰棕色,稍粗糙,有不规则的细皱纹及横向突起的皮孔,有的可见灰白色的斑纹;内表面红棕色,平滑,有细纵纹,刻划显油痕。质硬而脆,易折断,折断面呈颗粒性,外层棕色而较粗糙,内层红棕色而油润,近外层有一条淡黄色线纹(石细胞环带)。气香浓烈,味甜、辣(图 7-11)。

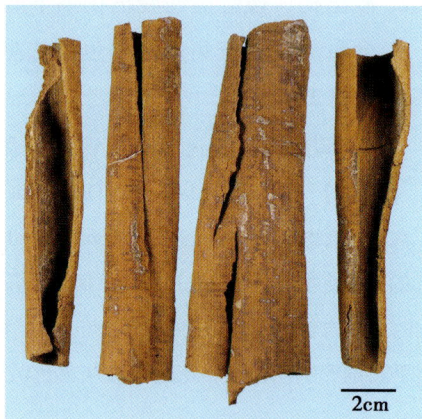

● 图 7-11　肉桂药材图

【显微鉴别】

1. **树皮横切面**　①木栓细胞数列,最内层细胞外壁增厚,木化。②皮层较宽,散有石细胞和分泌细胞。③中柱鞘部位有石细胞群,断续排列成环,外侧伴有纤维束,石细胞外壁较薄。④韧皮射线宽 1~2 列细胞,含细小草酸钙针晶;纤维 2~3 个成束;油细胞随处可见,有黏液细胞。⑤薄壁细胞含淀粉粒(图 7-12)。

2. **粉末**　红棕色。①纤维大多单个散在,长梭形,壁极厚,木化,孔沟不明显。②石细胞类方形或类圆形,壁厚,有的一面菲薄,三面较厚。③油细胞类圆形或长圆形。④草酸钙针晶细小,散在于射线细胞中。⑤木栓细胞多角形、含红棕色物(图 7-13)。

【化学成分】　主含挥发油。油中主要成分为桂皮醛(cinnamic aldehyde),并含有少量乙酸桂皮酯(cinnamyl acetate)、乙酸苯丙酯(phenylpropy acetate)及桂皮酸(cinnamic acid)。桂皮醛是肉桂镇痛的主要成分。

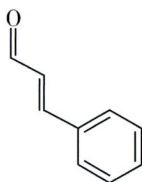

桂皮醛

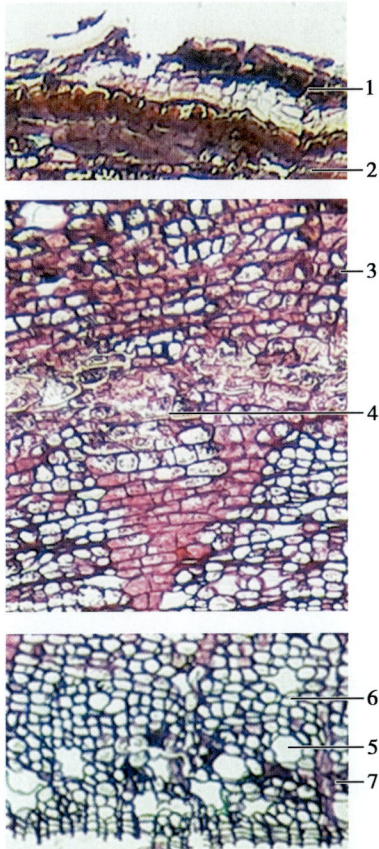

1.木栓层；2.皮层；3.中柱鞘纤维束；4.中柱鞘石细胞群；5.油细胞；6.韧皮部；7.韧皮射线。

● 图7-12 肉桂(树皮)横切面图

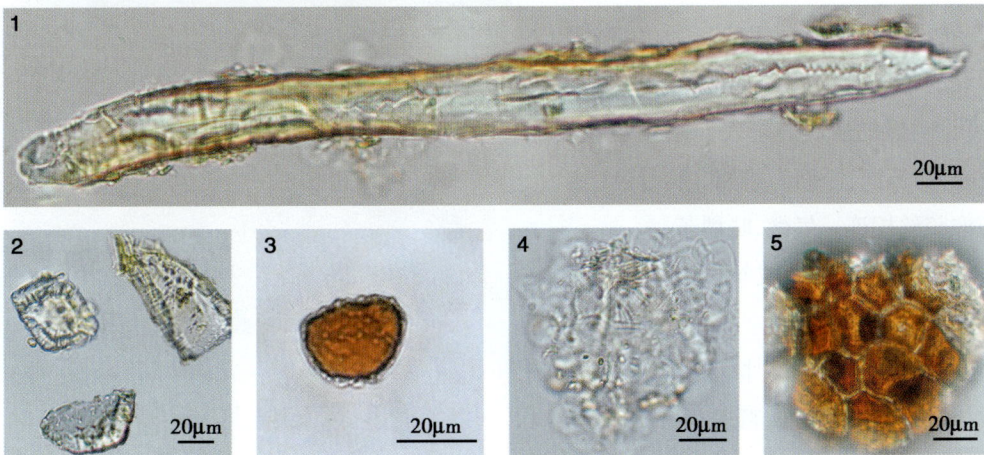

1.纤维；2.石细胞；3.油细胞；4.草酸钙针晶；5.木栓细胞。

● 图7-13 肉桂粉末图

【理化鉴别】

1. 取粉末适量,加三氯甲烷浸渍,吸取浸渍液2滴于载玻片上,待挥干,再滴加10%的盐酸苯肼试液1滴,显微镜下可见桂皮醛苯腙的杆状结晶。

2. 薄层色谱鉴别　粉末的乙醇冷浸液作为供试品溶液。以桂皮醛为对照品,按薄层色谱法,用硅胶G板,以石油醚(60~90℃)–乙酸乙酯(17∶3)为展开剂,喷以二硝基苯肼乙醇试液显色。供试品在与对照品色谱相应的位置上显相同颜色的斑点。

【质量评价】

1. 经验鉴别　以外表面细致,皮厚体重,不破碎,油性大、香气浓、甜味浓而微辛,嚼之渣少者为佳。

2. 含量测定　按挥发油测定法测定,本品含挥发油不得少于 1.2%(ml/g)。按高效液相色谱法测定,本品含桂皮醛(C_9H_8O)不得少于 1.5%。

【性味功效】　性大热,味辛、甘。补火助阳,引火归原,散寒止痛,温通经脉。

【附药】　桂枝　Cinnamomi Ramulus

为樟科植物肉桂 *Cinnamomum cassia* Presl 的干燥嫩枝。春、夏二季采收,除去叶,晒干。呈长圆柱形,多分枝。最细枝略成四棱形,表面红棕色至棕色,有纵棱线、细皱纹及小疙瘩状的叶痕、枝痕和芽痕,皮孔点状;较粗枝皮作环状横列,细枝皮部易剥落而露出红棕色木部。质硬而脆,易折断。断面皮部薄,红棕色,木部黄白色至淡棕黄色,髓部略呈方形。气清香,味甜、微辛,皮部味较浓。主含挥发油,油中主要为桂皮醛,含量不少于1%。性温,味辛、甘。发汗解肌,温通经脉、助阳化气,平冲降气。

杜仲▲　Eucommiae Cortex

【来源】　为杜仲科植物杜仲 *Eucommia ulmoides* Oliv. 的干燥树皮。4~6 月剥取,刮去粗皮,堆置"发汗"至内皮呈紫褐色,晒干。

【产地】　主产于贵州、四川、湖北、陕西等地,多为栽培品,以贵州、四川产量大、质量佳。

【性状鉴别】

1. 药材　呈板片状或两边稍向内卷,厚 3~7mm。外表面淡棕色或灰褐色,有明显的皱纹或纵裂槽纹;有的树皮较薄,未去粗皮,可见明显的皮孔。内表面暗紫色,光滑。质脆,易折断,断面有细密、银白色、富弹性的橡胶丝相连。气微,味稍苦。

2. 饮片　呈小方块或丝状。余同药材(图 7-14)。

【显微鉴别】　粉末　棕色。①橡胶丝成条或扭曲成团,表面显颗粒性。②石细胞甚多,大多成群,类长方形、类圆形、长条形或形状不规则,壁厚,孔沟明显,有的细胞腔内含橡胶团块。③木栓细胞表面观多角形,壁不均匀增厚,木化,有细小纹孔;侧面观长方形,壁三面增厚,一面薄,孔沟明显。

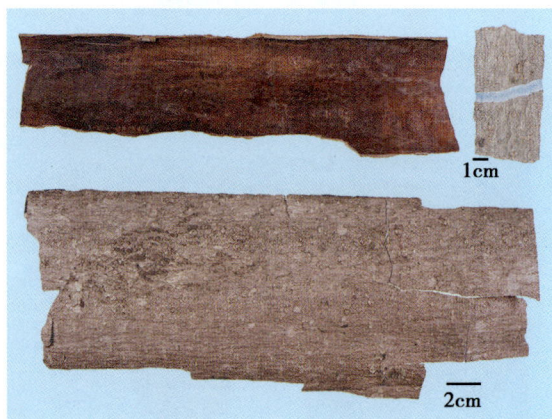

● 图 7-14　杜仲饮片图

【化学成分】　主含①木脂素类成分,如松脂醇二葡萄糖(pinoresinol diglucoside)、右旋丁香树脂素(syringaresinol)、杜仲素 A(eucommin A);②环烯醚萜苷类,如京尼平苷(geniposide)、桃叶珊瑚苷(aucubin)等。杜仲折断后银白色的硬质橡胶为杜仲胶(gutta percha)。

松脂醇二葡萄糖苷是杜仲降压的主要成分。

【质量评价】

1. 经验鉴别　以皮厚,块大,糙皮刮净,断面白丝多者为佳。

2. 浸出物　按醇溶性浸出物热浸法测定,用75%乙醇作溶剂,不得少于11.0%。

3. 含量测定　按高效液相色谱法测定,含松脂醇二葡萄糖苷($C_{32}H_{42}O_{16}$)不得少于0.10%。

【性味功效】　性温,味甘。补肝肾,强筋骨,安胎。

合欢皮　Albiziae Cortex

为豆科植物合欢 *Albizia julibrissin* Durazz. 的干燥树皮。夏、秋二季剥取树皮,晒干。主产于湖北、江苏、浙江、安徽等地。呈卷曲筒状或半筒状,外表面灰棕色至灰褐色,稍粗糙,密生明显的棕色或棕红色椭圆形横长皮孔,常附有地衣斑;内表面淡黄白色,平滑,有细密纵纹。质硬而脆,易折断,断面呈纤维性片状。气微香,味微涩,稍刺舌,而后喉头有不适感。含三萜皂苷合欢苷(julibroside)$A_1 \sim A_4$、B_1 和 C_1 及金合欢皂苷元 B(acacigenin B)、美基豆酸内酯(machaerinic acid lactone)及美基豆酸(machaerinic acid),木脂素糖苷如($-$)-丁香树脂酚-4-*O*-β-D-呋喃芹糖基-($1\rightarrow2$)-β-D-吡喃葡萄糖苷(syringaresinol-4-*O*-β-D-glucopyranoside)。尚含 3′,4′,7-三羧基黄酮、菠甾醇-D-葡萄糖苷(spinasteryl-D-glucoside)和鞣质。性平,味甘。具有解郁安神,活血消肿的功效。

黄柏★　Phellodendri Chinensis Cortex(**附:关黄柏**)

始载于《神农本草经》,列为中品。《名医别录》称黄檗,云:"生汉中山谷及永昌。"《本草经集注》云:"今出邵陵者,轻薄色深为胜。出东山者,厚而色浅。"《蜀本草图经》云:"黄檗树高数丈,叶似吴茱萸,亦如紫椿,皮黄,其根如松下茯苓。今所在有,本出房、商、合等州山谷,皮紧,厚二三分,鲜黄者上。二月、五月采皮,日干。"《图经本草》云:"今处处有之,以蜀中者为佳。"从本草所载的黄柏产地分布情况,以及《证类本草》所附"黄檗"与"商州黄檗"图,均可认为与现今川黄柏相符。

【来源】　为芸香科植物黄皮树 *Phellodendron chinensis* Schneid. 的干燥树皮。习称"川黄柏"。

【植物形态】　落叶乔木。树皮外层暗灰棕色,内层深黄色,有黏性。小枝通常暗红棕色或紫棕色。奇数羽状复叶对生;小叶 7~15 片,密被长柔毛。顶生圆锥花序;花单性,萼片 5 片,花瓣 5~8 片,长圆形;雌雄异株,雄花有雄蕊 5~6 枚,退化雌蕊钻形;雌花具 1 枚雌蕊,子房上位,5 室,柱头 5 裂,退化雄蕊 5~6 枚,长于花瓣。果轴及果枝粗大,常密被短毛,浆果状核果近球形,密集成团,熟后紫黑色,花期 5~6 月,果期 10~11 月(图 7-15)。

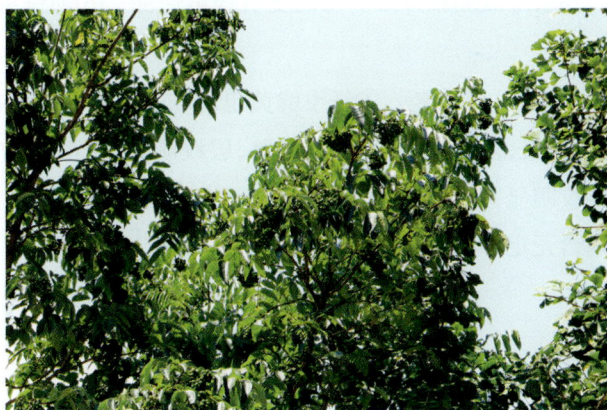

● 图 7-15　黄皮树*Phellodendron chinensis* Schneid.

【**采收加工**】 3~6月间剥取树皮,选10年以上的树,轮流相间剥取,剥皮处能够新生树皮,可再次剥取。将剥下的树皮晒至半干,压平,刮净外层栓皮至露出黄色内皮为度,刷净晒干。存放在干燥通风处,防止发霉变色。

【**产地**】 主产于四川、贵州、广西、陕西等地。

【**性状鉴别**】

1. 药材 呈板片状或浅槽状,长宽不等,厚1~6mm。外表面黄褐色或黄棕色,平坦或具纵沟纹,有的可见皮孔痕及残存的灰褐色粗皮;内表面暗黄色或淡棕色,具细密的纵棱纹。体轻,质硬,断面纤维性,呈裂片状分层,深黄色。气微,味极苦,嚼之有黏性(图7-16-1)。

2. 饮片 黄柏:呈丝条状。外表面黄褐色或黄棕色。内表面暗黄色或淡棕色,具纵棱纹。切面纤维性,呈裂片状分层,深黄色。味极苦(图7-16-2)。

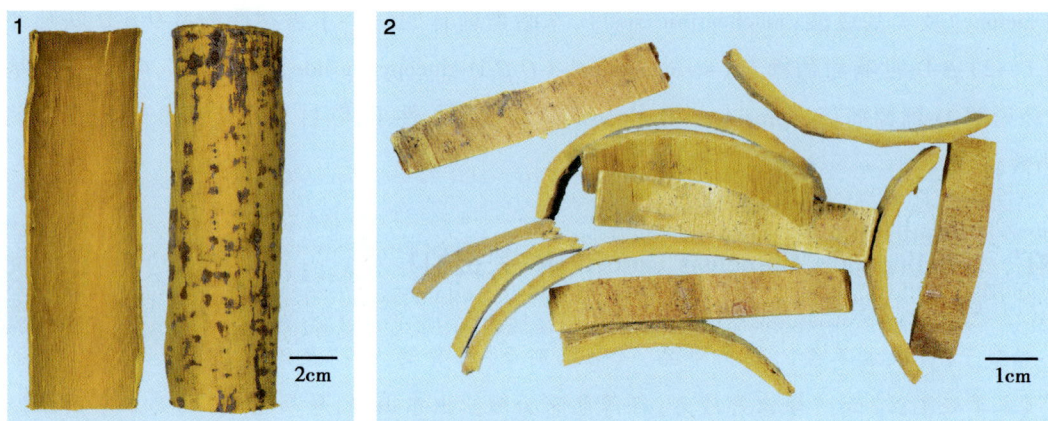

1.黄柏药材图; 2.黄柏饮片图。

● 图7-16 黄柏药材及饮片图

【**显微鉴别**】

1. 树皮横切面 ①残存的木栓层内含棕色物质,木栓层由多列长方形细胞组成,栓内层比较狭窄。②皮层散有纤维群及石细胞群,石细胞大多分枝状、壁极厚,层纹明显,木化。③韧皮部占树皮的大部分,外侧有多数石细胞,纤维束切向排列呈断续的层带,纤维束周围薄壁细胞中常含草酸钙方晶,形成晶鞘纤维。④韧皮射线常弯曲。⑤薄壁细胞中含细小淀粉粒,黏液细胞随处可见(图7-17)。

2. 粉末 鲜黄色。①纤维鲜黄色,多成束,稀单个散在。②纤维束周围细胞中含草酸钙方晶,形成晶纤维,含晶细胞壁木化,壁厚,层纹明显,草酸钙方晶众多。③分枝状石细胞鲜黄色,壁甚厚,层纹明显,孔沟短线形或不明显。④黏液细胞多单个散在,遇水渐膨胀呈类圆形或矩圆形,壁薄,内含无定形黏液汁(图7-18)。

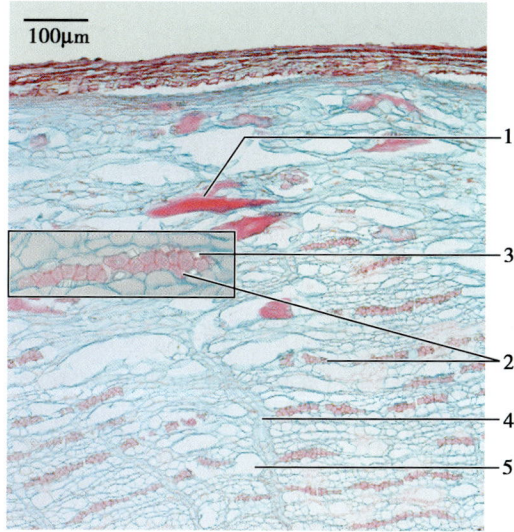

1.石细胞；2.纤维束；3.草酸钙方晶；4.韧皮射线；5.黏液细胞。

● 图 7-17　黄柏(树皮)横切面图

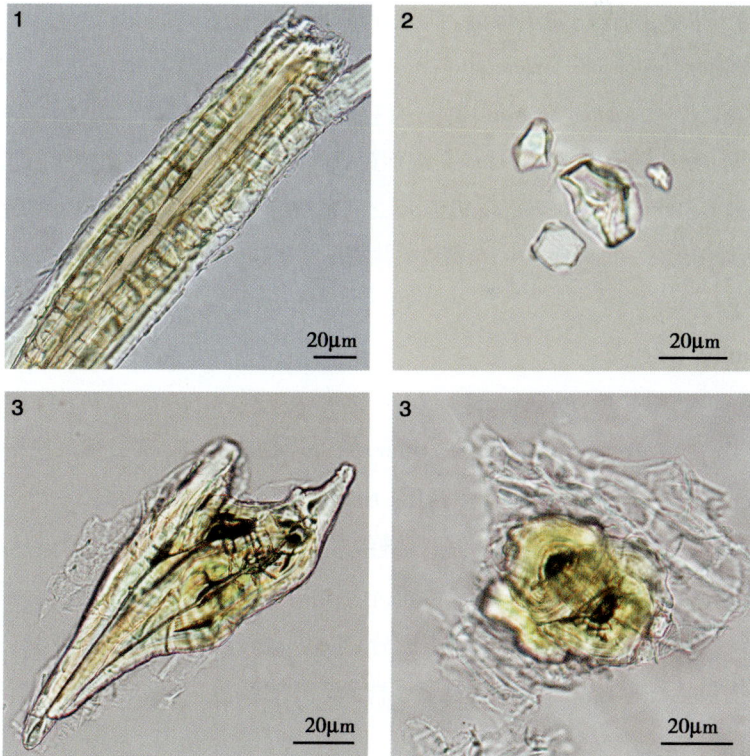

1.晶纤维；2.草酸钙方晶；3.石细胞。

● 图 7-18　黄柏粉末图

【化学成分】　含多种生物碱。主要为小檗碱(berberine)、黄柏碱(phellodendrine)、木兰碱(magnoflorine)、掌叶防己碱(巴马亭,palmatine)、药根碱(jatrorrhizine)等。

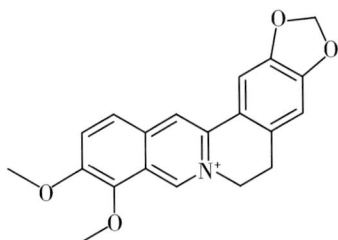
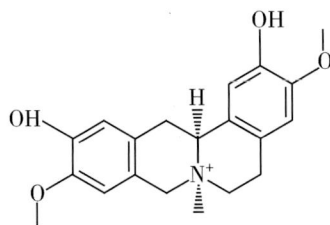

小檗碱 黄柏碱

【理化鉴别】 薄层色谱鉴别 粉末 1%醋酸甲醇提取液作供试品溶液,以黄柏对照药材及盐酸黄柏碱对照品作对照,用硅胶 G 板以三氯甲烷-甲醇-水(30∶15∶4)的下层溶液为展开剂,置氨蒸气饱和的层析缸内展开,以稀碘化铋钾试液显色。供试品色谱中,在与对照药材色谱和对照品色谱相应的位置上,显相同颜色的斑点。

【质量评价】

1. 经验鉴别 以皮厚、鲜黄色、无栓皮者为佳。

2. 浸出物 按醇溶性浸出物冷浸法测定,用稀乙醇作溶剂,不得少于 14.0%。

3. 含量测定 按高效液相色谱法测定,本品含小檗碱以盐酸小檗碱($C_{20}H_{17}NO_4 \cdot HCl$)计,不得少于 3.0%;含黄柏碱以盐酸黄柏碱($C_{20}H_{23}NO_4 \cdot HCl$)计,不得少于 0.34%。

【性味功效】 性寒,味苦。清热燥湿、泻火除蒸,解毒疗疮。

【附药】 关黄柏 Phellodendri Amurensis Cortex

为芸香科植物黄檗 *Phellodendron amurense* Rupr. 的干燥树皮。习称"关黄柏"。3～6 月采收。主产于吉林、辽宁等省。树皮呈板片状或浅槽状,厚 2～4mm;外表面黄绿色或淡棕黄色;内表面黄绿色或黄棕色;体轻,质坚韧;断面纤维性,鲜黄色或黄绿色。气微、味极苦,嚼之有黏性。主含小檗碱等多种生物碱及黄柏酮等苦味成分。在 2000 年版以前的《中国药典》中,与黄皮树共同作为"黄柏"的原植物来源。功效同黄柏。

白鲜皮 Dictamni Cortex

为芸香科植物白鲜 *Dictamnus dasycarpus* Turcz. 的干燥根皮。春、秋二季采挖根部,除去泥沙和粗皮,剥取根皮,干燥。主产于辽宁、河北、四川、山东等省。呈卷筒状,长 5～15cm,直径 1～2cm,厚 2～5mm。外表面灰白色或淡灰黄色,具细纵皱纹和细根痕,常有突起的颗粒状小点;内表面类白色,有细纵纹。质脆,折断时有粉尘飞扬,断面不平坦,略呈层片状,剥去外层,迎光可见闪烁的小亮点。有羊膻气,味微苦。主要含生物碱类成分,包括白鲜碱、崖椒碱、茵芋碱、胡芦巴碱等,含柠檬苦素类化合物包括柠檬苦素、吴茱萸苦素、桦酮、黄柏酮等。性寒,味苦。具有清热燥湿,祛风解毒的功效。

五加皮 Acanthopanacis Cortex

为五加科植物细柱五加 *Acanthopanax gracilistylus* W. W. Smith 的干燥根皮。夏、秋二季采挖根部,洗净,剥取根皮,晒干。主产于湖北、河南、安徽等省。呈不规则卷筒状,长 5～15cm,直径 4～14mm,厚约 2mm。外表面灰褐色,有稍扭曲的纵皱纹和横长皮孔样斑痕;内表面淡黄色或灰黄色,有细纵纹。体轻,质脆,易折断,断面不整齐,灰白色。气微香,味微辣而苦。含异贝壳杉烯酸、紫丁香苷、刺五加苷、槲皮素、山柰酚以及甾醇、有机酸、多糖等。性温,味辛、苦。具有祛风除湿,补益肝肾,强筋壮骨,利水消肿的功效。

秦皮▲ Fraxini Cortex

【来源】 为木犀科植物苦枥白蜡树 *Fraxinus rhynchophylla* Hance、白蜡树 *F. chinensis* Roxb.、尖叶白蜡树 *F. Lingelsh.* 或宿柱白蜡树 *F. stylosa* Lingelsh. 的干燥枝皮或干皮。春、秋两季剥取树皮,晒干。

【产地】 苦枥白蜡树主产于东北三省;白蜡树主产于四川;尖叶白蜡树、宿柱白蜡树主产于陕西。

【性状鉴别】

1. 药材 枝皮:呈卷筒状或槽状,长 10~60cm,厚 1.5~3mm。外表面灰白色、灰棕色至黑棕色或相间呈斑状,密布圆点状灰白色的皮孔及细斜皱纹,有的具分枝痕;内表面黄白色或黄棕色,平滑。质硬而脆,断面纤维性。气微,味苦。

干皮:呈长条状块片,厚 3~6mm。外表面灰棕色,具龟裂状沟纹及红棕色圆形或横长的皮孔。质坚硬,断面纤维性较强。

2. 饮片 秦皮:呈长短不等的丝条状。外表面灰白色、灰棕色或黑棕色。内表面黄白色或棕色,平滑。断面纤维性。质硬。气微,味苦(图 7-19)。

【显微鉴别】 横切面 苦枥白蜡树树皮:①木栓层为 5~10 余列细胞。②栓内层为数列多角形厚角细胞。③皮层较宽,纤维及石细胞单个散在或成群。④中柱鞘部位有石细胞及纤维束组成的断续环带。⑤韧皮部射线宽 1~3 列细胞;纤维束及少数石细胞成层状排列,中间贯穿射线,形成"井"字形。 ⑥薄壁细胞含草酸钙砂晶。

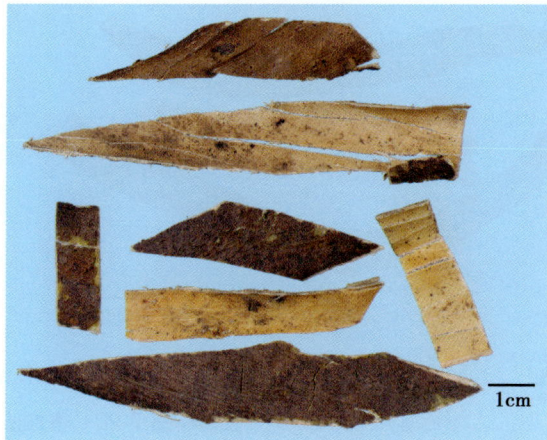

● 图 7-19 秦皮饮片图

【化学成分】 主含香豆素类成分,主要为秦皮甲素(aesculin,在 pH>5.8 的水溶液中呈蓝色荧光)和秦皮乙素(aesculetin,在碱液中显蓝色荧光)、秦皮素(fraxetin)、6,7-二甲氧基-8 羟基香豆素、秦皮苷、宿柱白蜡树苷、丁香苷等。

【质量评价】

1. 经验鉴别 以条长、外皮薄而光滑者为佳。

2. 浸出物 按醇溶性浸出物热浸法测定,用乙醇作溶剂,不得少于 8.0%。

3. 含量测定 按高效液相色谱法测定,本品含秦皮甲素($C_{15}H_{16}O_9$)和秦皮乙素($C_9H_6O_4$)的总量不得少于 1.0%。

【性味功效】 性寒,味苦、涩。清热燥湿,收涩,止痢,止带,明目。

香加皮▲ Periplocae Cortex

【来源】 为萝藦科植物杠柳 *Periploca sepium* Bge. 的干燥根皮。春、秋二季采挖,剥取根皮,晒干。

【产地】 主产山西、河南、河北、山东等省。

【性状鉴别】

1. 药材 呈卷筒状或槽状,少数呈不规则的块片状,长3~10cm,直径1~2cm,厚2~4mm。外表面灰棕色或黄棕色,栓皮松软,常呈鳞片状,易剥落。内表面淡黄色或淡黄棕色,较平滑,有细纵纹。体轻,质脆,易折断,断面不整齐,黄白色。有特异香气,味苦,稍有麻舌感(图7-20-1)。

2. 饮片 香加皮:呈不规则的厚片。外表面灰棕色或黄棕色,栓皮常呈鳞片状。内表面淡黄色或淡黄棕色,有细纵纹。切面黄白色。有特异香气,味苦(图7-20-2)。

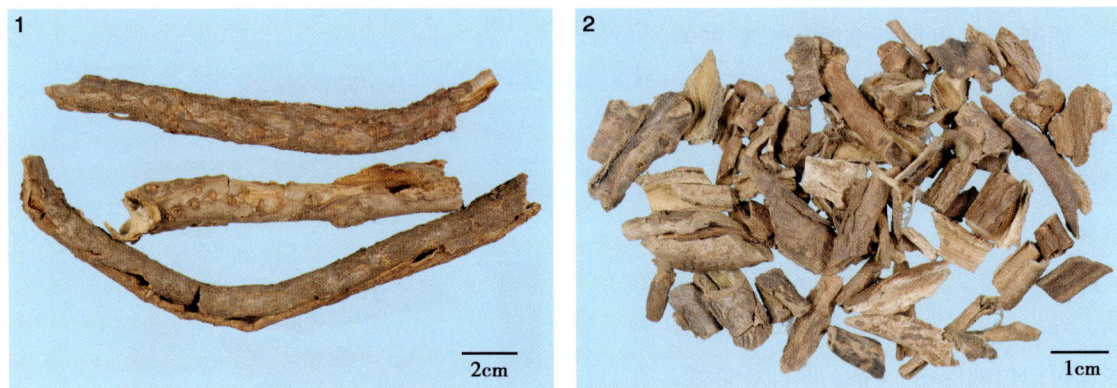

1.香加皮药材图; 2.香加皮饮片图。

● 图7-20 香加皮药材及饮片图

【显微鉴别】 粉末 淡棕色。①草酸钙方晶直径9~20μm。②石细胞长方形或类多角形。③乳管含无色油滴状颗粒。④木栓细胞棕黄色,多角形。⑤淀粉粒甚多。

【化学成分】 ①主含苷类成分:北五加苷A~K,其中北五加苷G为杠柳苷(periplocin),具有强心作用;②含挥发性成分4-甲氧基水杨醛,亦是香气主要成分。

【质量评价】

1. 经验鉴别 以条粗、皮厚、呈卷筒状、香气浓、味苦者为佳。

2. 浸出物 按醇溶性浸出物热浸法测定,用稀乙醇作溶剂,不得少于20.0%。

3. 含量测定 按高效液相色谱法测定,本品于60℃干燥4小时,含4-甲氧基水杨醛($C_8H_8O_3$)不得少于0.20%。

【性味功效】 性温,味辛、苦,有毒。利水消肿,祛风湿,强筋骨。

地骨皮 Lycii Cortex

　　为茄科植物枸杞 *Lycium chinense* Mill. 或宁夏枸杞 *Lycium barharum* L. 的干燥根皮。春初或秋后采挖根部，洗净，剥取根皮，晒干。主产于宁夏、甘肃、青海、新疆等省区。呈筒状或槽状，外表面土黄色或灰黄色，粗糙，有不规则纵裂纹，易成鳞片状剥落。内表面黄白色，较平坦，有细纵纹。体轻，质脆，易折断，断面不平坦，外层黄棕色，内层灰白色。气微，味微甘而后苦。含甜菜碱（betaine）、枸杞酰胺（lyciumamide）、香草酸（vanillic acid）、蜂花酸（melissic acid）、柳杉酚（sugiol）、芹菜素（apigenin）、蒙花苷（linarin）等。性寒，味甘。具有凉血除蒸，清肺降火的功效。

第七章同步练习

第八章 叶类中药

第一节 概述

叶（folium）类中药是以药用植物的叶为主入药的药材。大多来源于双子叶植物的叶，包括完整而成熟的叶，如枇杷叶、大青叶、罗布麻叶、桉叶等；嫩叶，如苦竹叶；多以单叶入药；少数为复叶的小叶，如番泻叶。此外，有带叶嫩枝，如侧柏叶。

一、性状鉴别

叶类中药的鉴定首先应观察大量叶片的颜色和状态。在鉴定时应选择具有代表性的样品来观察。叶类药材的质地多数较薄，经过采制、干燥、包装和运输等过程，一般均皱缩或破碎；常需将样品浸泡在水中，使其湿润、展开以利观察。注意单叶还是复叶，一般叶由叶片、叶柄组成，少数叶类中药残留托叶。叶片的形状、大小，长度及宽度；叶端、叶缘、叶基的情况，如番泻叶端急尖、叶基稍不对称；淫羊藿叶缘具有黄色刺毛状细锯齿；叶片上下表面的色泽及有无毛茸和腺点，如石韦叶下表面密生红棕色星状毛；叶脉的类型、凹凸和分布情况；叶片的质地，如枇杷叶质革质而脆；叶柄的有无、长短及叶鞘的情况等，如蓼大青叶偶带膜质的托叶鞘；气味，可揉搓或热水浸泡进行。必要时借助解剖镜或放大镜仔细观察，或对光透视。

二、显微鉴别

叶类中药的显微鉴别主要观察表皮、叶肉、叶脉三大部分的组织特征，同时注意毛茸、厚壁组织、分泌组织及细胞内含物的有无、类型及分布。可制作叶横切片、表皮制片及粉末片观察。横切片通常在距叶柄 1/3~1/2 处，通过主脉去掉叶片的边缘，留约 5mm 的小条制成。

1. 表皮 分为上表皮和下表皮。多为 1 层细胞，呈扁平的长方形或方形，排列紧密，外壁稍厚；上表皮外平周壁常具角质层，常显不同的纹理，有的呈波状、放射状、点状、条状等；垂周壁顶面观可呈波状弯曲或平直或念珠状增厚。有的为多层细胞，称为复表皮（multiple epidermis），如夹竹桃叶。单子叶禾本科植物的叶上表皮细胞中有较大的"运动细胞"，如淡竹叶的叶等；桑科植物，如桑叶的表皮细胞较大，内含葡萄状钟乳体。均有一定的鉴定意义。

表皮上可见腺毛、非腺毛和气孔等。腺毛和非腺毛的形态、细胞组成、排列情况、表面状况、壁是否木化、分布密度。气孔类型、分布状况等亦是叶类中药的鉴定特征之一。气孔类型与植物的科、属、种之间有一定的关系;有的植物的叶片亦可能有不止一种形式的气孔。气孔的数目在植物不同种间差别很大;同一植物通常以下表皮气孔较多。一种植物叶的单位面积上气孔数与表皮细胞数的比例有一定的范围且较为恒定,这种比例关系称气孔指数(stomatal index)。气孔指数常可用来区别不同种叶类中药:

$$I = S/(E+S)$$

式中,I 为气孔指数,S 为单位面积上的气孔数,E 为单位面积上的表皮细胞数。

2. 叶肉　位于上、下表皮之间,是含叶绿体的薄壁组织。分化为栅栏组织(palisade tissue)和海绵组织(spongy tissue)。

(1) 栅栏组织:通常由1列至数列长柱形的细胞组成,细胞的长轴与表皮垂直。仅上表皮下方有栅栏组织的叶称为异面叶(dorsi-ventral leaf)或两面叶(bifacial leaf),如大青叶、枇杷叶等。上、下表皮细胞内方均有栅栏组织或栅栏组织与海绵组织分化不明显的叶称为等面叶(isobilateral leaf),如罗布麻叶、番泻叶等。栅栏组织一般不通过主脉,通过主脉的如番泻叶等。同时应注意栅栏组织的细胞列数、与海绵组织是否易区分、是否含有后含物等。

栅栏细胞与表皮细胞之间有一定的关系,叶片1个表皮细胞下的栅栏细胞的平均数目称为栅表比(palisade ratio),同种植物叶的栅表比是比较恒定的。

(2) 海绵组织:常占叶肉组织的大部分,内有侧脉维管束分布。应注意观察是否含结晶体和色素,如钟乳体、草酸钙结晶、橙皮苷结晶等;有无分泌组织,如油细胞、黏液细胞、油室、间隙腺毛(广藿香)、乳汁管;有无异形细胞、厚壁细胞(石细胞)存在。上述特征类型、分布等都是重要的鉴别特征。

3. 叶脉　是叶片中的维管束存在的部位。一般叶的中脉上、下表皮内方大多有数层厚角组织;但亦有少数叶的中脉上方有栅栏组织通过,如番泻叶。中脉维管束通常为外韧型,木质部位于上方,韧皮部位于木质部的下方,排列呈槽状或新月形至半月型;有的叶中脉维管束分裂成2~3个或更多个。鉴别时应注意观察维管束的类型,有的为双韧维管束,如罗布麻叶;中柱鞘厚壁组织的有无及其类型、分布,如蓼大青叶、臭梧桐叶维管束外围有纤维等厚壁组织包围等。

叶类中药还可通过测定脉岛数(vein-islet number)、细脉末端数(veinlet termination number)的方法来帮助鉴定。脉岛数是指每平方毫米面积中脉岛(最微细叶脉所包围的叶肉单位)的数目。细脉末端数是指每平方毫米面积内最细小叶脉末端(最终游离的尖端)的数目。同种植物叶的脉岛数、细脉末端数是固定的,并且不受植物生长的年龄和叶片的大小而变化,可作为叶类中药的鉴别特征之一。

第二节　常用叶类中药的鉴定

石韦▲　Pyrrosiae Folium

【来源】　为水龙骨科(Polypodiaceae)植物庐山石韦 *Pyrrosia sheareri*(Bak.)Ching、石韦 *P. lin-*

gua（Thunb.）Farwell 或有柄石韦 *P. petiolosa*（Christ）Ching 的干燥叶。全年均可采收除去根茎和根，晒干或阴干。前两者习称"大叶石韦"，后者习称"小叶石韦"。

【产地】 庐山石韦主产于江西、湖南等省，石韦主产于长江以南各省区，有柄石韦主产于东北、华东、华中地区。

【性状鉴别】

1. 庐山石韦　叶片略皱缩，展平后呈披针形，先端渐尖，基部耳状偏斜，全缘，边缘常向内卷曲；上表面黄绿色或灰绿色，散布黑色圆形小凹点；下表面密生红棕色星状毛，有的侧脉间布满棕色圆点状的孢子囊群。叶柄具四棱，略扭曲，有纵槽。叶片革质。气微，味微涩苦。石韦叶片披针形或长圆披针形，基部楔形，对称。孢子囊群在侧脉间，排列紧密而整齐。

2. 有柄石韦　叶片多卷曲呈筒状，展平后呈长圆形或卵状长圆形，基部楔形，对称；下表面侧脉不明显，布满孢子囊群（图 8-1）。

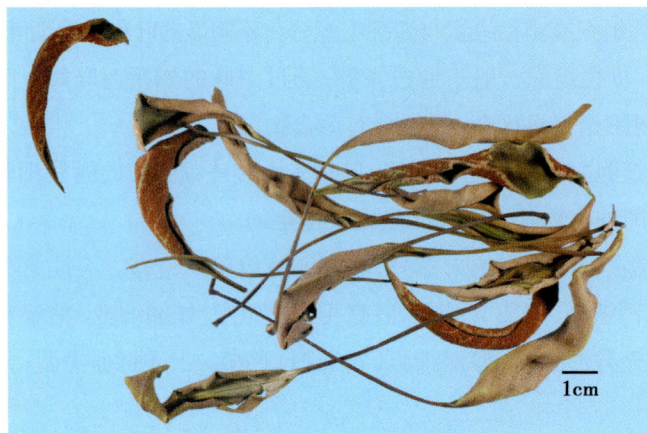

● 图 8-1　石韦药材图

【显微鉴别】 粉末　黄棕色。①星状毛体部具 7~12 个细胞，辐射状排列成上、下两轮，每个细胞呈披针形，顶端急尖，有的表面有纵向或不规则网状纹理；柄部具 1~9 个细胞。②孢子囊环带细胞，表面观扁长方形。③孢子极面观椭圆形，赤道面观肾形，外壁具疣状突起。④叶下表皮细胞多角形，垂周壁连珠状增厚，气孔类圆形。⑤纤维长棱形，胞腔内充满红棕色或棕色块状物。

【化学成分】 ①含三萜类化合物里白烯（diploptene）等。②有机酸类如绿原酸（chlorogenic acid）、香草酸等。③黄酮类成分芒果苷（mangiferin）、异芒果苷（isomangiferin）、槲皮素（quercetin）、异槲皮素（isoquercitrin）等。

【质量评价】

1. 经验鉴别　均以叶厚，完整者为佳。

2. 浸出物　按醇溶性浸出物热浸法测定，稀乙醇浸出物不得少于 18.0%。

3. 含量测定　按高效液相色谱法测定，药材含绿原酸（$C_{16}H_{18}O_9$）不得少于 0.20%。

【性味功效】 性微寒，味甘、苦。利尿通淋，清肺止咳，凉血止血。

侧柏叶 Platycladi Cacumen

　　为柏科（Cupressaceae）植物侧柏 *Platycladus orientalis*（L.）Franco. 的干燥枝梢及叶。多在夏、秋二季采收，阴干。主产于江苏、广东、海南、河北、山东等地，除新疆、青海外，全国各地均有栽培，为我国特产。多分枝，小枝扁平。叶细小鳞片状，交互对生，贴伏于枝上，深绿色或黄绿色。质脆，易折断。气清香，味苦涩、微辛。主要含黄酮类成分，如扁柏双黄酮（hinokiflavone）、穗花杉双黄酮（amentoflavone）、新柳杉双黄酮（neocryptomerin）、香橙素（aromadendrin）、槲皮素（quercetin）、杨梅树素（myricetin）、山柰酚（kaempferol）等。尚含挥发油0.75%~1%，主要为 α-侧柏酮（α-thujone）、侧柏烯（thujene）、小茴香酮（*l*-fenchone）及脂类成分棕榈酸、月桂酸、硬脂酸等。性寒，味苦、涩。具有凉血止血，化痰止咳，生发乌发的功效。

蓼大青叶 Polygoni Tinctorii Folium

　　为蓼科（Polygonaceae）植物蓼蓝 *Polygonum tinctorium* Ait. 的干燥叶。夏、秋二季枝叶茂盛时采收两次，除去茎枝和杂质，干燥。主产于河北安国以及山东、辽宁、山西等地。叶多皱缩、破碎，完整者展开后呈椭圆形。蓝绿色或黑蓝色，先端钝，基部渐狭，全缘。叶脉浅黄棕色，于下表面略突起。叶柄扁平，偶带膜质托叶鞘。质脆。气微，味微涩而稍苦。含靛青苷（indican）、靛蓝（indigo）、靛玉红（indirubin）、色胺酮（tryptanthrin）等成分。性寒、味苦。具有清热解毒，凉血消斑的功效。

淫羊藿▲ Epimedii Folium

　　【来源】 为小檗科（Berberidaceae）植物淫羊藿 *Epimedium brevicornum* Maxim、箭叶淫羊藿 *E. sagittatum*（Sieb. et Zucc.）Maxim. 、柔毛淫羊藿 *E. pubescens* Maxim. 或朝鲜淫羊藿 *E. koreanum* Nakai 的干燥叶。夏、秋季茎叶茂盛时采收，除去粗梗及杂质，晒干或阴干。

　　【产地】 淫羊藿主产于陕西、山西、河南、广西。箭叶淫羊藿主产于湖北、浙江、四川。柔毛淫羊藿主产于四川。朝鲜淫羊藿主产于东北。

　　【性状鉴别】

　　1. 淫羊藿　二回三出复叶，茎生叶对生；小叶片卵圆形，长3~8cm，宽2~6cm；先端微尖，顶生小叶基部心形，两侧小叶较小，偏心形，外侧较大，呈耳状，边缘具黄色刺毛状细锯齿；上表面黄绿色，下表面灰绿色，主脉7~9条，基部有稀疏细长毛，细脉两面突起，网脉明显；小叶柄长1~5cm。叶片近革质。气微，味微苦（图8-2）。

　　2. 箭叶淫羊藿　一回三出复叶；小叶片长卵形至卵状披针形，长4~12cm，宽2.5~5cm；先端渐尖，两侧小叶基部明显偏斜，外侧呈箭形。下表面疏被粗短伏毛或近无毛。叶片革质。

　　3. 柔毛淫羊藿　一回三出复叶；叶下表面及叶柄密被绒毛状柔毛。

　　4. 朝鲜淫羊藿　二回三出复叶，茎生叶单生；小叶较大，长4~10cm，宽3.5~7cm，先端长尖。叶片较薄。

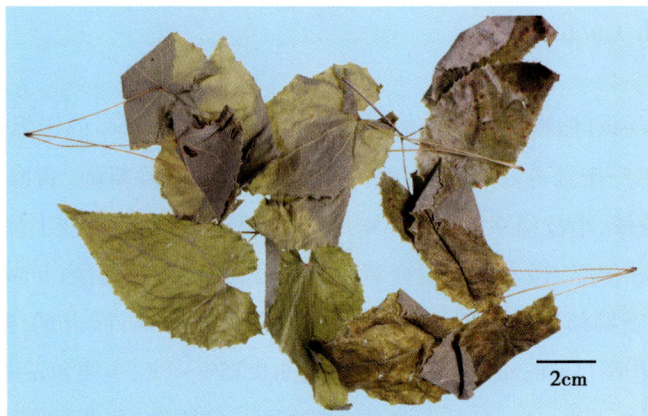

● 图8-2 淫羊藿药材图

【显微鉴别】 叶表面观 淫羊藿:①上、下表皮细胞垂周壁深波状弯曲,沿叶脉均有异细胞纵向排列,内含1~多个草酸钙柱晶;②下表皮气孔众多,不定式,有时可见非腺毛。

箭叶淫羊藿:上、下表皮细胞较小;下表皮气孔较密,具有多数非腺毛脱落形成的疣状突起,有时可见非腺毛。

柔毛淫羊藿:下表皮气孔较稀疏,具有多数细长的非腺毛。

朝鲜淫羊藿:下表皮气孔和非腺毛均易见。

【化学成分】 ①均主要含黄酮类成分淫羊藿苷(icariin)、朝藿定 A、朝藿定 B、朝藿定 C、淫羊藿苷I、宝藿苷I(baohuoside I)和宝藿苷 II 等。②另含木脂素、苯酚苷、生物碱、多糖等成分。

【质量评价】

1. 经验鉴别 均以叶片色绿,梗少,无杂质者为佳。

2. 浸出物 按醇溶性浸出物冷浸法测定,稀乙醇浸出物不得少于 15.0%。

3. 含量测定 按紫外-可见分光光度法测定,药材含总黄酮以淫羊藿苷($C_{33}H_{40}O_{15}$)计,不得少于 5.0%。按高效液相色谱法测定,药材含朝藿定 A($C_{39}H_{50}O_{20}$)、朝藿定 B($C_{38}H_{48}O_{19}$)、朝藿定 C($C_{39}H_{50}O_{20}$)和淫羊藿苷($C_{33}H_{40}O_{15}$)的总量,朝鲜淫羊藿不得少于 0.50%;淫羊藿、柔毛淫羊藿、箭叶淫羊藿均不得少于 1.5%。

【性味功效】 性温,味辛、甘。补肾阳,强筋骨,祛风湿。

大青叶★ Isatidis Folium

大青叶

"菘蓝"一名首见于唐·《新修本草》,载:"蓝有三种……陶氏所说乃是菘蓝,其汁抨为淀甚青,《神农本草经》所用乃是蓼蓝实也。"《救荒本草》中载有大蓝,谓"苗高尺余……结小荚,其子黑色,本草谓之菘蓝,可以靛染青,其叶似菘菜。"《本草纲目》云:"蓝凡五种,各有主治,蓼蓝叶如蓼,菘蓝叶如白菘。马蓝叶如苦荬,吴蓝长茎如蒿而花白色,木蓝长茎如决明……"历代本草谓之菘蓝就是十字花科植物菘蓝 *I. indigotica*,现今以菘蓝叶称大青叶,但历代本草记载的"大青"多为马鞭草科植物大青 *Clerodendron cyrtophyllum* Turcz. 的茎、叶。

【来源】 为十字花科（Brassicaceae）植物菘蓝 *Isatis indigotica* Fort. 的干燥叶。

【植物形态】 二年生草本，高 40～90cm。无毛或稍有柔毛，茎直立，上部多分枝，稍带粉霜。叶互生，基生叶较大，矩圆状椭圆形，长 5～20cm，宽 2～9cm，有柄；茎生叶矩圆形至矩圆状披针形，长 5～7cm，宽 1～4cm，先端钝，基部箭形，半抱茎，全缘或有不明显锯齿。复总状花序生于枝端，萼片 4 片，绿色，花瓣 4 片，黄色。短角果矩圆形，扁平，边缘有翅，紫色，无毛。种子 1 枚，椭圆形，褐色。花期 4～5 月，果期 5～6 月（图 8-3）。

【采收加工】 夏、秋二季分 2～3 次采收，除去杂质，晒干。

【产地】 主产于河北、江苏、浙江、安徽等地。

【性状鉴别】 药材 多皱缩卷曲，有的破碎。完整叶片呈长椭圆形至长圆状倒披针形，长 5～20cm，宽 2～6cm；上表面暗灰绿色，有时可见色较深、微突起的小点；先端钝圆，全缘或微波状，基部狭窄下延至叶柄呈翼状，叶柄长 4～10cm，淡棕黄色；叶脉于叶背较明显。质脆。气微、味微酸、苦、涩（图 8-4）。

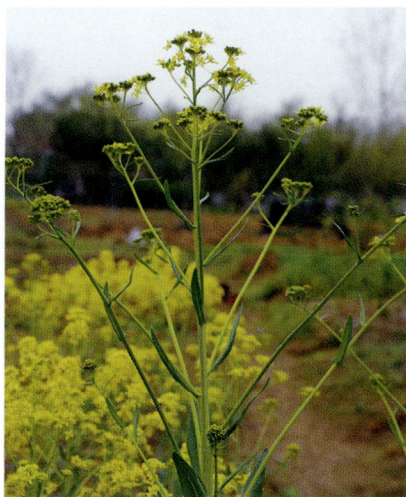

● 图 8-3　菘蓝*Isatis indigotica* Fort.

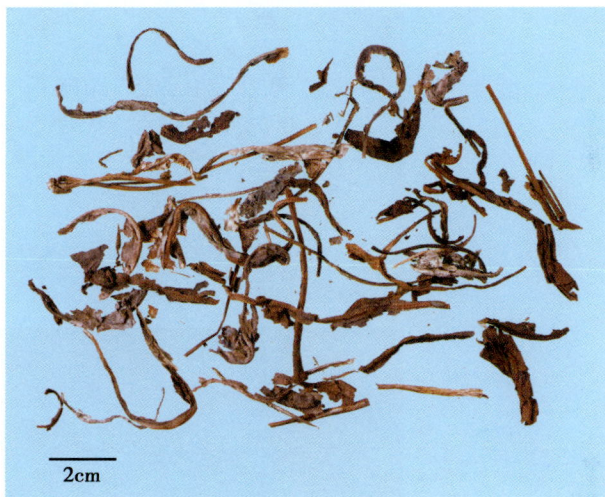

2cm

● 图 8-4　大青叶药材图

【显微鉴别】

1. 叶横切面　①上、下表皮均为 1 列切向延长的细胞，外被角质层。②叶肉中栅栏细胞 3～4 列，近长方形，与海绵组织无明显区分。③主脉维管束 4～9 个，中间 1 个较大，外韧型；且每个维管束的上、下侧均分布有厚壁组织。④分泌细胞类圆形，分布于薄壁细胞中，略小于周围的薄壁细胞，内含棕黑色颗粒状物质（图 8-5）。

2. 粉末　绿褐色。①下表皮细胞垂周壁略弯曲，略呈念珠状增厚。②气孔不等式，副卫细胞 3～4 个。③叶肉组织分化不明显，细胞中含蓝色块状或细小颗粒状靛蓝结晶，亦含橙皮苷样结晶（图 8-6）。

【化学成分】 鲜叶含菘蓝苷（大青素 B，isatan B）约 1%、靛玉红（indirubin）、色胺酮（tryptanthrin）、β-谷甾醇（β-sitosterol）等成分；其中菘蓝苷易被弱碱或酶水解，生成吲哚醇（indoxyl），继而氧化成靛蓝（indigo）。此外，尚含 4(3)*H*-喹唑酮[4(3)*H*-quinazolinone]、芸苔葡萄糖硫苷（芥苷，glucobrassicin）、新芸苔葡萄糖硫苷（新芥苷，neoglucobrassicin）、*l*-磺基芸苔葡萄糖硫苷（*l*-磺基芥苷，

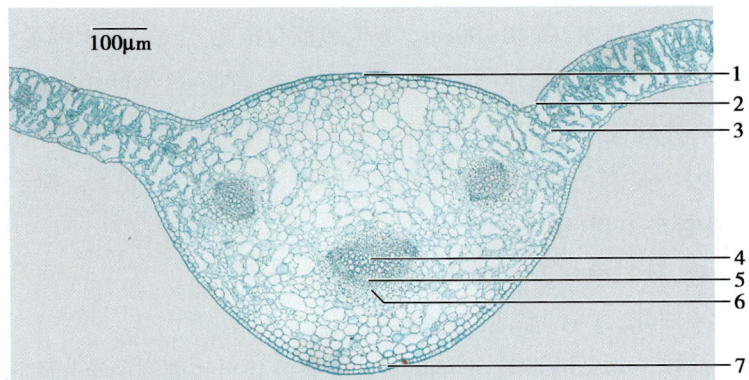

1.厚角组织；2.上表皮；3.叶肉组织；4.木质部；5.韧皮部；6.纤维束；7.下表皮。

● 图 8-5　大青叶(叶)横切面图

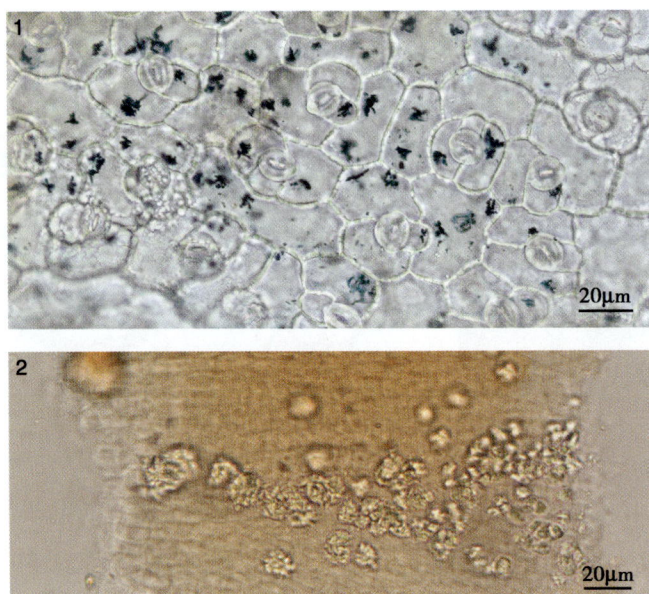

1.下表皮细胞、气孔及靛蓝结晶；2.橙皮苷结晶。

● 图 8-6　大青叶粉末图

l-supho-3-indolylmethyl glucosinolate）及多种有机酸、无机元素等。

靛玉红对治疗慢性粒细胞性白血病有较好的疗效,4(3)*H*-喹唑酮是大青叶抗病毒的有效成分,有机酸类为大青叶抗内毒素的活性成分。

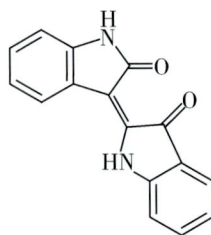

靛玉红

【理化鉴别】

1. 微量升华　取本品粉末进行微量升华,镜检可见蓝色或紫红色细小针状、片状或簇状结晶。

2. 薄层色谱鉴别　粉末三氯甲烷回流提取、提取液浓缩后作为供试品溶液。以靛蓝、靛玉红对照品作为对照,按薄层色谱法,用硅胶 G 板,以环己烷-三氯甲烷-丙酮(5∶4∶2)为展开剂。供试品色谱中,在与对照品色谱相应的位置上,分别显相同颜色的斑点。

【质量评价】

1. 经验鉴别　以叶完整、色暗灰绿色者为佳。

2. 检查　荧光反应:取本品粉末水浸液,在紫外光灯(365nm)下观察,呈现蓝色荧光。

3. 浸出物　按醇溶性浸出物热浸法测定,乙醇浸出物不得少于 16.0%。

4. 含量测定　按高效液相色谱法测定,本品含靛玉红($C_{16}H_{10}N_2O_2$)不得少于 0.020%。

【性味功效】　性寒,味苦。清热解毒,凉血消斑。用于温病高热、神昏、发斑发疹、痄腮、喉痹、丹毒、痈肿等。

枇杷叶　Eriobotryae Folium

为蔷薇科(Rosaceae)植物枇杷 *Eriobotrya japonica*(Thunb.)Lindl. 的干燥叶。全年均可采收,晒至七八成干后,扎成小把,再晒干。主产于江苏、浙江、广东等地。叶呈长圆形或倒卵形;先端尖,基部楔形,边缘具疏锯齿,近基部全缘;上表面灰绿色、黄棕色或红棕色,较光滑;下表面密被黄色绒毛,主脉于下表面显著突起,侧脉羽状。叶柄极短,被棕黄色绒毛。叶片革质而脆,易折断。气微,味微苦。含苦杏仁苷(amygdalin)、枇杷苷Ⅰ(eriobotroside Ⅰ)、熊果酸(ursolic acid)、齐墩果酸(oleanolic acid)、酒石酸(tartaric acid)、苹果酸(malic acid),以及皂苷、鞣质、糖类、维生素等成分。性微寒,味苦。具有清肺止咳,降逆止呕的功效。

番泻叶★　Sennae Folium

番泻叶

番泻叶原产印度、埃及等地,曾被视作"西药",古代本草罕见记载,仅在元明古籍《回回药方》中出现"撒那亦麦乞""撒那麦乞"等名,据考证,其均为"旃那"之义(番泻叶的别名)。而在我国中医疗活动中有所应用,主要在清代以后,如清末《诊验医方歌括》(1881)中关于泻叶的记载,"形尖而长,状如柳叶,用数十片沸水冲服,专利大便,下三焦之火,泻诸热湿邪积垢,并去烟毒,轻者服一二次,重至三次,有利无弊,通畅即止,用代茶饮,极稳极便,附记于此"。又如柳宝诒《温热逢源》(1898)、过铸《过氏医案》(1901)、沈祖复《医验随笔》(1908)、何廉臣《重订广温热论》(1911),均提及"泻叶"。此外,番泻叶又名"泡竹叶",清末民初时期医案中也确有少数医家以"泡竹叶"入药,如金子久《和缓遗风》。

【来源】　为豆科(Fabaceae)植物狭叶番泻 *Cassia angustifolia* Vahl 或尖叶番泻 *C. acutifolia* Delile 的干燥小叶。

【植物形态】

1. 狭叶番泻　矮小灌木,高约 1~1.5m。偶数羽状复叶,互生,具小叶 4~8 对,卵状披针形至线状披针形,长 2～6cm,宽 0.4～1.5cm,先端急尖,基部稍不对称;有短柄。总状花序腋生或顶生,花略不整齐;萼片 5 片,长卵形,略不等大;花瓣 5 片,倒卵形,黄色,下面两瓣较大;雄蕊 10 枚,不等长;子房具柄,被疏毛。荚果扁平长方形,长 4～6cm,宽 1～1.7cm,背缝顶端有清楚的尖突;种子 8 枚。花期 9～12 月,果期次年 3 月。

2. 尖叶番泻　与上种相似,但小叶 4～5 对,多为长卵形,长 2～4cm,宽 0.7～1.2cm,先端急尖或有棘尖,叶基不对称。荚果宽 2～2.5cm,先端的尖突微小不显。种子 6～7 枚。

【采收加工】　花开放前摘取叶片阴干或剪去枝条,摘取叶片,晒干,按全叶、碎叶分别包装。

【产地】　主产于印度、埃及和苏丹,我国云南、海南有栽培。

【性状鉴别】

1. 狭叶番泻　叶呈长卵形或卵状披针形,长 2～5cm,宽 0.4～2cm,叶端急尖,叶基部稍不对称,全缘。上表面黄绿色,下表面浅黄绿色,陈叶呈浅棕色。无毛或近无毛,叶脉稍隆起。革质。气微弱而特异,味微苦,稍有黏性。

2. 尖叶番泻　叶呈披针形或长卵形,通常略小于狭叶番泻,长 1.5～4cm,宽 0.5～1.2cm,微卷曲,叶端短尖或微突,叶基不对称,两面均有细短毛茸(图 8-7)。

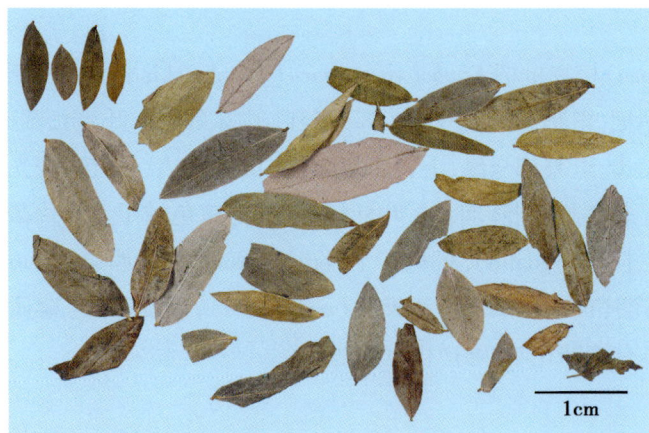

● 图 8-7　番泻叶药材图

【显微鉴别】

1. 叶片横切面　①表皮细胞 1 列类长方形,常含黏液质,外被角质层;上、下表皮均有气孔和单细胞非腺毛。②叶肉组织为等面叶型,均有 1 列栅栏细胞;上表面的栅栏细胞长柱形,约 150μm,通过主脉;下表面的栅栏细胞较短,靠主脉下方具厚角组织;海绵组织细胞中常含有草酸钙簇晶。③主脉维管束外韧型,上下两侧均有微木化的中柱鞘纤维束,且纤维外侧的薄壁细胞中含草酸钙方晶(图 8-8)。

2. 粉末　淡绿色或黄绿色。①上、下表皮细胞表面观呈多角形,垂周壁平直;上、下表皮均有气孔,主要为平轴式,副卫细胞大多为 2 个,也有 3 个。②非腺毛单细胞,长 100～350μm,直径 12～25μm,壁厚,有疣状突起。③晶鞘纤维多,草酸钙方晶直径 12～15μm。④草酸钙簇晶存在于薄壁细胞,直径 9～20μm(图 8-9)。

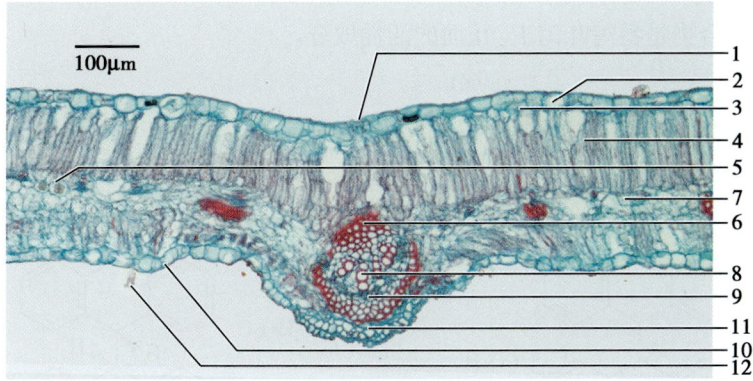

1. 气孔；2.黏液细胞；3.上表皮；4.栅状组织；5.草酸钙簇晶；6.中柱鞘纤维；7.海绵组织；8.木质部；9.韧皮部；10.下表皮；11.厚角组织；12.非腺毛。

● 图 8-8 番泻叶(叶)横切面图

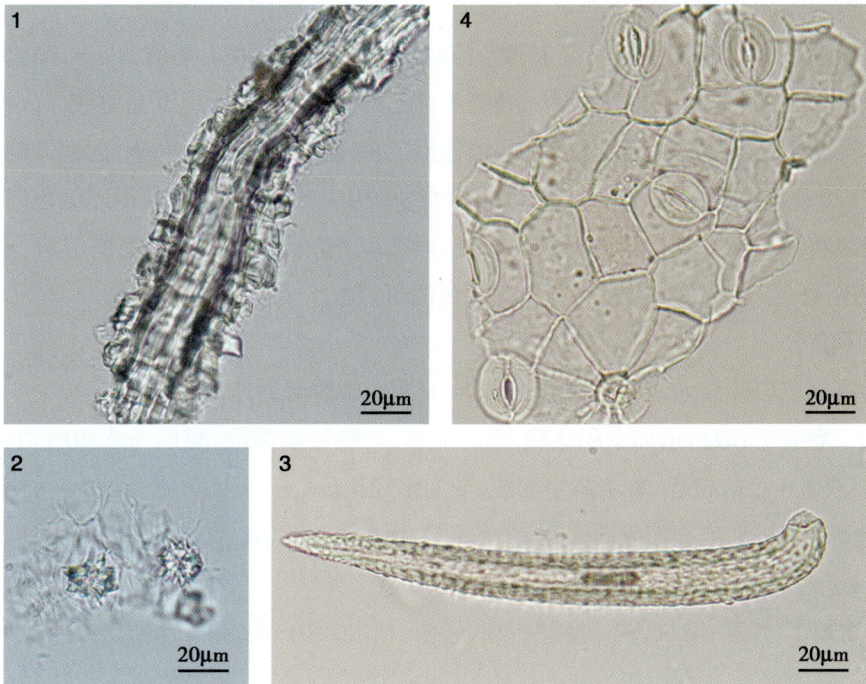

1.晶鞘纤维；2.草酸钙簇晶；3.非腺毛；4.表皮细胞及气孔。

● 图 8-9 番泻叶粉末图

【化学成分】 ①两种番泻叶均含有二蒽酮苷类化合物,主要为番泻苷(sennoside)A、B、C、D;A 与 B、C 与 D 分别互为立体异构体;其中以番泻苷 A、B 为主,含量以番泻苷 B 计为 2.5%。②游离蒽醌及其苷:芦荟大黄素双蒽酮苷(aloe emodin dianthrone glucoside),大黄酸葡萄糖苷(rhein monoglucoside)、芦荟大黄素葡萄糖苷(aloe-emodin monoglucoside)及少量的大黄酸(rhein)、芦荟大黄素(aloe emodin)、大黄酚(chrysophanol)等。③其他成分有番泻叶山柰苷(kaempferin)、蜂花醇(myricyl alcohol)、水杨酸(salicylic acid)、硬脂酸(stearic acid)、棕榈酸(palmitic acid)、异鼠李素(isorhamnetin)及植物甾醇等。

二蒽酮苷类化合物是番泻叶泻下、止血的活性成分。

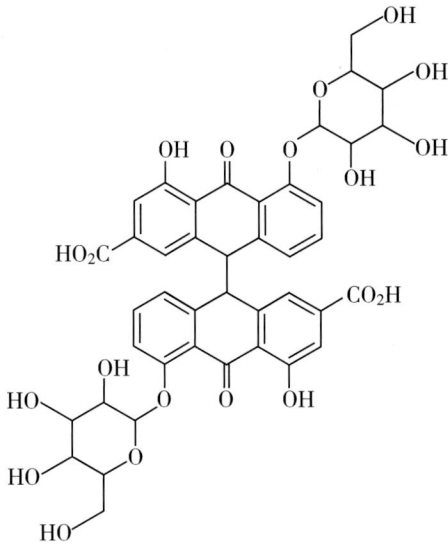

番泻苷 A

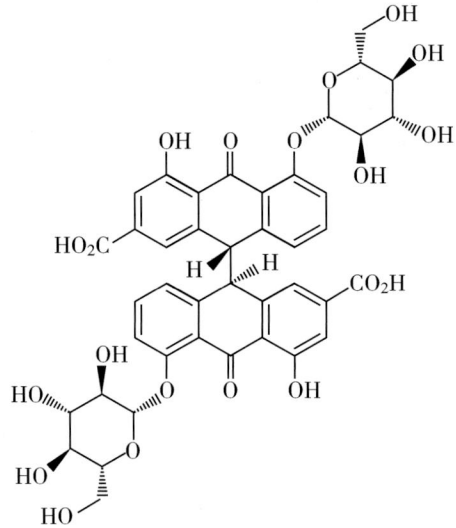

番泻苷 B

【理化鉴别】 薄层色谱鉴别 粉末稀乙醇超声提取,离心,取上清液,蒸干,残渣加水溶解,用石油醚(60～90℃)振摇提取,水液蒸干,残渣加稀乙醇使溶解,作为供试品溶液。以番泻叶对照药材作为对照,按薄层色谱法,用硅胶 G 板,以乙酸乙酯-正丙醇-水(4：4：3)为展开剂,置紫外光灯(365nm)下检视。供试品色谱中,在与对照药材色谱相应的位置上,呈现相同颜色的荧光斑点;喷 20%硝酸溶液,于120℃加热约 10 分钟,放冷,再喷以 5%氢氧化钾的稀乙醇溶液,供试品色谱中,在与对照药材色谱相应的位置上,显相同颜色的斑点。

【质量评价】

1. 经验鉴别 以叶片大、完整、色绿、梗少、无泥沙杂质者为佳。

2. 检查 蒽苷类:取粉末加水和盐酸,水浴加热,乙醚振摇提取,醚层无水硫酸钠脱水,蒸干,加氨试液,溶液显黄色或橙色,置水浴中加热,变为紫红色。

3. 含量测定 按高效液相色谱法测定,本品含番泻苷 A($C_{42}H_{38}O_{20}$)和番泻苷 B($C_{42}H_{38}O_{20}$)的总量,不得少于 1.1%。

【性味功效】 性寒,味甘,苦。泄热行滞,通便,利水;用于热结积滞、便秘腹痛、水肿胀满。

罗布麻叶 Apocyni Veneti Folium

为夹竹桃科(Apocynaceae)植物罗布麻 *Apocynum venetum* L. 的干燥叶。夏季采收,除去杂质、干燥。主产于东北、西北、华中、华北地区。叶多皱缩卷曲,有的破碎,完整叶片展平后呈椭圆状披针形或卵圆状披针形;淡绿色或灰绿色,先端钝,有小芒尖,基部钝圆或楔形;边缘具细齿,常反卷,两面无毛;叶脉于下表面突起;叶柄细。质脆。气微,味淡。主含黄酮类成分,如异槲皮苷(罗布麻甲素,isoquercitrin)、槲皮素(罗布麻乙素,quercetin),以及芸香苷(芦丁,rutin)、金丝桃苷(hyperoside)等。性凉,味甘、苦。具有平肝安神,清热利水的功效。

紫苏叶　Perillae Folium

为唇形科（Lamiaceae）植物紫苏 *Perilla frutescens*（L.）Britt. 的干燥叶（或带嫩枝）。夏季枝叶茂盛时采收,除去杂质,晒干。主产于江苏、浙江、河北等地,多为栽培。叶片多皱缩卷曲、破碎,完整者展平后呈卵圆形,先端长尖或急尖,基部圆形或宽楔形,边缘具圆锯齿。两面紫色或上表面绿色,下表面紫色,疏生灰白色毛,下表面有多数凹点状的腺鳞。叶柄紫色或紫绿色。质脆。带嫩枝者,紫绿色,断面中部有髓。气清香,味微辛。主要含挥发油,有紫苏醛（perillaldehyde）、柠檬烯（limonene）、β-丁香烯（β-caryophyllene）、紫苏酮（perillaketone）、紫苏烯（perillene）、紫苏苷（perilloside）等成分。性温,味辛。具有解表散寒,行气和胃的功效。

艾叶　Artemisiae Argyi Folium

为菊科（Asteraceae）植物艾 *Artemisia argyi* Lévl. et Vant. 的干燥叶。夏季花未开时采摘,除去杂质,晒干。主产于湖北、安徽、山东、河北等地。叶多皱缩、破碎,有短柄。完整叶片展平后呈卵状椭圆形,羽状深裂,裂片椭圆状披针形,边缘有不规则的粗锯齿;上表面灰绿色或深黄绿色,有稀疏的柔毛和腺点;下表面密生灰白色绒毛。质柔软。气清香,味苦。主要含挥发油,有桉油精（cineole）、α-萜品烯醇（α-terpineol）、反式-香芹醇（*trans*-carveol）、β-石竹烯（β-caryophyllene）、α-蒎烯（α-pinene）、β-蒎烯（β-pinene）、α-松油烯（α-terpinene）、蒿属醇（artemisia alcohol）、樟脑（camphor）、龙脑（borneol）等成分。性温,味辛、苦;有小毒。具有温经止血,散寒止痛的功效;外用祛湿止痒。

第八章同步练习

第九章　花类中药

第一节　概述

花类中药通常是指来源于植物完整的花、花序或花的某一部分的药材。完整的花分为已开放的花,如洋金花、红花;尚未开放的花蕾如辛夷、丁香、金银花;花序亦分为已开放的及未开放的,已开放的如菊花,未开放的如款冬花;花的某一部分,雄蕊如莲须,花粉粒如松花粉、蒲黄,柱头如西红花等。

一、性状鉴别

花类中药由于入药部位不同,再经过采制、干燥,因此常干缩、破碎而改变了形状,完整者常见的有长卵形、棒状、扁球形、团簇状、丝状、粉末状等。鉴别时,以花朵入药者,要注意观察花托、萼片、花瓣、雄蕊和雌蕊的数目及其着生位置、形状、颜色、被毛与否、气味等;如以花序入药,除单朵花的观察外,需注意花序类别、总苞片或苞片等,菊科植物还需观察花序托的形状,有无被毛等。花的某一部分入药,雄蕊和柱头入药一般为细丝状,花粉粒入药为粉末状。如果花序、花或花的某一部分很小,肉眼不易辨认清楚,需将干燥药材先放入水中浸泡后,再行解剖并借助于放大镜、解剖镜观察清楚。水试也是常用的鉴别方法,如西红花浸水中,最终水被染成黄色。

二、显微鉴别

花类中药的显微鉴别根据入药部位不同选择适宜的制片方法,除花梗和膨大花托制作横切片外,一般只作表面制片和粉末制片。

1. 花梗和花托　其横切面构造与茎相似,注意表皮、皮层、内皮层、维管束及髓部是否明显,有无厚壁组织、分泌组织存在,有无草酸钙结晶、淀粉粒等。

2. 苞片和萼片　与叶片构造相类似,通常叶肉组织分化不明显,故鉴定时以观察表面观为主。注意上、下表皮细胞的形态,有无气孔及毛茸,如有注意它们的类型、形状及分布情况等。此外,尚需注意有无分泌组织、草酸钙结晶以及它们的类型和分布,如丁香有油室、含细小草酸钙簇晶,锦葵花花萼中有黏液腔,洋金花中有草酸钙砂晶等。

3. 花瓣　花瓣构造变异较大,上表皮细胞常呈乳头状或毛茸状突起,无气孔;下表皮细胞的垂周壁常呈波状弯曲,有时有毛茸及少数气孔存在,如金银花有腺毛和非腺毛。相当于叶肉的部分,由数层排列疏松的大型薄壁细胞组成,有时可见分泌组织及贮藏物质,如丁香有油室,红花有管道状分泌细胞内贮红棕色物质。维管束细小,仅见少数螺纹导管。

4. 雄蕊　其包括花丝和花药两部分。花丝构造简单,有时被毛茸,如闹羊花花丝下部被两种非腺毛。花药主为花粉囊,是产生花粉粒的地方,花粉囊组成,左右对称分开,中间以药隔相连。花粉囊内壁细胞的壁常不均匀地增厚,如网状、螺旋状、环状或点状,且大多木化。花粉粒的形状、大小以及外壁上的萌发孔和雕纹的形态,常是科、属甚至种的特征,对鉴定花类中药有重要意义。花粉粒的形状有圆形如金银花、洋金花、红花等;三角形如丁香、木棉花;椭圆形如槐米、油菜等;四分体如闹羊花等。花粉粒的大小和形状,也是多种多样的,一般为12～100μm。成熟的花粉粒有两层壁,外层壁厚,含有脂肪类化合物和色素,又称外壁(exine),内层壁薄,主要由果胶质和纤维素组成,又称内壁(intine)。花粉粒的外壁有各种形态,有的光滑如番红花、槐米等,有的有粗细不等的刺状突起,如红花、金银花等,有的具放射状雕纹如洋金花,有的具网状纹理如蒲黄;花粉粒的外壁上还有萌发孔(germ pore)或萌发沟(germ furrow),一般双子叶植物的花粉粒萌发孔为3个或3个以上,单子叶植物和裸子植物花粉粒萌发孔为1个,当花粉萌发时,花粉管由此处长出。但镜检时,常因观察面(极面观或赤道面观)的不同,花粉粒的形态和萌发孔数而有不同,应注意区别。花粉囊中有的药隔上端还有附属物,如除虫菊。

5. 雌蕊　由子房、花柱和柱头组成。子房的表皮多为薄壁细胞,有的表皮细胞则分化成多细胞束状毛,如闹羊花。花柱表皮细胞无特殊变化,少数分化成单细胞毛,如红花。柱头顶端表皮细胞有的呈绒毛状,如金银花、西红花,也有不作毛茸状突起的,如洋金花。

第二节　常用花类中药的鉴定

松花粉　Pini Pollen

为松科(Pinaceae)植物马尾松 *Pinus massoniana* Lamb.、油松 *P. tabulaeformis* Carr. 或同属数种植物的干燥花粉。春季花刚开时,采摘花穗,晒干,收集花粉,除去杂质。马尾松主产于长江流域各省区。油松主产于东北、华北和西北地区的各省区。山东亦有栽培。本品为淡黄色细粉。体轻,易飞扬,手捻有滑润感。气微,味淡。入水不沉。主要含脂肪油和色素。并有甾醇及黄酮类成分。性温,味甘。具有收敛止血,燥湿敛疮的功效。

辛夷▲　Magnoliae Flos

【来源】　为木兰科(Magnoliacea)植物望春花 *Magnolia biondii* Pamp.、武当玉兰 *M. sprengeri* Pamp. 或玉兰 *M. denudata* Desr. 的干燥花蕾。冬末春初花未开放时采收,除去枝梗,阴干。

【产地】　主产于河南及湖北,质量最佳,销全国并出口。安徽产品集中安庆,称"安春花",质较次。浙江产的辛夷自产自销。湖北、陕西、四川产的武当玉兰,也多限于地方习用。玉兰多为庭园栽培。

【性状鉴别】

1. 望春花　呈长卵形,似毛笔头,长1.2~2.5cm,直径0.8~1.5cm。基部常具短梗,长约5mm,梗上有类白色点状皮孔。苞片2~3层,每层2片,两层苞片间有小鳞芽,苞片外表面密被灰白色或灰绿色茸毛,内表面类棕色,无毛。花被片9片,棕色,外轮花被片3片,条形,约为内两轮长的1/4,呈萼片状,内两轮花被片6片,每轮3片,轮状排列。雄蕊和雌蕊多数,螺旋状排列。体轻,质脆,气芳香,味辛凉而稍苦(图9-1)。

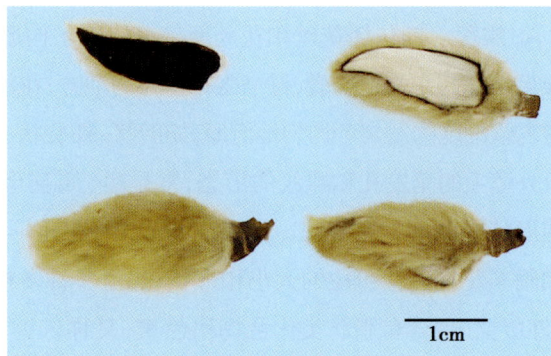

● 图9-1　辛夷药材图

2. 玉兰　长1.5~3cm,直径1~1.5cm。基部枝梗较粗壮,皮孔浅棕色。苞片外表面密被灰白色或灰绿色茸毛。花被片9片,内外轮同型。

3. 武当玉兰　长2~4cm,直径1~2cm。基部枝梗粗壮,皮孔红棕色。苞片外表面密被淡黄色或淡黄绿色茸毛,有的最外层苞片茸毛已脱落而呈黑褐色。花被片10~12(15)片,内外轮无显著差异。

【显微鉴别】　粉末　灰绿色或淡黄绿色。①非腺毛甚多,散在,多碎断;完整者具2~4个细胞,亦有单细胞,壁厚4~13μm,基部细胞短粗膨大,细胞壁极度增厚似石细胞。②石细胞多成群,呈椭圆形、不规则形或分枝状,壁厚4~20μm,孔沟不甚明显,胞腔中可见棕黄色分泌物。③油细胞较多,类圆形,有的可见微小油滴。④苞片表皮细胞扁方形,垂周壁连珠状。

【化学成分】

1. 望春花　含木兰脂素(magnolin),挥发油3%~5%。油中主成分为 β-蒎烯约6.1%、桉油精28.6%、樟脑14.8%、鹅掌楸树脂醇、β-二甲醚、望春花素(maynolin)、法氏玉兰素(fargesin)、松脂素二甲醚(pinoresinol dimethyl),d-乌药碱、d-纲状番荔枝碱等。

2. 武当玉兰　挥发油主成分为 β-蒎烯、香桧烯、对伞花烃、乙酸龙脑脂、丁香烯氧化物、β-桉油精等。

3. 玉兰　挥发油主成分为橙花叔醇、桉油精等50种成分。另含6种木脂素成分。

【质量评价】

1. 经验鉴别　以完整、内瓣紧密、无枝梗、香气浓者为佳。

2. 含量测定　按挥发油测定法测定,本品含挥发油不得少于1.0%(ml/g)。按高效液相色谱法测定,本品含木兰脂素($C_{23}H_{28}O_7$)不得少于0.40%。

【性味功效】　性温,味辛。散风寒,通鼻窍。

槐花　Sophorae Flos(附:槐角)

为豆科(Leguminosa)植物槐 *Sophora japonica* L. 的干燥花及花蕾。夏季花开放或花蕾形成时采收,及时干燥,除去枝、梗及杂质。前者习称"槐花",后者习称"槐米"。主产于辽宁、河北、河南、山东等省。槐花皱缩而卷曲,花瓣多散落,完整者花萼钟状,黄绿色,先端5浅裂;花瓣5片,黄色或黄白色,1片较大,近圆形,先端微凹,其余4片长圆形。雄蕊10枚,其中9枚基部连合,花丝细长。雌蕊圆柱形,弯曲。体轻。气微清香,味微苦。槐米呈卵形或椭圆形,似米粒,长2~6mm,直径约2mm。花萼下部有数条纵纹。萼的上方为黄白色未开放的花瓣。花梗细小。体轻,手捻即碎。气微香,味微苦涩。含芦丁(芸香苷,rutin)8%~28%、桦皮醇(betulin)及槐二醇(sophoradiol)、槐花米甲素(sophorin A)约14%、槐花米乙素(sophorin B)约1.25%、槐花米丙素(sophorin C)约0.35%。槐米甲素为黄酮类化合物,乙素、丙素为甾体化合物。性微寒,味苦。具有凉血止血,清肝泻火的功效。

【附药】 槐角 Fructus Sophorae

为豆科植物槐 *Sophora japonica* L. 的干燥成熟果实。呈连珠状。长1~6cm,直径0.6~1cm。表面黄绿色或黄褐色,皱缩而粗糙,背缝线一侧呈黄色。质柔润,干燥皱缩,易在收缩处折断,断面黄绿色,有黏性。种子1~6粒,肾形,长约8mm,表面光滑,棕黑色,一侧有灰白色圆形种脐;质坚硬,子叶2枚,黄绿色。果肉气微,味苦,种子嚼之有豆腥气。槐角含有染料木素(genistein)、槐角苷(sophoricoside)、槐角双苷(sophorbioside)、山柰素双葡萄糖苷(glucosidoglucosyl-3,5,7,4-tetrahydroxyflavone)、槐角黄酮苷(sophoraflavonoloside)及芸香苷等。还有以山柰素槐糖苷的形式存在的槐糖、脂肪油18%~24%及多种氨基酸。性寒,味苦。具有清热泻火,凉血止血的功效。

丁香[*] Caryophylli Flos(**附:母丁香**)

《名医别录》有鸡舌香记载。《本草拾遗》载:"鸡舌香和丁香同种。"马志谓:"丁香生交、广、南番,按广州图上丁香,树高丈余,木类桂,叶似栎叶。花圆细,黄色,凌冬不凋。其子出枝蕊上如钉,长三四分,紫色。其中有粗大如山茱萸者,俗呼为母丁香。"即为本种。

【来源】 为桃金娘科(Myrtaceae)植物丁香 *Eugenia caryophyllata* Thunb. 的干燥花蕾。

【植物形态】 常绿乔木,高达12m。单叶对生,革质,卵状长椭圆形至披针形,长5~12cm,宽2.5~5cm,先端尖,全缘,基部狭窄,侧脉多数,平行状,具多数透明小油点。花顶生,复聚伞花序;萼筒长1~1.5cm,先端四裂,齿状,肉质,有油腺;花瓣白色带淡紫红色,短管状,具四裂片,花瓣作覆瓦状排列;雄蕊多数,成四束与萼片互生,花丝丝状;雌蕊1枚,子房下位,3室,具多数胚珠,花柱锥状,细长。浆果椭圆形,红棕色。顶端有宿存萼片,香气强烈(图9-2)。

【采收加工】 通常当花蕾由绿转红时采摘,晒干。

【产地】 主产于坦桑尼亚的桑给巴尔岛以及马来西亚,印度尼西亚等地。现我国海南省、广东省有引种栽培。

【性状鉴别】 略呈研棒状,长1~

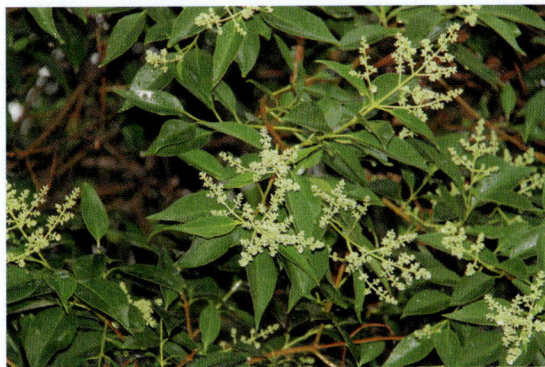

● 图9-2 丁香*Eugenia caryophyllata* Thunb.

2cm。花冠圆球形,直径0.3~0.5cm,花瓣4片,覆瓦状抱合,棕褐色或褐黄色,花瓣内为雄蕊和花柱,搓碎后可见众多黄色细粒状的花药。萼筒圆柱状,略扁,有的稍弯曲,长0.7~1.4cm,直径0.3~0.6cm,红棕色或棕褐色,上部有4枚三角状的萼片,十字状分开。质坚实,富油性。气芳香浓烈,味辛辣、有麻舌感(图9-3)。

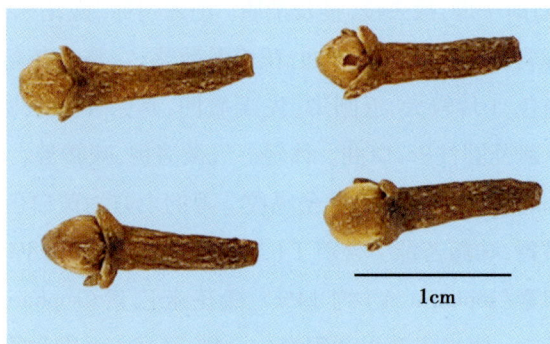

● 图9-3 丁香药材图

【显微鉴别】

1. 萼筒中部纵切面 ①表皮细胞1列,有较厚角质层和气孔。②皮层外侧散有2~3列径向延长的椭圆形油室,长150~200μm;其下有20~50个小型双韧维管束,维管束外围有少数中柱鞘纤维,壁厚,木化。内侧为数列薄壁细胞组成的通气组织,有大型细胞间隙。③中心轴柱薄壁组织间散有多数细小维管束,15~25个环列,其旁伴有少量纤维。④薄壁细胞含众多细小草酸钙簇晶(图9-4)。

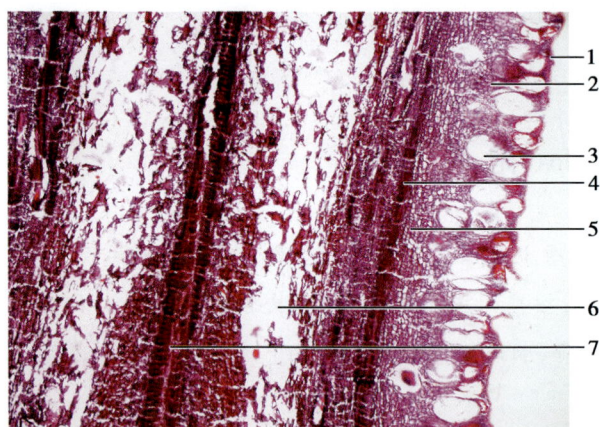

1.表皮细胞;2.皮层;3.油室;4.双韧维管束;5.中柱鞘纤维;6.通气组织;7.维管束。

● 图9-4 丁香(萼筒中部)纵切面图

2. 粉末 暗红棕色。①油室多破碎,分泌细胞界限不清,含黄色油状物。②纤维梭形,顶端钝圆,壁较厚。③花粉粒众多,极面观三角形,赤道面观双凸镜形,具3副合沟。④草酸钙簇晶众多,直径4~26μm,存在于较小的薄壁细胞中。⑤表皮细胞呈多角形,有不定式气孔,副卫细胞6~7个(图9-5)。

【化学成分】 花蕾中含挥发油15%~20%,油中主要成分为丁香油酚(eugenol),含量为80%~95%、β-丁香烯9.12%,乙酰基丁香油酚(acetyl eugenol)7.33%,以及其他少量成分甲基正戊酮、醋酸苄酯、苯甲醛、水杨酸甲酯、葎草烯、α-依兰烯、胡椒酚等。本品挥发油含量不得少于16.0%。

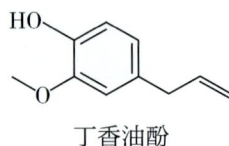

丁香油酚

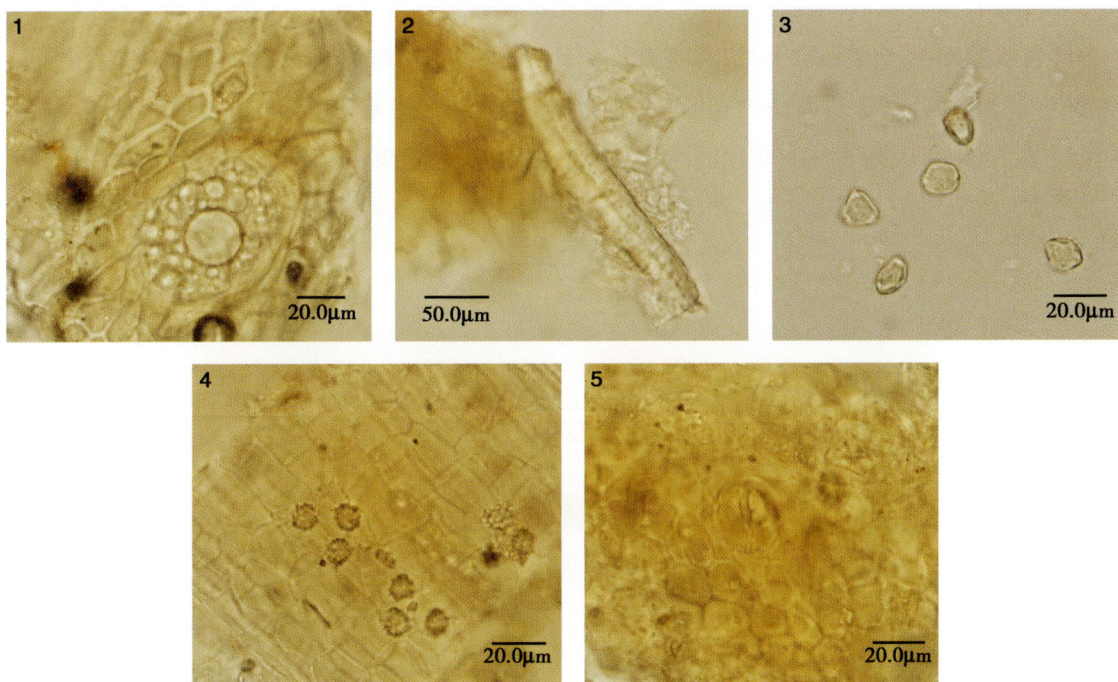

1.油室；2.纤维；3.花粉粒；4.草酸钙簇晶；5.气孔。

● 图9-5　丁香粉末图

【理化鉴别】　薄层色谱鉴别　粉末乙醚提取液作为供试品溶液，以丁香酚为对照品，加乙醚制成每1ml含16μl的溶液，作为对照品溶液。用硅胶G板，以石油醚(60～90℃)-乙酸乙酯(9∶1)为展开剂展开，喷5%香草醛硫酸溶液在105℃加热显色。供试品色谱中，在与对照品色谱相应的位置上，显相同颜色的斑点。

【质量评价】

1. 经验鉴别　以完整，个大，油性足，颜色深红、香气浓郁、入水下沉者为佳。

2. 含量测定　按气相色谱法测定，本品含丁香油酚($C_{10}H_{12}O_2$)不得少于11.0%。

【性味功效】　性温，味辛。温中降逆，补肾助阳。

【附药】　母丁香　Caryophylli Fructus

为丁香 *Eugenia caryophyllata* Thunb. 的成熟干燥果实，又名"鸡舌香"。果实呈长倒卵形至长圆形；长2～2.5cm，直径0.6～1cm。顶端有齿状萼片4枚，向中央弯曲，基部具果柄残痕。表面棕褐色，粗糙，多细皱纹。果皮与种皮薄壳状。质脆，易破碎脱落，有的已无果皮或种皮，仅为种仁。种仁倒卵形，暗棕色，由两片肥厚的子叶抱合而成，子叶形如鸡舌，不规则抱合，中央有一条细杆状的胚根，由子叶的中央伸至较宽的顶端。质坚硬，难破碎。气微香，味辛辣。含淀粉及少量挥发油。本品性温，味辛辣。温中散寒。

洋金花▲　Daturae Flos

【来源】　为茄科(Solanaceae)植物白花曼陀罗 *Datura metel* L. 的干燥花。习称南洋金花。4～11月花初开时采收，晒干或低温干燥。

【**产地**】 主产江苏、浙江、福建、广东等省。多为栽培。

【**性状鉴别**】 多皱缩成条状,完整者长9~15cm。花萼呈筒状,长为花冠的2/5,灰绿色或灰黄色,先端5裂,基部具纵脉纹5条,表面微有茸毛;花冠呈喇叭状,淡黄色或黄棕色,先端5浅裂,裂片有短尖,短尖下有明显的纵脉纹3条,两裂片之间微凹;雄蕊5枚,花丝贴生于花冠筒内,长为花冠的3/4;雌蕊1枚,柱头棒状。烘干品质柔韧,气特异;晒干品质脆,气微,味微苦(图9-6)。

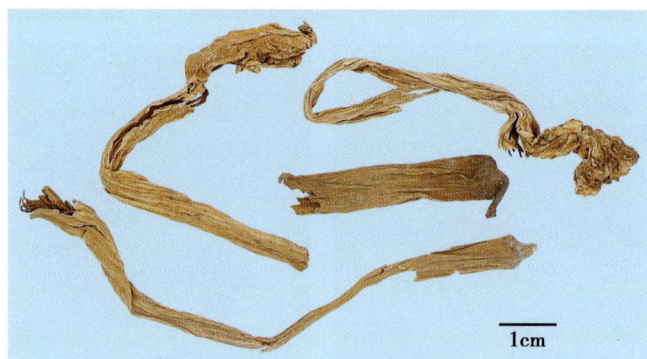

● 图9-6 洋金花药材图

【**显微鉴别**】 粉末 淡黄色。①花粉粒呈类球形或长圆形,直径42~65μm,表面有条纹状雕纹,自两极向四周呈放射状排列。②花萼非腺毛具1~3个细胞,壁具疣突;腺毛头部具1~5个细胞,柄具1~5个细胞。③花冠裂片边缘非腺毛具1~10个细胞,壁微具疣突。花丝基部非腺毛粗大,具1~5个细胞,基部直径约至128μm,顶端钝圆。④花萼、花冠薄壁组织中有草酸钙簇晶和砂晶及方晶。

【**化学成分**】 花蕾期含总生物碱量为0.12%~0.82%。其中东莨菪碱(scopolamine)为0.11%~0.47%,莨菪碱(hyosyamine)为0.01%~0.37%。

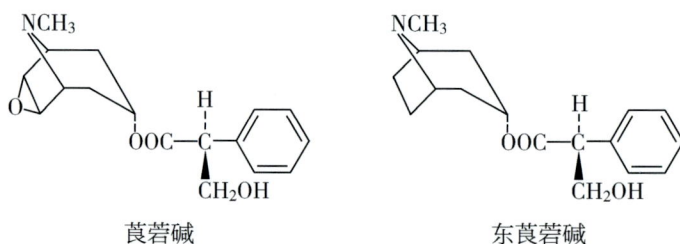

莨菪碱　　　　　　　　　东莨菪碱

【**质量评价**】

1. 经验鉴别 以朵大、不破碎,花冠肥厚者为佳。

2. 浸出物 照醇溶性浸出物测定法项下的热浸法测定,用乙醇作溶剂,不得少于9.0%。

3. 含量测定 按高效液相色谱法测定,本品按干燥品计算,含东莨菪碱($C_{17}H_{21}NO_4$)不得少于0.15%。

【**性味功效**】 性温,味辛;有毒。平喘止咳,解痉定痛。

金银花★　Lonicerae Japonicae Flos(附:忍冬藤)

忍冬始载于《名医别录》。陶弘景谓:"似藤生,凌冬不凋,故名忍冬。"李时珍谓:"忍冬在处有之,附树延蔓,茎微紫色,对节生叶。叶似薜荔而青,有涩毛。三四月开花,长寸许,一蒂两花二瓣,一大一小,如半边状。长蕊。花初开者,蕊瓣俱色白;经二三日,则色变黄。新旧相参,黄白相映,故呼金银花,气甚芳香,四月采花阴干;藤叶不拘时采。阴干。"以上所述与金银花类似。

【来源】　为忍冬科(Caprifoliaceae)植物忍冬 *Lonicera japonica* Thunb. 的干燥花蕾或带初开的花。

【植物形态】　多年生半常绿木质藤本。茎中空,多分枝,老枝外表棕褐色,栓皮常呈条状剥离;幼枝绿色,密生短柔毛。叶对生,卵圆形至长卵圆形,长3~8cm,宽1.5~4cm,全缘,嫩叶两面有柔毛,老叶上面无毛。花成对腋生,苞片叶状,卵形,2枚,长达2cm;萼筒短小,顶端5齿裂;花冠长3~4cm,初开时白色,有时稍带紫色,后渐变黄色,外被柔毛和腺毛,花冠筒细长,上唇4浅裂,下唇不裂,稍反转;雄蕊5枚;雌蕊1枚,花柱棒状,与雄蕊同伸出花冠外,子房下位。浆果球形,黑色。花期5~7月,果期7~10月(图9-7)。

【采收加工】　夏初花开放前采收,干燥。

【产地】　主产于山东、河南,全国大部地区均产。

【性状鉴别】　呈棒状,上粗下细,略弯曲,长2~3cm,上部直径约3mm,下部直径约1.5mm。表面黄白色或绿白色(久贮色渐深),密被短柔毛。偶见叶状苞片。花萼绿色,先端5裂,裂片有毛,长约2mm。开放者花冠筒状,先端二唇形;雄蕊5枚,附于筒壁,黄色;雌蕊1枚,子房无毛。气清香,味淡、微苦(图9-8)。

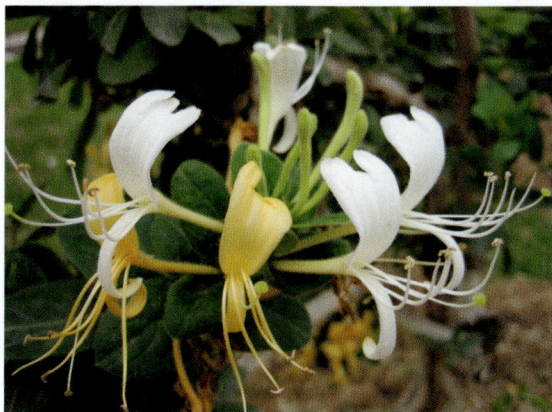

● 图9-7　忍冬*Lonicera japonica* Thunb.

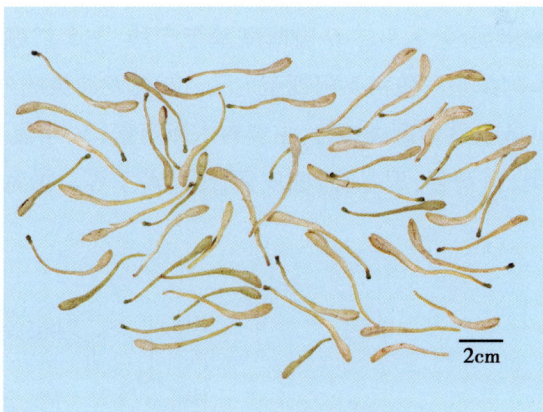

2cm

● 图9-8　金银花药材图

【显微鉴别】　粉末　浅黄棕色或黄绿色。①腺毛有二种,一种头部呈倒圆锥形,顶端平坦,侧面观通常10~33个细胞,排成2~4层,直径40~108μm,有的细胞含淡黄色物,柄部(1~)2~5个细胞,长70~700μm;另一种头部类圆形或略扁圆形,侧面观4~20个细胞,直径24~80μm。腺柄2~4个细胞,长24~80μm。②非腺毛为单细胞,有两种;一种长而弯曲,壁薄,有微细疣状突起。

另一种非腺毛较短,壁稍厚,具壁疣,有的具螺纹。③花粉粒众多,黄色,球形,外壁具细刺状突起,萌发孔3个。④柱头顶端表皮细胞呈绒毛状。⑤薄壁细胞中含细小草酸钙簇晶,直径6~45μm(图9-9)。

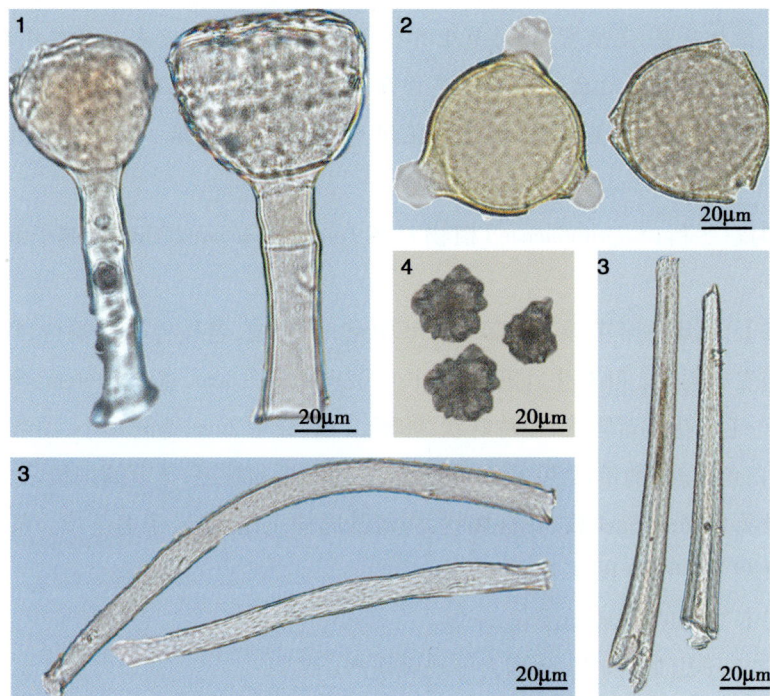

1.腺毛; 2.花粉粒; 3.非腺毛; 4.草酸钙簇晶。

● 图9-9 金银花粉末图

【化学成分】 ①主含有机酸类,主要是绿原酸类化合物,包括绿原酸和异绿原酸。异绿原酸是由多种异构体组成的混合酸,它的异构体有7种,分别为1,3-二咖啡酸酰奎尼酸、3,4-二咖啡酸酰奎尼酸、3,5-二-O-咖啡酰基奎宁酸、3,5-二咖啡-3-阿魏酰奎尼酸、4,5-二-O-咖啡酰基奎宁酸、4-阿魏奎尼酸和5-阿魏奎尼酸。②挥发油类成分,主要有芳樟醇(Linalool)和棕榈酸(hexadecanoic acid)。③黄酮类成分,主要有木犀草素、3'-甲氧基木犀草素、5,3'-二甲氧基木犀草素、木犀草素苷类、苜蓿苷、忍冬苷、槲皮素苷类、芦丁等。④另含环烯醚萜类、三萜类、微量元素等。

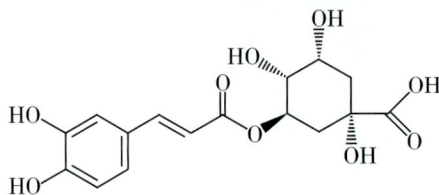

绿原酸

【理化鉴别】

1. 薄层色谱鉴别 粉末甲醇提取液作为供试品溶液。以绿原酸为对照品,用硅胶H板,以乙酸丁酯-甲酸-水(7∶2.5∶2.5)的上层溶液为展开剂展开,置紫外光灯(365nm)下检视。供试品色谱中,在与对照品色谱相应的位置上,显相同颜色的荧光斑点。

2. 高效液相特征图谱鉴别 粉末75%甲醇超声提取,制备供试品溶液。以绿原酸对照品作对照,按高效液相色谱法测定。供试品特征图谱中应呈现 7 个特征峰,与参照物峰相应的峰为 S 峰,计算各特征峰与 S 峰的相对保留时间,应在规定值的±10%之内,保留时间规定值为:0. 91 (峰1)、1. 00[峰2(S)]、1. 17(峰3)、1. 38(峰4)、2. 43(峰5)、2. 81(峰6)、2. 93(峰7)。

【质量评价】

1. 经验鉴别　以花蕾多、色淡、质柔软、气清香者为佳。

2. 检查　重金属及有害元素:照铅、镉、砷、汞、铜测定法测定,铅不得过 5mg/kg,镉不得过 1mg/kg,砷不得过 2mg/kg,汞不得过 0. 2mg/kg,铜不得过 20mg/kg。

3. 含量测定　按高效液相色谱法测定,本品含绿原酸($C_{16}H_{18}O_9$)不得少于 1. 5%,含酚酸类以绿原酸($C_{16}H_{18}O_9$)、3, 5-二-O-咖啡酰基奎宁酸($C_{25}H_{24}O_{12}$)和 4, 5-二-O-咖啡酰基奎宁酸($C_{25}H_{24}O_{12}$)的总量计,不得少于 3. 8%。

【性味功效】　性寒,味甘。清热解毒,疏散风热。

【附药】　忍冬藤　Lonicerae Caulis

为忍冬科植物忍冬 *Lonicera japonica* Thunb. 的干燥茎枝。常卷扎成把。呈长圆柱形,多分枝,直径 1. 5~6mm,节明显,节部有对生叶或叶脱落后的痕迹及分枝。表面棕红色至暗棕色,有的灰绿色,光滑或被茸毛;老茎外皮易成卷剥落而露出灰白内皮,枝上多节,节间长 6~9cm,剥落的外皮常可撕裂成纤维状。质脆,折断面纤维性,黄白色,中空。叶多卷曲,破碎不全,黄绿色至棕绿色,两面均被短柔毛。无臭,老枝味微苦,嫩枝味淡。以枝条均匀、带红色外皮、嫩枝稍有毛、质嫩带叶者为佳。叶含忍冬苷(lonicein, luteolin-7-neohesperidoside)0. 01%、忍冬素(loniceraflavone)、番木鳖苷(loganin)及鞣质 8%。本品性寒,味甘。具有清热解毒,疏风通络的功效。

山银花　Lonicerae Flos

为忍冬科植物灰毡毛忍冬 *Lonicera macranthoides* Hand. -Mazz.、红腺忍冬 *L. hypoglauca* Miq.、华南忍冬 *L. confusa* DC. 或黄褐毛忍冬 *L. fulvotomentosa* Hsu et S. C. Cheng 的干燥花蕾或带初开的花。灰毡毛忍冬主产于贵州、四川、广西、云南、湖南等省区,红腺忍冬主产于浙江、江西、福建、湖南、广东、广西、四川等省区,华南忍冬主产于广东、广西、云南等省区,黄褐毛忍冬主产于广西、贵州和云南等省区。灰毡毛忍冬呈棒状而稍弯曲,长 3~4. 5cm,上部直径约 2mm,下部直径约 1mm。表面黄色或黄绿色。总花梗集结成簇,开放者花冠裂片不及全长之半。质稍硬,手捏之稍有弹性。气清香,味微苦、甘。红腺忍冬长 2. 5~4. 5cm,直径 0. 8~2mm。表面黄白至黄棕色,无毛或疏被毛,萼筒无毛,先端 5 裂,裂片长三角形,被毛,开放者花冠下唇反转,花柱无毛。华南忍冬长 1. 6~3. 5cm,直径 0. 5~2mm。萼筒和花冠密被灰白色毛。黄毛忍冬长 1~3. 4cm,直径 1. 5~2mm。花冠表面淡黄棕色或黄棕色,密被黄色茸毛。化学成分与金银花相似。按高效液相色谱法测定。本品按干燥品计算,含绿原酸($C_{16}H_{18}O_9$)不得少于 2. 0%,含灰毡毛忍冬皂苷乙($C_{65}H_{106}O_{32}$)和川续断皂苷乙($C_{53}H_{86}O_{22}$)的总量不得少于 5. 0%。本品性寒,味甘。具有清热解毒,疏散风热的功效。

款冬花　Farfarae Flos

为菊科(Asteraceae)植物款冬 *Tussilago farfara* L. 的干燥花蕾。12 月或地冻前当花尚未出土时采挖,除去花梗和泥沙,阴干。主产于河南、甘肃、山西、陕西等省。呈长圆棒状。单生或2~3个基部连生,长1~2.5cm,直径0.5~1cm。上端较粗,下端渐细或带有短梗,外面被有多数鱼鳞状苞片。苞片外表面紫红色或淡红色,内表面密被白色絮状茸毛。体轻,撕开后可见白色茸毛。气香,味微苦而辛。含款冬二醇(faradiol)、山金车二醇(arnidol)(以上二者为异构体)、降香醇(bauerend)、蒲公英黄色素(taraxanthin)、千里光碱(senhikine)、金丝桃苷等。此外,尚含三萜皂苷、挥发油、鞣质及黏液质等。性温,味辛、微苦。具有润肺下气,止咳化痰的功效。

菊花▲ Chrysanthemi Flos(**附:野菊花**)

【来源】 为菊科植物菊 *Chrysanthemum morifolium* Ramat. 的干燥头状花序。药材按产地和加工方法不同,分为"亳菊""滁菊""贡菊""杭菊""怀菊"。9~11月花盛开时分批采收,阴干或焙干,或熏、蒸后晒干。

【产地】 主产于安徽、浙江、江苏、河南等省。多栽培。

【性状鉴别】

1. 亳菊 呈倒圆锥形或圆筒形,有时稍压扁呈扇形,直径1.5~3cm,多离散。总苞碟状;总苞片3~4层,卵形或椭圆形,草质,黄绿色或褐绿色,外面被柔毛,边缘膜质。花托半球形,无托片或托毛。舌状花数层,雌性,位于外围,类白色,劲直,上举,纵向折缩,散生金黄色腺点;管状花多数,两性,位于中央,为舌状花所隐藏,黄色,顶端5齿裂。瘦果不发育,无冠毛。体轻,质柔润,干时松脆。气清香,味甘、微苦(图9-10)。

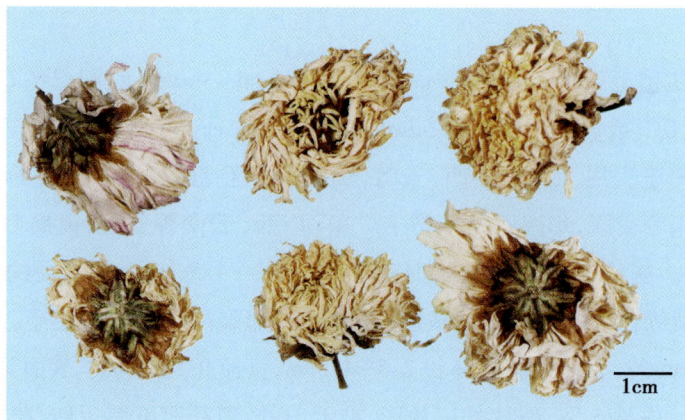

● 图9-10 菊花药材图

2. 滁菊 呈不规则球形或扁球形,直径1.5~2.5cm。舌状花类白色,不规则扭曲,内卷,边缘皱缩,有时可见淡褐色腺点;管状花大多隐藏。

3. 贡菊 呈扁球形或不规则球形,直径1.5~2.5cm。舌状花白色或类白色,斜升,上部反折,边缘稍内卷而皱缩,通常无腺点;管状花少,外露。

4. 杭菊 呈碟形或扁球形,直径2.5~4cm,常数个相连成片。舌状花类白色或黄色,平展或微折叠,彼此粘连,通常无腺点;管状花多数,外露。

5. 怀菊 呈不规则球形或扁球形,直径1.5~2.5cm。多数为舌状花,舌状花类白色或黄色,不规则扭曲,内卷,边缘皱缩,有时可见腺点;管状花大多隐藏。

【显微鉴别】　粉末　黄白色。①花粉粒黄色类球形,直径 $32\sim37\,\mu m$,表面有网孔纹及短刺,具 3 孔沟。②T 形毛较多,顶端细胞长大,两臂近等长,柄具 $2\sim4$ 个细胞。③腺毛头部鞋底形,具 $6\sim8$ 个细胞两两相对排列。④草酸钙簇晶较多,细小。

【化学成分】　含挥发油约 0.13%,主成分为菊花酮(chrysanthenone)、龙脑、龙脑乙酸酯等。黄酮类如木犀草素-7-葡萄糖苷、大波斯菊苷、刺槐素苷等。

【质量评价】

1. 经验鉴别　以花朵完整、颜色新鲜、气清香、少梗叶者为佳。

2. 含量测定　按高效液相色谱法测定,本品含绿原酸($C_{16}H_{18}O_9$)不得少于 0.20%,含木犀草苷($C_{21}H_{20}O_{11}$)不得少于 0.080%,含 3,5-O-二咖啡酰基奎宁酸($C_{25}H_{24}O_{12}$)不得少于 0.70%。

【性味功效】　性微寒,味甘、苦。散风清热,平肝明目。

【附药】　野菊花　Chrysanthemi Indici Flos

为菊科植物野菊花 Chrysanthemum indicum L. 的干燥头状花序。秋、冬二季花初开放时采摘,晒干,或蒸后晒干。全国各地均有分布,野生。呈类球形,直径约 $0.3\sim1\,cm$。棕黄色,总苞由 $4\sim5$ 层苞片组成,外层苞片卵形或条形,外表面中部灰绿色或浅棕色,通常被白毛,边缘膜质;内层苞片长椭圆形,膜质,外表面无毛。总苞基部有的残留总花梗。舌状花 1 轮,黄色至棕黄色,皱缩卷曲;管状花多数,深黄色。体轻。气芳香,味苦。以完整、色黄、香气浓者为佳。花含挥发油,油中含白菊醇(chrysol)、白菊酮(chrysantone)、dl-樟脑、β-3-蒈烯(β-3-carene)、桧烯(sabinene)。此外,还有野菊花内酯等。据报道,花含黄酮苷,刺槐素 7-O-β-D-吡喃半乳糖苷(acacetin7-O-β-D-galactopyranoside)。性寒,味苦。具有清热解毒,泻火平肝的功效。

红花★　Carthami Flos

原名红蓝花,始载于《开宝本草》。马志谓:"红蓝花即红花也,生梁汉及西域。"苏颂谓:"其花红色,叶颇似蓝,故有蓝名。"又谓:"今处处有之。人家场圃所种,冬月布子于熟地,至春生苗,夏乃有花。花下作梂汇多刺,花出梂上。圃人乘露采之,采已复出,至尽而罢。梂中结实,白颗如小豆大。其花暴干,以染真红,又作胭脂。"李时珍谓:"其叶如小蓟叶。至五月开花,如大蓟花而红色。"以上所述,与本种相符。

【来源】　为菊科植物红花 Carthamus tinctorius L. 的干燥花。

【植物形态】　一年生或二年生草本,高 $30\sim90\,cm$。叶互生,卵形或卵状披针形,长 $4\sim12\,cm$,宽 $1\sim3\,cm$,先端渐尖,边缘具不规则锯齿,齿端有锐刺;几无柄,微抱茎。头状花序顶生,直径 $3\sim4\,cm$,总苞片多层,最外 $2\sim3$ 层叶状,边缘具不等长锐齿,内面数层卵形,上部边缘有短刺;全为管状花,两性,花冠初时黄色,渐变为橘红色。瘦果白色,倒卵形,长约 $5\,mm$,具 4 棱,无冠毛。花期 $5\sim7$ 月,果期 $7\sim9$ 月(图 9-11)。

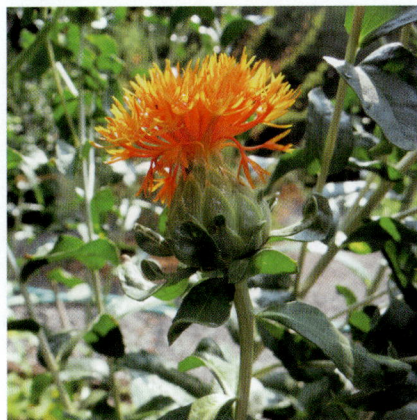

【采收加工】　夏季花冠由黄变红时采摘,阴干或晒干。

● 图 9-11　红花Carthamus tinctorius L.

【产地】　主产于河南、河北、浙江、四川等省。均为栽培。

【性状鉴别】　为不带子房的管状花，长 1～2cm。表面红黄色或红色。花冠筒细长，先端 5 裂，裂片狭条形，长 5～8mm。雄蕊 5 枚，花药聚合成筒状，黄白色；柱头长圆柱形，顶端微分叉。质柔软。气微香，味微苦。花浸水中，水染成金黄色（图 9-12）。

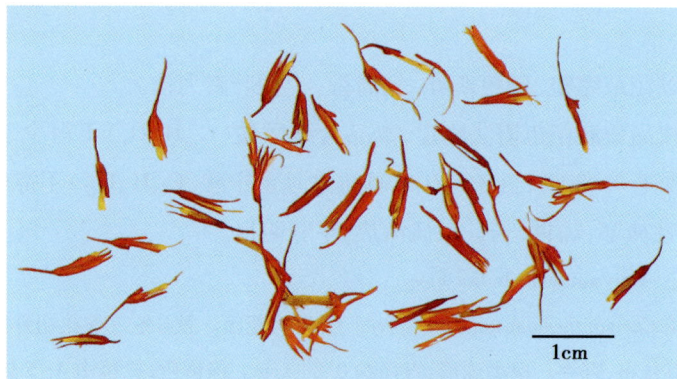

● 图 9-12　红花药材图

【显微鉴别】　粉末　橙黄色。①柱头表皮细胞分化成圆锥形末端较尖的单细胞毛。②花各部均有呈长管道状分泌细胞，常位于导管旁，分泌细胞单列纵向连接，细胞内充满淡黄色至红棕色物，直径约 66μm。③花瓣顶端表皮细胞分化成乳头状绒毛。④花粉粒圆球形或椭圆形或橄榄形，直径约至 60μm，外壁有短刺及疣状雕纹，萌发孔 3 个。草酸钙方晶存在于薄壁细胞中，直径 2～6μm（图 9-13）。

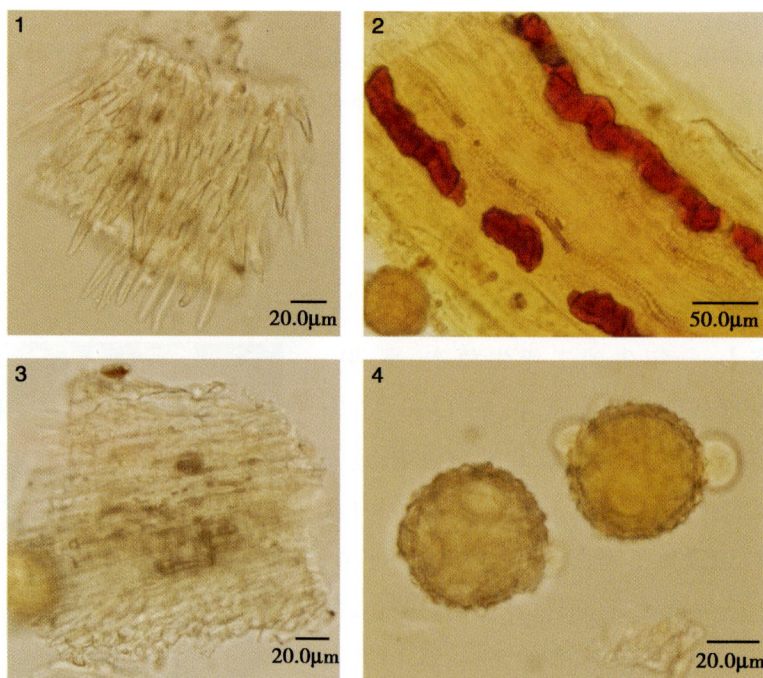

1.花柱碎片；2.分泌细胞；3.花瓣顶端碎片；4.花粉粒。

● 图 9-13　红花粉末图

【化学成分】 花含红花苷(carthamin)、红花醌苷(carthamone)及新红花苷(neocarthamin)。不同成熟期的红花所含成分有差异,淡黄色花主含新红花苷,微量红花苷;黄色花主含红花苷;橘红色花主含红花苷或红花醌苷。另含红花素(carthamidin)、红花黄色素(safftor yellow)、二十九烷、β-谷甾醇、棕榈酸、肉豆蔻酸、月桂酸等。

【理化鉴别】 薄层色谱鉴别 粉末80%丙酮提取液作为供试品溶液。以红花对照药材作对照,用硅胶 H 板,以乙酸乙酯-甲酸-水-甲醇(7:2:3:0.4)为展开剂展开。供试品色谱中,在与对照药材色谱相应的位置上,显相同颜色的斑点。

【质量评价】

1. 经验鉴别 以花冠色红而鲜艳、无枝刺、质柔润、手握软如茸毛者为佳。

2. 检查 吸收度:红色素不得低于0.20。

3. 含量测定 按高效液相色谱法测定,本品含羟基红花黄色素 A($C_{27}H_{32}O_{16}$)不得少于1.0%。含山柰素($C_{15}H_{10}O_6$)不得少于0.050%。

【性味功效】 性温,味辛。活血通经,散瘀止痛。

蒲黄▲ Typhae Pollen

【来源】 为香蒲科(Typhaceae)植物水烛香蒲 *Typha angustifolia* L.、东方香蒲 *T. orientalis* Presl 或同属植物的干燥花粉。夏季采收蒲棒上部的黄色雄花序,晒干后碾轧,筛取花粉。

【产地】 水烛香蒲主产于江苏、浙江、山东、安徽等省。东方香蒲产于贵州、山东、山西、东北各省。

【性状鉴别】

1. 蒲黄 本品为黄色粉末。体轻,放水中则飘浮水面。手捻有滑腻感,易附着手指上。气微,味淡(图9-14)。

2. 草蒲黄 为蒲黄花粉与花丝、花药的混合物,花丝黄棕色,不光滑。

【显微鉴别】 粉末 黄色。花粉粒类圆形或椭圆形,直径17~29μm,表面有网状雕纹,周边轮廓线光滑,呈凸波状或齿轮状,具单孔,不甚明显。

【化学成分】 含脂肪油,黄酮类如芸香苷、槲皮素、异鼠李素等,氨基酸,β-谷甾醇及无机盐 Zn、Cu 等。

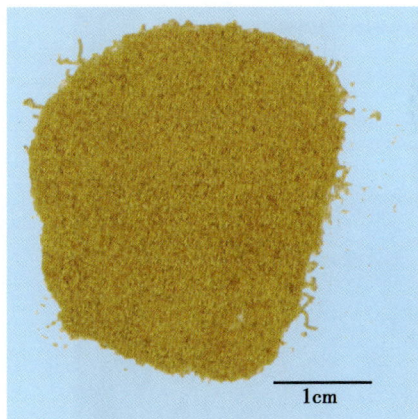

● 图9-14 蒲黄药材图

【质量评价】

1. 经验鉴别 以粉细、质轻、色鲜黄、滑腻感强者为佳。草蒲黄品质较次。

2. 浸出物 照醇溶性浸出物测定法项下热浸法测定,用乙醇作溶剂,不得少于15.0%。

3. 含量测定 按高效液相色谱法测定,本品含异鼠李素-3-O-新橙皮糖苷($C_{28}H_{32}O_{16}$)和香蒲新苷($C_{34}H_{42}O_{20}$)的总量不得少于0.50%。

【性味功效】 性平,味甘。止血,化瘀,通淋。

西红花★　Croci Stigma

始见于《本草品汇精要》，但国外公元前五世纪克什米尔古文献中就有记载。《本草纲目》，释名"泊夫兰"，又名"撒法郎"（系英文名译音）。李时珍谓："番红花出西番回回地面及天方国，即彼地红蓝花也。元时以入食馔用。"其附图为菊科红花。《植物名实图考》也误将西红花认作菊科的红花。

【来源】　为鸢尾科（Iridaceae）植物番红花 Crocus sativus L. 的干燥柱头。

【植物形态】　多年生草本，株高 10～15cm。地下鳞茎呈球形，外包褐色膜质鳞叶。每年 10 月自鳞茎出苗 2～14 株丛，每丛有叶 2～15 片，基部由鞘状鳞片包裹。叶片线形，长 15～25cm，宽 2～4mm，叶缘反卷，具细毛。花顶生，花茎细长，约 10cm；花被片 6 片，倒卵圆形，淡紫色，花冠筒细长，4～6cm；雄蕊 3 枚，花药基部箭形；雌蕊 1 枚，子房下位，花柱细长，黄色，柱头 3 个，伸出花被筒外后下垂，深红色，顶端略膨大。蒴果长圆形，长约 3cm，直径 1.5cm 左右，具三钝棱，种子多数球形，花期 11 月（图 9-15）。

【采收加工】　开花期晴天的早晨采花，摘取柱头，摊放在竹匾内，上盖一张薄吸水纸后晒干，或 40～50℃烘干或在通风处晾干。

【产地】　主产于西班牙、希腊、法国及中亚一带。我国浙江、江苏、北京等地有少量栽培。

【性状鉴别】　呈线形，三分枝，长约 3cm。暗红色，上部较宽而略扁平，顶端边缘显不整齐的齿状，内侧有一短裂隙，下端有时残留一小段黄色花柱。体轻，质松软，无油润光泽，干燥后质脆易断。气特异，微有刺激性，味微苦（图 9-16）。

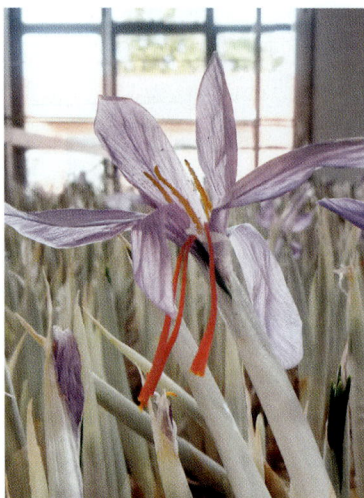

● 图 9-15　番红花Crocus sativus L.

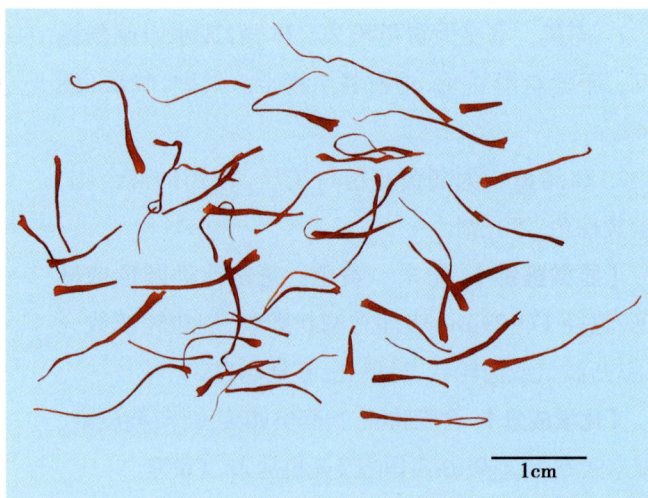

● 图 9-16　西红花药材图

【显微鉴别】　粉末　橙红色。①表皮细胞表面观长条形，壁薄，微弯曲，有的外壁凸出呈乳头状或绒毛状，表面隐约可见纤细纹理。②柱头顶端表皮细胞绒毛状，直径 26～56μm，表面有稀疏纹理。③花粉粒较少，呈圆球形，红黄色，直径约 10μm，外壁近于光滑，内含颗粒状物质。④导管多为环纹，细小，直径 7.5～15μm，存在于花柱或柱头组织碎片内。亦可见螺纹导管（图 9-17）。

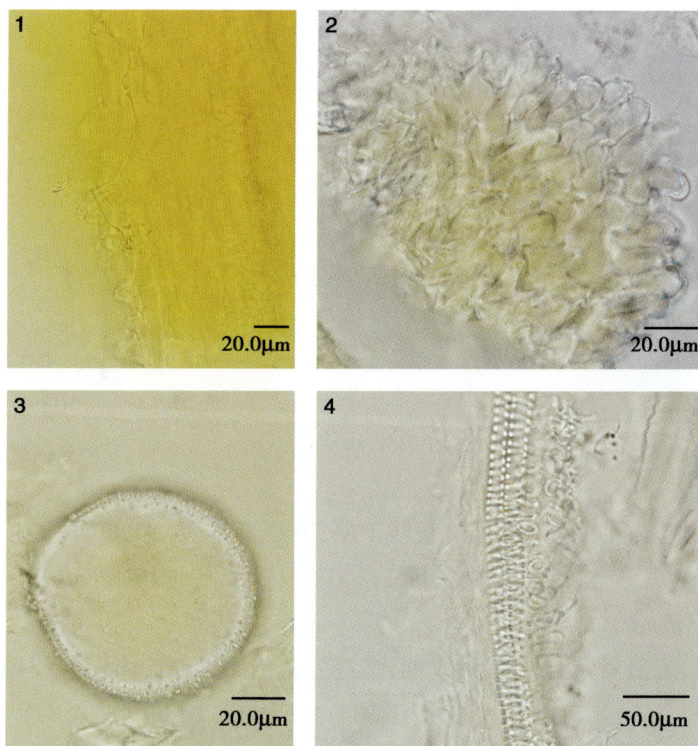

1.表皮细胞；2.柱头顶端表皮细胞；3.花粉粒；4.导管。

● 图 9-17 西红花粉末图

【化学成分】 ①类胡萝卜素及其苷类:西红花酸(crocetin)与糖形成的一系列酯(crocins)化合物,是西红花的主要药用成分,其主要结构为全反式西红花糖苷。西红花总苷为混合物,主要由西红花苷-Ⅰ、西红花苷-Ⅱ、西红花苷-Ⅲ、西红花苷-Ⅳ组成。其中西红花苷-Ⅰ为含量较高的主成分,约占3/4。西红花苦苷(又称苦番红花素 picrocrocin)和西红花醛分别是西红花苦味和香味的物质基础。②胡萝卜素类:主要有 α,β-胡萝卜素,番茄红素(lycopene)和玉米黄质(zeaxanthin)。③此外,有挥发油、氨基酸、三甲基环乙烯衍生物的苷类、黄酮和树脂等。

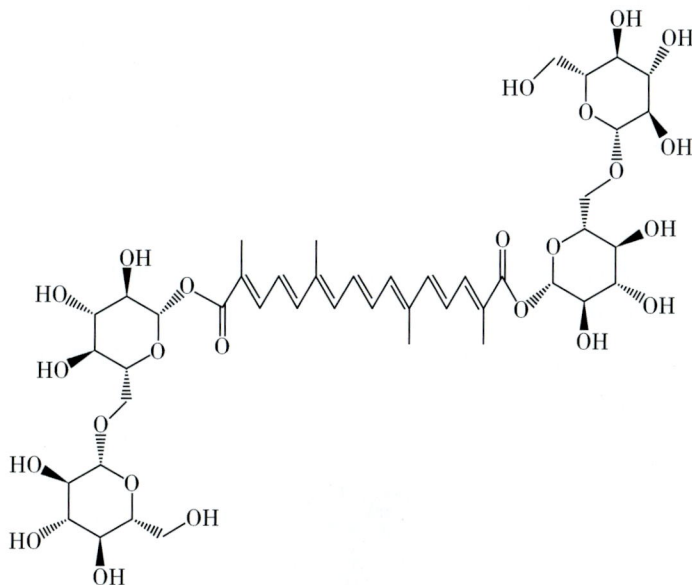

西红花苷-Ⅰ

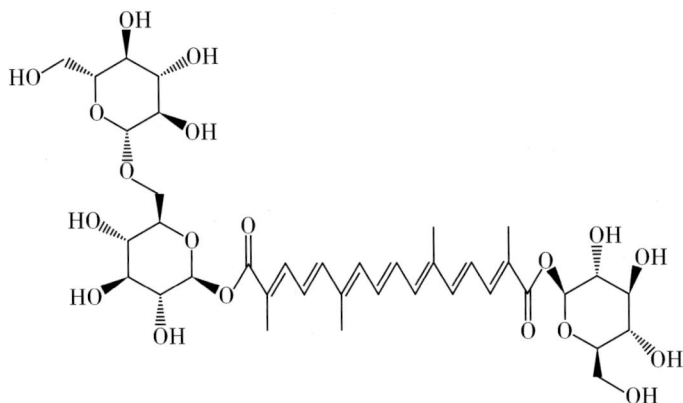

西红花苷Ⅱ

【理化鉴别】

1. 取本品浸水中,可见橙黄色物质成直线下降,并逐渐扩散,水被染成黄色,无沉淀。柱头膨大呈喇叭状,完整者,三分支,顶端近缘显不整齐齿状,内侧有一短缝,下部有一段黄色花柱,在短时间内,用针拨之不破碎。

2. 取本品少量,置白瓷板上,加硫酸1滴,酸液显蓝色经紫色缓缓变为红褐色或棕色。(检查西红花苷和苷元)。

3. 粉末的甲醇提取液,按紫外-可见分光光度法,在458nm的波长处测定吸收度,458nm与432nm波长处的吸光度的比值应为0.85~0.90。

4. 薄层色谱鉴别 粉末甲醇提取液作为供试品溶液,以西红花对照药材为对照,用硅胶G板,以乙酸乙酯-甲醇-水(100∶16.5∶13.5)为展开剂展开,分别置日光和紫外光灯(365nm)下检视。供试品色谱中,在与对照药材色谱相应的位置上,显相同颜色的斑点或荧光斑点(避光操作)。

【质量评价】

1. 经验鉴别 以柱头色棕红、黄色花柱少者为佳。

2. 检查 吸收度:取本品,置硅胶干燥器中,减压干燥24小时,研成细粉,精密称取30mg,置索氏提取器中,加甲醇70ml,加热回流至提取液无色,放冷,提取液移置100ml量瓶中(必要时滤过),用甲醇分次洗涤提取器,洗液并入同一量瓶中,加甲醇至刻度,摇匀。精密量取5ml,置50ml量瓶中,加甲醇至刻度,摇匀,照分光光度法,在432nm的波长处测定吸收度,不得低于0.50。

3. 浸出物 照醇溶性浸出物测定法项下的热浸法测定,用30%乙醇作溶剂,不得少于55.0%。

4. 含量测定 按高效液相色谱法测定,本品含西红花苷-Ⅰ($C_{44}H_{64}O_{24}$)和西红花苷-Ⅱ($C_{38}H_{54}O_{19}$)的总量不得少于10.0%。含苦番红花素($C_{16}H_{26}O_7$)不得少于5.0%。

【性味功效】 性平,味甘。活血化瘀,凉血解毒,解郁安神。

【附注】 本品为进口药材,价格昂贵,曾发现伪品或掺伪。如以其他植物花丝、花冠狭条或纸浆条片等染色后伪充,可于显微镜下检识;若掺有合成染料或其他色素,则水溶液常呈红色或橙黄色,而非黄色;淀粉及糊精等的掺伪,可用碘试液检识;若有矿物油或植物油掺杂,则在纸上留有油渍;若有甘油、硝酸铵等水溶性物质掺杂,则水溶性浸出物含量增高;掺杂不挥发性盐类,则灰分含量增高。

第九章同步练习

第十章　果实及种子类中药

第一节　概述

果实（fructus）及种子（semen）类中药是指以植物的果实或种子为药用部位的一类中药。果实和种子是植物体的两种不同器官，果实主要由果皮和种子组成，也包括宿萼和果柄等。商品药材中大多数是果实与种子一起入药，如五味子、枸杞子、乌梅等；少数以种子入药，但以果实的形式贮藏、运输、销售，临用时再剥去果皮，如砂仁、巴豆等。虽然这两类中药的外形和组织构造不同，但关系密切，故列入一章，分别概述。

一、果实类中药

果实类中药是以完整的果实或果实的一部分入药的中药。绝大多数是完全成熟的果实或将近成熟的果实，如五味子、枸杞子、枳壳等，少数为幼果，如枳实、青皮；有的为完整的果穗，如桑椹；有的为果实的一部分，如山茱萸为果肉，大腹皮为果皮，陈皮为外果皮和中果皮，橘络、丝瓜络为中果皮的维管束组织，柿蒂为果实的宿萼，甜瓜蒂为带部分果皮的果柄。

（一）性状鉴别

通常观察其形状、大小、顶端、基部、颜色、表面、质地、断面及气味等特征进行鉴别。果实类中药常呈不规则的圆球形、肾形，如五味子、补骨脂；有的呈半球形或半椭圆形，如枳壳、枳实、木瓜；有的呈不规则多角形，如八角茴香、化橘红。顶端常有花柱基，基部残留果梗或果梗痕；有的具宿萼或花被，如蔓荆子、地肤子。颜色反映品质，如五叶子外皮紫红色或暗红色，乌梅表面乌黑色至棕黑色，"老翘"黄棕色，"青翘"绿褐色。果实表面常有各种纹理、皱纹或光泽；有的具凹下的油点，如芸香科的陈皮、枳壳、吴茱萸；有的具隆起的肋线，如伞形科的小茴香、蛇床子；或具纵直的棱角，如使君子。对于完整的果实，应观察内部种子的特征，尤其注意种子的数目及其着生部位（胎座）。

有些果实类中药常具有特殊的气味，可作为真伪及优劣鉴定的依据。如芸香科、伞形科植物的果实常具香气；五味子味酸、甘、苦、辛、咸，白芥子味辛辣，乌梅味酸，枸杞子味甜，鸦胆子味苦等。剧毒中药，如巴豆、马钱子等，口尝时应注意安全。

（二）显微鉴别

果实由果皮和种子组成,种子的显微特征在种子类中药介绍。果皮是由子房壁的组织分化、发育而成,包括外果皮、中果皮、内果皮三部分,其组织结构与叶相似。观察各部分的组织构造、细胞特征、内含物等。

（1）外果皮:相当于叶的下表皮。通常为1列表皮细胞,外被角质层,偶见气孔。有的被毛茸,多数为非腺毛(覆盆子),少数为腺毛(吴茱萸)、腺鳞(蔓荆子)。有的表皮细胞间嵌有油细胞,如五味子;有的表皮细胞中含有色素物质,如花椒。有的部分表皮细胞伸入果肉中形成分泌腔隙,称"壁内腺",如补骨脂。

（2）中果皮:相当于叶肉组织,通常较厚。大多由薄壁细胞组成,在中部有细小的维管束散在。注意厚壁组织、分泌组织及细胞内含物的有无及分布,如五味子中果皮细胞含淀粉粒,荜澄茄的中果皮内部有石细胞和油细胞,小茴香的中果皮可见油管,柑橘类果实有油室,罂粟果类有乳汁管,枸杞子含草酸钙砂晶。

（3）内果皮:相当于叶的上表皮,变异较大。大多由1列薄壁细胞组成;有的内果皮细胞全为石细胞,如胡椒;有的核果的内果皮由多层石细胞组成,如木瓜;有的为多列纤维,上下层纤维交错排列,如连翘。伞形科植物果实的内果皮由5~8个狭长的薄壁细胞相互并列为一群,各群以斜角联合呈镶嵌状,称为"镶嵌细胞"。

二、种子类中药

种子类中药是以种子、种子的一部分或种子的加工品入药的中药。大多数是采用成熟种子,如葶苈子、苦杏仁等;少数为未成熟的种子,如枣儿槟。多数为完整的种子,如沙苑子、决明子、酸枣仁等;少数为种子的一部分,如肉豆蔻衣和龙眼肉为假种皮,绿豆衣为种皮,肉豆蔻为种仁,莲子心为去除子叶的胚。有的则为发芽的种子,如大豆黄卷;也有种子发酵后入药,如淡豆豉。

（一）性状鉴别

通过观察种子的形状、大小、颜色、表面纹理、种脐、合点和种脊的位置及形态,以及质地、剖面、气味等特征进行鉴别。

种子的形状大多为不规则圆球形、类圆球形或扁圆球形,少数为线形、纺锤形或心形。种皮表面常有各种纹理,如王不留行具颗粒状突起,蓖麻子有色彩鲜艳的花纹,马钱子被毛茸。外表除常有种脐、合点和种脊外,少数种子有种阜,如蓖麻子、巴豆、千金子等。剥去种皮可见种仁部分;有的种子胚乳发达,如马钱子;无胚乳种子的子叶常肥厚,如苦杏仁。胚大多数直立,少数弯曲,如王不留行、青葙子等。

有的种子可用水试鉴定,如车前子、葶苈子遇水表面显黏性;牵牛子水浸后种皮龟裂,有明显黏液;菟丝子水煮后种皮破裂,白色卷曲的胚从破裂处伸出,习称"吐丝"等。也可取厚切片加化学试剂观察特殊成分、或有无糊粉粒、脂肪油、淀粉粒等。

（二）显微鉴别

种子由种皮、胚乳和胚三部分构成。其中,种皮最具鉴别特征。不同来源的种子类中药其组

织结构各有特点,现综合概述如下:

1. 种皮 种皮通常只有 1 层,少数有内、外种皮的区分。种皮通常由下列一种或数种组织组成。

(1) 表皮层:多由 1 层薄壁细胞组成。有的表皮细胞充满黏液质,如白芥子;有的具散在单独或成群的石细胞,如苦杏仁;有的全部或部分分化成非腺毛,如马钱子、牵牛子;有的全部由石细胞组成,如五味子、天仙子;有的为狭长的栅状细胞,细胞壁常不同程度地木化增厚,如青葙子以及豆科植物的种子;也有的含有色素,如青葙子、牵牛子。

(2) 栅状细胞层:有些种子的表皮下方有 1 列或 2~3 列狭长细胞排列而成的栅状细胞层,壁多木化增厚,如决明子;有的仅内壁和侧壁增厚,而外壁菲薄,如白芥子;有的在栅状细胞的外缘处可见一条折光率较强的亮带,称为"光辉带"或"亮纹",如牵牛子、菟丝子。

(3) 油细胞层:有的种子的表皮层下有 1 层含挥发油的细胞层,如豆蔻、砂仁。

(4) 色素层:有颜色的种子,除表皮层外,内层细胞或内表皮细胞中含色素物质,如豆蔻等。

(5) 石细胞层:除种子的表皮有的为石细胞外,有的表皮层以内几乎全由石细胞组成,如瓜蒌子;或表皮层内方有 1 至数层石细胞,如五味子,或内种皮为石细胞层,如豆蔻。有的种子石细胞层的石细胞形如哑铃或骨状,称为"骨状支持细胞层",如补骨脂等豆科植物种子。

(6) 营养层:多数种子的种皮中常有数列含淀粉粒的薄壁细胞,称为"营养层"。在种子发育过程中,淀粉已消耗,故成熟种子的营养层常为扁缩、颓废的薄层,在横切面上不易观察。有的营养层中包括一层含糊粉粒的细胞。

2. 胚乳 分外胚乳和内胚乳,由贮藏大量脂肪油和糊粉粒的薄壁细胞组成,有的细胞中含淀粉粒。其中以蛋白质的存在最为特殊,种子中的贮藏蛋白质,可能呈非晶形状态,也可能成为具有特殊形状的颗粒——糊粉粒;在植物器官中只有种子含有糊粉粒,因此糊粉粒是确定种子类粉末中药的主要标志。糊粉粒的形状、大小及构造(有无球晶体、拟晶体及草酸钙晶体)常依植物种类而异,具有重要鉴定意义;有的糊粉粒中有小簇晶存在,如小茴香。胚乳细胞的细胞壁大多为纤维素,少数为半纤维素的增厚壁,其上具明显的微细纹孔,新鲜时可见胞间连丝,如马钱子。外胚乳细胞大多颓废,少数种子有发达的外胚乳。大多数种子具内胚乳;无胚乳种子中,也残存 1~2 列内胚乳细胞。个别种子的外胚乳或外胚乳和种皮的折合层不规则地伸入内胚乳中,形成"错入组织",如槟榔;也有外胚乳伸入内胚乳形成错入组织,如肉豆蔻。

3. 胚 胚是种子未发育的幼体,包括胚根、胚轴、胚芽和子叶四部分。子叶通常占胚的较大部分,其构造与叶大致相似,表皮下方常可见明显的栅栏组织。少数种子中有大型分泌腔,子叶细胞中有簇晶,如牵牛子。胚的其他部分一般全由薄壁细胞组成。

第二节 常用果实及种子类中药的鉴定

地肤子 Kochiae Fructus

为藜科(Chenopodiaceae)植物地肤 *Kochia scoparia* (L.) Schrad. 的干燥成熟果实。秋季果实成

熟时采收植株,晒干,打下果实,除去杂质。主产于山东、江苏、河南、河北等省。呈扁球形五角星状,直径1~3mm,外被宿存花被。表面灰绿色或浅棕色,周围具膜质小翅5枚,背面中心有微凸起的点状果梗痕及放射状脉纹5~10条;果皮膜质,半透明。种子扁卵形,长约1mm,黑色。胚弯曲如马蹄状,淡黄色。气微,味微苦。含三萜类及其苷、挥发油等成分,主要为地肤子皂苷Ⅰc(icmomordin Ⅰc)。性寒,味辛、苦。具有清热利湿,祛风止痒的功效。

王不留行　Vaccariae Semen

为石竹科(Caryophyllaceae)植物麦蓝菜 *Vaccaria segetalis*(Neck.) Garcke. 的干燥成熟种子。夏季果实成熟、果皮尚未开裂时采割植株,晒干,打下种子,除去杂质,再晒干。主产于江苏、河北、河南、陕西等省。种子呈球形,直径约2mm。表面黑色,少数红棕色,略有光泽,有细密颗粒状突起,一侧有1凹陷的纵沟。质硬,胚乳白色,胚弯曲成环,子叶2枚。气微,味微涩、苦。含黄酮、皂苷类成分,主要为王不留行黄酮苷(vaccarin)、王不留行皂苷(vacsegoside)。性平,味微苦。具有活血通经,下乳消肿,利尿通淋的功效。

五味子★　Schisandrae Chinensis Fructus(**附:南五味子**)

五味子

始载于《神农本草经》,列为上品。苏恭谓:"五味,皮肉甘、酸,核中辛、苦,都有咸味。此则五味俱也。"苏颂谓:"春初生苗,引赤蔓于高木,其长六七尺。叶尖圆似杏叶。三四月开黄白花,类莲花状。七月成实,丛生茎端,如豌豆许大,生青熟红紫。"李时珍谓:"五味今有南北之分,南产者色红,北产者色黑,入滋补药必北产者乃良。"

【来源】　为木兰科(Magnoliaceae)植物五味子 *Schisandra chinensis*(Turcz.) Baill. 的干燥成熟果实。习称"北五味子"。

【植物形态】　落叶木质藤本,长可达8m,老枝褐色。　单叶互生,叶卵形、宽倒卵形至宽椭圆形,长5~11cm,宽3~7cm,边缘疏生腺状细齿,上面光滑,无毛。花单性,雌雄异株,单生或簇生于叶腋;花被片6~9片,乳白色或粉红色;雄花具5枚雄蕊,花丝合生成短柱;雌花心皮17~40枚,花后花托逐渐伸长,结果时呈长穗状。浆果球形,肉质,熟时红色。花期5~7月,果期6~9月(图10-1)。

【采收加工】　秋季果实完全成熟时采收,去除杂质,晒干。

【产地】　主产于辽宁、吉林、黑龙江等省,河北亦产。

【性状鉴别】　呈不规则的圆球形或扁球形,直径5~8mm。外皮紫红色或暗红色,皱缩,显油性;久贮表面呈黑红色或出现"白霜"。果肉柔软;种子1~2粒,肾形,表面棕黄色,有光泽;种皮薄而脆,较易破碎;种仁呈勾状,黄白色,半透明,富有油性。果肉气微,味酸;种子破碎后,有香气,味辛、微苦(图10-2)。

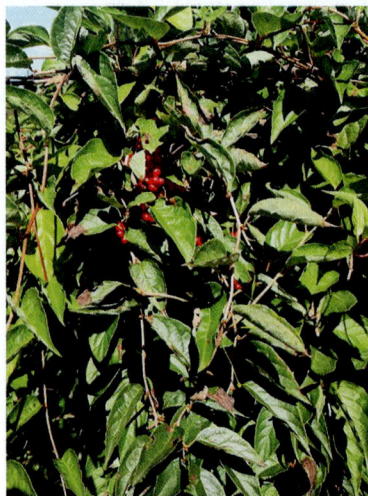

● 图 10-1　五味子 *Schisandra chinensis* (Turcz.)Baill.

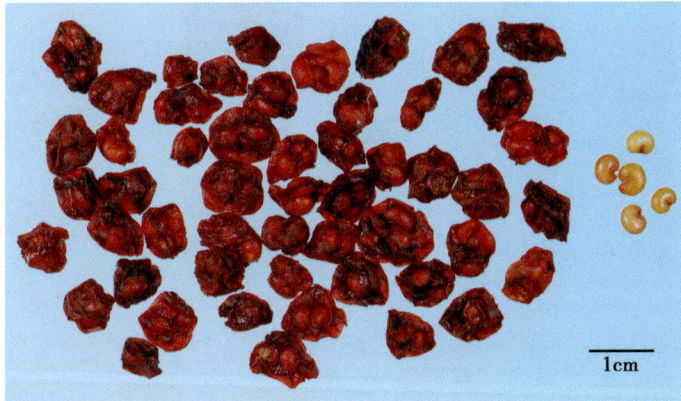

● 图 10-2　五味子药材图

【显微鉴别】

1. 横切面　①外果皮为 1 列方形或长方形表皮细胞,壁稍厚,外被角质层,散有油细胞。②中果皮有 10 余列薄壁细胞,细胞切向延长,内含淀粉粒,散有小型外韧维管束。③内果皮为 1 列小方形薄壁细胞。④种皮最外层为 1 列径向延长的石细胞,呈栅栏状,壁厚,孔沟细密,其下为数列类圆形、三角形或多角形的石细胞,壁厚,孔沟较大而疏,最内侧的石细胞形状不规则,壁较薄。

⑤石细胞下方为 3~4 列较小的薄壁细胞。在种脊部位有维管束,并有纤维束。⑥油细胞 1 列,细胞径向延长,含棕黄色挥发油。　⑦种皮内层为 1 列小细胞,壁稍厚。⑧胚乳细胞呈多角形,内含脂肪油和糊粉粒(图10-3)。

2. 粉末　暗紫色。①果皮的表皮细胞表面观类多角形,排列紧密整齐,垂周壁略呈连珠状增厚,表面有微细的角质线纹,内含颗粒状色素物质;可见类圆形或多角形的油细胞,周围有 6~7 个细胞围绕。②种皮外层石细胞群呈多角形或稍长,直径 18~50μm,壁厚,孔沟极细密,胞腔小,内含深棕色物质。③内层石细胞呈类圆形、多角形或不规则形,直径 32~83μm,壁稍厚,纹孔较大。④中果皮细胞皱缩,界限不明显,内含淀粉粒和暗棕色物。⑤导管螺纹,偶有网纹,直径 15~24μm。⑥胚乳细胞呈多角形,壁薄,内含脂肪油及糊粉粒(图10-4)。

【化学成分】　①木脂素约 5%,主要有五味子甲素(schizandrin A)及其类似物 α-、β-、γ-、δ-、ε-五味子素,五味子醇甲(schizandrol A),五味子醇乙(schizandrol B),五味子素(gomisins)A、B、C、D、E、F、G、H、J、N、O,五味子酯乙(schizandrin B),表五味子素 O

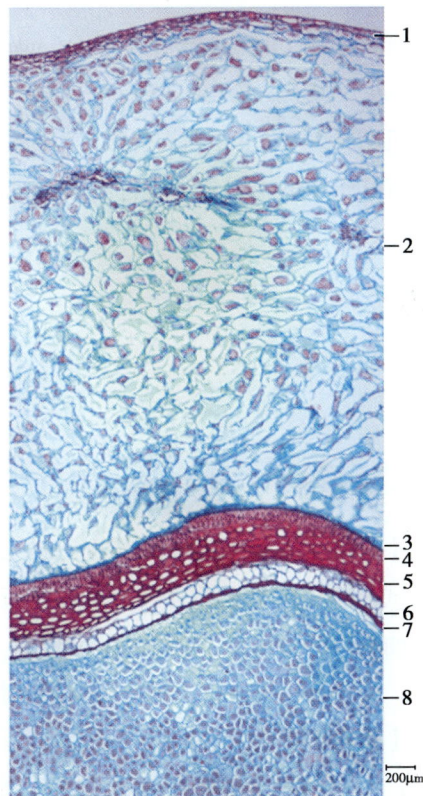

1.外果皮; 2.中果皮; 3.内果皮; 4.种皮外层石细胞; 5.种皮内层石细胞; 6.油细胞; 7.种皮内表皮; 8.胚乳组织。

● 图 10-3　五味子(果实)横切面图

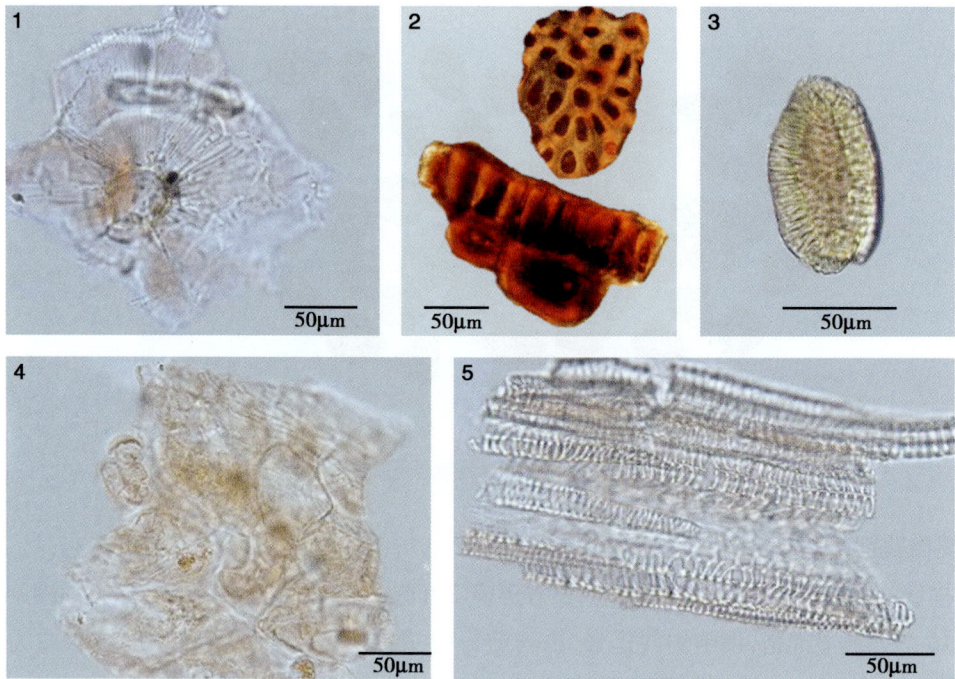

1.果皮表皮细胞; 2.种皮外层石细胞(表面观,侧面观); 3.种皮内层石细胞; 4.中果皮细胞; 5.导管。

● 图 10-4 五味子粉末图

(epigomisin O),当归酰五味子素 Q(angeloylgomisin Q)等。②挥发油 0.89%,油中主要有古巴烯(copaene)、麝子油烯(α-farnesene)、倍半萜烯(sesquicarene)、$β_2$-没药烯($β_2$-bisabolene)等成分。③有机酸 9.11%,主要为枸橼酸、苹果酸、酒石酸等。种子含脂肪油约 33%。

五味子中的木脂素类具有镇静催眠,抗氧化,抗肿瘤,改善心脑血管疾病等主要药理活性。

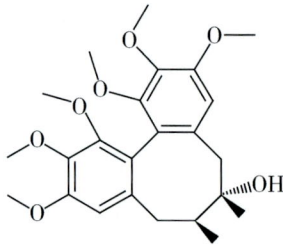

五味子醇甲

【理化鉴别】 薄层色谱鉴别 粉末以三氯甲烷回流提取,滤液蒸干后,加三氯甲烷溶解,作为供试品溶液。 以五味子对照药材和五味子甲素为对照品,按薄层色谱法,用硅胶 GF_{254} 薄层板,以石油醚(30~60℃)-甲酸乙酯-甲酸(15:5:1)上层溶液为展开剂,展开,置紫外光灯(254nm)下检视。供试品色谱中,在与对照药材和对照品色谱相应的位置上,显相同颜色的斑点。

【质量评价】

1. 经验鉴别 以粒大、果皮紫红、肉厚、柔润者为佳。

2. 含量测定 按高效液相色谱法测定,本品含五味子醇甲($C_{24}H_{32}O_7$)不得少于 0.40%。

【性味功效】 性温,味酸、甘。收敛固涩,益气生津,补肾宁心。

【附药】 南五味子 Schisandrae Sphenantherae Fructus

为木兰科植物华中五味子 *Schisandra sphenanthera* Rehd. et Wils. 的干燥成熟果实。秋季果实成熟时采摘,晒干,除去果梗和杂质。主产于河南、陕西、甘肃等地。呈球形或扁球形,个头较小,直径4~6mm。表面棕红色至暗棕色,干瘪,皱缩,果肉紧贴于种子之上,久贮无"白霜"。种子1~2枚,肾形,表面棕黄色,稍有光泽,略呈颗粒状;种皮薄而脆,破碎后气味较淡。果肉气微,味微酸。含五味子甲素,五味子酯甲、乙、丙、丁、戊等成分。功效同北五味子,但传统用药多以北五味子为主,常有用南五味子混充五味子的现象。

肉豆蔻 Myristicae Semen

为肉豆蔻科(Myristjcaceae)植物肉豆蔻 *Myristica fragrans* Houtt. 的干燥种仁。5~7月或10~12月采摘成熟果实,除去果皮,剥去假种皮,将种仁在45℃低温慢慢烤干。主产于马来西亚、印度尼西亚、斯里兰卡等国。药材呈卵形或椭圆形,长2~3cm,直径1.5~2.5cm;表面灰色或灰黄色,或被有白色石灰粉;表面有网状沟纹,一侧有明显的纵沟(种脊的位置),较宽的一端有浅色的圆形隆起(种脐的位置),在狭端有暗色凹陷(合点的位置)。质坚实,难破碎,断面不平坦;横切面可见外面有一层暗棕色的外胚乳向内伸入,与类白色的内胚乳交错,形成类似槟榔的大理石样花纹。气芳香而强烈,味辛。含挥发油5%~15%,油中主要为α-蒎烯(α-pinene)、β-莰烯(β-camphene)等;另含肉豆蔻醚(mynsticm,约4%)、丁香酚、甲基丁香酚、去氢二异丁香酚、黄樟醚、齐墩果酸、脂肪油(25%~35%)等成分。性温,味辛。具有温中行气,涩肠止泻的功效。

葶苈子▲ Descurainiae Semen/Lepidii Semen

【来源】 为十字花科(Cruciferae)植物独行菜 *Lepidium apetalum* Willd. 或播娘蒿 *Descurainia sophia*(L.)Webb ex Prantl. 的干燥成熟种子。前者习称"北葶苈子",后者习称"南葶苈子"。夏季果实成熟时,割取地上部分,晒干,打下种子,除去杂质。

【产地】 独行菜主产于华北、东北地区。播娘蒿主产于华东、中南等地区。

【性状鉴别】

1. 北葶苈子 呈扁卵形,长1~1.5mm,宽0.5~1mm。一端钝圆;另一端渐尖而微凹,凹处现白色点(种脐)。表面棕色或红棕色,具多数细微颗粒状突起,可见2条纵列的浅槽。味微辛,遇水黏滑性较强。

2. 南葶苈子 呈长圆形而略扁,长约1mm,宽约0.5mm。表面棕色或红棕色,微有光泽,具细密网纹。一端钝圆,另端微凹或较平截,两面常不对称。种脐类白色,位于凹入端或平截处。气微,味微辛、苦,略带黏性(图10-5)。

【显微鉴别】

1. 北葶苈子横切面 ①表皮为1列黏液细胞,其外壁向外特化成黏液层,厚达216μm,内壁有未黏液化的纤维素条,呈乳头状突起。②栅状细胞层侧壁及内壁增厚,木化,宽26~34μm。③色素层细胞颓废,色深。④胚乳细胞1列,内含糊粉粒。⑤子叶及胚根细胞,呈不规则多边形,内含糊粉粒。

2. 南葶苈子粉末 黄棕色。①种皮外表皮细胞为黏液细胞,断面观类方形,内壁增厚向外延伸成纤维素柱,纤维素柱长8~18mm,顶端钝圆、偏斜或平截,周围可见黏液质纹理。②种皮内表皮细胞为黄色,表面观呈长方多角形,直径15~42μm,壁厚5~8μm。

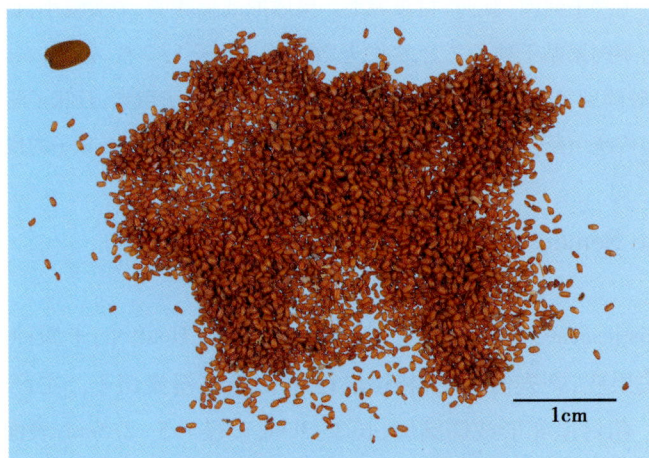

● 图 10-5　葶苈子药材图

【化学成分】　葶苈子含有①黄酮苷类,主要有槲皮素-3-O-β-D-葡萄糖-7-O-β-D-龙胆双糖苷(quercetin 3-O-β-D-glucose-7-O-β-D-gentiobioside)、槲皮素-3-O-β-D-[6-O 芥子酰基-2-O-β-D-吡喃葡萄糖基]-吡喃葡萄糖基等。②强心苷类成分,如黑芥子苷(sinigrin)、毒毛旋花子苷元(strophanthidine)、卫矛苷(evomonoside)、葶苈苷(helveticoside)等。③挥发油类,油中含异硫氰酸苄酯(benzylisothiocyanate)60%、双硫烯丙基(allyldisulphide)12.5%。脂肪油 15%~20%。

【质量评价】

1. 经验鉴别　以身干、子粒饱满、纯净者为佳。

2. 检查　膨胀度:称取药材约 0.6g,按膨胀度测定法测定,北葶苈子不得低于 12,南葶苈子不得低于 3。

3. 含量测定　按高效液相色谱法测定,本品含槲皮素-3-O-β-D-葡萄糖-7-O-β-D-龙胆双糖苷($C_{33}H_{40}O_{22}$)不得少于 0.075%。

【性味功效】　性大寒,味辛、苦。泻肺平喘,行水消肿。

木瓜　Chaenomelis Fructus

为蔷薇科(Rosaceae)植物贴梗海棠 *Chaenomeles speciosa*(Sweet) Nakai. 的干燥近成熟果实。夏秋二季果实绿黄时采收,置沸水中烫至外表灰白色,对半纵剖,晒干。主产于安徽、湖北、四川、浙江等省。多为栽培,以安徽宣城木瓜为上品。果实呈长圆形,多纵剖成两半,长 4~9cm,宽 2~5cm,厚 1~2.5cm。外表紫红色或棕红色,有多数不规则的深皱纹,剖面边缘向内卷曲;果肉红棕色,中心部分可见凹陷的棕色子房室;种子常脱落,脱落处表面平滑而光亮。种子形似橘核,稍大而扁,表面红棕色,有皱纹。质坚实。果肉微有清香气,味酸。含齐墩果酸、熊果酸、维生素 C 等成分。性温,味酸。　具有舒筋活络,和胃化湿的功效。

山楂　Crataegi Fructus

为蔷薇科植物山里红 *Crataegus pinnatifida* Bge. var. *major* N. E. Br. 或山楂 *C. pinnatifida* Bge. 的

干燥成熟果实。秋季果实成熟时采收,切片,干燥。主产于山东、河北、河南、辽宁等省。药材为圆形片,皱缩不平,直径1~2.5cm,厚2~4mm。外皮红色,有细皱纹和灰白色的小点。果肉深黄色至浅棕色。横切面具5粒浅黄色果核,有的已脱落,有的片上可见细短的果柄或凹陷的花萼残迹。气微清香,味酸、微甜。主要含有机酸(枸橼酸、熊果酸、山楂酸)、黄酮、皂苷等成分。性微温,味酸甘。具有消食健胃,行气散瘀,化浊降脂的功效。

苦杏仁★ Armeniacae Semen Amarum

苦杏仁

始载于《名医别录》:"杏生晋山川谷,五月采之。"《图经本草》云:"杏核人生晋川山谷,今处处有之……相传云种出济南郡之分流山……今以从东来人家种者为胜……山杏不堪入药。"《本草纲目》载:"诸杏,叶皆圆而有尖,二月开红花,亦有千叶者,不结实……"古今所用药材杏仁基本一致,多以家杏为主。

【来源】 为蔷薇科植物山杏 *Prunus armeniaca* L. var. *ansu* Maxim. 、西比利亚杏 *P. sibirica* L. 、东北杏 *P. mandshurica*(Maxim.)Koehne. 或杏 *P. armeniaca* L. 的干燥成熟种子。

【植物形态】

1. 山杏　乔木,高达10m。叶互生,宽卵形或近圆形,长4~5cm,宽3~4cm,先端渐尖,基部阔楔形或截形,叶缘有细锯齿;柄长,近叶基部有2个腺体。花单生于短枝顶,无柄;萼筒钟形,带暗红色,5裂,裂片比萼筒稍短,花后反折;花瓣5片,白色或淡粉红色;雄蕊多数,比花瓣略短;子房1室,密被短柔毛。核果近球形,果肉薄,种子味苦。花期3~4月,果期4~6月。

2. 西伯利亚杏　小乔木或灌木;叶卵形或近圆形;花小,直径1.5~3cm;果肉薄,质较干,种子味苦。

3. 东北杏　乔木;叶椭圆形或卵形,先端尾尖,基部多圆形,很少近心形,边缘具粗而深的重锯齿,锯齿狭而向上弯曲;花梗长于萼筒,长1cm,无毛;核边缘圆钝,种子味苦。

4. 杏　与山杏基本相似,唯叶较大,长5~10cm,宽4~8cm,基部近心形或圆形;果较山杏大,直径3cm或更多,果肉厚,种子味甜或苦(图10-6)。

【采收加工】 夏季果实成熟后采收,除去果肉,用石碾或机器轧除外壳,取出种子,晒干。

【产地】 山杏主产于辽宁、河北、内蒙古、山东等省区,多野生,亦有栽培。西伯利亚杏主产于东北、华北地区,系野生。东北杏主产于东北各地,系野生。杏主产于东北、华北及西北等地区,

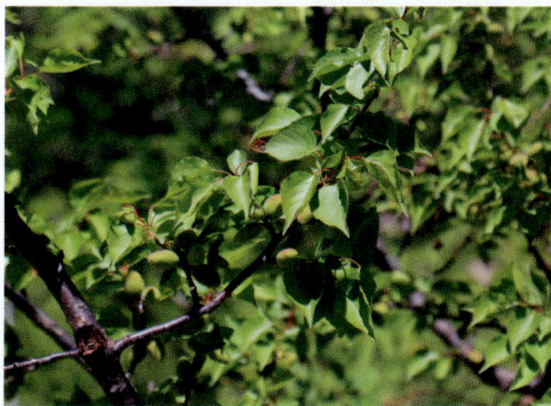

● 图10-6　杏*P. armeniaca* L.

系栽培。

【性状鉴别】 几种杏仁外形相似,呈扁心形,长1~1.9cm,宽0.8~1.5cm,厚5~8mm。顶端略尖,基部钝圆,左右不对称。表面棕色至暗棕色,有不规则的皱纹;尖端稍下侧边缘有一短棱线痕(种脐),基部有一椭圆形点(合点),种脐与合点间有深色的线形痕(种脊)。种皮薄,子叶2枚,乳白色,富油性。气微,味苦(图10-7)。

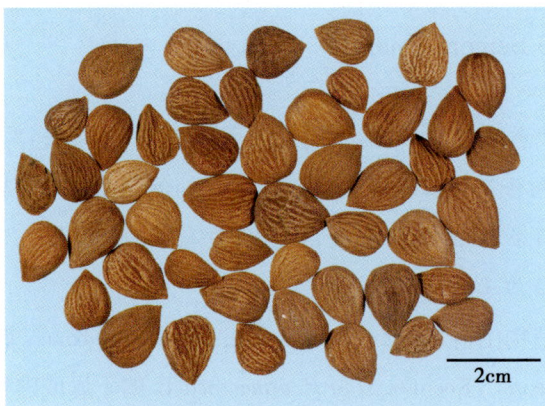

● 图10-7 苦杏仁药材图

【显微鉴别】

1. 横切面 ①种皮表皮为1层薄壁细胞,散有近圆形的橙黄色石细胞,常单个或3~5个成群,突出表皮外,下部纹孔较大。②表皮下层为多层薄壁细胞,有小型维管束通过。③外胚乳为一薄层颓废细胞。④内胚乳为1至数层方形细胞,内含糊粉粒及脂肪油。⑤子叶为多角形薄壁细胞,含糊粉粒及脂肪油(图10-8)。

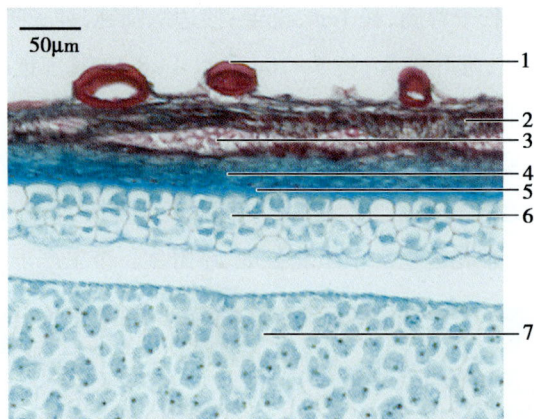

1.石细胞;2.表皮;3.维管束;4.薄壁细胞;
5.外胚乳;6.内胚乳;7.子叶细胞。

● 图10-8 苦杏仁(种子)横切面图

2. 粉末 黄白色。①种皮石细胞单个散在或数个相连,黄棕色至棕色,表面观类多角形、类长圆形或贝壳形,直径25~150μm。②种皮外表皮细胞浅橙黄色至棕黄色,常与种皮石细胞相连,类圆形或多边形,壁常皱缩。③子叶细胞较大,薄壁,含糊粉粒及油滴,并有细小的草酸钙簇晶。④内胚乳细胞类多角形,含糊粉粒(图10-9)。

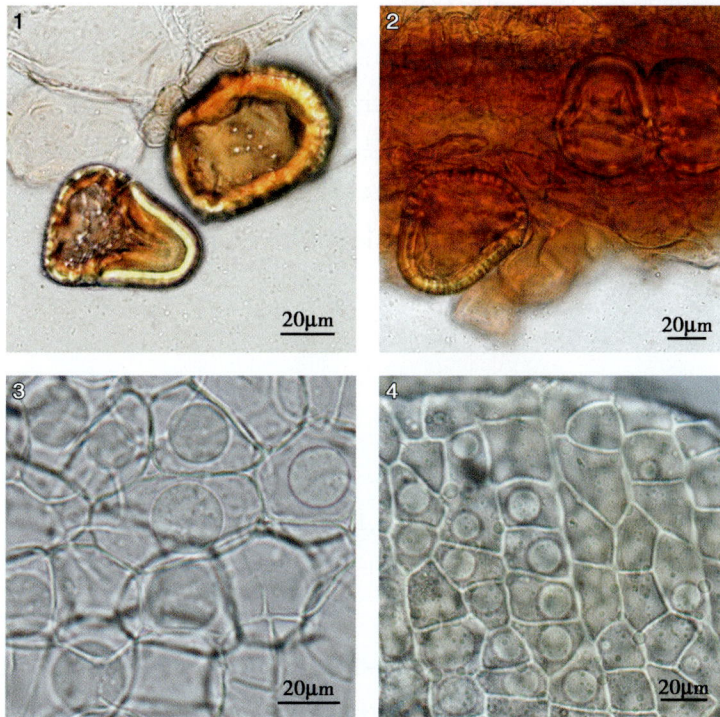

1. 种皮石细胞；2. 种皮外表皮细胞；3. 子叶细胞；4. 内胚乳细胞。

● 图 10-9　苦杏仁粉末图

【化学成分】　主要含苦杏仁苷(amygdalin,约 3%)、脂肪油(杏仁油,约 50%)、蛋白质和氨基酸等成分。苦杏仁苷经水解后产生氢氰酸(约 0.2%)、苯甲醛及葡萄糖。苦杏仁酶包括苦杏仁苷酶(amygdalase)、樱苷酶(prunase),在热水或醇中煮沸即被破坏。

苦杏仁苷具有镇咳、抗炎、镇痛、降血糖、抗肿瘤等作用。

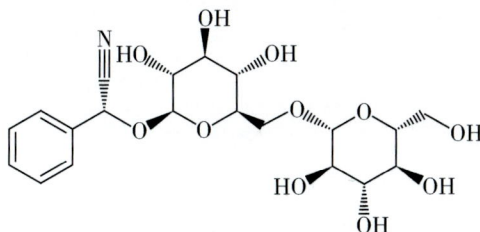

苦杏仁苷

【理化鉴别】

1. 水试　取本品数粒,加水共研,产生苯甲醛的特殊香气。

2. 薄层色谱鉴别　粉末先加二氯甲烷回流提取后,将药渣挥干,再加甲醇回流提取,甲醇提取液作为供试品溶液。以苦杏仁苷对照品作对照,按薄层色谱法,用硅胶 G 板,以三氯甲烷-乙酸乙酯-甲醇-水(15：40：22：10)的下层溶液为展开剂,展开,用 0.8% 磷钼酸的 15% 硫酸乙醇溶液浸板,在 105℃加热至斑点显色清晰。供试品色谱中,在与对照品色谱相应的位置上,显相同颜色的斑点。

【质量评价】

1. 经验鉴别　以颗粒饱满、完整、味苦者为佳。

2. 检查　按酸败度检查法测定,过氧化值不得过 0.11。

3. 含量测定　按高效液相色谱法测定,本品含苦杏仁苷($C_{20}H_{27}NO_{11}$)不得少于 3.0%。

【性味功效】　性微温,味苦;有小毒。降气止咳平喘,润肠通便。

【附注】　甜杏仁　为蔷薇科植物杏的某些栽培品味淡的种子。较苦杏仁稍大,味不苦,多作副食品用。含苦杏仁苷约 0.11%、氢氰酸约 0.006 7%、脂肪油 40%~60%。

苦杏仁与桃仁的蛋白电泳谱有较明显区别。在 A 区两者均有 2 条谱带,B 区苦杏仁有 3 条谱带,而桃仁有 4~5 条谱带。

桃仁▲　Persicae Semen

【来源】　为蔷薇科植物桃 *Prunus persica*(L.)Batsch 或山桃 *P. davidiana*(Carr.)Franch. 的干燥成熟种子。果实成熟后采收,除去果肉和核壳,取出种子,晒干。

【产地】　全国大部分地区均产,主产于四川、陕西、河北、山东等省。

【性状鉴别】

1. 桃仁　呈扁长卵形,长 1.2~1.8cm,宽 0.8~1.2cm,厚 2~4mm。表面黄棕色或红棕色,密布颗粒状突起。一端尖,中部膨大,另端钝圆稍偏斜,边缘较薄。尖端一侧有短线状种脐,自圆端合点处向上散出多数纵向维管束脉纹。种皮薄,子叶 2 枚,类白色,富油性。气微,味微苦(图 10-10)。

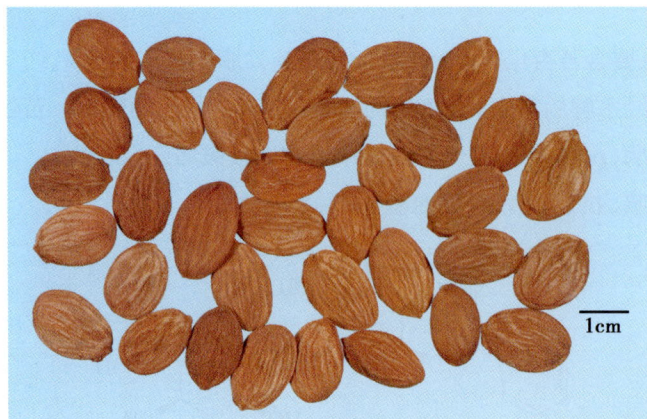

● 图 10-10　桃仁药材图

2. 山桃仁　呈类卵圆形,较小而肥厚,长约 0.9cm,宽约 0.7cm,厚约 0.5cm。

【显微鉴别】　种皮粉末(或解离)片　桃仁:石细胞黄色或黄棕色,侧面观贝壳形、盔帽形、弓形或椭圆形;壁一边较厚,层纹细密;表面观类圆形、圆多角形或类方形,底部壁上纹孔大而较密。

山桃仁:石细胞淡黄色、橙黄色或橙红色,侧面观贝壳形、矩圆形、椭圆形或长条形;表面观类圆形、类六角形、长多角形或类方形,底部壁厚薄不匀,纹孔较小。

【化学成分】　主要含苦杏仁苷、苦杏仁酶、尿囊素酶(allantoinase)、乳糖酶、维生素 B_1 及大量脂肪油。桃仁醇提取物有显著的抑制血凝作用。

【质量评价】

1. 经验鉴别　以颗粒饱满、均匀、完整者为佳。

2. 检查 酸败度:按酸败度检查法测定,酸值不得过 10.0,羰基值不得过 11.0。

黄曲霉毒素:照黄曲霉毒素测定法,含黄曲霉毒素 B_1 不得过 $5\mu g/kg$,含黄曲霉毒素 G_2、黄曲霉毒素 G_1、黄曲霉毒素 B_2 和黄曲霉毒素 B_1 的总量不得过 $10\mu g/kg$。

3. 含量测定 按高效液相色谱法测定,本品含苦杏仁苷($C_{20}H_{27}NO_{11}$)不得少于 2.0%。

【性味功效】 性平,味苦、甘。活血祛瘀,润肠通便,止咳平喘。

郁李仁 Pruni Semen

为蔷薇科植物欧李 *Prunus humilis* Bge.、郁李 *P. japonica* Thunb. 或长柄扁桃 *P. pedunculata* Maxim. 的干燥成熟种子。前二种习称"小李仁",后一种习称"大李仁"。夏、秋二季采收成熟果实,除去果肉和核壳,取出种子,干燥。主产于东北地区及内蒙古、河北、山东等地。小李仁呈卵形,长 5~8mm,直径 3~5mm。表面黄白色或浅棕色,一端尖,另端钝圆。尖端一侧有线形种脐,圆端中央有深色合点,自合点处向上具多条纵向维管束脉纹。种皮薄,子叶 2 枚,乳白色,富油性。大李仁长 6~10mm,直径 5~7mm。表面黄棕色。气微,味微苦。主含氰苷(如苦杏仁苷)、脂肪油、挥发性有机酸等成分。性平,味辛、苦、甘。具有润肠通便,下气利水的功效。

金樱子 Rosae Laevigatae Fructus

为蔷薇科植物金樱子 *Rosa laevigata* Michx. 的干燥成熟果实。10~11 月果实成熟变红时采收,干燥,除去毛刺。主产于广东、江西、浙江、广西等省区。为花托发育而成的假果,呈倒卵形,下部渐尖;长 2~3.5cm,直径 1~2cm。表面红黄色或红棕色,有突起的棕色小点(为毛刺脱落后的残基)。顶端有盘状花萼残基,中央有黄色柱基。质硬。切开后,花托壁厚 1~2mm,内有多数坚硬的小瘦果,内壁及瘦果均有淡黄色绒毛。气微,味甘、微涩。含多糖(如金樱子多糖Ⅰ、Ⅱ)、三萜、酚酸类等成分。性平,味酸、甘、涩。具有固精缩尿,固崩止带,涩肠止泻的功效。

沙苑子 Astragali Complanati Semen

为豆科(Leguminosae)植物扁茎黄芪 *Astragalus complanatus* R. Br. 的干燥成熟种子。秋末冬初果实成熟尚未开裂时采割植株,晒干,打下种子,除去杂质,晒干。主产于陕西(潼关),又名"潼蒺藜";河北、辽宁、山西、内蒙古等省区亦产。呈肾形而稍扁,长 2~2.5mm,宽 1.5~2mm,厚约 1mm。表面光滑,褐绿色或灰褐色,边缘一侧微凹处具圆形种脐。质坚硬,不易破碎。子叶 2 枚,淡黄色,胚根弯曲,长约 1mm。气微,味淡,嚼之有豆腥味。含黄酮类化合物,主要为沙苑子苷(complantuside)、大麻苷、异槲皮苷等;还含三萜、甾醇、脂肪油、蛋白质、氨基酸等成分。性温,味甘。具有补肾助阳,固精缩尿,养肝明目的功效。

决明子▲ Cassiae Semen

【来源】 为豆科植物决明 *Cassia obtusifolia* L. 或小决明 *C. tora* L. 的干燥成熟种子。秋季采收成熟果实,晒干,打下种子,除去杂质。

【产地】 主产于安徽、江苏、浙江、广东等省。全国大部分地区均有栽培。

【性状鉴别】

1. 决明　略呈菱方形或短圆柱形,两端平行倾斜,长3~7mm,宽2~4mm;一端较平坦,另端斜尖;背腹面各有1条突起的棱线,棱线两侧各有1条斜向对称而色较浅的线形凹纹。表面绿棕色或暗棕色,平滑有光泽。质坚硬,不易破碎。种皮薄,子叶2枚,黄色,呈"S"形折曲并重叠。气微,味微苦(图10-11)。

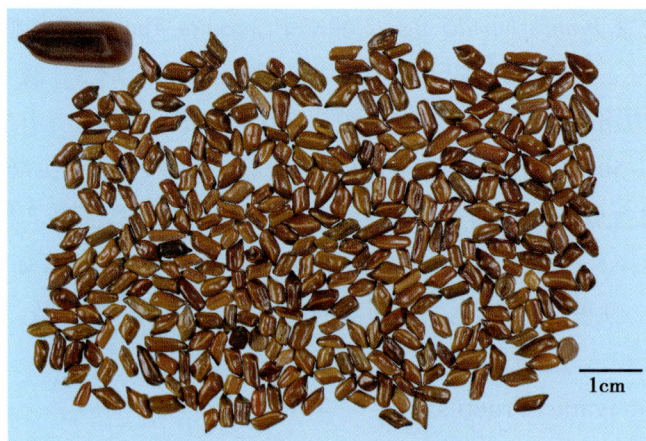

● 图10-11　决明子药材图

2. 小决明　呈短圆柱形,较小,长3~5mm,宽2~3mm。表面棱线两侧各有1条宽广的浅黄棕色带。

【显微鉴别】 粉末　黄棕色。①种皮栅状细胞无色或淡黄色,侧面观细胞1列,呈长方形,排列稍不平整,壁较厚,光辉带2条;表面观呈类多角形,壁稍皱缩。②种皮支持细胞表面观呈类圆形,可见两个同心圆圈;侧面观呈哑铃或葫芦状。③角质层碎片较厚。④草酸钙簇晶众多。

【化学成分】 主要含游离羟基蒽醌衍生物,如大黄酚(rhubarphol)、大黄素、大黄素甲醚、决明素、橙黄决明素(aurantio-obtusin)。

大黄酚具有抗菌的作用,橙黄决明素具有降血脂的作用。

【质量评价】

1. 经验鉴别　以颗粒饱满、身干、无杂质、色绿棕者为佳。

2. 检查　黄曲霉毒素:照黄曲霉毒素测定法测定。含黄曲霉毒素 B_1 不得过10g/kg,黄曲霉毒素 G_2、黄曲霉毒素 G_1、黄曲霉毒素 B_2 和黄曲霉毒素 B_1 的总量不得过10μg/kg。

3. 含量测定　按高效液相色谱法测定,本品含大黄酚($C_{15}H_{10}O_4$)不得少于0.2%,含橙黄决明素($C_{17}H_{14}O_7$)不得少于0.080%。

【性味功效】 性微寒,味甘、苦、咸。清热明目,润肠通便。

补骨脂★　Psoraleae Fructus

始载于《药性论》，曰："婆固脂，一名破故纸，味苦辛。能主男子腰疼膝冷，囊湿，逐诸冷痹顽，止小便利，腹中冷。"首次提出了"婆固脂"及别名"破故纸"，阐述其为舶来之品。《日华子本草》曰："破故纸，兴阳事，治冷劳，明耳目。南蕃者色赤，广南者色绿。又名胡韭子。"提出别名"胡韭子"，并说明舶来品与本土所产在颜色上有区别。《开宝本草》始称"补骨脂"，曰："一名破故纸，生广南诸州及波斯国。树高三四尺，叶小似薄荷。其舶上来者最佳。"对原植物形态做了简要的介绍，认为进口品种质量较佳。《图经本草》曰："补骨脂，生广南诸州及波斯国，今岭外山坂间多有之，不及蕃舶者佳。"对于补骨脂舶来品质佳，古代医家的看法较一致。

【**来源**】　为豆科植物补骨脂 *Psoralea corylifolia* L. 的干燥成熟果实。

【**植物形态**】　一年生草本。全株被白色柔毛和黑色腺点。单叶互生，叶片阔卵形，边缘有粗锯齿，两面有黑色腺点。花多数密集成穗状的总状花序；花冠淡紫色或黄色。荚果椭圆形，不开裂，果皮黑色，与种子粘贴。种子1枚，有香气（图10-12）。

【**采收加工**】　秋季果实成熟时，摘取果穗或割取全株，晒干，打下果实。

【**产地**】　除东北、西北地区外，全国各地均产。

【**性状鉴别**】　呈肾形，略扁，长3～5mm，宽2～4mm，厚约1.5mm。表面黑色、黑褐色或灰褐色，具细微网状皱纹。顶端圆钝，有一小突起，凹侧有果梗痕。质硬。果皮薄，与种子不易分离；种子1枚，子叶2枚，黄白色，有油性。气香，味辛、微苦（图10-13）。

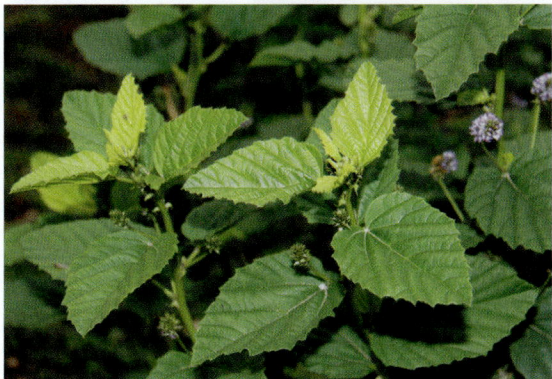

●　图10-12　补骨脂*Psoralea corylifolia* L.

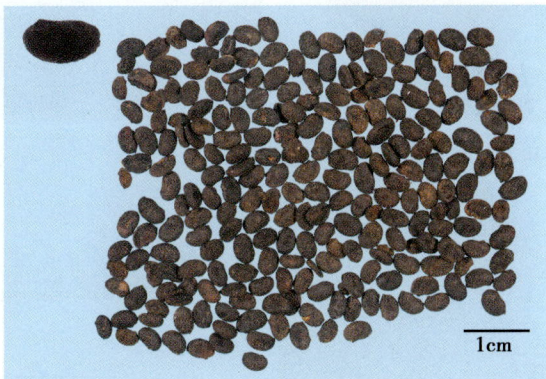

●　图10-13　补骨脂药材图

【**显微鉴别**】

1. 果实（中部）横切面　①果皮波状弯曲，表皮细胞1列，凹陷处表皮下有众多扁圆形壁内腺（intramural gland）。②中果皮薄壁组织中有小型外韧维管束；薄壁细胞含有草酸钙小柱晶。③种皮外表皮为1列栅状细胞，其内为1列哑铃状支持细胞。④种皮薄壁组织中有小型维管束。⑤色素细胞1列，与种皮内表皮细胞相邻。⑥子叶细胞充满糊粉粒和油滴（图10-14）。

2. 粉末　灰黄色。①种皮栅状细胞侧面观有纵沟纹，光辉带1条，位于上侧近边缘处；顶面观多角形，胞腔极小，孔沟细；底面观呈圆多角形，胞腔含红棕色物。②支持细胞侧面观哑铃

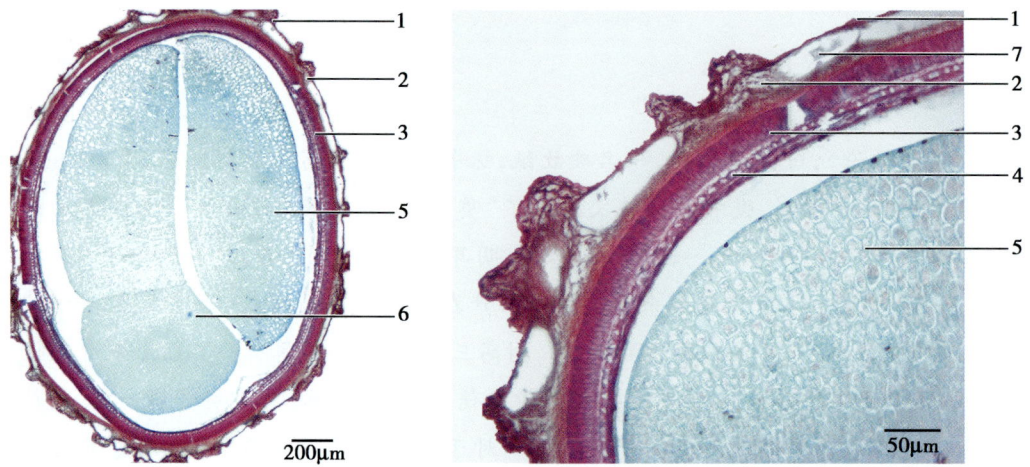

1. 果皮表皮；2. 中果皮；3. 种皮外表皮；4. 支持细胞；5. 子叶细胞；6. 胚根；7. 壁内腺。

● 图 10-14　补骨脂(果实)横切面图

形，表面观类圆形。③壁内腺(内生腺体)多破碎，完整者类圆形，由 10 个以上纵向延长呈放射状排列的细胞构成。④非腺毛长的顶端细胞特长，胞壁密布疣点。⑤腺毛多呈梨形，腺柄短，多单细胞；腺头多细胞或单细胞。⑥草酸钙小柱晶成片存在于中果皮细胞中，两端及中央突出(图 10-15)。

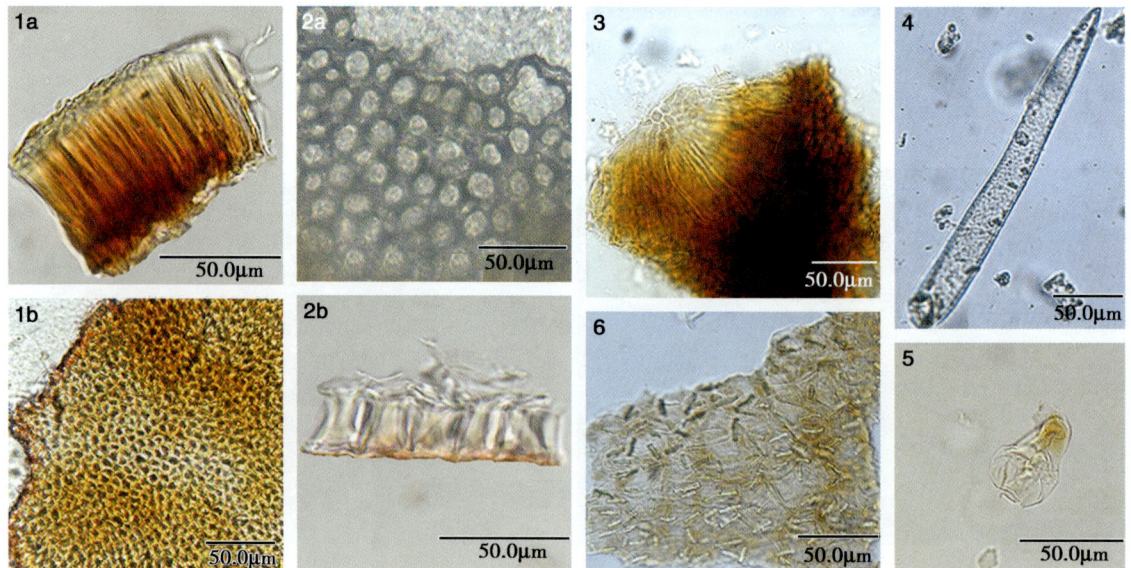

1. 种皮栅状细胞(1a. 侧面观，1b. 顶面观)；2. 种皮支持细胞(2a. 顶面观，2b. 侧面观)；3. 壁内腺；
4. 非腺毛；5. 腺毛；6. 草酸钙结晶。

● 图 10-15　补骨脂粉末图

【化学成分】 ①香豆素类：主要为补骨脂素(psoralen)、异补骨脂素(isopsoralen)、补骨脂定(psoralidin)、异补骨脂定(isopsoralidin)、双羟异补骨脂定(corylidin)，以及苯并呋喃香豆素。②黄酮类：主要有补骨脂甲素(cory-folin，bavachin)、异补骨脂乙素甲醚、新补骨脂异黄酮、补骨脂色烯素(bavachalcone)、补骨脂宁(corylin)等。③单萜酚类：主要有补骨脂酚(bakuchiol)等。此外，还含有挥发油、脂类化合物、树脂及豆甾醇等。

补骨脂素、异补骨脂素具有雌激素样作用及止血、抗癌或光敏作用;补骨脂素还能促进皮肤色素新生,治疗白癜风。

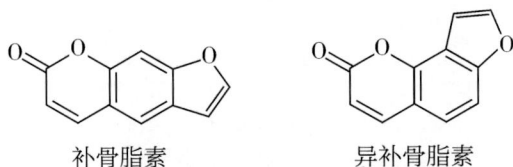

补骨脂素　　　　　异补骨脂素

【理化鉴别】　薄层色谱鉴别　粉末乙酸乙酯提取液作为供试品溶液。以补骨脂素和异补骨脂素对照品作对照。按薄层色谱法,用硅胶 G 板,以正己烷-乙酸乙酯(4:1)为展开剂,展开;喷以10%氢氧化钾甲醇溶液,置紫外光灯(365nm)下检视。供试品色谱中,在与对照品色谱相应的位置上,显两个相同的蓝白色荧光斑点。

【质量评价】

1. 经验鉴别　以颗粒饱满均匀、色黑褐、纯净无杂质者为佳。

2. 含量测定　按高效液相色谱法测定,含补骨脂素($C_{11}H_6O_3$)和异补骨脂素($C_{11}H_6O_3$)的总量不得少于 0.70%。

【性味功效】　性温,味辛、苦。温肾助阳,纳气平喘,温脾止泻;外用消风祛斑。

枳壳* Aurantii Fructus(附:枳实)

枳,始载于《神农本草经》,列为中品。陈藏器谓:"旧云江南为橘,江北为枳。"苏颂谓:"今洛西、江湖州郡皆有之,以商州者为佳。木如橘而小,高五七尺。叶如橙,多刺。春生白花,至秋成实。七月、八月采者为实,九月、十月采者为壳。今医家以皮厚而小者为枳实,完大者为枳壳,皆以翻肚如盆口状,陈久者为胜。近道所出者,俗呼臭橘,不堪用。"古代本草记载的枳虽为枸橘,但药用枳壳、枳实后来产生了变迁,现以酸橙为正品。

【来源】　为芸香科(Rutaceae)植物酸橙 *Citrus aurantium* L. 及其栽培变种的干燥未成熟果实。

【植物形态】　小乔木,茎枝三棱形,光滑,有长刺。单身复叶,互生;叶柄有狭长形的或倒心脏形的翼;叶片革质,卵形或倒卵形,长 5~10cm,宽 2.5~5cm,全缘或有不明显的锯齿,两面无毛,具半透明油点。总状花序,亦有单生或簇生于当年枝顶端或叶腋;花萼 5 裂;花瓣 5 片,白色,长椭圆形;雄蕊约 25 枚,花丝基部部分愈合;子房上位,约 12 室,每室内含胚珠多数,柱头头状。果圆形而稍扁,熟时橙黄色,果皮粗糙。花期 4~5 月,果期 6~11 月(图 10-16)。

【采收加工】　7~8 月果皮尚绿时采收,不宜过迟;否则,果实老熟,皮薄瓤多,影响质量。自中部横切成两瓣,仰面晒干或低温干燥。

【产地】　主产于江西、四川、湖北、贵州等省,为栽培品。以江西清江、新干产者质优,商品习称"江枳壳"。

【性状鉴别】

1. 药材　呈半球形,直径 3~5cm。外果皮棕褐色至褐色,有颗粒状突起,有凹点状油室;有明显的花柱残迹或果柄痕。切面中果皮黄白色,光滑而稍隆起,厚 0.4~1.3cm,边缘散有 1~2 列油

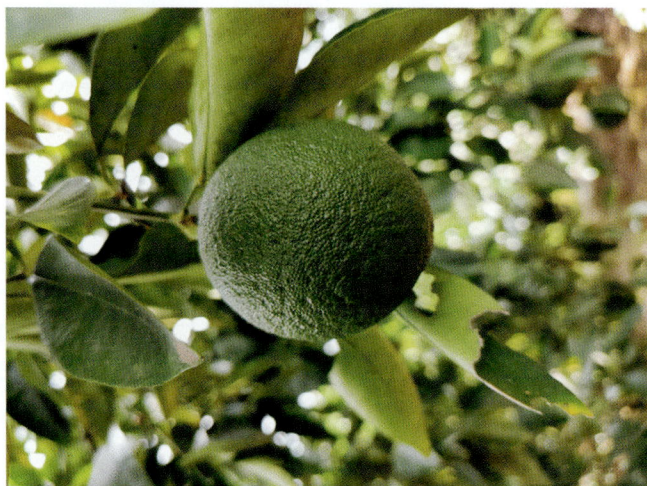

● 图 10-16　酸橙*Citrus aurantium* L.

室,瓤囊7~12瓣,少数至15瓣,汁囊干缩呈棕色至棕褐色,内藏种子。质坚硬,不易折断。气清香,味苦、微酸(图10-17)。

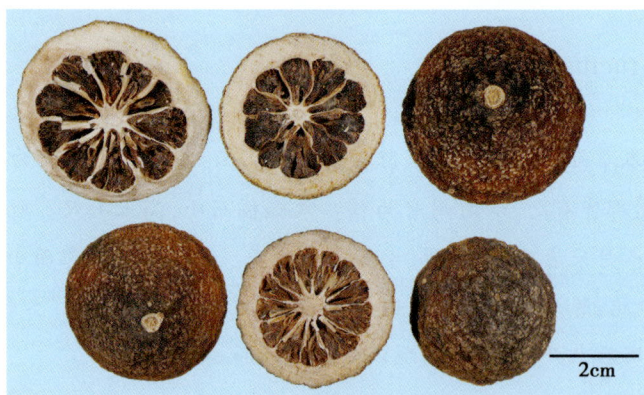

2cm

● 图 10-17　枳壳药材图

2. 饮片　枳壳片:为不规则弧状条形薄片。切面外果皮棕褐色至褐色,中果皮黄白色至黄棕色,近外缘有1~2列点状油室,内侧有的有少量紫褐色瓤囊。

【显微鉴别】

1. 横切面　①表皮由1列极小的细胞组成,外被角质层,并具气孔。②中果皮发达,有大型油室不规则排列成1~2列,油室呈卵形或椭圆形,径向径410~1 330μm,切向径250~790μm。③中果皮外侧细胞散有较多草酸钙斜方晶或棱晶;内侧细胞排列极疏松,维管束纵横散布(图10-18)。

2. 粉末　黄白色或棕黄色。①中果皮薄壁组织类圆形或形状不规则,壁大多呈不均匀增厚。②果皮表皮细胞表面观呈多角形、类方形或长方形,气孔环式,副卫细胞5~9个;侧面观外被角质层。③瓤囊组织淡黄色或无色,薄膜状,表面观表皮细胞狭长,皱缩,并与下层细胞交错排列。④草酸钙方晶存在于果皮和汁囊细胞中,呈斜方形、多面体形或双锥形。⑤螺纹、网纹导管和管胞细小(图10-19)。

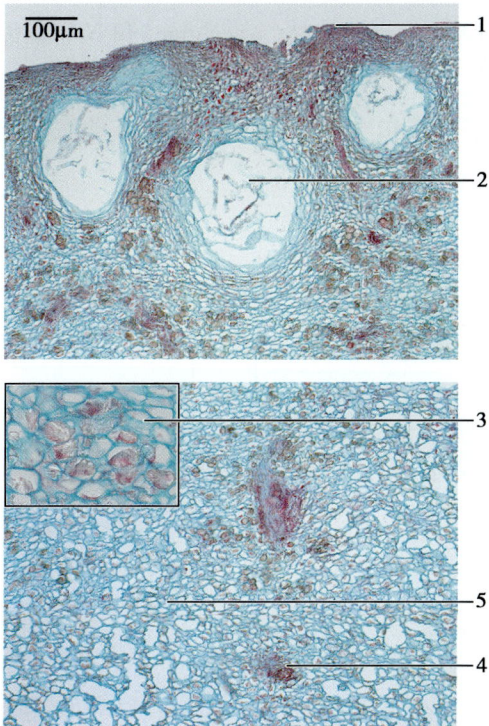

1.表皮；2.油室；3.橙皮苷结晶；4.维管束；
5.中果皮。

● 图 10-18　枳壳(果实)横切面图

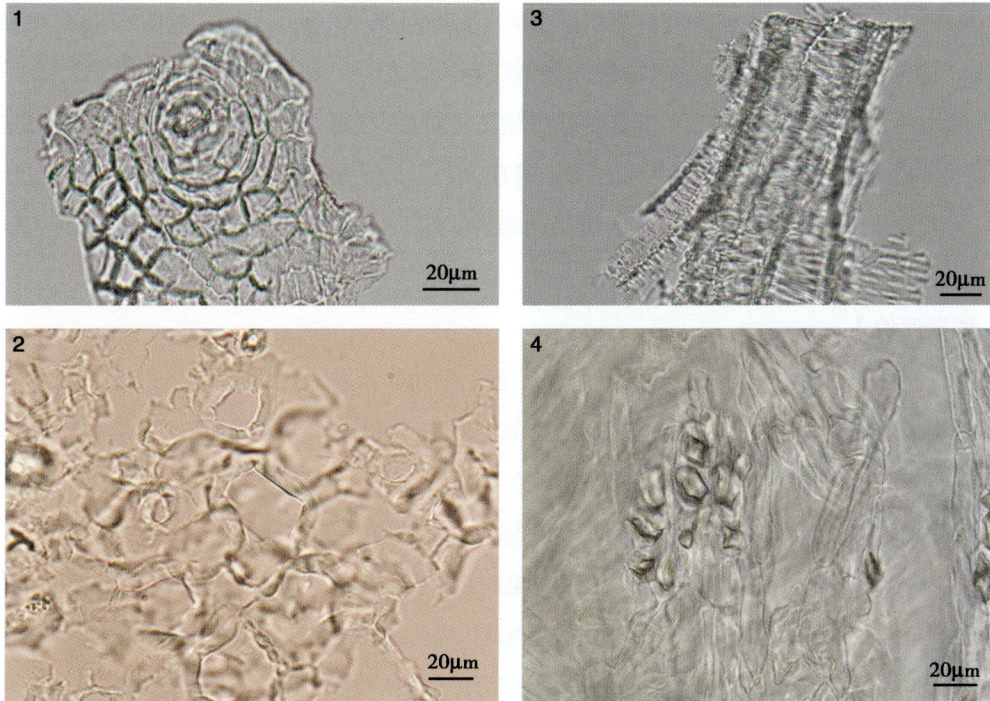

1.果皮表皮细胞及气孔；2.中果皮细胞；3.导管；4.瓤囊细胞及草酸钙方晶。

● 图 10-19　枳壳粉末图

【化学成分】　主含①黄酮类：柚皮苷（即异橙苷，naringin）、橙皮苷（hesperidin）、新橙皮苷（neohesperidin）、川陈皮素、5-邻-去甲基川陈皮素，喹诺啉（quinoline）、酪胺（tyramine）及苦味成分苦橙苷(aurantiamarin)、苦橙酸。②挥发油:主要为右旋柠檬烯(d-limonene)约90%、枸橼醛(citral)、右旋芳樟醇(d-linalool)和邻氨基苯甲酸甲酯等。尚含辛弗林(synephrine)和N-甲基酪胺(N-methyltyramine)等成分。

橙皮苷、柚皮苷具有保肝作用;辛弗林具有扩张气管和支气管的作用,N-甲基酪胺有利尿作用。

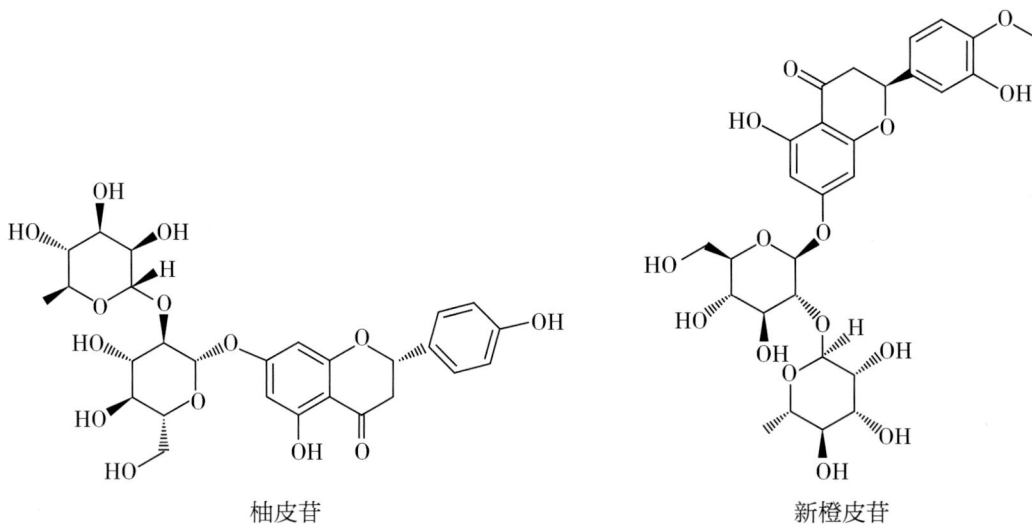

柚皮苷　　　　　　　　　　　　　　新橙皮苷

【理化鉴别】

1. 显色反应　取本品粉末0.5g,加甲醇10ml,加热回流10分钟,滤过,取滤液1ml,加四氢硼钾约5mg,摇匀,加盐酸数滴,溶液显樱红色至紫红色。

2. 薄层色谱鉴别　以柚皮苷、新橙皮苷对照品作对照,按薄层色谱法,用硅胶G板,以三氯甲烷-甲醇-水(13:6:2)的下层溶液为展开剂,展开,喷以3%三氯化铝乙醇溶液,在105℃加热约5分钟,置紫外光灯(365nm)下检视。供试品色谱中,在与对照品色谱相应的位置上,显相同颜色的荧光斑点。

【质量评价】

1. 经验鉴别　以外皮色绿褐、果肉厚、质坚硬、香气浓者为佳。

2. 含量测定　按高效液相色谱法测定,本品含柚皮苷($C_{27}H_{32}O_{14}$)不得少于4.0%,新橙皮苷($C_{28}H_{34}O_{15}$)不得少于3.0%。

【性味功效】　性微温,味苦、辛、酸。理气宽中,行滞消胀。

【附注】　除酸橙的果实作枳壳入药外,①其常见的栽培变种代代花 Citrus aurantium L. var. amara Engl. 的果实;主产于江苏。药材直径3~3.5cm,外皮绿褐色或棕褐色,基部常带有残存的宿萼和果柄残基。中心柱直径0.5~1cm。②同属植物香圆 C. wilsonii Tanaka 的果实;产于陕西等地。药材直径4~7cm,外皮灰绿色,常有棕黄色斑块,表面粗糙。果顶具金钱环,中心柱直径0.4~1cm。③同科植物枸橘 Poncirus trifoliata(L.)Rafin. 的果实,主产于福建。习称"绿衣枳壳"。药材较小,直径2.5~3cm,外皮灰绿色,有细柔毛。中心柱直径2~5mm。

【附药】　枳实　Aurantii Fructus Immaturus

为芸香科植物酸橙 Citrus aurantium L. 及其栽培变种或甜橙 C. sinensis Osbeck 的干燥幼果。主产四川、江西、浙江等地。产四川者称"川枳实",产江西者称"江枳实"。呈半球形,少数为球形,直径 0.5~1.5cm。外表面灰绿色或黑绿色,有颗粒状突起和皱纹,有果柄痕迹。横切面中果皮光滑而隆起,淡黄棕色,厚 3~12mm;外果皮下方散有 1~2 列点状油室,果皮不易剥离;中央褐色,有 7~12 瓣囊,每瓣内含种子约 10 粒。气清香,味苦而微酸。含辛弗林($C_9H_{13}NO_2$)不得少于 0.30%。性微寒,味苦。破气,泻痰,消积,除痞。

陈皮▲ Citri Reticulatae Pericarpium(附:青皮)

【来源】 为芸香科植物橘 *Citrus reticulaia* Blanco 及其栽培变种的干燥成熟果皮。在霜降后至翌年春季,采摘成熟果实,剥取外层果皮,阴干或晒干。药材分为"陈皮"和"广陈皮"。

【产地】 主产于广东、福建、四川、江苏等省,为栽培。广陈皮主产于广东新会。

【性状鉴别】

1. 药材 陈皮:数瓣基部相连,或呈不规则的片状,厚 1~4mm。外表面橙红色或红棕色,有细皱纹及凹下的点状油室;内表面浅黄白色,粗糙,附黄白色或黄棕色筋络状维管束。质稍硬而脆。气香,味辛、苦(图 10-20)。

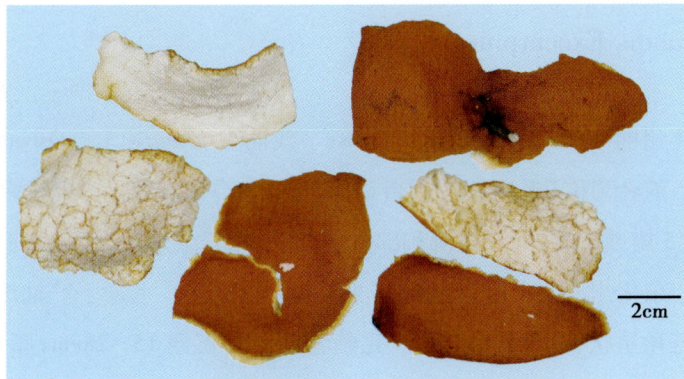

2cm

● 图 10-20 陈皮药材图

广陈皮:3 瓣相连,形状整齐,厚度均匀,约 1mm。点状油室较大,对光照视,透明清晰。质较柔软。

2. 饮片 呈不规则的条状或丝状。外表面橙红色或红棕色,有细皱纹和凹下的点状油室。内表面浅黄白色,粗糙,附黄白色或黄棕色筋络状维管束。气香,味辛、苦。

【显微鉴别】 粉末 黄白色至黄棕色。①中果皮薄壁,组织众多,细胞形状不规则,壁不均匀增厚,有的作连珠状。②果皮表皮细胞表面观多角形、类方形或长方形,垂周壁增厚,气孔类圆形,副卫细胞不清晰;侧面观外被角质层,靠外方的径向壁增厚。③草酸钙方晶成片存在于中果皮薄壁细胞中,呈多面形、菱形或双锥形,有的一个细胞内含有由两个多面体构成的平行双晶或 3~5 个方晶。④橙皮苷结晶大多存在于薄壁细胞中,黄色或者无色,呈圆形或无定形团块,有的可见放射状条纹。⑤螺纹导管、孔纹导管和网纹导管及管胞较小。

【化学成分】 含挥发油约 2%~4%。油中主要成分为右旋柠檬烯(*d*-limonene,可达 80% 以上)、柠檬醛、α-蒎烯(α-pinene)、β-月桂烯(β-myrcene)等。黄酮类化合物有橙皮苷、新橙皮苷、橘皮素(tangeretin)等。

【质量评价】

1. 经验鉴别　以瓣大、完整、颜色鲜、油润、质柔软、气浓、辛香、味稍甜后感苦辛者为佳。

2. 含量测定　按高效液相色谱法测定,药材含橙皮苷($C_{28}H_{34}O_{15}$)不得少于3.5%。

【性味功效】　性温,味辛、苦。理气健脾,燥湿化痰。

【附药】　青皮　Citri Reticulatae Pericarpium Viride

为芸香科植物橘 *Citrus reticulata* Blanco 及其栽培变种的干燥幼果或未成熟果实的外果皮。5~6月收集自落的幼果,晒干,习称"个青皮";7~8月采收未成熟的果实,将果皮剖成四瓣,基部相连,除去瓤瓣晒干,习称"四花青皮"。主产于福建、四川、广东、广西等地。四花青皮:果皮剖成4裂片,裂片长椭圆形,长4~6cm,厚0.1~0.2cm。外表面灰绿色或黑绿色,密生多数油室;内表面类白色或黄白色,粗糙,附黄白色或黄棕色小筋络。质稍硬,易折断,断面外缘有油室1~2列。气香,味苦、辛。个青皮:呈类球形,直径0.5~2cm。表面灰绿色或黑绿色,微粗糙,有细密凹下的油室,顶端有稍突起的柱基,基部有圆形果梗痕。质硬,断面果皮黄白色或淡黄棕色,厚0.1~0.2cm,外缘有油室1~2列。瓤囊8~10瓣,淡棕色。气清香,味酸、苦、辛。含挥发油、黄酮等;含橙皮苷($C_{28}H_{34}O_{15}$)不得少于5.0%。性温,味苦、辛。具有破气散积,疏肝止痛的功效。

化橘红　Citri Grandis Exocarpium

为芸香科植物化州柚 *Citrus grandis* 'Tomentosa' 或柚 *C. grandis*(L.)Osbeck 的未成熟或近成熟的干燥外层果皮。前者习称"毛橘红",后者习称"光七爪""光五爪"。夏季采收未成熟果实,沸水烫过,将果皮割成5瓣或7瓣,除去果瓤和部分中果皮,晒干或烘干,再用水润软,对折,压平,干燥。毛橘红主产于广东化州、广西玉林地区。"光七爪""光五爪"主产于产柚地区。化州柚:呈对折的七角或展平的五角星状,单片呈柳叶形。完整者展平后直径15~28cm,厚0.2~0.5cm。外表面黄绿色,密布茸毛,有皱纹及小油室;内表面黄白色或淡黄棕色,有脉络纹。质脆,易折断,断面不整齐,外缘有1列不整齐的下凹的油室,内侧稍柔而有弹性。气芳香,味苦、微辛。柚:外表面黄绿色至黄棕色,无毛。含挥发油、黄酮、香豆素等化学成分。性温,味辛、苦。具有燥湿祛痰,健胃消食的功效。

佛手　Citri Sarcodactylis Fructus

为芸香科植物佛手 *Citrus medica* L. var. *sarcodactylis* Swingle 的干燥果实。秋季果实呈浅绿色或稍带黄色时采收,纵切成薄片,晒干或低温烘干。主产广东、浙江、四川等省。为类椭圆形或卵圆形的薄片,常皱缩或卷曲,长6~10cm,宽3~7cm,厚0.2~0.4cm。顶端稍宽,常有3~5个手指状的裂瓣,基部略窄,有的可见果柄痕。外皮黄绿色或橙黄色,有皱纹及油点。果肉浅黄白色,散有凹凸不平的线状或点状维管束。质硬而脆,受潮后柔韧。气香,味微甜而后苦。含挥发油、黄酮类、二萜类、香豆素等化学成分。性温,味辛,苦,酸。具有舒肝理气,和胃止痛的功效。

吴茱萸★ Euodiae Fructus

始载于《神农本草经》，列为中品。《图经本草》记载："今处处有之，江、浙、蜀、汉尤多。木高丈余，皮青绿色，叶似椿而阔厚，紫色，三月开花，红紫色。七月八月结实，似椒子，嫩时微黄，至成熟时则深紫。"现今吴茱萸的花为白色，与古本草所载花红紫色略有不同，古今药用均为芸香科植物。

【来源】 为芸香科植物吴茱萸 *Euodia rutaecarpa*（Juss.）Benth.、石虎 *E. rutaecarpa*（Juss.）Benth. var. *officinalis*（Dode）Huang 或疏毛吴茱萸 *E. rutaecarpa*（Juss.）Benth. var. *bodinieri*（Dode）Huang 的干燥近成熟果实。

【植物形态】 为小乔木或灌木，高3~5m，嫩枝暗紫红色，与嫩芽同被灰黄或红锈色绒毛，或疏短毛。叶有小叶5~11片，小叶卵形、椭圆形或披针形，叶轴下部小叶较小，两侧对称或一侧的基部稍偏斜，边全缘或浅波浪状；小叶两面及叶轴被长柔毛，毛密如毡状，或仅中脉两侧被短毛，油点大且多。花序顶生；雄花序的花彼此疏离，雌花序的花密集或疏离；萼片及花瓣均5片，偶有4片，镊合排列；雄花花瓣腹面被疏长毛，退化雌蕊4~5深裂，下部及花丝均被白色长柔毛，雄蕊伸出花瓣之上；雌花花瓣腹面被毛，退化雄蕊鳞片状或短线状或兼有细小的不育花药，子房及花柱下部被疏长毛。果密集或疏离，暗紫红色，有大油点，每分果瓣有1粒种子；种子近圆球形，一端钝尖，腹面略平坦，褐黑色，有光泽。花期4~6月，果期8~11月（图10-21）。

【采收加工】 8~11月果实呈茶绿色尚未开裂时采摘，晒干或低温干燥，除去枝、叶、果梗。

【产地】 主产贵州、广西、湖南、云南、四川等省区。长江流域以南各省亦产。多系栽培。

【性状鉴别】 呈球形或略呈五角状扁球形，直径2~5mm。表面暗黄绿色至褐色，粗糙，有多数点状突起或凹下的油点。顶端有五角星状的裂隙，基部残留被有黄色茸毛的果梗。质硬而脆，横切面可见子房5室，每室有淡黄色种子1粒。气芳香浓郁，味辛辣而苦。用水浸泡果实，有黏液渗出（图10-22）。

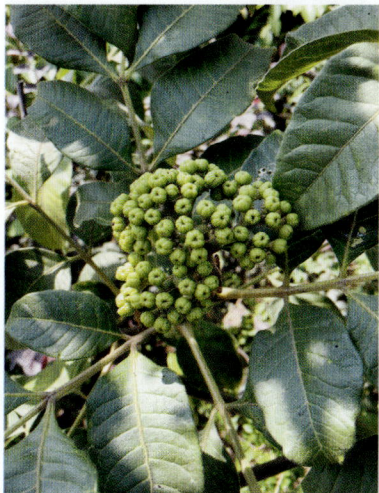

● 图 10-21 吴茱萸*Euodia rutaecarpa* (Juss.) Benth

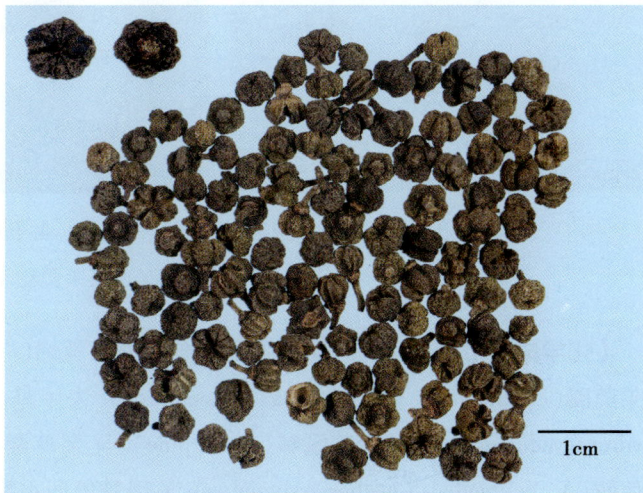

● 图 10-22 吴茱萸药材图

【显微鉴别】

1. 果实横切面 ①类圆形,中央分为 5 室。外果皮表皮细胞 1 列,类圆形,排列整齐,大多含橙皮苷结晶。②中果皮较厚,散有纤维束和多数大型油室,直径 120～180μm,薄壁细胞含草酸钙簇晶,近内果皮尤密。③内果皮为 4～5 列延切向排列的长方形薄壁细胞,较中果皮细胞小。④果实每室内有 1 粒种子,类三角形,种皮石细胞呈栅栏状排列,壁较厚,种皮内全为胚乳组织(图 10-23)。

2. 粉末 褐色。①非腺毛具 2～6 个细胞,壁疣明显,有的胞腔内含棕黄色至棕红色物。②腺毛头部具 7～14 个细胞,椭圆形,常含黄棕色内含物;柄具 2～5 个细胞。③草酸钙簇晶较多,偶有方晶。④石细胞类圆形或长方形,胞腔大。⑤油室碎片有时可见,淡黄色(图 10-24)。

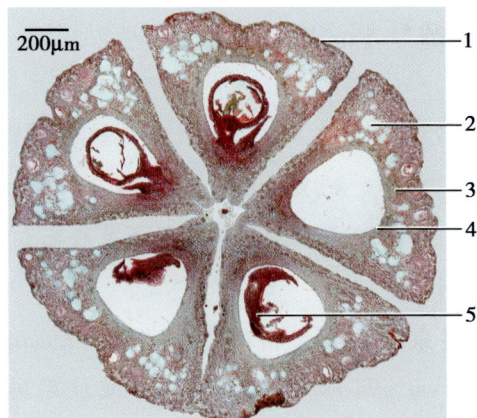

1.外果皮; 2.油室; 3.中果皮; 4.内果皮; 5.种子。

● 图 10-23 吴茱萸(果实)横切面图

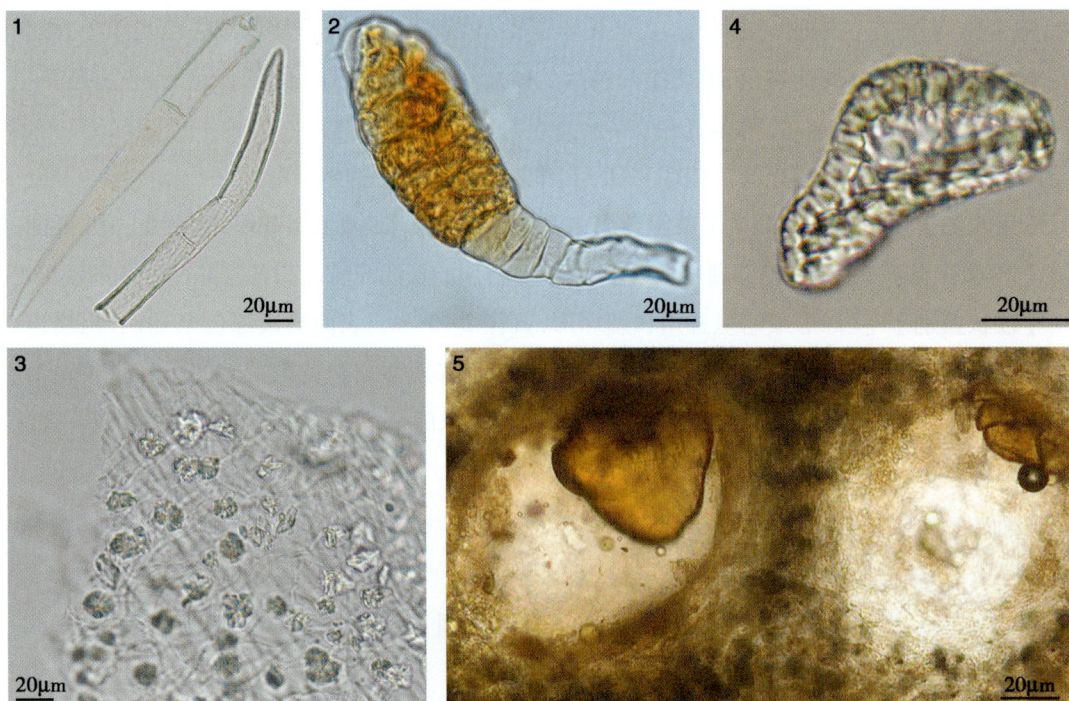

1.非腺毛; 2.腺毛; 3.草酸钙结晶; 4.石细胞; 5.油室碎片。

● 图 10-24 吴茱萸粉末图

【化学成分】 ①挥发油:油中主要成分为吴茱萸烯(evodene)、吴萸内酯(evodin)。②生物碱:吴茱萸碱(evodiamine)、吴茱萸次碱(rutaecarpine)、去甲基吴茱萸碱(rutaecarpine)、羟基吴茱萸碱(hydroxyevodiamine)、吴茱萸喹酮碱(evocarpine)、吴茱萸素(wuchuyine)、以及 N,N-二甲基-5-甲氧基色胺(N,N-dimethyl-5-methoxytryptamine)、N-甲基氨茴香酰胺(N-methylan-thranylamide)等多种生物碱。③苦味素类:含柠檬苦素(limomin)、吴茱萸苦素(rutaevine)等。吴茱萸碱和吴茱萸次碱具有较强的镇痛作用,吴茱萸碱还具有抗肿瘤作用。

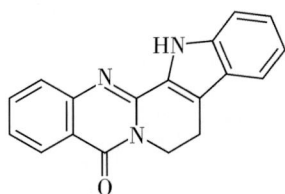

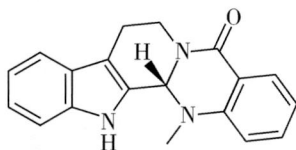

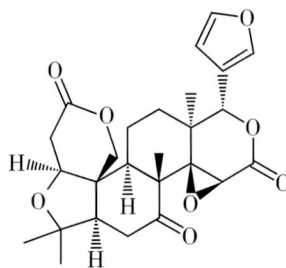

吴茱萸次碱　　　　　　　　　吴茱萸碱　　　　　　　　柠檬苦素

【理化鉴别】　薄层色谱鉴别　粉末乙醇超声提取,提取液作为供试品溶液。以吴茱萸次碱、吴茱萸碱对照品作对照,按薄层色谱法,用硅胶 G 板,以石油醚(30~60℃)-乙酸乙酯-三乙胺(7:3:0.1)为展开剂,展开,置紫外光灯(365nm)下检视。供试品色谱中,在与对照品色谱相应的位置上,显相同颜色的荧光斑点。

【质量评价】

1. 经验鉴别　以粒小、饱满坚实、色绿、香气浓烈者为佳。

2. 浸出物　按醇溶性浸出物测定项下热浸法测定,稀乙醇浸出物不得少于 30.0%。

3. 含量测定　按高效液相色谱法测定,本品含吴茱萸碱($C_{19}H_{17}N_3O$)和吴茱萸次碱($C_{18}H_{13}N_3O$)的总量不得少于 0.15%,柠檬苦素($C_{26}H_{30}O_8$)不得少于 0.20%。

【性味功效】　性大热,味辛、苦。有小毒。温中止痛,止呕降逆,助阳止泻。

川楝子　Toosendan Fructus

为楝科(Meliaceae)植物川楝 *Melia toosendan* Sieb. et Zucc. 的干燥成熟果实。冬季果实黄色时采收,或收集经霜后落下的黄色果实,晒干或烘干。主产于四川、云南。贵州、湖北、甘肃等省亦产。以四川产量大、质量优。果实呈类球形,表面金黄色至棕黄色,微有光泽,少数凹陷或皱缩,具深棕色小点。顶端有花柱残基,基部凹陷,有果梗痕。外果皮革质,与果肉间常成空隙,果肉松软,淡黄色,遇水湿润显黏性。果核球形或卵圆形,质坚硬,两端平截,有 6~8 条纵棱,内分 6~8 室,每室含黑棕色长圆形的种子 1 枚。气特异,味酸、苦。主含川楝素、异川楝素、檀素等。性寒,味苦。有小毒。具有舒肝行气止痛,驱虫的功效。

巴豆▲　Crotonis Fructus

【来源】　为大戟科(Euphorbiaceae)植物巴豆 *Croton tiglium* L. 的干燥成熟果实。秋季果实成熟,果皮未开裂时采摘,堆积 2~3 天发汗,摊开晾晒或烘干。

【产地】　主产于四川、云南、广西、贵州等省区;多系栽培。以四川产量最大。

【性状鉴别】　药材　呈卵圆形,一般具三棱,长 1.8~2.2cm,直径 1.4~2cm。表面灰黄色或者稍深,粗糙,有纵线 6 条,顶端平截,基部有果柄痕。破开果壳,可见 3 室,每室含种子 1 枚。种子呈扁椭圆形,长 0.9~1.4cm,直径 0.5~0.8cm。表面黄白色或黄棕色,平滑有光泽,常附有白色薄膜;一端有微凹的合点,另一端有小点状的种脐。内胚乳肥厚,淡黄色,油质;子叶2枚,菲薄。气微,味辛辣(图10-25)。

【显微鉴别】 果实横切面 ①外果皮为1列表皮细胞,具厚壁性多细胞的星状毛及气孔。 ②中果皮外侧有10多列薄壁细胞,有单个或成群散在的石细胞;维管束周围细胞中有方晶或簇晶;中部有4~7列纤维状石细胞,为带状环列;内侧有6~8列径向延长的薄壁细胞,壁孔少。③内果皮为3~5层纤维状厚壁细胞交迭排列。④种皮

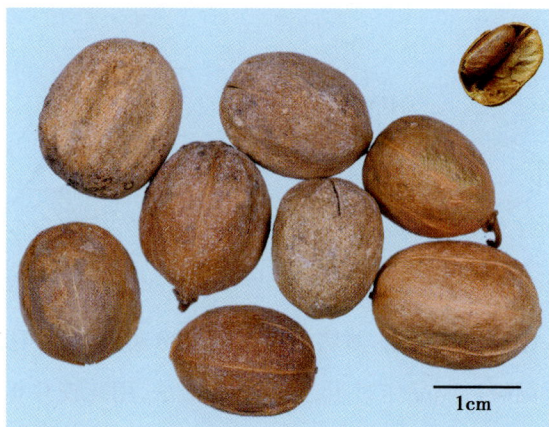

● 图 10-25 巴豆药材图

表皮细胞由1列径向延长的长方形细胞组成,径向壁作锯齿状弯曲;厚壁栅状细胞1列,位于其下方。栅状细胞内侧为数列不规则薄壁细胞,其间散在螺纹导管;内表皮呈颓废状。⑤胚乳细胞类圆形,具脂肪油及糊粉粒,以及草酸钙簇晶。⑥子叶细胞类多角形。

【化学成分】 种仁含脂肪油(巴豆油)约40%~60%,为油酸、亚油酸、肉豆蔻酸、花生酸、棕榈酸、硬脂酸、月桂酸、巴豆油酸(crotonic acid)及顺芷酸(tiglic acid)等的甘油酯,有强烈的致泻作用;还含巴豆醇(phorbol)、巴豆苷(crotonoside)、巴豆毒素(crotin)等。

【质量评价】

1. 经验鉴别 以种子饱满、种仁色黄白者为佳。

2. 含量测定 ①按重量法测定,本品含脂肪油不得少于22.0%。②按高效液相色谱法测定,本品含巴豆苷($C_{10}H_{13}N_5O_5$)不得少于0.80%。

【性味功效】 性热,味辛;有大毒。外用蚀疮(外用适量)。用于恶疮疥癣,疣痣。

酸枣仁▲ Ziziphi Spinosae Semen

【来源】 为鼠李科(Rhamnaceae)植物酸枣 *Ziziphus jujuba* Mill. var. *spinosa* (Bunge) Hu ex H. F. Chou 的干燥成熟种子。秋末冬初果实成熟时采收,除去果肉及核壳。取出种子,晒干。

【产地】 主产于河北、陕西、辽宁、河南等省。山东、内蒙古、甘肃、山西等省区亦产。

【性状鉴别】 呈扁圆形或扁椭圆形,长5~9mm,宽5~7mm,厚约3mm。表面紫红色或紫褐色,平滑有光泽,有的显裂纹。一面较平坦,中央有1条隆起的线纹;另一面微隆起,边缘略薄。一端凹陷,可见线形种脐;另端有细小突起的合点。种皮较脆,胚乳白色,子叶2枚,浅黄色,富油性。气微,味淡(图10-26)。

【显微鉴别】 粉末 棕红色。①种皮栅状细胞棕红色,表面观多角形,直径约15μm,壁厚,木化,胞腔小。②内种皮细胞棕黄色,表面观长方形或类方形,垂周壁连珠状增厚,木化。③子叶表皮细胞含细小草酸钙簇晶及方晶。

【化学成分】 含三萜皂苷,主要有酸枣仁皂苷A(jujuboside A)、酸枣仁皂苷B(jujuboside B)。还含斯皮诺素(2″-O-β-D葡萄糖吡喃当药素,spinosin)、白桦脂酸(betulic acid)、白桦脂醇

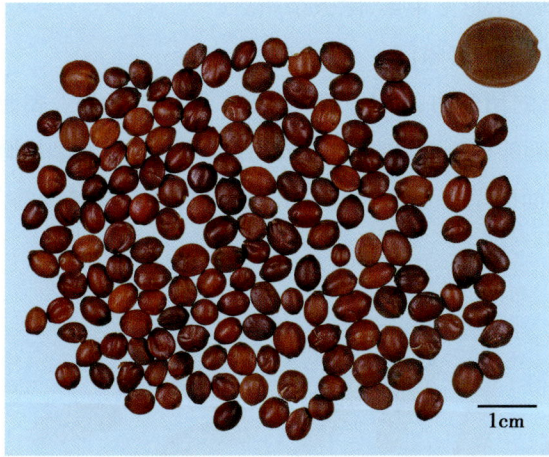

图 10-26　酸枣仁药材图

（betulic），酸枣仁碱 A、E（sanjoinine A，E）等。

【质量评价】

1. 经验鉴别　以粒大、饱满、完整、有光泽、外皮红棕色、无核壳者为佳。

2. 检查　黄曲霉毒素:每 1 000g 含黄曲霉毒素 B_1 不得过 5μg,含黄曲霉毒素 G_2、黄曲霉毒素 G_1、黄曲霉毒素 B_2 和黄曲霉毒素 B_1 的总量不得过 10μg。

3. 含量测定　按高效液相色谱法测定,本品含酸枣仁皂苷 A（$C_{58}H_{94}O_{26}$）不得少于 0.030%;含斯皮诺素（$C_{28}H_{32}O_{15}$）不得少于 0.080%。

【性味功效】　性平,味甘。宁心安神,敛汗生津。

胖大海　Sterculiae Lychnophorae Semen

为梧桐科（Sterculiaceae）植物胖大海 *Sterculia lychnophora* Hance 的干燥成熟种子。4~6 月果实成熟开裂时,采收种子,晒干。主产于越南、泰国、印度尼西亚和马来西亚等国。种子呈椭圆形,先端钝圆,基部略尖,长 2~2.5cm,宽 1.2~1.7cm。外表深黄棕色或棕色,微有光泽,有不规则的细皱纹,基部具浅色的圆形种脐,有时残留种柄。外层种皮质轻松,易剥落,遇水膨大成海绵状。内层种皮红棕色至棕黑色,先端有 1 个黄白色圆斑。剥取内层种皮后,可见胚乳肥厚,成 2 片,暗棕色或灰棕色。子叶 2 枚,紧贴于胚乳,菲薄而大。气微,味微淡,嚼之有黏性,种仁麻辣。含胖大海素、挥发油、西黄蓍胶黏素等成分。性寒,味甘。具有清热润肺,利咽解毒,润肠通便的功效。

小茴香★　Foeniculi Fructus

小茴香

始载于《新修本草》,又名怀香。苏颂谓:"北人呼为茴香,声相近也。"李时珍谓:"茴香宿根,深冬生苗作丛,肥茎丝叶。五六月开花,如蛇床花而色黄。结子大如麦粒,轻而有细棱。"本草所述与今用之小茴香完全一致。

【来源】　为伞形科（Umbelliferae）植物茴香 *Foeniculum vulgare* Mill. 的干燥成熟果实。

【植物形态】　多年生草本,全株有粉霜,具强烈香气。茎直立,有棱,上部分枝。叶互生,2~4 回羽状分裂,最终裂片丝状;下部叶具长柄,基部鞘状抱茎;上部叶柄一部分或全部成鞘状。复伞形花序顶生,花小,金黄色,萼齿不显,花瓣 5 片,先端内折;雄蕊 5 枚,子房下位,2 室。双悬果卵状长椭圆形,黄绿色,每分果有 5 条隆起的纵棱。花期 6~8 月,果期 8~10 月（图 10-27）。

【采收加工】 秋季果实初熟时采割植株,晒干,打下果实,除去杂质。

【产地】 主产于宁夏、山西、内蒙古、甘肃、辽宁等省区。

【性状鉴别】 药材 呈双悬果,圆柱形,有的稍弯曲,长4~8mm,直径1.5~2.5mm。表面黄绿色或淡黄色,两端略尖,顶端残留有黄棕色突起的柱基,基部有时有细小的果梗。分果呈长椭圆形,背面有纵棱5条,接合面平坦而较宽。横切面略呈五边形,背面的四边约等长。有特异香气,味微甜、辛(图10-28)。

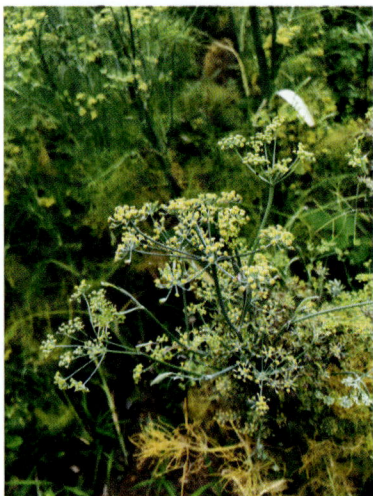

● 图10-27 茴香 *Foeniculum vulgare* Mill.

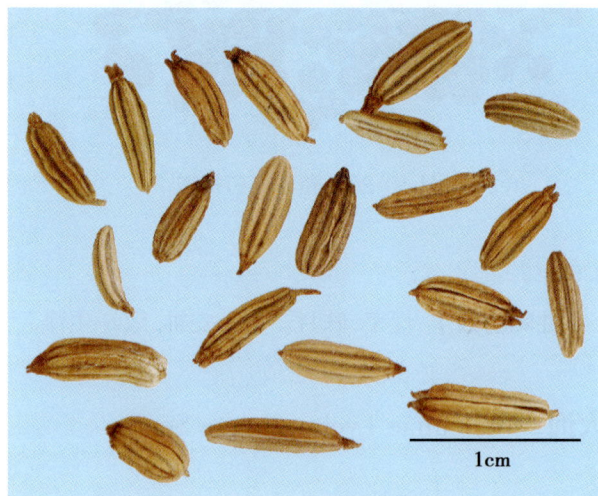

● 图10-28 小茴香药材图

【显微鉴别】

1. 分果横切面 外果皮为1列扁平细胞,外被角质层。中果皮纵棱处有维管束,其周围有多数木化网纹细胞;背面纵棱间各有大的椭圆形棕色油管1个,接合面有油管2个,共6个。内果皮为1列扁平薄壁细胞,细胞长短不一。种皮细胞扁长,含棕色物。内胚乳细胞多角形,含多数糊粉粒,每个糊粉粒中含有细小草酸钙簇晶(图10-29)。

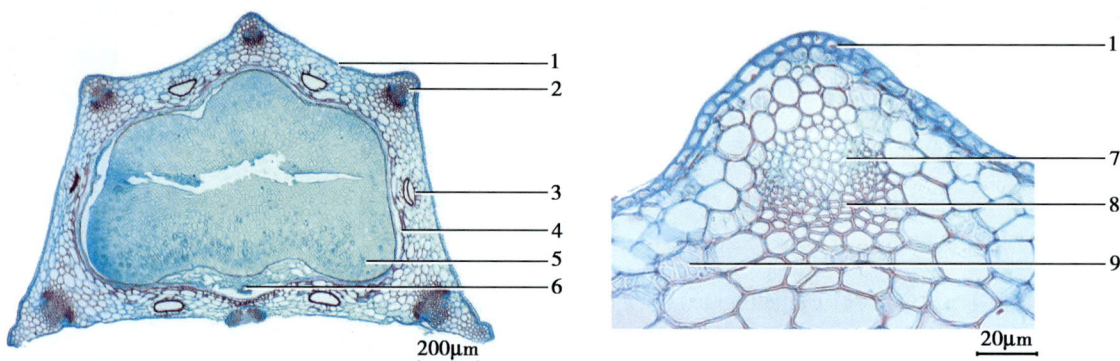

1.外果皮; 2.维管束; 3.油管; 4.内果皮; 5.内胚乳; 6.种脊维管束; 7.韧皮部; 8.木质部; 9.网纹细胞。

● 图10-29 小茴香(分果)横切面图

2. 粉末 ①网纹细胞壁厚,木化,具卵圆形网状纹孔;②油管黄棕色或深红棕色,分泌细胞多角形;③内果皮细胞镶嵌状,5~8个狭长细胞为1组,以其长轴相互作不规则方向嵌列;④内胚乳细胞多角形,壁颇厚,含多数糊粉粒,每个糊粉粒中含有细小草酸钙簇晶(图10-30)。

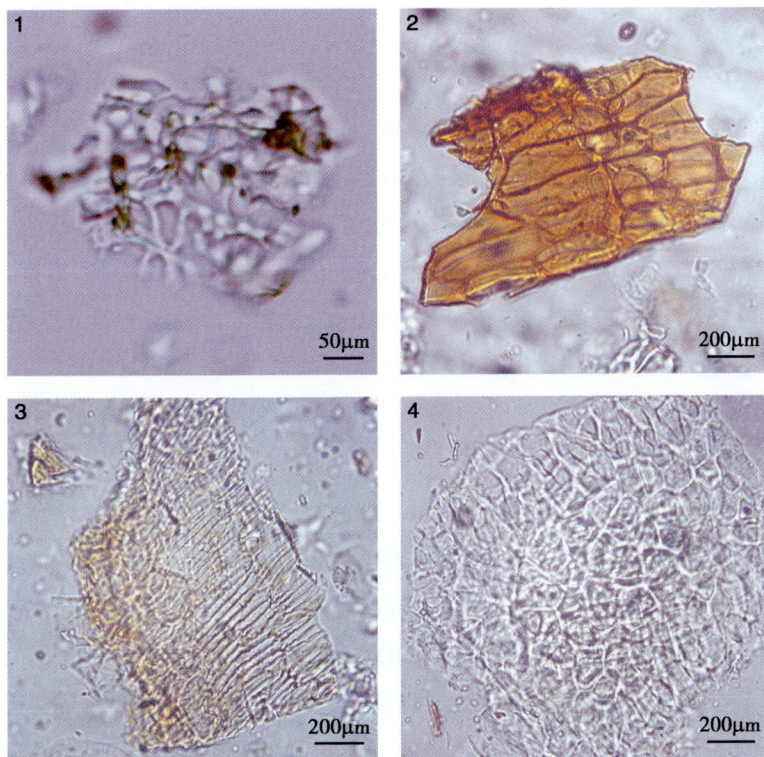

1. 网纹细胞;2.油管碎片;3.镶嵌状细胞;4.内胚乳细胞。

● 图10-30 小茴香粉末图

【化学成分】 主含挥发油,反式茴香脑(trans-anethole)、茴香醚(anethole)、d-小茴香酮(d-fen-chone)、甲基胡椒酚(methylchaviol)、茴香醛(anisaldehyde)、β-香叶烯(β-myrcene)、α-蒎烯(α-pi-nene)、β-蒎烯(β-pinene)、崁烯(camphene)、α-水芹烯(α-phellandrene)等。此外,尚含香豆素类、黄酮类、氨基酸和脂肪油等成分。

挥发油能促进胃肠蠕动和分泌,能排除肠内的气体,并有祛痰作用。反式茴香脑用于升白,治疗癌症,对长期接触放射线等低白细胞症的疗效显著。

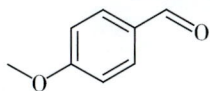
茴香醛

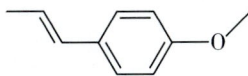
反式茴香脑

【理化鉴别】 粉末乙醚超声提取,滤液挥干,残渣加三氯甲烷溶解作为供试品溶液。以茴香醛对照品作对照,按薄层色谱法,用硅胶G薄层板,以石油醚(60~90℃)-乙酸乙酯(17:2.5)为展开剂,以二硝基苯肼试液为显色剂。供试品色谱中,在与对照品色谱相应的位置上,显相同的橙红色斑点。

【质量评价】

1. 经验鉴别 以颗粒饱满、色黄绿、气香浓者为佳。

2. 含量测定　按挥发油测定法测定,含挥发油不得少于 1.5%(ml/g)。按气相色谱法测定,含反式茴香脑($C_{10}H_{12}O$)不得少于 1.4%。

【性味功效】　性温,味辛。散寒止痛,理气和胃。

蛇床子　Cnidii Fructus

为伞形科植物蛇床 *Cnidium monnieri*(L.)Cuss. 的干燥成熟果实。夏、秋二季果实成熟时采收,除去杂质,晒干。主产于河北、山东、广西、浙江等省区。药材为双悬果,呈椭圆形,长 2~4mm,直径约 2mm。表面灰黄色或灰褐色,顶端有 2 枚向外弯曲的柱基,基部偶有细梗。分果的背面有薄而突起的纵棱 5 条,接合面平坦,有 2 条棕色略突起的纵棱线。果皮松脆,揉搓易脱落。种子细小,灰棕色,显油性。气香,味辛凉,有麻舌感。果实含挥发油和香豆素类成分。性温,味辛、苦;有小毒。具有燥湿祛风,杀虫止痒,温肾壮阳的功效。

山茱萸▲　Corni Fructus

【来源】　为山茱萸科(Cornaceae)植物山茱萸 *Cornus officinalis* Sieb. et Zucc. 的干燥成熟果肉。秋末冬初果皮变红时采收果实,用文火烘或置沸水中略烫后,及时除去果核,干燥。

【产地】　主产于河南、浙江、安徽等省。河南产量最大,品质佳,浙江产品质亦佳。

【性状鉴别】　药材　呈不规则的片状或囊状,长 1~1.5cm,宽 0.5~1cm。表面紫红色至紫黑色,皱缩,有光泽。顶端有的有圆形宿萼痕,基部有果梗痕。质柔软。气微,味酸、涩、微苦(图 10-31)。

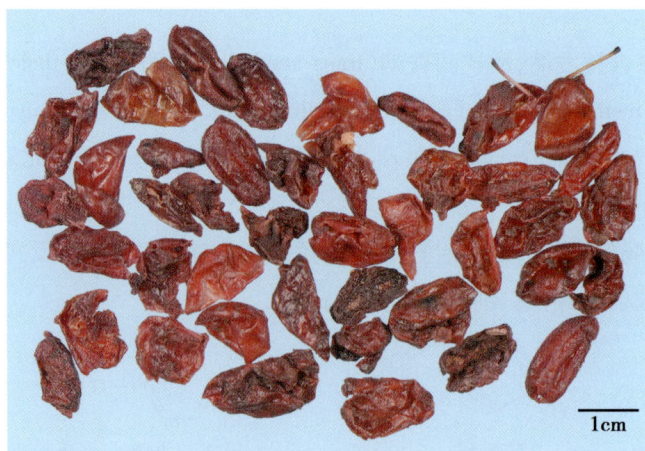

● 图 10-31　山茱萸药材图

【显微鉴别】　粉末　红褐色。①果皮表皮细胞橙黄色,表面观多角形或类长方形,直径 16~30μm,垂周壁连珠状增厚,外平周壁颗粒状角质增厚,胞腔含淡橙黄色物。②中果皮细胞橙棕色,多皱缩。③草酸钙簇晶少数,直径 12~32μm。④石细胞类方形、卵圆形或长方形,纹孔明显,胞腔大。

【化学成分】 主含苷类成分,包括山茱萸苷(cornin)、马钱苷(loganin)、莫诺苷(morroniside)、獐牙菜苷(sweroside)、山茱萸新苷(cornuside)等,还含有鞣质、有机酸、氨基酸及维生素 A 等成分。

山茱萸苷对 1 型糖尿病患者有降血糖作用。马钱苷对非特异性免疫功能有增强作用,能促进巨噬细胞的吞噬功能,延缓衰老;并有防癌、防辐射、抗炎、抗菌、镇咳和祛痰等作用。

【质量评价】

1. 经验鉴别　以个大、皮肉厚、色紫红、质柔软、油润、无核、味酸者为佳。

2. 浸出物　按水溶性浸出物测定项下冷浸法测定,浸出物不得少于 50.0%。

3. 含量测定　按高效液相色谱法测定,含莫诺苷($C_{17}H_{26}O_{11}$)和马钱苷($C_{17}H_{26}O_{10}$)的总量不得少于 1.2%。

【性味功效】 性微温,味酸,涩。补益肝肾,收涩固脱。

连翘▲ Forsythiae Fructus

【来源】 为木犀科(Oleaceae)植物连翘 *Forsythia suspensa*(Thunb.)Vahl. 的干燥果实。秋季果实初熟尚带绿色时采收,除去杂质,蒸熟,晒干,习称"青翘";果实熟透时采收,晒干,除去杂质,习称"老翘"。

【产地】 主产于山西、陕西、河南等省,多为栽培。

【性状鉴别】 药材　呈长卵形至卵形,稍扁,长 1.5~2.5cm,直径 0.5~1.3cm。表面有不规则的纵皱纹和多数突起的小斑点,两面各有 1 条明显的纵沟。顶端锐尖,基部有小果梗或已脱落。青翘多不开裂,表面绿褐色,突起的灰白色小斑点较少;质硬;种子多数,黄绿色,细长,一侧有翅。老翘自顶端开裂或裂成两瓣,表面黄棕色或红棕色,内表面多为浅黄棕色,平滑,具一纵隔;质脆;种子棕色,多已脱落。气微香,味苦(图 10-32)。

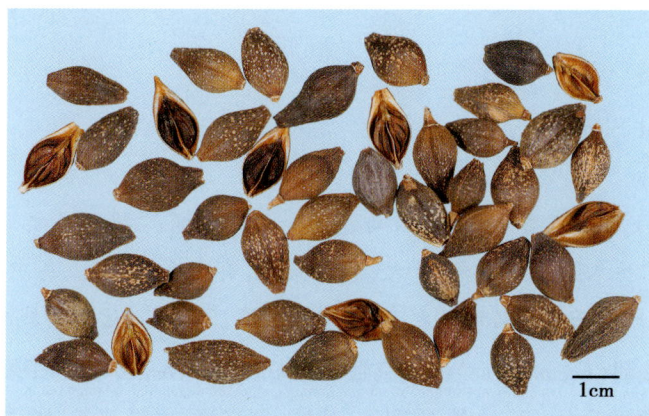

● 图 10-32　连翘药材图

【显微鉴别】 粉末　淡黄棕色。①外果皮细胞表面观呈多角形,有不规则或网状角质纹理;断面观呈类方形,直径 24~30μm,有角质层,厚 8~14μm。②纤维束上下层纵横交错排列,纤维呈短梭状,壁不均匀增厚。③石细胞甚多,长方形至多角形,直径 35~50μm,有的三面壁较厚,一面壁较薄。④中果皮薄壁细胞类圆形,壁略作连珠状增厚。⑤导管为螺纹导管。

【化学成分】 ①含木脂素类,如连翘苷(phillyrin)、连翘苷元(phillygenin)、牛蒡子苷元(arctigenin)、连翘脂素(phillygenin);②苯乙醇苷类,如连翘酯苷(forsythoside)A、B、C、D 和 E 等;③黄酮类,如芦丁、槲皮素等;④萜类,如齐墩果酸等;⑤还含有连翘酚(forsythol)等成分。

连翘苷具有降脂、抗氧化等活性;连翘酯苷 A、B、C、D 为抗菌活性成分,其中以 C、D 尤为显著。

【质量评价】

1. 经验鉴别 青翘以干燥、色黑绿、不裂口者为佳。老翘以色棕黄、壳厚、无种子、纯净者为佳。

2. 浸出物 按醇溶性浸出物冷浸法测定,65%乙醇浸出物青翘不得少于 30.0%;老翘不得少于 16.0%。

3. 含量测定 按挥发油测定法测定,青翘含挥发油不得少于 2.0%(ml/g)。按高效液相色谱法测定,本品含连翘苷($C_{27}H_{34}O_{11}$)不得少于 0.15%;青翘含连翘酯苷 A($C_{29}H_{36}O_{15}$)不得少于 3.5%,老翘含连翘酯苷 A($C_{29}H_{36}O_{15}$)不得少于 0.25%。

【性味功效】 性微寒,味苦。清热解毒,消肿散结,疏散风热。

女贞子 Ligustri Lucidi Fructus

为木犀科植物女贞 *Ligustrum lucidum* Ait. 的干燥成熟果实。冬季果实成熟时采收,除去枝叶,稍蒸或置沸水中略烫后,干燥;或直接干燥。主产于浙江、江苏、福建、湖南等省。本品呈卵形、椭圆形或肾形,长 6~8.5mm,直径 3.5~5.5mm。表面黑紫色或灰黑色,皱缩不平,基部有果梗痕或具宿萼及短梗。体轻。外果皮薄,中果皮较松软,易剥离,内果皮木质,黄棕色,具纵棱;破开后种子通常为 1 粒,肾形,紫黑色,油性。气微,味甘、微苦涩。主含三萜类成分齐墩果酸(oleanolic acid)、坡模酸(pomolic acid)等,环烯醚萜类成分女贞子苷(ligustroside)、特女贞苷(specnuezhenide)等,苯乙醇苷类成分红景天苷(salidroside)及挥发油、脂肪酸等。性凉,味甘、苦。具有滋补肝肾,明目乌发的功效。

马钱子★ Strychni Semen

马钱子

始载于《本草纲目》,原名番木鳖,别名马钱子。李时珍谓:"状如马之连钱,故名。"《本草原始》载:"番木鳖,子如木鳖子大,形圆而扁,有白毛,味苦。乌中其毒,则麻木搐急而毙;狗中其毒,则苦痛断肠而毙。若误服之,令人四肢拘挛。"以上记述与马钱相近。

【来源】 为马钱科(Loganiaceae)植物马钱 *Strychnos nux-vomica* L. 的干燥成熟种子。

【植物形态】 常绿乔木。叶对生,广卵形,革质,有光泽;主脉 5 条,稀 3 条。聚伞花序顶生,小花白色筒状,近无梗;花萼先端 5 裂,花冠 5 裂,雄蕊 5 枚,着生于花冠筒喉部,花丝极短,近无;子房上位,花柱与花冠近等长,柱头微裂。浆果球形,成熟时橙色,表面光滑,内含种子 3~5 枚或更多,种子纽扣形或圆盘形,表面密被银色茸毛,种柄生于一面的中央。花期春秋两季,果期 8 月至翌年 1 月(图 10-33)。

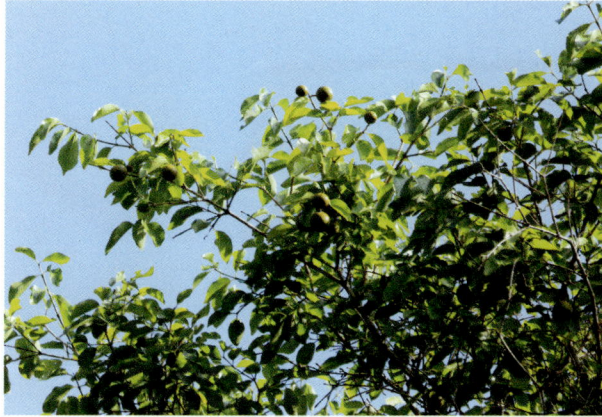

● 图 10-33　马钱 *Strychnos nux-vomica* L.

【采收加工】　冬季采收成熟果实,取出种子,晒干。

【产地】　主产于印度东海岸,分布于斯里兰卡、泰国、越南、柬埔寨、缅甸、印度尼西亚、菲律宾等国。我国以进口为主。

【性状鉴别】　药材　呈纽扣状圆板形,常一面隆起,一面稍凹下,直径 1.5~3cm,厚 0.3~0.6cm。表面密被灰棕或灰绿色绢状茸毛,自中间向四周呈辐射状排列,有丝样光泽。边缘稍隆起,较厚,有突起的珠孔,底面中心有突起的圆点状种脐。质坚硬,平行剖面可见淡黄白色胚乳,角质状;子叶心形,叶脉 5~7 条。气微,味极苦(图 10-34)。

【显微鉴别】

1. 种子横切面　种皮表皮细胞形成单细胞毛茸,细胞壁厚,强烈木化,具纵条纹,基部膨大略似石细胞样;种皮内层为颓废组织;内胚乳细胞多角形,壁厚,内含脂肪油及糊粉粒(图 10-35)。

2. 粉末　灰黄色。①非腺毛单细胞,基部膨大似石细胞,壁极厚,多碎断,木化。②内胚乳细胞多角形,壁较厚,内含脂肪油及糊粉粒(图 10-36)。

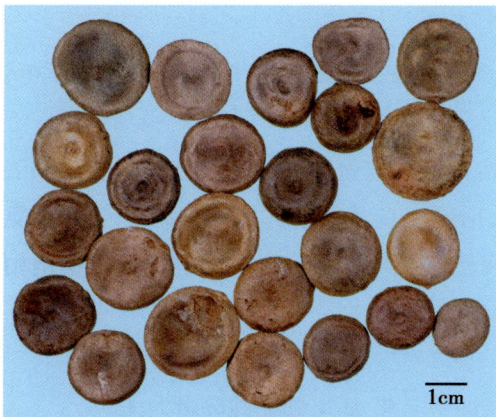

● 图 10-34　马钱子药材图

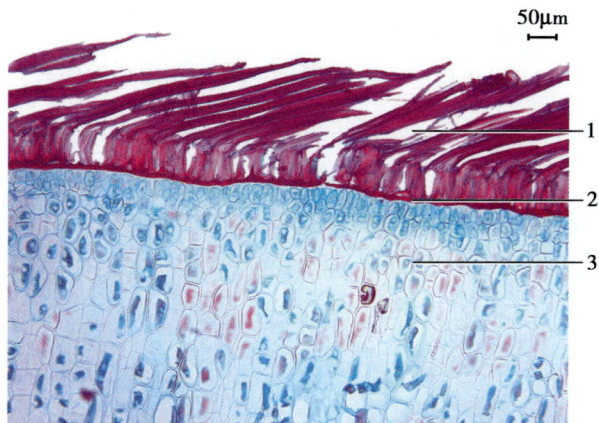

1. 表皮(示厚壁性非腺毛);2. 种皮内层(颓废组织);
3. 内胚乳。

● 图 10-35　马钱子(种子)横切面图

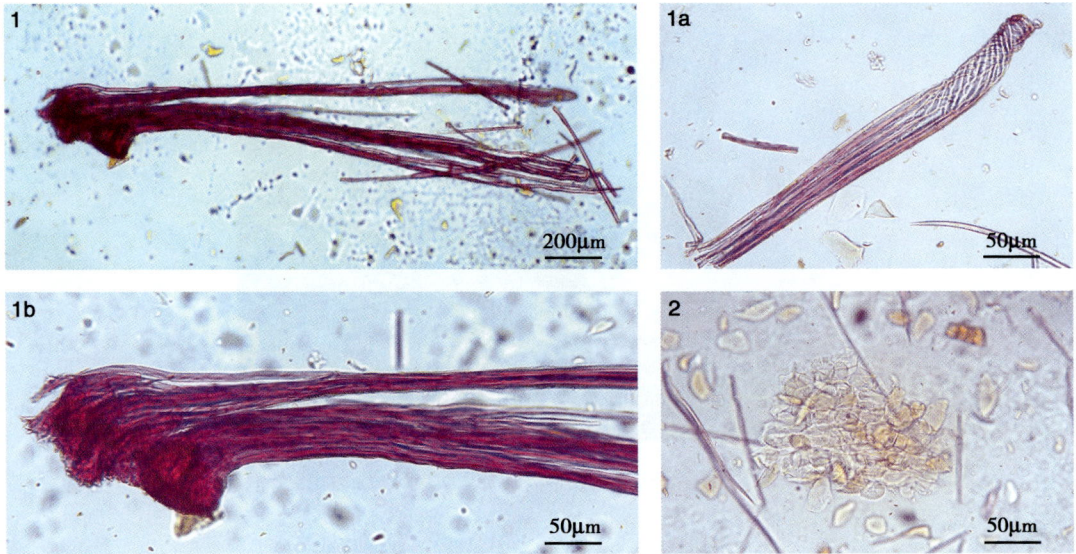

1.非腺毛(a.顶部,b.基部);2.内胚乳细胞。

● 图 10-36　马钱子粉末图

【化学成分】 ①主含吲哚类生物碱,总碱含量 3%～5%,包括士的宁(番木鳖碱,strychnine)、马钱子碱(brucine)、番木鳖次碱、伪番木鳖碱、伪马钱子碱等;②萜类、甾体及其苷类,如番木鳖苷、马钱子苷;③有机酸类,如绿原酸、棕榈酸;还含脂肪油、蛋白质、多糖等成分。士的宁、马钱子碱具有兴奋中枢和镇痛作用。

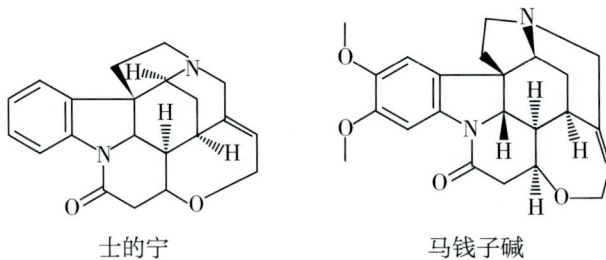

士的宁　　　　　　　　　马钱子碱

【理化鉴别】

1. 显色反应　取干燥种子的胚乳部分作切片,加 1%钒酸铵的硫酸溶液 1 滴,胚乳即显紫色;另取胚乳切片,加发烟硝酸 1 滴,即显橙红色。

2. 薄层色谱鉴别　粉末三氯甲烷-乙醇(10∶1)混合溶液与浓氨试液的提取液作为供试品溶液。以士的宁、马钱子碱对照品作对照,按薄层色谱法,用硅胶 G 薄层板,以甲苯-丙酮-乙醇-浓氨试液(4∶5∶0.6∶0.4)为展开剂展开,以稀碘化铋钾试液显色。供试品色谱中,在与对照品色谱相应的位置上,显相同颜色的斑点。

【质量评价】

1. 经验鉴别　以个大、肉厚,表面灰棕色微带绿,有细密毛茸,质坚硬无破碎者为佳。

2. 检查　黄曲霉毒素:照黄曲霉毒素测定法测定,本品每 1 000g 含黄曲霉毒素 B_1 不得过 $5\mu g$,含黄曲霉毒素 G_2、黄曲霉毒素 G_1、黄曲霉毒素 B_2 和黄曲霉毒素 B_1 的总量不得过 $10\mu g$。

3. 含量测定　按高效液相色谱法测定,含士的宁($C_{21}H_{22}N_2O_2$)应为 1.20%～2.20%,马钱子碱($C_{23}H_{26}N_2O_4$)不得少于 0.80%。

【性味功效】 性温,味苦;有大毒。通络止痛,散结消肿。

【附注】 云南马钱 为马钱科植物云南马钱 *Strychnos pierriana* A. W. Hill 的干燥成熟种子。主产于广东、海南、云南及广西等地,多为栽培品。呈扁椭圆形或扁圆形,边缘较薄而微翘,表面被灰黄色茸毛,平直或多少扭曲,毛肋常分散,色素层中可见微细晶状物。曾被 1995 年版《中国药典》收载作马钱子药用,现非正品。

菟丝子 Cuscutae Semen

为旋花科(Convolvulaceae)植物南方菟丝子 *Cuscuta australis* R. Br. 或菟丝子 *C. chinensis* Lam. 的干燥成熟种子。秋季果实成熟时采收植株,晒干,打下种子,除去杂质。主产于江苏、辽宁、吉林、河北等省。种子呈类球形,直径 1~2mm。表面灰棕色至棕褐色,粗糙,种脐线形或扁圆形。质坚实,不易以指甲压碎。用沸水浸泡,表面有粘性,加热煮至种皮破裂时露出白色卷旋状的胚,形如吐丝。气微,味淡。含金丝桃苷(hyperoside)、山奈酚、紫云英苷(astragalin)、胆甾醇(cholesterol)等。 性平,味辛、甘。具有补益肝肾,固精缩尿,安胎,明目,止泻的功效;外用消风祛斑。

牵牛子▲ Pharbitidis Semen

【来源】 为旋花科植物裂叶牵牛 *Pharbitis nil*(L.)Choisy 或圆叶牵牛 *P. purpurea*(L.)Voigt 的干燥成熟种子。秋末果实成熟、果壳未开裂时采割植株,晒干,打下种子,除去杂质。

【产地】 主产于辽宁省,全国各地均有野生或栽培。

【性状鉴别】 药材 呈橘瓣状,长 4~8mm,宽 3~5mm。表面灰黑色(黑丑)或淡黄白色(白丑),背面有一条浅纵沟,腹面棱线的下端有一点状种脐,微凹。质硬,横切面可见淡黄色或黄绿色皱缩折叠的子叶,微显油性。水浸后种皮呈龟裂状,有明显的黏滑感。气微,味辛、苦,有麻舌感(图 10-37)。

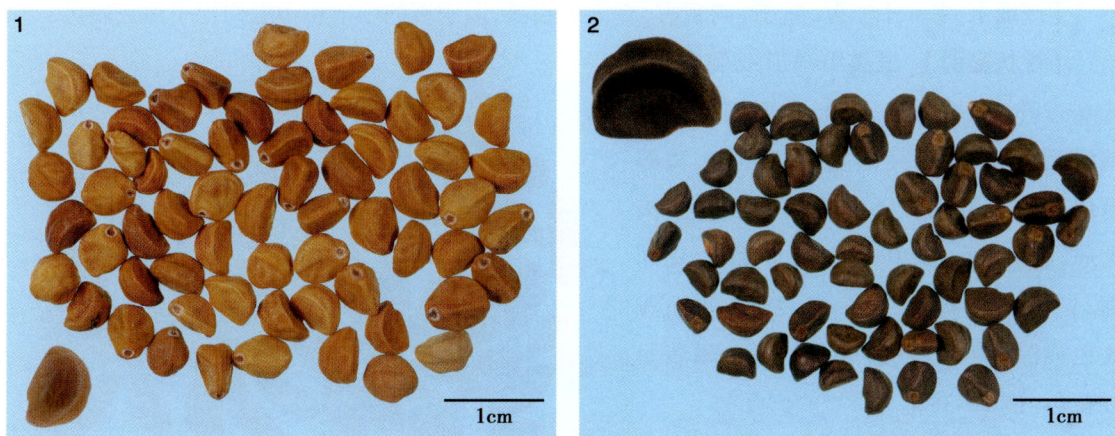

1. 白丑; 2.黑丑。

● 图 10-37 牵牛子药材图

【显微鉴别】 粉末 淡黄棕色。①种皮表皮细胞深棕色,形状不规则,壁波状。②非腺毛单细胞,黄棕色,稍弯曲,长 50~240μm。③子叶碎片中有分泌腔,圆形或椭圆形,直径 35~106μm。④草酸钙簇晶直径 10~25μm。⑤栅状组织碎片和光辉带有时可见。

【化学成分】 裂叶牵牛种子含牵牛子苷(pharbitin)、咖啡酸、牵牛子酸(pharbitic acid)、巴豆酸(tiglic acid)、裂叶牵牛子酸(nilic acid)、α-甲基丁酸(α-methylbutyric acid)及戊酸(valeric acid)等。

【质量评价】

1. 经验鉴别 以颗粒饱满、无果壳者为佳。

2. 浸出物 按醇溶性浸出物测定项下冷浸法测定,乙醇浸出物不得少于15.0%。

【性味功效】 性寒,味苦;有毒。泻水通便,消痰涤饮,杀虫攻积。

夏枯草 Prunellae Spica

为唇形科(Labiatae)植物夏枯草 *Prunella vulgaris* L. 的干燥果穗。夏季果穗呈棕红色时采收,除去杂质,晒干。主产于江苏、安徽、河南等省,全国各地均产。本品呈圆柱形,略扁,长1.5~8cm,直径0.8~1.5cm;淡棕色至棕红色。全穗由数轮至十数轮宿萼与苞片组成,每轮有对生苞片2片,呈扇形,先端尖尾状,脉纹明显,外表面有白毛。每一苞片内有花3朵,花冠多已脱落,宿萼二唇形,内有小坚果4枚,卵圆形,棕色,尖端有白色突起。体轻。气微,味淡。含夏枯草苷(prunellin)、迷迭香酸(rosmarinic acid)、齐墩果酸等。性寒,味辛、苦。归肝、胆经。具有清肝泻火,明目,散结消肿的功效。

枸杞子▲ Lycii Fructus

【来源】 为茄科(Solanaceae)植物宁夏枸杞 *Lycium barbarum* L. 的干燥成熟果实。夏、秋二季果实呈红色时采收,热风烘干,除去果梗,或晾至皮皱后,晒干,除去果梗。

【产地】 主产于宁夏、新疆、内蒙古、青海等省区,以宁夏的中宁和中卫枸杞子量大质优。

【性状鉴别】 呈类纺锤形或椭圆形,长6~20mm,直径3~10mm。表面红色或暗红色,顶端有小突起状的花柱痕,基部有白色的果梗痕。果皮柔韧,皱缩;果肉肉质,柔润。种子20~50枚,类肾形,扁而翘,长1.5~1.9mm,宽1~1.7mm,表面浅黄色或棕黄色。气微,味甜。嚼之唾液呈红黄色(图10-38)。

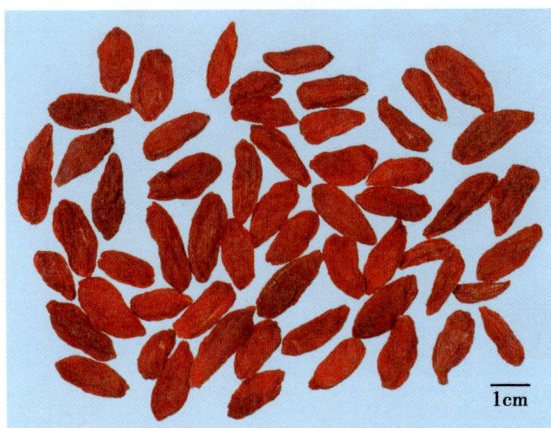

● 图10-38 枸杞子药材图

【显微鉴别】 粉末 黄橙色或红棕色。①外果皮表皮细胞表面观呈类多角形或长多角形,垂周壁平直或细波状弯曲,外平周壁表面有平行的角质条纹。②中果皮薄壁细胞呈类多角形,壁薄,胞腔内含橙红色或红棕色球形颗粒。③种皮石细胞表面观不规则多角形,壁厚,垂周壁波状弯曲,层纹清晰。

【化学成分】 枸杞多糖、胡萝卜素(carotene)、维生素C(ascorbic acid)、维生素B₁(thiamine)、

维生素 B$_2$(riboflavine)、烟酸(nicotinic acid),甜菜碱(betaine)、*l*-莨菪碱、莨菪亭(scopoletin)、玉蜀黍黄素,以及天冬氨酸、谷氨酸等多种氨基酸等。

【质量评价】

1. 经验鉴别　以粒大、肉厚、籽少、色红、质柔、味甜者为佳。

2. 浸出物　按水溶性浸出物测定项下热浸法测定,水溶性浸出物不得少于 55.0%。

3. 检查　重金属及有害元素:铅不得过 5mg/kg;镉不得过 1mg/kg;砷不得过 2mg/kg;汞不得过 0.2mg/kg;铜不得过 20mg/kg。

4. 含量测定　按紫外-可见分光光度法测定,含枸杞多糖以葡萄糖(C$_6$H$_{12}$O$_6$)计,不得少于 1.8%。按高效液相色谱法扫描测定,含甜菜碱(C$_5$H$_{11}$NO$_2$)不得少于 0.50%。

【性味功效】　性平,味甘。滋补肝肾,益精明目。

栀子▲　Gardeniae Fructus

【来源】　为茜草科(Rubiaceae)植物栀子 *Gardenia jasminoides* Ellis 的干燥成熟果实。9~11 月果实成熟呈红黄色时采收,除去果梗和杂质,蒸至上气或置沸水中略烫,取出,干燥。

【产地】　主产于湖南、湖北、江西、浙江等省。

【性状鉴别】

1. 药材　呈长卵圆形或椭圆形,长 1.5~3.5cm,直径 1~1.5cm。表面红黄色或棕红色,具 6 条翅状纵棱,棱间常有 1 条明显的纵脉纹,并具分枝。顶端残存萼片,基部稍尖,有残留果梗。果皮薄而脆,略有光泽;内表面色较浅,有光泽,具 2~3 条隆起的假隔膜。种子多数,扁卵圆形,集结成团,深红色或红黄色,表面密具细小疣状突起。气微,味微酸而苦(图 10-39)。

2. 饮片　栀子:呈不规则的碎块。果皮表面红黄色或棕红色,有的可见翅状纵横。种子多数,扁卵圆形,深红色或红黄色。气微,味微酸而苦。

【显微鉴别】　粉末　红棕色。①内果皮石细胞类长方形、类圆形或类三角形,常上下层交错排列或与纤维连结,胞腔内常含草酸钙方晶。②内果皮纤维细长,梭形,常交错、斜向镶嵌状排列。③种皮石细胞黄色或淡棕色,长多角形、长方形或形状不规则,壁厚,纹孔甚大,胞腔棕红色。④草酸钙簇晶直径 19~34μm。

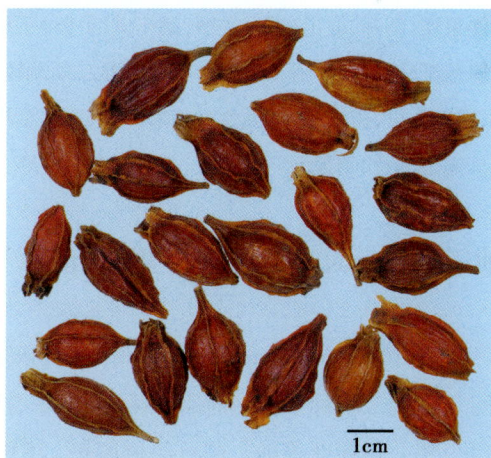

● 图 10-39　栀子药材图

【化学成分】　①含多种环烯醚萜苷类:栀子苷(geniposide)、羟异栀子苷(gardenoside)、去羟栀子苷、山栀苷(shanzhiside)、栀子新苷(gardoside)、京尼平-1-*β*-D-龙糖双糖苷(genipin-1-*β*-D-gentiobioside)等。②有机酸类:栀子酸(geniposidic acid)、绿原酸等。③色素类:黄酮类栀子素(gardenin)、藏红花素(crocin)、藏红花酸(crocetin)等。另含果胶、鞣质等成分。

【质量评价】

1. 经验鉴别　以皮薄、饱满、色红黄者为佳。

2. 含量测定　按高效液相色谱法测定,药材含栀子苷($C_{17}H_{24}O_{10}$)不得少于 1.8%;饮片含栀子苷($C_{17}H_{24}O_{10}$)不得少于 1.5%。

【性味功效】　性寒,味苦。泻火除烦,清热利湿,凉血解毒。

瓜蒌　Trichosanthis Fructus(附:瓜蒌皮、瓜蒌子)

为葫芦科(Cucurbitaceae)植物栝楼 *Trichosanthes kirilowii* Maxim. 或双边栝楼 *T. rosthornii* Harms 的干燥成熟果实。秋季果实成熟时,连果梗剪下,置通风处阴干。栝楼主产于山东、河北、山西、陕西等地亦产;双边栝楼主产于江西、湖北、湖南等省。药材呈类球形或宽椭圆形,长 7~15cm,直径 6~10cm。表面橙红色或橙黄色,皱缩或较光滑,顶端有圆形的花柱残基,基部略尖,具残存的果梗。轻重不一。质脆,易破开,内表面黄白色,有红黄色丝络,果瓤橙黄色,黏稠,与多数种子粘结成团。具焦糖气,味微酸、甜。含三萜皂苷、多种氨基酸和脂肪酸等。性寒,味甘、微苦。具有清热涤痰,宽胸散结,润燥滑肠的功效。

【附药】　瓜蒌皮　Trichosanthis Pericarpium

为葫芦科植物栝楼 *Trichosanthes kirikrwii* Maxim. 或双边栝楼 *T. rosthornii* Harms 的干燥成熟果皮。秋季采摘成熟果实,剖开,除去果瓤及种子,阴干。常切成 2 至数瓣,边缘向内卷曲。外表面橙红色或橙黄色,皱缩,有的有残存果梗;内表面黄白色。质较脆,易折断。具焦糖气,味淡、微酸。性寒,味甘。具有清热化痰,利气宽胸的功效。

瓜蒌子　Trichosanthis Semen

为葫芦科植物栝楼 *Trichosanthes kirikrwii* Maxim. 或双边栝楼 *T. rosthornii* Harms 的干燥成熟种子。秋季采摘成熟果实,剖开,取出种子,洗净,晒干。栝楼种子呈扁平椭圆形,长 12~15mm,宽 6~10mm,厚约 3.5mm,表面浅棕色至棕褐色,平滑,沿边缘有 1 圈沟纹,顶端较尖,有种脐,基部钝圆或较狭,种皮坚硬,内种皮膜质,灰绿色,子叶 2 枚,黄白色,富油性,气微,味淡;双边栝楼种子较大而扁,长 15~19mm,宽 8~10mm,厚约 2.5mm,表面棕褐色,沟纹明显而环边较宽,顶端平截。性寒,味甘。具有润肺化痰,滑肠通便的功效。

车前子　Plantaginis Semen(附:车前草)

为车前科(Plantaginaceae)植物车前 *Plantago asiatica* L. 或平车前 *P. depressa* Willd. 的干燥成熟种子。夏、秋二季种子成熟时采收果穗,晒干,搓出种子,除去杂质。车前产于全国各地;平车前产于东北、华北和西北等地。药材呈椭圆形、不规则长圆形或三角状长圆形,略扁,长约 2mm,宽约 1mm。表面黄棕色至黑褐色,有细皱纹,一面有灰白色凹点状种脐。质硬。气微,味淡。含毛蕊花糖苷、京尼平苷酸、车前黏液 A、车前子酸、琥珀酸、腺嘌呤、胆碱及脂肪油等。性寒,味甘。具有清热利尿通淋,渗湿止泻的功效。

【附药】　车前草　Plantaginis Herba

为车前科植物车前 *P. asiatica* L. 或平车前 *P. depressa* Willd. 的干燥全草。夏季采挖,除去泥沙,晒干。车前根丛生,须状,叶基生,具长柄,叶片皱缩,展平后呈卵状椭圆形或宽卵形,长 6~13cm,宽 2.5~8cm,表面灰绿色或污绿色,具明显弧形脉 5~7 条,先端钝或短尖,基部宽楔形,全缘或有不规则波状浅齿,穗状花序数条,花茎长,蒴果盖裂,萼宿存,气微香,味微苦;平车前主根直而长,叶片较狭,长椭圆形或椭圆状披针形,长 5~14cm,宽 2~3cm。性寒,味甘。具有清热利尿通淋,祛痰,凉血,解毒的功效。

牛蒡子　Arcth Fructus

　　为菊科(Compositae)植物牛蒡 *Arctium lappa* L. 的干燥成熟果实。秋季果实成熟时采收果序,晒干,打下果实,除去杂质,再晒干。主产于东北及浙江,四川、湖北、河南、河北亦产。药材呈长倒卵形,略扁,微弯曲,长 5~7mm,宽 2~3mm。表面灰褐色,带紫黑色斑点,有数条纵棱,通常中间 1~2 条较明显。顶端钝圆,稍宽,顶面有圆环,中间具点状花柱残迹;基部略窄,着生面色较淡。果皮较硬,子叶 2 枚,淡黄白色,富油性。气微,味苦后微辛而稍麻舌。含牛蒡苷、牛蒡苷元、络石苷元、松脂醇、罗汉松酯酚、牛蒡酚 A~F、去咖啡酰基毛蕊花苷及脂肪油等。性苦、寒,味辛。具有疏散风热,宣肺透疹,解毒利咽的功效。

薏苡仁　Coicis Semen

　　为禾本科(Gramineae)植物薏米 *Coix lacryma-jobi* L. var. *ma-yuen*(Roman.)Stapf 的干燥成熟种仁。秋季果实成熟时采割植株,晒干,打下果实,再晒干,除去外壳、黄褐色种皮和杂质,收集种仁。产于各省,均系栽培。药材呈宽卵形或长椭圆形,长 4~8mm,宽 3~6mm。表面乳白色,光滑,偶有残存的黄褐色种皮;一端钝圆,另一端较宽而微凹,有 1 个淡棕色点状种脐;背面圆凸,腹面有 1 条较宽而深的纵沟。质坚实,断面白色,粉性。气微,味微甜。含薏苡仁酯、薏苡素、薏苡多糖 A~C 及多种脂肪酸等。性凉,味甘、淡。具有利水渗湿,健脾止泻,除痹,排脓,解毒散结的功效。

槟榔★　Arecae Semen(附:大腹皮)

槟榔

　　始载于《药录》。《名医别录》谓:"疗寸白,生南海。"《图经本草》谓:"高五七丈,正直无枝……叶生木巅,大如楯头,又似芭蕉叶;其实作房……一房数百实,如鸡子状,皆有皮壳……岭南人啖之,以当果实……不食此无以去瘴疠。其实春生,至夏乃熟……但以作鸡心状,正稳心不虚,破之作锦文者为佳尔。"所述形态与今用之槟榔一致。

　　【来源】　为棕榈科(Palmae)植物槟榔 *Areca catechu* L. 的干燥成熟种子。

　　【植物形态】　常绿乔木,高 10~18m,不分枝,叶脱落后,茎上形成明显的环纹。羽状复叶,长 1.3~2m,光滑无毛,丛生于茎顶;叶轴三棱形;小叶片线形或披针状线形,先端渐尖或不规则齿裂。肉穗花序生于最下一叶的叶束下,多分枝,排成圆锥状,基部有黄绿色佛焰苞状大苞片,花后脱落;花单性,雌雄同株;雄花小,着生于分枝的顶端,排成 2 列,花萼 3 片,花瓣 3 片;雄蕊 6 枚;雌花大,着生于分枝的基部,无柄,具退化雄蕊 6 枚,子房上位,1 室。坚果卵圆形或长圆形,有宿存花被片,熟时红色,中果皮厚,纤维质,内含大型种子 1 枚。每年开花 2 次,花期 3~8 月,冬花不结果,果期 12 月至翌年 2 月(图 10-40)。

【采收加工】 春末至秋初采收成熟果实,用水煮后,干燥,除去果皮,取出种子,干燥。

【产地】 主产于海南,云南、广东、福建、广西、台湾南部亦有栽培。国外以印度尼西亚、马来西亚、印度、菲律宾等国产量较大。

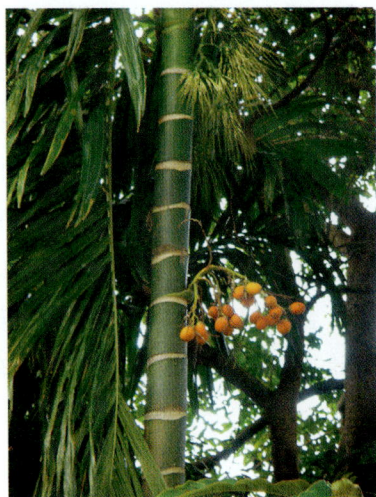

● 图 10-40 槟榔 *Areca catechu* L.

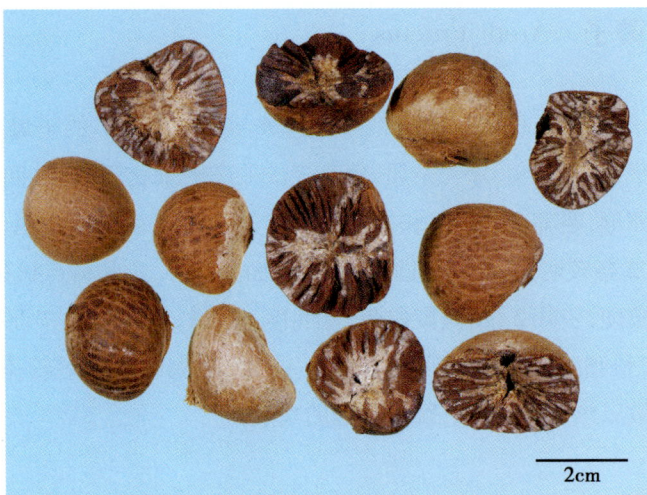

● 图 10-41 槟榔药材图

【性状鉴别】

1. 药材 呈扁球形或圆锥形,高 1.5~3.5cm,底部直径 1.5~3cm。表面淡黄棕色或淡红棕色,具稍凹下的网状沟纹,底部中心有圆形凹陷的珠孔,其旁有 1 明显瘢痕状种脐。质坚硬,不易破碎,断面可见棕色种皮与白色胚乳相间的大理石样花纹。气微,味涩、微苦(图 10-41)。

2. 饮片 槟榔:呈类圆形的薄片。切面可见棕色种皮与白色胚乳相间的大理石样花纹。气微,味涩、微苦。

【显微鉴别】

1. 种子横切面 ①种皮组织分内、外层,外层为数列切向延长的扁平石细胞,内含红棕色物,石细胞形状、大小不一,常有细胞间隙;内层为数列薄壁细胞,含棕红色物,并散有少数维管束。②外胚乳较狭窄,种皮内层与外胚乳常插入内胚乳中,形成错入组织。③内胚乳细胞白色,多角形,壁厚,纹孔大,含油滴和糊粉粒(图 10-42)。

2. 粉末 红棕色至淡棕色。①内胚乳碎片众多,近无色,细胞多角形或类方形,有大的类圆形壁孔。②种皮石细胞纺锤形、鞋底形、多角形或长方形,直径 24~64μm,壁不甚厚。③外胚乳细胞长方形、类多角形,胞腔内含红棕色至深棕色物(图 10-43)。

【化学成分】 ①与鞣质结合的生物碱,总生物碱

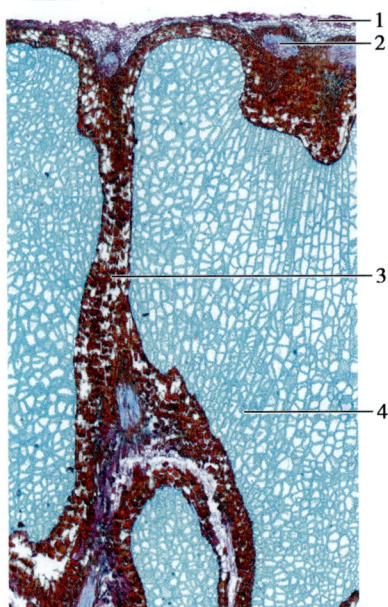

200.0μm

1.种皮细胞; 2.种皮维管束; 3.外胚乳; 4.内胚乳。

● 图 10-42 槟榔(种子)横切面图

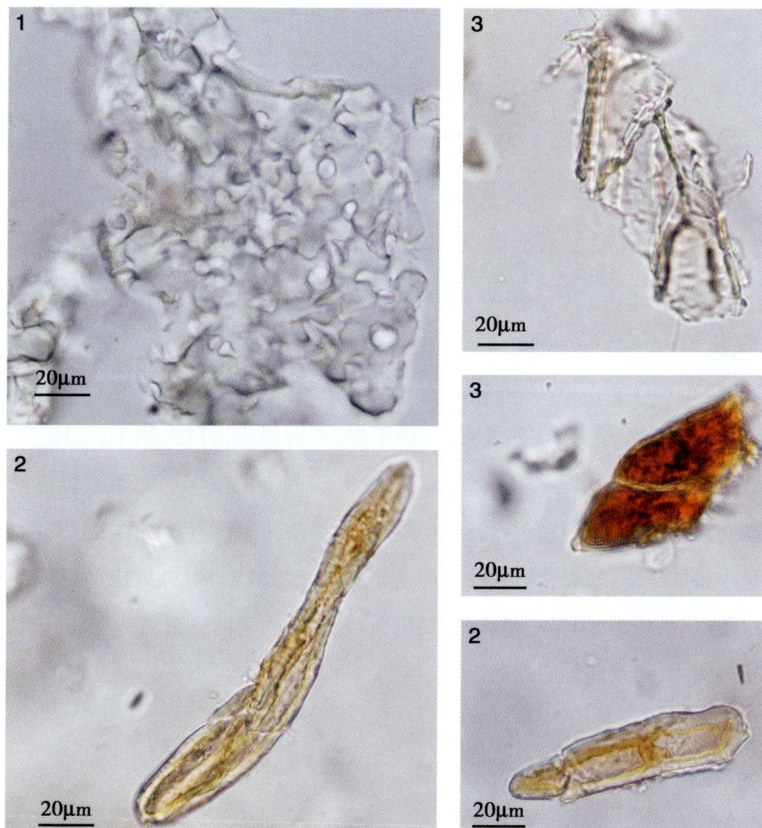

1. 内胚乳细胞；2. 种皮石细胞；3. 外胚乳细胞。

● 图 10-43　槟榔粉末图

量 0.3%～0.7%，以槟榔碱（arecoline）含量最高，为其有效成分；其余为槟榔次碱（arecaidine）、去甲基槟榔碱（guvacoline）、去甲基槟榔次碱（guvacine）、异去甲基槟榔次碱（isoguvacine）等。②鞣质（15%）。③脂肪油（14%～18%）：肉豆蔻酸（myristic acid）、月桂酸、棕榈酸等。④氨基酸：脯氨酸、酪氨酸、苯丙氨酸、精氨酸等。尚含表儿茶素、原花青素 B_1 和 B_2、槟榔红色素（areca red）等。

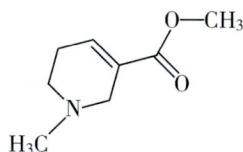

槟榔碱

【理化鉴别】

1. 显微化学反应　取本品粉末 0.5g，加水 3～4ml，再加 5% 硫酸溶液 1 滴，微热数分钟，滤过。取滤液 1 滴于玻片上，加 1 滴碘化铋钾试液，即显混浊，放置后，置显微镜下观察，有石榴红色的球晶或方晶产生（检查槟榔碱）。

2. 薄层色谱鉴别　粉末加乙醚和碳酸盐缓冲液提取，分取乙醚液，挥干，残渣加甲醇溶解，静置后取上清液作为供试品溶液。以槟榔对照药材及氢溴酸槟榔碱对照品作对照，按薄层色谱法，用硅胶 G 板，以环己烷-乙酸乙酯-浓氨试液（7.5：7.5：0.2）为展开剂，置氨蒸气预饱和的展开缸内展开，置碘蒸气中熏至斑点清晰。供试品色谱中，在与对照药材色谱和对照品色谱相应的位置上,显相同颜色的斑点。

【质量评价】

1. 经验鉴别　以个大、体重、坚实、断面颜色鲜艳、无破裂者为佳。

2. 检查　黄曲霉毒素:本品每1000g含黄曲霉毒素B_1不得过$5\mu g$,含黄曲霉毒素G_2、黄曲霉毒素G_1、黄曲霉毒素B_2和黄曲霉毒素B_1总量不得过$10\mu g$。

3. 含量测定　按高效液相色谱法测定,本品含槟榔碱($C_8H_{13}NO_2$)不得少于0.20%。

【性味功效】　性温,味苦、辛。杀虫,消积,行气,利水,截疟。

【附药】　大腹皮　Arecae Pericarpium

为棕榈科植物槟榔 A. catechu L. 的干燥果皮。冬季至次春采收未成熟的果实,煮后干燥,纵剖两瓣,剥取果皮,习称"大腹皮";春末至秋初采收成熟果实,煮后干燥,剥取果皮,打松,晒干,习称"大腹毛"。大腹皮略呈椭圆形或长卵形瓢状,长4~7cm,宽2~3.5cm,厚0.2~0.5cm,外果皮深棕色至近黑色,具不规则的纵皱纹及隆起的横纹,顶端有花柱残痕,基部有果梗及残存萼片,内果皮凹陷,褐色或深棕色,光滑呈硬壳状,体轻,质硬,纵向撕裂后可见中果皮纤维,气微,味微涩;大腹毛略呈椭圆形或瓢状,外果皮多已脱落或残存,中果皮棕毛状,黄白色或淡棕色,疏松质柔,内果皮硬壳状,黄棕色或棕色,内表面光滑,有时纵向破裂。气微,味淡。性微温,味辛。具有行气宽中,行水消肿的功效。

砂仁★　Amomi Fructus

原名缩砂蜜,始载于《药性论》,谓"缩砂蜜出波斯国"。《图经本草》载:"缩砂蜜生南地,今惟岭南山泽间有之。苗茎似高良姜,高三四尺……开花在根下,五六月成实,五七十枚作一穗。状似益智而圆,皮紧厚而皱,有粟纹,外有细刺,黄赤色。皮间细子一团,八隔,可四十余粒,如大黍米……七月、八月采之。"本草所述,古代所用缩砂蜜应为现今姜科砂仁属植物,并有国产和进口之分,产岭南者即阳春砂。

【来源】　为姜科(Zingiberaceae)植物阳春砂 *Amomum villosum* Lour.、绿壳砂 *A. villosum* Lour. var. *xanthioides* T. L. Wu et Senjen 或海南砂 *A. longiligulare* T. L. Wu 的干燥成熟果实。

【植物形态】

1. 阳春砂　株高1.5~3m,茎散生;根茎匍匐地面,节上被褐色膜质鳞片。中部叶片长披针形,上部叶片线形,顶端尾尖,基部近圆形,两面光滑无毛,无柄或近无柄;叶舌半圆形,长3~5mm;叶鞘上有略凹陷的方格状网纹。穗状花序椭圆形,总花梗长4~8cm,被褐色短绒毛;鳞片膜质,椭圆形,褐色或绿色;苞片披针形,膜质;小苞片管状,一侧有一斜口,膜质,无毛;顶端具三浅齿,白色,基部被稀疏柔毛;花冠管长1.8cm;裂片倒卵状长圆形,白色;唇瓣圆匙形,白色,顶端具2裂、反卷、黄色的小尖头,中脉凸起,黄色而染紫红,基部具2个紫色的痂状斑,具瓣柄;花丝长5~6mm,花药长约6mm;药隔附属体3裂,顶端裂片半圆形,两侧耳状;腺体2枚,圆柱形,长3.5mm;子房被白色柔毛。蒴果椭圆形,成熟时紫红色,干后褐色,表面被不分裂或分裂的柔刺;种子多角形,有浓郁的香气,味苦凉。花期5~6月;果期8~9月(图10-44)。

2. 绿壳砂　主要区别点为:蒴果成熟时绿色,果皮上的柔刺较扁。花期5~6月;果期8~9月。

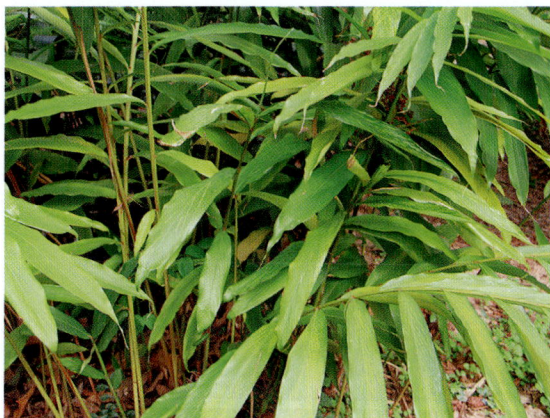

● 图 10-44　阳春砂 *Amomum villosum* Lour.

3. 海南砂　主要区别点为:叶片线形或线状披针形,两面均无毛;叶柄长约 5mm;叶舌披针形,长 2~4.5cm,薄膜质,无毛。蒴果卵圆形,具钝三棱,被片状、分裂的短柔刺,刺长不逾 1mm;种子紫褐色,被淡棕色、膜质假种皮。花期 4~6 月;果期 6~9 月。

【采收加工】　夏、秋二季果实成熟时采收,晒干或低温干燥。

【产地】　阳春砂主产于广东省,以阳春、阳江产者最出名,云南、广西等省区亦产,多为栽培。　绿壳砂主产于云南临沧、文山、景洪等地。海南砂主产于海南等省。

【性状鉴别】　药材　阳春砂、绿壳砂:呈椭圆形或卵圆形,有不明显的三棱,长 1.5~2cm,直径 1~1.5cm。表面棕褐色,密生刺状突起,顶端有花被残基,基部常有果梗。果皮薄而软。种子集结成团,具三钝棱,中有白色隔膜,将种子团分成 3 瓣,每瓣有种子 5~26 枚。种子为不规则多面体,直径 2~3mm;表面棕红色或暗褐色,有细皱纹,外被淡棕色膜质假种皮;质硬,胚乳灰白色。气芳香而浓烈,味辛凉、微苦。

海南砂:呈长椭圆形或卵圆形,有明显的三棱,长 1.5~2cm,直径 0.8~1.2cm。表面被片状、分枝的软刺,基部具果梗痕。果皮厚而硬。种子团较小,每瓣有种子 3~24 枚;种子直径 1.5~2mm。气味稍淡(图 10-45)。

【显微鉴别】

1. 阳春砂种子横切面　①假种皮有时残存。②种皮表皮细胞 1 列,径向延长,壁稍厚;下皮细胞 1 列,含棕色或红棕色物。③油细胞层为 1 列油细胞,长 76~106μm,

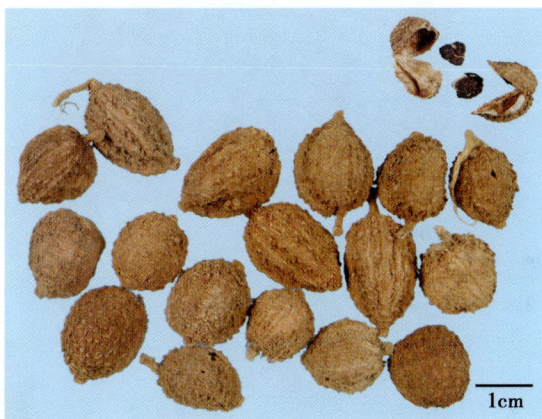

● 图 10-45　砂仁药材图

宽 16~25μm,含黄色油滴。④色素层为数列棕色细胞,细胞多角形,排列不规则。⑤内种皮为 1 列栅状厚壁细胞,黄棕色,内壁及侧壁极厚,细胞小,内含硅质块。⑥外胚乳细胞含淀粉粒,并有少数细小草酸钙方晶。⑦内胚乳细胞含细小糊粉粒和脂肪油滴(图 10-46)。

2. 粉末　灰棕色。①种皮表皮细胞淡黄色,表面观长条形,常与下皮细胞上下层垂直排列;下皮细胞含棕色或红棕色物。②色素层细胞皱缩,界限不清楚,含红棕色或深棕色物。　③油细胞无色,壁薄,偶见油滴散在。　④内种皮厚壁细胞红棕色或黄棕色,表面观多角形,壁厚,非木化,胞腔内含硅质块;断面观为 1 列栅状细胞,内壁及侧壁极厚,胞腔偏外侧,内含硅质块。⑤外胚乳细胞类长方形或不规则形,充满细小淀粉粒集结成的淀粉团,有的包埋有细小草酸钙方晶;内胚乳细胞含细小糊粉粒和脂肪油滴。⑥假种皮细胞狭长,壁薄,有的含草酸钙方晶或簇晶(图 10-47)。

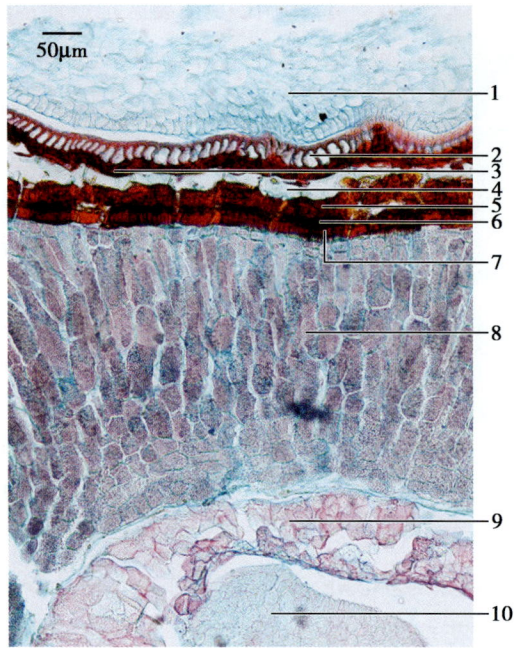

1.假种皮；2.种皮表皮细胞；3.下皮细胞层；4.油细胞层；5.色素层；6.硅质块；7.内种皮；8.外胚乳；9.内胚乳；10.胚。

● 图 10-46 阳春砂(种子)横切面图

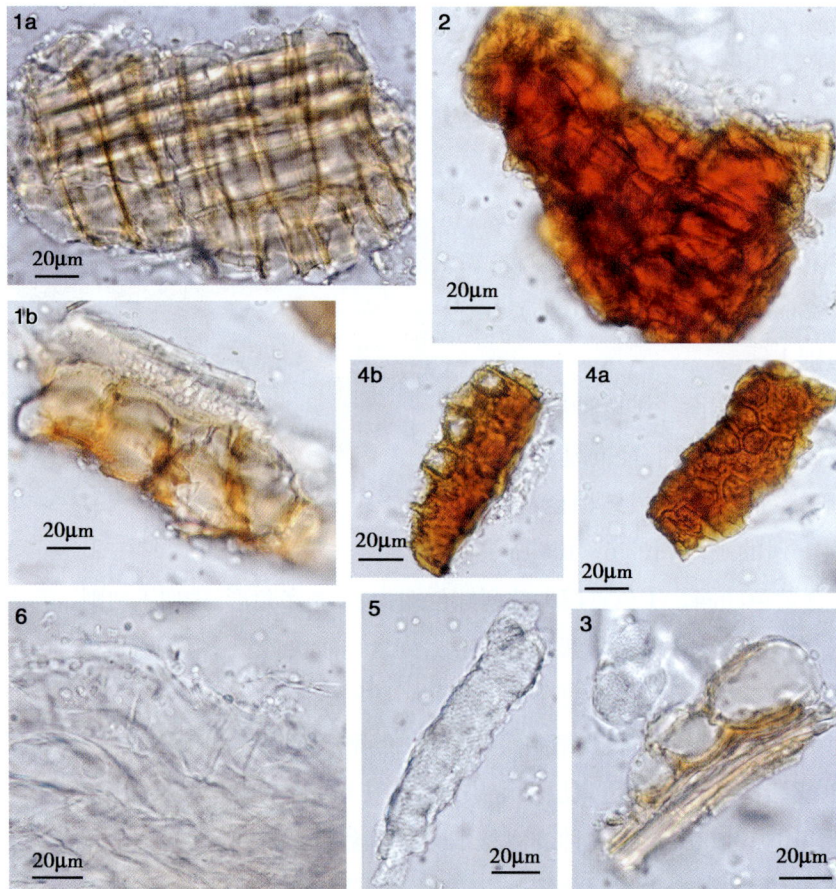

1.种皮表皮细胞及下皮细胞(1a.表面观,1b.断面观)；2.色素层；3.油细胞；4.内种皮细胞(4a.表面观,4b.断面观)；5.外胚乳细胞及淀粉团；6.假种皮。

● 图 10-47 阳春砂(种子)粉末图

【化学成分】 阳春砂含①挥发油(3%以上),油中主要成分为乙酸龙脑酯(bornyl acetate)、橙花叔醇(nerolidol)、芳樟醇(linalool)、龙脑(borneol)、樟脑、莰烯、柠檬烯、α-蒎烯、β-蒎烯、α-柯巴烯等;②皂苷(约0.69%);③多种微量元素。

绿壳砂种子挥发油主成分与阳春砂相似,另含豆蔻苷(amomumoside)。

海南砂种子挥发油组成与阳春砂相似,但含量较低。

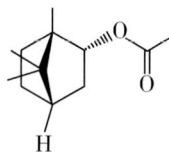

乙酸龙脑酯

【理化鉴别】 薄层色谱鉴别 取砂仁挥发油加乙醇制成供试品溶液。以乙酸龙脑酯为对照品,按薄层色谱法,用硅胶 G 板,以环己烷-乙酸乙酯(22∶1)为展开剂,展开,喷以5%香草醛硫酸溶液,加热至斑点显色清晰。供试品色谱中,在与对照品色谱相应的位置上,显相同的紫红色斑点。

【质量评价】

1. 经验鉴别 以个大、饱满、坚实、种子棕红色、香气浓、搓之果皮不易脱落者为佳。

2. 含量测定 按挥发油测定法测定,阳春砂、绿壳砂种子团含挥发油不得少于3.0%(ml/g),海南砂种子团含挥发油不得少于1.0%(ml/g);采用气相色谱法测定,含乙酸龙脑酯($C_{12}H_{20}O_2$)不得少于0.90%。

【性味功效】 性温,味辛。化湿开胃,温脾止泻,理气安胎。

【附注】

1. 进口砂仁原植物与绿壳砂一致。产于越南、缅甸、印度尼西亚等地。药材称缩砂。

2. 同属植物红壳砂 *Amomum aurantiacum* H. T. Tsai et S. W. Zhao 等数种植物的果实在我国云南等地作砂仁入药。果实近球形或卵圆形,橘红色,表面有平贴的锈色毛及疏软刺,种子红褐色,气香、味微苦,辛凉感弱。含挥发油,油中的主要成分为芳樟醇。

3. 同科山姜属植物山姜 *Alpinia japonica*(Thunb.)Miq.、华山姜 *A. chinensis*(Retz.)Rosc. 及艳山姜 *A. zerumbet*(Pers.)Burt. et Smith 等的种子团,习称"土砂仁""建砂仁"或"川砂仁"。在福建、四川、贵州等地使用。果实球形至椭圆形,红黄色、棕黄色或橙红色,表面光滑或被短柔毛,无短钝软刺。种子多数。含挥发油,但组成与正品砂仁不同。该属植物的果实或种子团,不宜作砂仁使用,应注意鉴别。

草果 Tsaoko Fructus

为姜科植物草果 *Amomum tsao-ko* Crevost et Lemaire 的干燥成熟果实。秋季果实成熟时采收,除去杂质,晒干或低温干燥。主产于云南、广西、贵州等省区,多为栽培。药材呈长椭圆形,具三钝棱,长2~4cm,直径1~2.5cm。表面灰棕色至红棕色,具纵沟及棱线,顶端有圆形突起的柱基,基部有果梗或果梗痕。果皮质坚韧,易纵向撕裂。剥去外皮,中间有黄棕色隔膜,将种子团分成3瓣,每瓣有种子多为8~11枚。种子呈圆锥状多面体,直径约5mm;表面红棕色,外被灰白色膜质的假种皮,种脊为一条纵沟,尖端有凹状的种脐;质硬,胚乳灰白色。有特异香气,味辛、微苦。含挥发油,主要为 1,8-桉油精和反-2-(+)-烯醛。性温,味辛。具有燥湿温中,截疟除痰的功效。

豆蔻▲ Amomi Fructus Rotundus

【来源】 为姜科植物白豆蔻 *Amomum kravanh* Pierre ex Gagnep. 或爪哇白豆蔻 *A. compactum* Soland ex Maton 的干燥成熟果实。夏、秋间采收成熟果实,晒干或低温干燥。

【产地】 白豆蔻多由柬埔寨、泰国、越南、缅甸等国进口,称为"原豆蔻";爪哇白豆蔻由印度尼西亚进口,称为"印尼白蔻"。云南省南部和海南省有栽培。

【性状鉴别】 药材 原豆蔻:呈类球形,直径 1.2~1.8cm。表面黄白色至淡黄棕色,有 3 条较深的纵向槽纹,顶端有突起的柱基,基部有凹下的果柄痕,两端均具浅棕色绒毛。果皮薄,体轻,质脆,易纵向裂开,内分 3 室,每室含种子约 10 枚;种子呈不规则多面体,背面略隆起,直径 3~4mm,表面暗棕色,有皱纹,并被有残留的假种皮。气芳香,味辛凉略似樟脑。

印尼白蔻:个略小。表面黄白色,有的微显紫棕色。果皮较薄,种子瘦瘪。气味较弱(图 10-48)。

【显微鉴别】 粉末 灰棕色至棕色。①种皮表皮细胞淡黄色,表面观呈长条形,常与下皮细胞上下层垂直排列;下皮细胞含棕色或红棕色物。②色素层细胞多皱缩,内含深红棕色物。③油细胞类圆形或长圆形,含黄绿色油滴。④内种皮厚壁细胞黄棕色、红棕色或深棕色,表面观多角形,壁厚,胞腔内含硅质块;断面观为 1 列栅状细胞。⑤外胚乳细胞类长方形或不规则形,充满细小淀粉粒集结成的淀粉团,有的含细小草酸钙方晶。

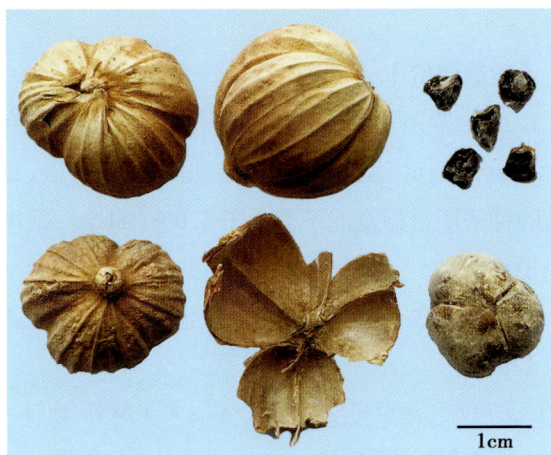

● 图 10-48　豆蔻药材图

【化学成分】 含挥发油,主要成分是 1,8-桉油精(1,8-cineole)。原豆蔻挥发油中还含有 α-蒎烯、β-蒎烯、丁香烯等;印尼白蔻挥发油中还含有葛缕酮(carvone)、α-松油醇(α-terpineol)等。此外,尚含皂苷、脂肪油、色素等。

【质量评价】

1. 经验鉴别 以个大饱满、果皮薄而洁白、气味浓者为佳。

2. 含量测定 按挥发油测定法测定,原豆蔻仁含挥发油不得少于 5.0%(ml/g);印尼白蔻仁不得少于 4.0%(ml/g)。按气相色谱法测定,豆蔻仁含桉油精($C_{10}H_{18}O$)不得少于 3.0%。

【性味功效】 性温,味辛。化湿行气,温中止呕,开胃消食。

红豆蔻 Galangae Fructus

为姜科植物大高良姜 *Alpinia galanga* Willd. 的干燥成熟果实。秋季果实变红时采收,除去杂质,阴干。主产于广东、广西、云南、海南等省区。药材呈长球形,中部略细,长 0.7~1.2cm,直径

0.5～0.7cm。表面红棕色或暗红色,略皱缩,顶端有黄白色管状宿萼,基部有果梗痕。果皮薄,易破碎。种子6枚,扁圆形或三角状多面体形,黑棕色或红棕色,外被黄白色膜质假种皮,胚乳灰白色。气香,味辛辣。含挥发油,主要为1'-乙酰氧基胡椒酚乙酸酯(1'-acetoxychavicol acetate)、金合欢醇(farnesol)、十五烷、β-甜没药烯(β-bisabolene)、乙酸金合欢酯(farnesol acetate)、丁香醇Ⅰ、Ⅱ(caryophyllenol Ⅰ、Ⅱ)等;还含有黄酮类成分,如槲皮素、山柰酚、高良姜素等。性温,味辛。具有散寒燥湿,醒脾消食的功效。

草豆蔻 Alpiniae Katsumadai Semen

为姜科植物草豆蔻*Alpinia katsumadai* Hayata 的干燥近成熟种子。夏、秋二季采收,晒至九成干,或用水略烫,晒至半干,除去果皮,取出种子团,晒干。主产于广东、广西等省区。药材为类球形的种子团,直径1.5～2.7cm。表面灰褐色,中间有黄白色的隔膜,将种子团分成3瓣,每瓣有种子多数,粘连紧密,种子团略光滑。种子为卵圆状多面体,长3～5mm,直径约3mm,外被淡棕色膜质假种皮,种脊为一条纵沟,一端有种脐;质硬,将种子沿种脊纵剖两瓣,纵断面观呈斜心形,种皮沿种脊向内伸入部分约占整个表面积的1/2;胚乳灰白色。气香,味辛、微苦。含挥发油,主要为1,8-桉油精、金合欢醇、α-蛇麻烯(α-humulene)等;此外,含有黄酮类成分如山姜素(alpinetin)、小豆蔻明(cardamomin)等。性温,味辛。具有燥湿行气,温中止呕的功效。

益智 Alpiniae Oxyphyllae Fructus

为姜科植物益智*Alpinia oxyphylla* Miq. 的干燥成熟果实。夏、秋间果实由绿变红时采收,晒干或低温干燥。主产于海南山区、广东雷州半岛、广西等地。药材呈椭圆形,两端略尖,长1.2～2cm,直径1～1.3cm。表面棕色或灰棕色,有纵向凹凸不平的突起棱线13～20条,顶端有花被残基,基部常残存果梗。果皮薄而稍韧,与种子紧贴,种子集结成团,中有隔膜将种子团分为3瓣,每瓣有种子6～11枚。种子呈不规则的扁圆形,略有钝棱,直径约3mm,表面灰褐色或灰黄色,外被淡棕色膜质的假种皮;质硬,胚乳白色。有特异香气,味辛、微苦。含挥发油,主要为桉油精(cineole)、圆柚酮(nootkatone)、姜烯(zingberene)、姜醇(zingiberol)等。性温,味辛。具有暖肾固精缩尿,温脾止泻摄唾的功效。

第十章同步练习

第十一章　全草类中药

第十一章概述课件

第一节　概述

全草(herba)类中药又称草类中药,是指药用草本植物的全体入药的一类中药,大多为干燥的草本植物的地上部分,如广藿香、半枝莲等;亦有少数带有根或根及根茎的全草,如紫花地丁、蒲公英等;或小灌木的草质茎,如麻黄等;或常绿半寄生小灌木,如槲寄生等,均列入全草类中药。

一、性状鉴别

全草类中药的鉴定,应根据具体药材的入药部位按根、茎、叶、花、果实、种子等分别处理鉴定,这些器官的性状鉴别与显微鉴别(草质茎除外)已在前面各章中分别进行了论述,这里不再重复。全草类药材主要是由草本植物的全株或地上部分的某些器官直接干燥而成的,因此,依靠原植物形态与植物分类的鉴定更为重要。原植物的形态特征一般反映了药材性状的特征,但要注意其形状和颜色的改变情况。

二、显微鉴别

草类中药根、叶、花、果实、种子的显微鉴别在前面各章都进行了介绍,现就草质茎的显微鉴别特征作一概述。可通过横切面、纵切面、叶表面制片及粉末制片等观察,应注意药材所含的药用部位的构造特点,找出鉴别特征。

1. 双子叶植物草质茎的组织构造特征　横切面从外向内分为表皮、皮层、维管束和髓部四个部分。表皮由一层长方形、扁平、排列整齐、无细胞间隙的细胞组成。观察时应注意有无毛茸、气孔、角质层、蜡被等附属物及细胞内含物。皮层主要由薄壁细胞组成,细胞大,壁薄,排列疏松;靠近表皮部分的细胞常具叶绿体,故嫩茎呈绿色,有的具厚角组织(排列成环形,亦有分布在茎的棱角处);内皮层多明显;观察时应注意皮层有无纤维、石细胞、分泌组织及细胞内含物等,如麻黄皮部有纤维,薄壁细胞及纤维均有多数微小的草酸钙砂晶或方晶,金钱草有离生性分泌道,广藿香有间隙腺毛。无限外韧型维管束,束中形成层明显,大多数草本植物茎维管束之间距离较大,即束间区域较宽,呈环状排列。髓部发达,髓射线较宽;注意细胞内含物。

2. 单子叶植物草质茎的组织构造特征　最外为表皮,向内是基本薄壁组织,其中散布多数有限外韧型维管束,无皮层和髓及髓射线之分;观察时应注意有无厚壁组织、分泌组织及结晶体等。如石斛含硅晶和草酸钙针晶束。

全草类药材的粉末鉴别,通常应注意观察下列特征:茎、叶的保护组织及毛茸(非腺毛、腺毛)、气孔类型、叶肉组织等,全草中的机械组织、厚壁组织、分泌组织、后含物(草酸钙晶体、碳酸钙晶体、淀粉粒等)或带花药材的花粉粒等情况。如菊科茵陈等有"T"字形非腺毛,唇形科薄荷等有腺鳞,穿心莲表皮细胞含钟乳体(碳酸钙结晶)等。

第二节　常用全草类中药的鉴定

麻黄* Ephedrine Herba

始载《神农本草经》,列为中品。《名医别录》载:"麻黄生晋地及河东,立秋采茎,阴干令青。"苏颂谓:"春生苗,至夏五月则长及一尺以来。梢上有黄花,结实如百合瓣而小,又似皂荚子,味甜,微有麻黄气,外皮红,里仁子黑。根紫赤色。俗说有雌雄二种,雌者于三月四月内开花,六月结子。雄者无花不结子。至立秋后收茎阴干。"本草记述的产地和形态特征与现代应用的麻黄属植物相符。

【来源】　为麻黄科(Ephedraceae)植物草麻黄 *Ephedra sinica* Stapf、中麻黄 *E. intermedia* Schrenk et C. A. Mey. 或木贼麻黄 *E. equisetina* Bge. 的干燥草质茎。

【植物形态】

1. 草麻黄　为草本状小灌木,茎高 20~40cm,木质茎短小,匍匐状,草质茎绿色,长圆柱形,直立。小枝圆,对生或轮生,节间长 2~6cm。鳞叶膜质鞘状,上部 2 裂(稀 3 裂),裂片锐三角形,先端反曲。雌雄异株。雄球花有多数密集的雄花,苞片通常 4 对,雄花有 7~8 枚雄蕊;雌球花单生枝顶,有苞片 4~5 对,上面一对苞片内有雌花 2 朵。种子通常 2 枚。花期 5~6 月,种子成熟期 7~8 月。

2. 中麻黄　直立小灌木,高达 1m 以上。草质茎分枝多,节间长 2~6cm。鳞叶膜质鞘状,上部 1/3 处 3 裂(稀 2 裂),钝三角形或三角形。雄球花常数个密集于节上,呈团状;雌球花 2~3 个生于茎节上,仅先端一轮苞片生有 2~3 个雌花。种子通常 3 枚(稀 2 枚)(图 11-1-1)。

3. 木贼麻黄　为直立灌木,高达 1m。草质茎分枝较多,黄绿色,节间短而纤细,长 1.5~3cm。鳞叶膜质鞘状,上部仅 1/4 分裂,裂片 2 片,呈三角形,不反曲。雌花序常着生于节上成对,苞片内有雌花 1 朵。种子通常 1 枚(图 11-1-2)。

【采收加工】　秋季采割绿色的草质茎,晒干。

【产地】　主产于内蒙古、山西、陕西、宁夏等省区。

【性状鉴别】

1. 药材　草麻黄:呈细长圆柱形,少分枝,直径 1~2mm。有的带少量棕色木质茎。表面淡绿色至黄绿色,有细纵脊线,触之微有粗糙感。节明显,节间长 2~6cm。节上有膜质鳞叶,长 3~

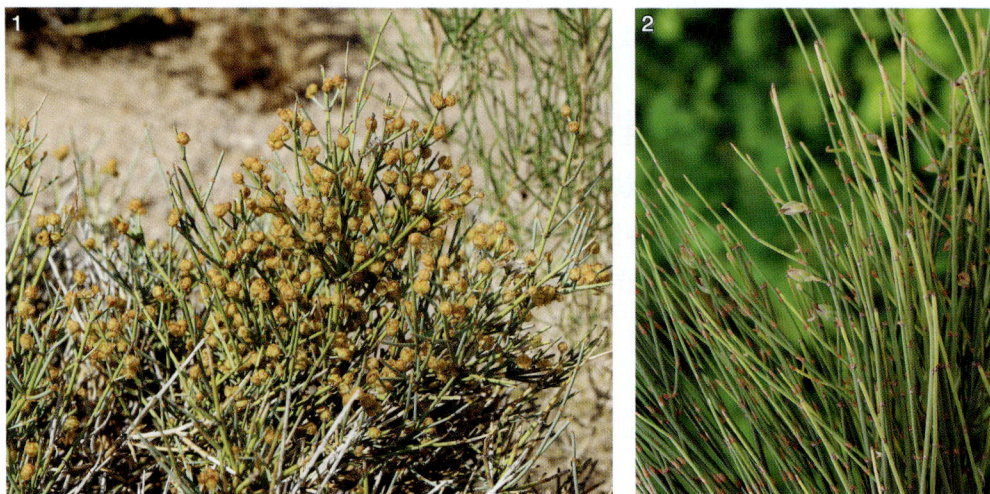

1.中麻黄 Ephedra intermedia Schrenk et C. A. Mey.；2.木贼麻黄 E. equisetina Bge.。

● 图 11-1　麻黄

4mm；裂片 2 片（稀 3 片），锐三角形，先端灰白色，反曲，基部联合成筒状，红棕色。体轻，质脆，易折断，断面略呈纤维性，周边黄绿色，髓部红棕色，近圆形。气微香，味涩、微苦（图 11-2）。

中麻黄：多分枝，直径 1.5~3mm。有粗糙感。节间长 2~6cm，膜质鳞叶长 2~3mm；裂片 3 片（稀 2 片），先端锐尖，断面髓部呈三角状圆形。

木贼麻黄：较多分枝，直径 1~1.5mm。无粗糙感。节间长 1.5~3cm，膜质鳞叶长 1~2mm；裂片 2 片（稀 3 片），上部为短三角形，灰白色，先端多不反曲，基部棕红色至棕黑色。

2. 饮片　麻黄：呈圆柱形的段。表

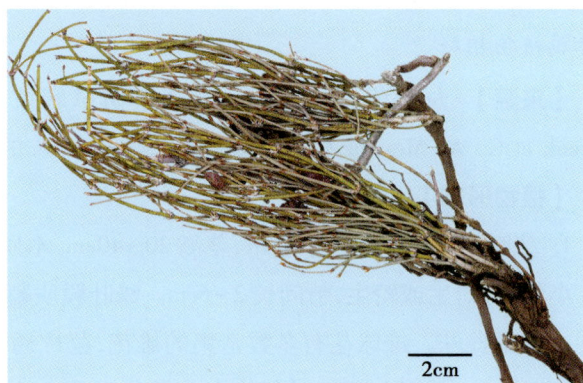

● 图 11-2　麻黄药材图

面淡绿色至黄绿色，粗糙，有细纵脊线，节上有细小鳞叶。切面中心显红黄色。气微香，味涩、微苦。

【显微鉴别】

1. 茎横切面　草麻黄：①表皮细胞 1 列，外被厚的角质层；脊线较密，有蜡质疣状凸起，两脊线间有下陷气孔。②下皮纤维束位于脊线处表皮细胞下方，壁厚，非木化。③皮层较宽，纤维成束散在。④中柱鞘纤维束新月形。⑤维管束外韧型，8~10 个。韧皮部狭小，形成层环类圆形，木质部呈三角形。⑥髓部薄壁细胞含棕色块，偶有环髓纤维。⑦表皮细胞外壁、皮层薄壁细胞及纤维均有多数微小草酸钙砂晶或方晶，纤维形成"嵌晶纤维"（图 11-3）。

中麻黄：外韧型维管束 12~15 个，形成层环类三角形，环髓纤维成束或单个散在。

木贼麻黄：外韧型维管束 8~10 个，形成层环类三角形，无环髓纤维。

2. 粉末　淡棕色或黄绿色。①表皮组织碎片甚多，细胞呈长方形，外壁布满颗粒状草酸钙晶体；气孔特异，内陷，保卫细胞顶面观呈电话听筒形或侧面观呈哑铃形。②角质层极厚，呈脊状突

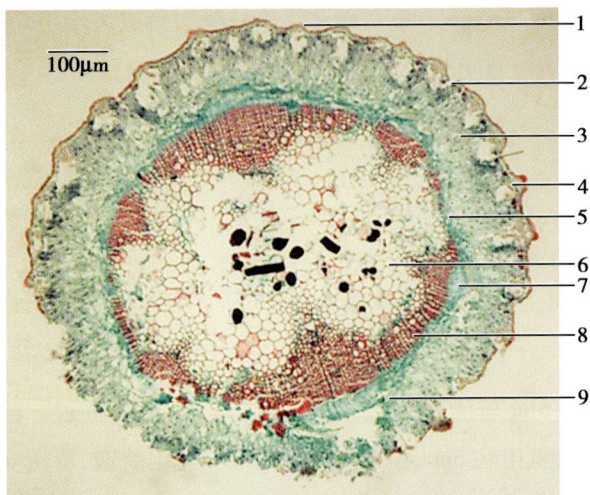

1. 表皮；2. 气孔；3. 皮层；4. 下皮纤维；5. 形成层；
6. 髓；7. 韧皮部；8. 木质部；9. 中柱鞘纤维。

● 图 11-3 麻黄(草麻黄茎)横切面图

起或疣状凸起，常破碎呈不规则条块状。③纤维多，狭长，壁厚，胞腔狭小或不明显，木化或非木化，初生壁附有细小众多的草酸钙砂晶和方晶形成"嵌晶纤维"。④皮层薄壁细胞呈类圆形，壁薄，非木化，含多数细小颗粒状草酸钙结晶。⑤髓部薄壁细胞壁增厚，内含棕色块，呈棕色或红棕色，形状不规则。⑥导管分子端壁具有数个圆形穿孔，形成麻黄式穿孔板(图 11-4)。

【化学成分】 草麻黄：①主含生物碱类，主要为左旋麻黄碱(l-ephedrine)、右旋伪麻黄碱(d-pseudoephedrine)，麻黄根碱 A、B、C、D(ephedradine A、B、C、D)。

尚含微量左旋甲基麻黄碱(l-N-methyl-ephedrine)、右旋甲基伪麻黄碱(d-N-methy-pseudoephedrine)、左旋去甲基麻黄碱(l-norephedrine)、右旋去甲基伪麻黄碱(d-norpseudoephedrine)等，其中麻黄碱为主要有效成分。②含挥发性的苄甲胺(benzylmethylamine)、儿茶酚、鞣质以及 1-α-松油醇、1,4-桉叶素、十六烷酸以及少量挥发油等。③尚分离出 2,3,5,6-四甲基吡嗪和 1-α-萜品烯醇，二者为平喘有效成分。

木贼麻黄：主含生物碱，其中麻黄碱占 55%～75%，右旋伪麻黄碱占 25%～45%，并含甲基麻黄碱等。

中麻黄：含生物碱量较低。

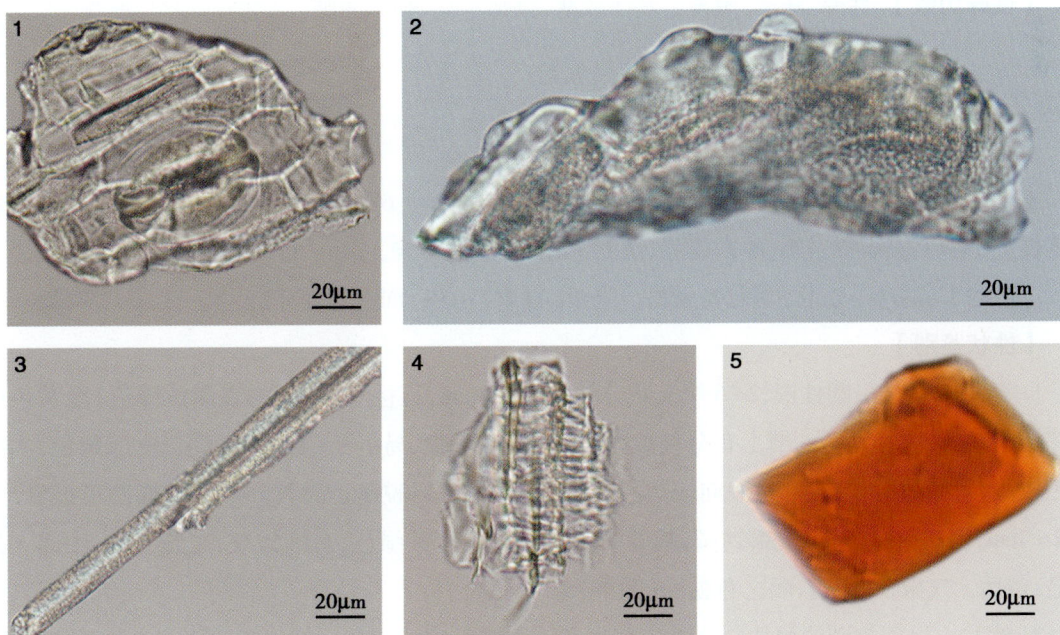

1. 表皮细胞及气孔；2. 角质层突起；3. 嵌晶纤维；4. 导管；5. 棕色块。

● 图 11-4 麻黄粉末图

据报道,三种麻黄均含有麻黄噁唑烷酮(ephedroxane)。麻黄碱和噁唑烷酮均有抗炎作用。 生物碱主要存在于麻黄草质茎的髓部,节部生物碱为节间的 1/3~1/2,但伪麻黄碱的含量高。

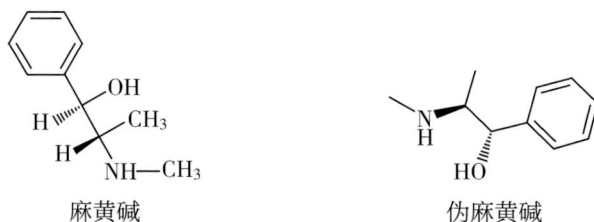

麻黄碱　　　　　　　　伪麻黄碱

【理化鉴别】

1. 化学定性鉴别　取本品粉末 0.2g,加水 5ml 与稀盐酸 1~2 滴,煮沸 2~3 分钟,滤过。滤液置分液漏斗中,加氨试液数滴使呈碱性,再加三氯甲烷 5ml,振摇提取。分取三氯甲烷液,置两支试管中,一管加氨制氯化铜试液与二硫化碳各 5 滴,振摇,静置,三氯甲烷层显深黄色;另一管为空白,以三氯甲烷 5 滴代替二硫化碳 5 滴,振摇后三氯甲烷层无色或显微黄色。

2. 荧光鉴别　药材纵剖面置紫外光灯(365nm)下观察,边缘显亮白色荧光,中心显亮棕色荧光。

3. 薄层色谱鉴别　粉末浓氨试液和三氯甲烷回流提取,滤液蒸干,残渣加甲醇溶解作为供试品溶液。以盐酸麻黄碱对照品对照,按薄层色谱法,用硅胶 G 板,以三氯甲烷-甲醇-浓氨试液(20∶5∶0.5)为展开剂,展开,喷以茚三酮试液,105℃加热至斑点显色清新。供试品色谱中,在与对照品色谱相应的位置上,显相同的红色斑点。

【质量评价】

1. 经验鉴别　以干燥、茎粗、淡绿色、内心充实、味苦涩者为佳。

2. 含量测定　按高效液相色谱法测定,本品含盐酸麻黄碱($C_{10}H_{15}NO \cdot HCl$)和盐酸伪麻黄碱($C_{10}H_{15}NO \cdot HCl$)的总量不得少于 0.80%。

【性味功效】　性温,味辛,微苦。发汗散寒,宣肺平喘,利水消肿。

槲寄生▲　Visci Herba(附:桑寄生)

【来源】　为桑寄生科(Loranthaceae)植物槲寄生 *Viscum chloratum*(Komar.)Nakai 的干燥带叶茎枝。冬季至次年春采割,除去粗茎,切断,干燥或蒸后干燥。

【产地】　主产于东北、华北各省份。陕西、甘肃、山东、河南等地亦产。

【性状鉴别】

1. 药材　茎枝呈圆柱形,2~5 个叉状分枝,长约 30cm,直径 0.3~1cm;表面黄绿色、金黄色或黄棕色,有纵皱纹;节膨大,节上有分枝或枝痕。体轻,质脆,易折断,断面不平坦,皮部黄色,木部颜色较浅,射线放射状,髓部常偏向一边。叶对生于枝梢,易脱落,无柄;叶片呈长椭圆形披针形,长 2~7cm,宽 0.5~1.5cm;先端钝圆,基部楔形,全缘;表面黄绿色,有细皱纹,主脉 5 出,中间 3 条明显;革质。气微,味微苦,嚼之有黏性(图 11-5-1)。

2. 饮片　呈不规则的厚片。茎外皮黄绿色、黄棕色或棕褐色。切面皮部黄色,木部浅黄色,有放射状纹理,髓部常偏向一边。叶片黄绿色或黄棕色,全缘,有细皱纹;革质。气微,味微苦,嚼之有黏性(图 11-5-2)。

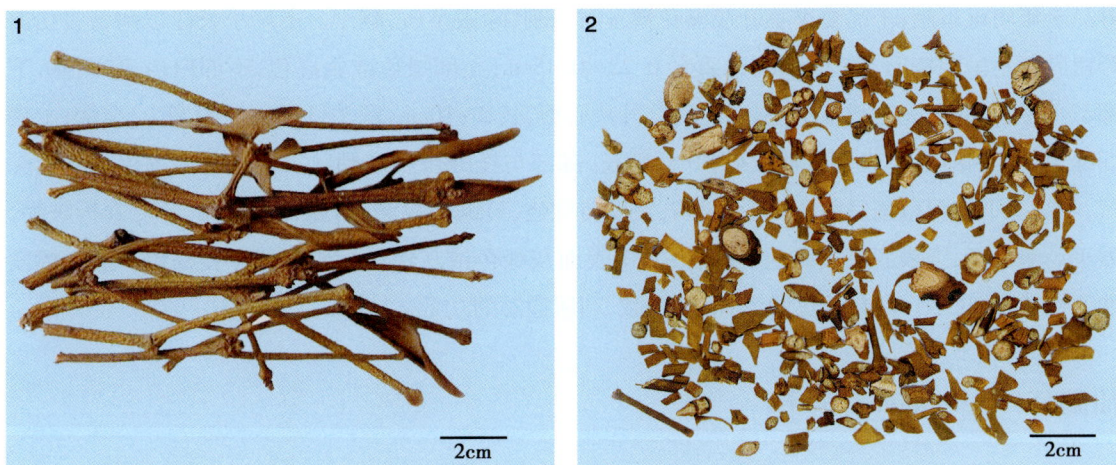

1.槲寄生药材图；2.槲寄生饮片图。

● 图 11-5　槲寄生药材及饮片图

【显微鉴别】　粉末　淡黄色。①表皮碎片黄绿色,细胞类方形,可见气孔。②纤维成束,直径 10~34μm,壁较厚,略成波状,微木化。③异型细胞形状不规则,壁较厚,微木化,胞腔大。④草酸钙簇晶直径 17~45μm;方晶较少,直径 8~30μm。⑤石细胞类方形、类多角形或形状不规则,直径 42~102μm。

【化学成分】　①含苷类化合物紫丁香苷（syringin）、五加苷（eleatheroside）、丁香苷（syringin）。　②含三萜类化合物齐墩果酸（oleanolic acid）、丝石竹酸（gypsogenic acid）、马斯里酸（maslinic acid）、β-香树脂醇（β-amyrin）、β-乙酰香树脂醇（β-acetylamyrin）。③含黄酮类化合物槲寄生新苷（viscumneoside）Ⅰ~Ⅳ、鼠李秦素（rhamnazine）等。④尚含生物碱、丁香脂素（syringaresinol）、多糖及甾醇等。

槲寄生总苷具有抗血小板聚集作用。槲寄生多糖、槲寄生总生物碱具有抗肿瘤活性。

【质量评价】

1. 经验鉴别　以枝嫩、黄绿色、叶多者为佳。

2. 浸出物　按醇溶性浸出物测定项下热浸法测定,乙醇浸出物不得少于 20.0%。

3. 含量测定　按高效液相色谱法测定,药材含紫丁香苷（$C_{17}H_{24}O_9$）不得少于 0.040%;饮片含紫丁香苷不得少于 0.025%。

【性味功效】　性平,味苦。祛风湿,补肝肾,强筋骨,安胎。

【附药】　桑寄生　Taxilli Heba

为桑寄生科植物桑寄生 *Taxillus chinensis*（DC.）Danser 的干燥带叶的茎枝。冬季至次年春采收,除去粗茎,切段,干燥。药材呈圆柱形;表面红褐色或灰褐色,具细纵纹,可见细小的棕色皮孔,嫩枝可见棕褐色茸毛;质地坚硬,断面不整齐,皮部红棕色,木部颜色较浅。也多卷曲,具短柄;叶片展平后呈卵圆形或椭圆形,长 3~8cm,宽 2~5cm;表面黄褐色。嫩叶被细茸毛,先端钝圆,基部圆形或宽楔形,全缘;革质。气微,味涩。

鱼腥草　Houttuyniae Herba

为三白草科（Saururaceae）植物蕺菜 *Houttuynia cordata* Thunb. 的新鲜全草或干燥地上部分。

鲜品全年均可采割;干品夏季茎叶茂盛花穗多时采割,除去杂质,晒干。主产于长江以南各省份。鲜鱼腥草茎呈圆柱形,长20~45cm,直径0.25~0.45cm;上部绿色或紫红色,下部白色,节明显,下部节上生有须根,无毛或被疏毛。叶互生,叶片心形,长3~10cm,宽3~11cm;先端渐尖,全缘;上表面绿色,密生腺点,下表面常紫红色;叶柄细长,基部与托叶合生成鞘状。穗状花序顶生。具鱼腥气,味涩。干鱼腥草茎呈扁圆柱形,扭曲,表面黄棕色,具纵棱数条;质脆,易折断。叶片卷折皱缩,展平后呈心形,上表面暗黄绿色至暗棕色,下表面灰绿色或灰棕色。穗状花序黄棕色。主含挥发油。性微寒,味辛。具有清热解毒,消肿排脓,利尿通淋的功效。

仙鹤草　Agrimoniae Herba

为蔷薇科(Rosacese)植物龙芽草 Agrimonia pilosa Ledeb. 的干燥地上部分。夏、秋季茎叶茂盛时采收,除去杂质,晒干。主产于浙江、江苏、湖北等省。长50~100cm,全体被白色柔毛。茎下部圆柱形,直径4~6mm,红棕色,上部方柱形,四边略凹陷,绿褐色,有纵沟及棱线,有节;体轻,质硬,易折断,断面中空。单数羽状复叶互生,暗绿色,皱缩卷曲;质脆,易碎,叶片有大小2种,相间生于叶轴上,顶端小叶较大,完整小叶片展平后呈卵形或长椭圆形,先端尖,基部楔形,边缘有锯齿;托叶2枚,抱茎,斜卵形。总状花序细长,花萼下部呈筒状,萼筒上部有钩刺,先端5裂,花瓣黄色。气微,味微苦。全草含间苯三酚缩合体类化合物仙鹤草酚(agrimol)A、B、C、D、E、F、G、仙鹤草内酯(agrimonolide)、木犀草素-7-葡萄糖苷等。性平,味苦、涩。具有收敛止血,截疟,止痢,解毒,补肾的功效。

紫花地丁▲　Violae Herba

【来源】 为堇菜科(Violaceae)植物紫花地丁 Viola yedoensis Makino 的干燥全草。春、秋二季采收,除去杂质,晒干。

【产地】 主产于江苏、浙江及东北等地。

【性状鉴别】

1. 药材　多皱缩成团。主根长圆锥形,直径1~3mm;淡黄棕色,有细纵皱纹。叶基生,灰绿色,展平后叶片呈披针形或卵状披针形,长1.5~6cm,宽1~2cm;先端钝,基部截形或稍心形,边缘具钝锯齿,两面有毛;叶柄细,长2~6cm,上部具明显狭翅。花茎纤细;花瓣5,紫堇色或淡棕色;花距细管状。蒴果椭圆形或3裂。种子多数;淡棕色。气微,味微苦而稍黏(图11-6)。

2. 饮片　呈不规则,根淡黄棕色,有细皱纹。叶灰绿色,多破碎,边缘具钝锯齿。

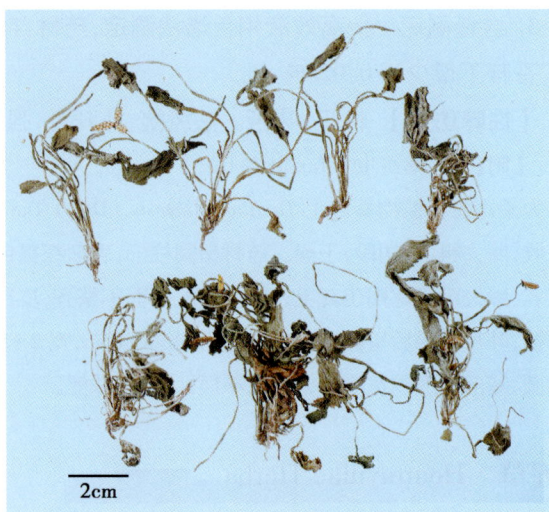

2cm

● 图11-6　紫花地丁药材图

花紫堇色或淡棕色,花瓣5片,花距细管状。蒴果椭圆形或3裂,内含淡棕色种子。气微,味微苦而稍黏。

【显微鉴别】 叶横切面 ①上表皮细胞较大,切向延长,外壁较厚,内壁黏液化,常膨胀呈半圆形;下表皮细胞较小,偶有黏液细胞;上、下表皮有单细胞非腺毛,长32~240μm,直径24~32μm,具角质短线纹。②栅栏细胞2~3列,位于上表皮下方,为异面叶。③海绵细胞类圆形,含草酸钙簇晶,直径11~40μm。④主脉维管束外韧型,上下表皮内方有厚角细胞1~2列。

【化学成分】 ①香豆素类成分秦皮甲素、秦皮乙素、东莨菪内酯等。②黄酮类成分,包括黄酮单糖苷、二糖苷及黄酮苷元。③此外,还含有挥发油、生物碱、倍半萜、有机酸等。

【质量评价】

1. 经验鉴别 以根、叶、花、果实齐全,叶灰绿色,花紫色,根黄,味微苦者为佳。

2. 浸出物 照醇溶性浸出物测定项下冷浸法测定,用95%乙醇作溶剂,不得少于5.0%。

3. 含量测定 按高效液相色谱法测定,本品含秦皮乙素($C_9H_6O_4$)不得少于0.20%。

【性味功效】 性寒,味辛、苦。清热解毒,凉血消肿。

金钱草★ Lysimachiae Herba

始载于《百草镜》,原名神仙对坐草,云:"此草清明时发苗,高尺许,生山湿阴处。叶似鹅肠草,对节,立夏时开小花,三月采,过时无。"《本草纲目拾遗》中亦载有"神仙对坐草",曰:"一名蜈蚣草,山中道旁皆有之,蔓生,两叶相对,青圆似佛耳草,夏开小黄花,每节间有两朵,故名。"《植物名实图考》名为过路黄,载:"铺地拖蔓,叶似豆叶,对生附茎。叶间春开五尖瓣黄花,绿跗尖长,与叶并苗。"以上记载均与现今金钱草的原植物相符。

【来源】 为报春花科植物过路黄 *Lysimachia christinae* Hance 的干燥全草。

【植物形态】 柔弱草本,平卧延伸,茎长20~60cm,幼嫩部分密被褐色腺体。单叶互生,卵圆形、近圆形至肾圆形,长2~6cm,宽1~4cm,透光可见密布的透明腺条,干时腺条变黑色。花单生,两性,5裂,多少具褐色腺体;花萼长5~7mm;花冠黄色,长7~15mm,基部合生;雄蕊与花冠裂片同数而对生;子房上位。蒴果球形,直径4~5mm,有稀疏黑色腺条。花期5~7月,果期7~10月(图11-7)。

【采收加工】 夏、秋二季采收,除去杂质,晒干。

【产地】 主产于四川省,长江流域及山西、陕西、云南、贵州等地亦产。

【性状鉴别】

1. 药材 常缠结成团,无毛或被疏柔毛。茎扭曲,表面棕色或暗棕红色,有纵纹,下部茎节上有时具须根,断面实心。叶对生,多皱缩,展平后呈宽卵形或心形,长1~4cm,宽1~5cm,基部微凹,全缘;上表面灰绿色或棕褐色,下表面色较浅,主脉明显突起,用水浸后,对光透视可见黑色或褐色条

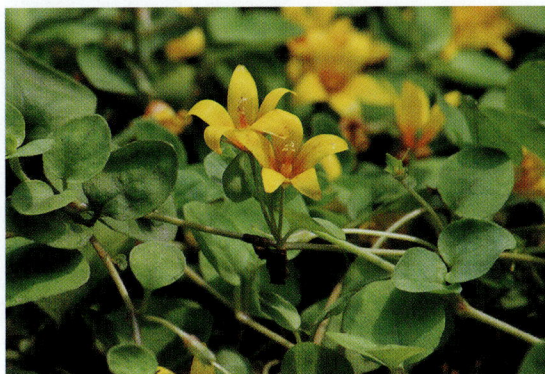

● 图11-7 过路黄 *Lysimachia christinae* Hance

纹;叶柄长 1～4cm。有的带花,花黄色,单生叶腋,具长梗。蒴果球形。气微,味淡(图 11-8)。

2. 饮片　金钱草:呈不规则的段。茎棕色或暗棕红色,有纵纹,实心。叶对生,展开后呈宽卵形或心形,上表面灰绿色或棕褐色,下表面色较浅,主脉明显突出,用水浸后,对光透视可见黑色或褐色的条纹。偶见黄色花,单生叶腋。气微,味淡。

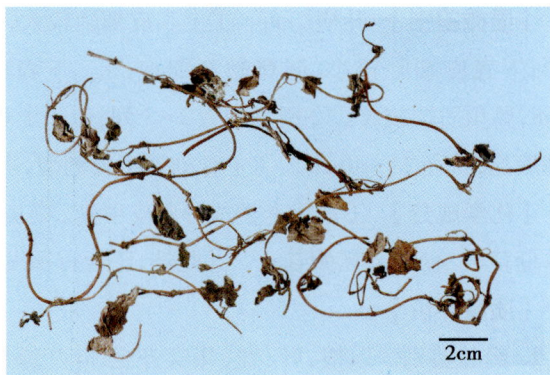

● 图 11-8　金钱草药材图

【显微鉴别】

1. 茎横切面　①表皮细胞外被角质层,有时可见腺毛,头部单细胞,柄部 1～2 细胞。②栓内层宽广,细胞中有的含红棕色分泌物;分泌道散在,周围分泌细胞 5～10 个,内含红棕色块状分泌物;内皮层明显。③中柱鞘纤维断续排列成环,壁微木化。④形成层不明显。⑤韧皮部狭窄,木质部连接成环。⑥髓常成空腔。薄壁细胞含淀粉粒。

2. 叶表面观　①腺毛红棕色,头部单细胞,类圆形,直径 25μm,柄单细胞。②分泌道散在于叶肉组织内,直径 45μm,含红棕色分泌物。③被疏毛者茎、叶表面可见非腺毛,具 1～17 个细胞,平直或弯曲,有的细胞呈缢缩状,长 59～1 070μm,基部直径 13～53μm,表面可见细条纹,胞腔内含黄棕色物(图 11-9)。

【化学成分】　含酚性成分、甾醇、黄酮类等。黄酮类主要有槲皮素(quercetin)、山柰素(kaempferol)、槲皮素-3-*O*-葡萄糖苷(quercetin-3-*O*-glucoside)、山柰素-3-*O*-半乳糖苷(kaempferol-3-

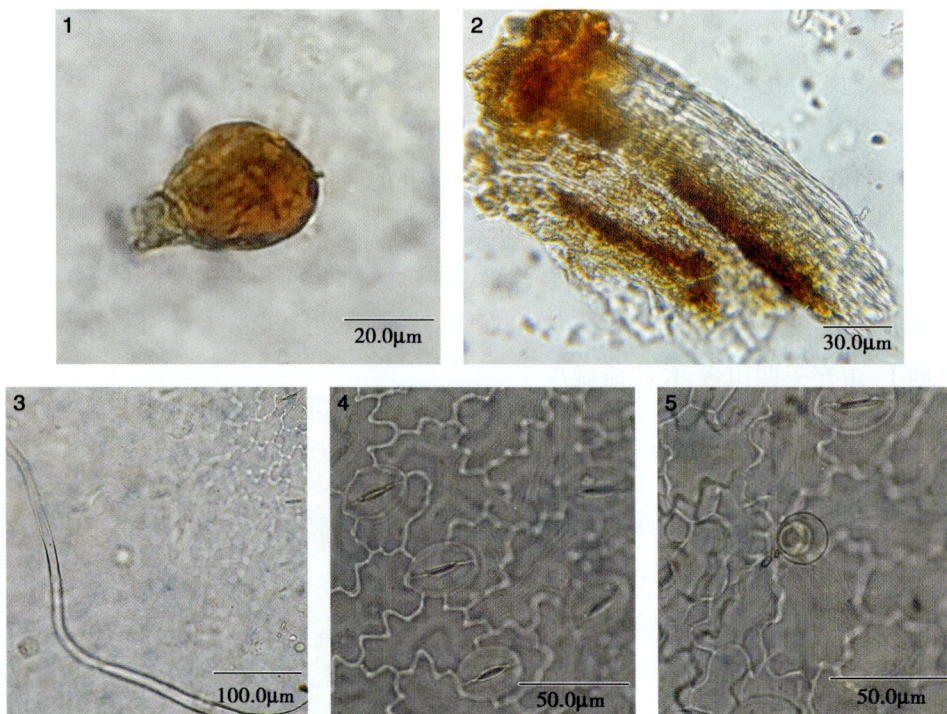

1.腺毛;2.分泌道;3.非腺毛;4.上表皮细胞;5.下表皮细胞。

● 图 11-9　金钱草叶表面观图

O-galactoside）和 3，2′，4′，6′-四羟基-4，3′-二甲氧基查耳酮（3，2′，4′，6′-tetrahydroxy-4，3′-dime-thoxychalcone）、槲皮素-3，3′-二-*O*-α-L-鼠李糖苷、杨梅素-3，3′-二-*O*-α-L-鼠李糖苷等。金钱草的抗炎、利胆、抑菌、镇痛的活性成分群为黄酮类成分。

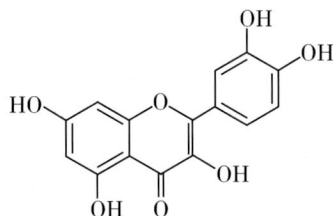

槲皮素

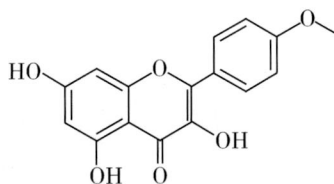

山柰素

【理化鉴别】 薄层色谱鉴别　粉末用 80% 甲醇溶液提取，滤液蒸干，残渣加水溶解，盐酸酸化，乙醚萃取，蒸干，残渣加稀盐酸提取，乙酸乙酯萃取，残渣加甲醇溶解作供试品溶液。以槲皮素和山柰素对照品溶液作对照，按薄层色谱法，用硅胶 G 板，以甲苯-甲酸乙酯-甲酸（10∶8∶1）为展开剂，展开，置紫外光灯（365nm）下检视。供试品色谱中，在与对照品色谱相应的位置上，显相同颜色的荧光斑点。

【质量评价】

1. 经验鉴别　以绿色、叶完整、气清香者为佳。
2. 浸出物　按醇溶性浸出物测定项下热浸法测定，醇溶性浸出物不得少于 8.0%。
3. 含量测定　按高效液相色谱法测定，本品含槲皮素（$C_{15}H_{10}O_7$）和山柰素（$C_{15}H_{10}O_6$）的总量不得少于 0.10%。

【性味功效】 性微寒，味甘、咸。清利湿热，通淋消肿。

广藿香★ Pogostemonis Herba

藿香始载于《异物志》，曰："藿香交趾有之。"其后《交州记》《广志》《南州异物志》等均有记载。《嘉祐本草》收录了《南州异物志》"藿香出海边国"的记述。苏颂谓："藿香岭南多有之。"李时珍谓："藿香方茎有节中虚，叶微似茄叶……唐史云顿逊国（Tenasserim，指马来半岛）出藿香，插枝便生，叶如都梁者，是也。"以上史志收载的藿香，与现代商品广藿香相符。

【来源】 为唇形科（Labiatae）植物广藿香 *Pogostemon cablin*（Blanco）Benth. 的干燥地上部分。 按产地不同分为石牌广藿香及海南广藿香。

【植物形态】 一年生草本，高达 1m。 茎直立，上部多分枝，老枝粗壮，近圆形，外表木栓化；幼枝方形，密被灰黄色毛茸。叶对生，有柄，揉之，有清淡的特异香气。叶片阔卵形、卵形或卵状椭圆形，长 5~10cm，宽 2~7cm，先端短尖或钝，基部阔楔形或近心形，边缘具不整齐钝锯齿，两面均被灰白色茸毛，沿叶脉处及背面尤甚；叶柄长 2~5cm。轮伞花序密集成穗状，密被短柔毛，顶生或腋生，花萼筒状 5 齿裂；花冠唇形，淡紫红色；雄蕊 4 枚，突出冠外，花丝中部有髯毛；子房上位，柱头两裂。小坚果 4 枚，近球形或椭圆形，稍压扁。我国栽培的稀见开花（图 11-10）。

【采收加工】 夏、秋季枝叶茂盛时采割，日晒夜闷，反复至干。

【产地】 主产于广东省，海南、台湾、广西等省区。云南等省亦有栽培。

【性状鉴别】

1. 药材 茎略呈方柱形,多分枝,枝条稍曲折,长30~60cm,直径0.2~0.7cm;表面被柔毛;质脆,易折断,断面有髓;老茎类圆柱形,直径1~1.2cm,被灰褐色栓皮。叶对生,皱缩成团,展平后叶片呈卵形或椭圆形,长4~9cm,宽3~7cm,两面均被灰白色茸毛;先端短尖或钝圆,基部楔形或钝圆,边缘具大小不规则的钝锯齿;叶柄细,长2~5cm,被柔毛。气香特异,味微苦(图11-11)。

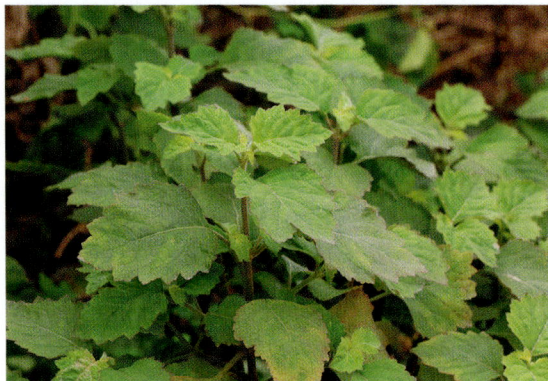

● 图11-10 广藿香 *Pogostemon cablin* (Blanco)Benth

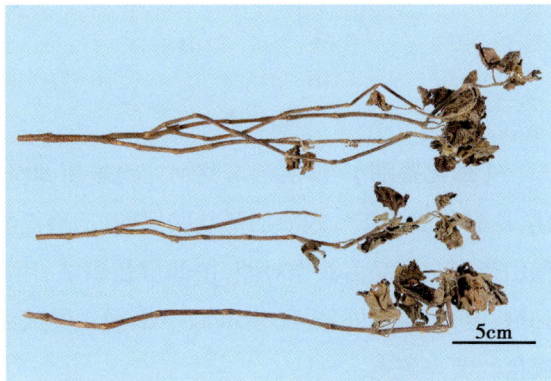

● 图11-11 广藿香药材图

石牌广藿香:枝条较瘦小,表面较皱缩,灰黄色或灰褐色,节间长3~7cm,叶痕较大而凸出,中部以下被栓皮,纵皱较深,断面呈类圆形,髓部较小。叶片较小而厚,暗绿褐色或灰棕色。

海南广藿香:枝条较粗壮,表面较平坦,灰棕色或浅紫棕色,节间长5~13cm,叶痕较小,不明显凸出,枝条近下部始有栓皮,纵皱较浅,断面呈钝方形。叶片较大而薄,浅棕褐色或浅黄棕色。

2. 饮片 呈不规则的段。茎略呈方柱形,表面灰褐色、灰黄色或带红棕色,被柔毛。切面有白色髓。叶破碎或皱缩成团,完整者展平后呈卵形或椭圆形,两面均被灰白色绒毛;基部楔形或钝圆,边缘具大小不规则的钝齿;叶柄细,被柔毛。气香特异,味微苦。

【显微鉴别】 叶片粉末 淡棕色。①非腺毛具1~6个细胞,平直或先端弯曲,长约至590μm,壁具刺状突起,有的胞腔含黄棕色物质。②叶表皮细胞不规则形,气孔直轴式。③腺鳞头部扁球形,由8个细胞组成,直径37~70μm,柄单细胞,极短。④小腺毛头部具2个细胞,柄具1~3个细胞,甚短。⑤草酸钙针晶细小,散在于叶肉细胞中,长约至27μm。⑥间隙腺毛存在于栅栏组织或薄壁组织的细胞间隙中,头部单细胞,呈不规则囊状,直径13~50μm,长约至113μm,柄短,单细胞(图11-12)。

【化学成分】 含挥发油,油中主要成分为百秋李醇(patchouli alcohol),占52%~57%。主要抗真菌成分为广藿香酮(pogostone)。另含少量苯甲醛、丁香酚、桂皮醛、α-及β-广藿香萜烯、丁香烯、β-榄香烯、α-桉树烯、β-龙脑胶萜烯、γ-杜松烯、菖蒲烯。

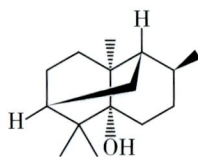

百秋李醇

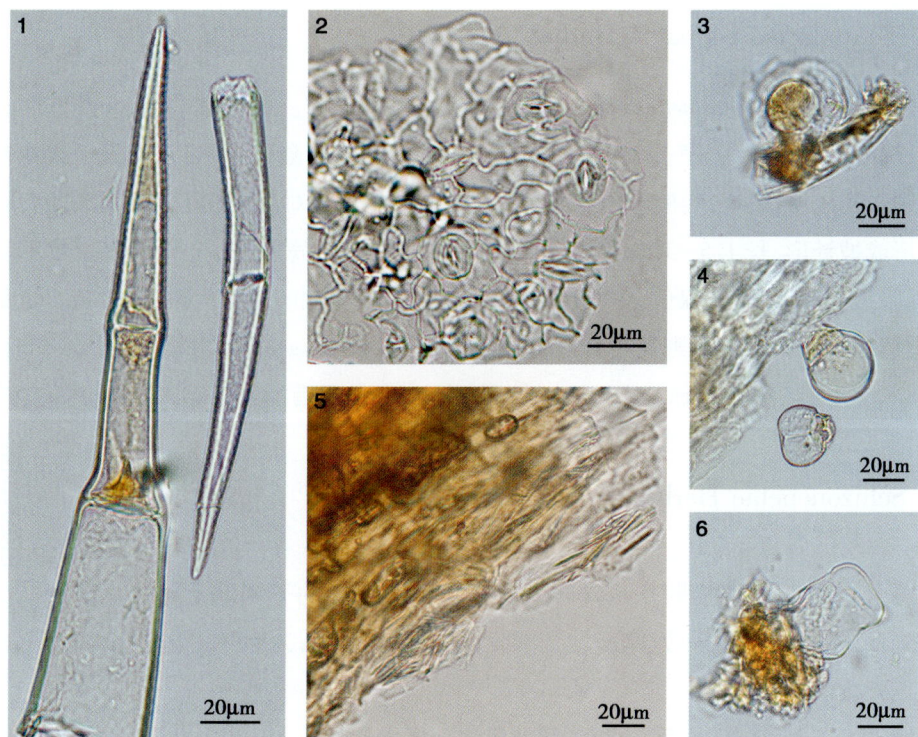

1.非腺毛；2.表皮细胞及气孔；3.腺鳞；4.小腺毛；5.草酸钙针晶；6.间隙腺毛。

● 图 11-12　广藿香粉末图

从广藿香油中分离出两种生物碱：广藿香吡啶碱（patchoulipyridin）及表瓜亚吡啶碱（epiguaipyridine）。不同产地的广藿香含油量及油中组分比率明显不同，海南广藿香挥发油含量（叶含挥发油 3%~6%，茎 0.5%~0.7%）比石牌产的含量（叶含挥发油 0.3%~0.4%，茎 0.1%~0.15%）高。广藿香酮为石牌产广藿香挥发油中的主要成分，但在海南产的广藿香挥发油中含量甚微。

【理化鉴别】　取本品粗粉适量，提取挥发油，进行如下实验：

1. 取挥发油加三氯甲烷，滴加溴的三氯甲烷溶液。石牌广藿香先褪色，继显绿色；海南广藿香先褪色，继显紫色。

2. 另取挥发油加苯，再加醋酸铜溶液，充分混合，放置，吸取上层苯液，点于载玻片上，待苯挥发后，于残渣上加乙醇放置，显微镜下观察：石牌广藿香可见众多灰蓝色针状结晶；海南广藿香可见少量灰蓝色针状结晶及绿色无定形物。

3. 薄层色谱鉴别　取挥发油加乙酸乙酯，作为供试品溶液。另取百秋李醇对照品对照，按薄层色谱法，用硅胶 G 薄层板，以石油醚（30~60℃）-乙酸乙酯-冰醋酸（95：5：0.2）为展开剂展开，喷以三氯化铁乙醇溶液，供试品色谱中显一黄色斑点；加热至斑点显色清晰。供试品色谱中，在与对照品色谱相应的位置上，显相同的紫蓝色斑点。

【质量评价】

1. 经验鉴别　以茎叶粗壮、不带须根、香气浓郁者为佳。

2. 浸出物　按醇溶性浸出物测定项下冷浸法测定，乙醇浸出物不得少于 2.5%。

3. 含量测定　按气相色谱法测定，含百秋李醇（$C_{15}H_{26}O$）不得少于 0.10%。

【性味功效】　性微温，味辛。芳香化浊，和中止呕，发表解暑。

半枝莲　Scutellariae Barbatae Herba

为唇形科植物半枝莲 *Scutellaria barbata* D. Don 的干燥全草。夏、秋二季茎叶茂盛时,采全株,除去杂质,洗净,晒干用。主产于河北、河南、山西、陕西等省。全长 15~35cm,无毛或花轴上疏被毛。根纤细。茎丛生,较细,四棱形,表面暗紫色或棕绿色。叶对生,有短柄;叶片皱缩,展平后呈三角状卵形或披针形,长 1.5~3cm,宽 0.5~1cm,先端钝,基部宽楔形,全缘或有少数不明显的钝齿,上表面暗绿色,下表面灰绿色。质脆易碎。花单生于枝上端叶腋。气微,味微苦。全草含黄酮类成分,有黄芩素(baicalein)、野黄芩苷(scutellarin)、芹菜素(apigenin)、木犀草素(luteolin)、红花素(carthamidin)及异红花素(isocarthamidin)。性寒,味辛、苦。具有清热解毒,化瘀利尿的功效。

荆芥▲　Schizonepetae Herba

荆芥

【来源】　为唇形科植物荆芥 *Schizonepeta tenuifolia* Briq. 的干燥地上部分。夏、秋季花开到顶、花穗绿色时采收,割取地上部分,除去杂质晒干,为荆芥。北方将穗与梗分开,称为荆芥穗与荆芥梗。

【产地】　主产于江苏、浙江、河南、河北等省。多为栽培。

【性状鉴别】

1. 药材　茎呈方柱形,上部有分枝,长 50~80cm,直径 0.2~0.4cm;表面淡黄绿色或淡紫红色;被短柔毛;体轻,质脆,断面类白色。叶对生,多已脱落,叶片 3~5 回羽状分裂,裂片细长。穗状轮伞花序顶生,长 2~9cm,直径约 0.7cm。花冠多脱落,宿萼钟状,先端 5 齿裂,淡棕色或黄绿色,被短柔毛。小坚果棕黑色。气芳香,味微涩而辛凉(图 11-13-1)。

2. 饮片　呈不规则的段。茎呈方柱形,表面淡黄绿色或淡紫红色,被短柔毛。切面类白色,叶多已脱落。穗状轮伞花序。气芳香,味微涩而辛凉(图 11-13-2)。

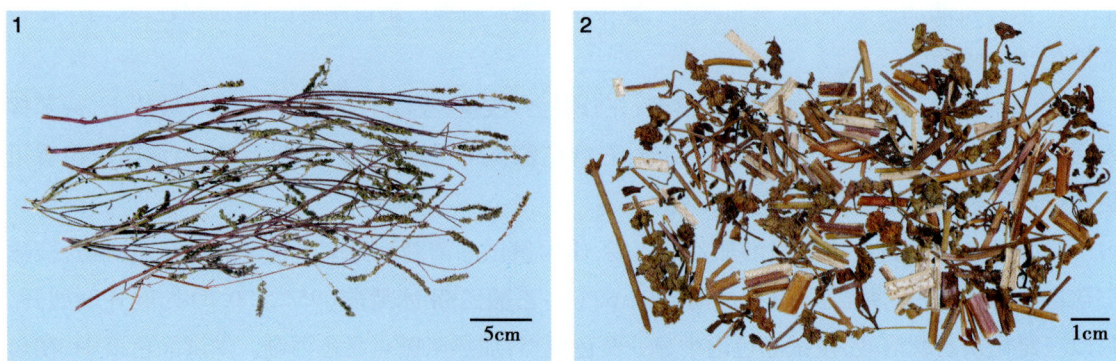

1.荆芥药材图; 2.荆芥饮片图。
● 图 11-13　荆芥药材及饮片图

【显微鉴别】　粉末　黄棕色。①宿萼表皮细胞垂周壁深波状弯曲。②腺鳞头部具 8 个细胞,柄单细胞,棕黄色。③小腺毛头部具 1~2 个细胞,柄为单细胞。④非腺毛由 1~6 个细胞组成,大多具壁疣。⑤外果皮细胞表面观多角形,壁黏液化,胞腔含棕色物质;断面观细胞类方形或类长方形,胞腔小。⑥果皮石细胞无色或淡棕色,断面观细胞 1 列,呈类方形或类长方形,壁厚,胞腔呈星状,表面观呈类多角形,垂周壁深波状弯曲,密具纹孔。⑦叶表皮淡黄绿色,壁薄,类多角形,有气孔及毛茸。⑧纤维直径 14~43μm,壁平直或微波状弯曲。

【化学成分】 含挥发油 1%~2%,穗含挥发油约 4.11%,油中主要成分为右旋薄荷酮(d-menthone,约 42.9%)、消旋薄荷酮、胡薄荷酮(pulegone)、薄荷酮(menthone)、左旋胡薄荷酮(l-pulegone,约 33.9%)。另含少量右旋柠檬烯。油中还含有 α-蒎烯、莰烯、β-蒎烯、3-辛酮、对聚伞花烯(p-cymene)等。

从荆芥穗中分离出单萜苷,荆芥苷(schizonepetoside)A、B、C、D、E 和荆芥醇(schizonol);还分离出芹黄素-7-O-葡萄糖苷(apigenin-7-O-glucoside)、黄色黄素-7-O-葡萄糖苷(luteolin-7-O-glucoside)、橙皮苷、香叶木素(diosmetin)、橙皮素和黄色黄素(luteolin)。还含有荆芥内酯(schizonepetin)。

【质量评价】

1. 经验鉴别　以色淡黄绿、穗长而密、香气浓者为佳。

2. 含量测定　按挥发油测定法测定,药材含挥发油不得少于 0.60%(ml/g)。按高效液相色谱法测定,含胡薄荷酮($C_{10}H_{16}O$)不得少于 0.020%。饮片含挥发油不得少于 0.30%(ml/g),含胡薄荷酮不得少于 0.020%。

【性味功效】 性微温,味辛。解表散风,透疹,消疮。

益母草▲　Leonuri Herba(附:茺蔚子)

【来源】 为唇形科植物益母草 *Leonurus japonicus* Houtt. 的新鲜或干燥地上部分。鲜品春季幼苗期至初夏花前期采割;干品夏季当茎叶茂盛,花未开或初开时采割,晒干或切段晒干。

【产地】 全国各地均有野生或栽培。

【性状鉴别】

1. 药材　鲜益母草:幼苗期无茎,基生叶圆心形,边缘 5~9 浅裂,每裂片有 2~3 个钝齿。花前期茎呈方柱形,上部多分枝,四面凹下成纵沟,长 30~60cm,直径 0.2~0.5cm;表面青绿色;断面中部有髓。叶交互对生,有柄;叶片青绿色,质鲜嫩,揉之有汁;下部茎生叶掌状 3 裂,上部叶羽状深裂或浅裂成 3 片,裂片全缘或具少数锯齿。气微,味微苦。

干益母草:茎表面灰绿色或黄绿色;体轻,质韧,断面中部有髓。叶片灰绿色,多皱缩,破碎,易脱落。轮伞花序腋生,小花淡紫色,花萼筒状,花冠二唇形。(图 11-14-1)切段者长约 2cm。

2. 饮片　呈不规则的段。长约 2cm。茎方形,四面凹下成纵沟,灰绿色或黄绿色。切面中部有白髓。叶片灰绿色,多皱缩、破碎。轮伞花序腋生,花黄棕色,花萼筒状,花冠二唇形。气微,味微苦(图 11-14-2)。

【显微鉴别】

1. 茎横切面　①表皮细胞外被角质层,有毛茸;腺鳞头部具 4、6 或 8 个细胞,柄单细胞;非腺毛具 1~4 个细胞。下皮厚角细胞在棱角处较多。②皮层为数列薄壁细胞。③内皮层明显。中柱

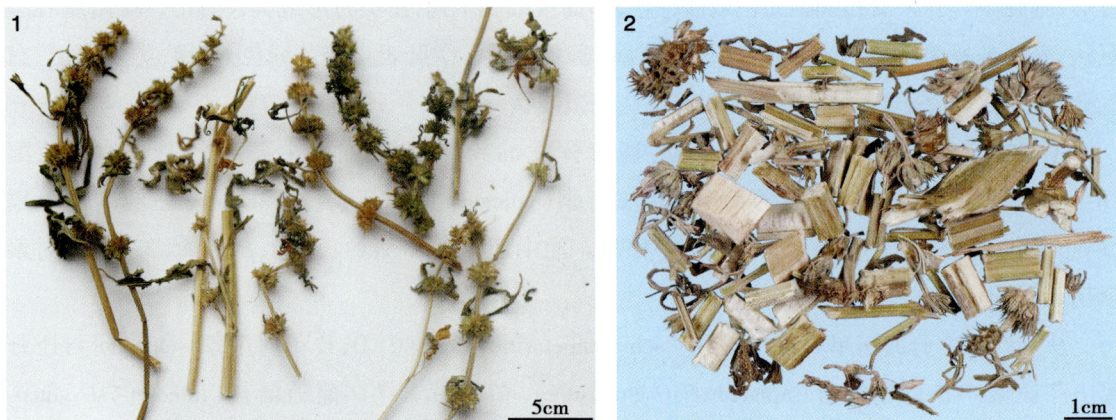

1.益母草药材图；2.益母草饮片图。

● 图 11-14　益母草药材及饮片图

鞘纤维束微木化。④韧皮部较窄。⑤木质部在棱角处较发达。⑥髓部薄壁细胞较大。⑦薄壁细胞含细小草酸钙针晶及小方晶。鲜品近表皮部分皮层薄壁细胞含叶绿体。

2. 叶表面制片　①上下表皮均具与茎相同的腺毛和非腺毛。②下表皮可见小型气孔，多为直轴式，少数为不定式。③叶肉组织中亦含有小棱晶和小针晶。

【化学成分】　含益母草碱（leonurine，约 0.05%，开花初期仅含微量，中期逐渐增高）、益母草啶（leonuridine）、益母草宁（leonurnine）、汉黄芩素（wognin）、大豆素（daidzein）、水苏碱（stachydrine）、芸香碱、延胡索酸、亚麻酸、亚油酸、月桂酸、苯甲酸等。尚含挥发油、黄酮类成分。

【质量评价】

1. 经验鉴别　以质嫩、叶多、色灰绿者为佳；质老、枯黄、无叶者不可供药用。

2. 浸出物　按水溶性浸出物测定项下热浸法测定，干益母草水溶性浸出物不得少于 15.0%；饮片不得少于 12.0%。

3. 含量测定　按高效液相色谱法测定，药材含盐酸水苏碱（$C_7H_{13}NO_2 \cdot HCl$）不得少于 0.50%，饮片不得少于 0.40%；含盐酸益母草碱（$C_{14}H_{21}O_5N_3 \cdot HCl$）不得少于 0.050%，饮片不得少于 0.040%。

【性味功效】　性微寒，味苦、辛。活血调经，利尿消肿，清热解毒。

【附药】　茺蔚子　Leonuri Fructus

为唇形科植物益母草 *Leonurus japonicus* Houtt. 的干燥成熟果实。秋季果实成熟时采割地上部分，晒干，打下果实，除去杂质。药材呈三棱形，长 23mm，宽约 1.5mm。表面灰棕色至灰褐色，有深色斑点，一端稍宽，平截状，另一端渐窄而钝尖。果皮薄，子叶类白色，富油性。气微，味苦。主含生物碱，益母草次碱及脂肪油。性微寒，味辛、甘。活血调经，清肝明目。

薄荷★　Menthae Haplocalycis Herba

本品早在三国时代华佗《丹方大全》一书的鼻病方中多处提及，其后见于《新修本草》。苏颂曰："薄荷处处有之。茎叶似荏而尖长，经冬根不死，夏秋采茎叶曝干。"李时珍谓："薄荷，人多栽莳。二月宿根生苗，清明前后分之。方茎赤色，其叶对生，初时形长而头圆，及长则尖……

薄荷

苏州所莳者,茎小而气芳,江西者较粗,川蜀者更粗,入药以苏产为胜。"可知明代苏、赣、蜀已栽培薄荷,迄今该三省仍为我国主要薄荷产地。说明古今薄荷品种一致。

【来源】 为唇形科植物薄荷 *Mentha haplocalyx* Briq. 的干燥地上部分。

【植物形态】 多年生芳香草本,茎直立,高 20~80cm,方形,具分枝,被逆生的长柔毛及腺点。 单叶对生,叶片宽披针形、长椭圆形或卵形,长 3~7cm,宽 1~3cm,两面被有疏柔毛及黄色腺点;叶柄长 2~15mm。轮伞花序腋生,萼钟形,外被白色柔毛及腺点,10 脉,5 齿;花冠淡紫色,4 裂,上裂片顶端 2 裂;雄蕊 4 枚,前对较长,均伸出花冠外。小坚果卵圆形,黄褐色。花期 7~9 月,果期 10 月(图 11-15)。

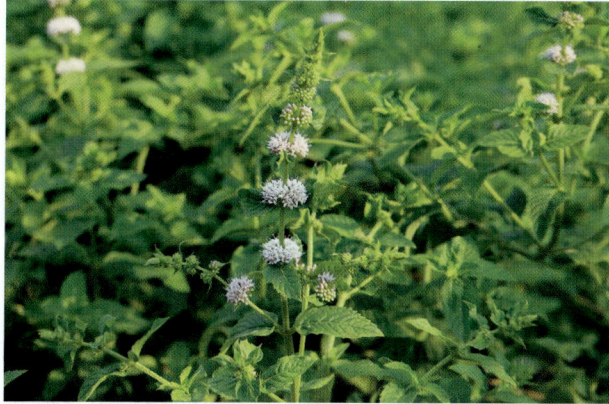

● 图 11-15　薄荷*Mentha haplocalyx* Briq.

【采收加工】 夏、秋二季茎叶茂盛或花开至三轮时,选晴天,分次采割,晒干或阴干。

【产地】 主产于江苏的太仓及江西、四川、安徽、浙江、湖南等省。

【性状鉴别】

1. 药材　茎方柱形,有对生分枝,长 15~40cm,直径 0.2~0.4cm;表面紫棕色或淡绿色,棱角处具茸毛,节间长 2~5cm;质脆,断面白色,髓部中空。叶对生,有短柄;叶片皱缩卷曲,完整者展平后呈宽披针形、长椭圆形或卵形,长 2~7cm,宽 1~3cm;上表面深绿色,下表面灰绿色,稀被茸毛,有凹陷点状腺鳞。轮伞花序腋生,花萼钟状,先端 5 齿裂,花冠淡紫色。揉后有特殊的清凉香气,味辛凉(图 11-16-1)。

2. 饮片　呈不规则的段。茎方柱形,表面紫棕色或淡绿色,具纵棱线,棱角处具茸毛。切面白色,中空。叶多破碎,上表面深绿色,下表面灰绿色,稀被茸毛。轮伞花序腋生,花萼钟状,先端 5 齿裂,花冠淡紫色。揉搓后有特殊清凉香气,味辛凉(图 11-16-2)。

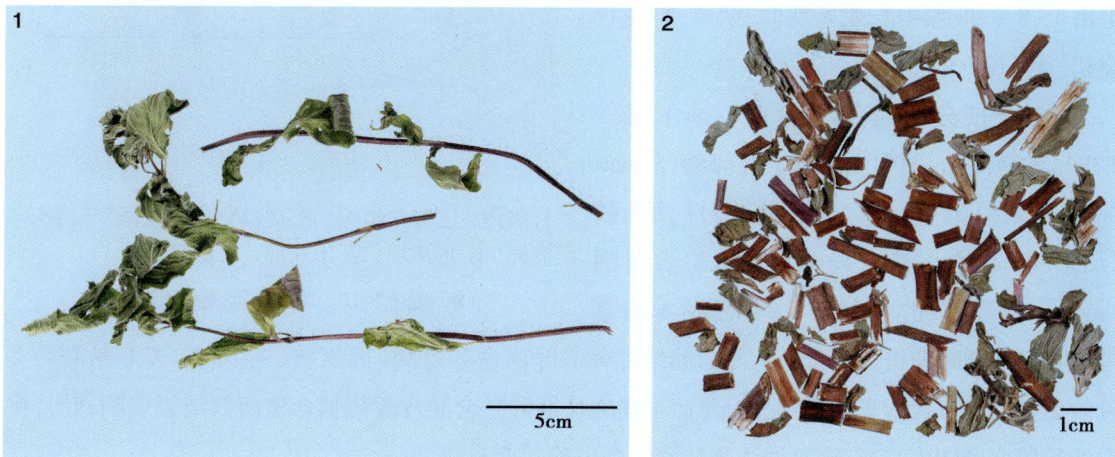

1.薄荷药材图;2.薄荷饮片图。

● 图 11-16　薄荷药材及饮片图

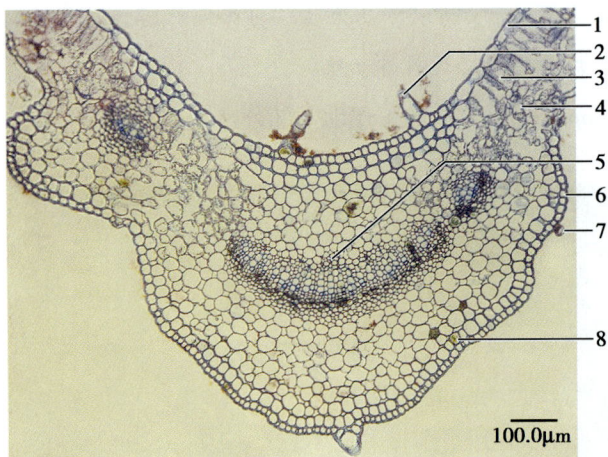

1.上表皮；2.非腺毛；3.栅栏组织；4.海绵组织；5.主脉维管束；6.下表皮；7.腺毛；8.橙皮苷结晶。

● 图 11-17　薄荷(叶)横切面图

1. 叶横切面　①上表皮细胞呈方形，下表皮细胞细小扁平，均被角质层，有气孔；上下表皮凹陷处有腺鳞。②栅栏组织通常为 1 列细胞。③海绵组织为 4~5 列细胞。主脉上下表皮内方有厚角组织及薄壁组织。④主脉维管束外韧型，木质部导管常 2~6 个排列成行，韧皮部细胞细小。⑤表皮细胞、叶肉细胞、薄壁细胞及导管中有时含有橙皮苷结晶(hesperidin)(图 11-17)。

2. 茎横切面　切面呈四方形。①表皮细胞 1 列，外被角质层，有扁球形腺鳞、单细胞头的腺毛和非腺毛。②皮层为数列薄壁细胞，排列疏松。③四角有明显的棱脊，向内有十余列厚角细胞。④内皮层 1 列，凯氏点清晰可见。⑤维管束于四角处较发达，于相邻两角间具数个小维管束。韧皮部狭窄；木质部四角处较发达，由导管、木薄壁细胞及木纤维等组成；髓部由薄壁细胞组成，中心常有空隙。⑥茎各部细胞内有时含有针簇状橙皮苷结晶(图 11-18)。

3. 叶表面制片或粉末　①腺鳞的腺头呈扁圆球形，由 8 个分泌细胞排列成辐射状，直径约 90μm，腺头外围有角质层，与分泌细胞的间隙处有浅黄色油质，腺柄单细胞，极短，四周表皮细胞做放射状排列。②表皮细胞壁薄，呈微波状，上、下表皮有直轴式气孔，以下表皮为多。③小腺毛为单细胞头，单细胞柄。④非腺毛由 1~8 个细胞组成，常略弯曲，壁厚，有疣状突起(图 11-19)。

【化学成分】　茎和叶含挥发油 1.3%~2.0%，称薄荷油，油中主要含 l-薄荷脑(l-menthol)，含量为 62.3%~87.2%，其次为 l-薄荷酮(l-menthone，约 12%)、异薄荷酮、胡薄荷酮(pulegone)及薄荷酯(3%~6%)、薄荷木酚素

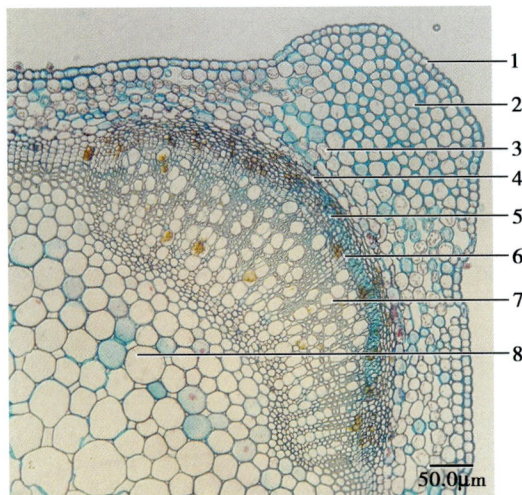

1.表皮；2.厚角组织；3.皮层；4.内皮层；5.韧皮部；6.形成层；7.木质部；8.髓部。

● 图 11-18　薄荷(茎)横切面图

等。温度稍低时即析出大量无色薄荷脑结晶体。叶尚含苏氨酸、丙氨酸、谷氨酸、天冬酰胺等多种游离氨基酸及黄酮类化合物。对薄荷不同生长期鲜叶含油及薄荷脑含量研究结果表明：叶片中含油量以盛蕾期为最高，而原油含薄荷脑量则以盛花期最高。

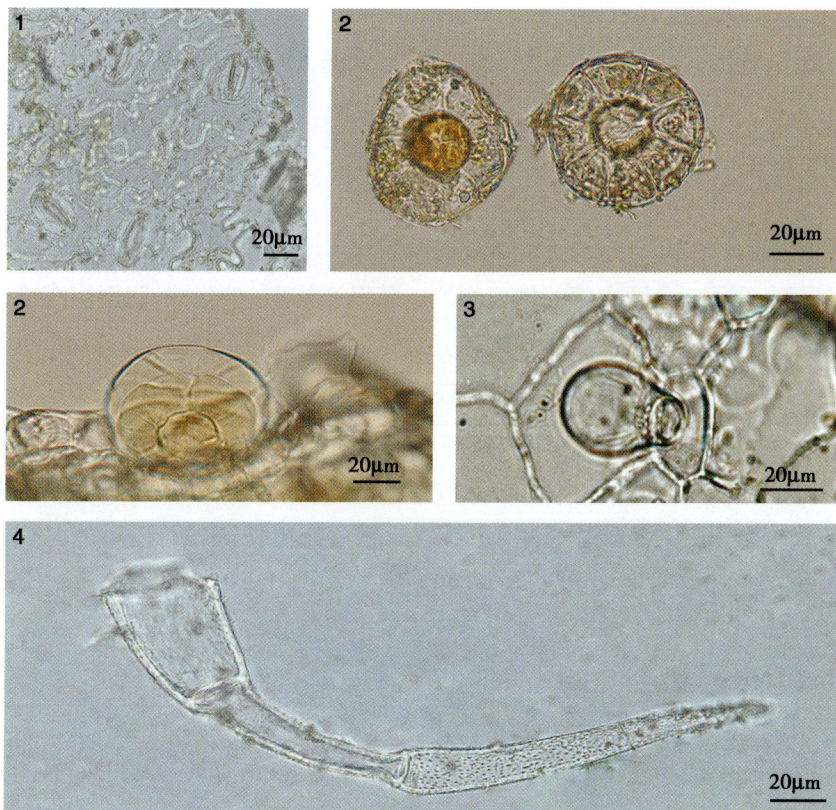

1.表皮细胞及气孔；2.腺鳞(顶面观及侧面观)；3.小腺毛；4.非腺毛。

● 图 11-19　薄荷粉末图

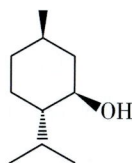

薄荷脑

【理化鉴别】

1. 取本品叶的粉末,经微量升华得油状物,加硫酸及香草醛结晶,初显黄色至橙黄色,再加水,即变紫红色。

2. 薄层色谱鉴别　粗粉无水乙醇超声提取液作为供试品溶液。以薄荷对照药材和薄荷脑对照品作对照,照薄层色谱法,用硅胶 G 薄层板,以甲苯-乙酸乙酯(9∶1)为展开剂展开,取出,晾干,喷以2%对二甲氨基苯甲醛的40%硫酸乙醇溶液,在80℃加热至斑点显色清晰,置紫外光(365nm)下检视。供试品色谱中,在与对照药材色谱和对照品色谱相应的位置上,显相同颜色的荧光斑点。

【质量评价】

1. 经验鉴别　以叶多、色绿深、气味浓者为佳。

2. 检查　叶不得少于30%。

3. 含量测定　按挥发油测定法测定,药材含挥发油不得少于 0.80%(ml/g),饮片不得少于 0.40%(ml/g)。按气相色谱法测定,按干燥品计算,药材含薄荷脑($C_{10}H_{20}O$)不得少于 0.20%,饮片含薄荷脑($C_{10}H_{20}O$)不得少于 0.13%。

【性味功效】 性凉,味辛。疏散风热,清利头目,利咽,透疹,疏肝行气。

泽兰　Lycopi Herba

为唇形科植物毛叶地瓜儿苗 *Lycopus lucidus* Turcz. var. *hirtus* Regel 的干燥地上部分。夏、秋二季茎叶茂盛时采割,晒干。全国大部分地区均产。茎呈方柱形,少分枝,四面均有浅纵沟,长 50～100cm,直径 0.2～0.6cm;表面黄绿色或带紫色。节处紫色明显,有白色茸毛;质脆,断面黄白色,髓部中空。叶对生,有短柄或近无柄;叶片多皱缩,展平后呈披针形或长圆形,长 5～10cm;上表面黑绿色或暗绿色,下表面灰绿色,密具腺点,两面均具有短毛;先端尖,基部渐狭,边缘有锯齿。轮伞花序腋生,花冠多脱落,苞片及花萼宿存,小苞片披针形,有缘毛,花萼钟形,5 齿。气微,味淡。以质嫩、叶多、色绿者为佳。主要含挥发油、葡萄糖苷、鞣质和树脂、黄酮苷、酚类、氨基酸及糖类。性微温,味苦、辛。活血调经,祛瘀消痈,利水消肿。

香薷　Moslae Herba

为唇形科植物石香薷 *Mosla chinensis* Maxim. 或江香薷 *Mosla chinensis* 'Jiangxiangru' 的干燥地上部分。前者习称"青香薷",后者习称"江香薷"。江香薷在夏秋抽穗开花时采割,去净杂质,晒干。青香薷则于夏季开花前采割,去净杂质,晒干。青香薷主产于广东、广西、福建、湖南等省区;江香薷主产于江西、浙江。青香薷长 30～50cm,基部紫红色,上部黄绿色或淡黄色,全体密被白色茸毛。茎方柱形,直径 1～2mm,节明显,节间长 4～7cm;质脆,易折断。叶对生,多皱缩或脱落,叶片展平后呈长卵形或披针形,暗绿色或黄绿色,边缘有 3～5 个疏浅锯齿。穗状花序顶生及腋生,苞片圆卵形或圆倒卵形,脱落或残存;花萼宿存,钟状,淡紫红色或灰绿色,先端 5 裂,密被茸毛。小坚果 4 枚,直径 0.7～1.1mm,近圆球形,具网纹。气清香而浓,味微辛而凉。江香薷长 55～66cm,表面黄绿色,质较柔软。叶边缘有 5～9 个疏浅锯齿。果实直径 0.9～1.4mm,表面具疏网纹。以枝嫩、穗多、香气浓者为佳。青香薷含挥发油约 2%,油中主含香荆芥酚(carvacrol,约 72%)、麝香草酚(thymol)以及对-聚伞花素(*p*-cymene)等。江香薷含挥发油 0.10%,油中含香荆芥酚 10.15%,麝香草酚 9.82%等。香荆芥酚、麝香草酚是抗菌抗病毒的主要成分。性微温,味辛。具有发汗解表,化湿和中的功效。

肉苁蓉▲　Cistanches Herba

【来源】 为列当科(Orobanchaceae)植物肉苁蓉 *Cistanche deserticola* Y. C. Ma 或管花肉苁蓉 *C. tubulosa* (Schenk) Wight 干燥带鳞叶的肉质茎。多于春季苗未出土或刚出土时采挖,除去花序,切段,晒干。通常将鲜品置沙土中半埋半露,较全部曝晒干得快,干后即为甜大芸(淡大芸),质佳。秋季采收者因水分大,不易干燥,故将肥大者投入盐湖中腌 1～3 年(盐大芸),质量较次,药用时须洗去盐分。

【产地】 肉苁蓉主产于内蒙古、新疆、陕西、甘肃等省区。以内蒙古产量最大。管花肉苁蓉主产于新疆。

【性状鉴别】

1. 药材　肉苁蓉:呈扁圆柱形,稍弯曲,长3~15cm,直径2~8cm。表面棕褐色或灰棕色,密被覆瓦状排列的肉质鳞叶,通常鳞叶先端已断。体重,质硬,微有柔性,不易折断。断面棕褐色,有淡棕色点状维管束,排列成波状环纹。气微,味甜、微苦(图11-20-1)。

管花肉苁蓉:扁纺锤形或纺锤形,长5~25cm,宽2.5~9cm,茎上部鳞叶密集,鳞叶三角形,基部宽阔,多数断落后留下极密的叶基痕。表面棕褐色至黑褐色。质坚硬,难折断,断面颗粒状,灰棕色至灰褐色,散生点状维管束。

2. 饮片　肉苁蓉:呈不规则形的厚片。表面棕褐色或灰棕色。有的可见肉质鳞叶。切面有淡棕色或棕黄色点状维管束,排列成波状环纹。气微,味甜、微苦(图11-20-2)。

管花肉苁蓉:切面散生点状维管束。

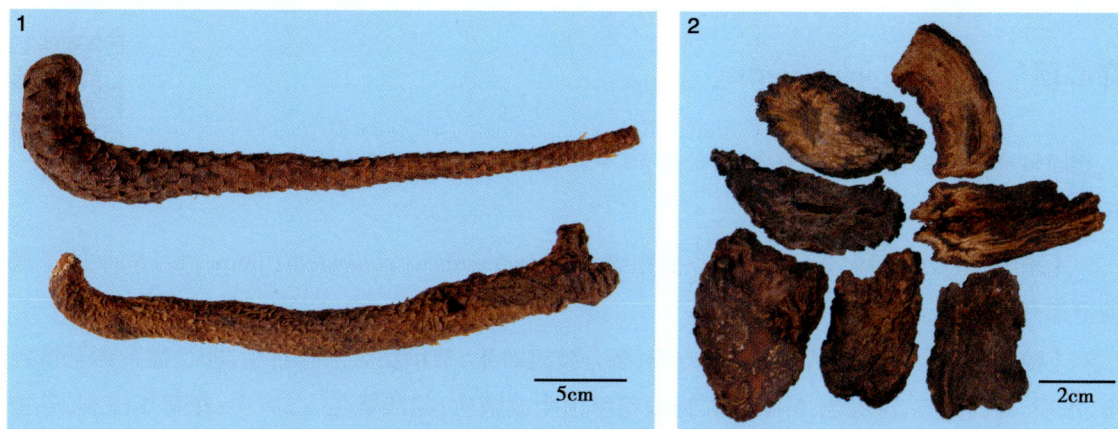

1.肉苁蓉药材图; 2.肉苁蓉饮片图。

● 图11-20　肉苁蓉药材及饮片图

【显微鉴别】　横切面　肉苁蓉:①表皮为1列扁平细胞,外被有角质层。②外侧细胞含黄色或淡黄棕色色素。③皮层由数十层薄壁细胞组成。④中柱维管束排列成波状弯曲的环。⑤木质部导管多数成群。⑥髓射线明显,髓部呈星状。⑦薄壁细胞中充满淀粉粒。

管花肉苁蓉:横切面维管束散生,中心无髓。

【化学成分】　主要含苯乙基苷类,其中有:肉苁蓉苷A、B、C、H和松果菊苷(echinacoside)、类叶升麻苷、新疆肉苁蓉苷、2″-乙酰基类叶升麻苷(又名洋丁香酚苷)及类叶升麻苷异构体、毛蕊花糖苷(verbascoside)。此外,还含鹅掌楸苷、胡萝卜苷、甜菜碱、β'-谷甾醇和甘露醇;水溶性的N,N'-二甲基甘氨酸甲酯尚含苯丙氨酸、缬氨酸、亮氨酸等15种氨基酸;琥珀酸、三十六烷醇和多糖类等。

【质量评价】

1. 经验鉴别　以条粗壮、密被鳞片、色棕褐、质柔润者为佳。

2. 浸出物　按醇溶性浸出物测定项下冷浸法测定,肉苁蓉稀乙醇浸出物不得少于35.0%,管花肉苁蓉不得少于25.0%。

3. 含量测定　按高效液相色谱法测定,肉苁蓉含松果菊苷($C_{35}H_{46}O_{20}$)和毛蕊花糖苷

（$C_{29}H_{36}O_{15}$）的总量不得少于 0.30%；管花肉苁蓉不得少于 1.5%。

【性味功效】 性温，味甘、咸。补肾阳，益精血，润肠通便。

锁阳 Cynomorii Herba

为锁阳科（Cynomoriaceae）植物锁阳 *Cynomorium songaricum* Rupr. 的干燥肉质茎。春季采挖，除去花序，切段，晒干。主产于内蒙古、宁夏、新疆、甘肃等省区。呈扁圆柱形，微弯曲，长 5～15cm，直径 1.5～5cm。表面棕色至棕褐色，粗糙，具明显纵沟及不规则凹陷，有的残存三角形的黑棕色鳞片。体重，质硬，难折断，断面浅棕色或棕褐色，有黄色三角状维管束。气微，味甘而涩。以体肥大、色红、坚实、断面粉性、不显筋脉者为佳。主含三萜类成分如锁阳萜、熊果酸等；还含挥发油，花色苷，鞣质，脯氨酸等多种氨基酸及糖类。性温，味甘。具有补肾阳，益精血，润肠通便的功效。

穿心莲★ Andrographis Herba

1954 年被《印度药典》收载。20 世纪 50 年代起我国广东、福建民间有引种栽培。现已收载于《中国药典》。

【来源】 为爵床科（Acanthaceae）植物穿心莲 *Andrographis paniculata*（Burm. f.）Nees 的干燥地上部分。

【植物形态】 一年生草本，茎四方形，多分枝且对生，节稍膨大。叶对生，卵状披针形至披针形，纸质，叶面光亮，深绿色，叶柄短。圆锥花序顶生或腋生；花淡紫色，二唇形；花萼 5 深裂，外被腺毛；花冠唇瓣向外反卷，外面有毛，下唇三裂，内面有紫色花斑；雄蕊 2 枚；子房上位，2 室。蒴果长椭圆形至线形，似橄榄状，2 瓣裂；种子多数。花期 5～9 月，果期 7～10 月（图 11-21）。

【采收加工】 秋初茎叶茂盛时采割，晒干。

【产地】 主要栽培于广东、广西、福建等省区。现云南、四川、江西、江苏等省也有栽培。

【性状鉴别】

1. 药材 茎呈方柱形，多分枝，长 50～70cm，节稍膨大；质脆，易折断。单叶对生，叶柄短或近无柄；叶片皱缩、易碎，完整者展平后呈披针形或卵状披针形，长 3～12cm，宽 2～5cm，先端渐尖，基部楔形下延，

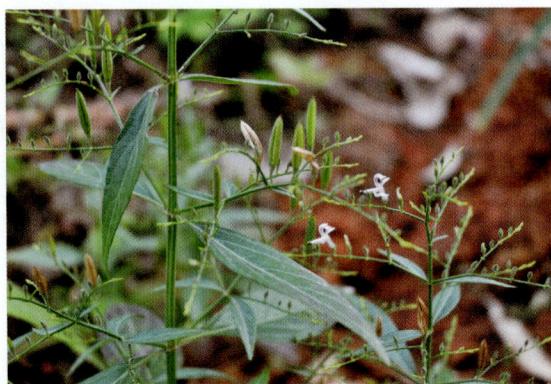

● 图 11-21 穿心莲 *Andrographis paniculata* (Burm. f.)Nees

全缘或波状；上表面绿色，下表面灰绿色，两面光滑。气微，味极苦。

2. 饮片 呈不规则的段。茎方柱形，节稍膨大。切面不平坦，具类白色髓。叶片多皱缩或破碎，完整者展平后呈披针形或卵状披针形，先端渐尖，基部楔形下延，全缘或波状；上表面绿色，下表面灰绿色，两面光滑。气微，味极苦（图 11-22）。

【显微鉴别】

1. 叶横切面 ①上表皮细胞类方形或长方形,下表皮细胞较小,上、下表皮均含有圆形、长椭圆形或棒状钟乳体(碳酸钙结晶)的晶细胞;并有腺鳞,有的可见非腺毛。②栅栏组织为1~2列细胞,贯穿于主脉上方;海绵组织排列疏松。③主脉维管束外韧型,呈凹槽状,木质部上方薄壁组织内亦有晶细胞(图11-23)。

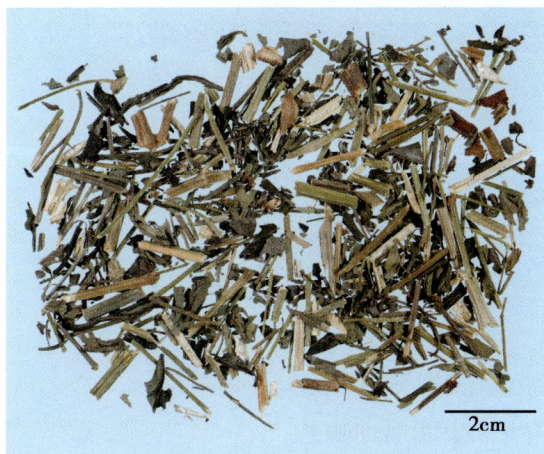

● 图11-22 穿心莲饮片图

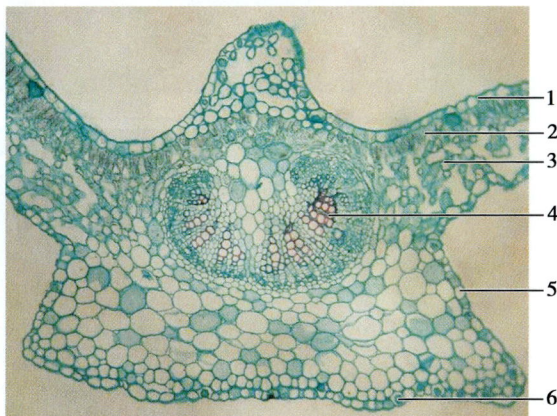

1. 上表皮; 2. 栅栏组织; 3. 海绵组织; 4. 主脉维管束; 5. 下表皮; 6. 晶细胞。

● 图11-23 穿心莲(叶)横切面图

2. 叶粉末 鲜绿色。①上下表皮均有增大的晶细胞,内含大型螺状钟乳体,直径约至32μm,长约至180μm,较大端有脐样点痕,层纹波状。②下表皮气孔直轴式,副卫细胞大小悬殊,少数为不定式。③腺鳞头部扁球形,具4、6或8个细胞,直径27~33μm,腺柄仅3μm。④非腺毛具1~4个细胞,长至160μm,基部直径至40μm,表面有角质线纹(图11-24)。

【化学成分】 含大量苦味素,为二萜内酯类化合物:主要为穿心莲内酯(andrographolide,$C_{20}H_{30}O_5$)、新穿心莲内酯(neoandrographolide,为一种苷类)、14-去氧穿心莲内酯(14-deoxyandrographolide)和脱水穿心莲内酯(deoxyandrographolide)等。又从叶中分离出汉黄芩素、异高黄芩素、千层纸黄素 A。另含β-谷甾醇-D-葡萄糖苷、缩合性鞣质、蜡及氯化钾、氯化钠等。

穿心莲内酯等苦味素是抗菌和抗钩端螺旋体的有效成分。穿心莲内酯在叶中的含量达2%~5%。10~11月开花前采收,若迟到次年1月,其含量降至0.5%。

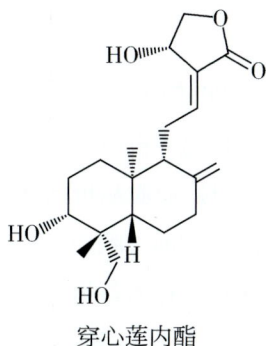

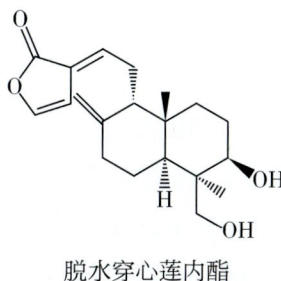

穿心莲内酯

脱水穿心莲内酯

【理化鉴别】 粉末40%甲醇超声提取液作为供试品溶液。以穿心莲对照药材及为对照,按

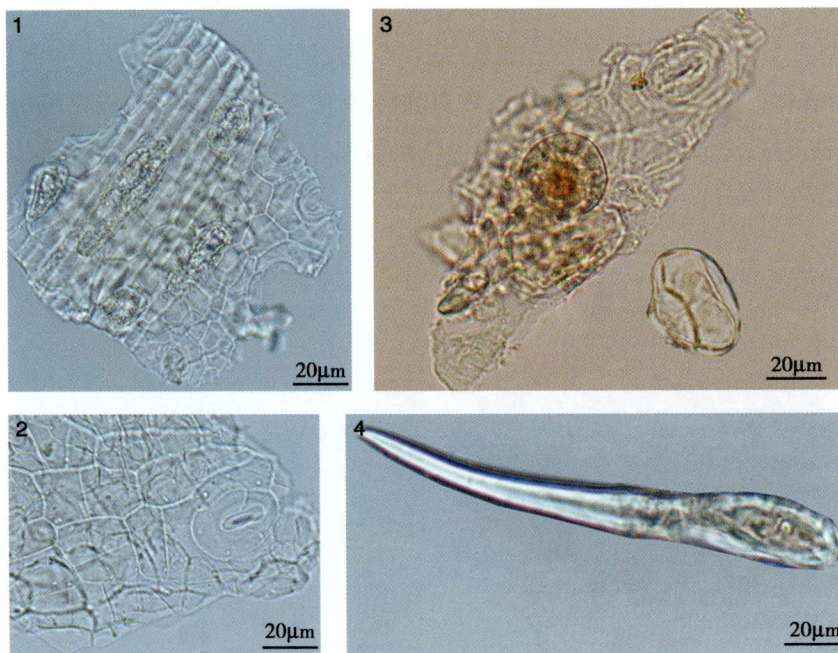

1.钟乳体；2.表皮细胞及钟乳体；3.腺鳞；4.非腺毛。

● 图 11-24　穿心莲(叶)粉末图

薄层色谱法,用硅胶 G 薄层板,以三氯甲烷-甲苯-甲醇(8∶1∶1)为展开剂展开,取出,晾干,喷以 10%硫酸乙醇溶液,在105℃加热至斑点显色清晰,在紫外光(365nm)下检视。供试品色谱中,在与对照药材色谱和对照品色谱相应的位置上,显相同颜色的荧光斑点。

【质量评价】

1. 经验鉴别　以色绿、叶多者为佳。

2. 检查　叶不得少于30%。

3. 浸出物　按醇溶性浸出物测定项下热浸法测定,乙醇浸出物不得少于8.0%。

4. 含量测定　按高效液相色谱法测定,本品含穿心莲内酯($C_{20}H_{30}O_5$)、新穿心莲内酯($C_{26}H_{40}O_8$)、14-去氧穿心莲内酯($C_{20}H_{30}O_4$)和脱水穿心莲内酯($C_{20}H_{28}O_4$)的总量不得少于1.5%。

【性味功效】　性寒,味苦。清热解毒,凉血,消肿。

白花蛇舌草　Hedyotidis Diffusae Herba

为茜草科(Rubiaceae)植物白花蛇舌草 *Hedyotis diffusa* Willd. 的干燥或新鲜全草。夏秋季采收全草,洗净,晒干或鲜用。主产于广东、广西、福建,长江以南其他各省亦产。扭缠成团状,灰绿色或灰棕色。主根1条,须根纤细,淡灰棕色。茎细而卷曲,具纵棱,质脆易折断,中央有白色髓部。叶对生,多破碎,极皱缩,易脱落,完整叶片线形;有托叶,长1~2mm,膜质,下部联合,顶端有细齿。花常单生或对生于叶腋,多具梗。蒴果扁球形,顶端有4枚宿存的萼齿。全草含齐墩果酸,熊果酸,对-香豆酸,豆甾醇,β-谷甾醇-D-葡萄糖苷等。性凉,味甘、淡。具有清热解毒,利尿消肿,活血止痛的功效。

茵陈▲ Artemisiae Scopariae Herba

【来源】 为菊科(Compositae)植物滨蒿 *Artemisia scoparia* Waldst. et Kit. 或茵陈蒿 *A. capillaris* Thunb. 的干燥地上部分。春季幼苗高 6~10cm 时采收或秋季花蕾长成至花初开时采割,除去杂质和老茎,晒干。春季采收的习称"绵茵陈",秋季采收的习称"花茵陈"。

【产地】 滨蒿主产于东北地区及河北、山东等省。茵陈蒿主产于陕西、山西、安徽等省。以陕西所产者质量最佳(西茵陈)。

【性状鉴别】

1. 绵茵陈 多卷曲成团状,灰白色或灰绿色,全体密被白色茸毛,绵软如绒。茎细小,长 1.5~2.5cm,直径 0.1~0.2cm,除去表面白色茸毛后可见明显纵纹;质脆,易折断。叶具柄;展平后叶片呈一至三回羽状分裂,叶片长 1~3cm,宽约 1cm;小裂片卵形或稍呈倒披针形、条形,先端锐尖。气清香,味微苦(图 11-25-1)。

2. 花茵陈 茎呈圆柱形,多分枝,长 30~100cm,直径 0.2~0.8cm;表面淡紫色或紫色,有纵条纹;被短柔毛;体轻,质脆,断面类白色。叶密集,或多脱落;下部叶二至三回羽状深裂,裂片条形或细条形,两面密被白色柔毛;茎生叶一至二回羽状全裂,基部抱茎,裂片细丝状。头状花序卵形,多数集成圆锥状,长 1.2~1.5mm,直径 1~1.2mm,有短梗;总苞片 3~4 层,卵形,苞片 3 裂;外层雌花 6~10 个,可多达 15 个,内层两性花 2~10 个。瘦果长圆形,黄棕色。气芳香,味微苦(图 11-25-2)。

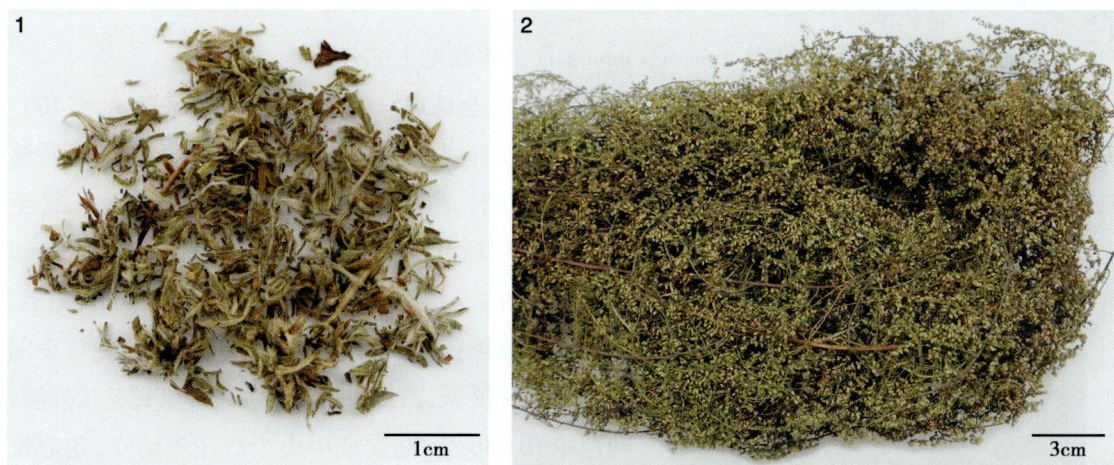

1.绵茵陈药材图; 2.花茵陈药材图。

● 图 11-25 茵陈药材图

【显微鉴别】 绵茵陈粉末 灰绿色。①非腺毛"T"字形,长 600~1 700μm,中部略折成"V"字形,两臂不等长,细胞壁极厚,胞腔多呈细缝状,柄具 1~2 个细胞。②叶下表皮细胞垂周壁波状弯曲,气孔不定式,副卫细胞 3~5 个。③腺毛较小,顶面观呈椭圆形或鞋底状,细胞成对叠生。

【化学成分】 滨蒿:①含挥发油类:主要有 α-、β-蒎烯、茵陈二炔、侧柏醇等。②香豆素类:主要有滨蒿内酯(scoparone)、东莨菪内酯等。③黄酮类:有 7-O-甲基香橙素、蓟黄素等。此外,还含对羟基苯乙酮、绿原酸(chlorogenic acid)等。

茵陈蒿:①含挥发油类:主要有 α-、β-蒎烯、茵陈二炔、茵陈二炔酮、茵陈炔酮等。②香豆素类:主要有滨蒿内酯、东莨菪内酯等。③黄酮类:有鼠李柠檬素、滨蓟黄素等。此外,还有绿原酸、茵陈色原酮等。

滨蒿内酯有明显的解热、保肝、利胆、抗病毒作用,绿原酸具抗菌、抗病毒、抗肿瘤、抗氧化等作用。

【质量评价】

1. 经验鉴别　以质嫩、绵软、色灰白、香气浓者为佳。

2. 浸出物　绵茵陈:按水溶性浸出物测定项下热浸法测定,不得少于 25.0%。

3. 含量测定　按高效液相色谱法测定,绵茵陈含绿原酸($C_{16}H_{18}O_9$)不得少于 0.50%;花茵陈含滨蒿内酯($C_{11}H_{10}O_4$)不得少于 0.20%。

【性味功效】　性微寒,味苦、辛。清利湿热,利胆退黄。

青蒿★　Artemisiae Annuae Herba

青蒿

《神农本草经》以青蒿为草蒿之别名,列为下品。沈括《梦溪笔谈》谓:"青蒿一类,自有二种,一种黄色,一种青色。"李时珍谓:"青蒿二月生苗,茎粗如指而肥软,茎叶色并深青,其叶嫩似茵陈,而背面俱青……七八月开细黄花,颇香,结实如麻子,中有细子。"《本草纲目》另载黄花蒿,谓:"此蒿与青蒿相似,但此蒿绿带淡黄,气辛臭。"现在全国大部分地区药用的青蒿为黄花蒿,少数地区使用青蒿。

【来源】　为菊科植物黄花蒿 *Artemisia annua* L. 的干燥地上部分。

【植物形态】　黄花蒿　一年生草本,高 40～150cm,全株黄绿色;根狭纺锤形,茎直立,高 100～200cm,有纵棱,多分枝。茎、枝、叶两面及总苞片背面无毛或初时背面微有极稀疏短柔毛,后脱落无毛。叶纸质,绿色;茎下部叶宽卵形或三角状卵形,三(至四)回羽状深裂,中部叶卵形,二(至三)回羽状深裂,上部叶小,常一次羽状细裂。头状花序球形,多数,直径 1.5～2mm,有短梗,基部有线形的小苞叶,在分枝上排成总状或复总状花序,并在茎上组成圆锥花序;总苞片 2～3 层,无毛,花序托半球形;小花均为管状,花深黄色,雌花较少围于外层 10～18 朵,雌蕊 1 枚,柱头 2 裂,呈长叉状开展;两性花 10～30 朵,结实或中央少数花不结实,花冠管状,约 1mm,花药线形,雄蕊 5 枚,聚药。瘦果小,椭圆状卵形,略扁,长约 0.7mm,无毛。花期 7～10 月,果期 9～11 月(图 11-26)。

【采收加工】　秋季花盛开时采割,除去老茎,阴干。

【产地】　出产于浙江、江苏、湖北、安徽等省。全国各地均产。

【性状鉴别】　呈圆柱形,上部多分枝,长 30～80cm,直径 0.2～0.6cm;表面黄绿色或棕黄色,具纵棱

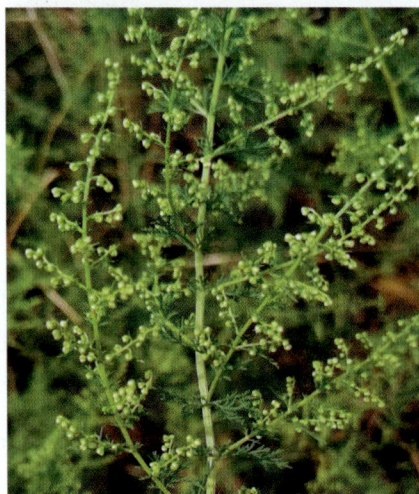

● 图 11-26　黄花蒿 *Artemisia annua* L.

线;质略硬,易折断,断面中部有髓。叶互生,暗绿色或棕绿色,卷缩易碎,完整者展平后为三回羽状深裂,裂片和小裂片矩圆形或长椭圆形,两面被短毛。气香特异,味微苦(图11-27)。

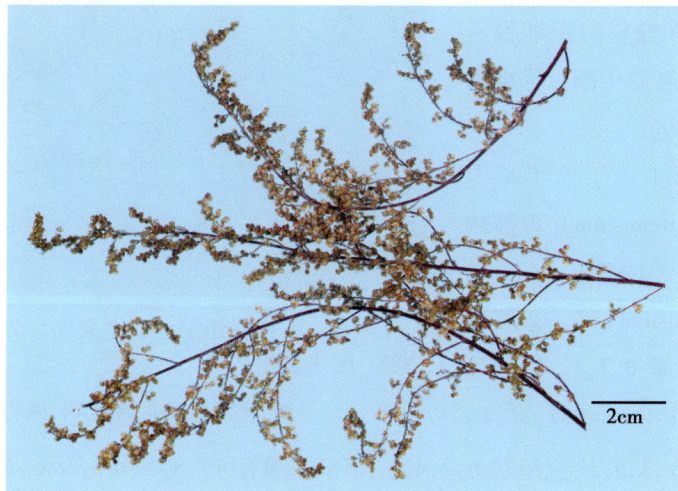

● 图 11-27　青蒿药材图

【显微鉴别】

1. 叶表面制片　①上下表皮细胞不规则,垂周壁波状弯曲,脉脊上的表皮细胞为窄长方形。②不定式气孔微突于表面,保卫细胞肾形。③腺毛呈椭圆形,常充满黄色挥发油,其两个半圆形分泌细胞的排列方向一般与最终裂片的中脉平行。④表面密布丁字形非腺毛,其臂横向延伸或在柄部着生处折成"V"字形,长240~480(~816)μm;柄细胞细小,单列,3~8个,在中脉附近可见只具柄细胞的毛(图11-28)。

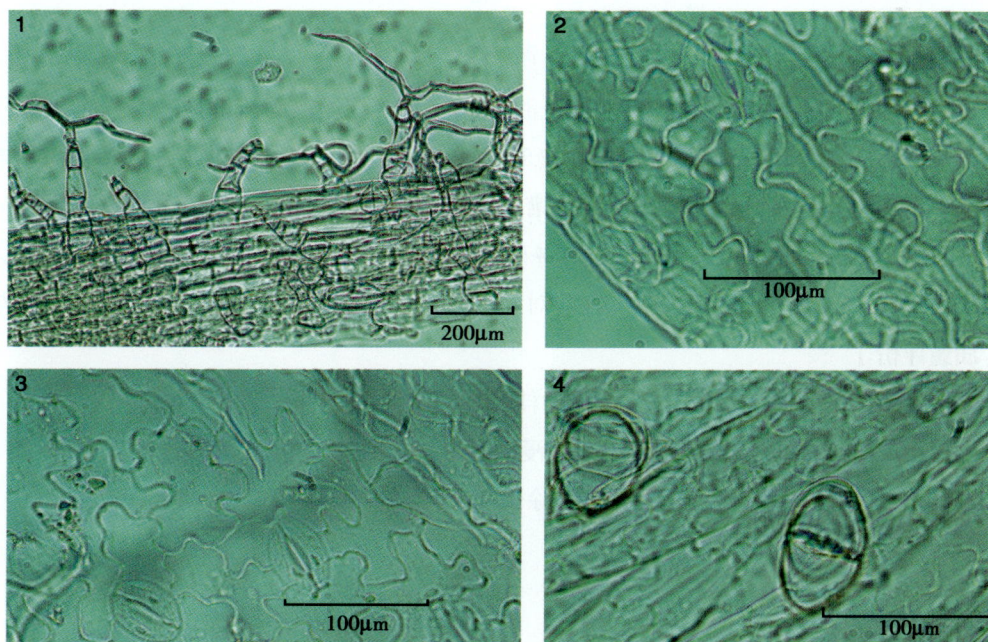

1.丁字形非腺毛; 2.表皮细胞; 3.表皮细胞及气孔; 4.腺毛。

● 图 11-28　青蒿(叶)表面特征图

2. 通过最终裂片的中脉横切面 ①表皮细胞1列,长椭圆形,排列紧密,可见有气孔、丁字毛及腺毛。②叶肉组织等面型。③上面栅栏组织细胞延续至中脉,下面于中脉处中断。④维管束位于中心(图11-29)。

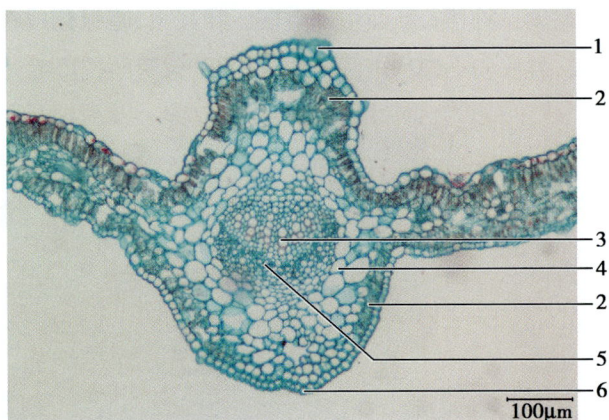

1. 上表皮; 2. 栅栏组织; 3. 木质部; 4. 叶肉组织; 5. 韧皮部; 6. 下表皮。

● 图11-29 青蒿(叶)横切面图

【化学成分】 主含①倍半萜内酯,主要有青蒿素(artemisinin)、青蒿酸(artemisic acid)、青蒿内酯(artemisic-tone)、青蒿醇(artemisinol)等。②黄酮类,主要有3,5-二羟基-6,7,3′,4′-四甲氧基黄酮醇(3,5-dihydroxy-6,7,3′,4′-tetramethoxy-flavonol),3,5,3′-三羟基-6,7,4′-三甲氧基黄酮(3,5,3′-trihydroxy-6,7,4′-trimethoxyfla-vonol)泽兰黄素(eupatorin),鼠李素(rhamnetin)等。③香豆素类,主要有香豆素(coumarin),6-甲氧基香豆素,东莨菪内酯(scopoletin)及6,8-二甲基-7-羟基香豆素等。④挥发油类,有莰烯(camphene)、异蒿酮(isoartemisia ketone)、β-蒎烯、β-丁香烯等。

倍半萜内酯类成分具有抗疟作用。

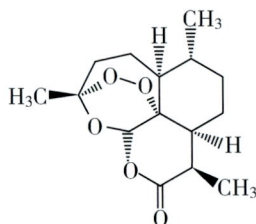

青蒿素

【理化鉴别】 薄层色谱鉴别 粉末加石油醚(60~90℃)加热回流提取,滤过,滤液蒸干,残渣加正己烷使溶解,用20%乙腈溶液振摇提取3次,合并乙腈液,蒸干,残渣加乙醇使溶解,作供试品溶液。以青蒿素对照品作对照,按薄层色谱法,用硅胶G薄层板,以石油醚(60~90℃)-乙醚(4:5)为展开剂,展开,喷以2%香草醛的10%硫酸乙醇溶液,在105℃加热至斑点显色清晰,置紫外光灯(365nm)下检视。供试品色谱中,在与对照品色谱相应的位置上,显相同颜色的荧光斑点。

【质量评价】
1. 经验鉴别 以色绿、叶多、香气浓者为佳。
2. 浸出物 按醇溶性浸出物测定项下冷浸法测定,无水乙醇浸出物不得少于1.9%。

【性味功效】 性寒,味苦、辛。清虚热,除骨蒸,解暑热,截疟,退黄。

大蓟 Cirsii Japonici Herba

为菊科植物蓟 Cirsium japonicum Fisch. ex DC. 的干燥地上部分。夏、秋二季花开时采割地上部分,除去杂质,晒干。主产于江苏、浙江、四川等省。茎呈圆柱形,基部直径可达1.2cm;表面绿褐色或棕褐色,有数条纵棱,被丝状毛;断面灰白色,髓部疏松或中空。叶皱缩,多破碎,完整叶片展平后呈倒披针形或倒卵状椭圆形,羽状深裂,边缘具不等长的针刺;上表面灰绿色或黄棕色,下表面色较浅,两面均具灰白色丝状毛。头状花序顶生,球形或椭圆形,总苞黄褐色,羽状冠毛灰白色。气微,味淡。主要含柳穿鱼叶苷(pectolinarin),另含蒙花苷(linarin)及β-谷甾醇。根含挥发油。性凉,味甘、苦。具有凉血止血,散瘀解毒消痈的功效。

小蓟　Cirsii Herba

为菊科植物刺儿菜 *Cirsium setosum*(Willd.)MB. 的干燥地上部分。夏、秋二季花开时采割,除去杂质,晒干。除西藏、云南、广东、广西外,几遍全国各地。茎呈圆柱形,有的上部分枝,长 5~30cm,直径 0.2~0.5cm,表面灰绿色或带紫色,具纵棱及白色柔毛;质脆,易折断,断面中空。叶互生,无柄或有短柄;叶片皱缩或破碎,完整者展平后呈长椭圆形或长圆状披针形,长 3~12cm,宽 0.5~3cm;全缘或微齿裂至羽状深裂,齿尖具针刺;上表面绿褐色,下表面灰绿色,两面均具白色柔毛。头状花序单个或数个顶生;总苞钟状,苞片 5~8 层,黄绿色;花紫红色。气微,味微苦。含蒙花苷、芦丁、咖啡酸、绿原酸等化学成分,具有止血、抑菌等作用。性凉,味甘、苦。具有凉血止血,散瘀止痛消痈的功效。

蒲公英　Taraxaci Herba

为菊科植物蒲公英 *Taraxacum mongolicum* Hand.-Mazz.、碱地蒲公英 *T. borealisinense* Kitam. 或同属数种植物的干燥全草。春至秋季花初开时采挖,除去杂质,洗净,晒干。全国大部分地区均产,主产于山西、河北、山东及东北地区。呈皱缩卷曲的团块。根呈圆锥状,多弯曲,长 3~7cm;表面棕褐色,抽皱;根头部有棕褐色或黄白色的茸毛,有的已脱落。叶基生,多皱缩破碎,完整叶片呈倒披针形,绿褐色或暗灰绿色,先端尖或钝,边缘浅裂或羽状分裂,基部渐狭,下延呈柄状,下表面主脉明显。花茎 1 至数条,每条顶生头状花序,总苞片多层,内面一层较长,花冠黄褐色或淡黄白色。有的可见多数具白色冠毛的长椭圆形瘦果。气微,味微苦。含蒲公英赛醇、咖啡酸等化学成分。性寒,味苦、甘。具有清热解毒,消肿散结,利尿通淋的功效。

淡竹叶　Lophatheri Herba

为禾本科植物淡竹叶 *Lophatherum gracile* Brongn. 的干燥茎叶。夏季未抽花穗前采割,晒干。主产于浙江、江苏、湖南、湖北等省。带叶的茎长 25~75cm。茎呈圆柱形,有节,表面淡黄绿色,断面中空。叶鞘开裂。叶片披针形,有的皱缩卷曲,长 5~20cm,宽 1~3.5cm;表面浅绿色或黄绿色。叶脉平行,具横行小脉,形成长方形的网格状,下表面尤为明显。体轻,质柔韧。气微,味淡。含芦竹素(arundoin)、白茅素(cylindrin)、酚性成分、氨基酸等。性寒,味甘、淡。具有清热泻火,除烦止渴,利尿通淋的功效。

石斛★ Dendrobii Caulis（附：铁皮石斛）

石斛始载于《神农本草经》，列为上品，即以"石斛"为名，又"一名林兰"；《本草经集注》记载："生石上，细实，桑灰汤沃之，色如金，形似蚱蜢者为佳"，"生栎树上者，名木斛……至虚长"；唐《新修本草》、宋《图经本草》记载石斛有2种："一种似大麦，累累相连，头生一叶，名麦斛；一种大如雀髀，名雀髀斛"；明《本草纲目》记载"石斛名义未详。其茎状如金钗之股，故古有金钗石斛之称。今蜀人栽之，呼为金钗花……经年不死，俗称为千年润……处处有之，以蜀中者为胜。"诸家本草记载石斛品种繁杂，主要为兰科石斛属多种来源植物，生六安，而其质量判断则以"细实、肉质"为佳，一般认为石上生者优于树上生者。

【来源】　为兰科植物金钗石斛 *Dendrobium nobile* Lindl.、霍山石斛 *D. huoshanense* C. Z. Tang et S. J. Cheng、鼓槌石斛 *D. chrysotoxum* Lindl. 或流苏石斛 *D. fimbriatum* Hook. 的栽培品及其同属植物近似种的新鲜或干燥茎。

【植物形态】

1. 金钗石斛　茎直立，肉质，扁圆柱形，长10～60cm，不分枝，具多节，节间长2～4cm，干后金黄色。叶革质，长圆形，先端钝，基部具抱茎的鞘。总状花序，花苞片膜质，卵状披针形；花梗和子房淡紫色，花大，白色带淡紫色先端，有时全体淡紫红色或除唇盘上具1个紫红色斑块外，其余均为白色；中萼片长圆形，先端钝，具5条脉；侧萼片相似于中萼片，先端锐尖，基部歪斜，具5条脉；花瓣多少斜宽卵形，先端钝，基部具短爪，全缘，具3条主脉和许多支脉；唇瓣宽卵形，先端钝，基部两侧具紫红色条纹并且收狭为短爪，中部以下两侧围抱蕊柱，边缘具短的睫毛，两面密布短绒毛，唇盘中央具1个紫红色大

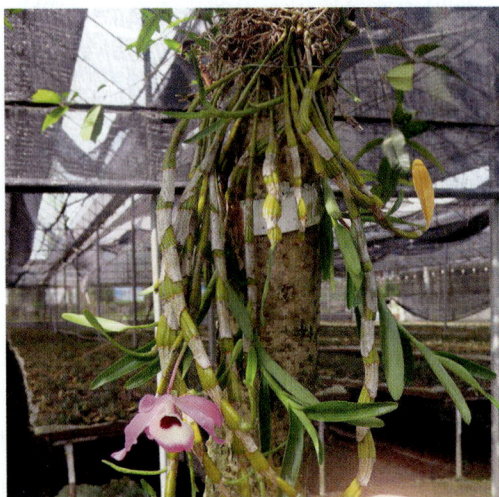

● 图11-30　金钗石斛*Dendrobium nobile* Lindl.

斑块；蕊柱绿色，长5mm，基部稍扩大，具绿色的蕊柱足；药帽紫红色，圆锥形，密布细乳突，前端边缘具不整齐的尖齿。花期4～5月（图11-30）。

2. 霍山石斛　茎直立，肉质，长3～9cm，基部上方粗0.3～1.8cm，不分枝，具3～7节，淡黄绿色，有时带淡紫红色斑点，干后淡黄色。叶革质，2～3枚互生于茎的上部，舌状长圆形，长9～21cm，宽0.5～0.7cm，先端钝并且微凹，基部具抱茎的鞘；叶鞘膜质，宿存。总状花序1～3个，从落了叶的老茎上部发出，具1～2朵花；花苞片浅白色带栗色，卵形，长0.3～0.4cm，先端锐尖；花淡黄绿色，开展；中萼片卵状披针形，先端钝，具5条脉；侧萼片镰状披针形，先端钝，基部歪斜；花瓣卵状长圆形，通常长1.2～1.5cm，宽0.6～0.7cm，先端钝，具5条脉；唇瓣近菱形，长和宽约相等，1～1.5cm、基部楔形并且具1个胼胝体，上部稍3裂；中裂片半圆状三角形，先端近钝尖，基部密生长白毛并且具1个黄色横椭圆形的斑块；蕊柱淡绿色，长约0.4cm，具长7mm的蕊柱足；药帽绿白色，近半球形，长0.15cm，顶端微凹。花期5月。

3. 鼓槌石斛　茎直立，肉质，纺锤形，长6～30cm，中部粗1.5～5cm，具2～5节间，具多数圆钝

的条棱,干后金黄色,近顶端具 2~5 枚叶。叶革质,长圆形;总状花序近茎顶端发出,花序轴粗壮,疏生多数花;花序柄基部具 4~5 枚鞘;花苞片小,膜质,花梗和子房黄色,花质地厚,金黄色,稍带香气;花瓣倒卵形,具约 10 条脉;唇瓣的颜色比萼片和花瓣深,近肾状圆形,先端浅 2 裂,基部两侧多少具红色条纹,边缘波状,上面密被短绒毛;唇盘通常呈"∧"状隆起,有时具"U"形的栗色斑块;蕊柱长约 5mm;药帽淡黄色,尖塔状。花期 3~5 月。

4. 流苏石斛 茎粗壮,斜立或下垂,质硬,圆柱形,长 50~100cm,不分枝,具多数节,干后淡黄色或淡黄褐色,节间长 3.5~4.8cm,具多数纵槽。叶二列,革质,长圆形或长圆状披针形,基部具紧抱于茎的革质鞘。总状花序,基部被数枚套叠的鞘;鞘膜质,筒状;花苞片膜质,卵状三角形;花梗和子房浅绿色;花金黄色,质地薄,开展,稍具香气;花瓣长圆状椭圆形,先端钝,边缘微啮蚀状,具 5 条脉;唇瓣比萼片和花瓣的颜色深,边缘具复流苏,唇盘具 1 个新月形横生的深紫色斑块,上面密布短绒毛;蕊柱黄色,长约 2mm,具长约 4mm 的蕊柱足;药帽黄色,圆锥形,光滑,前端边缘具细齿。花期 4~6 月。

【采收加工】 全年均可采收,鲜用者除去根和泥沙;干用者采收后,除去杂质,用开水略烫或烘软,再边搓边烘晒,至叶鞘搓净,干燥。霍山石斛 11 月至翌年 3 月采收,除去叶、根须及泥沙等杂质,洗净,鲜用,或加热除去叶鞘制成干条;或边加热边扭成螺旋状或弹簧状,干燥,称霍山石斛枫斗。

【产地】 主产于广西、广东、贵州、云南等省区。

【性状鉴别】

1. 药材 鲜石斛:呈圆柱形或扁圆柱形,长约 30cm,直径 0.4~1.2cm。表面黄绿色,光滑或有纵纹,节明显,色较深,节上有膜质叶鞘。肉质多汁,易折断。气微,味微苦而回甜,嚼之有黏性。

金钗石斛:呈扁圆柱形,长 20~40cm,直径 0.4~0.6cm,节间长 2.5~3cm。表面金黄色或黄中带绿色,有深纵沟。质硬而脆,断面较平坦而疏松。气微,味苦。

霍山石斛:干条呈直条状或不规则弯曲形,长 2~8cm,直径 1~4mm。表面淡黄绿色至黄绿色,偶有黄褐色斑块,有细纵纹,节明显,节上有的可见残留的灰白色膜质叶鞘;一端可见茎基部残留的短须根或须根痕,另一端为茎尖,较细。质硬而脆,易折断,断面平坦,灰黄色至灰绿色,略角质状。气微,味淡,嚼之有黏性。鲜品稍肥大。肉质,易折断,断面淡黄绿色至深绿色。气微,味淡,嚼之有黏性且少有渣。枫斗呈螺旋形或弹簧状,通常为 2~5 个旋纹,茎拉直后性状同干条。

鼓槌石斛:呈粗纺锤形,中部直径 1~3cm,具 3~7 节。表面光滑,金黄色,有明显凸起的棱。质轻而松脆,断面海绵状。气微,味淡,嚼之有黏性。

流苏石斛等:呈长圆柱形,长 20~150cm,直径 0.4~1.2cm,节明显,节间长 2~6cm。表面黄色至暗黄色,有深纵槽。质疏松,断面平坦或呈纤维性。味淡或微苦,嚼之有黏性。

2. 饮片 干石斛:呈扁圆柱形或圆柱形的段。表面金黄色、绿黄色或棕黄色,有光泽,有深纵沟或纵棱,有的可见棕褐色的节。切面黄白色至黄褐色,有多数散在的筋脉点。气微,味淡或微苦,嚼之有黏性(图 11-31)。

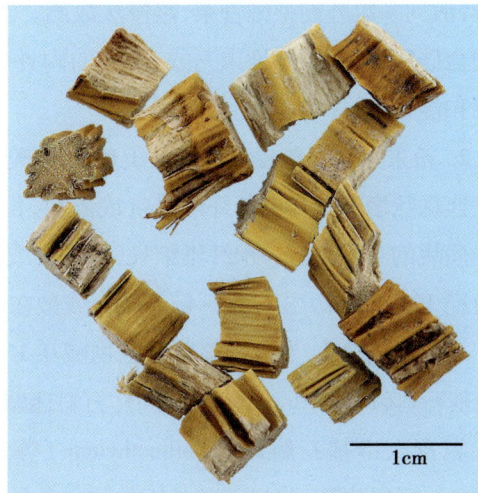

1cm

● 图 11-31 干石斛饮片图

鲜石斛：呈圆柱形或扁圆柱形的段。直径 0.4~1.2cm。表面黄绿色，光滑或有纵纹，肉质多汁。气微，味微苦而回甜，嚼之有黏性。

【显微鉴别】

1. 横切面　金钗石斛：①表皮细胞 1 列，扁平，外被鲜黄色角质层。②基本组织细胞大小较悬殊，有壁孔，散在多数外韧型维管束，排成 7~8 圈。③维管束外侧纤维束新月形或半圆形，其外侧薄壁细胞有的含类圆形硅质块，木质部有 1~3 个导管直径较大。④含草酸钙针晶细胞多见于维管束旁（图11-32）。

霍山石斛：①表皮细胞 1 列，扁平，外壁及侧壁稍增厚，微木化，外被黄色或橘黄色角质层，有的外层可见无色的薄壁细胞组成的叶鞘层。②基本薄壁组织细胞多角形，大小相似，其间散在 9~47 个维管束，近维管束处薄壁细胞较小，维管束为有限外韧型，维管束鞘纤维群呈单帽状，偶成双帽状，纤维 1~2 列，外侧纤维直径通常小于内侧纤维，有的外侧小型薄壁细胞中含有硅质块。③草酸钙针晶束多见于近表皮处薄壁细胞或近表皮处维管束旁的薄壁细胞中。

1. 表皮；2. 维管束；3. 纤维束；4. 韧皮部；5. 木质部。

● 图 11-32　石斛（金钗石斛茎）横切面图

鼓槌石斛：①表皮细胞扁平，外壁及侧壁增厚，胞腔狭长形；角质层淡黄色。②基本组织细胞大小差异较显著。多数外韧型维管束略排成 10~12 圈。③木质部导管大小近似。有的可见含草酸钙针晶束细胞。

流苏石斛等：①表皮细胞扁圆形或类方形，壁增厚或不增厚。②基本组织细胞大小相近或有差异，散列多数外韧型维管束，略排成数圈。③维管束外侧纤维束新月形或呈帽状，其外缘小细胞有的含硅质块；内侧纤维束无或有，有的内外侧纤维束连接成鞘。④有的薄壁细胞中含草酸钙针晶束和淀粉粒。

2. 粉末　灰绿色或灰黄色。①角质层碎片黄色；表皮细胞表面观呈长多角形或类多角形，垂周壁连珠状增厚。②束鞘纤维成束或离散，长梭形或细长，壁较厚，纹孔稀少，周围具排成纵行的含硅质块的小细胞。③木纤维细长，末端尖或钝圆，壁稍厚。④网纹导管、梯纹导管或具缘纹孔导管直径 12~50μm。⑤草酸钙针晶成束或散在（图11-33）。

【化学成分】　金钗石斛茎含生物碱 0.3%，主要含石斛碱（dendrobine）、石斛次碱（nobilonine）、6-羟基石斛碱（6-hydroxydendrobine）、石斛迷碱（dendroxine）、6-羟基石斛迷碱、4-羟基石斛迷碱、石斛酯碱及次甲基石斛碱（nobilmethylene）等。鲜茎含挥发油，主要成分为柏泪醇（manool），占 50.46%，另有单萜、倍半萜及其衍生物。此外，尚含毛兰素（erianin）、石斛酚（dendrophenol）以及多糖类等化学成分。

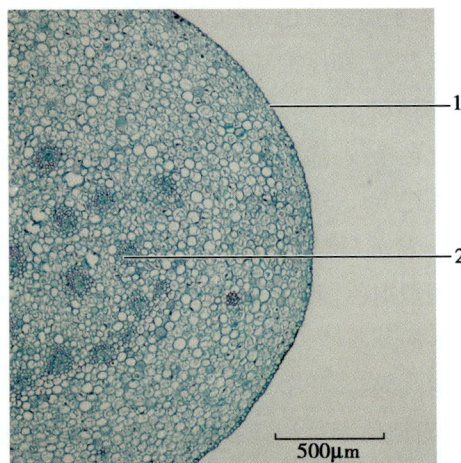

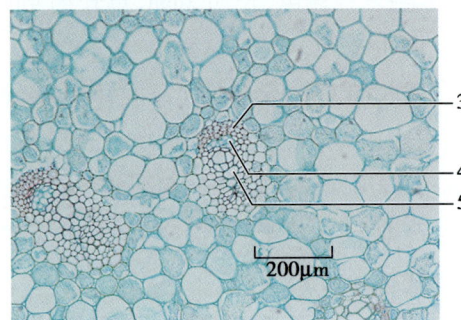

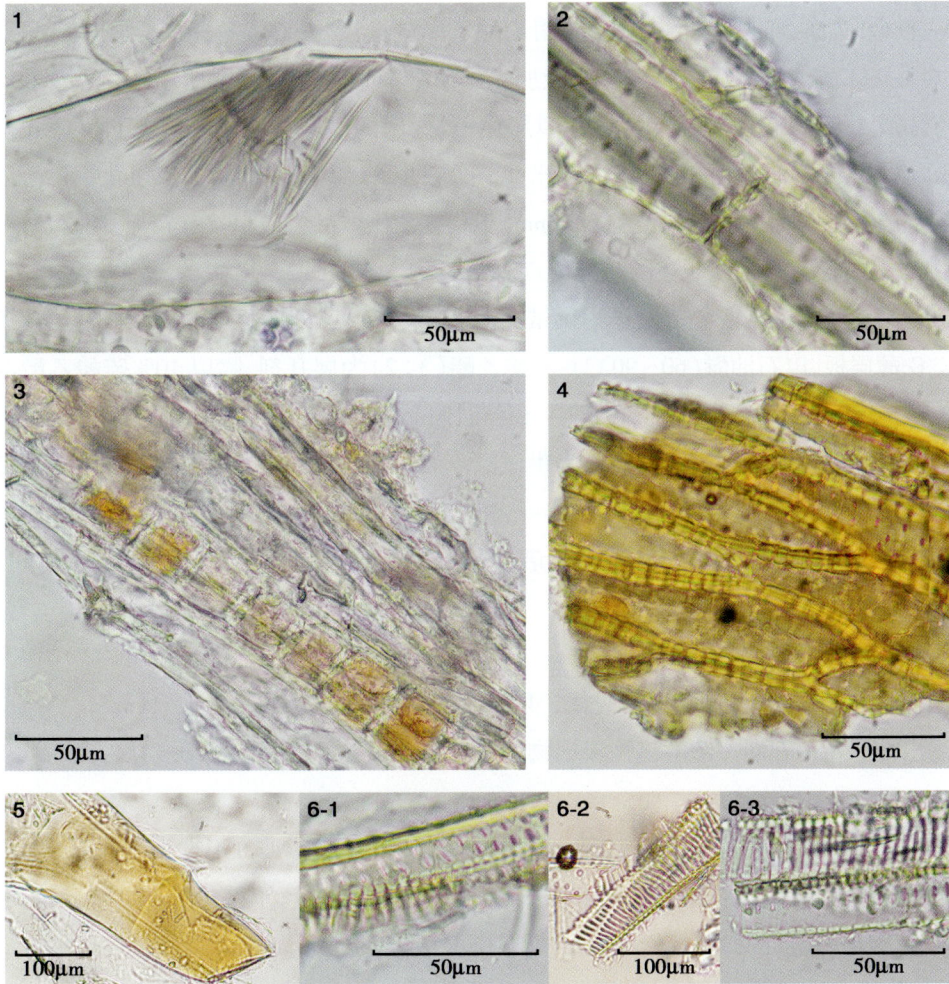

1.草酸钙针晶；2.木纤维；3.束鞘纤维及硅质块；4.表皮细胞；5.角质层；6.导管
(6-1.具缘纹孔导管,6-2.梯纹导管,6-3.网纹导管)。

● 图 11-33 石斛粉末图

石斛生物碱主要有抗肿瘤、解热镇痛作用,酚类主要有抗氧化、抗衰老作用,多糖主要有调节免疫、降血糖等作用。

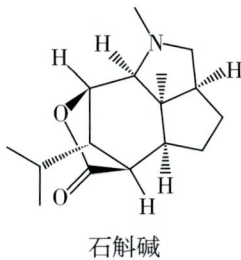

石斛碱

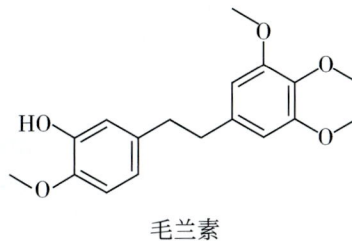

毛兰素

【理化鉴别】 薄层色谱鉴别:

1. 金钗石斛　本品甲醇提取液作为供试品溶液。以石斛碱对照品作对照,按薄层色谱法,用硅胶 G 薄层板,以石油醚(60～90℃)-丙酮(7:3)为展开剂,喷以碘化铋钾试液。供试品色谱中,在与对照品色谱相应的位置上,显相同颜色的斑点。

2. 霍山石斛　本品粉末无水甲醇超声处理,滤过,滤液回收溶剂至干,残渣加水使溶解,用石油醚(60~90℃)洗涤,弃去石油醚液,水液用乙酸乙酯洗涤,弃去乙酸乙酯液,用水饱和正丁醇振摇提取,合并正丁醇液,回收溶剂至干,残渣加无水甲醇1ml使溶解,作为供试品溶液。以霍山石斛对照药材和夏佛塔苷对照品作对照,照薄层色谱法,用聚酰胺薄膜,以乙醇-丁酮-乙酰丙酮-水(4∶4∶1∶17)为展开剂,20℃以下展开,取出,晾干,在105℃烘干,喷以5%三氯化铝乙醇溶液,在105℃加热约3分钟,取出,在紫外光灯(365nm)下检视。供试品色谱中,在与对照药材色谱和对照品色谱相应的位置上,显相同颜色的荧光斑点。

3. 鼓槌石斛　本品甲醇提取液作为供试品溶液。取毛兰素对照品作对照。按薄层色谱法,用高效硅胶 G 薄层板,以石油醚(60~90℃)-乙酸乙酯(3∶2)为展开剂,喷以 10%硫酸乙醇溶液,在105℃加热至斑点显色清晰。供试品色谱中,在与对照品色谱相应的位置上,显相同颜色的斑点。

4. 流苏石斛等　本品甲醇提取液作为供试品溶液。取石斛酚对照品作对照。按薄层色谱法,用高效硅胶 G 薄层板,以石油醚(60~90℃)-乙酸乙酯(3∶2)为展开剂,喷以 10%硫酸乙醇溶液,在105℃加热至斑点显色清晰。供试品色谱中,在与对照品色谱相应的位置上,显相同颜色的斑点。

【质量评价】

1. 经验鉴别　干品以色金黄、有光泽、质柔韧者为佳。

2. 浸出物　霍山石斛　照醇溶性浸出物测定项下热浸法测定,用乙醇作溶剂,干品不得少于8.0%。

3. 含量测定　按气相色谱法测定,金钗石斛含石斛碱($C_{16}H_{25}NO_2$)不得少于 0.40%。按紫外-可见分光光度法测定,霍山石斛含多糖以无水葡萄糖($C_6H_{12}O_6$)计,不得少于 17.0%。按高效液相色谱法测定,鼓槌石斛含毛兰素($C_{18}H_{22}O_5$)不得少于 0.030%。

【性味功效】　性微寒,味甘。益胃生津,滋阴清热。

【附药】　铁皮石斛　Dendrobii Officinalis Caulis

为兰科植物铁皮石斛 *Dendrobii Officinalis* Kimura et Migo 的干燥茎。11月至翌年 3 月采收,除去杂质,减去部分须根,边加热边扭成螺旋形或弹簧形,烘干;或切成段,干燥或低温烘干,前者习称为"铁皮枫斗"(耳环石斛);后者习称为"铁皮石斛"。铁皮枫斗呈螺旋状或弹簧状。通常 2~6 个旋纹。表面黄绿色或略带金黄色,有细纵皱纹,节明显,节上有时可见残留的灰白色叶鞘;一端可见茎基部留下的短须根。质坚实,易折断,断面平坦,灰白色至灰绿色,略角质状。气微,味淡,嚼之有黏性。铁皮石斛呈圆柱形的段,长短不等。主要含多糖、氨基酸及少量生物碱,有增强免疫、抗疲劳、抗肿瘤、降血糖、解热等作用。性微寒,味甘。益胃生津,滋阴清热。

第十一章同步练习

第十二章 藻、菌、地衣类中药

第一节 概述

　　藻类(algae)、菌类(fungi)和地衣类(lichenes)均为低等植物。在形态上无根、茎、叶的分化,是单细胞或多细胞的叶状体或菌丝体,可以分枝或不分枝。在构造上一般无组织分化,无中柱和胚胎。

一、藻类中药

　　藻类为自养原植体植物(autotrophic thallophyte),含有叶绿素、胡萝卜素、叶黄素等不同的色素,能进行光合作用,并且不同颜色的藻类还含有其他不同的副色素,如褐藻含有藻褐素而呈褐色,红藻含有藻红素而呈红色。

　　藻类植物形态大小不一,小的可由一个细胞组成,大的由多细胞构成,长至100m以上,重则达数百斤。藻类植物绝大多数是水生的,淡水中生长的称为淡水藻;海水中生长的称为海水藻;在活的动植物体内生长,不危害宿主的称为内生藻类;在活的动植物体内生长,但危害宿主的称为寄生藻类;与其他生物形成互利关系的称为共生藻类。

　　根据藻类光合作用色素的种类、贮存营养物质的类别、细胞核的构造、细胞壁的成分、鞭毛数目及着生的位置和类型、生殖方式和生活史等不同,通常将其分为8个门:蓝藻门(Cyanophyta)、裸藻门(Euglenophyta)、绿藻门(Chlorophyta)、轮藻门(Charophyta)、金藻门(Chrysophyta)和甲藻门(Pyrrophyta)、红藻门(Rhodophyta)、褐藻门(Phaeophyta)。其中与药用关系密切的藻类约有30余种,主要分布在褐藻门、红藻门,少数在绿藻门及蓝藻门。

　　绿藻多生活在淡水中,其植物体呈蓝绿色,主要含植物性多糖(淀粉),其次是油类。细胞壁内层为纤维素,外层为果胶质,少数具有膜质鞘。可供药用的有石莼 *Ulva lactuca* L.、孔石莼 *Ulva pertusa* Kjellm. 等。

　　红藻多生活在海水中,其植物体多呈红色至褐色,体形多为不太大的片状或纤细分支类型,少数为单细胞种类。主要含一种特殊的非水溶性多糖,称作红藻淀粉,通常以小颗粒状的形式存在于细胞质中,遇碘试液呈葡萄红色至红紫蓝色。另外,有少数红藻含可溶性的红藻糖(floridoside)。红藻细胞壁内层坚韧,由纤维素构成,外层为果胶层,在热水中果胶可溶解成琼脂糖溶液,稀酸中可分解成半乳糖。植物体多数为假薄壁组织体,少数为简单的丝状体。可供药用的有鹧鸪菜 *Caloglossa leprieurii*（Mont.）J. Ag.、海人草 *Digenea simplex*（Wulf.）C. Ag. 等。

褐藻为比较高级的藻类,多生活在海水中。植物体常呈褐色,体形较大,基部有固着器(假根),以柄与带叶(叶状部分)相连。主要含甘露醇(mannitol)和一种水溶性多糖褐藻淀粉(laminarin),尚含有褐藻氨酸(laminine)等多种氨基酸和少量的还原糖。褐藻在海水中多具有选择吸收碘质的能力,故细胞中含碘较多,如海带碘含量高达 0.34%。褐藻细胞壁内层为纤维素,外层为果胶质,内部构造有的比较复杂,分化为表皮、表层、髓及其他外部形态。可供药用的有昆布 *Ecklonia kurome* Okam.、海蒿子 *Sargassum pallidum*（Turn.）C. Ag.、海带 *Laminaria japonica* Aresch.。

藻类植物营养价值很高,各种藻类的光合作用产物及贮藏养分不同,常含丰富的蛋白质、氨基酸、维生素、矿物质等营养成分。近年来,陆续从藻类中发现一些具有抗肿瘤、抗病毒、抗真菌、抗放射性等生物活性的化合物,从藻类中寻找新的药物或先导化合物、发展保健品,前景广阔。

二、菌类中药

菌类一般无具光合作用的色素,是通过异养方式生活的一类低等植物。包括细菌门、黏菌门和真菌门,其中与药用关系密切的是细菌门和真菌门。

细菌是单细胞植物,无真正的细胞核,多数不含叶绿素,细胞壁主要由蛋白质、类脂质和多糖复合物所组成,一般不具纤维素壁。壁外有一层透明的胶状物质,称为荚膜。

真菌不同于细菌之处是具有细胞核,细胞壁(菌丝壁)大多由几丁质(chitin)组成,少数含有纤维素。储藏的养分为肝糖、油脂和菌蛋白,不含淀粉。真菌的营养体除少数原始种类是单细胞外,一般都是由伸向四周的分枝或不分枝,分隔或不分隔的菌丝(hyphae)交织在一起,组成菌丝体。菌丝的每一部分都具有潜在的生长能力,在环境条件不良或繁殖的时候,菌丝会相互交织在一起形成各种不同的菌丝组织体。常见的有菌核(sclerotium)、子实体(sporophore)、子座(stroma)和根状菌索(rhizomorph)。菌核是菌丝相互缠绕在一起形成的休眠体,质地坚硬,在适宜条件下,可萌发成菌丝体或产生子实体。子实体是真菌生殖时期形成的有一定形状和结构、能产生孢子的菌丝体。 子座是容纳子实体的褥座,是从营养阶段到繁殖阶段的一种过渡形式,由拟薄壁组织和疏丝组织构成。在子座上面产生许多子囊壳和子囊孢子,随即产生子实体。根状菌索是高等真菌的菌丝结成绳索状,外形似根,有助于真菌度过不良环境。

真菌类中药的分布以子囊菌纲和担子菌纲为最多。子囊菌的主要特征是在特殊的子囊中形成子囊孢子,如冬虫夏草、蝉花、竹黄等药用真菌。担子菌的主要特征是依靠担子形成担孢子来繁殖,药用的部分主要是真菌的子实体(如马勃、灵芝等)或菌核(如猪苓、茯苓、雷丸等)。

菌类药材常含多糖、氨基酸、生物碱、蛋白酶、甾醇和三萜类等成分。其中多糖类成分活性较为突出,如茯苓次聚糖、猪苓多糖、香菇多糖、灵芝多糖等,具有增强免疫力及抗肿瘤作用。

三、地衣类中药

地衣是由一种藻类和一种真菌高度结合的共生复合体,它们在形态、构造、生理和遗传上都已形成一个单独的生物类型。构成地衣的真菌多数为子囊菌，少数为担子菌。构成地衣的藻类是蓝藻及绿藻。

地衣的形态几乎完全由菌类决定，可分为三种类型。①壳状地衣：植物体扁平成壳状，菌丝和基质紧密相连；②叶状地衣：植物体形似叶片，仅由下表面成束的菌丝附着在基质；③枝状地衣：植物体直立，通常分枝，成丛生状，其基部附着于基质上。

叶状地衣构造可分为上皮层、藻胞层、髓层和下皮层。上皮层和下皮层均由致密交织的菌丝构成。藻胞层是在上皮层之下由少量藻类细胞聚集成一层。髓层介于藻胞层和下皮层之间，由一些疏松的菌丝和藻细胞构成，这种构造称"异层地衣"。若藻细胞在髓层中均匀分布，不在上皮层之下集中排列成一层（即无藻胞层），这种构造称"同层地衣"。枝状地衣则不分上下皮层，各层的排列是圆环状，具有致密的外皮层、薄的藻胞层及中轴型的髓层，也属异层地衣。

地衣类含特有的地衣酸，具有较强的抗菌能力。尚含地衣色素、地衣多糖、地衣淀粉以及蒽醌类等。多数地衣具有抗癌活性。

第二节　常用藻菌地衣类中药的鉴定

海藻▲　Sargassum

【来源】　为马尾藻科（Sargassaceae）植物海蒿子 *Sargassum pallidurn*（Turn.）C. Ag. 或羊栖菜 *S. fusiforme*（Harv.）Setch 的干燥藻体。前者习称"大叶海藻"，后者习称"小叶海藻"。夏、秋二季采捞，除去杂质，洗净，晒干。

【产地】　海蒿子主产于山东、辽宁等省。羊栖菜主产于浙江、福建、广东、广西等省区。

【性状鉴别】

1. 大叶海藻　皱缩卷曲，黑褐色，有的被白霜，长 30~60cm。主干呈圆柱状，具圆锥形突起，主枝自主干两侧生出，侧枝自主枝叶腋生出，具短小的刺状突起。叶型变异大，初生叶披针形或倒卵形，长 5~7cm，宽约 1cm，全缘或具粗锯齿；次生叶条形或披针形，叶腋间有着生条状叶的小枝。气囊黑褐色，球形或卵圆形，有的有柄，顶端钝圆，有的具细短尖。质脆，潮润时柔软；水浸后膨胀，肉质，黏滑。气腥，味微咸。

2. 小叶海藻　较小，长 15~40cm。分枝互生，无刺状突起。叶条形或细匙形，先端稍膨大，中空。气囊腋生，纺锤形或球形，囊柄较长。质较硬（图 12-1）。

【显微鉴别】　叶横切面　大叶海藻：
①扁平带状，叶片由表皮、皮层和髓部组

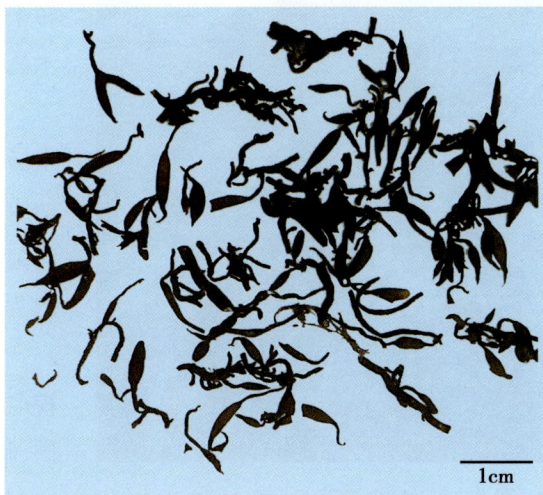

● 图 12-1　小叶海藻药材图

成。②表皮细胞排列紧密，内含深色物。③皮层细胞较大，呈长椭圆形，壁较薄，近表皮的细胞小。④髓椭圆形，细胞略小，壁略增厚。⑤主干横切面三角形，各部分构造与叶相似。

小叶海藻：椭圆形，具6~8个钝棱，细胞特征同上种。主干横切面类圆形，构造与叶相似。

【化学成分】 含褐藻酸、粗蛋白、甘露醇、钾、碘等。亦含马尾藻多糖，其组成中含 D-半乳糖、D-甘露糖、D-木糖、L-岩藻糖、D-葡糖醛酸和多肽。

【质量评价】

1. 经验鉴别 以干淡、色黑褐、枝嫩、不掺杂其他藻类与泥沙者为佳。

2. 检查 重金属及有害元素：照铅、镉、砷、汞、铜测定法测定，铅不得过 5mg/kg；镉不得过 4mg/kg；汞不得过 0.1mg/kg；铜不得过 20mg/kg。

3. 浸出物 按醇溶性浸出物测定项下热浸法测定，乙醇浸出物不得少于 6.5%。

4. 含量测定 按紫外-可见分光光度法测定，本品含海藻多糖以岩藻糖（$C_6H_{12}O_5$）计，不得少于 1.70%。

【性味功效】 性寒，味苦、咸。消痰，软坚散结，利水消肿。

冬虫夏草* Cordyceps

公元 8 世纪，藏医名著《月王药诊》首次记载冬虫夏草能"治肺部疾病"。吴仪洛谓："冬虫夏草，四川嘉定府所产者最佳，云南、贵州所产者次之。冬在土中，身活如老蚕，有毛能动，至夏则毛出土上，连身俱化为草。"与现今所用品种相符。

【来源】 为麦角菌科（Clavicepitaceae）真菌冬虫夏草菌 Cordyceps sinensis（Berk.）Sacc. 寄生在蝙蝠蛾科昆虫幼虫上的子座及幼虫尸体的干燥复合体。

【植物形态】 子座出自寄主幼虫的头部，单生，细长如棍棒状，长 4~11cm。上部为子座头部，稍膨大，呈圆柱形，长 1.5~4cm，褐色，密生多数子囊壳。子囊壳大部陷入子座中，先端突出于子座之外，卵形或椭圆形，长 273~550μm，直径 140~245μm；每一子囊壳内有许多长形的子囊，每个子囊具 2~8 个子囊孢子，通常只有 2 个成熟。分布于海拔 3 800~5 200m 的雪线下的高山草甸和灌木丛中（图 12-2）。

冬虫夏草的形成：夏季，子囊孢子从子囊内射出后，产生芽管（或从分生孢子产生芽管）侵入寄主幼虫体内生长，破坏虫体内部器官，把虫体变成充满菌丝的僵虫，冬季形成菌核，翌年夏季，从幼虫体的头部长出子座。

【采收加工】 夏初子座出土、孢子未发散时挖取，晒至六七成干，除去似纤维状的附着物及杂质，晒干或低温干燥。

【产地】 主产于四川、青海、西藏等省区。

【性状鉴别】 由虫体与从虫头部长出的真菌

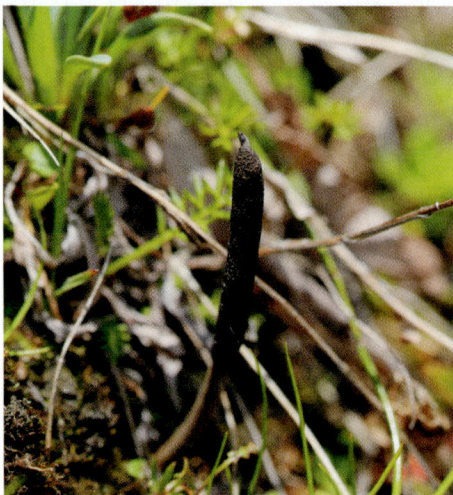

● 图 12-2 冬虫夏草 Cordyceps sinensis (Berk.) Sacc.

子座相连而成。虫体似蚕，长 3～5cm，直径 0.3～0.8cm。表面深黄色至黄棕色，有环纹 20～30 个，近头部的环纹细；头部红棕色；足 8 对，中部 4 对明显；质脆，易折断，断面略平坦，淡黄白色。子座细长圆柱形，长 4～7cm，直径 0.3cm，表面深棕色至棕褐色，有细纵皱纹，上部稍膨大，尖端有一段光滑的不育顶端。质柔韧，断面类白色。气微腥，味微苦（图 12-3）。

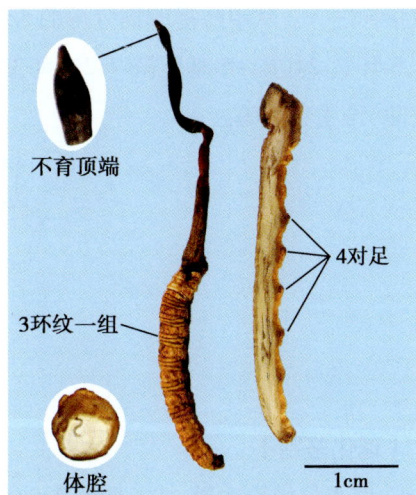

● 图 12-3　冬虫夏草药材图

【显微鉴别】　子座头部横切面　类圆形。①周围由 1 列子囊壳组成，子囊壳大部陷入子座中，先端突出于子座之外，卵形或椭圆形。②子囊壳内有多数长条状的线形子囊，每一子囊内有 2～8 个具有隔膜的子囊孢子。③子座中央充满菌丝，其间有裂隙。④子座先端不育部分无子囊壳（图 12-4）。

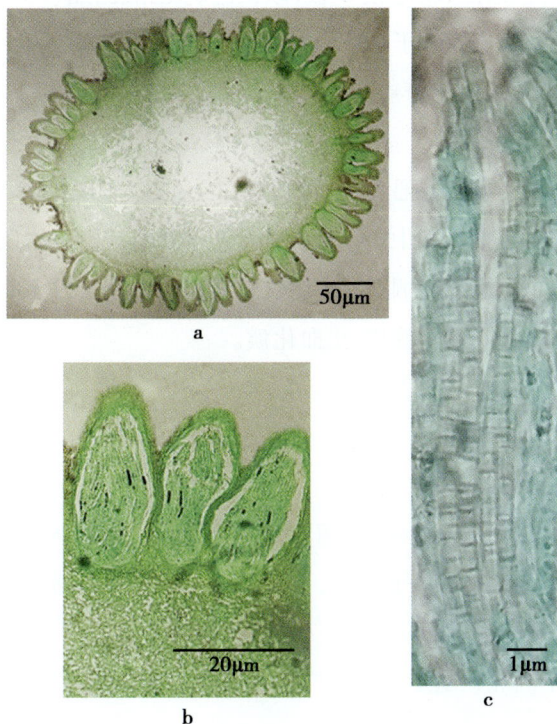

a.子座横切面；b.子囊壳放大，示子囊；c.子囊孢子。

● 图 12-4　冬虫夏草（子座）横切面图

【化学成分】　含①蛋白质、氨基酸、核苷类：目前已从冬虫夏草中分得 3'-去氧腺嘌呤核苷（cordycepin，虫草素）、腺苷（adenosine）、腺嘌呤、胸腺嘧啶、尿嘧啶、尿苷、脱氧腺苷、次黄嘌呤和次黄嘌呤核苷等成分，其中腺苷和虫草素为虫草的主要活性成分，具有抗菌和抗肿瘤作用。②多糖类成分：由甘露糖、半乳糖和葡萄糖组成，具有免疫调节、降低血糖和抗肿瘤作用。甘露醇：冬虫夏草中 D-甘露醇（虫草酸）的含量平均为 7%～9%，现已作为某些人工发酵虫草的质控指标之一。③甾醇类：虫体和子座中均含有甾醇及其衍生物，其中麦角甾醇在虫草中含量相对恒定，通常作为质控指标之一。从甲醇提取物分得的 $5\alpha,8\alpha$-双氧化-24(R)-甲基胆甾-6-22-间-3β-D-吡喃葡萄糖苷和 5,6-环氧-24(R)-甲基胆甾-7,22-间-3β-醇具有抗癌活性。④多种微量元素、有机酸及烷烃类、挥发油、维生素类等。

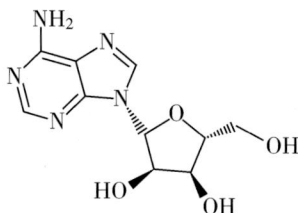

腺苷

【理化鉴别】

1. 取本品粗粉适量,加乙醚脱脂后,加乙醇提取,趁热过滤减压浓缩除去沉淀,取滤液 1ml,加 0.2%茚三酮乙醇试液,显紫色(检查氨基酸)。

2. 薄层色谱鉴别 粉末加乙醚浸渍,滤过,残渣加无水乙醇溶解,作为供试品溶液。以冬虫夏草对照药材作对照,按薄层色谱法,用硅胶 G 板,以正己烷-乙酸乙酯(8∶2)为展开剂,置紫外光灯(365nm)下检视;再喷以茴香醛试液,于 105℃加热至斑点显色清晰。供试品色谱中,在与对照药材色谱相应的位置上,显相同颜色的斑点。

【质量评价】

1. 经验鉴别 以完整、虫体丰满肥大、外色黄亮、内色白、子座短者为佳。西藏、青海虫草的特点是虫体粗、子座短,故质量好,四川虫草虫体细而色泽较暗,子座长,质逊。

2. 含量测定 按高效液相色谱法测定,本品含腺苷($C_{10}H_{13}N_5O_4$)不得少于 0.010%。

【性味功效】 性平,味甘。补肾益肺,止血化痰。

灵芝▲ Ganoderma

【来源】 为多孔菌科(Polyporaceae)真菌赤芝 *Ganoderma lucidum*(Leyss. ex Fr.)K-arst. 或紫芝 *G. sinense* Zhao, Xu et Zhang 的干燥子实体。全年采收,除去杂质,剪除附有朽木、泥沙或培养基质的下端菌柄,阴干或在 40~50℃烘干。

【产地】 赤芝主产于河北、山西、江西、广西等省区。紫芝主产于浙江、江西、湖南、广西等省区。 二者均有人工栽培。

【性状鉴别】

1. 赤芝 外形呈伞状,菌盖肾形、半圆形或近圆形,直径 10~18cm,厚 12cm。皮壳坚硬,黄褐色至红褐色,有光泽,具环状棱纹和辐射状皱纹,边缘薄而平截,常稍内卷。菌肉白色至淡棕色。菌柄圆柱形,侧生,少偏生,长 7~15cm,直径 1~3.5cm,红褐色至紫褐色,光亮。孢子细小,黄褐色。气微香,味苦涩(图 12-5-1)。

2. 紫芝 皮壳紫黑色,有漆样光泽。菌肉锈褐色。菌柄长 17~23cm。栽培品:子实体较粗壮、肥厚,直径 12~22cm,厚 1.5~4cm。皮壳外常被有大量粉尘样的黄褐色孢子(图 12-5-2)。

【显微鉴别】 粉末 浅棕色、棕褐色至紫褐色。①菌丝散在或成团,无色或淡棕色,细长,稍

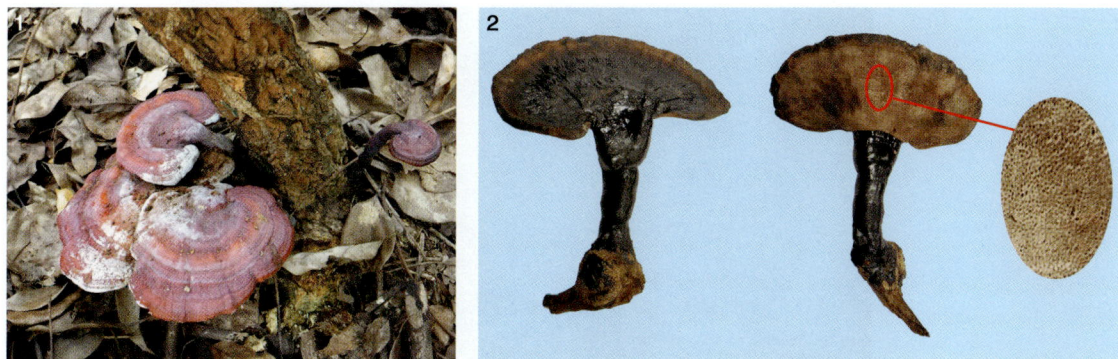

1. 赤芝；2. 紫芝。

● 图 12-5　灵芝药材图

弯曲，有分枝，直径 2.5~6.5μm。②孢子褐色，卵形，顶端平截，外壁无色，内壁有疣状突起，长 8~12μm，宽 5~8μm。

【化学成分】　①灵芝多糖（ganoderma lucidum polysaccharide）：由 L-阿拉伯糖、L-岩藻糖、L-鼠李糖、D-葡萄糖、D-半乳糖、D-甘露糖、D-木糖和 D-葡萄糖等组成。②三萜类化合物：目前已从灵芝中分离得到 120 种以上三萜类化合物，如灵芝酸、赤芝酸、灵芝醇、灵芝醛、灵芝甾酮、灵芝孢子酸、赤芝孢子内酯、环氧灵芝醇、环氧萜烯二醇、环氧萜烯三醇、赤芝萜酮等。③蛋白质、氨基酸、生物碱、挥发油、微量元素等。

灵芝孢子粉含多种氨基酸、微量元素、三萜类和类脂质。

【质量评价】

1. 经验鉴别　以菌块大、肉厚、完整、表面有漆样光泽者为佳。

2. 浸出物　按水溶性浸出物测定项下热浸法测定，不得少于 3.0%。

3. 含量测定　按紫外-可见分光光度法测定，本品含灵芝多糖以无水葡萄糖（$C_6H_{12}O_6$）计，不得少于 0.90%，含三萜及甾醇以齐墩果酸（$C_{30}H_{48}O_3$）计，不得少于 0.50%。

【性味功效】　性平，味甘；补气安神、止咳平喘。

茯苓★ Poria

始载于《神农本草经》，列为上品。历代本草均有记载，陶弘景谓："今出郁州。大者如三四升器，外皮黑而细皱，内坚白。"苏颂谓："今太华、嵩山皆有之。出大松下，附根而生，无苗、叶、花、实，作块如拳在土底，大者至数斤，有赤、白二种。"据历代本草所载和《图经本草》与《本草纲目》的附图，说明茯苓古今药用品种相同。

【来源】　为多孔菌科真菌茯苓 *Poria cocos*（Schw.）Wolf 的干燥菌核。

【植物形态】　菌核寄生或腐生于松树根上，鲜时质软，干后坚硬；呈球形、扁球形、长圆形或稍不规则块状，大小不一；表面粗糙，灰棕色或黑褐色，断面近外皮处带粉红色，内部粉质、白色稍带粉红。子实体无柄，平伏于菌核表面，直径 0.5~2mm，幼时白色，成熟后变浅褐色。菌管多数，管孔为多角形，孔壁薄，孔缘渐变齿状。　孢子长方形，有一斜尖（图 12-6）。

【采收加工】　野生茯苓常在 7 月至次年 3 月到松林中采挖。人工栽培茯苓于接种后第二年

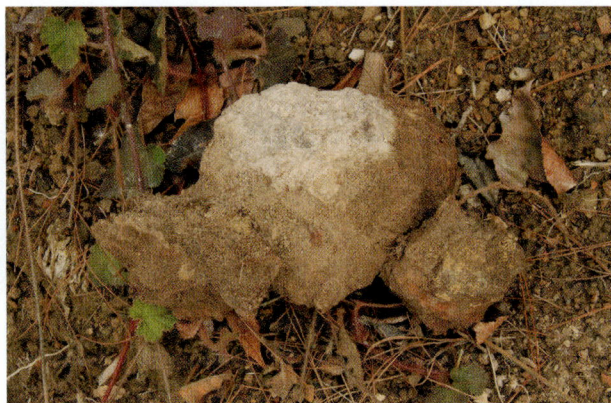

● 图 12-6 茯苓*Poria cocos* (Schw.) Wolf

7～9月间采挖。挖出后除去泥沙,堆置"发汗"后,摊开晾至表面干燥,再"发汗",反复数次至有皱纹、内部水分大部散失后,阴干,称为"茯苓个";或将鲜茯苓按不同部位切制,阴干,分别称为"茯苓块"和"茯苓片",中有松根者为"茯神"。此外,广东有将茯苓去皮后,用特制的刨具刨成卷筒状,加工成"茯苓卷"出口销售。

【产地】 主产于云南、安徽、湖北、河南等省。现部分省区已大量人工栽培。其中以云南产品质量最佳,称"云苓",安徽产量最大,称"安苓"。

【性状鉴别】

1. 药材 茯苓个:呈类球形、椭圆形、扁圆形或不规则团块,大小不一。外皮薄而粗糙,棕褐色至黑褐色,有明显的皱缩纹理。体重,质坚实,断面颗粒性,有的具裂隙,外层淡棕色,内部白色,少数淡红色,有的中间抱有松根。气微,味淡,嚼之粘牙(图 12-7-1)。

2. 饮片 茯苓块:为去皮后切制的茯苓,呈立方块状或方块状厚片,大小不一。白色、淡红色或淡棕色。

茯苓片:为去皮后切制的茯苓,呈不规则厚片,厚薄不一。白色、淡红色或淡棕色。

茯神:呈方块状,断面嵌有松根,质坚实,色白。

茯苓卷:呈卷筒状或卷丝状薄片,色白(图 12-7-2)。

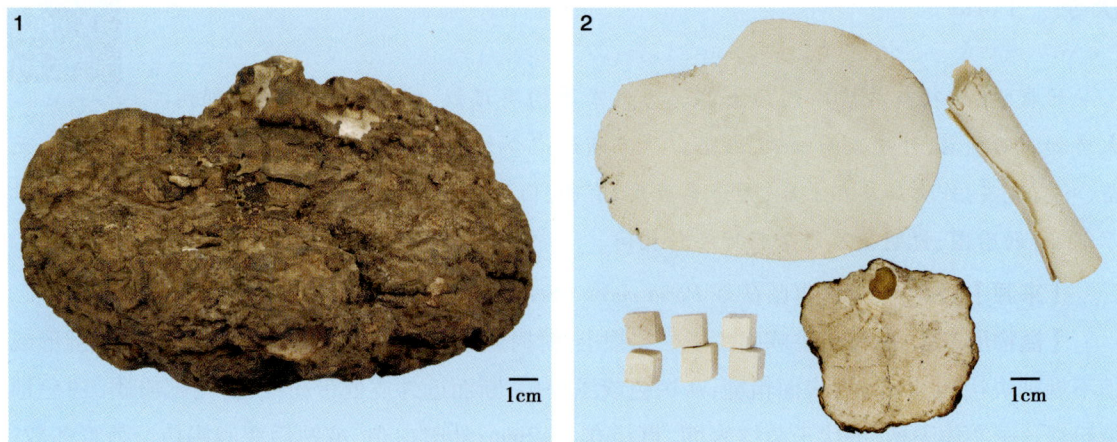

1.茯苓药材图; 2.茯苓饮片图。

● 图 12-7 茯苓药材及饮片图

【显微鉴别】 粉末 灰白色。①用水装片,可见无色不规则颗粒状团块和分枝状团块。②遇水合氯醛或5%氢氧化钾溶液,团块渐溶化露出菌丝,菌丝无色或淡棕色,细长,稍弯曲,有分枝,直径3~8μm,少数至16μm(图12-8)。

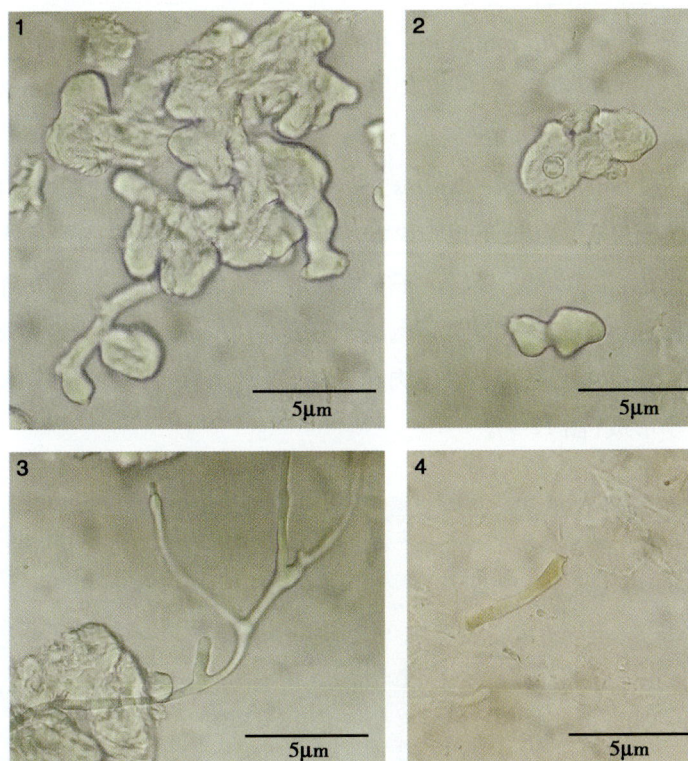

1.分枝状团块;2.颗粒状团块;3.无色菌丝;4.有色菌丝。

● 图 12-8 茯苓粉末图

【化学成分】 主含①β-茯苓聚糖(β-pachyman),高达75%。②多种四环三萜酸类化合物,如茯苓酸(pachymic acid)、齿孔酸、块苓酸、松苓酸等。③麦角甾醇、胆碱、腺嘌呤、卵磷脂、蛋白质、氨基酸、β-茯苓聚糖分解酶、蛋白酶等。④茯苓皮中锌、锰的含量高于茯苓块,并含有茯苓块中不含的铜和硒。

茯苓聚糖为具有β-(1→6)吡喃葡萄糖支链的β-(1→3)吡喃葡聚糖,无抗肿瘤活性,切断支链成β-(1→3)葡聚糖,称为茯苓次聚糖(pachymaran),常称茯苓多糖(PPS),具有抗肿瘤活性。

【理化鉴别】

1. 本品粉末少量,加碘化钾碘试液1滴,显深红色(检查多糖类)。

2. 薄层色谱鉴别 粉末用乙醚超声提取,滤液蒸干,残渣加甲醇溶解,作为供试品溶液。以茯苓对照药材作对照,按薄层色谱法,用硅胶G板,以甲苯-乙酸乙酯-甲酸(20:5:0.5)为展开剂,展开,喷2%香草醛硫酸溶液-乙醇(4:1)混合溶液,在105℃加热至斑点显色清晰。供试品色谱中,在与对照药材色谱相应的位置上,显相同颜色的主斑点。

【质量评价】

1. 经验鉴别 以质坚实、色白、无砂粒嵌入,嚼之黏性强者为佳。

2. 浸出物 按醇溶性浸出物测定项下热浸法测定,稀乙醇浸出物不得少于2.5%。

【性味功效】 性平,味甘、淡。利水渗湿,健脾,宁心。

猪苓[*] Polyporus

始载于《神农本草经》,列为中品。陶弘景谓:"其块黑似猪屎,故以名之。"又谓: 猪苓
"是枫树苓,其皮黑色、肉白而实者佳,削去皮用"。李时珍谓:"他木皆有,枫木为多耳。"与现今药
用猪苓相符。

【来源】 为多孔菌科真菌猪苓 *Polyporus umbellatus*(Pers.)Fries 的干燥菌核。

【植物形态】 菌核呈长块状或不规则块状。表面凹凸不平,皱纹或有瘤状突起,棕黑色或黑
棕色,断面白色或淡褐色,半木质化,较轻。子实体自地下菌核内生出,常多数合生,菌柄基部相连
或多分枝,形成一丛菌盖,伞形或伞状半圆形,总直径约为 15cm。每一菌盖为圆形,直径 1~3cm,
中央凹陷呈脐状,表面浅褐色至茶褐色。菌肉薄,与菌管皆为白色;管口微小,呈多角形。担孢子
卵圆形,子实体在夏季形成(图 12-9)。

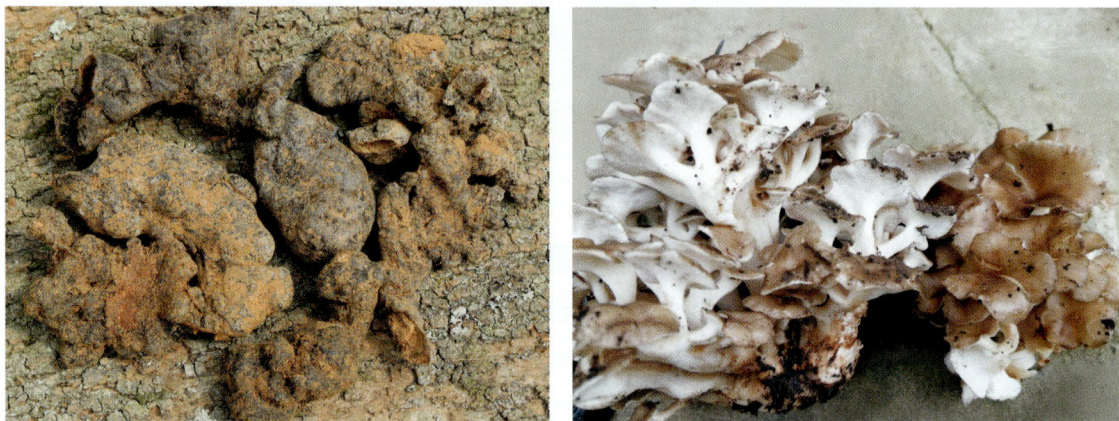

● 图 12-9　猪苓 *Polyporus umbellatus* (Pers.) Fries 及其子实体

【采收加工】 春、秋二季采挖,除去泥沙,干燥。

【产地】 主产于陕西、云南、河南、河北等省。以云南产量大,陕西产质量佳。

【性状鉴别】

1. 药材　呈条形、类圆形或扁块状,有的有分枝,长 5~25cm,直径 2~6cm。表面黑色、灰
黑色或棕黑色,皱缩或有瘤状突起。体轻,质硬,断面类白色或黄白色,略呈颗粒状。气微,味淡
(图 12-10)。

2. 饮片　呈类圆形或不规则厚片。外表皮黑色或棕黑色,皱缩。切面类白色或黄白色,略呈
颗粒状。气微,味淡。

【显微鉴别】

1. 横切面　①全体由菌丝紧密交织而成。②外层厚 27~54μm,菌丝棕色,不易分离。③内部
菌丝无色,弯曲,直径 2~10μm,有的可见横隔,有分枝或呈结节状膨大。④菌丝间有众多草酸钙
方晶,大多呈正方八面体、规则双锥八面体或不规则多面体,直径 3~60μm,长至 68μm,有时可见
数个结晶集合。

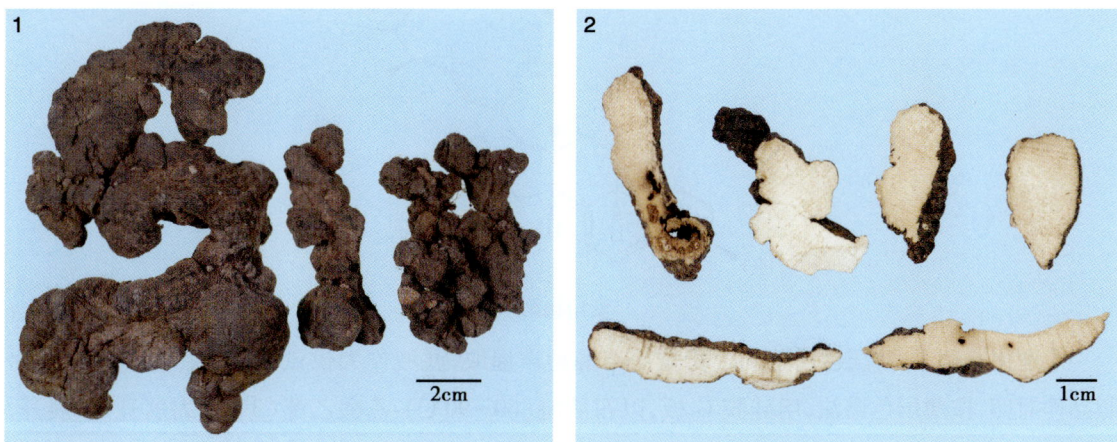

1.猪苓药材图; 2.猪苓饮片图。

● 图 12-10　猪苓药材及饮片图

2. 粉末　灰黄白色。①菌丝团块大多无色,少数棕色。散在菌丝细长、弯曲,直径 2~10μm,有的可见横隔,有分枝及结节状膨大部分。②草酸钙方晶,大多呈正方八面体、规则双锥八面体或不规则多面体,直径 3~60μm,长至 68μm,有时可见数个结晶聚集在一起(图 12-11)。

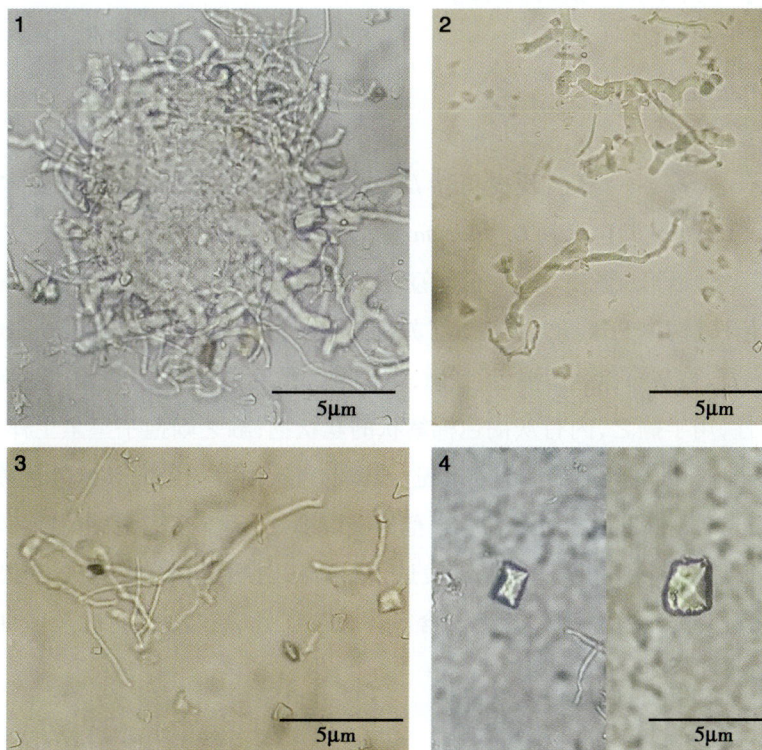

1.菌丝粘结成团; 2.无色菌丝; 3.棕色菌丝; 4.草酸钙晶体。

● 图 12-11　猪苓粉末图

【化学成分】　含①甾类化合物:麦角甾醇(ergosterol)、麦角甾-4,6,8(14),22-四烯-3-酮、猪苓甾酮、α-羟基-二十四烷酸(α-hydroxy-tetracosanoic acid),其中麦角甾-4,6,8(14),22-四烯-3-酮可作为猪苓的指标成分。②水溶性多聚糖:猪苓葡聚糖。③维生素 H(biotin)、粗蛋白等。

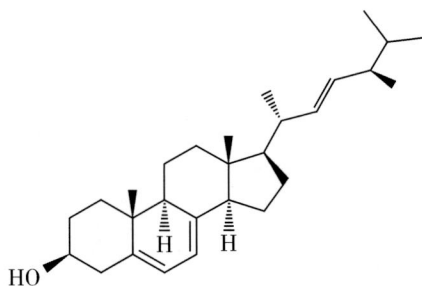

麦角甾醇

【理化鉴别】 薄层色谱鉴别 粉末用甲醇超声提取,滤液作为供试品溶液。以麦角甾醇对照品作对照,按薄层色谱法,用硅胶 G 板,以石油醚(60~90℃)-乙酸乙酯(3:1)为展开剂,展开,喷 2%香草醛硫酸溶液,在 105℃加热至斑点显色清晰。供试品色谱中,在与对照品色谱相应的位置上,显相同颜色的斑点。

【质量评价】

1. 经验鉴别 以个大、丰满、皮色黑褐而光滑,肉白,无黑心空洞,体重质坚者为佳。

2. 含量测定 按高效液相色谱法测定,药材含麦角甾醇($C_{28}H_{44}O$)不得少于 0.070%;饮片含麦角甾醇($C_{28}H_{44}O$)不得少于 0.050%。

【性味功效】 性平,味甘、淡;利水渗湿。

马勃 Lasiosphaera Calvatia

为灰包科(Lycoperdaceae)真菌脱皮马勃 *Lasiosphaera fenzlii* Reich.、大马勃 *Calvatia gigantea* (Batsch ex Pers.) Lloyd 或紫色马勃 *C. lilacina* (Mont. et Berk.)Lloyd 的干燥子实体。夏末秋初,子实体刚成熟时采集,晒干。脱皮马勃主产于辽宁、甘肃、江苏等省。大马勃主产于内蒙古、青海、河北等省区。紫色马勃主产于广东、广西、江苏等省区。脱皮马勃呈扁球形或类球形,无不孕基部,直径 15~20cm;包被灰棕色至黄褐色,纸质,常破碎呈块片状,或已全部脱落;孢体灰褐色或浅褐色,紧密,有弹性,用手撕之,内有灰褐色棉絮状的丝状物;触之则孢子呈尘土样飞扬,手捻有细腻感;臭似尘土,无味。大马勃不孕基部小或无;残留的包被由黄棕色的膜状外包被和较厚的灰黄色内包被所组成,光滑,质硬而脆,成块脱落。孢体浅青褐色,手捻有润滑感。紫色马勃呈陀螺形,或已压扁呈扁圆形,直径 5~12cm,不孕基部发达;包被薄,两层,紫褐色,粗皱,有圆形凹陷,外翻,上部常裂成小块或已部分脱落;孢体紫色。含甾体、萜类、氨基酸、脂肪酸及多糖等化合物。性平,味辛。具有清肺利咽,止血的功效。

松萝 Usnea

为松萝科(Usneaceae)植物松萝 *Usnea diffracta* Vain. 或长松萝 *U. longissima* Ach. 的干燥地衣体。春、秋采收,洗净,切段,晒干。松萝主产于湖北、湖南、贵州等省;长松萝主产于广西、四川、云南等省区。松萝呈丝状,缠绕成团。色灰绿或黄绿色,主枝短,有环裂,向下呈二叉式分枝,质柔韧,略有弹性,不易折断,断面可见中央有线状强韧的中轴。气微,味酸。长松萝呈丝状,长达

1.3m,主轴单一,不呈二叉式分枝,主枝两侧有细短的侧枝密生,侧枝长0.3~1.5cm,灰绿色,柔软。含松萝酸、巴尔巴地衣酸、地衣酸等。性平,味甘,有小毒。具有清热解毒,止咳化痰的功效。

第十二章同步练习

第十三章　树脂类中药

第一节　概述

树脂(resina)是指存在于植物的树脂道、分泌细胞、导管或细胞间隙中,在生理状态或受伤后分泌出来,暴露于空气中所形成的一类半固体或无定形团块状物。树脂类中药是指以树脂为主要组成的植物分泌物入药的一类中药。树脂类中药常具有芳香开窍、活血祛瘀、抗菌消炎、消肿止痛、防腐、生肌等功效,常用于冠心病、心绞痛、中风(脑卒中)、跌打损伤等。中成药中应用树脂类中药较多,如苏合香丸等。有的树脂类中药还可作为填齿料及硬膏制剂的原料。

一、树脂的形成、存在和采收

一般认为树脂是植物体内的挥发油成分(如萜类)经过复杂的化学变化(如氧化、聚合、缩合等)而形成。因此,树脂常和挥发油并存于植物的树脂道、分泌细胞、导管或细胞间隙等中。树脂能被苏丹Ⅲ试液或紫草试液染成红色。

药用树脂大多采自种子植物,如松科植物的松油脂、松香、加拿大油树脂,豆科的吐鲁香、秘鲁香,金缕梅科的苏合香、枫香脂,橄榄科的乳香、没药,漆树科的洋乳香,伞形科的阿魏,安息香科的安息香,藤黄科的藤黄,棕榈科的血竭等。根据树脂产生的方式不同,分为正常代谢物和非正常代谢物。正常代谢物是植物体在生长发育过程中,其组织和细胞所产生的代谢产物或分泌物,如血竭等。非正常代谢物是植物体受到损伤后产生的分泌物,如安息香、苏合香等。有的植物受到机械损伤后,分泌物逐渐增加,如松树中的松油脂。

树脂的采收,除一部分为收集自然渗出的树脂外,大多是将植物体某些部位经机械损伤,如用刀切割树皮,使树脂从刀切割口处流出,收集从伤口流出的树脂,经加工而成;或用植物含树脂的部位经提取、精制而得到。

二、树脂的化学组成和分类

（一）树脂的化学组成

树脂是由多种化学成分组成,但多数是二萜烯和三萜烯的衍生物(除真菌、致病霉菌及海绵

动物中的二倍半萜类衍生物外)。其主要化学成分分为以下4类:

1. 树脂酸类(resin acids) 主要是二萜酸类、三萜酸类及其衍生物类成分。分子量大,常具有1个或几个羟基及羧基,能溶于碱性水溶液形成肥皂样的乳液,大多游离存在。如松香中含有90%以上的松香酸,属于二萜烯酸类;乳香中含有大量的乳香酸,为三萜烯酸类。

2. 树脂醇类(resin alcohols) 可分为树脂醇(resinols)和树脂鞣醇(resino tannols)两类。树脂醇含醇性羟基,是无色物质,遇三氯化铁试液不显颜色反应。树脂鞣醇含酚性羟基,分子量较大,遇三氯化铁试液显鞣质样蓝色反应。它们在树脂中呈游离状态或与芳香酸结合成酯存在。

3. 树脂酯类(resin esters) 由树脂醇或树脂鞣醇与树脂酸或芳香酸化合而成的酯。芳香酸在树脂中亦有游离存在,通称为香脂酸(如苯甲酸、桂皮酸、阿魏酸、水杨酸等)。它们多数是香树脂中的主要成分,有的具有能与氢氧化钾的醇溶液共煮则皂化的性质,常是代表树脂生理活性的成分。

4. 树脂烃类(resenes) 其化学组成为倍半萜烯及多萜烯的衍生物;是一类化学性质较稳定、不溶于碱、不被水解和氧化及不导电的物质。它是与光线、空气、水或一般化学试剂等长久接触均不起变化的一类更高分子量的环状化合物。含有较多树脂烃的树脂可用作丸剂或硬膏的原料。工业上因其能形成坚固的薄膜而多用作油漆、涂料等。

(二)树脂的分类

树脂主要由树脂酸、树脂醇、树脂酯、树脂烃等多种成分组成,常混有挥发油、树胶及游离芳香酸等成分。药用树脂通常根据其中所含的主要化学成分分为以下5类:

1. 单树脂类(resina) 一般不含或很少含挥发油及树胶。通常又分为:①酸树脂:主成分为树脂酸,如松香;②酯树脂:主成分为树脂酯,如枫香脂、血竭等;③混合树脂:无明显主成分,如洋乳香。

2. 胶树脂类(gummi-resina) 主要组成为树脂及树胶,如藤黄。

3. 油胶树脂类(oleo-gummi resina) 为胶树脂中含有较多挥发油者,如乳香、没药、阿魏等。

4. 油树脂类(oleo-resina) 主要组成为树脂及挥发油,如松油脂、加拿大油树脂等。

5. 香树脂类(balsamum) 树脂中含有多量游离芳香酸者,如苏合香、安息香等。

三、树脂的通性

树脂是由树脂烃、树脂酸、高级醇及酯等多种成分组成的混合物。大多为无定形的固体或半固体,极少数为液体。表面微有光泽,质硬而脆。不溶于水,也不吸水膨胀,易溶于醇、乙醚、三氯甲烷等多数有机溶剂;在碱性溶液中能部分溶解或完全溶解;在酸性溶液中不溶。加热后则软化,最后熔融。燃烧时有浓烟,并具有特殊气味。将树脂的乙醇溶液蒸干,则形成薄膜状物质。

树脂的商品名称常易与树胶混称,如"加拿大油树脂",进口商品名称为"Canada balsam"(加拿大香脂),但国内商品却误称为"加拿大树胶"。实际上树脂和树胶是化学组分完全不同的两类物质。树胶为多糖类,能溶于水或吸水膨胀,或能在水中成为混悬液,不溶于有机溶剂。加热焦炭化分解,发出焦糖样臭气,无一定的熔点。

四、树脂的鉴定

树脂类中药的鉴定主要采用性状鉴定和理化鉴定的方法。树脂类中药的外形各异、大小不等,但每种药材均有较为固定的形态。因此,树脂类中药的性状特征具有一定的鉴别意义。性状鉴定主要应注意其形状、大小、颜色、表面特征、质地、破碎面、光泽、透明度、气味等特征。每种树脂类中药均有相对固定的化学成分及组成,通常采用理化鉴定的方法对其主成分或特征性成分进行定性或定量分析。由于商品树脂中常混有沙石、泥土等杂质,需注意对其品质的优良度进行控制。根据树脂的种类不同,理化鉴别主要测定其溶解度、水分、灰分、浸出物、酸值、皂化值、碘值、香脂酸含量和醇不溶物等。

第二节 常用树脂类中药的鉴定

苏合香 Styrax

为金缕梅科(Hamamelidaceae)植物苏合香树 *Liquidambar orientalis* Mill. 的树干渗出的香树脂经加工精制而成。初夏将有 3~4 年树龄树的树皮击伤或割破至木部,使其分泌树脂并渗入树皮内,秋季割下树皮及木部外层边材,加水煮后用布袋压榨过滤,滤液除去水分,即得粗品苏合香;再将粗品溶解于 95% 乙醇中,滤过,滤液除去乙醇,则得精制苏合香。通常贮藏于铁桶中,并灌以清水浸之,以防香气挥失,置于阴凉处。原产于土耳其、叙利亚、埃及和索马里等国,我国广西、云南现有引种。为半流动性的浓稠液体。棕黄色或暗棕色,半透明。质黏稠。气芳香。在 90% 乙醇、二硫化碳、三氯甲烷或冰醋酸中溶解,在乙醚中微溶。粗制品含树脂约 36%,其余为油样液体。树脂中含苏合香树脂醇(storesinol)、齐墩果酮酸(oleanonic acid)等,一部分游离,一部分与肉桂酸相结合。油样液体中含有桂皮醛(cinnamaldehyde)、肉桂酸(cinnamic acid)、苯乙烯(styrene)、乙酸桂皮酯、桂皮醇酯(styracin)、肉桂酸苯丙酯、香草醛及游离桂皮酸等。游离肉桂酸的含量为 17%~23%,结合肉桂酸的含量为 24%~25%。性温,味辛。具有开窍,辟秽,止痛的功效。

乳香★ Olibanum

始载于《名医别录》,称为熏陆香。《海药本草》名马尾香、乳头香;《本草衍义》名西香。李时珍曰:"按叶廷珪香录云:乳香一名薰陆香,出大食国南,其树类松。以斧斫树,脂溢于外,结而成香,结而成块。上品为拣香,圆大为乳头,透明,俗称滴乳。次曰明乳,其色亚于拣香。又次为瓶香,以瓶收者。又次曰袋香,言收时只置袋中。"此记载与目前药用乳香基本相符。

【来源】 为橄榄科(Burseraceae)植物乳香树 *Boswellia carterii* Birdw. 及同属植物 *B. bhaw-dajiana* Birdw. 树皮渗出的树脂。

【植物形态】 矮小乔木,高 4~5m。树干粗壮,树皮光滑,淡棕黄色。叶互生,密集形成叶簇,单数羽状复叶;小叶 7~10 对,小叶片长卵形,基部者最小,向上渐大,边缘具不规则的圆齿裂;无柄。花小,排列成稀疏的总状花序,花冠淡黄色。核果小,长约1cm,倒卵形,有三棱,果皮肉质肥厚,每室具种子1枚。

【采收加工】 春、夏均可采收,以春季为盛产期。采收时,于树干的皮部由下至上顺序切伤,开一狭沟,使树脂从伤口渗出,流入沟中,数天后凝成硬块,即可采取。其中呈小形乳头状、泪滴状者称"乳香珠",小块者称"原乳香"。

【产地】 主产于索马里、埃塞俄比亚及阿拉伯半岛南部。分为索马里乳香和埃塞俄比亚乳香。

【性状鉴别】 呈长卵形滴乳状、类圆形颗粒或黏合成大小不等的不规则块状物。大者长达2cm(乳香珠)或5cm(原乳香)。表面黄白色,半透明,被有黄白色粉末,久存则颜色加深。质脆,遇热软化。破碎面有玻璃样或蜡样光泽。具特异香气,味微苦(图13-1)。

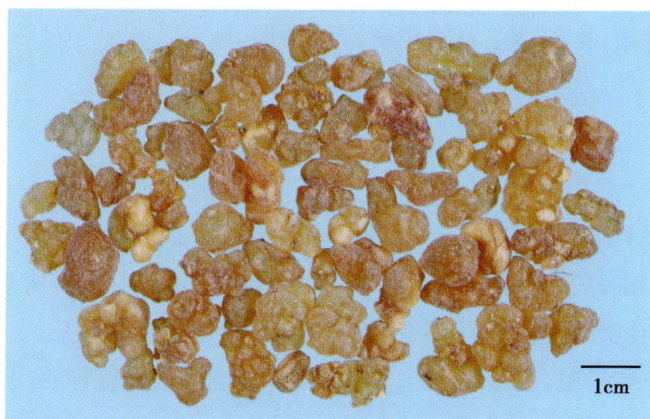

● 图13-1 乳香药材图

【化学成分】 含树脂60%~70%,其酸性部分主要为 α-、β-乳香酸(α-、β-boswellic acid)及其衍生物;中性部分含 α-、β-香树脂素(α-、β-amyrin)、α-香树脂酮(α-amyrenone)及乳香树脂烃。含树胶27%~35%,主要为多聚糖、西黄蓍胶黏素等。含挥发油3%~8%;索马里乳香挥发油中主要含 α-蒎烯(α-pinene)、柠檬烯等;埃塞俄比亚乳香挥发油主要含乙酸辛酯(octyl acetate),不含或含少量 α-蒎烯。

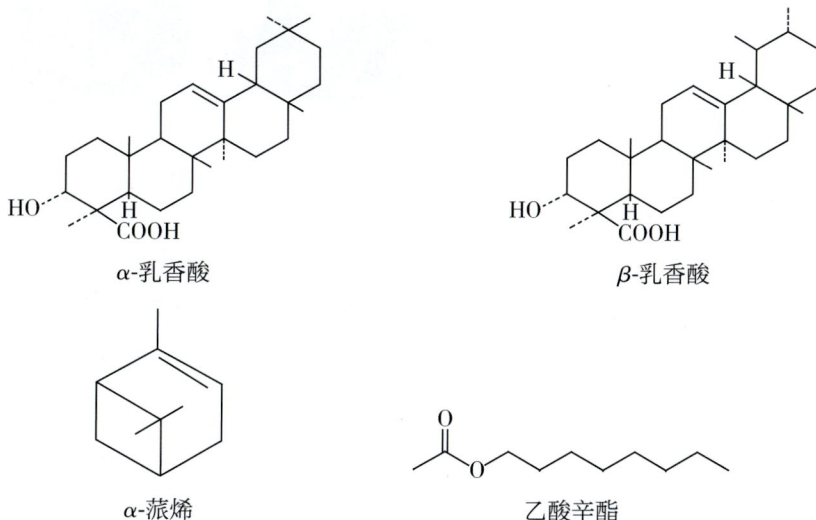

α-乳香酸　　　　　　β-乳香酸

α-蒎烯　　　　　　乙酸辛酯

【理化鉴别】

1. 本品燃烧时显油性,冒黑烟,有香气;加水研磨成白色或黄白色乳状液。

2. 气相色谱鉴别　索马里乳香挥发油适量,加无水乙醇作供试品溶液。以 α-蒎烯对照品作对照。按气相色谱法试验。供试品色谱中,呈现与对照品色谱峰保留时间相一致的色谱峰。埃塞俄比亚乳香取乙酸辛酯对照品对照,同索马里乳香鉴别方法试验。供试品色谱中呈现与对照品色谱峰保留时间一致的色谱峰。

【质量评价】

1. 经验鉴别　以颗粒状、半透明、色黄白、无杂质、气芳香者为佳。

2. 检查　杂质:乳香珠不得过 2%,原乳香不得过 10%。

3. 含量测定　按挥发油测定法(甲法)测定,索马里乳香含挥发油不得少于 6.0%(ml/g),埃塞俄比亚乳香含挥发油不得少于 2.0%(ml/g)。

【性味功效】　性温,味辛、苦。活血定痛,消肿生肌。

没药▲　Myrrha

【来源】　为橄榄科植物地丁树 *Commiphora myrrha* Engl. 或哈地丁树 *C. molmol* Engl. 的干燥树脂。分为天然没药和胶质没药。通常于 11 月至次年 2 月间将树刺伤,树脂由伤口或裂缝口自然渗出。初为淡黄白色液体,在空气中渐变成红棕色硬块。采后拣去杂质。

【产地】　主产于索马里、埃塞俄比亚、阿拉伯半岛南部以及印度等地。

【性状鉴别】

1. 天然没药　呈不规则颗粒性团块,大小不等,大者直径长达 6cm 以上。表面黄棕色或红棕色,近半透明,部分呈棕黑色,被有黄色粉尘。质坚脆,破碎面不整齐,无光泽。有特异香气,味苦而微辛。取本品加水共研形成黄色乳状液(图 13-2)。

2. 胶质没药　呈不规则块状和颗粒,多黏结成大小不等的团块,大者直径长达 6cm 以上,表面棕黄色至棕褐色,不透明,质坚实或疏松,有特异香气,味苦而有黏性。

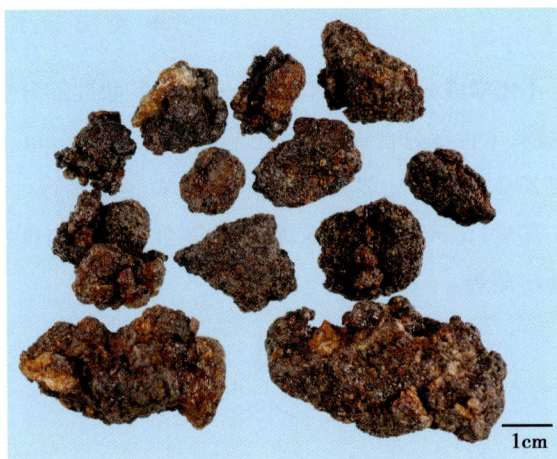

● 图 13-2　天然没药药材图

【化学成分】　含树脂 25%~35%,树脂中含没药酸(myrrholic acid)、α-、β-、γ-没药脂酸(α-、β-、γ-commiphoric acid)、次没药脂酸(commiphorinic aicd)等。含树胶 57%~61%,类似阿拉伯树胶,水解后得阿拉伯糖、木糖、半乳糖等。含挥发油 7%~17%,油中含丁香油酚、间甲基苯酚(*m*-cresol)等。

【质量评价】

1. 经验鉴别　以块大、色黄棕、半透明、香气浓而持久、无杂质者为佳。

2. 含量测定　按挥发油测定法(乙法)测定,含挥发油天然没药不得少于 4.0%(ml/g),胶质没药不得少于 2.0%(ml/g)。

【性味功效】　性平,味辛、苦。散瘀定痛,消肿生肌。

阿魏　Ferulae Resina

为伞形科植物新疆阿魏 *Ferula sinkiangensis* K. M. Shen 或阜康阿魏 *F. fukanensis* K. M. Shen 的树脂。春末夏初盛花期至初果期,分次由茎上部往下斜割,收集渗出的树脂,阴干。主产于新疆。呈不规则的块状和脂膏状。颜色深浅不一,表面蜡黄色至棕黄色。块状者体轻,质地似蜡,断面稍有孔隙;新鲜切面颜色较浅,放置后色渐深。脂膏状者黏稠,灰白色。具强烈而持久的蒜样特异臭气,味辛辣,嚼之有灼烧感。加水研磨呈白色乳状液。含树脂约 24.4%,主要为阿魏树脂鞣醇(asaresinotannol)、阿魏内酯等。含挥发油 3%~19.5%,主要为萜烯及多种二硫化物;硫化物含量约 16.4%,其中仲丁基丙烯基二硫化物是本品具特殊蒜臭原因。尚含树胶约 25%,以及游离阿魏酸(ferulic acid)约 1.3%等。性温,味苦、辛。具有消积,化癥,散痞,杀虫的功效。

安息香　Benzoinum

为安息香科(Styracaceae)植物白花树 *Styrax tonkinensis*(Pierre)Craib ex Hart. 的干燥树脂。树干经自然损伤或于夏、秋二季割裂树干,收集流出的树脂,阴干。主产于云南、广西及广东等省区。为不规则的小块,稍扁平,常黏结成团块,表面橙黄色,具蜡样光泽(自然出脂);或为不规则的圆柱状、扁平块状,表面灰白色至淡黄白色(人工割脂)。质脆,易碎,断面平坦,白色,放置后逐渐变为淡黄棕色至红棕色。加热则软化熔融。气芳香,味微辛,嚼之有砂粒感。含树脂 70%~80%,其中总香脂酸约 28%,游离香脂酸约 15.8%。主要成分为泰国树脂酸(siaresinolic acid)、苯甲酸松柏醇酯(coniferylbenzoate),并含苯甲酸 11.7%、苯甲酸桂皮醇脂 2.3%,不含肉桂酸。性平,味辛、苦。具有开窍醒神,行气活血,止痛的功效。

血竭★　Draconis Sanguis(附:龙血竭)

原名麒麟竭,始载于《新修本草》。苏颂曰:"今南番诸国及广州皆出之。木高数丈,婆娑可爱。叶似樱桃而有三角。其脂液从木中流出,滴下如胶饴状,久而坚凝,乃成竭,赤作血色。采无时。"李时珍曰:"此物如干血,故谓之血竭。"

【来源】　为棕榈科(Palmae)植物麒麟竭 *Daemonorops draco* Bl. 果实中渗出的树脂经加工制成。

【植物形态】　多年生常绿藤本。羽状复叶在枝梢互生,在下部有时近对生;叶柄和叶轴均被有稀疏小刺;小叶互生,线状披针形,长约 20~30cm,宽约 1~3cm。肉穗花序,花淡黄色,单性,雌雄异株;花被 6 片,排成 2 轮;雄花雄蕊 6 枚,花药长锥形;雌花有不育雄蕊 6 枚,雌蕊 1 枚,子房略呈卵状,花柱短,柱头 3 深裂。果实核果状,阔卵形或近球形,赤褐色,密被覆瓦状鳞片,成熟时鳞片缝中流出红色树脂。

【采收加工】 采集成熟果实,充分晒干,加贝壳同入笼中强力振摇,松脆的树脂块即脱落,筛去果实鳞片及杂质,用布包裹,入热水中使软化成团,取出放冷,即为原装血竭;加入辅料加工后成为加工血竭。加工血竭常见的商品有手牌、皇冠牌等,均在血竭底部印有金色商标。

【产地】 主产于印度尼西亚、马来西亚和印度等国。

【性状鉴别】

1. 原装血竭　呈四方形或不定形块状,大小不等。表面铁黑色或黑红色,常附有因摩擦而产生的红粉。质硬而脆,断面有光泽或粗糙而无光泽,黑红色,研粉呈血红色。气微,味淡。

2. 加工血竭　略呈类圆四方形,底部平圆,顶端有加工成型而形成的折纹。表面暗红色,有光泽,附有因摩擦而成的红粉。质硬而脆,破碎面红色,研粉为砖红色。气微,味淡。在水中不溶,在热水中软化(图13-3)。

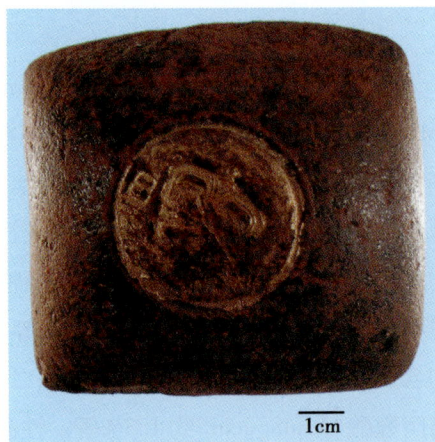

● 图 13-3　加工血竭药材图

【化学成分】 含红色树脂酯约57%,从中分离出结晶形红色素:血竭红素(dracorubin)、血竭素(dracorhodin)、去甲基血竭红素(nordracorubin)、去甲基血竭素(nordracorhodin)、($2S$)-5-甲氧基-6-甲基黄烷-7-醇(简称黄烷素)、($2S$)-5-甲氧基黄烷-7-醇等。其次含有机酸,主要有松脂酸(pimaric acid)、异松脂酸(isopimaric acid)等。红色树脂酯为血竭树脂鞣醇(dracoresinotannol)与苯甲酸及苯甲酰乙酸的化合物。

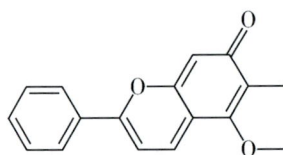

血竭素

【理化鉴别】

1. 取粉末,置白纸上,用火烘烤即熔化,应无扩散的油迹,对光照视呈鲜艳的血红色。以火燃烧则产生呛鼻的烟气。

2. 薄层色谱鉴别　粉末乙醚浸提,滤过,取滤液作供试品溶液。以血竭对照药材及血竭素高氯酸盐对照品对照,按薄层色谱法,用硅胶G板,以三氯甲烷-甲醇(19∶1)为展开剂,展开,检视。供试品色谱中,在与对照药材色谱和对照品色谱相应的位置上,显相同的橙色斑点。

3. 薄层色谱鉴别　粉末0.5g,加乙醇10ml,振摇,滤过,滤液加稀盐酸5ml,混匀,析出棕黄色沉淀,放置后逐渐凝成棕黑色树脂状物。取树脂状物,用稀盐酸10ml分次充分洗涤,弃去洗液,加20%氢氧化钾溶液10ml,研磨,加三氯甲烷5ml振摇提取,取红色三氯甲烷层溶液作供试品溶液。以血竭对照药材作对照,按薄层色谱法,用硅胶G板,以三氯甲烷-甲醇(19∶1)为展开剂,展开,检视。供试品色谱中,在与对照药材色谱相应的位置上,显相同的橙色斑点。

【质量评价】

1. 经验鉴别　以表面黑红色、粉末鲜红色、不粘手、燃烧呛鼻、无松香气、无杂质者为佳。

2. 检查　醇不溶物：不得过 25.0%。

松香：取本品粉末 0.1g，置具塞试管中，加石油醚（60～90℃）10ml，振摇数分钟，滤过，取滤液 5ml，置另一试管中，加新配制的 0.5% 醋酸铜溶液 5ml，振摇后，静置分层，石油醚层不得显绿色。

3. 含量测定　按高效液相色谱法测定，含血竭素（$C_{17}H_{14}O_3$）不得少于 1.0%。

【性味功效】　性平，味甘、咸。活血定痛，化瘀止血，生肌敛疮。

【附药】　龙血竭　Draconis Resina

为百合科植物剑叶龙血树 *Dracaena cochinchinesis*（Lour.）S. C. Chen 的含脂木质部提取而得的树脂，又称"广西血竭"。主产于广西、云南等地。呈不规则块状；表面红棕色至黑棕色，具光泽，有的附有少量红棕色的粉末；质脆；气微，味微涩。嚼之有粘牙感。含有黄酮类、酚类、皂苷类、挥发油及鞣质成分，主要指标成分为龙血素 B 和龙血素 A。具有活血散瘀，镇痛止血，敛创生肌等功效。海南龙血树 *D. cambodiana* Pierre ex Gagnep. 含脂木质部提取的树脂亦供药用。

第十三章同步练习

第十四章　其他类中药

第一节　概述

其他类中药是指本教材上述各论中各章未能收载的中药。主要包括：①蕨类植物的成熟孢子,如海金沙;②植物的某一或某些部分其加工品,如青黛、儿茶、冰片、芦荟等;③某些植物体上的虫瘿,如五倍子、没食子;④植物体分泌或渗出的非树脂类混合物,如天竺黄。

本类中药一般采用性状鉴定方法。少数中药可采用显微鉴定方法,如海金沙、五倍子等。理化鉴定方法较为常用,尤其对一些加工品,可根据其有效成分或主要成分的性质进行定性鉴别和质量评价。

第二节　其他类中药的鉴定

海金沙▲　Lygodii Spora

【来源】　为海金沙科(Lygodiaceae)植物海金沙 *Lygodium japonicum*(Thunb.)Sw. 的干燥成熟孢子。秋季孢子未脱落时采割藤叶,晒干,搓揉或打下孢子,除去藤叶。

【产地】　主产于广东、浙江、江苏、湖北等地。

【性状鉴别】　呈粉末状,棕黄色或浅棕黄色。体轻,手捻有光滑感,置手中易由指缝滑落。气微,味淡。取少量撒于水中,则浮于水面,加热逐渐下沉。取少量,撒于火上,即发出轻微爆鸣及明亮的火焰(图14-1)。

【显微鉴别】　粉末　棕黄色或浅棕黄色。孢子为四面体、三角状圆锥形,顶面观三面锥形,可见三叉状裂隙,侧面观类三角形,底面观类圆形,直径60~85μm,外壁有颗粒状雕纹。

【化学成分】　含水溶性成分海金沙素(lygodin);

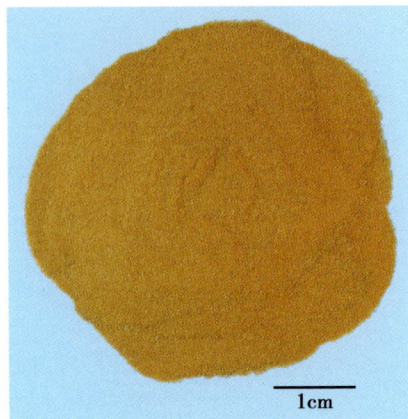

● 图14-1　海金沙药材图

其次为脂肪酸,包括油酸、亚油酸、棕榈酸和肉豆蔻酸等;此外,尚含反式-对-香豆酸(*trans-p-cou-marinic acid*)、咖啡酸(*caffeic acid*)等。

【质量评价】 经验鉴别 以色黄棕、体轻、手捻光滑、无杂质者为佳。

【性味功效】 性寒,味甘、咸。清利湿热,通淋止痛。

青黛▲ Indigo Naturalis

【来源】 为爵床科(Acanthaceae)植物马蓝 *Baphicacanthus cusia*(Nees)Bremek.、蓼科(Polygonaceae)植物蓼蓝 *Polygonum tinctorium* Ait. 或十字花科(Cruciferae)植物菘蓝 *Isatis indigotica* Fort. 的叶或茎叶经加工制得的干燥粉末、团块或颗粒。夏、秋二季采收茎叶,置大缸或木桶中,加水浸泡 2~3 个昼夜,至叶腐烂、茎脱皮时,捞去茎叶残渣,每 50kg 茎叶加石灰 4~5kg,充分搅拌,待浸液由乌绿色变为紫红色时,捞取液面产生的蓝色泡沫状物,晒干。

【产地】 主产于福建、河北、云南、江苏等省。

【性状鉴别】 为深蓝色的粉末,体轻,易飞扬;或呈不规则多孔性的团块、颗粒,用手搓捻即成细末。微有草腥气,味淡。取本品少量,用微火灼烧,有紫红色的烟雾产生(图 14-2)。

【化学成分】 含靛玉红(indirubin)和靛蓝(indigo)。马蓝制成的青黛尚含异靛蓝(isoindigo)、靛黄(indo-yellow)、靛棕(indo-brown)等。蓼蓝制成的青黛尚含靛苷(indican)、菘蓝苷(isatan B)、色氨酮(tryptantrin)、青黛酮(qingdainone)等。菘蓝制成的青黛尚含靛红(isatin)等。

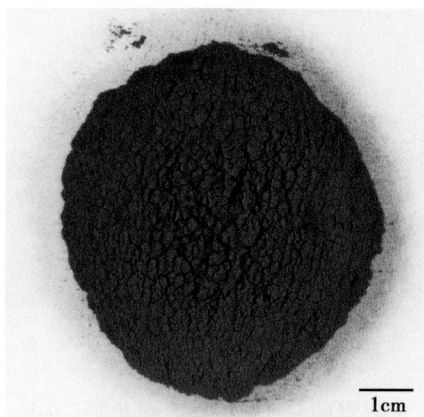

● 图 14-2 青黛药材图

【质量评价】

1. 经验鉴别 以蓝色均匀、体轻能浮于水面、火烧产生紫红色烟雾较长者为佳。

2. 检查 水溶性色素:取本品 0.5g,加水 10ml,振摇后放置片刻,水层不得显深蓝色。

3. 含量测定 按高效液相色谱法测定,本品含靛蓝($C_{16}H_{10}N_2O_2$)不得少于 2.0%;含靛玉红($C_{16}H_{10}N_2O_2$)不得少于 0.13%。

【性味功效】 性寒,味咸。清热解毒,凉血消斑,泻火定惊。

儿茶 Catechu

儿茶

为豆科植物儿茶 *Acacia catechu*(L. f.)Willd. 的去皮枝、干的干燥煎膏,商品习称"儿茶膏"或"黑儿茶"。冬季采收枝、干,除去外皮,砍成大块,加水煎煮,滤过,滤液浓缩、干燥。主产于云南西双版纳傣族自治州一带;广东、广西及福建等地亦产。呈方形或不规则块状,大小不一。表面棕褐色或黑褐色,光滑而稍有光泽。质硬,易碎,断面不整齐,具光泽,有细孔,遇潮有黏性。气微,味涩、苦,略回甜。含儿茶鞣质 20%~50%、儿茶素(*d-catechin*)2%~20%、表儿茶素(epicatechin)及儿茶鞣红等;此外,尚含槲皮素、树胶及低聚糖等。性微寒,味苦、涩。具有活血止痛,止血生肌,收湿敛疮,清肺化痰的功效。

冰片▲ (合成龙脑)Borneolum Syntheticum

【来源】 为樟脑、松节油等经化学方法合成的结晶,习称"机制冰片"。

【产地】 主产于上海、天津、广东等省市。

【性状鉴别】 为无色透明或白色半透明的片状结晶,直径5~15mm,厚2~3mm。表面有裂冰样纹理。质松脆,可剥离成薄片,手捻易粉碎。气清香,味辛、凉。具挥发性,点燃发生浓烟,并有带光的火焰。在乙醇、三氯甲烷或乙醚中易溶,在水中几乎不溶。熔点应为205~210℃(图14-3)。

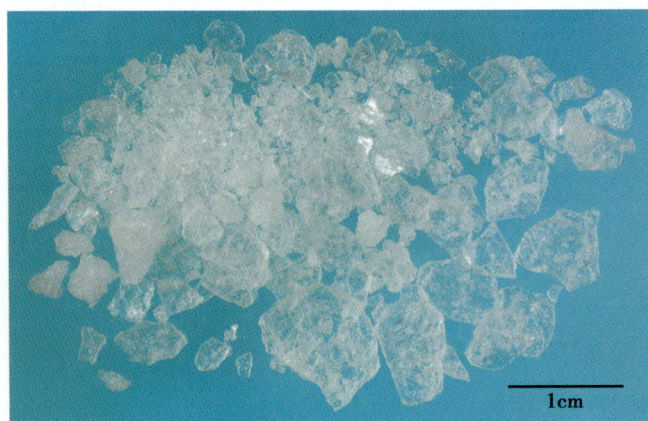

● 图14-3 冰片药材图

【化学成分】 主含消旋龙脑(dl-borneol)及异龙脑(isoborneol)等。

【质量评价】

1. 经验鉴别 以片大而薄、色洁白、质松脆、气清香、凉气大者为佳。

2. 检查 pH:取本品2.5g,研细,加水25ml,振摇,滤过,分取滤液两份,每份10ml,一份加甲基红指示液2滴,另一份加酚酞指示液2滴,均不得显红色。

不挥发物:取本品10g,置称定重量的蒸发皿中,置水浴上加热挥发后,在105℃干燥至恒重,遗留残渣不得过3.5mg(0.035%)。

重金属:按重金属检查法(第一法),含重金属不得过5mg/kg。

砷盐:按砷盐检查法,含砷量不得过2mg/kg。

樟脑:按气相色谱法测定,含樟脑($C_{10}H_{16}O$)不得过0.50%。

3. 含量测定 按气相色谱法测定,本品含龙脑($C_{10}H_{18}O$)不得少于55.0%。

【性味功效】 性微寒,味辛、苦。开窍醒神,清热止痛。

五倍子★ Galla Chinensis

五倍子始载于《本草拾遗》。《开宝本草》曰:"五倍子,在处有之。其子色青,大者如拳,内多虫";《日华子本草》名盐麸叶上毬子。《本草纲目》曰:"此木生丛林者,五六月有小虫如蚁,食其汁,老则遗种,结小球于叶间……初起甚小,渐渐长坚,其大如拳,或小如菱,形状圆长不等,初时青绿,久则细黄,缀于枝叶,宛若结成,其壳坚脆,其中空虚,有细虫如蟻蠓。"以上所述与现今所用五倍子相符。

【来源】 漆树科(Anacardiaceae)植物盐肤木 *Rhus chinensis* Mill.、青麸杨 *R. potaninii* Maxim. 或红麸杨 *R. punjabensis* Stew. var. *sinica*(Diels)Rehd. et Wils 叶上的虫瘿,主要由五倍子蚜 *Melaphis chinensis*(Bell)Baker 寄生而形成。按外形不同,分为"肚倍"和"角倍"(图 14-4)。

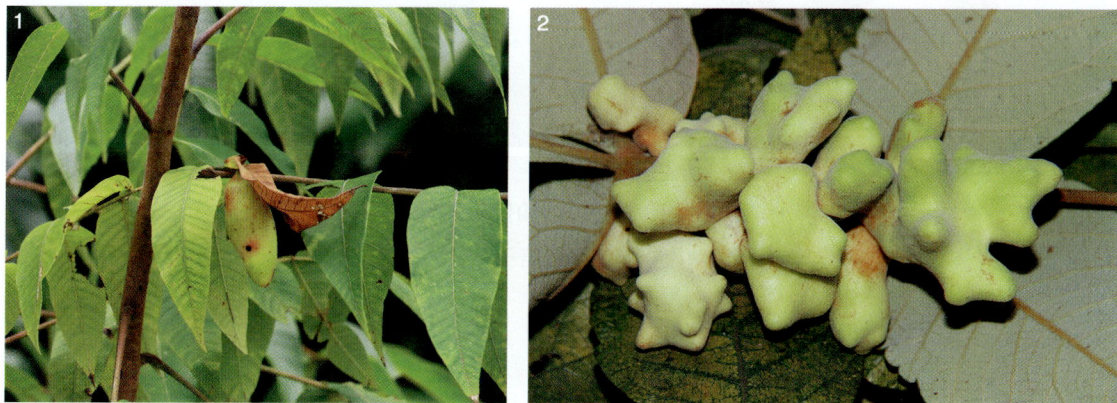

1.肚倍; 2.角倍。

● 图 14-4　肚倍与角倍

【植物形态】

1. 盐肤木　为落叶小乔木或灌木,高 2~10m,小枝、叶轴、叶柄及花序均密被褐色柔毛。奇数羽状复叶,互生,小叶 3~13 片;叶轴及叶柄常有翅;小叶片无柄,卵形或椭圆形或长圆形,长 6~12cm,宽 3~7cm,先端急尖,基部圆形,顶生小叶基部楔形,边缘具粗锯齿或圆齿,下面密生灰褐色柔毛。圆锥花序顶生,宽大,多分枝;花小,杂性,黄白色;雄花较两性花为小,萼片和花瓣均 5~6 片。核果近扁圆形,成熟时红色。花期 8~9 月,果期 10 月。

2. 青麸杨　与盐肤木的主要区别:小枝无毛;叶轴无翅;小叶 7~11 片,全缘,具短柄,两面沿中脉被微柔毛或近无毛。

3. 红麸杨　似青麸扬,但小枝被微柔毛;叶轴上部具狭翅,极稀不明显;小叶 7~13 片,无柄或近无柄,叶背疏被微柔毛或仅脉上被毛;核果成熟时暗紫红色。

【采收加工】 秋季采摘,置沸水中略煮或蒸至表面呈灰色,杀死蚜虫,取出,干燥。

【产地】 主产于四川、贵州、云南、陕西等省。

【性状鉴别】

1. 肚倍　呈长圆形或纺锤形囊状,长 2.5~9cm,直径 1.5~4cm。表面灰褐色或灰棕色,微有柔毛。质硬而脆,易破碎,断面角质样,有光泽,壁厚 0.2~0.3cm,内壁平滑,有黑褐色死蚜虫及灰色粉状排泄物。气特异,味涩(图 14-5-1)。

2. 角倍　呈菱形,具不规则的钝角状分枝,柔毛较明显,壁较薄(图 14-5-2)。

【显微鉴别】 横切面　①表皮细胞 1 列,往往分化成 1~3(~6)个细胞的非腺毛。②内侧薄壁组织中散有多数外韧型维管束,维管束外侧有大型树脂道。薄壁细胞含糊化淀粉粒及少数草酸钙结晶(图 14-6)。

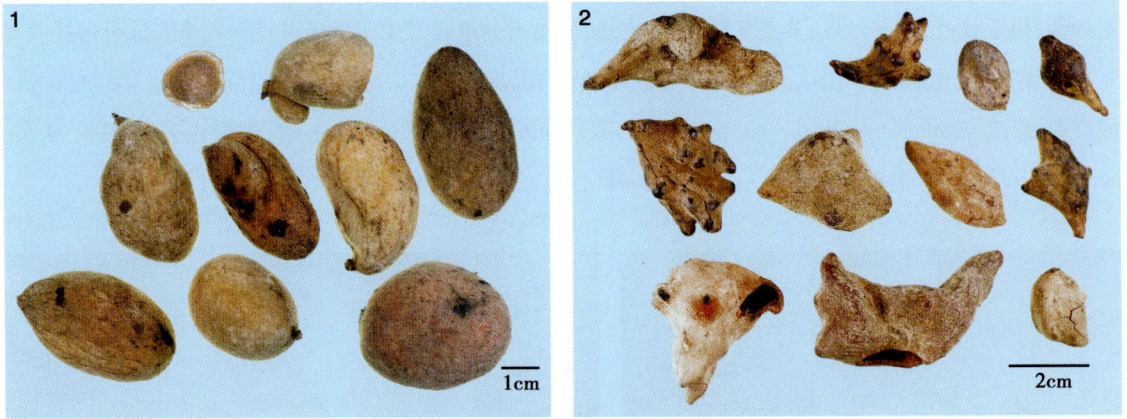

1.肚倍药材图；2.角倍药材图。

● 图14-5 五倍子药材图

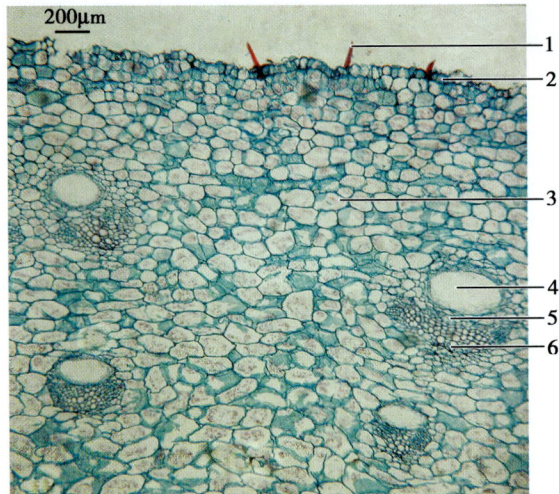

1.非腺毛；2.表皮细胞；3.薄壁组织；4.树脂道；5.韧皮部；6.木质部。

● 图14-6 五子横切面图

【化学成分】 含五倍子鞣质（gallotannin），习称五倍子鞣酸（gallotanninic acid），含量 60%～78%（肚倍约 70%，角倍约 50%）。尚含没食子酸（gallic acid）2%～4%、脂肪、树脂及蜡质等。

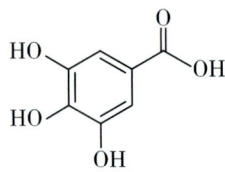

没食子酸

【理化鉴别】 薄层色谱鉴别 粉末甲醇超声提取液作供试品溶液。以五倍子对照药材、没食子酸对照品作对照，按薄层色谱法，用硅胶 GF$_{254}$ 薄层板，以三氯甲烷-甲酸乙酯-甲酸（5∶5∶1）为展开剂，展开，置紫外光灯（254nm）下检视。供试品色谱中，在与对照药材色谱和对照品色谱相应的位置上，显相同颜色的斑点。

【质量评价】

1. 经验鉴别　以个大、完整、壁厚、色灰褐者为佳。

2. 含量测定　按鞣质含量测定法测定,本品含鞣质不得少于 50.0%;按高效液相色谱法测定,本品含鞣质以没食子酸($C_7H_6O_5$)计,不得少于 50.0%。

【性味功效】　性寒,味酸、涩。敛肺降火,涩肠止泻,敛汗,止血,收湿敛疮。

第十四章同步练习

第二篇　动物药类

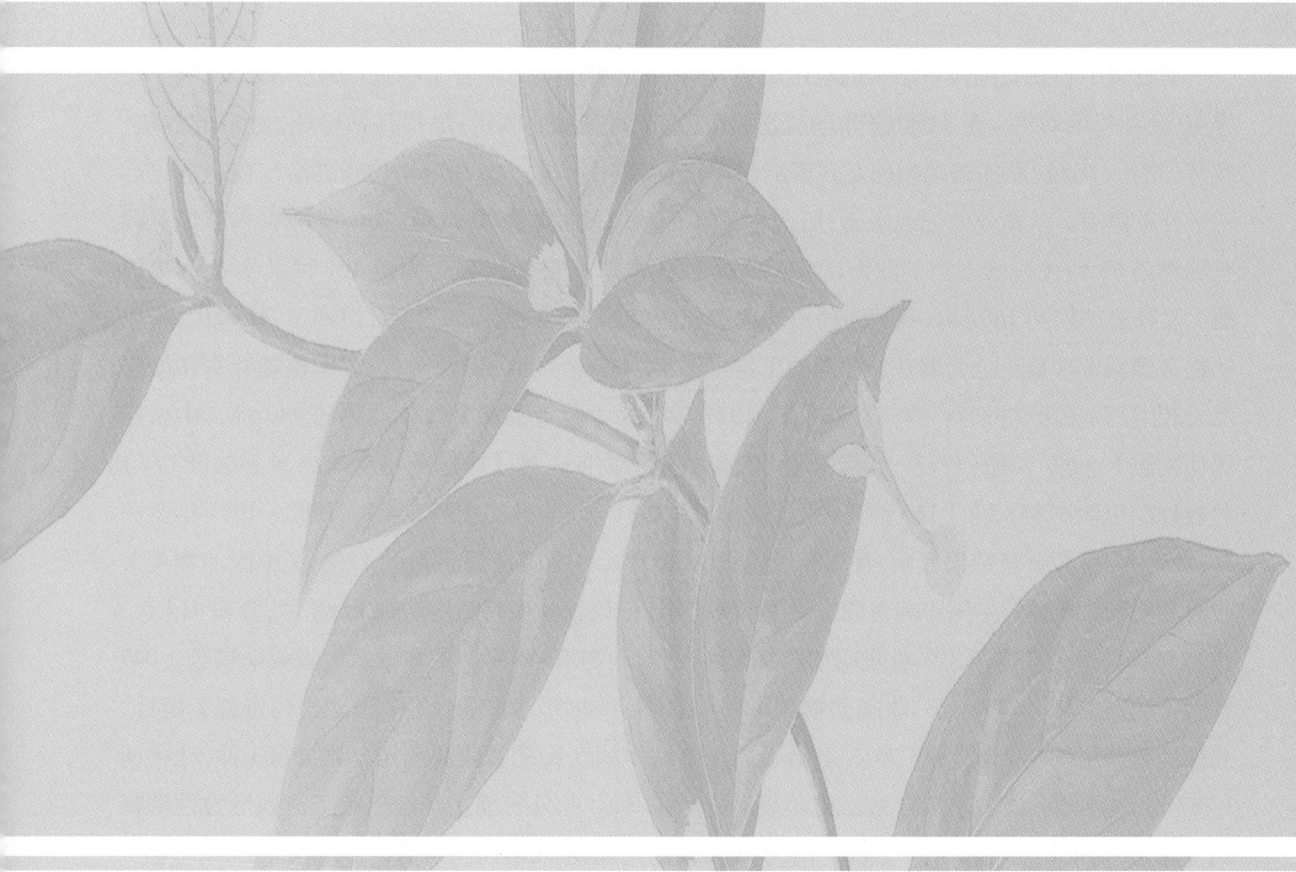

第十五章　动物药概述

动物药是指用动物的整体或动物体的某一部分、动物体的生理或病理产物、动物体的加工品等供药用的一类中药。

第一节　动物类中药应用及研究概况

动物类中药在我国具有悠久的应用历史,早在 4 000 年前的甲骨文中就记载了麝、犀、牛、蛇等 40 余种药用动物。在 3 000 多年前,我国就开始了对蜜蜂的利用;最早开始珍珠、牡蛎的养殖,鹿茸、麝香、阿胶、蕲蛇等动物药在我国的应用也有两三千年之久;利用动物肝脏治疗夜盲症也远早于西欧国家。从本草的记载来看,历代本草共记载有动物药 600 余种,其中《神农本草经》载有动物药 65 种;《新修本草》载有动物药 128 种;《本草纲目》载有动物药 461 种,《本草纲目拾遗》又补充动物药 160 种。我国的药用动物资源研究始于 20 世纪 50 年代,但到了 70 年代,药用动物资源调查才真正全面展开。初期的工作主要集中在药用动物资源调查,收集整理标本和编写地方药书、药志上,并取得了可喜的成绩。1977 年版《中药大辞典》收载动物药 740 种,《中国药用动物志》一册、二册(1977—1982 年)共收载药用动物 832 种,《中国药用动物名录》(1987 年)共收载药用动物 348 科,1 157 种;《中国动物药》(1981 年)收载动物药 564 种;1983—1987 年全国第三次中药资源普查结果显示,我国药用动物 1 581 种,占全国资源总数的 12%。《中国动物药》收载动物药 546 种,《中国中药资源志要》(1995 年)记载我国现有药用动物 1 584 种,分属 414 科;1996 年版《中国动物药志》收载动物药 975 种,药用动物 1 546 种,《中华本草》收载动物药 1 047 种。《动物本草》(2001 年)收载动物药 1 731 种,药用动物 1 567 种。《中国动物药资源》统计,我国现有药用动物 2 215 种。2013 年出版的《精编中国动物药》收载药用动物 2 603 种,动物药 1 787 种。《中国药典》2020 年版一部收载动物药 47 种。此外各地还陆续出版了一些地方性动物药专著,如《东北动物药》《广西药用动物》《山东药用动物》《浙江药用动物》《内蒙古药用动物》《延安药用动物》《黑龙江省药用动物志》《青海药物手册》(第 4 册)、《四川中药志》(第 3 册)等。

一、动物类中药的应用

动物药也是祖国医药学遗产中的重要组成部分。祖国医学历来认为动物药属"血肉有情之品",具有疗效确切、历史悠久等特点,而备受重视。现代科学研究证实,动物药和同体积、同重量的植物药相比,大都具有极强的生物活性,尤其对某些顽症、重病,更显示了其独特的生物活性。 动物药,尤其是某些来源于高等动物的中药,所含化学成分与人体中的某些物质成分相似,因而可用于改善和调节人体的生理功能,具有显著的生理活性。近年来,动物药在临床应用上也不断发展。常用动物药,如牛黄、全蝎、麝香、斑蝥、鹿茸等均有独特的疗效。动物类中药的进一步研究与开发已成为世人关注的热点。

近年来,我国动物类中药的应用开发研究主要体现在新的动物药材的应用和原有药用动物的其他药用部位的开发。如:鹿茸是一味著名的中药材,但除鹿茸外,鹿的全身也都是宝,很多部位也可供药用,如鹿鞭、鹿胎、鹿茸血、鹿肉、鹿骨、鹿角胶、鹿尾等,利用这些鹿身上其他部位研制的产品,深受人们的喜爱。近年来,对藏族民间药塞隆骨的开发研究取得重大成就,多学科研究表明,塞隆骨具有散寒止痛、舒筋活络、强筋健骨等功效,尤其是对消炎、镇痛、愈合骨折骨伤有显效,是中药虎骨的理想代用品,目前已利用其开发出多种产品。

此外,随着社会的发展和科学的进步,人类社会更加崇尚自然,返璞归真成为社会新潮,而动物类中药具有天然的特性,这为我国丰富的动物药资源的开发提供了广阔的天地。目前,已开发出来的很多产品都深受广大消费者的欢迎,其中保健品如多烯康胶丸、蚓激酶、大力神口服液、金牡蛎、太阳神等;化妆美容品如熊胆增白霜、紫豹油膏、珍珠美容霜等;天然香精如麝香、灵猫香、龙涎香、海狸香等;天然色素如常用于汽水、糖果等的紫胶色素。另外,如蜂蜜、胆红素等也都有良好的开发前景。

二、动物类中药的养殖与生产

我国不仅动物类中药资源丰富,动物药生产的发展也十分迅速。由于药用动物大多为野生,而野生变为家养是防止野生药用动物资源减少的一个重要途径。通过加强对濒危野生药用动物的生物学特性(包括生活习性、生态环境、繁殖条件、正常生理生化特征、疾病防治及遗传特征等)的全面研究,为人工引种驯养创造条件和提供科学依据。

据不完全统计,现已人工养殖的动物药材有30种左右,其中很多都已成为商品药材的重要来源。如人工养麝、活体取香;鹿的驯化和鹿茸的生产;河蚌的人工育珠;蛤蚧、金钱白花蛇、蕲蛇、全蝎、刺猬、复齿鼯鼠等的养殖;养熊人工引流胆汁等。随着科技的进步,在一般动物饲养成功的基础上,又开展了加温饲养、人工饲料配比、疾病防治、杂交及人工受精等新技术的研究,如1988年我国采取人工受精方式成功繁殖了第一代林麝。

另外,在利用现代科学技术进行动物药的人工培植或合成方面也成果显著。如利用现代技术在牛、羊的胆囊中人为培植结石,从而得到人工培植牛黄、羊黄,用以代替天然牛黄,这是名贵动物药代用品研究中的一个辉煌成就。对比实验表明,人工培植牛黄在化学成分、药理作用、临床疗效等方面均与天然牛黄相近,完全可替代使用。近年来,人工培植牛黄由手术育黄发展到注射法牛体培育牛黄。而人工养熊、活体引流胆汁、以熊胆汁代替药材熊胆,是近年动物药代用品研究的又一可喜成果。此外,动物药化学成分的人工合成研究也在大力推进,如麝香的主要成分麝香酮已人工合成且研究得比较深入;斑蝥等昆虫中的抗癌成分斑蝥素的半合成品其作用与羟基斑蝥胺类似,而毒性都比斑蝥素轻。

此外,在药用动物的驯化技术、饲料生产技术、繁育技术以及动物药工程化生产等方面也取得了重大发展。特别是动物药工程化生产工艺的发展可以大幅度地提高产量,如从珍珠、僵蚕、冬虫夏草的人工培养到蝎、蜈蚣、蛇类的电刺激采毒;从鹿的控光增茸到麝的激素增香,特别是活麝取香和活熊取胆汁及培植牛黄等工艺的发展使产量提高了许多倍。鹿茸细胞和麝香腺细胞的组织培养,使动物药生产进入了生物工程时期。由于不少珍稀动物药具有十分显著而独特的临床疗效,长期以来使用十分广泛,如麝香,在《全国中成药处方集》所收载的 2 621 首处方中就有 295首有麝香。由于长期过度捕猎,麝香资源锐减,原动物成为濒危动物。因此,对濒危珍稀动物类中药的野生资源加强保护,变野生为家养,积极寻找代用品以利于可持续利用,已成为亟待解决的重大课题。麝香的代用品,大小灵猫香、麝鼠香的研究,人工麝香的合成;虎骨的代用品塞隆骨的开发与应用;犀角的代用品水牛角粉和水牛角浸膏的使用等,既保护了野生动物资源,使之可持续利用,又获得了贵重的商品药材。利用现代生物技术,如细胞工程、基因工程技术生产有效成分,近年来已有不少新进展,如水蛭素基因工程、羚羊角蛋白质基因工程等,为减轻对自然资源的依赖和破坏,获得有效成分高含量的中药开辟了新途径。

三、动物类中药的化学成分研究

由于某些动物药中所含的化学成分,有的常与人体中某些物质相似,因而可直接用于改善和调节人体的生理功能,具有较强的生理活性。近年来,从药用动物中发现了一些疗效显著的化合物。如斑蝥,《神农本草经》中列为下品,以后历代本草均有记载,具有攻毒、破血、引赤、发疱的功效。现代研究表明,斑蝥中含有的斑蝥素为抗癌有效成分,临床治疗肝癌和膀胱癌有效,此外还具有刺激骨髓产生白细胞的作用,这是一般抗癌药所不及的。斑蝥素(cantharidin)通过抑制癌细胞蛋白质的合成,从而发挥治疗原发性肝癌和病毒性肝炎的作用;从水蛭中分离的水蛭素(hirudin)是特效凝血酶抑制剂;从僵蚕中分离的过氧麦角甾醇(ergosterol)及 7 β-羟基胆甾醇(7 β-hydroxcholesterol)体外有明显的抗癌活性;从刺参中分离的刺参素 A、B、C(holotoxin A、B、C)能抑制癌细胞生长,并有抗菌、增强白细胞吞噬功能等作用;从蝮蛇毒中获得的抗栓酶(ahylysotinfarctase),从蚯蚓中分离的溶纤酶(fibrolase),人尿中提制的尿激酶(urokinnase)等具有抗凝血作用,用于治疗脑血管疾病和静脉血栓、弥漫性血管内凝血;蟾酥中的脂蟾毒配基(resibufogenin)有升压、强心、兴奋呼吸作用,已用于呼吸、循环衰竭和失血性休克等的治疗;鹿茸中的多胺类化合物是刺激核酸和蛋白质合成的有效成分;从昆虫中提制的促蜕皮激素(ecdysone)、蜕皮甾酮(ecdysterone)有促进蛋白质合成、降血脂和抑制血糖升高等作用;麝香中的多肽类成分有明显的抗凝血、抗肿瘤、抗炎、抗氧化、抗真菌、强心等生理活性;河鲀毒素(tetrodotoxin)有剧毒,但有镇静与局部麻醉作用,局部麻醉作用是可卡因的 16 000 倍;蟾毒灵(bufalin)的麻醉力为可卡因的 30~60 倍;甲壳纲动物及昆虫中含有丰富的甲壳质,可作为药物的良好载体。地龙的解热作用与其游离氨基酸含量成正比;中华大蟾蜍的糖蛋白具有强心、利尿作用;乌贼墨主要成分黑色素蛋白是吲哚-5,6-醌与2-羧基-吲哚-5,6-醌(4∶1)的共聚物,有止血作用等等。

较常见的动物药活性成分有以下几类:

1. 蛋白质及其水解产物　包括蛋白质、动物毒肽、酶及糖蛋白,如蛇毒、蜂毒、水蛭素等。

2. 生物碱类　如乌贼墨的主要成分黑色素蛋白中的黑色素、地龙中的次黄嘌呤、麝香中的麝香吡啶等。

3. 甾体化合物　这类成分在动物界中广泛存在,具有生物活性的较多,如性激素、胆汁酸、蟾毒、蜕皮激素及甾体皂苷等。

4. 酮类和酸类成分　如麝香中的麝香酮、广地龙中的琥珀酸、蜂王浆中的王浆酸等。

近几十年来动物药活性成分的研究有一定的进展,但由于动物药化学成分种类繁多,结构复杂,有很多是大分子化合物,属于生物化学范畴,分离、分析难度都大,研究的人较少,空白很多,还需要做大量深入的工作。

四、海洋动物类中药的研究

我国海域辽阔,海洋药用动物资源也极为丰富。海洋动物药是研究的一个新的焦点,发现了一些构效新颖的活性化合物,如小分子多肽类、黏多糖类及生物碱类化合物等,在恶性肿瘤、心脑血管系统疾病治疗方面显示了广阔的治疗前景。现代研究证明,海洋动物药多具有不同程度的抗肿瘤、抗真菌、抗病毒作用,并在防治心血管疾病方面有确切疗效。如从棘皮动物的刺参中分离出的刺参黏多糖(SJAMP),经十多年的临床证明,具有抗凝血、抗肿瘤、抗氧化作用;海参的活性成分除黏多糖外,主要是海参皂苷类,如海参素 A、B(holothurin A,B)等均具有明显的生理活性,特别是抗肿瘤和抗真菌活性。此外,海洋动物海星、南海软珊瑚、海葵、合浦珠母贝等的研究都比较深入,成绩巨大,前景喜人。近年来,随着海洋及海洋生物可接触范围的扩大和科学手段的进步,开发和利用海洋药物资源已成为沿海国家药学事业发展的方向之一。如软体动物门的石决明、牡蛎、海螵蛸、珍珠母等,脊椎动物亚门的海马、海龙等已成为常用中药。《中国药用海洋生物》(1978 年)中收载了我国海洋动物药 234 种,《中国海洋药物辞典》收载动物药 1 431 种,此外以海洋生物为原料生产的各种成药近 200 种。从数量上看,海洋动物药远超过一般动物药,大有潜力可挖。海洋动物药除了品种不断增加外,在药化、药理、临床实践等方面都有较大的突破。

五、濒危动物类中药资源的保护与可持续利用

近年来,由于对很多珍稀药用动物的滥捕滥杀,加之这些动物的栖息地自然生态环境的破坏,很多著名动物药的资源锐减,如虎骨、豹骨、麝香等,有的种类甚至已经绝灭,如羚羊角。在 33 种因资源稀少而紧缺的常用中药材中,动物药多达 25 种,因此加强濒危动物药资源的研究、保护濒危药用动物资源已愈来愈引起人们的重视。1973 年,由 80 个国家于华盛顿集会草拟了《濒危野生动植物种国际贸易公约》(Convention on International Trade in Endangered Species,简称 CITES),我国于 1981 年加入该公约,为其成员国之一。目前,常用动物药如犀角、虎骨、麝香、熊胆、豹骨、象皮等均属"公约"附录一类,即濒于灭绝之品种,禁止国际间一切商业性贸易。人类已经认识到,保护生态环境就是保护人类自己,保护资源就是保护人类社会赖以生存的基础,同时也是人类社会经济活动能够持续、稳定、协调发展的需要。保护濒危动物药资源的目的也是为了使这部分有

限的资源能够可持续利用,更好地造福于人类,为提高人类的健康水平,为社会增加财富,无论其历史意义还是现实意义都是巨大的。

我国濒危药用动物的保护事业近年来也有很大发展,1987年国家颁布了《野生药材资源保护条例》,并公布了重点保护野生药材物种名录共64种,其中动物药14种,主要包括:全靠自给的如麝香、鹿茸、蟾酥等,部分靠进口的如虎骨、豹骨、牛黄、龟甲、鳖甲等,完全靠进口的如犀角、广角、羚羊角、玳瑁等。1988年,颁布了《国家重点保护野生动物名录》,1992年又颁布了《中华人民共和国野生动物保护实施条例》,并附有新的国家重点保护野生动物名录,1993年5月我国政府颁布了关于禁止虎骨、犀角入药的命令。通过立法保护药用野生动物,使得各项工作有章可循。此外,在"八五""九五"期间,"濒危野生动物药资源保护与开发研究"被列为国家科技攻关项目,并给予一定的倾斜。通过积极开展科学研究,研制出人工麝香、人工牛黄、人工犀角,山羊角代替羚羊角,水牛角代替犀角等;在野生变家养方面也取得很大进展,如梅花鹿、麝、熊等都人工饲养成功,已成为名贵药材鹿茸、麝香、熊胆的商品主要来源。

根据我国濒危药用动物资源的现状,要想做到真正保护好这部分有限的资源,就必须抓好以下3个环节:①加强相关基础学科的研究,全力提高濒危药用动物的种群数量;②利用现代先进的生物技术等手段,研究濒危动物的繁殖及个体更新等问题;③根据市场需求和资源现状,合理开发利用这部分有限资源。

从目前这方面研究的情况看,寻找和扩大新的动物药资源的途径大体上有以下几种:

1. 从丰富的动物资源中寻找　世界上动物的数量远远大于植物,而已被利用的却很少,这是一笔极大的资源财富。如果通过认真的研究和筛选,一定会寻找到一些新的动物药资源,近年来在这方面取得了一些成绩,如蚂蚁、雄蚕蛾、动物脑组织等。此外,在海洋动物和昆虫方面也找到一些新的药用资源。

2. 从动物亲缘关系和相同的药用部位中寻找　对于一些名贵、紧俏或受到保护的动物药而言,这是一条重要的途径。亲缘关系相近,则化学成分相似的可能性就大,我们就可以有目的、有范围地在某些动物类群中寻找,如从猫科动物中寻找虎骨的代用品。此外,不同动物的相同部位的化学成分有着一定的相似性,所以历来就有以骨代骨、以角代角之说,如人工牛黄、水牛角、珍珠层、灵猫香等,都是根据这条思路研制出来的。

3. 其他途径　从历代本草中寻找,如龟之上甲的重新药用;从民族药、民间药中寻找,如藏族民间药塞隆骨的发现;利用科学技术进行人工培植或合成,如人工培植牛黄。

总之,我国动物资源丰富,利用新技术从动物药中寻找新的活性物质,有广阔的前景,动物药的研究空白点还很多,还需要做大量的工作。

第二节　药用动物的分类

一、药用动物的分类

地球上生存的动物达150万种以上,已经灭绝的种类更多,据估计约有700万种。动物分类学的任务,就是对种类繁杂的动物进行鉴定、命名,研究它们之间的相互关系,并按系统排列起来,反映动物在进化过程中的亲缘关系,以便对动物进行认识、研究与利用。

动物学的自然分类系统通常是以动物形态上或解剖上的相似程度为基础的,并结合其生态习性和地理分布来进行,基本上能反映各种动物在动物界的地位,各类群之间的亲缘关系及动物进化的途径。和植物界一样,动物界也划分为若干个等级,如门、纲、目、科、属、种,而以种为分类的基本单位。动物的分类主要是根据动物细胞的分化、胚层的形成、体腔的有无、对称的形式、体节的分化、骨骼的性质、附肢的特点及器官系统的发生、发展等基本特征而划分为若干动物类群。在动物分类系统中与药用动物有关的有 10 门,它们是(由低等到高等):

1. 原生动物门(Protozoa)。

2. 多孔动物门(Porifera),又称海绵动物门(Spongia),药用动物如脆针海绵。

3. 腔肠动物门(Coelenterata),药用动物如海蜇、珊瑚等。

4. 扁形动物门(Platyhelminthes)。

5. 线形动物门(Nemathelminthes)。

6. 环节动物门(Annelida),药用动物如蚯蚓、水蛭等。

7. 软体动物门(Mollusca),药用动物如石决明、牡蛎、乌贼等。

8. 节肢动物门(Arthropoda),药用动物如东亚钳蝎、蜈蚣、地鳖、南方大斑蝥等。

9. 棘皮动物门(Echinodermata),药用动物如海参、海胆等。

10. 脊索动物门(Chordata),药用动物如海马、蟾蜍、乌梢蛇、黑熊、梅花鹿、林麝、牛等。

中药药用种类较多的有脊索动物门、节肢动物门和软体动物门,其次是环节动物门和棘皮动物门。现将以上 10 个动物门的主要特征简介如下:

(一) 原生动物门(Protozoa)

最原始、最古老、构造最简单的类型。为单细胞动物,体形微小,30~300μm。营养方式为自养性(植物性)、非自养性(动物性)、腐生性 3 种。具无性生殖或有性生殖。生活于水中或湿土内,一部分营寄生生活,如草履虫可供药用。

(二) 多孔动物门(Porifera)

又称海绵动物门(Spongia),是最原始、最低等的多细胞动物。体形多数不对称,或辐射对称,体表多孔,故名多孔动物。体壁可由 2 层细胞构成,但不分化为内外 2 个胚层,体壁由钙质或硅质的骨针或类蛋白质海绵丝所支持,无器官系统和明确的组织分化,具特有的水沟系。全为水生,营固着生活,主要生活在海水中。如淡水海绵科动物脆针海绵就是中药的紫梢花。

(三) 腔肠动物门(Coelenterata)

为低等后生动物,所有的后生动物都经过这个阶段进化发展而成。体形辐射对称,具内外两胚层,有原始的消化腔,有口无肛门,行细胞外及细胞内消化。有组织分化,具原始的肌肉结构和原始的神经系统(神经网),有刺细胞。有骨骼时,为钙质或角质。全为水生,营固着或漂浮生活。药用动物有海蜇、珊瑚等。

（四）扁形动物门（Platyhelminthes）

身体为两侧对称，分化为外、中、内 3 个胚层，身体柔软，无体腔，背腹扁平，有口无肛门，大都雌雄同体，营自由生活或寄生生活。本门目前暂无药用动物。

（五）线形动物门（Nemathelminthes）

又称假体腔动物或原腔动物。身体一般为两侧对称，呈长线形或圆筒状，3 个胚层，有圆体腔（又称假体腔），消化管末端有肛门，不分节，体表被半透明的弹性角质膜，大都为雌雄异体。生活于海水、淡水和土壤中。有些种类是人体寄生虫，如蛔虫、蛲虫、钩虫、血丝虫等。

（六）环节动物门（Annelida）

是真体腔动物，为高等无脊椎动物开端。体圆柱形或扁平形，两侧对称，身体分节（由相似的体节组成），具 3 个胚层。除蛭纲有真体腔及闭管式循环系统外，多数具有运动器官刚毛或疣足，消化道发达，有口和肛门，具有排泄器官后肾管，有链状神经系统。多为自由生活。药用动物有参环毛蚓（地龙）、水蛭等。

（七）软体动物门（Mollusca）

为动物界第二大门。身体柔软，不分节，除腹足纲外为左右对称，由头、足及内脏团三部分组成，具次生体腔。外套膜和贝壳的形成是软体动物的显著特征。外套膜由躯干背侧皮肤褶壁向下延伸而成，并由它分泌出 1 个、2 个或多个覆盖柔软体部的贝壳。外套膜由内、外表皮，结缔组织及少数肌肉纤维组成。贝壳主要由碳酸钙（95%）和少量壳质素组成，一般分 3 层，最外一般为角质层，由壳质素构成，薄而透明，有色泽，由外套膜边缘分泌而成；中间的一层为棱柱层（壳层），占壳的大部分，由石灰质小角柱并列而成；最下面一层为珍珠层，一般由叶片状的霰石构成，表面光滑，具珍珠色彩，它由整个外套膜分泌而成，其厚度随动物的生长而增加。身体具次生体腔，消化道完全，有心脏及血管，除头足纲外为开放式循环，有栉状鳃或类似肺的构造。多为水生，少数陆生。药用动物有杂色鲍、牡蛎、乌贼等。

（八）节肢动物门（Arthropoda）

为动物界种类最多的一门，现存种类已达 100 余万种，占已知动物种类的 85%，它们分布极广，具有高度的适应性。身体多由头部、胸部、腹部组成，附肢常分节。体外被几丁质外骨骼，生长发育过程需蜕皮。外骨骼的最外一层是很薄的蜡质，水不能渗透；其下是较厚的几丁质层，几丁质是复杂的含氮多糖类，其分子式为 $(C_{32}H_{54}N_4O_{21})_n$，是外骨骼的主要组成部分，几丁质又分为外层和内层，外层致密，常由蛋白质或钙质沉积而成，因而成为坚硬的骨片，内层富有弹性；再其下是分泌外骨骼的表皮细胞。肌肉为横纹肌，常成束，消化系统完整，口器适于咀嚼或吸吮，形式多样。体腔为混合腔，内部充满血液，又称血腔，循环系统为开管式。用鳃、气管或书肺呼吸。水生或陆生。节肢动物门分为 3 个亚门，7 个纲。

（九）棘皮动物门（Echinodermata）

成体为辐射对称,幼体则两侧对称。体表有许多棘状突起,故称棘皮动物。体腔发达,体腔的一部分形成独有的水管系统,另一部分形成围血系统。在发育过程中有原口(肛门)及后口(口),故属无脊索动物中后口动物类群。如海参、海胆等。

（十）脊索动物门（Chordata）

脊索动物门在动物进化系统中是最高等的类群,主要特征为有脊索,它是位于背部的一条支持身体纵轴的棒状结构。低等脊索动物终生存在,高等脊索动物只在胚胎期间有脊索,成长时即由分节的脊柱取代。中枢神经系统呈管状,位于脊索的背面,在高等种类中神经管分化为脑和脊髓两部分。消化管前端咽部的两侧有咽鳃裂,在低等水生种类中终生存在,在高等种类中只见于某些幼体和胚胎时期,随后完全消失。本门动物亦属后口动物类群。

脊索动物门可分为3个亚门:尾索动物亚门（Subphylum Urochordata）、头索动物亚门（Subphylum Cephalochordata）和脊椎动物亚门（Subphylum Vertebrata）。其中与药用关系密切的是脊椎动物亚门,本亚门是动物界中最高级的类群,分为圆口纲、鱼纲、两栖纲、爬行纲、鸟纲及哺乳纲六个纲。现将药用价值较大的5个纲的主要特征简介如下:

1. 鱼纲（Pisces） 全为水生,以鳃呼吸,体表被鳞。以鳍运动,除有奇鳍外,并具成对的附肢(偶鳍,即一对胸鳍和一对腹鳍)。心脏有一心房一心室,血行属单循环。药用动物如海马、海龙等。

2. 两栖纲（Amphibia） 是脊椎动物从水生开始向陆生过渡的一个类群。水陆两栖,体表皮肤裸露无鳞,但富于腺体,能使皮肤湿润,具五趾型的四肢。幼体水中生活,用鳃呼吸;由幼体经过变态发育成成体,成体以肺和皮肤呼吸。心脏具两心房一心室,循环系统为不完全的双循环(肺循环与体循环)。为变温动物。药用动物如蟾蜍等。

3. 爬行纲（Reptilia） 是一类真正的陆栖动物。皮肤干燥,有角质鳞或骨板。脊柱有颈椎、胸椎、腰椎、荐椎和尾椎的分化。四肢强大,趾端具爪。心脏有二心房、一心室或近于二心室,以肺呼吸。在胚胎时期有羊膜结构。为变温动物。药用动物如乌龟、银环蛇、蛤蚧等。

4. 鸟纲（Aves） 由古爬行类进化而来的适应飞翔生活的高等脊椎动物。体被羽毛,前肢特化为翼,适于飞翔生活。骨骼坚而轻。心脏分为四腔,心房与心室已完全分隔,为完全的双循环。有肺与发达的气囊,行双重呼吸。体温恒定。具发达的神经系统和感官。卵生。药用动物如鸡等。

5. 哺乳纲（Mammalia） 哺乳动物是动物发展史上最高级的阶段。体外被毛,皮肤腺发达。心脏四腔,具完全的双循环,恒温,肺具肺泡。有横膈膜将体腔分为胸腔和腹腔。双平行椎骨,头骨具次生腭。具两个枕骨。大脑皮层发达,小脑结构复杂,嗅觉及听觉敏锐。具肉质唇,异型齿,唾液腺发达。后肾,无泄殖腔,具外生殖器。胎生,哺乳。如熊、梅花鹿、牛等。本纲可分为3个亚纲:原兽亚纲（Prototheria）、后兽亚纲（Metatheria）和真兽亚纲（Eutheria）。其中与药用有关的是真兽亚纲。真兽亚纲是高等哺乳动物类群,具有真正的胎盘,胎儿发育完善后再产出,体温一般恒定在37℃左右,著名的药用动物有麝类、鹿类等。本亚纲的现存种类可分为117个目,其中13个目在我国有分布。

二、动物的命名

动物的命名大多数也和植物命名一样采用林奈首创的双名法。两个拉丁字或拉丁化的文字，分别表示动物学名的属名和种名，在学名后附加定名人的姓氏，如意大利蜂 *Apis mellifera* Linn.。动物与植物命名不同之处在于种内如有亚种或亚属时则采用三名法，亚种紧接在种名的后面，如中华大蟾蜍 *Bufo bufo gargarizans* Cantor；如有亚属，则亚属名在属名和种名之间，并外加括号（现在亚属名使用较少）；若属名改变，则在原定名人氏外加括号，如马氏珍珠贝 *Pteria martensii*（Dunker），这表示该学名的属名已由原来的属名改为现在的属名，但仍保留了原种名；一般不用变种、变型。拉丁学名中的属名、亚属名及命名人的第一个拉丁字母必须大写，其余均小写。

第三节　动物类中药的分类

在古代，动物类中药的分类是根据动物的不同类别或药用部位，动物的习性或药材特征来进行分类的，如《新修本草》把动物药分为人、兽、禽、虫、鱼五部；在《本草纲目》中李时珍将动物药由低等动物到高等动物，从无脊椎动物到脊椎动物，由虫到兽到人分为虫、鳞、介、禽、兽、人六部，每部之中又再进一步细分，这种分类方法和排列次序，已具有初步的进化论思想。

现代动物类中药的分类有多种方法。有的根据药用动物在自然界的分类地位，按动物类中药在各门中的分布情况，由低等动物到高等动物进行分类；有的按药用部位进行分类；有的按动物药所含不同的化学成分分类；有的按药理作用进行分类或按不同的功效进行分类等。

按药用部位分类的常用动物类中药如下：

1. 动物的干燥全体　如水蛭、全蝎、蜈蚣、斑蝥、土鳖虫、虻虫、九香虫等。

2. 除去内脏的动物体　如蚯蚓、蛤蚧、乌梢蛇、蕲蛇、金钱白花蛇等。

3. 动物体的某一部分　如角类：鹿茸、鹿角、羚羊角、水牛角等；鳞、甲类：穿山甲、龟甲、鳖甲等；骨类：豹骨、狗骨、猴骨等；贝壳类：石决明、牡蛎、珍珠母、海螵蛸、蛤壳、瓦楞子等；脏器类：哈蟆油、鸡内金、紫河车、鹿鞭、海狗肾、桑螵蛸、水獭肝、刺猬皮等。

4. 动物的生理产物　如分泌物：麝香、蟾酥、熊胆粉、虫白蜡、蜂蜡等；动物的排泄物：五灵脂、蚕沙、夜明砂等；以及其他生理产物：如蝉蜕、蛇蜕、蜂蜜、蜂房等。

5. 动物的病理产物　如珍珠、僵蚕、牛黄、马宝、猴枣、狗宝等。

6. 动物体某一部分的加工品　如阿胶、鹿角胶、鹿角霜、龟甲胶、血余炭、水牛角浓缩粉等。

第十五章同步练习

第十六章 动物类中药的鉴定

第一节 概述

　　动物类中药的鉴定方法和鉴定目的与植物药和矿物药一样,其鉴定方法包括来源鉴定、性状鉴定、显微鉴定、理化鉴定和生物鉴定,其鉴定目的也是对药材的真实性、有效性、安全性进行评价。但由于动物类中药物种及化学成分的特殊性,在对其进行鉴定时,还应具有动物学的分类、形态和解剖等基础知识,具有对氨基酸、多肽、蛋白质等特殊成分分析的专业知识,因此动物药的鉴定与植物药和矿物药的鉴定有一定差别。

一、来源鉴定

　　对动物类中药进行来源鉴定,应具有动物分类学和解剖学的基础知识,以完整动物或去除内脏的动物体入药的药材,可根据其形态及解剖特征等进行动物分类鉴定,确定其来源,必要时可结合 DNA 分子鉴定等以确定其品种。目前,分子生物学的技术和方法已被广泛应用于生命科学的各个领域,在动物药的鉴定中,DNA 分子遗传标记技术已被成功地用于龟甲、鳖甲、蛇类药等多种动物药的品种鉴定,DNA 分子鉴定技术已成为鉴定动物药来源的一种新方法。

　　常用动物药的来源,按药用部位划分主要有以下几类:动物的干燥全体入药;除去内脏的动物干燥全体入药;动物体的一部分,如角类、鳞甲类、骨类、贝壳类、脏器类等;动物的生理产物,包括分泌物及排泄物;动物的病理产物;动物体某一部分的加工品等。具体的动物分类详见第十五章。

二、性状鉴定

　　性状鉴别是动物类中药鉴定常用的方法,因动物药具有不同于其他类别中药的特殊性,除一般的性状鉴别外,可采用观、摸、尝、嗅、试(火试、水试)等方法,从动物药的表面特征(形状、颜色、纹路、突起、裂缝、附属物等),到药材断面特征(颜色、纹理等)、质地(光滑、粗糙、角质性等)、气味等,找出其具有专属性的性状特征。如水蛭质脆,易折断,断面胶质祥;蕲蛇背部有方胜纹,腹部有连珠斑,尾部有佛指甲;蜂蜜味极甜;蟾酥粉末嗅之作嚏等。

由于多数动物类中药的来源及药用部位差异较大,因此在进行性状鉴定时首先要注意动物药的类别、药用部位,其次要仔细观察动物药材的形态、大小、颜色、表面特征等,如果是完整的动物体(主要为昆虫、蛇类及鱼类等),则可根据其形态特征进行动物分类学鉴定,确定其性状特征。昆虫类主要注意其形状、大小、虫体各部位的颜色和特征、气味等;蛇类还要注意其鳞片的特征;角类应注意其类型,角质角还是骨质角,洞角还是实角,有无骨环等;骨类应注意骨的解剖面特点;分泌物类应注意其气味、颜色;排泄物主要注意其形态和大小;贝壳类应注意其形状、大小、外表面的纹理颜色。

此外,一些传统的经验鉴别方法仍然是鉴定动物药真伪优劣、保证其质量的重要而有效的手段。如牛黄的口尝:味先苦而后回甜,有清凉感等;麝香的气味:有特异香气等;麝香的手试:手握成团,轻揉即散,不沾手,不染手等;哈蟆油的水试:用水浸泡后可膨胀 10~15 倍,而伪品则至多膨胀 3~7 倍,以及牛黄水液可使指甲染黄(挂甲)等;马宝粉的火试:置于锡纸上加热,其粉聚集,发出马尿臭等。这些鉴别方法,至今仍是鉴定动物药不可或缺的重要方法。

三、显微鉴定

动物药进行显微鉴定时,常要根据不同的鉴别对象,制作显微片,通常包括粉末片、动物的组织切片和磨片等。动物药材粉末中常见的显微特征主要有:横纹肌横断面观可见单个肌纤维或纤维束的断面,纵断面观可见肌纤维的宽度、肌原纤维上明带和暗带的宽度;骨碎片断面可观察到哈弗氏管的形状和直径、骨板的层次、骨间板的多少、骨陷窝的形状及大小、骨小管的多少等,而纵断面主要注意观察哈弗氏管的纵列情况,骨陷窝多呈梭形,骨小管明显等;皮肤粉末主要注意有无色素颗粒及其排列方式;毛发的特征在鉴别不同动物时常常作为重要的参考,因为不同种动物的毛髓质大小及其网纹不同,并要注意皮质的梭形细胞的大小、有无色素颗粒及其颜色、分布方式等;角碎片的横断面特征可以区别骨质角还是角质角,有无同心纹理或波状纹理及色素颗粒等。

近年来扫描电子显微镜用于动物类中药的鉴定,以其样品制备简单,分辨率高,立体感强,对样品损伤与污染程度小,可直接观察自然状态的样品表面特征等优点,受到广泛重视,如用扫描电镜区分海珍珠与湖珍珠在断层上的差异;九种药用蛇背鳞的电镜特征对蛇类药材的鉴别具有可靠意义等。此外,应用数码成相技术结合显微测量法对 16 种鞭类药材样品粉末的残留毛、骨碎片、横纹肌、平滑肌等进行研究,发现残留毛的髓质指数具有一定的鉴别意义;应用显微化学法通过对样品粉末分别滴加水合氯醛试液、浓硫酸试液及稀碘液后,在镜下观察制片的颜色变化可以将 6 种香港市场牛黄商品完全区分。

四、理化鉴定

通常一般的理化鉴定方法都适用于动物药材,包括一般理化鉴别、常规理化检查、色谱法、光谱法、色谱-光谱联用法等,如哈蟆油的一般理化鉴别中采用荧光法可将哈蟆油与蟾蜍输卵管有效的区分开。蜂蜜的常规理化检查中,可测定其相对密度,蜂蜡和虫白蜡等可测定其熔点、溶解度或酸值、皂化值等物理常数,以控制其质量。理化鉴定中的色谱法,尤其是薄层色谱法和高效液相色谱法,在动物药的鉴别中应用越来越广泛,如《中国药典》2020 年版一部采用薄层色谱法鉴别牛黄、水蛭、土鳖虫、地龙等动物药,采用高效液相色谱法鉴别斑蝥、哈蟆油、蜂胶、蜂蜜等,采用气相色谱法测定了麝香中麝香酮的含量;采用液相-质谱联用法鉴别阿胶、鹿角胶、龟甲胶等胶类动物药。由于动物类中药含有大量的蛋白质、多肽及氨基酸,利用其化学组成和性质的不同,采用电泳系列技术,可成功地将动物药材与类似品、伪品区别开来,如不同来源的蛇类、胶类、角类、昆虫类中药的电泳图谱存在显著差异,可根据谱带的位置、数目、着色程度对其品种进行鉴别;应用高效毛细管电泳对牛黄、人工牛黄、人胆结石及其伪品以及熊胆与几种动物的胆汁分别进行检测,并获得了特征性电泳图谱,可用于牛黄类和熊胆类等中药的有效鉴别等。此外,应用衍射全谱分析法的光谱技术成功地鉴别了牛黄、人工牛黄、管黄、人工结石、猪胆结石等药材。

近年来,动物类中的安全性评价越来越受到重视,目前对动物药外源性有害物质的安全性评价,主要检测黄曲霉毒素、重金属及有害元素。理化鉴别的常用方法有高效液相色谱法、液相-质谱联用法、原子吸收分光光度法、电感耦合等离子体质谱法等,如《中国药典》2020 年版采用高效液相色谱法或高效液相-质谱联用法检测了地龙、全蝎、蜈蚣、僵蚕等动物药的黄曲霉毒素,采用原子吸收分光光度法、电感耦合等离子体质谱法检测了水蛭、阿胶、珍珠、海螵蛸等动物药的重金属及有害元素,实现了动物类中药的安全性鉴定。

五、生物鉴定

近年来随着技术的进步,许多新技术新方法被应用于动物药的鉴定研究,在传统四大鉴定方法的基础上,主要是通过对生命信息物质(核酸、蛋白质等)的识别或对中药所含化学物质的生物效应(药效、活力或毒力)测定,来鉴定中药的品种和质量,它可以用于解决中药,特别是动物类中药鉴定的某些难题,有准确性高、重复性好的特点。目前应用于动物药鉴定的生物鉴定主要有生物活性测定和 DNA 分子鉴定技术两种,生物活性测定在《中国药典》2020 年版一部已有收载,如采用凝血酶滴定法测定水蛭的抗凝血酶生物活性;DNA 分子鉴定技术在动物类中药鉴定中尤为广泛,它不仅能对有形的动物药材整体、破碎部分器官及组织进行准确的鉴定,而且还可以对以动物粉末、体液、分泌物和排泄物入药的药材及制剂进行有效的真伪鉴定、纯度检查与质量评价。目前,该方法在《中国药典》动物药材鉴定中,已经发挥重要作用,如采用聚合酶链式反应法已成功地对乌梢蛇、蕲蛇进行鉴定,在一定程度上克服了目前仅依据形态、显微特征及理化方法进行动物类中药鉴别的不足。

除 DNA 分子鉴定和生物活性测定外,尚有应用生物免疫印记技术鉴别动物类中药。主要是利用不同种动物都含有各自的特异性蛋白质,具有免疫特异性,可用于亲缘关系比较接近的动物药之间的鉴别与分析。采用对流免疫电泳法及琼脂免疫扩散法准确地检出虎、豹、猞猁、猫、牛、猪等骨骼,已达到鉴别伪品的目的。

第二节　常用动物类中药的鉴定

地龙▲　Pheretima

【来源】　为钜蚓科（Megascolecidae）动物参环毛蚓 *Pheretima aspergillum*（E. Perrier）、通俗环毛蚓 *P. vulgaris* Chen、威廉环毛蚓 *P. guillelmi*（Michaelsen）或栉盲环毛蚓 *P. pectinifera* Michaelsen 的干燥体。前一种习称"广地龙"，后3种习称"沪地龙"。广地龙春季至秋季捕捉，沪地龙夏季捕捉，及时剖开腹部，除去内脏和泥沙，洗净，晒干或低温干燥。

【产地】　广地龙主产于广东、广西、福建等省区。沪地龙主产于上海、浙江、江苏等省市。现在商品为野生与人工养殖。

【性状鉴别】

1. 广地龙　呈长条状薄片，弯曲，边缘略卷，长15～20cm，宽1～2cm。全体具环节，背部棕褐色至紫灰色，腹部浅黄棕色；第14～16环节为生殖带，习称"白颈"，较光亮。体前端稍尖，尾端钝圆，刚毛圈粗糙而硬，色稍浅。雄生殖孔在第18环节腹侧刚毛圈一小孔突上，雄交配腔不翻出，外缘有数个环绕的浅皮褶，内侧刚毛圈隆起，前面两边有横排（一排或两排）小乳突，每边10～20个不等。受精囊孔2对，位于7/8至8/9环节间一椭圆形突起上，约占节周5/11。体轻，略呈革质，不易折断。气腥，味微咸（图16-1）。

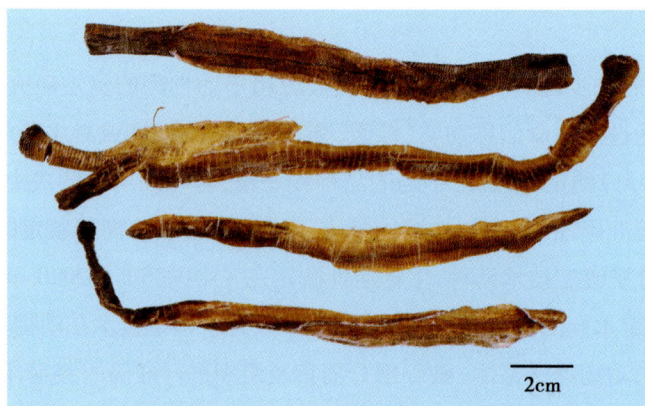

● 图16-1　地龙药材图

2. 沪地龙　长8～15cm，宽0.5～1.5cm。背部棕褐色至黄褐色。通俗环毛蚓的雄交配腔能全部翻出，呈花菜状或阴茎状；威廉环毛蚓的雄交配腔孔呈纵向裂缝状；栉盲环毛蚓的雄生殖孔内侧有1个或多个小乳突。受精囊孔3对，在6/7至8/9环节间。

【显微鉴别】　粉末　淡灰色或灰黄色。①斜纹肌纤维无色或淡棕色，散在或相互绞结成片状，多稍弯曲，直径4～26μm，边缘常不平整。②表皮细胞呈棕黄色，细胞界限不明显，有暗棕色色素颗粒。③刚毛少见，常碎断散在，淡棕色或黄棕色，直径24～32μm，先端多钝圆，有的表面可见纵裂纹。

【化学成分】　①主含蛋白质和脂肪酸。②琥珀酸（amber acid，具平喘和利尿作用）、次黄嘌吟(hypoxanthine,具平喘和降压作用)、蚯蚓解热碱(lumbrofebrine,具解热作用)、蚯蚓素(lumbritin,具溶血作用)、地龙毒素(terrestro-lumbrolysin,有毒成分)。③另含蚓激酶、地龙溶栓酶、纤溶酶、胆碱酯酶及过氧化氢酶(具溶栓作用)。

【质量评价】

1. 经验鉴别　以条大、肥厚、不碎、无泥土者为佳。

2. 检查　重金属:按重金属检查第二法测定,重金属不得过30mg/kg。

黄曲霉毒素:按黄曲霉素测定法,每1000g含黄曲霉毒素B_1不得过5μg,黄曲霉毒素G_2、黄曲霉毒素G_1、黄曲霉毒素B_2和黄曲霉毒素B_1的总量不得过10μg。

3. 浸出物　按水溶性浸出物测定项下热浸法测定,浸出物不得少于16.0%。

【性味功效】 性寒,味咸。清热定惊,通络,平喘,利尿。

水蛭★　Hirudo

始载于《神农本草经》,列为下品。陶弘景谓:"处处河池有之。蛭有数种,以水中马蜞得啮人,腹中有血者,干之为佳。"苏恭谓:"有水蛭、草蛭,大者长尺许,并能咂牛、马、人血。今俗多取水中小者,用之大效。"据考证,认为古代药用水蛭的原动物应该是水蛭科水蛭 *Hirudo nipponica* Whitman 和丽医蛭 *H. pulchra* Song Whitman。

【来源】 为水蛭科(Hirudinidae)动物蚂蟥 *Whitmania pigra* Whitman、水蛭 *Hirudo nipponica* Whitman 或柳叶蚂蟥 *W. acranulata* Whitman 的干燥全体。

【动物形态】

1. 蚂蟥　为一种大型水蛭。身体扁平,略呈纺锤形,头区突然显著变细,眼5对,弧形排列,长6~13(~25)cm,体宽1.3~2cm。体背暗绿色,具5条由细密的黄黑斑点组成的纵线,中央1条色较深而明显;腹面淡黄色,有7条断续纵行的茶褐色斑纹。体环数107。雄、雌生殖孔各位于33~34、38~39环沟间。前吸盘小,后吸盘大,腭齿不发达。不吸血,以水中软体动物、浮游动物或水生昆虫为食。

2. 水蛭　体狭长稍扁,略呈圆柱形,长3~5cm,宽4~6mm。背部黄绿色或黄褐色,有5条黄白色纵纹,背中线的一条纵纹延伸至后吸盘上。腹面暗灰色,无斑纹。体环数103。前吸盘较大,腭脊上有一列细齿,后吸盘呈碗状,朝向腹面。雄、雌生殖孔各位于31~32、36~37环沟内。以人或其他脊椎动物的血液为食。

3. 柳叶蚂蟥　体较蚂蟥略小,呈柳叶形,扁平。背面茶褐色,5条纵线以中间1条最宽,两侧的黑色素斑点呈新月形,前后连接成两条波浪形斑纹。余同蚂蟥。食性较杂,但喜食牛血。

【采收加工】 夏、秋二季捕捉,洗净,沸水烫死,晒干或低温干燥。

【产地】 蚂蟥及水蛭产于全国各地;柳叶蚂蟥产于河北、安徽、江苏、福建等省。

【性状鉴别】

1. 蚂蟥　呈扁平纺锤形,有多数环节,体长4~10cm,宽0.5~2cm。背部黑褐色或黑棕色,稍隆起,用水浸后,可见黑色斑点排成5条纵纹;腹面平坦,棕黄色。两侧棕黄色,前端略尖,后端钝圆,两端各具1个吸盘,前吸盘不显著,后吸盘较大。质脆,易折断,断面胶质样。气微腥(图16-2)。

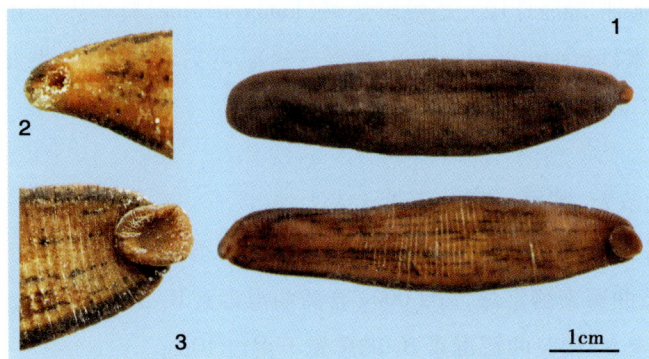

1.药材(上图为腹面,下图为背面);2.前吸盘;3.后吸盘。

● 图 16-2 水蛭(蚂蟥)药材图

2. 水蛭 扁长圆柱形,体多弯曲扭转,体长 2~5cm,宽 0.2~0.3cm。黑棕色。

3. 柳叶蚂蟥 狭长而扁,体长 5~12cm,宽 0.1~0.5cm。

【显微鉴别】 粉末 棕褐色。①表皮细胞略呈五边形,排列紧密,黄色至黄棕色,不甚透明。 ②肌纤维成群或单个散在,长短不一,透明。中空,外层增厚,可见增厚纹理(图 16-3)。

【化学成分】 主含①水蛭素。活水蛭唾液腺中含有水蛭素(hirudin),系 65 个氨基酸组成的多肽,在 70℃以下可保持活性,在干燥药材中水蛭素已被破坏。②肝素(heparin)、抗凝血酶(antithrombin)等。

水蛭素、肝素、抗凝血酶均有抗凝血作用。

【理化鉴别】 薄层色谱鉴别 本品粉末的乙醇超声提取液作为供试品溶液。以水蛭对照药材作对照,按薄层色谱法,用硅胶 G 薄层板,以环己烷-乙酸乙酯(4:1)为展开剂,以 10% 硫酸乙醇试液显色。供试品色谱中,在与对照药材色谱相应的位置上,显相同的紫红色斑点;紫外光灯(365nm)下显相同的橙红色荧光斑点。

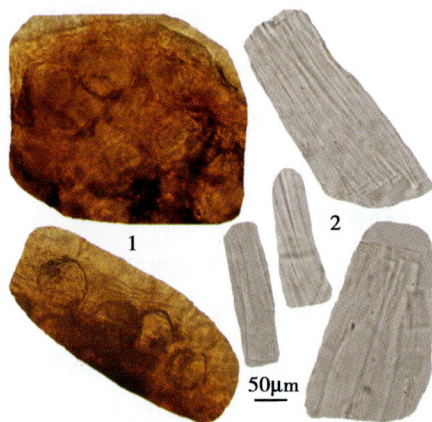

1.表皮;2.肌纤维。

● 图 16-3 水蛭粉末图

【质量评价】

1. 经验鉴别 以体小、条整齐、黑褐色、无杂质者为佳。

2. 检查 酸碱度:应为 5.0~7.5。

重金属及有害元素:用原子吸收分光光度法或电感耦合等离子体质谱法测定,含铅不得过 10mg/kg、镉不得过 1mg/kg、砷不得过 5mg/kg、汞不得过 1mg/kg。

黄曲霉毒素:每 1 000g 含黄曲霉毒素 B_1 不得过 5μg,黄曲霉毒素 G_2、黄曲霉毒素 G_1、黄曲霉毒素 B_2 和黄曲霉毒素 B_1 的总量不得过 10μg。

3. 含量测定 每 1g 含抗凝血酶活性水蛭应不低于 16.0U;蚂蟥、柳叶蚂蟥应不低于 3.0U。

【性味功效】 性平,味咸、苦。破血通经,逐瘀消癥。

石决明　Haliotidis Concha

为鲍科(Haliotidae)动物杂色鲍 *Haliotis diversicolor* Reeve、皱纹盘鲍 *H. discus hannai* Ino、羊鲍 *H. ovina* Gmelin、澳洲鲍 *H. ruber*(Leach)、耳鲍 *H. asinina* Linnaeus 或白鲍 *H. laevigata*(Donovan)的贝壳。夏、秋二季捕捞,去肉,洗净,干燥。杂色鲍产我国福建以南沿海,越南、印度尼西亚、菲律宾等国均有分布;皱纹盘鲍产我国辽宁、山东、江苏沿海地区,朝鲜、日本均有分布;羊鲍、耳鲍产我国台湾、海南、西沙群岛,澳大利亚、印度尼西亚、菲律宾均有分布;澳洲鲍产于澳大利亚、新西兰。白鲍多混在澳洲鲍中,具体产地不详。杂色鲍呈长卵圆形,内面观略呈耳形,长 7~9cm,宽 5~6cm,高约 2cm;表面暗红色,有多数不规则的螺肋和细密生长线;螺旋部小,体螺部大;从螺旋部顶处开始向右排列有 20 余个疣状突起,末端 6~9 个开孔,孔口与壳面平;内面光滑,具珍珠样彩色光泽;壳较厚,质坚硬,不易破碎;气微,味微咸。皱纹盘鲍呈长椭圆形,长 8~12cm,宽 6~8cm,高 2~3cm;表面灰棕色,有多数粗糙而不规则皱纹,生长线明显,常有苔藓类或石灰虫等附着物,末端 4~5 开孔,孔口突出壳面;壳较薄。羊鲍近圆形,长 4~8cm,宽 2.5~6cm,高 0.8~2cm;壳顶位于近中部而高于壳面,螺旋部与体螺部各占 1/2,从螺旋部边缘有 2 行整齐的突起,尤以上部较为明显;末端 4~5 个开孔,呈管状。澳洲鲍呈扁平卵圆形,长 13~17cm,宽 11~14cm,高 3.5~6cm;表面砖红色,螺旋部约为壳面的 1/2,螺肋和生长线呈波状隆起,疣状突起 30 余个;末端 7~9 个开孔,孔口突出壳面。耳鲍狭长,略扭曲,呈耳状,长 5~8cm,宽 2.5~3.5cm,高约 1cm;表面光滑,具翠绿色、紫色及褐色等多种颜色形成的斑纹;螺旋部小,体螺部大;末端 5~7 个开孔,孔口与壳面平,多为椭圆形;壳薄,质较脆。白鲍呈卵圆形,长 11~14cm,宽 8.5~11cm,高 3~6.5cm;表面砖红色,光滑,壳顶高于壳面;生长线颇为明显,螺旋部约为壳面的 1/3,疣状突起 30 余个,末端 9 个开孔,孔口与壳面平。主含碳酸钙。性寒,味咸。具有平肝潜阳,清肝明目的功效。

珍珠★　Margarita

《开宝本草》载有真珠,别名珍珠。李珣谓:"真珠出海南,石决明产也。蜀中西路女瓜出者是蚌蛤产,光白甚好。不及舶上采耀。凡用,以新完未经钻缀者研如粉,方堪服食,不细则伤人脏腑。"苏颂谓:"今出廉州,北海亦有之。生于珠牡(亦曰珠母),蚌类也。"李时珍谓:"今南珠色红,西洋珠色白,北海珠色微青,各随方色也。"以上海南,北海产的珍珠,当指海水珍珠。

珍珠

【来源】　为珍珠贝科(Pteriidae)动物马氏珍珠贝 *Pteria martensii*(Dunker)、蚌科(Unionidae)动物三角帆蚌 *Hyriopsis cumingii*(Lea)或褶纹冠蚌 *Cristaria plicata*(Leach)等双壳类动物受刺激而形成的珍珠。

【动物形态】

1. 马氏珍珠贝　贝壳斜四方形,二壳不等,左壳较右壳稍突。壳质薄而脆,壳顶位于前方,两侧有耳,前耳小,后耳大。背缘平直,腹缘圆,壳面淡黄色至黄褐色,具舌状稍作游离的同心鳞片层,鳞片薄而脆,极易脱落,边缘鳞片层紧密,末端稍翘起,延伸至小舌状。壳内面珍珠层厚,富有珍珠光泽,边缘淡黄色,无珍珠层。

2. 三角帆蚌　贝壳大而扁平,两壳相等,外形略呈四角形。壳质坚硬,壳面不平滑,有的呈同心环状排列的纹理。后背缘向上突起,形成大的三角形帆状后翼。左壳有拟主齿和侧齿各2枚,右壳有2枚拟主齿和1枚大的侧齿。壳内面平滑,珍珠层乳白色(图16-4)。

3. 褶纹冠蚌　贝壳厚大,略呈不等边三角形,后背缘向上伸展成大型的冠。壳的后背部自壳顶起向后有一系列逐渐粗大的纵肋。腹缘长,近直线。壳表面深黄绿色至黑褐色。壳内珍珠层有光泽。

【采收加工】　自动物体内取出珍珠,洗净,干燥。

【产地】　马氏珍珠贝所产的珍珠称"海珠",天然和人工培养均有,主产于广东、广西、海南及台湾等省区;三角帆蚌、褶纹冠蚌所产的珍珠称"淡水珠",多为人工培养,主产于浙江、江苏、江西、湖南等省。

【性状鉴别】　呈类球形、长圆形、卵圆形或棒形,直径1.5~8mm。表面类白色、浅粉红色、浅黄绿色或浅蓝色,半透明,光滑或微有凹凸,具特有的彩色光泽。质地坚硬,破碎面显层纹。气微,味淡(图16-5)。

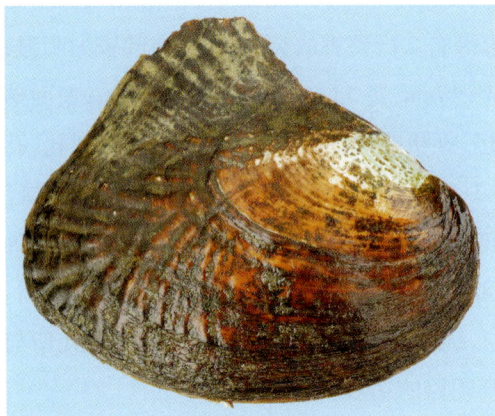

● 图16-4　三角帆蚌 *Hyriopsis cumingii* (Lea)

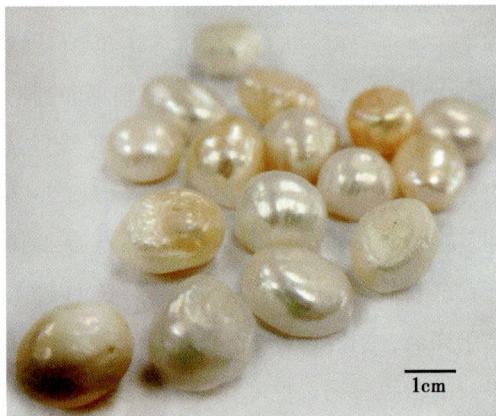

● 图16-5　珍珠药材图

【显微鉴别】

1. 磨片　①可见同心性环状层纹,称为"珍珠结构环",粗层纹较明显,连续成环或断续成环,层纹间距不等,在60~500μm间。②粗层纹间有细层纹,细层纹在有些部位较明显,多数不甚明显,少数不明显,间距小于32μm。③中心部有的有类圆形腔,内有黄色物或细小砂粒,有的实心,无特异结构。④多数磨片在暗视野中可见珍珠特有彩光,一圈圈的具有红、橙、黄、绿、青、蓝、紫色虹彩般的光泽,称为"珍珠虹光环"。

2. 粉末　类白色。①呈不规则碎块,半透明,具彩虹样光泽。②表面显颗粒性,由数至十数薄层重叠,片层结构排列紧密,可见致密的成层线条或极细密的微波状纹理(图16-6)。

【化学成分】　①主含碳酸钙(calcium carbonate,海珠95.66%,淡水珠94.45%)。②壳角蛋白(conchiolin,海珠4%,淡水珠3.83%),壳角蛋白水解后得17种以上氨基酸,主要为甘氨酸(24.8%)、丙氨酸(16.4%)及亮氨酸、丝氨酸、精氨酸等。③尚含卟啉、色素以及无机元素等。

【理化鉴别】

1. 荧光鉴别　紫外光灯(365nm)下显浅蓝紫色(天然珍珠)或亮黄绿色(人工培养珍珠)荧

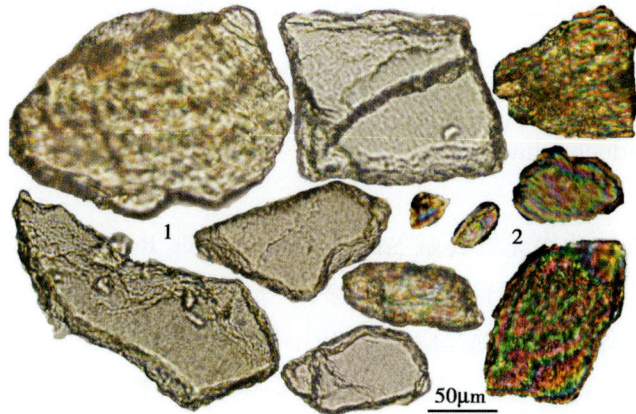

1. 碎块；2. 碎块（偏光）。

● 图 16-6　珍珠粉末特征图

光，通常环周部分较明亮。

2. 化学定性鉴别　粉末加稀盐酸，即产生大量气泡，滤液显钙盐的鉴别反应：①取铂丝，用盐酸湿润后，蘸取滤液，在无色火焰中燃烧，火焰即显砖红色。②取滤液（1→20），加甲基红指示液 2 滴，用氨试液中和，再滴加盐酸至恰呈酸性，加草酸铵试液，即生成白色沉淀；分离，沉淀不溶于醋酸，但可溶于稀盐酸。

3. 灼烧试验　本品数粒置石棉网上，用烧杯罩住，用火烧之，有爆裂声，呈层片状破碎，碎片内外均呈银灰色，略具光泽，质较松脆。

4. 弹性试验　将珍珠放在 60cm 高处，使之自由下落到平放的玻璃板上，海产天然珍珠弹跳的高度为 15～25cm，淡水珍珠弹跳 5～10cm 高，珍珠层越厚弹跳越高。

【质量评价】

1. 经验鉴别　以纯净、质坚、有彩光者为佳。

2. 检查　重金属及有害元素：用原子吸收分光光度法或电感耦合等离子体质谱法测定，含铅不得过 5mg/kg；镉不得过 0.3mg/kg；砷不得过 2mg/kg；汞不得过 0.2mg/kg；铜不得过 20mg/kg。

【性味功效】　性寒，味甘、咸。安神定惊，明目消翳，解毒生肌，润肤祛斑。

牡蛎　Ostreae Concha

为牡蛎科（Ostreidae）动物长牡蛎 *Ostrea gigas* Thunberg、大连湾牡蛎 *O. talienwhanensis* Crosse 或近江牡蛎 *O. rivularis* Gould 的贝壳。全年均可捕捞，去肉，洗净，晒干。长牡蛎主产于山东以北至东北沿海；大连湾牡蛎主产于辽宁、河北、山东沿海；近江牡蛎产地较广，北起东北，南至广东、海南沿海。长牡蛎呈长片状，背腹缘几平行，长 10～50cm，高 4～15cm；右壳较小，鳞片坚厚，层状或层纹状排列；壳外面平坦或具数个凹陷，淡紫色、灰白色或黄褐色，内面瓷白色，壳顶两侧无小齿；左壳凹陷深，鳞片较右壳粗大，壳顶附着面小；质硬，断面层状，洁白；气微，味微咸。大连湾牡蛎呈类三角形，背腹缘呈八字形；右壳外面淡黄色，具疏松的同心鳞片，鳞片起伏成波浪状，内面白色；左壳同心鳞片坚厚，自壳顶部放射肋数个，明显，内面凹下呈盒状，铰合面小。近江牡蛎呈圆形、卵圆形或三角形等；右壳外面稍不平，有灰、紫、棕、黄等色，环生同心鳞片，幼体者鳞片薄而脆，多年生长后鳞片层层相叠,内面白色,边缘有的淡紫色。主含碳酸钙。性微寒,味咸。具有重镇安神,潜阳补阴,软坚散结的功效。

海螵蛸　Sepiae Endoconcha

为乌贼科(Sepiidae)动物无针乌贼 *Sepiella maindroni* de Rochebrune 或金乌贼 *S. esculenta* Hoyle 的干燥内壳。收集乌贼鱼的骨状内壳,洗净,干燥。无针乌贼产于浙江、江苏和广东等省;金乌贼产于辽宁、山东等省。无针乌贼呈扁长椭圆形,中间厚,边缘薄,长9~14cm,宽2.5~3.5cm,厚约1.3cm。背面有瓷白色脊状隆起,两侧略显微红色,有不甚明显的细小疣点;腹面白色,自尾端到中部有细密波状横层纹;角质缘半透明,尾部较宽平,无骨针;体轻,质松,易折断,断面粉质,显疏松层纹;气微腥,味微咸。金乌贼长 13~23cm,宽约 6.5cm;背面疣点明显,略呈层状排列;腹面的细密波状横层纹占全体大部分,中间有纵向浅槽;尾部角质缘渐宽,向腹面翘起,末端有 1 骨针,多已断落。主含碳酸钙。性温,味咸、涩。具有收敛止血,涩精止带,制酸止痛,收湿敛疮的功效。

全蝎★　Scorpio

蝎,始载于《蜀本草》,名主簿虫。苏颂谓:"今汴洛、河陕州郡皆有之,采无时,以火逼干死收之。"李时珍谓:"蝎形如水黾,八足而长尾,有节色青,今捕者多以盐泥食之……其毒在尾。今入药有全用者,谓之全蝎,有用尾者,谓之蝎梢,其力尤紧。"结合《本草纲目》的蝎图,认为全蝎药用品种古今一致。

【来源】　为钳蝎科(Buthidae)动物东亚钳蝎 *Buthus martensii* Karsch 的干燥体。

【动物形态】　全体长约6cm,躯干(头胸部及前腹部)绿褐色,尾(后腹部)土黄色。头胸部背甲梯形。有中眼 1 对,为复眼,侧眼 3 对,系单眼,附肢 6 对,第一附肢呈钳状称螯肢。螯肢的钳状上肢有 2 齿。第 2 对附肢为触肢,钳状,上下肢内侧有 12 行颗粒斜列。胸部有 4 对步足,均 7 节,第 4 对的 1、2 跗节具刺;前腹部具 7 节,第 1 腹板有一生殖厣,第 2 节有 1 对栉状器,内缘有 16~25 个栉齿,第 3~6 节各具气孔 1 对。后腹部具 6 节,狭长如尾,活动而易弯曲,前 4 节各有由颗粒排列成的隆脊线 10 条,第 5 节仅有 5 条。末节称尾刺或尾剑,尖端为毒腺的开孔(图 16-7)。

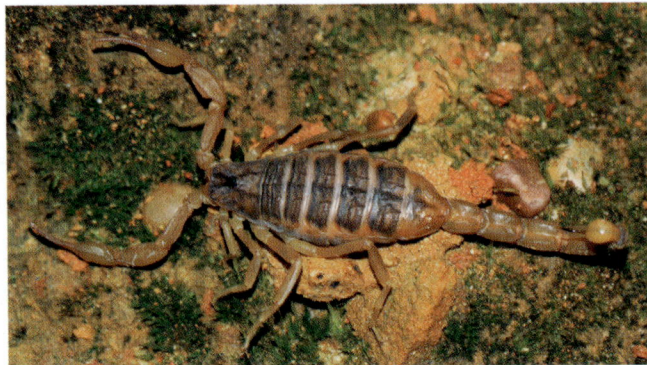

● 图 16-7　东亚钳蝎 *Buthus martensii* Karsch

【采收加工】 春末至秋初捕捉,除去泥沙,置沸水或沸盐水中,煮至全身僵硬,捞出,置通风处,阴干。

【产地】 主产于河南、山东等省,河北、辽宁、安徽、湖北等地亦产。以河南禹县、鹿邑,山东益都产品质佳,以山东产量最大。野生或饲养。

【性状鉴别】 头胸部与前腹部呈扁平长椭圆形,后腹部呈尾状,皱缩弯曲,完整者体长约6cm。头胸部绿褐色,前面有1对短小的螯肢及1对较长大的钳状脚须,形似蟹螯;背面覆有梯形背甲,腹面有足4对,均为7节,末端各具2个爪钩;前腹部由7节组成,第7节色深,背甲上有5条隆脊线。背面绿褐色,后腹部棕黄色,6节,节上均有纵沟,末节有锐钩状毒刺,毒刺下方无距;气微腥,味咸(图16-8)。

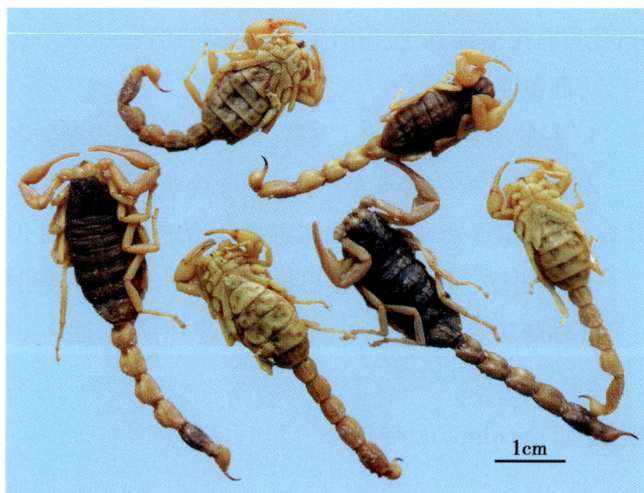

● 图 16-8　全蝎药材图

【显微鉴别】 粉末　黄棕色或淡棕色。①体壁碎片(几丁质外骨骼)外表皮表面观呈多角形网格样纹理,表面密布细小颗粒,可见毛窝、细小圆孔和淡棕色或近无色的瘤状突起;内表皮无色,有横向条纹,内、外表皮纵贯较多长短不一的微细孔道。②刚毛红棕色,多碎断,先端锐尖或钝圆,具纵直纹理,髓腔细窄。③横纹肌纤维多碎断,明带较暗带宽,明带中有一暗线,暗带有致密的短纵纹理(图16-9)。

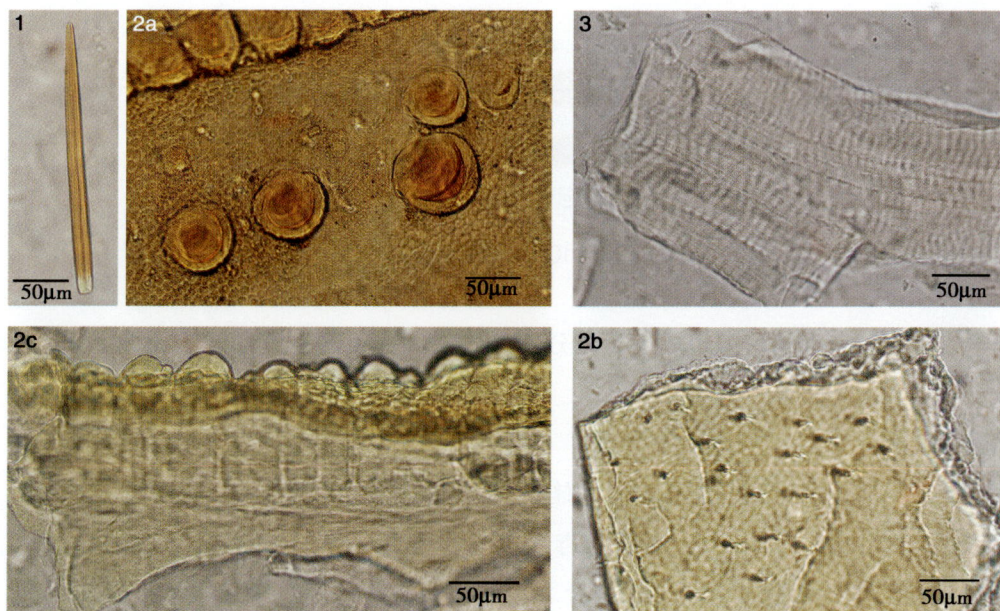

1. 刚毛;2.体壁碎片(2a.外表皮,2b.内表皮,2c.表皮纵面观);3.肌纤维。

● 图 16-9　全蝎粉末图

【化学成分】 ①主含蝎毒素(buthotoxin)。②尚含三甲胺(trimethylamine)、甜菜碱(betaine)、牛磺酸(taurine)、卵磷脂(lecithin)及铵盐等。

蝎毒素为一种毒性蛋白,与蛇的神经毒素类似,但含硫量较高,是全蝎镇痛、抗肿瘤的主要成分,还具有免疫调节、抗病原生物感染等活性。

【质量评价】

1. 经验鉴别 以身干、完整、色绿褐、腹中少杂质者为佳。

2. 检查 黄曲霉毒素:每1 000g含黄曲霉速度 B_1 不得过 $5\mu g$,黄曲霉毒素 G_2、黄曲霉毒素 G_1、黄曲霉毒素 B_2 和黄曲霉毒素 B_1 的总量不得过 $10\mu g$。

3. 浸出物 按醇溶性浸出物热浸法测定,乙醇浸出物不得少于 18.0%。

【性味功效】 性平,味辛;有毒。息风镇痉,通络止痛,攻毒散结。

蜈蚣▲ Scolopendra

【来源】 为蜈蚣科(Scolopendridae)动物少棘巨蜈蚣 *Scolopendra subspinipes mutilans* L. Koch 的干燥体。春、夏二季捕捉,用竹片插入头尾,绷直,干燥。

【产地】 主产于浙江、湖北、江苏、安徽等省。现多为家养。

【性状鉴别】 呈扁平长条形,长 9~15cm,宽 0.5~1cm。由头部和躯干部组成,全体共 22 个环节。头部暗红色或红褐色,略有光泽,有头板覆盖,头板近圆形,前端稍突出,两侧贴有颚肢 1 对,前端两侧有触角 1 对。躯干部第 1 背板与头板同色,其余 20 个背板为棕绿色或墨绿色,有光泽,自第四背板至第 20 背板上常有两条纵沟线;腹部淡黄色或棕黄色,皱缩;自第 2 节起,每节两侧有步足 1 对,步足黄色或红褐色,偶有黄白色,呈弯钩形,最末 1 对步足尾状,故又称尾足,易脱落。质脆,断面有裂隙。气微腥,有特殊刺鼻的臭气,味辛、微咸(图 16-10)。

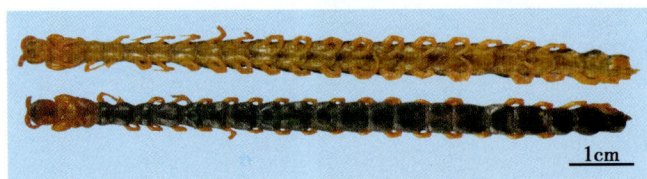

● 图 16-10 蜈蚣药材图

【化学成分】 含两种类似蜂毒的有毒成分,即组胺(histamine)样物质及溶血蛋白质。尚含有氨基酸、蚁酸等。

【质量评价】

1. 经验鉴别 以条大、完整、腹干瘪者为佳。

2. 检查 黄曲霉毒素:每1 000g含黄曲霉毒素 B_1 不得过 $5\mu g$,黄曲霉毒素 G_2、黄曲霉毒素 G_1、黄曲霉毒素 B_2 和黄曲霉毒素 B_1 的总量不得过 $10\mu g$。

3. 浸出物 按醇溶性浸出物热浸法测定,乙醇浸出物不得少于 20.0%。

【性味功效】 性温,味辛;有毒。息风镇痉,通络止痛,攻毒散结。

土鳖虫 Eupolyphapa Steleophaga

为鳖蠊科（Corydiidae）昆虫地鳖 *Eupolyphaga sinensis* Walker 或冀地鳖 *Steleophaga plancyi*（Boleny）的雌虫干燥体。夏、秋二季捕捉，一般用食饵或夜间用灯光诱捕。置沸水中烫死，晒干或烘干。地鳖主产于江苏、安徽、河南、湖北等省。冀地鳖主产于河北、北京、山东、浙江等省市。地鳖呈扁平卵形，长 1.3~3cm，宽 1.2~2.4cm；前端较窄，后端较宽，背部紫褐色，具光泽，无翅；前胸背板较发达，盖住头部；腹背板 9 节，呈覆瓦状排列；腹面红棕色，头部较小，有丝状触角 1 对，常脱落，胸部有足 3 对，具细毛和刺；腹部有横环节；质松脆，易碎；气腥臭，味微咸。冀地鳖长 2.2~3.7cm，宽 1.4~2.5cm；背部黑棕色，通常在边缘带有淡黄褐色斑块及黑色小点。主含二十八烷醇、β-谷甾醇、十八烷基甘油醚（鲨肝醇）、尿嘧啶和尿囊素。性寒、味咸；有小毒。具有破血逐瘀，续筋接骨的功效。

桑螵蛸 Mantidis Oötheca

为螳螂科（Mantidae）昆虫大刀螂 *Tenodera sinensis* Saussure、小刀螂 *Statilia maculata*（Thunberg）或巨斧螳螂 *Hierodula patellifera*（Serville）的干燥卵鞘，以上三种分别习称为"团螵蛸""长螵蛸"及"黑螵蛸"。全国大部分地区均产。深秋至次春采收，除去杂质，蒸至虫卵死后，干燥。团螵蛸（又称软螵蛸）略呈圆柱形或半球形，由多层膜状薄片叠成，长 2.5~4cm，宽 2~3cm。表面浅黄褐色，上面带状隆起不明显，底面平坦或有凹沟。体轻，质松而韧，横断面可见外层为海绵状，内层为许多放射状排列的小室，室内各有一细小椭圆形卵，深棕色，有光泽。气微腥，味淡或微咸。长螵蛸（又称硬螵蛸）略呈长条形，一端较细，长 2.5~5cm，宽 1~1.5cm。表面灰黄色，上面带状隆起明显，带的两侧各有一条暗棕色浅沟和斜向纹理。质硬而脆。黑螵蛸略呈平行四边形，长 2~4cm，宽 1.5~2cm。表面灰褐色，上面带状隆起明显，两侧有斜向纹理，近尾端微向上翘。质硬而韧。含蛋白质、脂肪、无机元素及多种磷脂类成分。性平，味甘、咸。具有固精缩尿，补肾助阳的功效。

蝉蜕 Cicadae Periostracum

为蝉科（Cicadidae）昆虫黑蚱 *Cryptotympana pustulata* Fabricius 的若虫羽化时脱落的皮壳。主产于浙江、山东、江苏、河北等省。略呈椭圆形而弯曲，长约 3.5cm，宽约 2cm。表面黄棕色，半透明，有光泽。头部有丝状触角 1 对，多已断落，复眼突出。额部先端突出，口吻发达，上唇宽短，下唇伸长成管状。胸部背面呈十字形裂开，裂口向内卷曲，脊背两旁具小翅 2 对；腹面有足 3 对，被黄棕色细毛。腹部钝圆，共 9 节。体轻，中空，易碎。气微，味淡。主含甲壳质和氨基酸。性寒，味甘。具有疏散风热，利咽，透疹，明目退翳，解痉的功效。

斑蝥* Mylabris

原名斑猫，载于《神农本草经》，列为下品。李时珍曰："斑言其色，蝥刺言其毒……俗讹为斑猫。"韩保昇曰："斑猫所在有之，七八月大豆叶上甲虫也。长五六分，黄黑斑纹，乌腹尖喙。就叶上采取，阴干用。"《大明本草》载："入药须去翅、足，糯米炒熟，不可生用。"所述古今药用品种一致。

【来源】 为芫青科（Meloidae）昆虫南方大斑蝥 *Mylabris phalerata* Pallas 或黄黑小斑蝥 *M. cichorii* Linnaeus 的干燥体。

【动物形态】

1. 南方大斑蝥 体长 15~30mm。全体被黑毛。头圆三角形，具粗密刺点。复眼大，略呈肾形。触角 1 对。前胸长稍大于宽。鞘翅端部宽于基部，底色黑色。每翅基部各有 2 个大黄斑，翅中央前后各有一黄色波纹状横带。翅面黑色部分刻点密集，黄色部分刻点甚粗（图 16-11）。

2. 黄黑小斑蝥 体型较小，体长 10~15mm。

【采收加工】 夏、秋二季捕捉，闷死或烫死，晒干。

【产地】 全国大部分地区皆产，以河南、广西、安徽、云南为多。群集于大豆、花生、茄子、棉花及瓜类植物的叶、花、芽上。

【性状鉴别】

1. 南方大斑蝥 呈长圆形，长 1.5~2.5cm，宽 0.5~1cm。头及口器向下垂，有较大的复眼及触角各 1 对，触角多已脱落。背部具革质鞘翅 1 对，黑色，有 3 条黄色或棕黄色的横纹；鞘翅下面有棕褐色薄膜状透明的内翅 2 片。胸腹部乌黑色，胸部有足 3 对。有特殊臭气（图 16-12）。

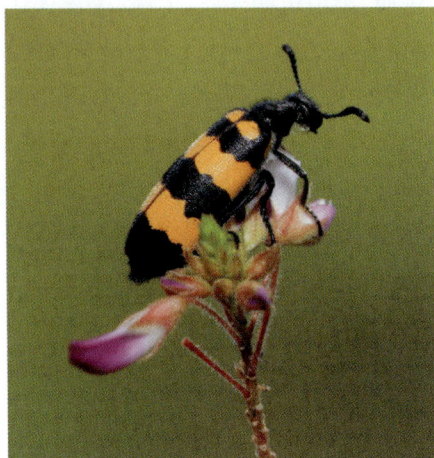

● 图 16-11 南方大斑蝥 *Mylabris phalerata* Pallas

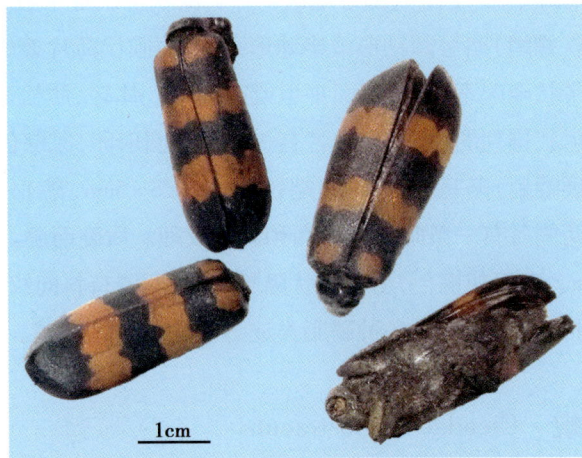

● 图 16-12 斑蝥(南方大斑蝥)药材图

2. 黄黑小斑蝥 体型较小，长 1~1.5cm。

【显微鉴别】 粉末 棕褐色。①体壁碎片黄白色至棕褐色，表面隐见斜向纹理，可见短小的刺、刚毛或刚毛脱落后留下的凹窝。②刚毛多碎断，棕褐色或棕红色，完整者平直或呈镰刀状弯曲，先端锐尖；表面可见斜向纵纹。③横纹肌纤维碎块近无色或淡黄棕色，表面可有明暗相间的波状纹理；侧面观常数条成束，表面淡黄棕色或黄白色，可见顺直纹理。④气管壁碎片不规则，条状增厚壁呈棕色或深棕色螺旋状。⑤鞘翅碎片淡棕黄色或棕红色，角质不规则形，表面有稀疏刚毛及凹陷的圆形环，直径 28~120μm。⑥内翅碎块淡黄色，透明，靠近脉纹处可见较密的乳头状断刺（图 16-13）。

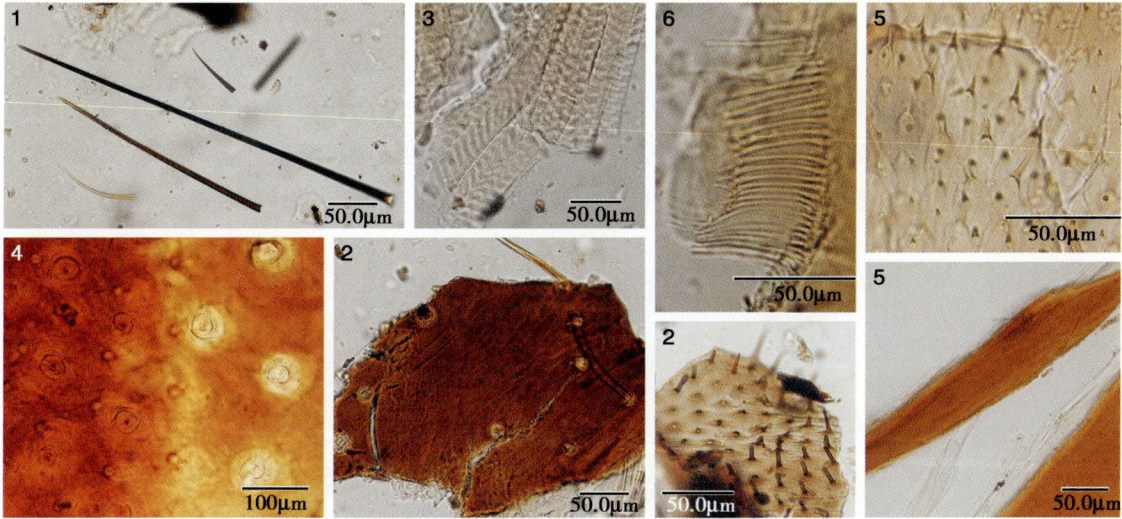

1.刚毛；2.体壁碎块；3.肌纤维；4.外翅碎块(黄白色-黑色过渡)；5.内翅碎块；6.气管壁碎片。

● 图 16-13　斑蝥粉末图

【化学成分】　两种斑蝥均含斑蝥素(斑蝥酸酐,cantharidin,$C_{10}H_{12}O_4$),南方大斑蝥含斑蝥素 0.427%～1.452%,黄黑小斑蝥含斑蝥素 0.546%～2.163%,南方大斑蝥尚含羟基斑蝥素。

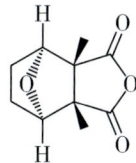

斑蝥素

斑蝥素是抗癌有效成分,但毒性大,临床用其半合成品羟基斑蝥胺(hydroxylcantharidine),疗效类似而毒性只有斑蝥素的 1/500。

【理化鉴别】

1. 微量升华　粉末微量升华可得白色升华物,显微镜下观察可见柱形、棱形结晶(斑蝥素)。

2. 薄层色谱鉴别　本品粉末三氯甲烷超声提取液,蒸干,残渣用石油醚(30～60℃)洗后,残渣加三氯甲烷溶解,作为供试品溶液。以斑蝥素对照品作对照,按薄层色谱法,用硅胶 G 薄层板,以三氯甲烷-丙酮(49∶1)为展开剂,以 0.1%溴甲酚绿乙醇溶液显色,加热至斑点显色清晰。供试品色谱中,在与对照品色谱相应的位置上,显相同颜色的斑点。

【质量评价】

1. 经验鉴别　以个大、完整、颜色鲜明、无败油气味者为佳。

2. 含量测定　按高效液相色谱法测定,含斑蝥素($C_{10}H_{12}O_4$)不得少于 0.35%。

【性味功效】　性热,味辛;有大毒。破血逐瘀,散结消癥,攻毒蚀疮。

僵蚕▲　Bombyx Batryticatus

【来源】　为蚕蛾科(Bombycidae)昆虫家蚕 *Bombyx mori* Linnaeus 4～5 龄的幼虫感染(或人工接种)白僵菌 *Beauveria bassiana*(Bals.)Vuillant 而致死的干燥体。多于春、秋季生产,将感染白僵菌病死的蚕干燥。

【产地】 主产于江苏、浙江、四川、广东等省。

【性状鉴别】 略呈圆柱形,多弯曲皱缩。长 2~5cm,直径 0.5~0.7cm。表面灰黄色,被有白色粉霜状的气生菌丝和分生孢子。头部较圆,足 8 对,体节明显,尾部略呈二分歧状。质硬而脆,易折断,断面平坦,外层白色,中间有亮棕色或亮黑色的丝腺环 4 个。气微腥,味微咸(图 16-14)。

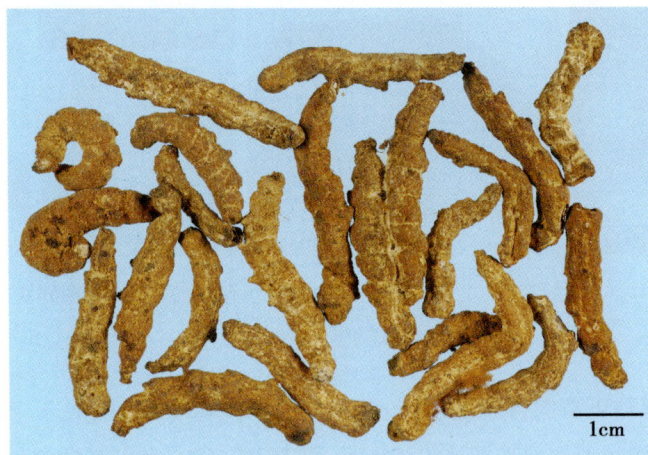

● 图 16-14　僵蚕药材图

【显微鉴别】 粉末　灰棕色或灰褐色。①菌丝体近无色,细长卷曲缠结在体壁内。②气管壁碎片略弯曲或呈弧状,具棕色或深棕色的螺旋丝。③表皮组织表面具网格样皱缩纹理以及纹理突起形成的小尖突,有圆形毛窝,边缘黄色。④刚毛黄色或黄棕色,表面光滑,壁稍厚。⑤未消化的桑叶组织中大多含草酸钙簇晶或方晶。

【化学成分】 主含蛋白质和脂肪。蛋白质有刺激肾上腺皮质的作用。

【质量评价】

1. 经验鉴别　以条粗、质硬、色白、断面光亮者为佳。表面无白色粉霜、中空者不可入药。

2. 检查　黄曲霉毒素:每 1 000g 含黄曲霉毒素 B_1 不得过 5μg,含黄曲霉毒素 G_2、黄曲霉毒素 G_1、黄曲霉毒素 B_2 和黄曲霉毒素 B_1 的总量不得过 10μg。

3. 浸出物　按醇溶性浸出物测定项下热浸法测定,稀乙醇浸出物不得少于 20.0%。

【性味功效】 性平,味咸、辛。息风止痉,祛风止痛,化痰散结。

蜂蜜▲　Mel(附:蜂蜡、蜂房)

【来源】 为蜜蜂科(Apidae)昆虫中华蜜蜂 *Apis cerana* Fabricius 或意大利蜂 *A. mellifera* Linnaeus 所酿的蜜。春季至秋季采收,滤过。

【产地】 各地均产,广东、云南、福建、江苏等省产量较大。均为人工养殖生产。

【性状鉴别】 为半透明、带光泽、浓稠的液体,白色至淡黄色(白蜜)或橘黄色至黄褐色(黄蜜)。用木棒挑起时蜜汁下流如丝状不断,且盘曲如折叠状。放久或遇冷渐有白色颗粒状结晶(葡萄糖)析出。气芳香,味极甜。相对密度应在 1.349 以上(图 16-15)。

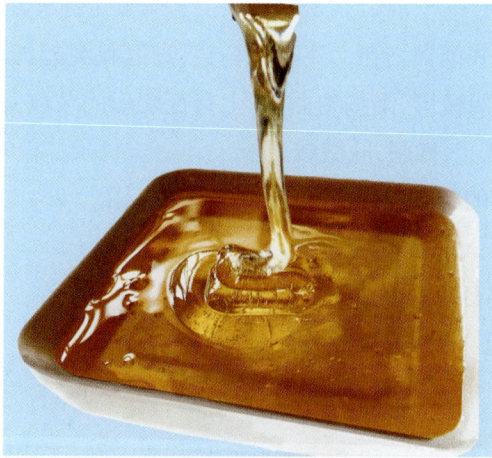

● 图16-15　蜂蜜药材图

【化学成分】　①糖类：含葡萄糖及果糖约70%，两者含量相近，"油性大"、质量好的蜂蜜中果糖含量较高；含少量蔗糖。②酶类：转化酶、淀粉酶、葡萄糖氧化酶、过氧化氢酶、酯酶等。③挥发油等。

【质量评价】

1. 经验鉴别　以稠如凝脂、气芳香、味甜而纯正、无异臭杂质者为佳。

2. 检查　酸度：水液加酚酞指示液和氢氧化钠液，10秒内粉红色不褪。

淀粉和糊精：水液加碘试液不得显蓝色、绿色或红褐色。

寡糖：按薄层色谱法检查，在与麦芽五糖对照品相应位置的下方，不得显斑点。

5-羟甲基糠醛：按高效液相色谱法测定，含5-羟甲基糠醛不得过0.004%。

蔗糖和麦芽糖：按高效液相色谱法测定，含蔗糖和麦芽糖分别不得过5.0%。

3. 含量测定　按高效液相色谱法测定，本品含果糖（$C_6H_{12}O_6$）和葡萄糖（$C_6H_{12}O_6$）的总量不得少于60.0%，果糖与葡萄糖含量比值不得小于1.0。

【性味功效】　性平，味甘。补中，润燥，止痛，解毒；外用生肌敛疮。

【附药】　蜂蜡　Cera Flava

为蜜蜂科昆虫中华蜜蜂 *Apis cerana* Fabricius 或意大利蜂 *A. mellifera* Linnaeus 分泌的蜡。将蜂巢置水中加热，滤过，冷凝取蜡或再精制而成。为不规则团块，大小不一，呈黄色、淡黄棕色或黄白色，不透明或微透明，表面光滑。体较轻，蜡质，断面砂粒状，用手搓捏能软化。有蜂蜜样香气，味微甘。含软质酸蜂花酯及芳香性有机物质虫蜡素。性微温，味甘。能解毒，敛疮，生肌，止痛。

蜂房　Vespae Nidus

为胡蜂科昆虫果马蜂、日本长脚胡蜂或异腹胡蜂的巢。秋冬二季采收，晒干，或略蒸，除去死蜂死蛹，晒干。呈圆盘状或不规则的扁块状，有的似莲房状，大小不一。表面灰白色或灰褐色。腹面有多数整齐的六角形房孔。背面有1个或数个黑色短柄。体轻，质韧，略有弹性。气微，味辛淡。质酥脆或坚硬者不可药用。性平，味甘。能攻毒杀虫，祛风止痛。

海马▲　Hippocampus

【来源】　为海龙科（Syngnathidae）动物线纹海马 *Hippocampus kelloggi* Jordan et Snyder、刺海马 *H. histrix* Kaup、大海马 *H. kuda* Bleeker、三斑海马 *H. trimaculatus* Leach 或小海马（海蛆）*H. japonicus* Kaup 的干燥体。夏、秋二季捕捞，洗净，晒干；或除去皮膜和内脏，晒干。

【产地】　主产于广东、福建及台湾等省。我国其他沿海省份亦产。马来半岛、菲律宾、印度尼西亚及澳洲、非洲等地均产。有养殖。

【性状鉴别】

1. 线纹海马　呈扁长形而弯曲,体长约 30cm。表面黄白色。头略似马头,有冠状突起,具管状长吻,口小,无牙,两眼深陷。躯干部七棱形,尾部四棱形,渐细卷曲,体上有瓦楞形的节纹并具短棘。习称"马头、蛇尾、瓦楞身"。体轻,骨质,坚硬。气微腥,味微咸。

2. 刺海马　体长 15~20cm。头部及体上环节间的棘细而尖。

3. 大海马　体长 20~30cm。黑褐色。

4. 三斑海马　体侧背部第 1、4、7 节的短棘基部各有 1 个黑斑。

5. 小海马(海蛆)　体形小,长 7~10cm。黑褐色。节纹及短棘均较细小(图 16-16)。

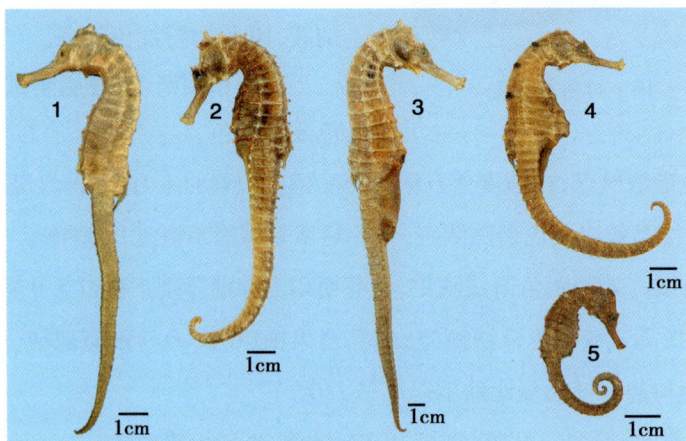

1.线纹海马; 2.刺海马; 3.大海马; 4.三斑海马; 5.小海马。

● 图 16-16　海马药材图

【显微鉴别】　粉末　白色或黄白色。①横纹肌纤维多碎断,有明暗相间的细密横纹;横断面观类长方形或长卵圆形,表面平滑,可见细点或裂缝状空隙。②胶原纤维相互缠绕成团。③皮肤碎片表面观细胞界限不清,可见棕色颗粒状色素物。④骨碎片不规则形,骨陷窝呈长条形或裂缝状。

【化学成分】　刺海马含蛋白质、脂肪、多种氨基酸。另含皮肤黄色素为 γ-胡萝卜素、红色素为虾青素、蝲蛄素(astacene)、黑色素(melanin)。并含乙酰胆碱酯酶、胆碱酯酶、蛋白酶。

【质量评价】　经验鉴别　以个大、色白、体完整、坚实、洁净者为佳。

【性味功效】　性温,味甘、咸。温肾壮阳,散结消肿。

海龙　Syngnathus

为海龙科(Syngnathidae)动物刁海龙 *Solenognathus hardwickii*(Gray)、拟海龙 *Syngnathoides biaculeatus*(Bloch)或尖海龙 *Syngnathus acus* Linnaeus 的干燥体。多于夏、秋二季捕捞,刁海龙、拟海龙除去皮膜,洗净,晒干;尖海龙直接洗净,晒干。刁海龙、拟海龙主产于广东、福建沿海;尖海龙产于我国各沿海省份。刁海龙体狭长侧扁,全长 30~50cm。表面黄白色或灰褐色。头部具管状长吻,口小,无牙,两眼圆而深陷,头部与体轴略呈钝角。躯干部宽 3cm,五棱形,尾部前方六棱形,后方渐细,四棱形,尾端卷曲。背棱两侧各有 1 列灰黑色斑点状色带。全体被以具花纹的骨环及细横纹,各骨环内有突起粒状棘。胸鳍短宽,背鳍较长,有的不明显,无尾鳍。骨质,坚硬。气微腥,味微咸。拟海龙体长平扁,躯干部略呈四棱形,全长 20~22cm。表面灰黄色。头部常与体轴成一直线。无尾鳍。尖海龙体细长,呈鞭状,全长 10~30cm,未去皮膜。表面黄褐色。有的腹面可见育儿囊,有尾鳍。质较脆弱,易撕裂。均以体长、饱满、头尾齐全者为佳。三种海龙除含钙、镁、钠、钾外,尚含磷、硅、铝、锰、铜、锡、铅等微量元素,拟海龙和尖海龙还含有重金属钡。三种海龙均含多种氨基酸,其中以甘氨酸和谷氨酸含量最高。性温,味甘、咸。具有温肾壮阳,散结消肿的功效。

蟾酥★ Bufonis Venenum

蟾酥原名蟾蜍眉脂,始见于《药性本草》。蟾酥之名始载于《本草衍义》。寇宗奭谓:"眉间白汁,谓之蟾酥。以油单纸裹眉裂之,酥出纸上,阴干用。"李时珍谓:"取蟾酥不一,或以手掐眉棱,取白汁于油纸上及桑叶上,插背阴处,一宿即自干……或以蒜及胡椒等辣物纳口中,则蟾身白汁出,以竹篦刮下,面和成块,干之。其汁不可入人目,令人赤、肿、盲,或以紫草汁洗点,即消。"本草记载的蟾酥与目前实际情况相符。

【来源】 为蟾蜍科(Bufonidae)动物中华大蟾蜍 *Bufo bufo gargarizans* Cantor 或黑眶蟾蜍 *B. melanostictus* Schneider 的干燥分泌物。

【动物形态】

1. 中华大蟾蜍 体长约 10cm。全体皮肤极其粗糙,除头顶外,背部及四肢密布大小不等的圆形瘰疣,上眼睑疣小密集,枕后在背中两侧各有一纵行排列规则的大圆疣。胫部大瘰粒显著,体侧者较小;腹部有许多小疣粒。雄性形体略小,皮肤松弛而色深,瘰粒圆滑,未角质化。雌蟾皮肤呈灰绿色,皮肤的每一个黄色瘰疣上有黑色角质刺。头宽大于长,口阔,口中无齿。 吻端圆,吻棱显著,先端有一对小鼻孔。眼大外凸,上眼睑宽约为眼间距的三分之二。靠眼的下后方有椭圆形而略小于上眼睑的鼓膜。头部的前缘成钝角形,其主干由吻端起,沿吻棱和上眼睑内侧直到眼后角上方尤其明显而突出,而且在眼的前方,鼓膜上及前方均有。头顶部显著下凹,皮肤与头骨紧密相连。头顶的两侧眼的正后方各有一个大而呈椭圆形的耳后腺。前肢较长而粗壮,指稍扁而略具缘膜(图 16-17-1)。

2. 黑眶蟾蜍 黑眶蟾蜍自吻部起有黑色骨质脊棱,沿眼鼻腺延伸至上眼睑并直达鼓膜上方,形成黑色眼眶。体型中等至大型,雄性平均体长 5~6cm、雌性可达 9cm 以上。体色多样,背部多为黄棕色或灰黑色,布满杂色花斑,腹部乳黄色,皮肤粗糙。吻端钝圆,头略宽。耳后腺肠状,鼓膜显著。全身均布满疣粒或小瘤,疣粒及小瘤均有黑色角质刺。前肢较细长,后肢则较粗短,均呈圆形,仅有半蹼,趾尖亦呈黑色(图 16-17-2)。

【采收加工】 多于夏、秋两季捕捉,洗净,挤取耳后腺及皮肤腺的白色浆液,收集白色浆液(忌用铁器,以免变黑),滤去杂质,放入圆模型中晒干或低温干燥,即为团蟾酥;如涂于竹箬叶或玻璃板上晒干或低温干燥,即为片蟾酥。

【产地】 主产于辽宁、山东、广东、浙江等省。

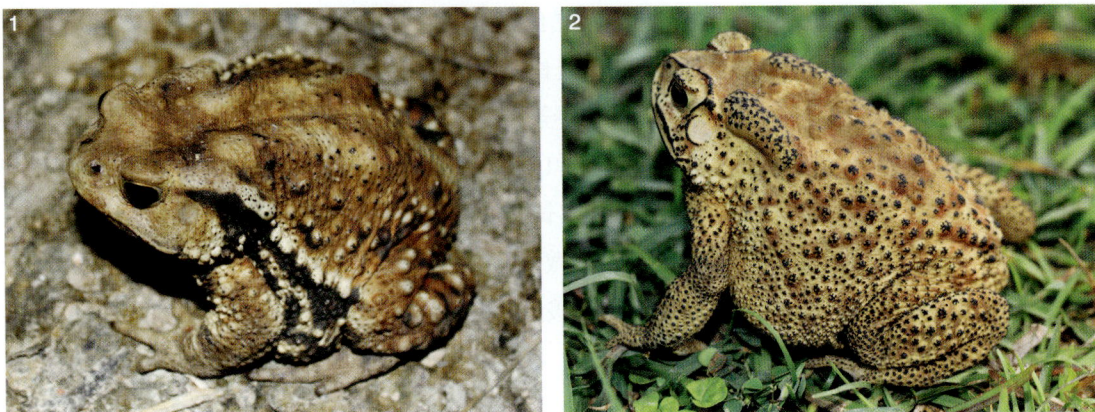

1.中华大蟾蜍*Bufo bufo gargarizans* Cantor；2.黑眶蟾蜍*B. melanostictus* Schneider。

● 图 16-17　中华大蟾蜍及黑眶蟾蜍

【性状鉴别】

1. 团蟾酥　形状、大小常因产地而异,通常呈扁圆形团块状或饼状。棕褐色、红棕色或紫黑色,表面平滑。质坚硬,不易折断,断面棕褐色,角质状,微有光泽。气微腥,味初甜而后有持久的麻辣感,粉末嗅之作嚏。

2. 片蟾酥　呈不规则片状。质脆,易碎,断面红棕色,半透明(图 16-18)。

药材断面沾水,即呈乳白色隆起;粉末少许,于锡箔纸上加热即熔成油状。

【显微鉴别】　粉末　淡棕色。①甘油水装片观察,呈半透明或淡黄色不规则形碎块,并附有砂粒状固体。②浓硫酸装片观察,显橙黄色或橙红色,碎块四周逐渐缩小而呈透明的类圆形小块,表面显龟裂状纹理,放置稍久渐溶解消失。③水装片加碘试液观察,不应含有淀粉粒(图 16-19)。

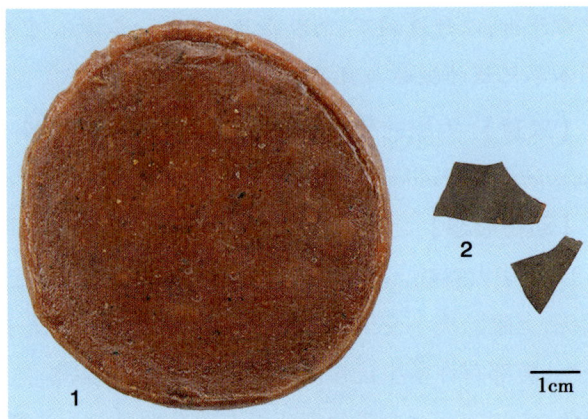

1.团蟾酥；2.片蟾酥。

● 图 16-18　蟾酥药材图

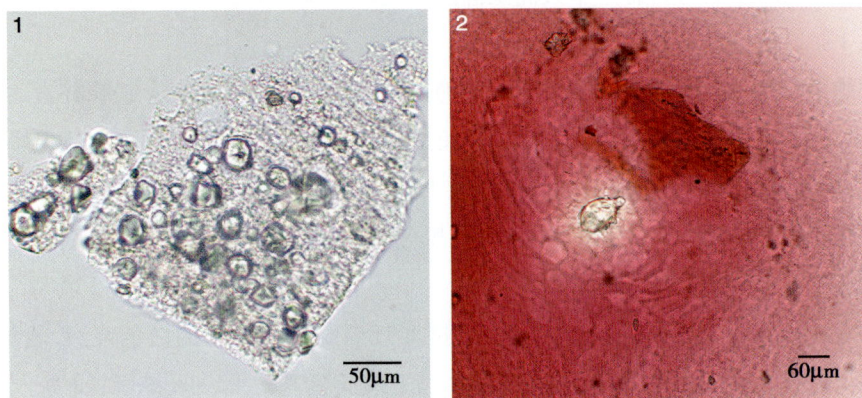

1.甘油水装片；2.浓硫酸装片

● 图 16-19　蟾酥粉末图

【化学成分】 含①强心甾类化合物,如蟾毒配基类,结构类似强心苷元,有毒性,大多为加工过程中的分解产物,如华蟾酥毒基(cinobufagin)、脂蟾毒配基、蟾毒灵及羟基华蟾酥毒基等;另含洋地黄毒苷元、沙门苷元等。上述蟾毒配基类常在 C_3-OH 与辛二酰精氨酸、庚二酰精氨酸、丁二酰精氨酸、辛二酸、硫酸等结合成酯类,统称为蟾毒类,多存在于加工前新鲜的蟾蜍分泌物中。②吲哚类生物碱:主要有蟾酥碱、蟾酥甲碱、去氢蟾酥碱、蟾酥硫碱及 5-羟色胺等。③此外,含有甾醇类、肾上腺素、多种氨基酸及无机元素。

脂蟾毒配基、蟾毒灵等具有显著兴奋呼吸和升压作用。蟾酥具有局麻作用,其中以蟾毒灵作用最强,且无刺激作用。

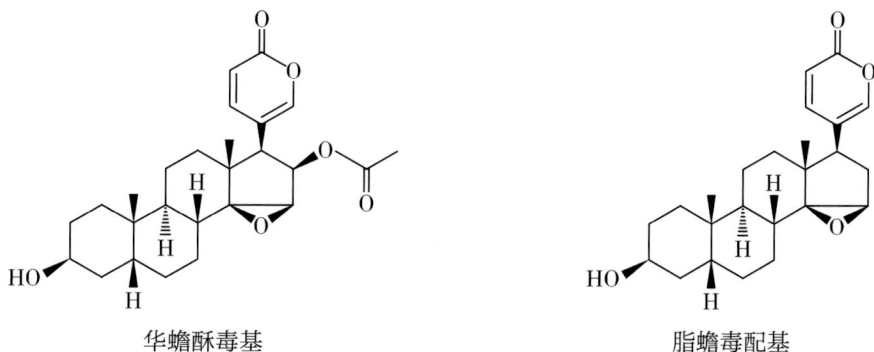
华蟾酥毒基   脂蟾毒配基

【理化鉴别】

1. 显色反应

(1) 取本品粉末约 0.1g,加甲醇 5ml,浸泡 1 小时,滤过,滤液加对二甲氨基苯甲醛固体少许,再加硫酸数滴,即显蓝紫色(检查吲哚类化合物)。

(2) 取本品粉末 0.1g,加三氯甲烷 5ml,浸泡 1 小时,滤过,将滤液蒸干,残渣加醋酐少量使溶解,滴加硫酸,初显蓝紫色,渐变蓝绿色(检查甾类化合物)。

2. 薄层色谱鉴别 粉末甲醇提取物作为供试品溶液。以蟾酥对照药材作对照,按薄层色谱法,用硅胶 G 薄层板,以环己烷-三氯甲烷-丙酮(4:3:3)为展开剂,展开,取出,晾干,喷以 10%硫酸乙醇溶液,加热至斑点显色清晰,分别置日光和紫外光灯(365nm)下检视。供试品色谱中,在与对照药材色谱相应位置上,显相同颜色的斑点或荧光斑点。

3. 特征图谱 粉末甲醇提取物作为供试品溶液。以蟾酥对照药材和华蟾酥毒基对照品作对照,按高效液相色谱法测定。供试品特征图谱中应呈现个特征峰,并应与对照药材参照物色谱峰中的 5 个特征峰相对应,其中峰 4 应与华蟾酥毒基参照物峰的保留时间相一致。

【质量评价】

1. 经验鉴别 均以色红棕、断面角质状、半透明、有光泽者为佳。

2. 含量测定 按高效液相色谱法测定,本品按干燥品计算,含蟾毒灵($C_{24}H_{34}O_4$)、华蟾酥毒基($C_{26}H_{34}O_6$)和脂蟾毒配基($C_{24}H_{32}O_4$)的总量不得少于 7.0%。

【性味功效】 性温,味辛。有毒。解毒,止痛,开窍醒神。

哈蟆油▲ Ranae Oviductus

哈蟆油

【来源】 为蛙科动物中国林蛙 *Rana temporaria chensinensis* David 雌蛙的输卵管。每年 10~11 月霜降期捕捉,经采制干燥而得。

【产地】 主产于黑龙江、吉林、辽宁等省。

【性状鉴别】 呈不规则块状,弯曲而重叠,长1.5~2cm,厚1.5~5mm。表面黄白色,呈脂肪样光泽,偶有带灰白色薄膜状干皮。摸之有滑腻感,在温水中浸泡体积可膨胀。气腥,味微甘,嚼之有黏滑感(图16-20)。

【化学成分】 主含雌酮(estrone)、17 β-雌二醇(17 β-estradiol)、17 β-羟甾醇脱氢酶(17 β-hydroxy steroid dehydrogenase)、胆固醇、维生素A及少量类胡萝卜素(carotinoid)、氨基酸43.56%及钾、钙、钠、镁、铁、锰、硒、磷等无机元素。

【质量评价】

1. 经验鉴别 以块大、肥厚、质干、色黄白、有光泽、无皮膜者为佳。

2. 检查 膨胀度:按膨胀度测定法测定,膨胀度不得低于55。

【性味功效】 性平,味甘、咸。补肾益精,养阴润肺。

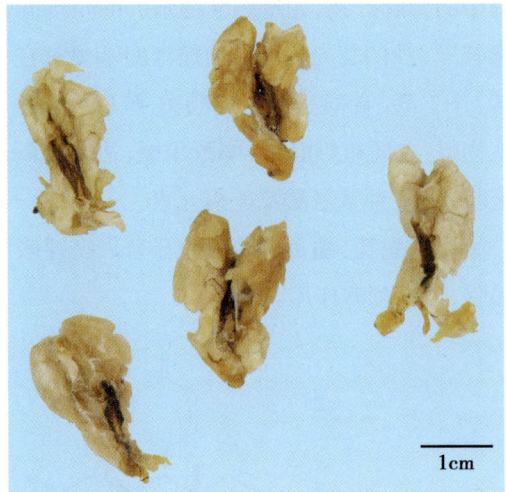

● 图 16-20 哈蟆油药材图

龟甲▲ Testudinis Carapax et Plastrum

【来源】 为龟科(Testudinidae)动物乌龟 Chinemys reevesii(Gray)的背甲及腹甲。全年均可捕捉,以秋、冬二季为多,捕捉后杀死,或用沸水烫死,剥取背甲及腹甲,除去残肉,晒干。两种加工品分别称为"血板"和"烫(汤)板"。习惯认为血板质量较佳。

【产地】 主产于浙江、安徽、湖北、湖南等省。野生和家养均有。

【性状鉴别】 背甲及腹甲由甲桥相连,背甲稍长于腹甲,与腹甲常分离。背甲呈长椭圆形拱状,长7.5~22cm,宽6~18cm;外表面棕褐色或黑褐色,脊棱3条;颈盾1块,前窄后宽;椎盾5块,第1椎盾长大于宽或近相等,第2~4椎盾宽大于长;肋盾两侧对称,各4块;缘盾每侧11块;臀盾2块。腹甲呈板片状,近长方椭圆形,长6.4~21cm,宽5.5~17cm;外表面淡黄棕色至棕黑色,盾片12块,每块常具紫褐色放射状纹理,腹盾、胸盾和股盾中缝均长,喉盾、肛盾次之,肱盾中缝最短;内表面黄白色至灰白色,"血板"不脱皮,有的略带血迹或残肉;"烫板"色稍深,有脱皮的痕迹,除净后可见骨板9块,呈锯齿状嵌接;前端钝圆或平截,后端具三角形缺刻,两侧残存呈翼状向斜上方弯曲的甲桥。 质坚硬。气微腥,味微咸(图16-21)。

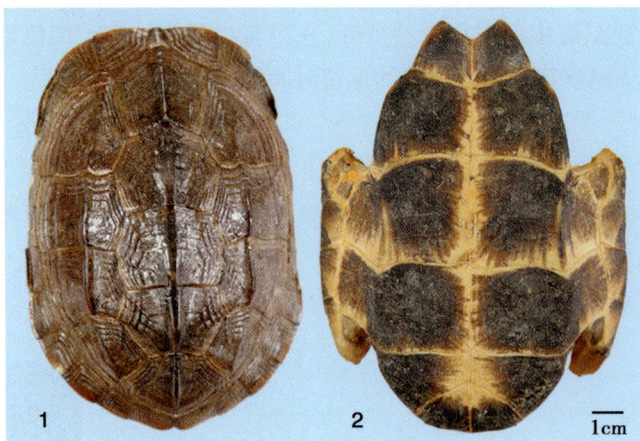

1.背甲; 2.腹甲。

● 图 16-21 龟甲药材图

【化学成分】 含蛋白质、碳酸钙、多种氨基酸及胆固醇等成分。

【质量评价】

1. 经验鉴别　以血板块大、完整、洁净、无腐肉者为佳。

2. 浸出物　照水溶性浸出物测定法测定项下热浸法测定,浸出物不得少于4.5%。

【性味功效】 性微寒,味咸、甘。滋阴潜阳,益肾强骨,养血补心,固经止崩。

鳖甲　Trionycis Carapax

为鳖科(Trionychidae)动物鳖 *Trionyx sinensis* Wiegman 的背甲。全年均可捕捉,以秋、冬二季为多,捕捉后杀死,置沸水中烫至背甲上的硬皮能剥落时,取出,剥取背甲,除去残肉,晒干。主产于湖北、安徽、江苏、河南等省。现多人工饲养。呈椭圆形或卵圆形,背面隆起,长10~15cm,宽9~14cm。外表面黑褐色或墨绿色,略有光泽,具细网状皱纹及灰黄色或灰白色斑点,中间有一条纵棱,两侧各有左右对称的横凹纹8条,外皮脱落后,可见锯齿状嵌接缝。内表面类白色,中部有突起的脊椎骨,颈骨向内卷曲,两侧各有肋骨8条,伸出边缘。质坚硬。气微腥,味淡。主含骨胶原、碳酸钙、磷酸钙、碘等。性微寒,味咸。具有滋阴潜阳,退热除蒸,软坚散结的功效。

蛤蚧★　Gecko

蛤蚧,远在西汉末杨雄的《方言》一书中就有记载:"桂林之中,守宫能鸣者,俗谓之蛤蚧。"《开宝本草》载:"生岭南山谷,及城墙或大树间。形如大守宫,身长四五寸,尾与身等。最惜其尾,见人取之,多自啮断其尾而去。药力在尾,尾不全者不效。"李时珍谓:"蛤蚧因声而名。"

【来源】 为壁虎科(Gekkonidae)动物蛤蚧 *Gekko gecko* Linnaeus 的干燥体。

【动物形态】 蛤蚧　略呈扁长圆形,全长22~80cm。全身明显的分头、颈、躯干、尾和四肢五部分。尾稍短于体。皮肤干燥,密被鳞片。体色随栖息环境不同而异。但基本体色有黑褐、灰褐、灰青等,并多有成行或不成行的锈色、橙黄色、淡红色或栗黑色的圆形斑点。头部较大,呈扁三角形,吻端凸圆。鼻子近吻端,眼大,无活动眼睑,瞳孔纵置。角质细齿生于颚的边缘。耳孔椭圆形。吻鳞1片,不达鼻孔。上唇鳞每侧11~14片,第1片达鼻孔;颏鳞1片,位于下颌缘前端中央,下唇鳞每侧11~12片,头部背面鳞片细小,呈多角形。颈部粗短,能转动。躯干背部具粒状疣鳞,成行的镶嵌在细胞中,多为12~14行;胸腹鳞片较大,呈覆瓦状排列,两侧各有1条皮肤褶皱。前后两侧各有1对附肢。躯干部与尾部交界处有横裂的泄殖孔,是生殖和排泄的出口。尾部细长,呈鞭状。有白色环纹6~7条。尾背面的疣鳞排成6行,侧面有3对隆起的鳞片。遇险时尾易自断,断后能再生。再生尾短于原生尾,不具环纹。雄性泄殖孔前有两个突起的肛后囊,囊内有交配器。雌性的肛后囊不明显,仅有两个细小的鳞突。后肢比前肢发达,但不能支起身体,只能爬行。前肢分为上臂、前臂和手三部,后肢分为股、胫、足三部分。前后肢均有膨大的五指趾,指趾间具蹼。除第1指趾外,末端有小爪。每个指趾底部都有单行褶皱皮瓣,能吸附峭壁。雄性后肢股部腹面还有14~22个呈八字排列的股孔,雌性则无或不明显(图16-22)。

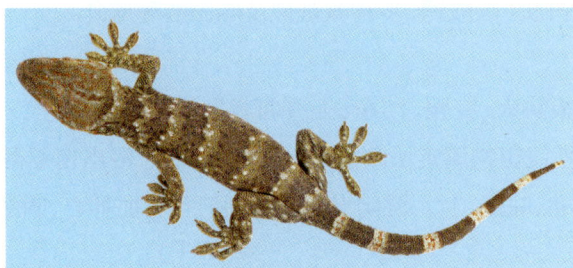

● 图 16-22　蛤蚧 *Gekko gecko* Linnaeus

【采收加工】　全年均可捕捉,通常 5～8 月为主要捕捉时间,破开腹部,取出内脏,拭净血液(不可水洗),再以竹片撑开使身体扁平顺直,低温干燥,将两只合成 1 对,扎好。

【产地】　主产于广西龙津、大新、容县等地。云南、广东、福建等地亦产。广西、江苏等省区已人工养殖。进口蛤蚧产于越南、泰国、柬埔寨、印度尼西亚。

【性状鉴别】

1. 药材　全体呈扁片状,头颈部及躯干部长 9～18cm,头颈部约占三分之一,腹背部宽 6～11cm,尾长 6～12cm。头略呈扁三角状,两眼多凹陷成窟窿,口内角质细齿密生于颚的边缘,无异型大齿。吻部半圆形,吻鳞不切鼻孔,与鼻鳞相连,上鼻鳞左右各 1 片,上唇鳞 12～14 对,下唇鳞(包括颏鳞)21 片。腹背部呈椭圆形,腹薄。背部呈灰黑色或银灰色,有黄白色、灰绿色或橙红色斑点散在或密集成不显著的斑纹,脊椎骨和两侧肋骨突起。四足均具 5 趾,趾间仅具蹼迹,足趾底有吸盘。尾细而坚实,微现骨节,与背部颜色相同,有 6～7 个明显的银灰色环带,有的再生尾较原生尾短,且银灰色环带不明显。全身密被圆形或多角形微有光泽的细鳞。气腥,味微咸(图 16-23)。

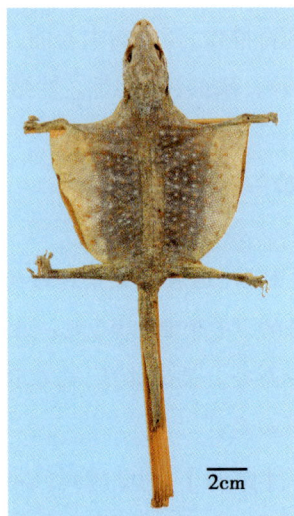

● 图 16-23　蛤蚧药材图

2. 饮片　呈不规则的片状小块。表面灰黑色或银灰色,有棕黄色的斑点及鳞甲脱落的痕迹。切面黄白色或灰黄色。脊椎骨和肋骨突起。气腥,味微咸。

【显微鉴别】　粉末　淡黄色或淡灰黄色。①鳞片近无色,表面可见半圆形或类圆形的隆起,略作覆瓦状排列,布有极细小的粒状物,有的可见圆形孔洞。②皮肤碎片淡黄色或黄色,表面观细胞界限不清楚,布有棕色或棕黑色色素颗粒,常聚集成星芒状。③横纹肌纤维侧面观细密横纹明暗相间,横纹呈平行的波峰状,有的纹理不清晰;横断面常呈三角形、类圆形或类方形。④骨碎片呈不规则碎块,表面有细小裂缝状或针孔状孔隙;可见裂缝状骨陷窝(图 16-24)。

【化学成分】　含①肌肽。②生物碱类:胆碱、肉毒碱、鸟嘌呤等。③磷脂类:磷脂酰乙醇胺含量达 70% 以上,其次为磷脂酸、溶血磷脂酰胆碱、神经鞘磷脂和磷脂酰胆碱。④蛋白质。⑤其他:亚麻酸、亚油酸等多种脂肪酸,甘氨酸、脯氨酸、谷氨酸等多种氨基酸,钙、磷、镁、锌等多种无机元素。

【理化鉴别】　薄层色谱鉴别　粉末的 70% 乙醇提取物作为供试品溶液。以蛤蚧对照药材作对照,按薄层色谱法,用硅胶 G 薄层板,以正丁醇-冰醋酸-水(3:1:1)为展开剂,展开,取出,晾干,喷以茚三酮试液,在 105℃加热至斑点显色清晰。供试品色谱中,在与对照药材色谱相应的位置

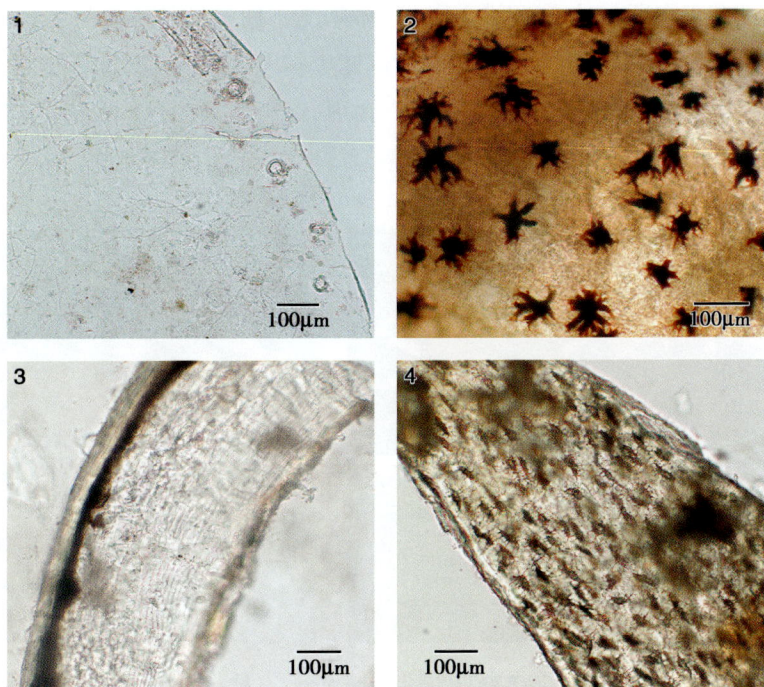

1.鳞片；2.皮肤碎片；3.横纹肌纤维；4.骨碎片。

● 图 16-24　蛤蚧粉末图

上,显相同颜色的斑点。

【质量评价】

1. 经验鉴别　以体大、肥壮、尾粗而长、无虫蛀者为佳。

2. 浸出物　按醇溶性浸出物测定项下冷浸法测定,用稀乙醇作溶剂,浸出物不得少于 8.0%。

【性味功效】　性平,味咸。补肺益肾,纳气定喘,助阳益精。

金钱白花蛇★　Bungarus Parvus

原名白花蛇,载于《开宝本草》。现市售商品来源较复杂,其中银环蛇的幼蛇加 工品,习称小白花蛇,即金钱白花蛇;成体的加工品为白花蛇,现亦归为金钱白花蛇药用。

【来源】　为眼镜蛇科(Elapidae)动物银环蛇 *Bungarus multicinctus* Blyth 的幼蛇干燥体。

【动物形态】　银环蛇　蛇头稍大于颈,眼小。鼻鳞 2 片,鼻孔椭圆形。无颊鳞,上下唇鳞各 7 片,眼前鳞 1 片,眼后鳞 2 片。前颞鳞 1 片或 2 片,后颞鳞 2 片。体鳞光滑,全身概为 15 列,背部中央的 1 行鳞片特别大,呈六角形。腹鳞 200~218 片,肛鳞 1 片。尾下鳞单行,40~51 片。尾细长而尖。体黑色,每隔 3 鳞或 3 鳞半有宽 1~2 鳞的白色横斑,体部有 35~45 个,尾部有 9~16 个。腹部白色,略有灰黑色小斑点(图 16-25)。

【采收加工】　夏、秋二季捕捉,剖开蛇腹,除去内脏,擦净血迹,用乙醇浸泡处理后,盘成圆形,用竹签固定,干燥。

【产地】　主产于广东、广西、海南等省区。广东、江西等省有养殖。

【性状鉴别】　呈圆盘状,盘径 3~6cm,蛇体直径 0.2~0.4cm。头盘在中间,尾细,常纳口内,口腔内上颌骨前端有毒沟牙 1 对,鼻间鳞 2 片,无颊鳞,上下唇鳞通常各为 7 片。背部黑色或灰黑色,有白色环纹 45～58 个,黑白相间,白环纹在背部宽 1～2 行鳞片,向腹面渐增宽,黑环纹宽 3～5 行鳞片,背正中明显突起一条脊棱,脊鳞扩大呈六角形,背鳞细密,通身 15 行,尾下鳞单行。气微腥,味微咸(图 16-26)。

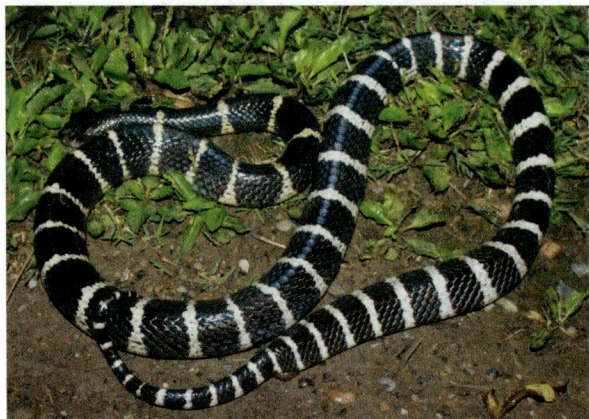

● 图 16-25　银环蛇 Bungarus multicinctus Blyth

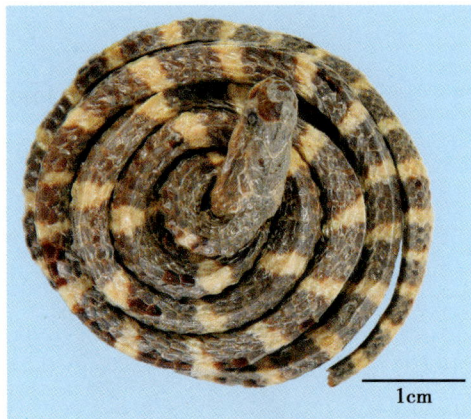

● 图 16-26　金钱白花蛇药材图

【显微鉴别】

1. 背鳞外表面　鳞片无色或黄白色,具众多细密纵直条纹,间距 1.1～1.7μm,沿鳞片基部至先端方向径向排列。此为本品粉末鉴定的重要依据。

2. 背鳞横切面　内、外表皮均较平直,真皮不向外方突出,真皮中色素较少。

【化学成分】　蛇体含蛋白质、脂肪及鸟嘌呤核苷。头部毒腺中含多种酶,如三磷酸腺苷酶(adenosine triphosphatase)、磷脂酶等,另含 α-环蛇毒(α-bungarotoxin)、β-环蛇毒、γ-环蛇毒及神经生长因子。

【理化鉴别】　紫外光谱鉴别　石油醚浸出液测定紫外吸收光谱,在 220.6nm、240.0nm、246.0nm 处有吸收峰,乙醇浸出液在 207.6nm、220.4nm 处有吸收峰。

【生物鉴别】　按聚合酶链式反应法。分别提取本品及对照药材 DNA,制成供试品溶液和模板 DNA 的对照药材溶液,取上述两种溶液进行 PCR 扩增,采用琼脂糖凝胶电泳法进行电泳。取电泳后凝胶片在凝胶成像仪上或紫外透射仪上检视,供试品凝胶电泳图谱中,在与对照药材凝胶电泳图谱相应的位置上,在 500～750bp 应有单一 DNA 条带。空白对照无条带。

【质量评价】

1. 经验鉴别　以头尾齐全、色泽明亮、盘径小者为佳。

2. 浸出物　按醇溶性浸出物测定法中热浸法测定,稀乙醇浸出物,不得少于 15.0%。

【性味功效】　性温,味甘、咸。有毒。祛风,通络,止痉。

蕲蛇★　Agkistrodon

《开宝本草》载有白花蛇,又称褰鼻蛇。寇宗奭谓:"诸蛇鼻向下,独此鼻向上,背有方胜文,以此得名。"其以产自湖北蕲州(今蕲春县)者为佳,故名蕲蛇。《本草纲目》载白花蛇的

蕲蛇

释名为蕲蛇。李时珍谓:"花蛇,湖、蜀皆有,今惟以蕲蛇擅名……其蛇龙头虎口,黑质白花,胁有二十四个方胜文,腹有念珠斑。"自宋以来白花蛇、蕲蛇与现今药用蕲蛇是同一种动物。

【来源】 为蝰科(Viperidae)动物五步蛇 *Agkistrodon acutus* (Güenther)的干燥体。

【动物形态】 五步蛇 体长 1.5~2m。 头大,三角形,吻端上翘。体粗壮,尾短而尖,末端1枚鳞片,尖长侧扁,俗称"佛指甲"。头部两侧鼻孔与眼之间具颊窝。体背灰褐色,有灰白色的近方形斑块,俗称"方胜纹"。眼后到颈侧,有黑色带状条纹。 腹部白色,有明显的念珠斑(图16-27)。

【采收加工】 多于夏、秋二季捕捉,剖开蛇腹,除去内脏,洗净,用竹片撑开腹部,盘成圆盘状,干燥后拆除竹片。

【产地】 主产于浙江温州、丽水、金华等地。江西、福建、广东等省亦产。

【性状鉴别】

1. 药材 呈圆盘状,盘径 17~34cm,体长可达 2m。头在中间稍向上,呈三角形而扁平,吻端向上,习称"翘鼻头"。上腭有管状毒牙,中空尖锐。背部两侧各有黑褐色与浅棕色组成的"∨"形斑纹 17~25 个,其"∨"形的两上端在背中线上相接,习称"方胜纹",有的左右不相接,呈交错排列。腹部撑开或不撑开,灰白色,鳞片较大,有黑色类圆形的斑点,习称"连珠斑";腹内壁黄白色,脊椎骨棘突较高,呈刀片状上突,前后椎体下突基本同形,多为弯刀状,向后倾斜,尖端明显超过椎体后隆面。尾部骤细,末端有三角形深灰色的角质鳞片 1 枚,习称"佛指甲"。 气腥,味微咸(图16-28)。

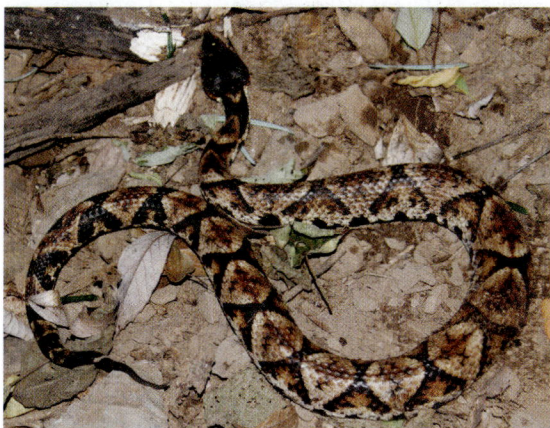

● 图 16-27 五步蛇 *Agkistrodon acutus* (Güenther)

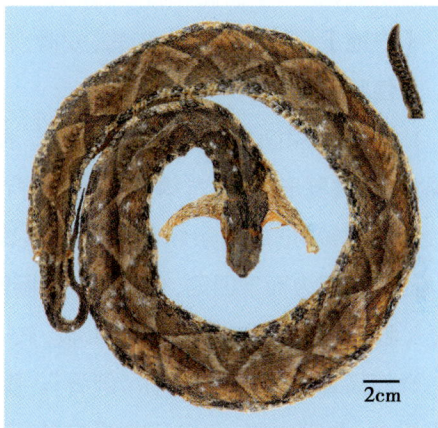

● 图 16-28 蕲蛇药材图

2. 饮片 ①蕲蛇饮片呈段状,长 2~4cm,背部呈黑褐色,表皮光滑,有明显的鳞斑,可见不完整的方胜纹。腹部可见白色的肋骨,呈黄白色、淡黄色或黄色。断面中间可见白色菱形的脊椎骨,脊椎骨的棘突较高,棘突两侧可见淡黄色的肉块,棘突呈刀片状上突,前后椎体下突基本同形,多为弯刀状。肉质松散,轻捏易碎。气腥,味微咸。②蕲蛇肉呈条状或块状,长 2~5cm,可见深黄色的肉条及黑褐色的皮。肉条质地较硬,皮块质地较脆。有酒香气,味微咸。

【显微鉴别】

1. 背鳞外表面 鳞片呈深棕色或黄棕色,密布乳头状突起,乳突呈类三角形、类卵形或不规则形,内含颗粒状色素。此特征为本品粉末鉴定的重要依据。

2. 背鳞横切面 部分真皮和表皮向外乳头状突出,使外表面呈波浪形,突起部的真皮含较多色素。内表面较平直,无乳头状突起。

【**化学成分**】 蛇体含蛋白质、脂肪、氨基酸等。头部毒腺中含多量出血性毒,少量神经性毒,微量的溶血成分及促进血液凝固成分。蛇毒主含凝血酶样物质、酯酶及三种抗凝血活酶,尚含鸟嘌呤核苷及 Zn、Mn、Fe、Ca、Mg、Cu、Mo、Co、P、Si 等无机元素。

【**生物鉴别**】 按聚合酶链式反应法。分别提取本品及对照药材 DNA,制成供试品溶液和模板 DNA 的对照药材溶液,取上述两种溶液进行 PCR 扩增,采用琼脂糖凝胶电泳法进行电泳。取电泳后凝胶片在凝胶成像仪上或紫外透射仪上检视,供试品凝胶电泳图谱中,在与对照药材凝胶电泳图谱相应的位置上,在 300~400bp 应有单一 DNA 条带。

【**质量评价**】

1. 经验鉴别　以头尾齐全、条大、花纹明显、内壁洁净者为佳。

2. 浸出物　按醇溶性浸出物测定项下热浸法测定,用稀乙醇作溶剂,药材不得少于 10.0%;饮片不得少于 12.0%。

【**性味功效**】 性温,味甘、咸。有毒。祛风,通络,止痉。

乌梢蛇▲　Zaocys

【**来源**】 为游蛇科(Colubridae)动物乌梢蛇 *Zaocys dhumnades*(Cantor)的干燥体。多于夏、秋二季捕捉,剖开蛇腹或先剥去蛇皮留头尾,除去内脏,盘成圆盘状,干燥。

【**产地**】 主产于浙江、江苏、安徽、江西等省。

【**性状鉴别**】

1. 药材　呈圆盘状,盘径约 16cm。表面黑褐色或绿黑色,密被菱形鳞片;背鳞行数成双,背中央 2~4 行鳞片强烈起棱,形成两条纵贯全体的黑线。头盘在中间,扁圆形,眼大而下凹陷,有光泽。上唇鳞 8 枚,第 4、5 枚入眶,颊鳞 1 枚,眼前下鳞 1 枚,较小,眼后鳞 2 枚。脊部高耸成屋脊状,俗称"剑脊"。腹部剖开边缘向内卷曲,脊肌肉厚,黄白色或淡棕色,可见排列整齐的肋骨。尾部渐细而长,尾下鳞双行。剥皮者仅留头尾之皮鳞,中段较光滑。气腥,味淡(图 16-29)。

2. 饮片　①乌梢蛇饮片呈半圆筒状或圆槽状的段,长 2~4cm,背部黑褐色或灰黑色,腹部黄白色或浅棕色,脊部隆起呈屋脊状,脊部两侧各有 2~3 条黑线,肋骨排列整齐,肉淡黄色或浅棕色。有的可见尾部。质坚硬,气腥,味淡。②乌梢蛇肉为不规则的片或段,长 2~4cm,淡黄色至黄褐色。质脆。气腥,略有酒气。

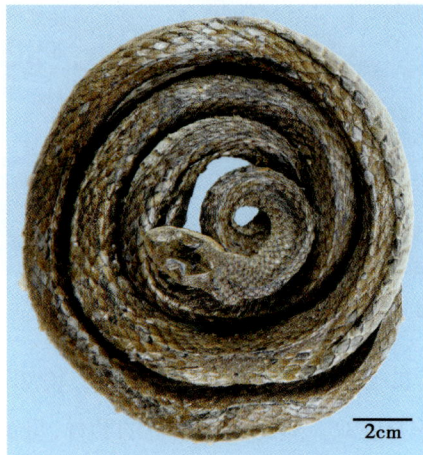

● 图 16-29　乌梢蛇药材图

去蛇皮药材的骨骼鉴别法:躯椎侧面观,棘突高,前后缘较平直。前关节突上的关节面在基部上角,前后椎体下突形状极不相同,即前部椎骨的椎体下突较长,竖刀状,尖端略超过椎体的后隆面,以后逐渐变短,至中部椎骨的椎体下突成棱脊状。脉突侧面观呈马蹄形,左右两片向中线弯曲,彼此靠合。

【显微鉴别】 粉末　黄色或淡棕色。①角质鳞片近无色或淡黄色,表面具纵向条纹。②表皮表面观密布棕色或棕黑色色素颗粒,常连成网状、分枝状或聚集成团。③横纹肌纤维淡黄色或近无色。有明暗相间的细密横纹。④骨碎片近无色或淡灰色,呈不规则碎块,骨陷窝长梭形,大多同方向排列,骨小管密而较粗。

【化学成分】 含蛋白质和脂肪。并含有大量的钙、磷、镁等常量元素及铁、锌、锶等微量元素。

【质量评价】

1. 经验鉴别　以头尾齐全、皮黑肉黄、质坚实者为佳。
2. 浸出物　按醇溶性浸出物测定项下热浸法测定,稀乙醇浸出物,不得少于12.0%。

【性味功效】 性平,味甘。祛风,通络,止痉。

鸡内金　Galli Gigerii Endothelium Corneum

为雉科(Phasianidae)动物家鸡 *Gallus gallus domesticus* Brisson 的干燥沙囊内壁。杀鸡后,取出鸡肫,立即剥取内壁,洗净,干燥。全国各地均产。药材呈不规则皱缩的卷片,厚约2mm。表面黄色、黄绿色或黄褐色,薄而半透明,具明显的条状皱纹。质脆,易碎,断面角质样,有光泽。气微腥,味微苦。以个大、色黄、完整少破碎者为佳。含胃蛋白酶,淀粉酶,类角蛋白及谷氨酸、精氨酸、天冬氨酸、缬氨酸等多种氨基酸。性平,味甘。具有健胃消食,涩精止遗,通淋化石的功效。

穿山甲　Manis Squama

为鲮鲤科(Manidae)动物穿山甲 *Manis pentadactyla* Linnaeus 的鳞甲。收集鳞甲,洗净,晒干。产于长江流域及其以南各省区,以广西、云南和贵州产量较大,广西产品质量为好。进口商品多来自越南。药材呈扇面形、三角形、菱形或盾形的扁平片状或半折合状,中间较厚,边缘较薄,大小不一,长宽各为0.7~5cm。外表面黑褐色或黄褐色,有光泽,宽端有数十条排列整齐的纵纹及数条横线纹;窄端光滑。内表面色较浅,中部有一条明显突起的弓形横向棱线,其下方有数条与棱线相平行的细纹。角质,半透明,坚韧而有弹性,不易折断。气微腥,味淡。以片匀、表面光洁、黑褐色或黄褐色、半透明、无腥气、不带皮肉者为佳。含角蛋白、多种氨基酸。性微寒,味咸。具有活血消癥,通经下乳,消肿排脓,搜风通络的功效。

熊胆粉　Ursi Fellis Pulvis

为熊科(Ursidae)动物黑熊 *Selenarctos thibetanus* G. Cuvier 经胆囊手术引流胆汁而得的干燥品。将引流所得胆汁经二次过滤,或用减压过滤、低温离心方式除去熊胆汁中的异物,自然干燥、低温干燥或冻干干燥。主产于四川、云南、陕西等省及东北。药材呈不规则片块、颗粒或粉末。黄色至深棕色,有的黄绿色或黑褐色,半透明或微透明,有玻璃样光泽。质脆,易吸潮。气清香微腥,味极苦微回甜,有清凉感。以色金黄、半透明、质松脆、味苦回甜者为佳。含胆汁酸,其中主要为牛磺熊去氧胆酸、牛磺鹅去氧胆酸及少量的牛磺去氧胆酸、牛磺胆酸等。性寒,味苦。具有清热,平肝,明目的功效。

阿胶★ Asini Corii Colla

始载于《神农本草经》,列为上品。《名医别录》载:"阿胶生东平郡,煮牛皮作之,出东阿县。"《本草纲目》曰:"凡造诸胶,自十月至二三月间,用牸牛、水牛、驴皮者为上,猪、马、骡、驼皮者次之,其旧皮、鞋、履等物者为下……大抵古方所用多是牛皮,后世乃贵驴皮……"有上论述可见,古之阿胶所用原料较为混杂,但多以牛皮制得,即今之黄明胶,后期才多以驴皮制胶。

【来源】 本品为马科(Equidae)动物驴 Equus asinus L. 的干燥皮或鲜皮经煎煮、浓缩制成的固体胶。

【动物形态】 驴的形象似马,因而体高和身长不相等,呈小长方型。多为灰褐色,头大,且耳朵长,胸部稍窄,四肢瘦弱,躯干虽短,但较长于四肢。颈项皮薄肉厚,蹄小坚实(图16-30)。

【采收加工】 将驴皮漂泡去毛,切块洗净,分次水煎,滤过,合并滤液,浓缩(可分别加入适量的黄酒、冰糖及豆油)至稠膏状,冷凝,切块,晾干,即得。

【产地】 主产于山东东阿。此外,浙江、河北、辽宁等地亦产。

【性状鉴别】 呈长方形块、方形块或丁状。棕色至黑褐色,有光泽。质硬而脆,断面光亮,碎片对光照视呈棕色半透明状。气微,味微甘(图16-31)。

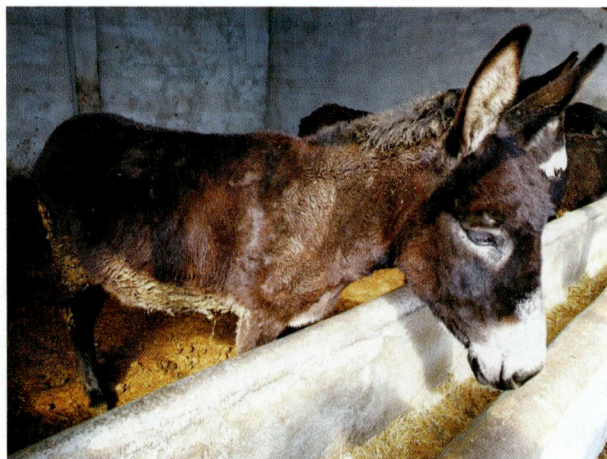

● 图 16-30 驴 Equus asinus L.　　　● 图 16-31 阿胶药材图

【化学成分】 含明胶蛋白,水解可产生甘氨酸、脯氨酸、谷氨酸、精氨酸、丙氨酸等多种氨基酸,其中以甘氨酸含量最高。尚含 K、Na、Ca、Mg、Fe、Cu 等无机元素,以 Fe 含量较高。

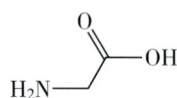

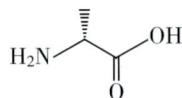

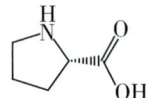

甘氨酸　　　　　　　丙氨酸　　　　　　　L-脯氨酸

【理化鉴别】 离子流色谱鉴别 粉末加1%碳酸氢铵超声提取,续滤液37℃恒温酶解后作为供试品溶液。以阿胶对照药材作对照,用高效液相色谱-质谱联用仪测定,以荷质比(m/z)539.8(双电荷)→612.4和m/z 539.8(双电荷)→923.8离子对提取的供试品离子流色谱中,应同时呈现与对照药材色谱保留时间一致的色谱峰。

【质量评价】

1. 经验鉴别　以色匀、质脆、半透明、断面光亮,无腥气者为佳。

2. 水不溶物　本品水不溶物不得过2.0%。

3. 检查　重金属及有害元素:照铅、镉、砷、汞、铜测定法测定,铅不得过5mg/kg;镉不得过0.3mg/kg;砷不得过2mg/kg,汞不得过0.2mg/kg,铜不得过20mg/kg。

4. 含量测定　照高效液相色谱-质谱法测定,本品按干燥品计算,含特征多肽以驴源多肽A_1($C_{41}H_{68}N_{12}O_{13}$)和驴源多肽A_2($C_{51}H_{82}N_{18}O_{18}$)的总量计应不得少于0.15%。照高效液相色谱法测定,本品按干燥品计算,含L-羟脯氨酸不得少于8.0%,甘氨酸不得少于18.0%,丙氨酸不得少于7.0%,L-脯氨酸不得少于10.0%。

【性味功效】　性平,味甘。补血滋阴,润燥,止血。

麝香* Moschus

载于《神农本草经》,列为上品。《名医别录》载:"麝生中台山谷,及益州、雍州山中。春分取香,生者益良。"陶弘景谓:"麝形似獐而小,黑色,常食柏叶,又啖蛇。其香正在阴茎前皮内,别有膜袋裹之。"李时珍曰:"麝之香气远射,故谓之麝……麝居山,獐居泽,以此为别。"雷敩谓:"凡使麝香,用当门子尤妙。"据考证,古代麝香的原动物为林麝和马麝。

【来源】　为鹿科(Cervidae)动物林麝 *Moschus berezovskii* Flerov. 、马麝 *M. sifanicus* Przewalski 或原麝 *M. moschiferus* Linnaeus 成熟雄体香囊中的干燥分泌物。

【动物形态】

1. 林麝　身长70~80cm,肩高小于50cm。头部较小,雌雄均无角,耳直立,眼圆大,吻端裸露,雄性上犬齿特别发达,长而尖,露出唇外,向下微弯,雌性犬齿细小,不露出唇外。后肢比前肢长。尾短,隐于臀毛内。成熟雄麝腹部在脐和阴茎之间有麝香腺,呈囊状,外部略隆起,香囊外面被稀疏的细短毛,皮肤外露。全身橄榄褐色并有橘红色泽,体后部褐黑色。幼麝背面有斑点,成体背面无斑点。体上单毛基部铅灰色,上部棕褐,近尖端为一黄色或锈红色环(图16-32)。

2. 马麝　身长85~90cm,肩高50~60cm,吻长,成体全身沙黄褐色,臀部色较深,无斑点,颈背有栗色斑块,上有数个黄色毛丛,颌、颈下黄白色。体背面毛基部铅灰色,向上渐淡褐,近尖端有一橘色或黄色环,毛尖褐色。

3. 原麝　身长85cm左右,吻显著短。

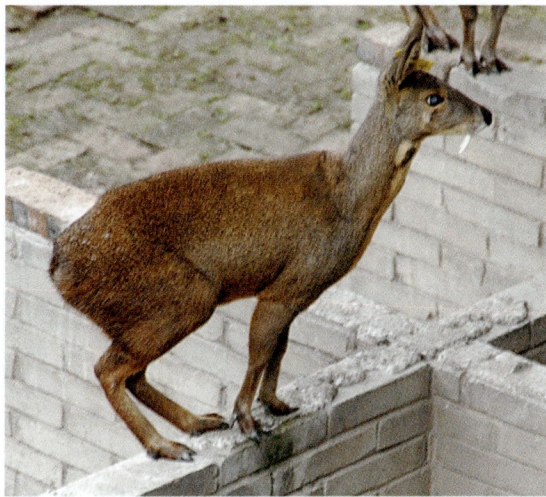

● 图16-32　林麝 *Moschus berezovskii* Flerov.

全身暗褐色,成体背面有肉桂黄色斑点,多排成6行。下颌白色,在颈下向后呈两条白带纹至肩胛处。体毛基部铅灰色,在尖端部分变褐色,近尖端处有一白环。

【采收加工】 野麝多在冬季至次春猎取,猎获后,割取香囊,阴干,习称"毛壳麝香";剖开香囊,除去囊壳,取囊中分泌物,习称"麝香仁"。家养麝直接从香囊中取出麝香仁,阴干或用干燥器密闭干燥。

【产地】 主产于四川、西藏及云南等省区。陕西、宁夏、甘肃、青海等省区亦产。四川省都江堰市、马尔康、米亚罗养麝场已进行家养繁殖,活麝取香已获成功,现已能提供商品药材。

【性状鉴别】

1. 毛壳麝香 扁圆形或类椭圆形的囊状体,直径 3~7cm,厚2~4cm。开口面的皮革质,棕褐色,略平,密生白色或灰棕色短毛,从两侧围绕中心排列,中央有1小囊孔。另一面为棕褐色略带紫色的皮膜,微皱缩,偶显肌肉纤维,略有弹性,剖开后可见中层皮膜呈棕褐色或灰褐色,半透明状,内层皮膜呈棕色,内含颗粒状、粉末状的麝香仁和少量细毛及脱落的内层皮膜(习称"银皮")。有特异香气(图16-33)。

2. 麝香仁 野生者由当门子和散香组成。当门子呈不规则圆形或颗粒状,表面多呈紫黑色,油润光亮,微有麻纹,断面深棕色或黄棕色;散香呈粉末状,多呈棕褐色或黄棕色。质软,油润,疏松,气香浓烈而特异,味微辣,微苦带咸。养殖者呈颗粒状、短条形或不规则的团块;表面不平,紫黑色或深棕色,显油性,微有光泽。

● 图16-33 麝香药材图

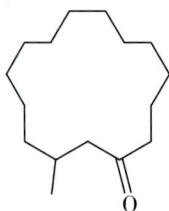

【显微鉴别】 粉末 麝香仁:棕褐色或黄棕色。①无数无定形颗粒状物集成的半透明或透明团块,淡黄色或淡棕色。②团块中包埋或散在有方形、柱形、八面体或不规则形的晶体。③可见圆形油滴。④偶见毛及脱落的内层皮膜组织,无色或淡黄色,半透明,有纵皱纹。

【化学成分】 ①大环酮类化合物:主为麝香酮[muscone,为R-(L)3-甲基环十五酮],含量0.93%~4.12%。另含少量降麝香酮(normuscone),3-甲基环十三酮,环十四酮等。②蛋白质和多肽:总氮量为9.15%。③15种氨基酸,其中主要为甘氨酸、丝氨酸、谷氨酸、缬氨酸和天门冬氨酸。④生物碱类化合物:麝香吡啶(muscopyridine),羟基麝香吡啶A,羟基麝香吡啶B等。⑤甾体化合物:总雄性激素0.24%~0.94%,如雄甾酮(androsterone)、表雄甾酮(epiandrosterone)等多种雄甾烷衍生物。此外,尚含脂肪酸、胆甾醇、麝香酯、尿囊素、尿素和无机成分(硫酸盐、磷酸盐和碳酸盐等)。

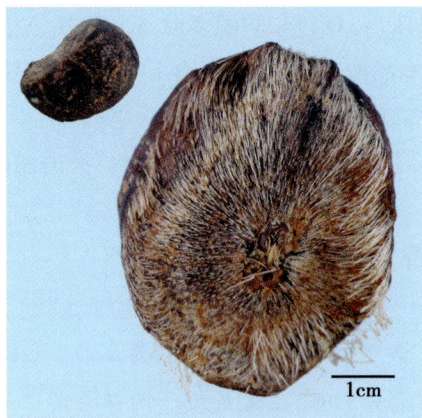

麝香酮

麝香酮具特异强烈香气,具强心作用,为主要活性成分。多肽是麝香抗炎的活性成分,分子量为 1 000 左右的肽类(MP)有强的抗炎活性,分子量为 5 000~6 000 的多肽其抗炎活性是氢化可的松的 20 倍。

【理化鉴别】

1. 槽针法鉴别　取毛壳麝香用特制槽针从囊孔插入,转动槽针,提取麝香仁,立即检视,槽内的麝香仁应有逐渐膨胀高出槽面的现象,习称"冒槽"。麝香仁油润,颗粒疏松,无锐角,香气浓烈。不应有纤维等异物或异常气味。

2. 手搓法鉴别　取麝香仁粉末少量,置手掌中,加水润湿,用手搓之能成团,再用手指轻揉即散,不应粘手、染手、顶指或结块。

3. 火试法鉴别　取麝香仁少量,撒于炽热的坩埚中灼烧,初则进裂,随即融化膨胀起泡似珠,香气浓烈四溢,应无毛、肉焦臭,无火焰或火星出现。灰化后,残渣呈白色或灰白色。

4. 薄层色谱鉴别　取本品无水乙醇提取液作供试品溶液,以麝香酮对照品作对照,按气相色谱法测定,供试品色谱中应呈现与麝香酮对照品色谱峰保留时间一致的色谱峰。

【质量评价】

1. 经验鉴别　毛壳麝香以饱满、皮薄、仁多、捏之有弹性、香气浓烈者为佳。麝香仁以当门子多,颗粒色紫黑,粉末色棕褐,质柔润,香气浓烈者为佳。

2. 纯度检查　不得检出动、植物组织、矿物和其他掺伪物。不得有霉变。

3. 含量测定　按气相色谱法测定,本品含麝香酮($C_{16}H_{30}O$)不得少于 2.0%。

【性味功效】　性温,味辛。开窍醒神,活血通经,消肿止痛。

【附注】

1. 掺伪品　①动物的肌肉、肝脏、血块、蛋黄粉、奶渣等。②植物性的儿茶粉、淀粉、锁阳粉、桂皮粉、大豆粉、丁香粉、地黄粉、海金沙等。③矿物雄黄、赤石脂、铅粉、铁末、砂石等。以上掺伪品可用显微和理化鉴别方法与真品区别。

2. 代用品　①灵猫香:为灵猫科动物大灵猫及小灵猫香囊中成熟腺细胞的分泌物。②麝鼠香:为田鼠科动物麝鼠雄性香囊中的分泌物。③人工麝香:合成麝香酮为主要原料,按规定比例与其他物质配制而成。

鹿茸★　Cervi Cornu Pantotrichum（附:鹿角、鹿角霜、鹿角胶）

鹿茸

始载于《神农本草经》,列为中品。苏颂谓:"鹿茸……今有山林处皆有之。四月角欲生时,取其茸,阴干。以形如小紫茄子者为上,或云茄子茸太嫩……不若分歧如马鞍形者有力"。寇宗奭谓:"茸,最难得不破及不出血者。盖其力尽在血中,猎时多有损伤故也。此以如紫茄者为上,名茄子茸,取其难得而;然此太嫩,其实少力。坚者又太老,惟长四五寸,形如分歧马鞍,茸端如玛瑙红玉,破之肌如朽木者最善。"李时珍谓:"鹿,处处山林中有之。马身羊尾,头侧而长,高脚而行速。牡者有角,夏至则解。大如小马,黄质白斑,俗称马鹿。"

【来源】　为鹿科动物梅花鹿 Cervus nippon Temminck. 或马鹿 Cervus elaphus Linnaeus. 的雄鹿未骨化密生茸毛的幼角。前者习称"花鹿茸",后者习称"马鹿茸"。

【动物形态】

1. 梅花鹿　为中型兽类,长约 1.5m。耳大直立,颈及四肢细长,尾短。雄鹿第 2 年开始生角,不分叉，密被黄色或白色细茸毛，以后每年早春脱换新角，增生一叉，至生四叉。雌鹿无角。冬毛厚密，呈棕灰色或棕黄色，四季均有白色斑点。夏毛薄，全身红棕色。耳内及腹面毛白色（图 16-34）。

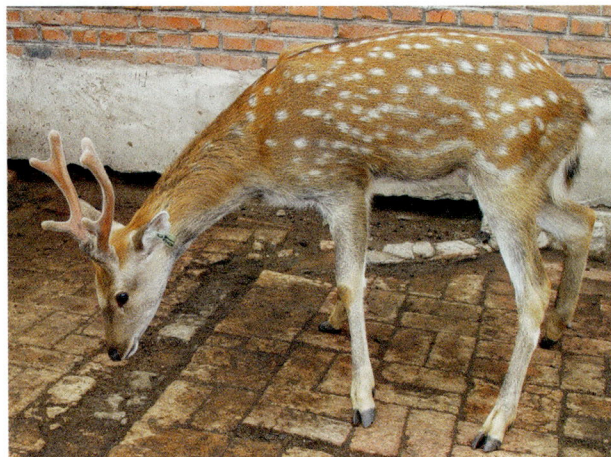

● 图 16-34　梅花鹿 *Cervus Nippon* Temminck.

2. 马鹿　体形高大，身长 2m 以上，毛赤褐色，无白色斑点，角叉多至 6 叉以上。

【采收加工】　一般分锯茸和砍茸 2 种方法。

1. 锯茸　一般从第 3 年的鹿开始锯取。二杠茸每年采收两次，第 1 次在清明后 45~50 天（头茬茸），采后 50~60 天采锯第 2 次（二茬茸）；三岔茸则每年只采锯 1 次，约在 7 月下旬。锯下的花鹿茸进行排血、洗茸、钉钉扎口、煮烫和干燥等加工。马鹿茸加工方法不同处是煮烫时不要求排血，煮烫和干燥时间比花鹿茸要长。现在为保持茸的有效成分，有的地方不管鹿的品种，多加工带血茸，即将锯下的鲜茸，先用烧红的烙铁烫封锯口，使茸血不流出，再放入烘箱，烘干。

2. 砍茸　将鹿头砍下，再将茸连脑盖骨一起锯下，刮净残肉和筋膜，绷紧脑皮，进行煮烫、阴干等加工。

3. 鹿茸片　取鹿茸，燎去茸毛，刮净，以布带缠绕茸体，自锯口面小孔灌入热白酒，并不断添酒，至润透或灌酒稍蒸，横切薄片，压平，干燥。

4. 鹿茸粉　取鹿茸，燎去茸毛，刮净，劈成碎块，研成细粉。

【产地】　花鹿茸主产于吉林、辽宁、河北等省，现江苏、四川等省亦产，其中以吉林和辽宁产量最大。马鹿茸主产于黑龙江、吉林、内蒙古、新疆、青海、云南、四川、甘肃等省区，其中东北产者称"东马鹿茸"，品质较优；西北产者称"西马鹿茸"，品质较次。

【性状鉴别】　药材　花鹿茸：

（1）锯茸，呈圆柱状分枝，具 1 个分枝者习称"二杠"，主枝习称"大挺"，长 17~20cm，锯口直径 4~5cm，离锯口约 1cm 处分出侧枝，习称"门庄"，长 9~15cm，直径较大挺略细。外皮红棕色或棕色，多光润，表面密生红黄色或棕黄色细茸毛，上端较密，下端较疏；分岔间具 1 条灰黑色筋脉，皮茸紧贴。锯口黄白色，外围无骨质，中部密布细孔。体轻。气微腥，味微咸。具 2 个分枝者，习称"三岔"，大挺长 23~33cm，直径较二杠细，略呈弓形，微扁，枝端略尖，下部多有纵棱筋及突起疙瘩；皮红黄色，茸毛较稀而粗。体轻。气微腥，味微咸（图 16-35）。

二茬茸与头茬茸相似，但挺长而不圆或下粗上细，下部有纵棱筋。皮灰黄色，茸毛较粗糙，锯口外围多已骨化。体较重。无腥气。

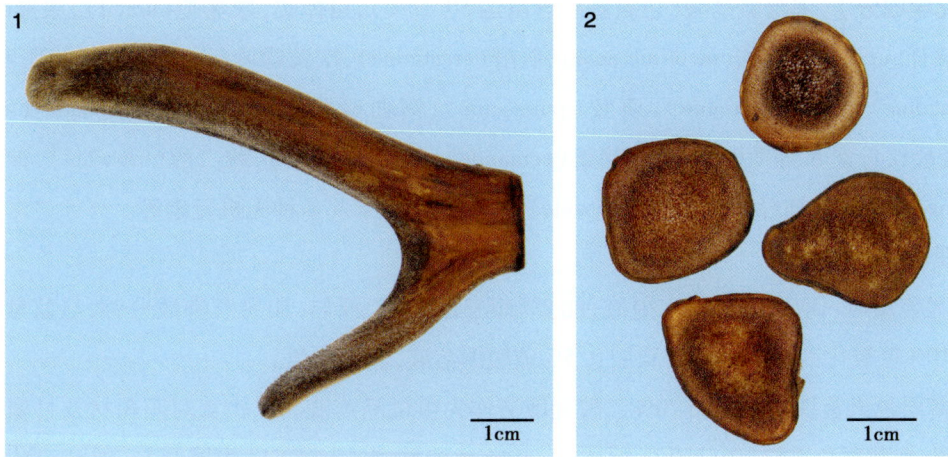

1.鹿茸(花鹿茸)药材图；2.鹿茸饮片图。

● 图 16-35　鹿茸药材及饮片图

（2）砍茸，为带头骨的茸，茸形与锯茸相同，亦分二杠或三岔等规格。二茸相距约 7cm，脑骨前端平齐，后端有 1 对弧形的骨，习称"虎牙"。脑骨白色，外附脑皮 ，脑皮上密生茸毛。

马鹿茸：较花鹿茸粗大，分枝较多，侧枝 1 个者习称"单门"，2 个者习称"莲花"，3 个者习称"三岔"，4 个者习称"四岔"或更多。按产地分为"东马鹿茸"和"西马鹿茸"。

（1）东马鹿茸："单门"大挺长 25～27cm，直径约 3cm。外皮灰黑色，茸毛灰褐色或灰黄色，锯口面外皮较厚，灰黑色，中部密布细孔，质嫩；"莲花"大挺长可达 33cm，下部有棱筋，锯口面蜂窝状小孔稍大；"三岔"皮色深，质较老；"四岔"茸毛粗而稀，大挺下部具棱筋及疙瘩，分枝顶端多无毛，习称"捻头"。

（2）西马鹿茸：大挺多不圆，顶端圆扁不一，长 30～100cm。表面有棱，多抽缩干瘪，分枝较长且弯曲，茸毛粗长，灰色或黑灰色。锯口色较深，常见骨质。气腥臭，味咸。

【显微鉴别】　粉末　淡黄棕色或黄棕色。①表皮角质层细胞淡黄色至黄棕色，表面颗粒状，凹凸不平。②毛茸多碎断，表面由薄而透明的扁平细胞(鳞片)作覆瓦状排列的毛小皮所包围，呈短刺状突起，隐约可见细纵直纹；皮质有棕色或灰棕色色素；毛根常与毛囊相连，基部膨大作撕裂状。③骨碎片呈不规则形，淡黄色或淡灰色，表面有细密的纵向纹理及点状孔隙；骨陷窝较多，类圆形或类梭形，边缘凹凸不平。④未骨化骨组织近无色，边缘不整齐，具多数不规则的块状突起物，其间隐约可见条纹。⑤角化梭形细胞多散在，呈类长圆形，略扁，侧面观梭形，无色或淡黄色，具折光性（图 16-36）。

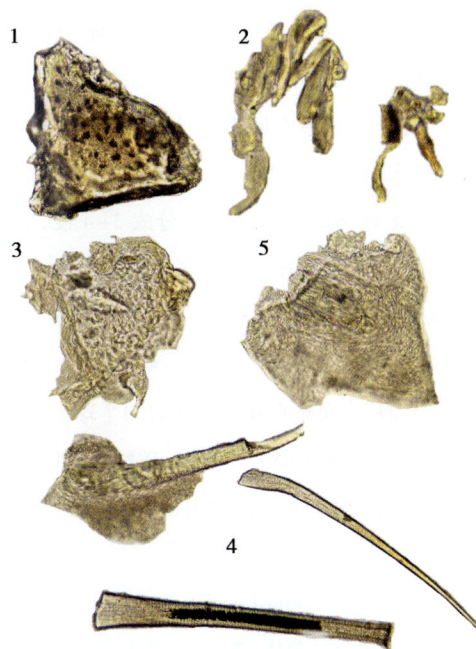

1.骨碎片；2.角化梭细胞；3.未骨化骨组织碎片；4.毛茸；5.表皮角质层。

● 图 16-36　花鹿茸粉末图

【化学成分】 主含氨基酸(总氨基酸含量达 50.13%),甾体类,尿嘧啶(uracil),尿素(urea),尿嘧啶核苷(uridine),烟酸(nicotinic acid),肌酐(creatinine),次黄嘌呤(hypoxanthine),脂肪酸,精脒(spermidine),精胺(spermine),腐胺(putrescine),溶血磷脂酰胆碱(lysophosphatidyl choline,LPC),硫酸软骨素 A 等多糖类物质,脑素(ceramide),雌酮(estrone),雌二醇(estradiol),神经鞘磷脂(sphingomyeline),神经节苷脂(ganglioside),多种前列腺素及多种无机元素等。

【理化鉴别】

1. 显色反应 取本品粉末水提液,加 2% 茚三酮溶液,摇匀,加热煮沸数分钟,显蓝紫色。水提液加 10% 氢氧化钠溶液,摇匀,滴加 0.5% 硫酸铜溶液,显蓝紫色。

2. 薄层色谱鉴别 粉末加 70% 乙醇提取液作为供试品溶液。以鹿茸对照药材及甘氨酸对照品作对照,按薄层色谱法,用硅胶 G 板,以正丁醇-冰醋酸-水(3:1:1)为展开剂,展开,喷以 2% 茚三酮丙酮溶液,在 105℃烘至斑点显色清晰。供试品色谱在与对照药材和对照品色谱相应的位置上,应显相同颜色的主斑点。

3. 紫外光谱鉴别 取本品粉末 40% 乙醇温浸液作为供试品溶液,用分光光度计在 200～300nm 波长间测定,供试品在 253nm、236nm±2nm 波长处有最大和最小吸收峰。

【质量评价】 经验鉴别 花鹿茸一般以茸粗壮、主枝圆、顶端丰满、质嫩、毛细、皮色红棕、有油润光泽者为佳。马鹿茸以饱满、体轻、毛色灰褐、下部无棱线者为佳。

【性味功效】 性温,味甘、咸。壮肾阳,益精血,强筋骨,调冲任,托疮毒。

【附药】 鹿角 Cervi Cornu

为马鹿或梅花鹿已骨化的角(分别习称"马鹿角"与"梅花鹿角")或锯茸后翌年春季脱落的角基(习称"鹿角脱盘")。多于春季拾取,除去泥沙,风干。马鹿角呈分支状,常分成 4～6 枝,全长 50～120cm;主枝弯曲,直径3～6cm;基部盘状,具不规则瘤状突起,习称"珍珠盘",周边常有稀疏细小的空洞,侧枝多向一面伸展,第一枝与珍珠盘相距较近,与主干几成直角或钝角伸出,第二枝靠近第一枝伸出,习称"坐地分枝";第二枝与第三枝相距较远;表面灰褐色或灰黄色,无毛,有光泽,角尖平滑,中、下部常具有疣状突起,习称"骨钉",并具长短不等的断续纵棱,习称"苦瓜棱"质坚硬,断面外围骨质,灰白色或微带淡褐色,中部多呈灰褐色或青灰色,具蜂窝状孔;气微,味微咸。梅花鹿角常分成 3～4 枝,全长 30～60cm,直径 2.5～5cm;侧枝多向两旁伸展,第一枝与珍珠盘相距较近,第二枝与第一枝相距较远,主枝末端分成两小枝;表面黄棕色或灰棕色,枝端灰白色;枝端以下具明显骨钉,纵向排列成"苦瓜棱",顶部灰白色或灰黄色,有光泽。鹿角脱盘呈盔状或扁盔状,直径 3～6cm(珍珠盘直径 4.5～6.5cm),高 1.5～4cm;表面灰褐色或灰黄色,有光泽,底面平,具蜂窝状孔,珍珠盘周边常有稀疏小孔洞,上面略平或呈不规则的半球形;质坚硬,断面外圈骨质,灰白色或类白色;无臭,味微咸。主要含胶质约 25%、磷酸钙 50%～60%、碳酸钙、磷酸镁及氮化物等。另含氨基酸 14 种,其中含量较多的有甘氨酸、脯氨酸和谷氨酸。水溶性浸出物(热浸法)不得少于 17.0%。性温,味咸。具有温肾阳,强筋骨,行血消肿的功效。

鹿角霜 Cervi Cornu Degelatinatum

为鹿角去胶质的角块。春、秋二季生产,将骨化角熬去胶质,取出角块,干燥。药材略呈长圆柱形或不规则块状,大小不一;表面灰白色,显粉性,常具纵棱,偶见灰色或灰棕色斑点;质轻而酥,断面外层较致密,白色或灰白色,内层有蜂窝状小孔,灰黄色或灰褐色,有吸湿性;气微,味淡,嚼之有粘牙感。含多量钙质。水分不得过8.0%。性温,味咸、涩。具有温肾助阳,收敛止血的功效。

鹿角胶　Cervi Cornus Colla

为鹿角经水煎煮浓缩制成的固体胶。将鹿角锯段,浸泡洗净,分次水煎,滤过,合并滤液(或加入白矾细粉少量),静置,滤取胶液,浓缩(可加适量黄酒冰糖和豆油)至稠膏状,冷凝,切块,晾干,即得。药材呈扁方形块,黄棕色或红棕色,半透明,有的上部有黄白色泡沫层;质脆,易碎,断面光亮。性温,味甘、咸。具有温补肝肾,益精养血的功效。

牛黄* 　Bovis Calculus(附:人工牛黄、体外培育牛黄)

牛黄

始载于《神农本草经》,列为上品。《名医别录》载:"牛黄生陇西及晋地,特牛胆中得之,即阴干百日使燥,无令见日月光。"陶弘景谓:"今人多就胆中得之。一子大如鸡子黄,相重叠。药中之贵,莫复过此。"苏颂谓:"一子如鸡子黄大,重叠可揭折,轻虚而气香者为佳。然人多伪之,试法但揩摩手指甲上,透甲黄者为真。"可见古代所用牛黄与现今相符。

【来源】　为牛科(Bovidae)动物牛 *Bos taurus domesticus* Gmelin 干燥的胆结石。习称"天然牛黄"。在胆囊中产生的称"胆黄",在胆管中产生的称"管黄",在肝管中产生的称"肝黄"。

【采收加工】　宰牛时,如发现有牛黄,即滤去胆汁,将牛黄取出,除去外部薄膜,阴干。

【产地】　主产于西北、华北、东北、西南等地区。河南、湖北、浙江、广东等省亦产。产于西北及河南的称西牛黄,产于北京、天津、内蒙古及河北的称京牛黄,产于江苏、浙江的称苏牛黄,产于广西、广东的称广牛黄。

【性状鉴别】

1. 胆黄　多呈卵形、类球形、三角形或四方形,大小不一,直径 0.6~3(4.5) cm。表面黄红色至棕黄色,有的表面挂有一层黑色光亮的薄膜,习称"乌金衣",有的粗糙,具疣状突起,有的具龟裂纹。体轻,质酥脆,易分层剥落,断面金黄色,可见细密的同心层纹,有的夹有白心。气清香,味苦而后甘,有清凉感,嚼之易碎,不粘牙。取本品少量,加清水调和,涂于指甲上,能将指甲染成黄色,习称"挂甲"(图16-37)。

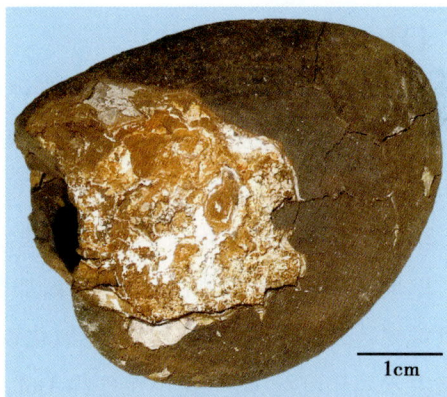

1cm

● 图 16-37　牛黄药材图

2. 管黄　呈管状,长约3cm,直径 1~1.5cm,或为破碎的小片。表面不平或有横曲纹,有裂纹及小突起,红棕色或棕褐色。质酥脆,断面有较少的层纹,有的中空,色较深。

【显微鉴别】　取粉末少许,用水合氯醛试液装片,不加热,置显微镜下观察:不规则团块由多数黄棕色或棕红色小颗粒集成,稍放置,色素迅速溶解,并显鲜明金黄色,久置后变绿色(图16-38)。

【化学成分】　含胆色素72%~76%,主要为胆红素及其钙盐,还有少量胆绿素。胆汁酸类

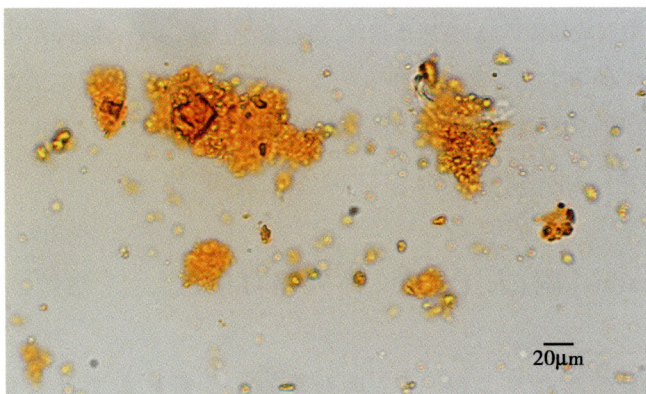

● 图 16-38　牛黄粉末图

7%~10%，包括胆酸、去氧胆酸、鹅去氧胆酸、胆石酸等及牛磺胆汁酸盐、甘氨酸胆汁酸盐类。尚含胆固醇类、脂肪酸、卵磷脂、黏蛋白、多种氨基酸和钾、钠、钙、镁、铁、锌、铜、锰等金属元素。

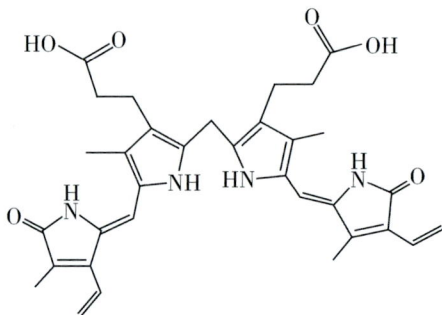

胆红素

【理化鉴别】

1. 胆酸鉴别　取粉末 0.1g，加 60% 冰醋酸 4ml，研磨，滤过，取滤液 1ml，加新制的糠醛（新蒸馏至几乎无色）水溶液（1→100）1ml 与硫酸溶液（取 50ml 硫酸与 65ml 水混合）10ml，置 70℃水浴中加热 10 分钟，即显蓝紫色（检查胆酸）。

2. 胆红素鉴别　取粉末少许，加硫酸显污绿色；如加浓硝酸则显红色（检查胆红素）。

3. 胆固醇鉴别　取本品粉末 0.1g，加盐酸 1ml 及三氯甲烷 10ml，充分振摇，混匀，三氯甲烷层呈黄褐色，分取三氯甲烷层，加氢氧化钡试液 5ml，振摇，即生成黄褐色沉淀（胆红素反应），分离除去水层和沉淀，取三氯甲烷层约 1ml，加醋酐 1ml，硫酸 2 滴，摇匀，放置，溶液呈绿色（检查胆固醇）。

4. 薄层色谱鉴别

（1）粉末三氯甲烷超声提取，滤液蒸干，残渣加乙醇溶解作为供试品溶液。以胆酸对照品和去氧胆酸对照品作对照，按薄层色谱法，用硅胶 G 薄层板，以异辛烷-乙酸乙酯-冰醋酸（15:7:5）为展开剂，展开，取出，晾干，喷以 10% 硫酸乙醇溶液，在 105℃加热至斑点显色清晰，置紫外光灯（365nm）下检视。供试品色谱中，在与对照品色谱相应的位置上，显相同颜色的荧光斑点。

（2）粉末加三氯甲烷-冰醋酸（4:1）混合溶液超声提取,滤液作为供试品溶液。以胆红素对照品作对照,按薄层色谱法,用硅胶 G 板,以环己烷-乙酸乙酯-甲醇-冰醋酸（10:3:0.1:0.1）为展开剂,展开,取出,晾干。供试品色谱中,在与对照品色谱相应的位置上,显相同颜色的斑点。

【质量评价】

1. 经验鉴别　以完整、色棕黄、质酥脆、断面层纹清晰而细腻者为佳。

2. 检查　游离胆红素:按高效液相色谱法测定（避光操作）,以胆红素作对照,供试品色谱中,在与对照品色谱峰保留时间相对应的位置上出现的色谱峰面积应小于对照品色谱峰面积或不出现色谱峰。

3. 含量测定　按薄层扫描法测定,含胆酸（$C_{24}H_{40}O_5$）不得少于4.0%;采用高效液相色谱法测定,含胆红素（$C_{33}H_{36}N_4O_6$）不得少于25.0%。

【性味功效】　性凉、味甘。清心,豁痰,开窍,凉肝,息风,解毒。

【附药】 人工牛黄　Bovis Calculus Artifactus

本品由牛胆粉、胆酸、猪去氧胆酸、牛磺酸、胆红素、胆固醇、微量元素等加工而成。药材为黄色疏松粉末,味苦,微甘。①取本品三氯甲烷提取液,用紫外-可见分光光度法测定,在453nm 波长处有最大吸收。②取本品甲醇溶液的上清液作为供试品溶液,分别以胆酸对照品、猪去氧胆酸对照品的混合溶液及牛磺酸对照品溶液作对照,以牛胆粉对照药材甲醇溶液的上清液作对照药材溶液,进行薄层色谱法试验。供试品色谱中,在与对照品和对照药材色谱相应的位置上,显相同颜色的斑点。③本品水分不得过 5.0%。④按薄层扫描法测定,本品含胆酸（$C_{24}H_{40}O_5$）不得少于13.0%;采用高效液相色谱法测定,含胆红素（$C_{33}H_{36}N_4O_6$）不得少于0.63%。性凉,味甘。具有清热解毒,化痰定惊的功效。

体外培育牛黄体　Bovis Calculus Sativus

本品以牛科动物牛 Bos taurus domesticus Gmelin 的新鲜胆汁作母液,加入去氧胆酸、胆酸、复合胆红素钙等制成。呈球形或类球形,直径 0.5~3cm。表面光滑,呈黄红色至棕黄色。体轻,质松脆,断面有同心层纹。气香,味苦而后甘,有清凉感,嚼之易碎,不粘牙。①取本品粉末少量,用清水调和,涂于指甲上,能将指甲染成黄色。②取本品粉末少许,用水合氯醛试液装片,不加热,置显微镜下观察:不规则团块由多数黄棕色或棕红色小颗粒集成,稍放置,色素迅速溶解,并显鲜明金黄色,久置后变绿色。③取本品粉末少量,加三氯甲烷1ml,摇匀,再加硫酸与浓过氧化氢溶液（30%）各2滴,振摇,溶液即显绿色。④取本品粉末 0.1g,加盐酸 1ml 及三氯甲烷 10ml,充分振摇,混匀,三氯甲烷层呈黄褐色,分取三氯甲烷层,加氢氧化钡试液 5ml,振摇,即生成黄褐色沉淀。分离除去水层和沉淀,取三氯甲烷层约 1ml,加醋酐 1ml 与硫酸 2 滴,摇匀,放置,溶液呈绿色。⑤取本品三氯甲烷提取液作为供试品溶液,以胆酸对照品、去氧胆酸对照品作对照分别点于同一硅胶 G 薄层板上,以异辛烷-乙酸乙酯-冰醋酸（15:7:5）为展开剂,展开,取出,晾干,喷以 10%硫酸乙醇溶液,在 105℃加热至斑点显色清晰,置紫外光灯（365nm）下检视。供试品色谱中,在与对照品色谱相应的位置上,显相同颜色的荧光斑点。⑥本品含水分不得过 9.0%。取本品的三氯甲烷溶液的续滤液,用紫外-可见分光光度法,在 453nm 的波长处测定吸光度,吸光度不得过 0.70（检查游离胆红素）。⑦按薄层扫描法测定,本品含胆酸（$C_{24}H_{40}O_5$）不得少于 6.0%;按高效液相色谱法测定,本品含胆红素（$C_{33}H_{36}N_4O_6$）不得少于 35.0%。性凉、味甘。具有清心,豁痰,开窍,凉肝,息风,解毒的功效。

羚羊角★ Saigae Tataricae Cornu

《神农本草经》载有麢羊,列为中品,俗称羚羊。雷斆谓:"凡用,有神羊角甚长,有二十四节,内有天生木胎。"苏颂谓:"今秦、陇、龙、蜀、金、商州山中皆有之,戎人多捕得来货。其形似羊,青色而大。其角长一二尺,有节如人手指握痕,又最坚劲。"可见古之羚羊角原动物与今之羚羊角相似,但苏颂所述分布区与今有别,品种可能不止一种。

【来源】 为牛科(Bovidae)动物赛加羚羊 *Saiga tatarica* Linnaeus 的角。

【动物形态】 赛加羚羊 体形中等,身长 1～1.4m,体重 20～40kg。头型特异,鼻部延长并呈肿胀状鼓起,耳廓短小,眼眶突出。雄兽具角 1 对,不分叉,呈长圆锥形略呈弓形弯曲,长 25～40cm,基部直径约 3cm,角尖光滑无轮脊,角的下段具 10～20 个隆起的环棱。角呈半透明状,蜡黄色。四肢细小,蹄低而长。尾细短下垂。发毛短而密,紧贴皮肤。全身呈棕黄色或栗色,脸面部较淡,背脊中央有狭长的一条呈肉桂色的纹理,颈下方、胸腹部及四肢内侧几呈白色。冬季毛色更淡。

【采收加工】 全年可捕,猎取后将角从基部锯下,洗净,晒干。以 8～10 月捕捉锯下的角色泽最好,角色莹白;春季猎得者青色微黄,冬季猎得者因受霜雪侵袭,角质变粗糙,表面有裂纹,质较次。

【产地】 主产于西伯利亚及小亚细亚一带。新疆北部边境地区亦产。

【性状鉴别】

1. 药材 呈长圆锥形,略呈弓形弯曲,长 15～33cm;类白色或黄白色,基部稍呈青灰色。嫩枝对光透视有"血丝"或紫黑色斑纹,光润如玉,无裂纹,老枝则有细纵裂纹。除尖端部分外,有 10～16 个隆起环脊,间距约 2cm,用手握之,四指正好嵌入凹处。角的基部横截面圆形,直径 3～4cm,内有坚硬质重的角柱,习称"骨塞",骨塞长约占全角的 1/3～1/2,表面有突起的纵棱与其外面角鞘内的凹沟紧密嵌合,从横断面观,其结合部呈锯齿状。除去"骨塞"后,角的下半段成空洞,全角呈半透明,对光透视,上半段中央有一条隐约可辨的细孔道直通角尖,习称"通天眼"。质坚硬。气微,味淡(图 16-39)。

2. 饮片 镑片:横片为类圆形薄片。类白色或黄白色,半透明,外表可见纹丝,微呈波状,中央可见空洞。质坚韧,不易拉断。无臭,味淡。

纵片:为纵向薄片,类白色或黄白色,表面光滑,半透明,有光泽。无臭,味淡。

羚羊角粉:为乳白色的细粉,无臭,味淡。

【显微鉴别】

1. 横切面 ①可见组织构造多少呈波浪状起伏。角顶部组织波浪起伏最为明显,在峰部往往

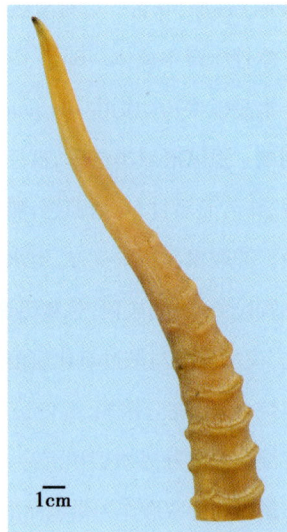

1cm

● 图 16-39 羚羊角药材图

有束存在,束多呈三角形;角中部稍呈波浪状,束多呈双凸透镜形;角基部波浪形不明显,束呈椭圆形至类圆形。②髓腔的大小不一,长径 10~50(~80) μm,以角基部的髓腔最大。③束的皮层细胞扁梭形,3~5 层。束间距离较宽广,充满着近等径性多边形、长菱形或狭长形的基本角质细胞。皮层细胞或基本角质细胞均显无色透明,其中不含或仅含少量细小浅灰色色素颗粒,细胞中央往往可见一个折光性强的圆粒或线状物(图 16-40)。

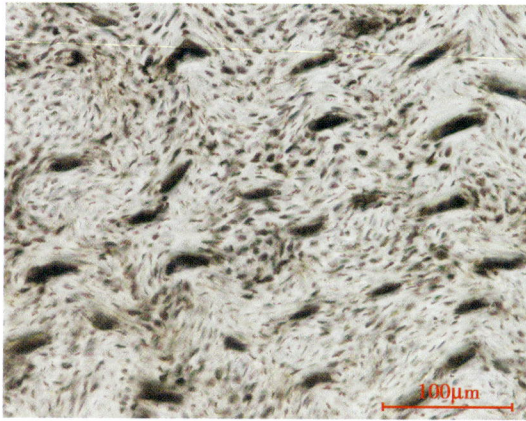

● 图 16-40 羚羊角横切面图

取角中部纵切片加 10%氢氧化钾溶液处理,用清水洗去碱液,加甘油封藏观察:切片几无色透明。髓呈长管形,内有疏松排列或阶梯状排列的类圆球形髓细胞。髓管间主为长棱形基本角质细胞。

2. 粉末 类白色。不规则碎片近无色、淡灰白色或淡黄白色,微透明,稍有光泽。①横断面碎片,髓腔呈双凸透镜形、椭圆形、类圆形或类三角形,长径 10~50(~80) μm,周围有 3~5 层窄梭形同心性排列的皮层细胞,外侧为基本角质细胞,呈菱形、长方形或多角形,这两种细胞均不含或仅含少数灰色色素颗粒,细胞中央常有 1 个发亮的圆粒或线状物。②纵断面碎片,髓呈长管形,基本角质细胞呈长菱形、长条形或裂缝状。③角塞碎片呈不规则碎块,表面有细小裂缝状或针孔状孔隙;可见类梭形或类圆形骨陷窝和放射状骨小管(图 16-41)。

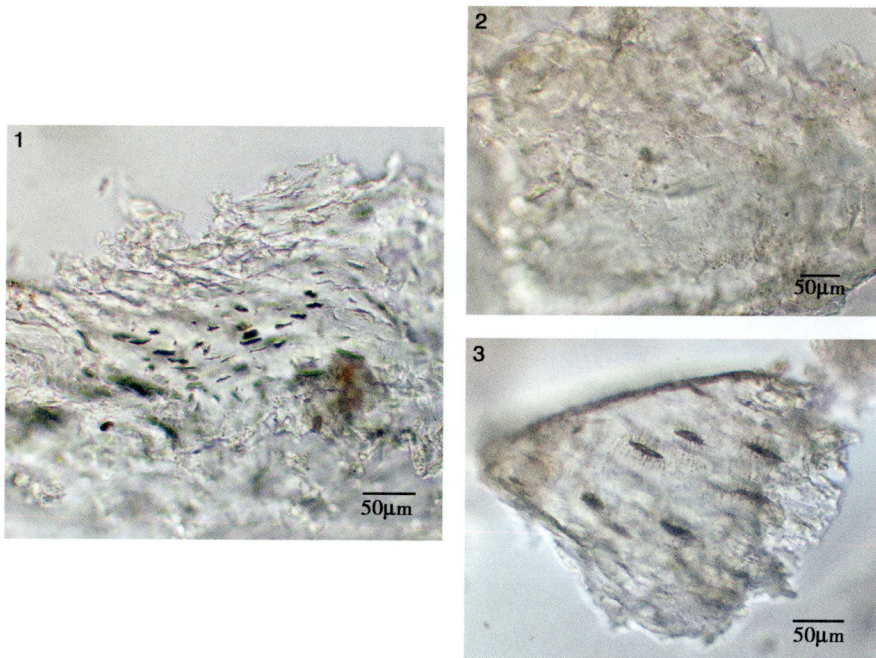

1.横断面碎片;2.纵断面碎片;3.角塞碎片。

● 图 16-41 羚羊角粉末图

【化学成分】 含角蛋白、磷酸钙及不溶性无机盐等。羚羊角经酸水解后测定,含异白氨酸、白氨酸、苯丙氨酸、酪氨酸、丙氨酸等多种氨基酸。此外,尚含磷脂类成分,为卵磷脂、脑磷脂、神经鞘磷脂、磷脂酰丝氨酸及磷脂酰肌醇等。

【质量评价】 经验鉴别 以质嫩、色白、光润、内含红色斑纹、无裂纹者为佳。镑片以多折曲,白色半透明,纹丝直而微呈波状,质坚韧,不易拉断者为佳。

【性味功效】 性寒,味咸。平肝息风,清肝明目,散血解毒。

第十六章同步练习

第三篇　矿物药类

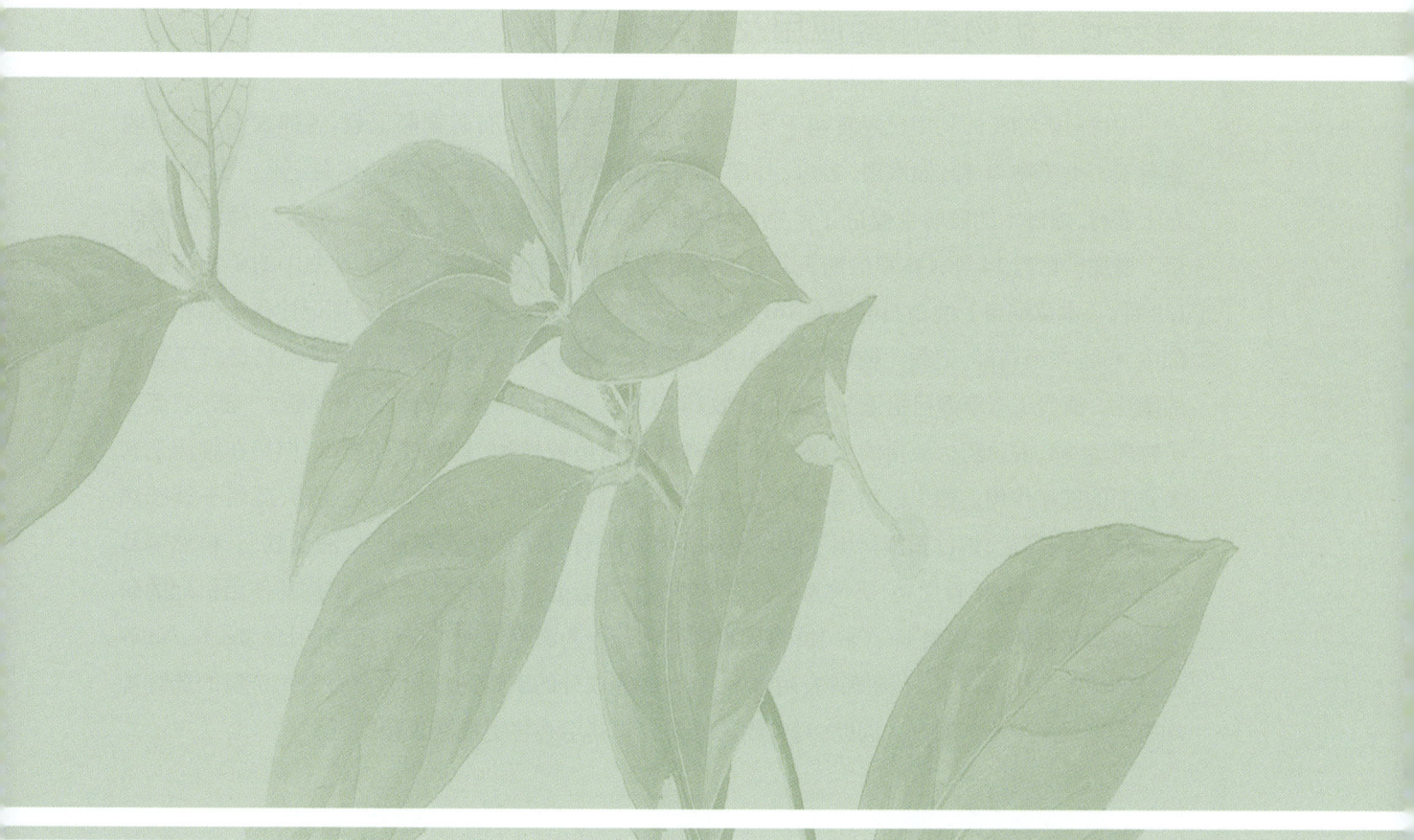

第十七章 矿物药概述

矿物是地质作用形成的天然单质或化合物。矿物类中药是指可供药用的天然矿物,矿物的加工品及动植物的化石。其中以原矿物经过炮制后直接入药的有朱砂、石膏、炉甘石、赭石等,以矿物为主要原料的加工品如轻粉及芒硝等,以及动植物化石或动物骨骼化石如龙骨、琥珀等。

第一节 矿物类中药应用及研究概况

中医对矿物药的利用已经有两千多年的历史,历代本草均有矿物药记载。《神农本草经》收载有玉石类药物 41 种,如水银、云母、朴硝、滑石、雄黄、磁石、赭石、石膏等均有记载。秦汉之际,方士盛行,炼丹术的发展也促进了矿物类中药的发展。《名医别录》增加矿物药 32 种,《新修本草》增加矿物药 14 种,《本草拾遗》又增加矿物约 17 种,宋代《证类本草》等书中的矿物药已达 139 种。《本草纲目》的金石部载有 161 种,占总药数的 8.5%,并将矿物药分别记述在土部和金石部中,特别在金石部,记载比较完整,分为金、玉、石、卤四类,以四卷的篇幅对矿物药进行了全面的阐述。清代《本草纲目拾遗》又增加矿物药 38 种。目前,《中国药典》2020 年版(一部)收载了矿物药 24 种,占总药材数量的 4.06%。矿物药的数量虽较植物、动物类药要少,但是在临床上有多方面的医疗作用。如朱砂可清心镇惊、安神解毒;石膏为清解气分实热之要药,适用于外感热病,高热烦渴等症;炉甘石眼科用于明目退翳,外科收湿止痒;芒硝泻热通便、润燥软坚;自然铜具有散瘀止痛、续筋接骨之功,历代为中医伤科要药。随着近代药理学的发展,矿物药作用机理的研究也取得了进展,如用含 Fe、Ca、Mn 等元素的矿物药作为滋养性和兴奋性药物;用含 Mg、K、Na 等成分的矿物药作为泻下、利尿药物;用含 S、As、Hg 等成分的矿物药作为治疗梅毒和疥癣的药物等均符合现代医学治病原理。因此,对矿物药的研究与利用必将更加深入和广泛。

第二节 矿物类中药的基本性质

矿物是由地质作用形成的天然单体(元素)或化合物。矿物除少数是自然元素以外,绝大多数是自然化合物,其中大部分是固体,也有些是液体(如水银)或气体(如硫化氢)。每一种固体矿物都具有一定的物理和化学性质,这些性质取决于各自的化学成分及其结晶构造。人们常常利用不同的性质,来认识和鉴别不同种类的矿物。

1. 结晶习性 多数固体矿物为结晶体。其中有些为含水矿物。水在矿物中的存在形式直接影响到矿物的性质。水在矿物中的存在形式可分为两大类:一是不加入晶格的吸附水或自由水;二是加入晶格组成,包括以水分子(H_2O)形式存在的结晶水 [如胆矾($CuSO_4 \cdot 5H_2O$)、石膏($CaSO_4 \cdot 2H_2O$)] 和以 H^+、OH^- 等离子形式存在的结晶水 [如滑石 $Mg_3(Si_4O_{10})(OH)_2$]。各种含水矿物的失水温度,因水的存在形式不同而不同,这种性质常常用来鉴定矿物。

2. 结晶形状 矿物药多数是以晶体形态存在的。晶体(结晶质)和非晶体(非晶质)本质上的区别,在于组成物质的质点是否作有规律的排列;凡是质点呈规律排列者为晶体,反之为非晶体。晶体矿物都具有固定的结晶形状,且在同一温度时,同一物质晶体三维空间的晶面夹角都是相同的。通过观察矿物的结晶形状及利用 X 射线衍射手段,可以准确地鉴别不同的结晶形矿物。晶体的质点呈规律排列,这种排列规律表现为空间格子,组成空间格子的最小单位为晶胞,不同晶体晶胞大小和形态不同,主要表现在晶胞的棱长(a,b,c)和棱间夹角(α,β,γ)不同,各晶系的特点如下:

(1) 高级晶族。等轴晶系:$a=b=c,\alpha=\beta=\gamma=90°$。如:自然铜、磁石。

(2) 中级晶族。

四方晶系:$a=b\neq c,\alpha=\beta=\gamma=90°$。如:轻粉。

三方晶系:$a=b\neq c,\alpha=\beta=\beta'=90°,\gamma=\gamma'=60°$。如:朱砂、赭石。

六方晶系:$a=b=d\neq c,\alpha=\beta=\beta'=90°,\gamma=\gamma'=120°$。如:绿柱石。

(3) 低级晶族。

斜方晶系:$a\neq b\neq c,\alpha=\beta=\gamma=90°$。如:硫黄。

三斜晶系:$a\neq b\neq c,\alpha\neq\beta\neq\gamma\neq90°$。如:天然芒硝、石膏。

单斜晶系:$a\neq b\neq c,\alpha=\gamma=90°,\beta\neq90°$。如:胆矾、炉甘石。

除了等轴晶系外,其他六个晶系的晶体或长方形,或柱状或板片状。矿物除了单体的形态外,常常是以许多单体聚集在一起而出现的,这种聚集的整体就称为集合体。

3. 透明度 矿物透光能力的大小称为透明度。透明度是鉴定矿物的主要特征之一。按矿物磨至 0.03mm 标准厚度时其透明度,一般分为 3 类:

(1) 透明体:能允许绝大部分光线通过,隔着它可清晰地透视另一物体,如无色水晶、云母等。

(2) 半透明体:能允许通过一部分光线,隔着它不能看清另一物体,如辰砂、雄黄等。

(3) 不透明体:光线几乎完全不能通过,如代赭石、滑石等。

在显微鉴定时,透明矿物常利用偏光显微镜鉴定,不透明矿物利用反射偏光显微镜鉴定。

4. 颜色 矿物的颜色,主要是矿物对光线中不同波长的光波均匀吸收或选择吸收所表现的性质。一般分为 3 类:

(1) 本色:系由矿物的成分和内部构造所决定的颜色,如辰砂的朱红色。

(2) 外色:由混入带色杂质或气泡等包裹体所致的颜色。外色的深浅,除与带色杂质的量相关外,还与分散的程度相关,如紫石英、大青盐等。

(3) 假色:某些矿物,有时可见变彩现象,系因投射光受晶体内部裂缝面、解理面及表面的氧化膜的反射所引起的光波干涉作用而产生的颜色,如云母等。

矿物在白色的毛瓷板上划过后留下的粉末痕迹称条痕,粉末的颜色称条痕色。条痕色比矿物表面的颜色更为固定,是重要的鉴定特征。有的条痕色与矿物本身颜色相同,如辰砂;有的则不同,如自然铜本身为亮黄色,而条痕色则为黑色。磁石和赭石两者表面均为灰黑色,不易区分,但磁石条痕色为黑色,而赭石条痕色为樱红色,两种矿物药材得以明显区分。

观察矿物的颜色应以矿物的新鲜面为准,尽量排除外来的带色物质的干扰。

5. 光泽 矿物表面对投射光线的反射能力称为光泽。反射能力的强弱也就是光泽的强度。矿物的光泽由强至弱分为金属光泽(如自然铜)、半金属光泽(如磁石)、金刚光泽(如朱砂)和玻璃光泽(如硼砂)。如果矿物的断口或集合体表面不平滑,并有细微的裂缝,使一部分反射光发生散射或相互干扰,则可形成一些特殊的光泽。如油脂光泽(硫黄)、绢丝光泽(石膏)、珍珠光泽(云母)、土状光泽(高岭石)。

6. 硬度 即矿物抵抗外来机械作用(如刻划、研磨、挤压)的能力。不同矿物有不同的硬度,可作为鉴定矿物的依据之一。通常采用摩氏硬度计来确定矿物的相对硬度。摩氏硬度计是由10种不同硬度的矿物作为标准,按其硬度由大到小分为10级,居前的矿物可以被后面的矿物刻划,但等级是不均衡的,不成倍数和比例的关系,只是比较矿物硬度相对高低的一种方法。这10个矿物的硬度级数和以压入法测得的绝对硬度(kg/mm^2)如表17-1所示。

表 17-1 10 种常见矿物的硬度(单位:kg/mm^2)

硬度	1	2	3	4	5	6	7	8	9	10
矿物	滑石	石膏	方解石	氟石	磷灰石	正长石	石英	黄玉石	刚玉石	金刚石
绝对硬度	2.4	36	109	189	536	759	1 120	1 427	2 060	10 060

确定硬度时,可将样品矿石与上述标准矿石互相刻划,使样品受损的最低硬度等级为该矿物的硬度。实际工作中,常用四级法来代替摩氏硬度计,一般用手指甲(约为2)、铜币(约为5.5)、小刀(约为5.5)、石英或钢锉(7)等刻划矿石,粗略求得矿石硬度。测定硬度时,须在矿物单体和新解理面上进行,可用硬度测定仪或显微硬度计来精密测定矿物的硬度。

7. 比重 系指在4℃时,矿物与同体积的水的重量比,用g/cm^3或者kg/m^3表示,是鉴定矿物的重要物理常数。如水银为13.6、辰砂为8.0~8.20、石膏为2.3。

8. 矿物的力学性质 矿物受外力作用时呈现的力学性质主要有以下3种:

(1)脆性:指矿物容易被击破或压碎的性质,如自然铜、方解石等。

(2)延展性:指矿物能被压成薄片或抽成细丝的性质,如金、铜、铝等。

(3)弹性:指矿物在外力作用下变形,外力取消后,在弹性限度内,能恢复原状的性质,如云母等。

(4)挠性:指矿物在外力作用下发生一定程度的弯曲,但不发生折断,除去外力后,不能恢复原状的性质,如滑石等。

(5)柔性:指矿物易受外力切割并不发生破碎的性质,如石膏。

9. 磁性 系指矿物可以被磁铁或电磁铁吸引,或其本身吸引铁物体的性质,如磁石(磁铁矿)等。矿物的磁性与本身化学成分中含有 Fe、Co、Ni、Mn、Cr 等磁性元素有关。

10. 解理、断口 矿物受力后沿一定结晶方向裂开成光滑平面的性质称为解理,该平面称为解理面。解理是结晶物质特有的性质,其形成与晶体构造的类型有关,因此是矿物鉴定的重要特征之一。如云母、方解石可完全解理,石英没有解理。矿物受力后不是沿一定结晶方向断裂所形成的不规则的断裂面称为断口。断口面的形态有:平坦状(如高岭石)、贝壳状(如胆矾)、参差状(如青礞石)和锯齿状(如铜)。

11. 吸湿性 有的矿物具有吸着水分的能力,可表现出黏舌或湿润双唇的现象,如龙骨、龙齿、高岭石。

12. 气味 有些矿物具特殊的气味,尤其是受锤击、加热或湿润时较为明显,如雄黄灼烧时有蒜臭气味,胆矾具涩味,食盐具咸味等。

13. 发光性 有些矿物受外界能量的激发,呈现发光现象,称发光性。如方解石产生鲜红色荧光,硅酸矿产生微带黄色的鲜绿色磷光等。

第三节 矿物及矿物类中药的分类

1. 矿物的分类 已知的矿物种约3 000种。如何把数以千计的矿物种进行科学的分类,是长期以来矿物学研究工作的重要课题之一。在矿物学发展过程中,虽然不少的矿物学家们从不同的研究目的出发,以不同的观点提出了不同的分类方法,但所遵循的分类体系已基本建立,并得到公认。关于分类体系的级序如下:

大类
　类
　　(亚类)
　　　族
　　　　(亚族)
　　　　　种
　　　　　　(亚种)

从各家不同分类方法的内容中可以看出,大类、类和亚类的划分基本上相同,都是依据矿物的化学成分和化合物类型来划分的,各自最显著的特点主要反映在族的划分上。而这些族的划分特点则与矿物学的发展有着密切的关系。现将主要几种分类方法简要介绍如下:

(1) 根据化学成分的分类方法:这是以大量矿物成分的化学分析资料为基础而提出的一种分类方法。由于化学成分是组成矿物的物质基础,并为各家所用,作为大类和类的划分依据,因而这种分类方法有其重要的意义。

(2) 根据晶体化学的分类方法:自1912年X射线应用于矿物的晶体结构研究以来,积累了大量的矿物晶体化学的分类方案。凡同一类(或亚类)中具有相同晶体结构类型的矿物即归为一族。由于晶体化学有可能把矿物的化学成分与其内部结构联系起来,因此从阐明这两者与矿物的形态、物理性质等之间的关系而言,这种分类方法就显得十分合理。

(3) 根据地球化学的分类方法:这是以地球化学中元素共生组合的资料为基础发展而出现的一种分类方法。将地球化学性质类似的一组元素的类似化合物矿物作为一个矿物族。由于地球化学在阐述某些矿物的共生组合规律和地球化学特征上有其独特之处,因而这种分类也有一定的意义。

（4）根据成因的分类方法:这是以矿物成因为基础的一种分类方法。这种分类方法在反映形成矿物的地质作用上有明显的特征,但对于多成因的矿物在分类中所占的主次位置上尚待进一步完善。

2. 矿物类中药的分类　矿物类中药的分类方式有 3 种:阴离子分类法、阳离子分类法和以中医药功效为基础的分类方法。《中国药典》2020 年版对矿物药采用的分类方法是根据其所含主要成分的阴离子种类分为"类",再将化学组成类似,结晶体结构类型相同的种类分为"族",族以下是"种"。种是矿物分类的基本单元,也是对矿物进行具体阐述的基本单位。

（1）按阳离子的分类法:以矿物药中所含阳离子为依据进行分类,对矿物药的研究和应用有诸多方便。按阳离子分类法,朱砂(HgS)、轻粉(Hg_2Cl_2)、红粉(HgO)等为汞化合物类;赭石(Fe_2O_3)、磁石(Fe_3O_4)、自然铜(FeS_2)、禹余粮等为铁化合物类;石膏($CaSO_4 \cdot 2H_2O$)、寒水石($CaCO_3$)、龙骨[$CaCO_3$、$Ca_3(PO_4)_2$ 等]、紫石英(CaF_2)等为钙化合物类;雄黄(As_2S_2)、雌黄(As_2S_3)、信石(As_2O_3)等为砷化合物类;白矾[$KAl(SO_4)_2 \cdot 12H_2O$]、赤石脂[$Al_4(Si_4O_{10})(OH)_8 \cdot 4H_2O$]等为铝化合物类;胆矾($CuSO_4 \cdot 5H_2O$)、铜绿等为铜化合物类;铅丹($Pb_3O_4$)、密陀僧($PbO$)等为铅化合物;芒硝($Na_2SO_4 \cdot 10H_2O$)、玄明粉($Na_2SO_4$)、硼砂$\{Na_2[B_4O_5(OH)_4] \cdot 8H_2O\}$、大青盐($NaCl$)等为钠化合物类;滑石[$Mg_3(Si_4O_{10})(OH)_2$]为镁化合物类;炉甘石($ZnCO_3$)为锌化合物类。

（2）按阴离子的分类法:矿物学中对矿物的分类通常是以阴离子为依据进行分类,主要有氧化物类磁石、赭石、信石等;硫化物类雄黄、辰砂、自然铜等;卤化物类大青盐等;硫酸盐类石膏、明矾、芒硝等;碳酸盐类炉甘石、钟乳石等;硅酸盐类滑石、赤石脂、白石脂等。

（3）按中医功效的分类法:以中医临床功效为基础的分类方法为安神药例如朱砂、琥珀、磁石、龙骨等;涌吐药胆矾、石盐;清热药石膏、寒水石等;泻下药芒硝等。

第十七章同步练习

第十八章　矿物类中药的鉴定

第一节　概述

由于每一种矿物结构构造和化学组成不同,因此也就表现出各自不同的形态和物理化学性质,根据其外观形态及理化性质的不同,可对矿物类中药进行鉴别,一般包括性状鉴别、显微鉴别及理化鉴别。

一、性状鉴定

矿物药是一类特殊的中药,一般依据矿物的性质进行鉴定。除外形、颜色、质地、气味等检查项外,还应检测其硬度、条痕、透明度、解理、断口、磁性及比重。

二、显微鉴定

粉末状的矿物药可借助显微镜,观察其形状、透明度和颜色等。在矿物药的研究中,使用偏光显微镜研究透明的非金属矿物的晶形、解理和光学性质,如折射率、双折射率;用反光显微镜对不透明与半透明的矿物进行光性质的检测。但这两种显微镜均要求矿物经磨片后才可进行观察。

三、理化鉴定

利用物理和化学方法,对矿物药所含主要化学成分进行定性和定量的分析,能鉴定矿物药的真伪和质量的优劣。对外形和粉末无明显特征或剧毒的矿物药,如信石、玄明粉等进行理化分析鉴定尤为重要。随着现代科学技术的迅速发展,国内外对矿物药的鉴定采用了许多新技术。如热分析法、X射线分析法、光谱分析法、化学分析方法等现代科学技术鉴别和研究矿物药较多。利用X射线衍射法,可对矿物药进行定性定量分析。热分析法可通过已知的矿物热分析曲线图,对比判断矿物药中矿物组分的种类和量比。发射光谱分析可对矿物药中所含元素进行定性和半定量分析等。

第二节 常用矿物类中药的鉴定

朱砂★ Cinnabaris

朱砂以"丹砂"之名始载于《神农本草经》，列为上品。曰："味甘，微寒。主身体五脏百病，养精神，安魂魄，益气，明目，杀精魁邪恶鬼。"刘翰等《开宝本草》曰："朱砂，今出辰州、锦州者，药用最良，余皆次焉"。李时珍《本草纲目》曰："丹砂以辰（辰水，在今湖南省西部）、锦（锦江，在今贵州省东部）者为最。佳者为箭铁砂，结不实者为肺砂，细者为朱砂。"以上所述辰砂，丹砂和现代用朱砂相同。

【来源】 为硫化物类矿物辰砂族辰砂，亦有人工合成品（图18-1）。

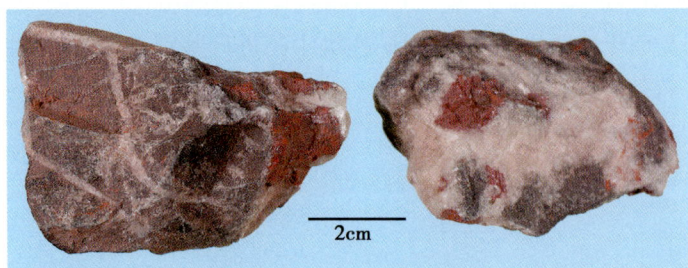

● 图 18-1 朱砂矿物图

【采收加工】 采挖后，选取纯净者，用磁铁吸净含铁的杂质，再用水淘去砂石和泥沙。

【产地】 主产于贵州、湖南、四川、广西及云南等省区。

【性状鉴别】

1. 药材 为块状或粒状集合体，呈颗粒状或块片状。鲜红色或暗红色，条痕红色至褐红色，具光泽，半透明。体重，质脆，片状者易破碎，粉末状者有闪烁的光泽。硬度22.5，比重8.09～8.20。气微、无味。

商品常以形状不同分为朱宝砂、镜面砂、豆瓣砂。

朱宝砂：呈细小颗粒或粉末状，鲜红色，明亮。

镜面砂：多呈斜方形，长条形片状，大小薄厚不等，直径1.0～1.5cm，厚0.2～0.3cm。光亮如镜。

豆瓣砂：形如豆瓣状，方圆形块状，多棱角，赤红色，有光亮（图18-2）。

2. 饮片 朱砂粉：为朱红色细粉末，体轻，以指撮之无粒状物，以磁铁吸之无铁末。

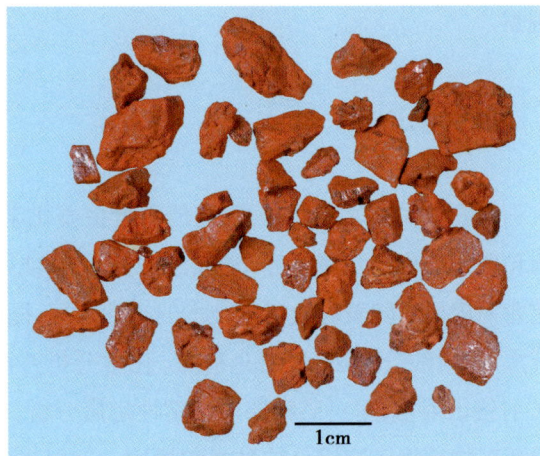

● 图 18-2 朱砂药材图

气微,味淡。

【化学成分】 主含硫化汞(HgS)。尚含 Ba、Mg、Pb、Mn、Cu、Zn、Fe、Si、Ag、Ti、Al 等无机元素。人工制品较纯,一般含 HgS 可达 99.9% 以上。

朱砂无论产自何地,采用何种加工方法均含有大量的可溶性汞和游离汞,特别是研磨朱砂中可溶性汞及游离汞含量均高于水飞朱砂。

【理化鉴别】

1. 银镜反应 粉末用盐酸润湿后,在光洁的铜片上摩擦,铜片表面显银白色光泽,加热烘烤后,银白色消失。

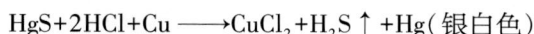

$$HgS+2HCl+Cu \longrightarrow CuCl_2+H_2S\uparrow+Hg(银白色)$$

2. 汞盐和钙盐反应 取粉末 2g,加盐酸-硝酸(3:1)的混合液 2ml 使溶解,蒸干,加水 2ml 使溶解,滤过,滤液显汞盐及硫酸盐的鉴别反应。

【质量评价】

1. 经验鉴别 以色鲜红、有光泽、质脆体重者为佳。

2. 检查 铁:按铁盐检查法检查,铁不得过 0.1%。

二价汞:照汞和砷元素形态及其价态测定法中汞元素形态及其价态测定法测定。本品含二价汞以汞(Hg)计,不得过 0.10%。

3. 含量测定 按滴定法测定,本品含硫化汞(HgS)不得少于 96.0%。

【性味功效】 性微寒,味甘,有毒。清心镇惊,安神,明目,解毒。

雄黄* Realgar

始载于《神农本草经》,列为中品。李时珍谓:"雄黄、雌黄同产,但以山阴山阳受气不同分别,故服食家重雄黄,取得纯阳之精也,雌黄则兼有阴气故尔。若夫治病,则二黄之动亦仿佛,大要皆取其温中、搜肝、杀虫、解毒、祛邪焉尔。"文献中描述雄黄与现代雄黄相同。

【来源】 为硫化物类矿物雄黄族雄黄。

【采收加工】 全年可采挖,除去杂质、泥土、沙石,或按大小生熟分成等级,研成细粉或水飞后用。

【产地】 主产于湖南慈利、石门、澧县,湖北鹤峰、五峰,贵州郎岱、思南、印江,甘肃五都、临复、敦煌,云南凤仪及四川等地。

【性状鉴别】 药材 呈不规则的块状或粉末。条痕浅橘红色。块状者表面常覆有橙黄色粉末,触之手易被染成橙黄色。晶面金刚石样光泽。断口呈贝壳状,暗红色,具树脂光泽或脂肪光泽。质松易碎,硬度 1.5~2.0;比重 3.4~3.6。有特异臭气,味淡。燃烧时易熔融成红紫色液体,火焰为蓝色,并生成黄白色烟,有强烈蒜臭气。其颜色鲜艳、半透明、有光泽、质松脆者习称"明雄"或"雄黄精"(图 18-3)。

【化学成分】 主含硫化砷(As_2S_2)。其中含砷 75%,硫 24.9%。尚含有少量的 Si、Fe、Al、Ca、Mg、Ba 及微量的 Mn、Ti、Pb、Sr、Cu 等元素。

【理化鉴别】

1. 取本品粉末 10mg,加水润湿后,加氯酸钾饱和的硝酸溶液 2ml,溶解后,加氯化钡试液,生成

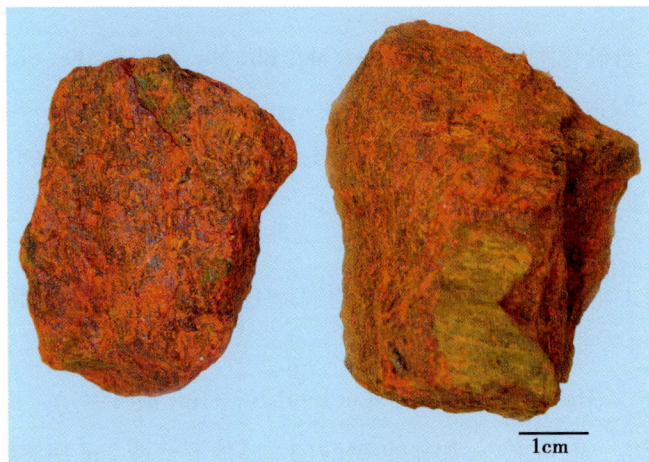

● 图 18-3　雄黄药材图

大量白色沉淀。放置后,倾出上层酸液,再加水 2ml,振摇,沉淀不溶解。

2. 取本品粉末 0.2g,置坩埚内,加热熔融,产生白色或黄白色火焰,伴有白色浓烟。取玻片覆盖后,有白色冷凝物,刮取少量,置试管内加水煮沸使溶解,必要时滤过,溶液加硫化氢试液数滴,即显黄色,加稀盐酸后生成黄色絮状沉淀,再加碳酸铵试液,沉淀复溶解。

【质量评价】

1. 经验鉴别　以色红、块大、质松脆、有光泽者为佳。

2. 检查　三氧化二砷:取本品适量,研细,精密称取 0.94g,加稀盐酸 20ml,不断搅拌 30 分钟,滤过,残渣用稀盐酸洗涤 2 次,每次 10ml,搅拌 10 分钟,洗液与滤液合并,置 500ml 量瓶中,加水至刻度,摇匀,精密量取 10ml,置 100ml 量瓶中,加水至刻度,摇匀,精密量取 2ml,加盐酸 5ml 与水 21ml,按照《中国药典》砷盐检查法检查,所显砷斑颜色不得深于标准砷斑。

三价砷和五价砷:按照《中国药典》汞和砷元素形态及其价态测定法中砷形态及其价态测定法测定。本品含三价砷和五价砷的总量以砷(As)计,不得过 7.0%。

3. 含量测定　按照滴定法,本品含砷量以二硫化二砷(As_2S_2)计,不得少于 90.0%。

【性味功效】　性温,味辛,有毒。解毒杀虫,燥湿祛痰,截疟。

自然铜▲　Pyritum

【来源】　为硫化物类矿物黄铁矿族黄铁矿。全年可采,拣取矿石,去净杂石、沙土及黑锈后,敲成小块。

【产地】　主产于四川、山东、湖南、湖北、云南、广东及东北地区。

【性状鉴别】　本品晶形多为立方体,集合体呈致密块状。表面亮淡黄色,有金属光泽;有的黄棕色或棕褐色,无金属光泽。具条纹,条痕绿黑色或棕红色。体重,质坚硬或稍脆,易砸碎,断面黄白色,硬度 6~6.5,比重 4.9~5.2,有金属光泽;或断面棕褐色,可见银白色亮星(图 18-4)。

【化学成分】　主含二硫化铁(FeS_2)。其主要化学成分如下:主含二硫化铁,还含有少量的铝、镁、钙、钛、锌。以及微量的镍、砷、锰、钡、铜等,共计 20 余种。

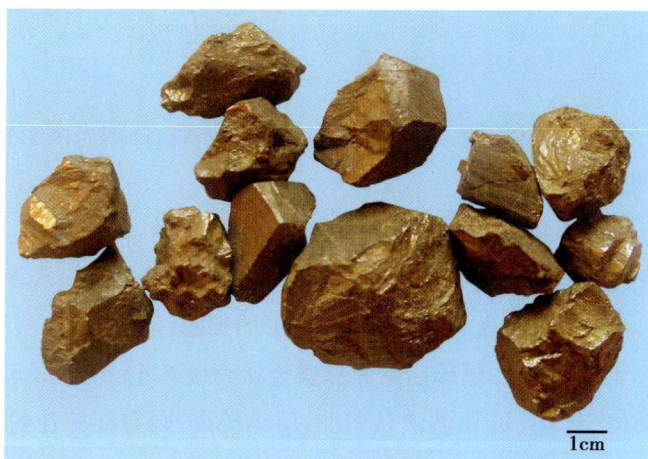

● 图18-4 自然铜药材图

【理化鉴别】 检查 硫化物:取本品粉末1g,加稀盐酸4ml,振摇,使其溶解,在试管口盖一片醋酸试纸,静置,试纸逐渐变为棕色。

铁盐:取本品粉末1g,加稀盐酸4ml,振摇,滤过,滤液加硫氰酸铵试液,显血红色。滤液加亚铁氰化钾试液1滴,即生成深蓝色沉淀。

【质量评价】 经验鉴别 以块大整齐、色黄明亮、断面有金属光泽者质量为佳。

【含量测定】 取本品细粉约0.25g,精密称定,置瓷坩埚中,在650℃灼烧约30分钟,取出,放冷,将灼烧物转移至锥形瓶中,加盐酸15ml与25%氟化钾溶液3ml,盖上表面皿,加热至微沸,滴加6%氯化亚锡溶液,不断振摇,待分解完全,瓶底仅留白色残渣时,用少量水洗涤表面皿及瓶内壁,趁热滴加6%氯化亚锡溶液至显浅黄色(如氯化亚锡过量,可滴加高锰酸钾试液至显浅黄色),加水100ml与25%钨酸钠溶液15滴,并滴加1%三氯化钛溶液至显蓝色,再小心滴加重铬酸钾滴定液(0.016 67mol/L)至蓝色刚好褪尽,立即加硫酸-磷酸-水(2:3:5)10ml与0.5%二苯胺磺酸钠溶液10滴,用重铬酸钾滴定液(0.016 67mol/L)滴定至溶液显稳定的蓝紫色。每1ml重铬酸钾滴定液(0.016 67mol/L)相当于5.585mg的铁(Fe)。本品含铁(Fe)应为40.0%~55.0%。

【性味功效】 性平,味辛。散瘀止痛,续筋接骨。

磁石 Magnetitum

为氧化物类矿物尖晶石族磁铁矿。采挖后,除去杂石及有铁锈的矿石。主产于河北、山东、辽宁等省。为块状集合体,呈不规则块状或略带方形,多具棱角,大小不一。表面灰黑色或棕褐色,条痕黑色,具金属光泽,或覆有少许棕色粉末而无光泽。体重,质坚硬,难破碎,断面不整齐,具磁性,日久磁性渐弱。有土腥气;味淡。以色黑、断面致密有光泽、吸铁能力强者为佳。现商品将吸铁能力强者称"活磁石"或"灵磁石",品质较好;无吸铁能力的称"死磁石"或"呆磁石",质量次之。主要含四氧化三铁(Fe$_3$O$_4$),此外还有少数尚含MgO和Al$_2$O$_3$。取本品粉末约0.1g,加盐酸2ml,振摇,静置。上清液显铁盐的鉴别反应。本品含铁(Fe)不得少于50.0%。性寒,味咸。镇静安神,平肝潜阳,聪耳明目,纳气平喘。

赭石▲ Haematitum

【来源】 为氧化物类矿物刚玉族赤铁矿。全年可采,采后,选取表面有钉头状突起部分的称"钉头代赭石",除去泥土、杂石。

【产地】 主产于山西、河北、山东、湖南、四川等省。

【性状鉴别】 呈鲕状、豆状、肾状集合体,多呈不规则的扁平块状。表面暗棕红色或灰黑色,条痕樱红色或红棕色,有的有金属光泽。一面多有圆形的突起,习称"钉头";另一面与突起相对应处有同样大小的凹窝。体重,质硬,砸碎后断面显层叠状硬度 5.5~6,比重 5~5.3。不易砸碎,砸碎面显层叠状,每层均依"钉头"而呈波浪状弯曲,用手抚摸,则有红棕色粉末粘手。气微,味淡(图 18-5)。

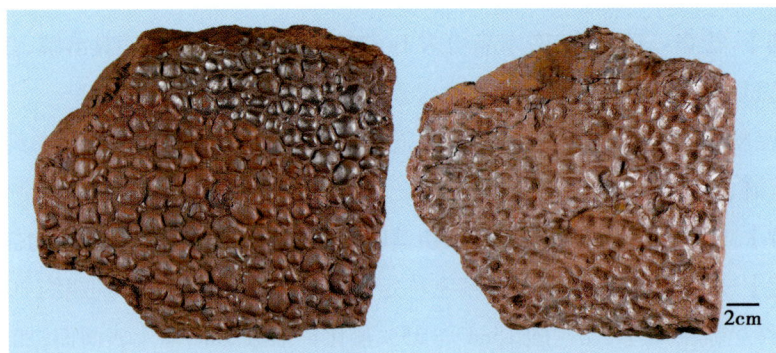

● 图 18-5 赭石药材图

【化学成分】 主含三氧化二铁(Fe_2O_3),含铁量 53.63%~56.42%,尚含少量的 Si、Al、Ca、Mg、Ba、Ti、As 及微量的 Sr、Pb、Zn、V、Cu、Be 等元素。

【理化鉴别】 检查 铁盐:取本品粉末 0.1g,加盐酸 2ml,振摇,滤过,取滤液 2 滴,加硫氰酸铵试液 2 滴,溶液即显血红色;另取滤液 2 滴,加亚铁氰化钾试液 1~2 滴,即生成蓝色沉淀;再加 25%氢氧化钠溶液 5~6 滴,沉淀变成棕色。

【质量评价】

1. 经验鉴别 以表面色棕红、钉断面层次明显、松脆易剥下、有钉头、无杂石者为佳。

2. 含量测定 按滴定法测定,本品含铁(Fe)不得少于 45.0%。

【性味功效】 性苦,味寒。平肝潜阳,重镇降逆,凉血止血。

信石 Arsenicum

亦称砒石,为氧化物类矿物砷华矿石或由雄黄、毒砂(硫砷铁矿,FeAsS)等矿物经加工制得。少数为天然砷华矿石,多数为加工制成品。加工方法较多,目前较新的方法是:取纯净雄黄,砸成 10cm 上下的块,使雄黄燃烧,生成气态的三氧化二砷及二氧化硫,通过冷凝管道,使三氧化二砷得到充分冷凝,即为信石。二氧化硫从烟道排出。商品分红信石和白信石两种,白信石极少见,药用以红信石为主。主产于江西、湖南、广东及贵州等地。红信石(红砒)呈不规则的块状,大小不一。粉红色,具黄色与红色彩晕,略透明或不透明,具玻璃样光泽或无光泽。质脆、易砸碎,断面凹凸不平或呈层状纤维样的结构。气微。本品极毒,不能口尝。白信石无色或白色,有的透明,毒性较红信石剧烈。信石主含三氧化二砷(As_2O_3),白砒、红砒的三氧化二砷含量均在96%以上。不纯品含三硫化二砷(As_2S_3)。还常含S、Fe等杂质,故呈红色,尚含少量的Sn、Fe、Sb、Ca等元素。信石有大毒,口服信石5~50mg即可中毒,致死量为60~200mg。性大热,味辛、酸,有大毒。能祛痰平喘。外用杀虫、蚀疮去腐。

轻粉　Calomelas

为用升华法制成的氯化亚汞(Hg_2Cl_2)结晶。主产于湖北、天津、湖南等地。药材为片状结晶性粉末,雪花状或鳞片状结晶。色白,有银色光泽。质轻,无臭,无味。遇光颜色缓缓变暗。以片大、质轻、明亮、洁白、呈针状结晶者为佳。主要成分为氯化亚汞(Hg_2Cl_2),不得少于99.0%。本品遇氢氧化钙试液、氨试液或氢氧化钠试液,即变成黑色。性寒,味辛。有毒。外用杀虫,攻毒,敛疮;内服祛痰消积、逐水通便。

炉甘石▲　Calamina

【来源】　为碳酸盐类矿物方解石族菱锌矿,主含碳酸锌($ZnCO_3$)。采挖后,洗净,晒干,除去杂石。

【产地】　主产于湖南、广西、四川等省区。

【性状鉴别】　呈块状集合体,不规则的块状。灰白色或淡红色,表面粉性,无光泽,凹凸不平,多孔,似蜂窝状。体轻,易碎。气微,味微涩(图18-6)。

【化学成分】　主要成分为碳酸锌($ZnCO_3$),尚含少量氧化钙0.27%,氧化镁0.45%,氧化铁0.58%,氧化锰0.01%。

【理化鉴别】　检查　碳酸盐:取本品粗粉1g,加稀盐酸10ml,即泡沸,产生二氧化碳气体,导入氢氧化钙试液中,即生成白色沉淀。

锌盐:取本品粗粉1g,加稀盐酸10ml使溶解,滤过,滤液加亚铁氰化钾试液,即生成白色沉淀,或杂有微量的蓝色沉淀。

【质量评价】

1. 经验鉴别　均以色白、体轻、质松者为佳。

2. 含量测定　按滴定法测定,本品按干燥品计算,含氧化锌(ZnO)不得少于40.0%。

【性味功效】　性平,味甘。

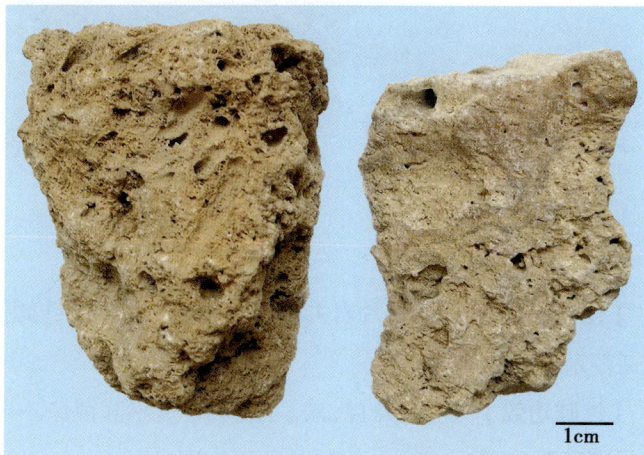

● 图18-6　炉甘石药材图

解毒明目退翳,收湿止痒敛疮。

赤石脂 Halloysitum Rubrum

为硅酸盐类矿物多水高岭石族多水高岭石,主含四水硅酸铝[$Al_4(Si_4O_{10})(OH)_8 \cdot 4H_2O$]。采挖后,除去杂石。主产于福建、河南、江苏等省。为块状集合体,呈不规则的块状。粉红色、红色至紫红色,或有红白相间的花纹。质软,易碎,断面有的具蜡样光泽。吸水性强。具黏土气,味淡,嚼之无砂粒感。性温,味甘、酸、涩。内服涩肠,止血,生肌敛疮。外治疮疡久溃不敛,湿疮脓水浸淫。

青礞石▲ Chloriti lapis(附:金礞石)

【来源】　为变质岩类黑云母片岩或绿泥石化云母碳酸盐片岩。采挖后,除去杂石和泥沙。

【产地】　主产于河北、河南、湖南等省。

【性状鉴别】

1. 黑云母片岩　主为鳞片状或片状集合体。呈不规则扁块状或长斜块状,无明显棱角。褐黑色或绿黑色,具玻璃样光泽。质软,易碎,断面呈较明显的层片状。碎粉主要为绿黑色鳞片(黑云母),有似星点样的闪光。气微,味淡。

2. 绿泥石化云母碳酸盐片岩　为鳞片状或粒状集合体。呈灰色或绿灰色,夹有银色或淡黄色鳞片,具光泽。质松,易碎,粉末为灰绿色鳞片(绿泥石化云母片)和颗粒(主为碳酸盐),片状者具星点样闪光。遇稀盐酸产生气泡,加热后泡沸激烈。气微,味淡(图18-7)。

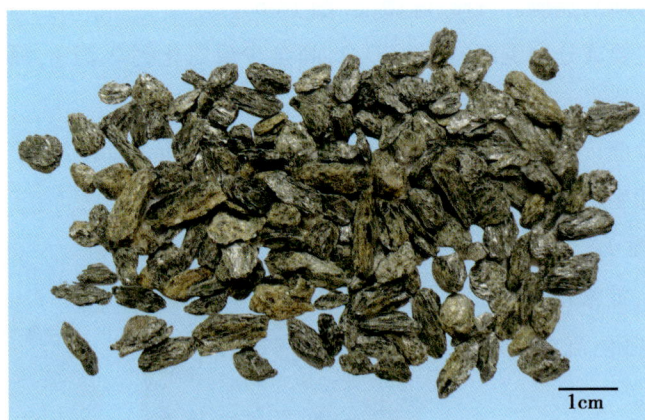

● 图18-7　青礞石药材图

【化学成分】　黑云母片岩主要含钾、镁、铁、铝的硅酸盐 $K(Mg \cdot Fe)_2(AlSi_3O_{10})$,尚含有钛、钙、锰等杂质。

【性味功效】　性平,味甘、咸。坠痰下气,平肝镇惊。

【附药】　金礞石　Micae Lapis Aureus

为变质岩类蛭石片岩或水黑云母片岩。采挖后,除去杂石和泥沙。为鳞片状集合体。呈不规则块状或碎片,碎片直径0.1~0.8cm;块状者直径2~10cm,厚0.6~1.5cm,无明显棱角。棕黄色或黄褐色,带有金黄色或银白色光泽。质脆,用手捻之,易碎成金黄色闪光小片。具滑腻感。气微,味淡。性平,味甘、咸。坠痰下气,平肝镇惊。

滑石　Talcum

为硅酸盐类矿物滑石族滑石。采挖后,除去泥沙及杂石。主产于广西、湖南、广东等省区。多为块状集合体,呈不规则块状。白色、黄白色或淡蓝灰色,有蜡样光泽。质软,细腻,手摸有滑润感,无吸湿性,置水中不崩散。气微,无味。一般以整洁、色白、滑润、无杂石者为佳,习惯认为江西的产品为最优。滑石主含水合硅酸镁$[Mg_3(Si_4O_{10})(OH)_2]$,其中含二氧化硅(SiO_2)63.5%,氧化镁(MgO)31.7%,水分4.8%,尚含Al、Mn、Ni、Ca、K、Cu、Ba、Na等元素。性寒,味甘、淡。内服利尿通淋,清热解暑,祛湿敛疮。外治湿疹,湿疮,痱子。

石膏★　Gypsum Fibrosum

石膏

始载于《神农本草经》,列为中品。《名医别录》曰:"细理白泽者良,黄者令人淋。生奇山山谷及齐庐山,鲁蒙山,采无时。"苏颂谓:"石膏,色质莹白,与方解石机理形段刚柔绝相类。"《本草纲目》中曰:"石膏有软硬两种,软石膏大块生于石中,作层如压扁米糕形,每层数寸;白者洁净,性善良也,细文短密如针束,烧之白烂如粉。"现在药用石膏与李时珍所云软石膏相一致。

【来源】　为硫酸盐类矿物石膏族石膏。

【采收加工】　全年可采。采挖后,除去泥沙及杂石。

【产地】　主产于湖北、甘肃、四川、安徽、山西等省。

【性状鉴别】

1. 药材　为纤维状的集合体,呈长块状或不规则块状,大小不一;全体白色、灰白色或浅黄色,有的半透明;常有夹层,内藏有青灰色或灰黄色片状杂质;体重,质软,易纵向分开,硬度为1.5~2,比重2.3,条痕白色。纵断面具纤维状纹理,并显丝绢光泽;无臭,味淡。

2. 饮片　生石膏:石膏打碎,除去杂石,粉碎成粗粉或者块状(图18-8)。

【化学成分】　主成分为二水合硫酸钙$(CaSO_4 \cdot 2H_2O)$。尚含Al、Si、Fe、Mg、Sr、Cu、Ti、Na、Mn等无机元素。

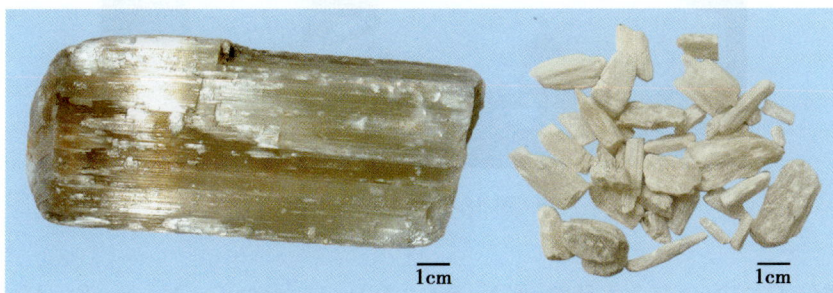

● 图18-8　石膏药材及饮片图

【理化鉴别】

1. 取本品一小块(约 2g),置具有小孔软木塞的试管内,灼烧,管壁有水生成,小块变为不透明体。

2. 取本品粉末 0.2g,加稀盐酸 10ml,加热使溶解,溶液显钙盐和硫酸盐的鉴别反应。

【质量评价】

1. 经验鉴别　以色白、块大、质酥松、纵断面如丝、无夹层、无杂石者为佳。

2. 检查　重金属:取本品 8g,加冰醋酸 4ml 与水 96ml,煮沸 10 分钟,放冷,加水至原体积,滤过。取滤液 25ml,按照《中国药典》(四部通则 0821 第一法)检测,含重金属不得过 10mg/kg。

砷盐:取本品 1g,加盐酸 5ml,加水至 23ml,加热使溶解,放冷,按照《中国药典》(四部通则 0822 第二法)检测,含砷量不得过 2mg/kg。

3. 含量测定　按滴定法测定,本品含含水硫酸钙($CaSO_4 \cdot 2H_2O$)不得少于 95.0%。

【性味功效】　性大寒,味甘、辛。清热泻火,除烦止渴。

芒硝* Natrii Sulfas(附:玄明粉)

朴硝,载于《神农本草经》,类为上品。芒硝之名首载于《名医别录》,曰:"芒硝,生于朴硝。"李时珍谓:"生于盐卤之地,状似末盐,煎炼入盆,凝结在下粗朴者为朴消,在上有芒者为芒消,有牙者为马牙消。"又谓:"以朴消、芒消、英消同甘草煎过,鼎罐升煅,则为玄明粉。"

【来源】　为硫酸盐类矿物芒硝族芒硝,经加工精制而成的结晶体。

【采收加工】　取天然产的芒硝(俗称"土硝"),用热水溶解,放置,过滤,滤液加热浓缩,放冷即析出结晶,习称"朴硝"。再将朴硝重结晶即为芒硝。

【产地】　全国大部分地区均有生产。多产于海边碱土地区,矿泉、盐场附近。

【性状鉴别】　本品为棱柱状、长方形或不规则块状及粒状。无色透明或类白色半透明。质脆,易碎,断面呈玻璃样光泽。气微,味咸(图 18-9)。

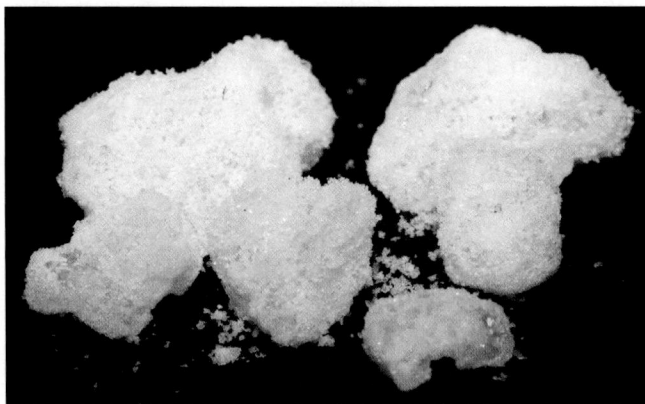

● 图 18-9　芒硝药材图

【化学成分】　主要含有含水硫酸钠($Na_2SO_4 \cdot 10H_2O$),尚含 Ca、Mg、Sr、Fe、Al、Ti、Si、As 等多种元素。芒硝常夹杂食盐、硫酸钙、硫酸镁等。

【理化鉴别】 本品的水溶液显钠盐与硫酸盐的鉴别反应。

（1）取铂丝，以盐酸润湿，蘸取供试品，在无色火焰中燃烧，火焰即显鲜黄色。

（2）取供试品溶液，滴加氯化钡试液，即生成白色沉淀；分离，沉淀在盐酸或硝酸中均不溶解。

【质量评价】

1. 经验鉴别　以色白、块大、味咸者质量为佳。

2. 检查　铁盐与锌盐：取本品 5g，加水 20ml 溶解后，加硝酸 2 滴，煮沸 5 分钟，滴加氢氧化钠试液中和，加稀盐酸 1ml，亚铁氰化钾试液 1ml 与适量的水使成 50ml，摇匀，放置 10 分钟，不得发生浑浊或显蓝色。

镁盐：取本品 2g，加水 20ml 溶解后，加氨试液与磷酸氢二钠试液各 1ml，5 分钟内不得发生浑浊。

重金属：取本品 2.0g，加稀醋酸试液 2ml 与适量的水溶解使成 25ml，按照《中国药典》（四部通则 0821 第一法）检测，含重金属不得过 10mg/kg。

砷盐：取本品 0.20g，加水 23ml 溶解后，加盐酸 5ml，按照《中国药典》（四部通则 0822）检测，含砷量不得过 10mg/kg。

氯化物：取本品 0.20g，依法检查，与标准氯化钠溶液 7.0ml 制成的对照液比较，不得更浓（0.035%）。

酸碱度：取本品 1.0g，加水 20ml 使溶解。取 10ml，加甲基红指示剂 2 滴，不得显红色；另取 10ml，加溴麝香草酚蓝指示液 5 滴，不得显蓝色。

3. 含量测定　取本品，置 105℃ 干燥至恒重后，取约 0.3g，精密称定，加水 200ml 溶解后，加盐酸 1ml，煮沸，不断搅拌，并缓缓加入热氯化钡试液（约 20ml），至不再生成沉淀，置水浴上加热 30 分钟，静置 1 小时，用无灰滤纸或称定重量的古氏坩埚滤过，沉淀用水分次洗涤，至洗液不再显氯化物的反应，干燥，并炽灼至恒重，精密称定，与 0.608 6 相乘，即得供试品中含有硫酸钠（Na_2SO_4）的重量。本品按干燥品计算，含硫酸钠（Na_2SO_4）不得少于 99.0%。

【性味功效】 性寒，味咸、苦。泻下通便，润燥软坚，清火消肿。

【附药】 玄明粉　Natrii Sulfas Exsiccatus

为芒硝经风化干燥制得，主含硫酸钠（Na_2SO_4）。呈白色粉末状，无臭、味咸，具有吸湿性。本品的水溶液显钠盐与硫酸盐的鉴别反应。照芒硝项下的方法检查，用量需减半，应符合铁盐与锌盐、镁盐、氯化物规定。本品含重金属不得过 20mg/kg，含砷量不得过 20mg/kg。主含硫酸钠（Na_2SO_4），按干燥品计，不得少于 99.0%。本品性寒，味咸、苦。泻热通便，润燥软坚，清火消肿。

白矾　Alumen

为硫酸盐类矿物明矾石族明矾石经加工提炼制成。采得后，打碎，用水溶解，收集溶液，蒸发浓缩，放冷后即析出结晶。主产于安徽、浙江、福建等省。呈不规则的块状或粒状。无色或淡黄白色，透明或半透明。表面略平滑或凹凸平，具细密纵棱，有玻璃样光泽。质硬而脆。气微，味酸、微甘而极涩。含含水硫酸铝钾 [$KAl(SO_4)_2 \cdot 12H_2O$] 不得少于 99.0%。性寒，味酸、涩。外用解毒杀虫,燥湿止痒;内服止血止泻,祛除风痰。

硫黄　Sulfur

为自然元素类矿物族自然硫。采挖后,加热熔化,除去杂质,或用含硫矿物经加工制得。主产于山西、河南、山东、湖北及台湾等省。呈不规则块状。黄色或略呈黄绿色。表面不平坦,呈油脂光泽,常有多数小孔。用手握紧置于耳旁,可闻轻微的爆裂声。体轻、质脆,易碎,断面常呈针状结晶形。有特异的臭气、味淡。硫黄主含硫(S)。此外尚含有 Ca、Al、Si、As、Fe、Mg、Ti、Cr、Mn 等元素,有的含砷量较高,有时杂有沥青、粘土等。性温,味酸,有毒。外用解毒杀虫疗疮;内服补火助阳通便。

龙骨▲　Os Draconis(附:龙齿)

【来源】　为古代哺乳动物如三趾马、象类、犀类、牛类、鹿类等的骨骼化石或象类门齿的化石。前者习称"龙骨",后者习称"五花龙骨"。全年均可采收,挖出后,除尽泥土和杂质。五花龙骨见风后极易破裂,故常用毛边纸粘贴,露出花色较好的部分供鉴别。

【产地】　主产于山西、内蒙古、陕西、甘肃、河北等省区。

【性状鉴别】　呈骨骼状或已破碎呈不规则的块状,大小不一。表面白色、灰白色或浅棕色,多较平滑,有的具纹理或裂隙,或具棕色条纹和斑点。质硬,断面不平坦,色白,细腻如粉质,关节处有多数蜂窝状小孔。吸湿性强。气微,无味。五花龙骨呈圆柱状或不规则块状,直径 6~25cm。全体呈淡灰白色或淡黄色,夹有蓝灰色及红棕色深浅粗细不同的花纹。表面平滑或略有光泽,时有小裂隙。质硬、较酥脆,易片状剥落,吸湿性强,易风化破碎。气微,无味(图 18-10)。

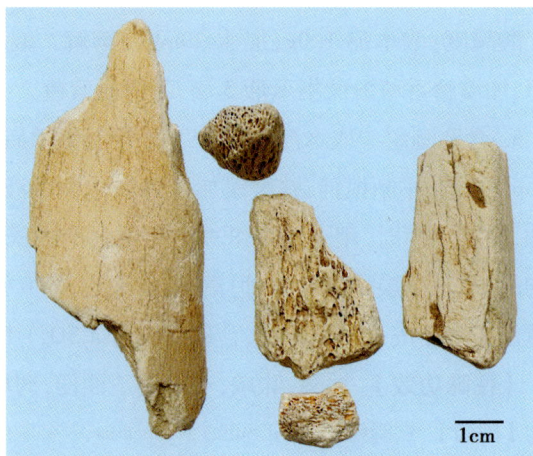

● 图 18-10　龙骨药材图

【化学成分】　龙骨主含碳酸钙($CaCO_3$)和磷酸钙[$Ca_3(PO_4)_2$],其主成分含量为 CaO 48.73%~54.98%。尚含乙酸、丙酸、丁酸、异丁酸、戊酸、异戊酸及己酸等。还含有 Fe、Zn、Cu、Mn、Co、Ni、Cd、Pb 等多种微量元素。

【性味功效】　性平,味甘、涩。能镇静,收敛涩精。外用生肌敛疮。

【附药】　龙齿　Dens Draconis

为古代哺乳动物象、犀牛、三趾马等牙齿的化石。呈较完整的齿状或破碎的块状,分为犬齿及白齿。犬齿呈圆锥状,略弯曲,直径 0.5~3.5cm,近尖端处中空。白齿呈圆柱形或方柱形,略弯曲,一端较细,一般长 2~20cm,直径 1~9cm。多有深浅不同的棱。其中呈青灰色或暗棕色者,习称"青龙齿",呈黄白色者,习称"白龙齿",有的表面具光泽的珐琅质,质坚硬,断面粗糙,凹凸不平或有不规则的突起棱线。有吸湿性。无臭,无味。以吸湿性强者为佳。无吸湿性、烧之发烟有臭气者,不可入药。主含磷灰石(磷酸钙)。性寒,味甘、涩。具镇惊安神、除烦热等功效。

第十八章同步练习

中药拉丁名-中文名对照索引

A

B

C

植(动)物拉丁学名-中文名对照索引

A

Rosa laevigata Michx.　金樱子　255

Rubia cordifolia L.　茜草　138

S

Saiga tatarica Linnaeus　赛加羚羊　400

Salvia miltiorrhiza Bge.　丹参　128

Sanguisorba officinalis L. var. *longifolia*（Bert.）Yüet Li　长叶地榆　99

Sanguisorba offtcinalis L.　地榆　99

Saposhnikovia divaricata（Turcz.）Schischk　防风　119

Sargassum fusiforme（Harv.）Setch　羊栖菜　325

Sargassum pallidurn（Turn.）C. Ag.　海蒿子　325

Sargentodoxa cuneata（Oliv.）Rehd. et Wils.　大血藤　184

Schisandra chinensis（Turcz.）Baill.　五味子　246

Schisandra sphenanthera Rehd. et Wils.　华中五味子　249

Schizonepeta tenuifolia Briq.　荆芥　302

Scolopendra subspinipes mutilans L. Koch　少棘巨蜈蚣　372

Scrophularia ningpoensis Hemsl.　玄参　134

Scutellaria baicalensis Georgi　黄芩　131

Scutellaria barbata D. Don　半枝莲　302

Selenarctos thibetanus G. Cuvier　黑熊　389

Sepiella esculenta Hoyle　金乌贼　370

Sepiella maindroni de Rochebrune　无针乌贼　370

Solenognathus hardwickii（Gray）　刁海龙　378

Sophora flavescens Ait.　苦参　99

Sophora japonica L.　槐　228,229

Sophora tonkinensis Gagnep.　越南槐　99

Sparganium stoloniferum Buch. -Ham.　黑三棱　149

Spatholobus suberectus Dunn　密花豆　185

Statilia maculata（Thunberg）　小刀螂　373

Steleophaga plancyi（Boleny）　冀地鳖　373

Stellaria dichotoma L. var. *lanceolata* Bge.　银柴胡　83

Stemona japonica（Bl.）Miq.　蔓生百部　156

Stemona sessilifolia（Miq.）Miq.　直立百部　156

Stemona tuberosa Lour.　对叶百部　156

Stephania tetrandra S. Moore　粉防己　95

Sterculia lychnophora Hance　胖大海　269

Strychnos nux-vomica L.　马钱　274

Styrax tonkinensis（Pierre）Craib ex Hart.　白花树　341

Syngnathoides biaculeatus（Bloch）　拟海龙　378

Syngnathus acus Linnaeus　尖海龙　378

T

Taraxacum borealisinense Kitam.　碱地蒲公英　317

Taraxacum mongolicum Hand. -Mazz.　蒲公英　317

Taxillus chinensis（DC.）Danser　桑寄生　295

Tenodera sinensis Saussure　大刀螂　373

Tetrapanax papyrifer（Hook.）K. Koch　通脱木　191

Trichosanthes kirilowii Maxim.　栝楼　138,280

Trichosanthes rosthornii Harms　双边栝楼　138,280

Trionyx sinensis Wiegman　鳖　383

Tussilago farfara L.　款冬　235

Typha angustifolia L.　水烛香蒲　239

Typha orientalis Presl　东方香蒲　239

U

Uncaria hirsuta Havil.　毛钩藤　192

Uncaria macrophylla Wall.　大叶钩藤　191

Uncaria rhynchophylla（Miq.）Miq. ex Havil.　钩藤　191

Uncaria sessilifructus Roxb.　无柄果钩藤　192

Uncaria sinensis（Oliv.）Havil.　华钩藤　192

Usnea diffracta Vain.　松萝　334

Usnea longissima Ach.　长松萝　334

V

Vaccaria segetalis（Neck.）Garcke.　麦蓝菜　246

Viola yedoensis Makino　紫花地丁　296

Viscum chloratum（Komar.）Nakai　槲寄生　294

Vladimiria souliei（Franch.）Ling　川木香　145

Vladimiria souliei（Franch.）Ling var. *cinerea* Ling　灰毛川木香　145

W

Whitmania acranulata Whitman　柳叶蚂蟥　365

Whitmania pigra Whitman　蚂蟥　365

Z

Zaocys dhumnades（Cantor）　乌梢蛇　388

Zingiber officinale Rosc.　姜　170

Ziziphus jujuba Mill. var. *spinosa*（Bunge）Hu ex H. F. Chou　酸枣　268

69